辯證奇聞과 石室祕錄의 이해를 돕는 고급 본초서

본초신편
本草新編

경희대학교 한의과대학 재활의학과 교실

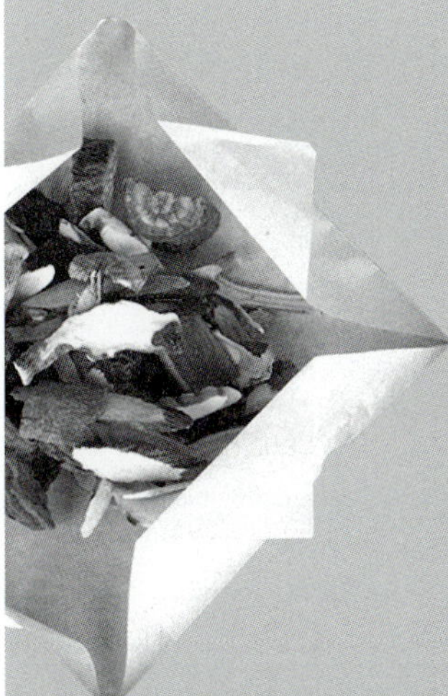

군자출판사

辨證奇聞과 石室秘錄의 이해를 돕는 고급 본초서

본초신편(本草新編)

첫째판 1쇄 인쇄 2013년 9월 2일
첫째판 1쇄 발행 2013년 9월 9일

지 은 이 陳士鐸
옮 긴 이 경희대학교 한의과대학 재활의학과 교실
발 행 인 장주연
출 판 기 획 장희성
편집디자인 문수영
표지디자인 김민경
발 행 처 군자출판사
등록 제 4-139호(1991. 6. 24)
본사 (110-717) 서울특별시 종로구 인의동 112-1 동원회관 BD 6층
전화 (02) 762-9194/5 팩스 (02) 764-0209
홈페이지 | www.koonja.co.kr

ISBN 978-89-6278-791-7
정가 45,000원

본초신편
本草新編

경희대학교 한의과대학 재활의학과 교실 刊行

대표역자 정 석 희

공 역 자 이준환, 정원석, 정벌, 신동재, 조재흥, 김민범, 박경수, 남기봉,
류지미, 이아라, 김경석, 정재영, 김고운, 김은주, 조융기, 연창호,
이상민, 박현건, 송은모, 최효정, 김종연, 양요찬, 이운섭

대표역자의 글

본 교실의 대학원 강좌중에 多頻度 질환들에 대한 方劑를 공부하면서 주제를 疾病名이 아닌 특정한 약물을 중심으로 임상에서 적용된 처방들을 다양한 각도에서 살펴보는 방식의 진행이 있었습니다. 이때 참고서적으로 선택된 本草書籍중의 하나가 〈本草新編〉이었고, 세미나를 담당한 대학원생은 해당하는 약물의 번역된 자료를 배포하여 미진한 부분은 강의중에 참가자들이 함께 손질한 다음, 다시 본인이 보완하는 형태로 자료가 모아졌습니다. 그리고 이런 소중한 자료를 교실원이 아닌 다른 분들과 공유하고 싶은 소박한 마음에서 출간을 결심했지만, 강좌 방식이 이러하다보니 시간이 3년을 훌쩍 넘어가는 바람에 시작할 때와 끝날 때의 문체가 다소 달라져서 조재흥 교수가 다시 통합적으로 교정을 하였습니다.

이 책을 선택한 이유는 현재 젊은 韓醫 臨床家들의 부족한 점을 보완해줄 수 있다고 보았기 때문입니다. 이 분들은 學部에서 本草學의 기본적인 내용을 공부한 다음에 추가적인 본초연구를 대부분 소홀히 하면서, 많은 분들이 〈東醫寶鑑〉과 관련된 서적의 收載方과 經驗方을 중심으로 처방을 구사하는 경우가 많습니다. 임상 현장에서 응용되고 있지만 〈東醫寶鑑〉과 다소 거리가 있는 우수한 경험처방들을 살펴보면, 〈東醫寶鑑〉이후에 출간된 〈辨證奇聞, 辨證錄〉, 〈石室秘錄〉, 〈傅青主 男女科〉 등에서 근거를 찾을 수 있었습니다. 중요한 사실은 〈辨證錄〉과 〈石室秘錄〉은 陳士鐸의 저술이고, 傅青主의 의학사상과 同流로 볼 수 있다는 점입니다.

그러나 陳士鐸과 傅青主의 처방을 연구하다 보면 본인이 예상했던 치료약물이 빠져 있거나 특정한 약의 용량이 지나치게 많거나 적은 것을 보고 당황스러움을 느낄 때가 많습니다. 다행스럽게도 〈辨證錄〉에 병리기전을 설명하면서 일부 약리도 설명해 놓았지만 여전히 本草學의 지식에서 아쉬움을 가지게 됩니다.

이 책의 장점이라면 藥理 탐구를 要旨로 삼고서 남들이 상세히 밝힌 것은 생략하거나 간략히 서술하고, 중요하지만 남들이 간략히 설명한 것은 상세하게 藥理를 설명한 것입니다. 다른 많은 本草書들이 단순히 효능을 줄줄이 나열함에 그치거나, 藥理의 설명을 하더라도 지나치게 관념적이라서 임상에 응용하기가 어렵고 때로는 서양 藥理論을 내세우는 바람에 약용식물학 책에 가까운 경우가 많지만, 본서는 한의이론에 충실하면서도 명료하고 실용적인 서적입니다. 따라서 〈本草新編〉을 한 번 읽어보고 곁에 두면서 陳士鐸과 傅青主의 處方을 살펴본다면 그분들의 方劑와 用藥을 이해하기 쉽고, 創方까지도 가능할 것으로 확신합니다.

〈本草新編〉은 1687년에 완성된 것으로 추정되며, 이후 중국과 일본에서 출간되었으나 일부분만 보존되어 있고, 1982년 中國山西科技出版社에서 교정하고 출간한 〈本草秘錄〉은 〈本草新編〉의 별명입니다. 저희 교실에서는 1999년 中國中醫藥出版社에서 중국 각지의 소장본을 수집한 다음, 새롭게 교정을 거쳐서 편집 출간한 〈陳士鐸醫學全書〉를 중심으로 번역하였습니다. 그리고 찾아보기 쉽도록 원본의 목차에는 없지만 동일항목에서 함께 설명된 약재들도 포함시켜서 한글 목차를 별도로 만들어 삽입했습니다. 덧붙여 내용상 본초활용법에 대한 이론적 부분과 기본 약재 설명에 대한 부분으로 크게 나누어 볼 수 있기에, 알아 보기 쉽도록 1부 이론편과 2부 약재편으로 편재를 구분하여 두었습니다.

첨언하거늘 번역을 하면서 느낀 아쉬운 점은 陳士鐸이 아닌 다른 사람의 글이 삽입된 것 같다는 부분이 종종 보인다는 것입니다. 주로 그의 처방에서 자주 이용되지 않는 약물의 설명에서 이론적으로 다른 주요 약물과 상반되는 부분이 간혹 나타나거나 혹은 문체가 전혀 다르다는 느낌을 받을 때가 있었지만 임상에서 크게 문제가 될 정도는 아니며 독자 여러분도 읽으시다보면 자연스럽게 공감하는 부분이 나타날 것입니다. 여러 차례 교정을 했지만 醫學漢文을 전공하지 않은 사람들이 意譯이 아닌 한글자도 빼놓지 않는 直譯을 원칙으로 하다 보니, 直譯이 갖고 있는 아쉬운 부분이 있습니다. 잘못된 부분이 발견되면 귀찮으시더라도 後學을 위하여 부디 알려주시면 가능한 빨리 수정하고자 합니다.

끝으로 序頭부분을 번역해준 정원석 교수와 교정을 맡아준 조재흥 교수 그리고 강의진행을 도와준 이준환 박사에게 특별히 감사를 표하며, 또한 출판계의 어려운 여건 속에서도 한의학의 발전을 위해 기꺼이 출간을 맡아준 군자출판사에 감사를 드립니다.

2013. 3. 1.

역자 대표

경희대학교 한의과대학 한방재활의학과

주임교수 정 석희 씀

著者 陳士鐸 소개

陳士鐸의 생존기간은 명확하지 못하여 관련 연구들을 살펴보면 明代 末期인 1621년에서 1627년 사이에 태어나고, 清代 初期인 1707년에서 1711년경 사이에 사망하여 80세 이상 생존한 것으로 추정된다. 그의 고향은 山陰(지금의 浙江省 紹興市)이며 字는 敬之, 號는 遠公, 別號는 朱華子 또는 蓮公, 자신의 書齋를 大雅堂이라 불렀으며 清代 초기의 대표적인 醫家이다.

기록을 살펴보면 陳士鐸은 〈內經素問詳論〉, 〈靈樞新編〉, 〈外經微言〉, 〈本草新編〉, 〈臟腑精鑒〉, 〈脈訣闡微〉, 〈石室秘錄〉, 〈辨證錄〉, 〈辨證玉函〉, 〈六氣新編〉, 〈外科洞天奧旨〉, 〈傷寒四條辨〉, 〈嬰幼症治〉, 〈傷風指迷〉, 〈歷代醫史〉, 〈濟世新方〉, 〈瓊笈秘錄〉, 〈黃庭經註〉, 〈梅花易數〉, 〈玉函六氣〉, 〈新增胎產秘書〉, 〈新編外科〉 등 많은 서적을 저술한 것으로 되어 있지만, 현존하는 것은 〈石室秘錄〉, 〈辨證錄〉, 〈辨證玉函〉, 〈本草新編, 일명 本草秘錄〉, 〈洞天奧旨, 일명 外科秘錄〉, 〈脈訣闡微, 일명 鬼眞君脈訣〉, 〈外經微言〉 뿐이다. 그리고 1823년 清나라 太醫院 院使로 있던 錢松(錢鏡湖)이 편찬한 것으로 알려진 〈辨證奇聞〉, 그리고 〈傷寒辨證錄〉, 〈臨證醫案傷寒辨證錄〉, 〈辨證永鑒〉은 모두 〈辨證錄〉과 동일한 서적의 異名으로 보고 있다.

陳士鐸과 醫學史的으로 관심을 끄는 醫家는 陽曲(지금의 山西省 太原市)에서 1606년 태어나 1684년에 사망한 傅青主(傅山)이다. 그는 〈傅青主 女科〉, 〈傅青主 男科〉, 〈傅青主 小兒科〉등을 저술하였는데 전반적으로 陳士鐸의 의학사상과 일치하는 면이 많을 뿐만 아니라 〈石室秘錄〉의 소아과 일부분이 〈傅青主 小兒科〉와 일치하고, 〈辨證錄〉의 '調經' 부분 내용이 〈傅青主 女科〉의 '調經' 부분과 일치하는 등의 관계로 15~21세 정도 나이가 더 많은 傅青主의 글을 陳士鐸의 이름으로 출간했다는 의견도 있으나, 두 사람은 동일한 스승 밑의 同門이거나, 아니면 陳士鐸이 傅青主에게 가르침을 받았거나 追從하는 관계일 것으로 보는 견해가 좀 더 힘을 얻고 있다.

그의 저서 序文들을 살펴보면 할아버지가 의술을 좋아하여 많은 醫書를 남겨주었고, 父親도 의술을 좋아했기 때문에 그는 家風과 家業을 이어 받은 셈이다. 또한 천성적으로 수많은 곳을 여행하길 좋아하였고, 醫案들을 살펴보면 여러 스승들로부터 의학을 傳授받았다는 글들이 수없이 많이 나타나는 것으로 보아 傅靑主도 그런 분들 중 한 분이 아니었을까 사료된다.

〈辨證錄〉과 〈辨證玉函〉이란 책의 제목에서 보듯이 그는 辨證論治를 중요시하고 診脈은 필요하지만 집착하지 않으니, 이는 당시 유행하던 考證學 영향을 많이 받은 것으로 보인다. 또한 그의 醫學思想을 전반적으로 살펴볼 때 治法에서는 溫補와 滋陰을 重視하고 寒凉한 藥의 重用을 비판하였으며, 병리 기전을 '陰陽互根'과 '五行生克'의 이론으로 체계적이면서 일관성 있게 설명하는 경우가 많다. 組方과 用藥에서는 비교적 君臣佐使論에 충실한 처방을 구사하고, 역할이 적은 藥으로 인한 간섭을 배제하기 위해 구성된 藥味의 가짓수가 적으며, 그리고 君臣에 해당하는 약의 용량이 매우 많아서 정확한 진단하에 약효의 극대화를 추구하는 경향이 있다.

작성 : 정 석 희

〈참고 문헌〉

1. 김정규 윤창렬, 陳士鐸의 生涯와 醫學思想, 대전대학교 한의학연구소 논문집, 1994;3(1):71~117.
2. 박기태 윤창렬, 陳士鐸의 生涯와 醫學著述에 대한 硏究, 대한한의학원전학회지, 2004;17(2):87~98.
3. 정경호 김기욱 박현국, 陳士鐸 임상이론의 특징에 관한 연구, 대한한의학원전학회지, 2009;22(3):31~51.
4. 동양의학대사전 편찬위원회, 동양의학대사전, 경희대학교 출판국, 1999.

本草新編序

人不學醫, 則不可救人；醫不讀《本草》, 則不可用藥. 自神農氏[1]嘗藥以來, 發明《本草》者數十家, 傳疑傳信, 未克折衷至正[2], 識者憂之, 冀得一人出而辨論不可得. 吾弟子陳遠公, 實有志未逮. 丁卯失意, 肆志軒岐[3]學, 著《內經》未已, 著《六氣》書. 今又取《本草》著之, 何志大而書奇乎. 嗟乎！陳子欲著此書者久矣, 而陳子未敢命筆也, 陳子少好遊, 遍歷名山大川, 五嶽四瀆, 多所瞻眺, 頗能抒發胸中之奇, 且所如不偶. 躬閱於兵戈患難興亡榮辱者有幾, 親視於得失疾病瘴疫死生者又有幾, 身究於書史花木禽獸鱗蟲者又有幾. 是陳子見聞廣博而咨詢精詳, 兼之辨難縱橫, 又足佐其筆陣, 宜其書之奇也, 而陳子之奇不在此. 陳子晩年逢異人燕市, 多獲秘傳, 晨夕研求, 幾廢寢食, 竟不知身在客也. 嗟乎！真奇也哉. 然而陳子雅不見其奇, 遇異人忘其遇, 著奇書忘其書, 若惟恐人不可救而用藥誤之也. 汲汲於著書爲事, 著《內經》,《六氣》之書甫竣, 複著《本草》. 嗟乎, 真奇也哉, 而陳子更奇. 謂醫救一世其功近, 醫救萬世其功遠. 欲夫用藥之人, 盡爲良醫也, 則本草之功用, 又烏可不亟爲辨論哉. 甚矣, 陳子之奇也. 予評閱而序之首, 喜得人仍出吾門而折衷至正, 實可爲萬世法, 是則餘之所深幸者乎.

呂道人岩題於大江之南時, 康熙己巳 燈宵後三日

사람이 의학을 배우지 않으면 사람을 구할 수 없고, 의사가 본초서적을 읽지 않으면 약을 사용할 수 없다. 神農氏가 약의 맛을 본 이후로 본초서적을 저술한 醫家가 수십이 되는데, 의심스러운 것도 전해지고 믿을 만한 것도 전해져서 中正之道에 이루 다 절충하지 못하였으니, 지식 있는 사람들이 이를 근심하여 뛰어난 한사람이 나와 변론하여 주기를 기다렸으나 얻지 못하였다.

나의 제자 陳遠公이 진실로 학문에 뜻을 두었으나 미치지 못하고 정묘년에 실의에 빠졌다가

---

1) 神農氏 傳說的上古帝王, 爲農業與醫藥的創始人, 與燧人氏, 伏羲氏, 合稱 "三皇". 《淮南子· 修務訓》 載: 神農 "教民播種五穀, 嘗百草之滋味, 水泉之甘苦, 令民之所避就. 當此之時, 一日而遇七十毒. 《史記· 三皇本紀》 載: "神農氏以赭鞭鞭草, 始嘗百草, 始有醫藥." 是本草之書, 多托之于神農.

2) 至正 中正之道.

3) 軒枝 指軒轅黃帝與岐伯而言. 据古醫書記載, 黃帝曾與其臣子岐伯等, 討論醫藥. 因而常以軒岐代指醫學.

의학에 뜻이 생겨 〈內經〉을 저술함에 그치지 않고 〈六氣新編〉의 책을 저술하였다[4]. 이제 또한 〈本草〉를 취하여 저술하였으니 어찌하여 그 뜻이 그리 광대하고 책이 그리 기이할까?

아아! 陳子가 이 책을 저술하고자 한 것이 오래 되었으나 감히 붓을 들지 못하였으니, 陳子는 젊어서부터 유랑을 좋아하여 이름난 산과 큰 하천, 五岳(태산, 화산, 형산, 항산, 숭산)과 四瀆(동독, 남동, 서독, 북독)을 두루 돌아다녀 보고 들은 바가 많아 자못 능히 가슴속에 품은 기이함을 펴낼 수 있었으나 또한 주어진 여건이 불우하였다.

몸소 전쟁으로 인한 患難과, 興亡과 榮辱을 겪은 사람이 몇이나 되겠으며, 친히 질병과 전염병(瘴疫)과 生死의 득실을 지켜본 자가 또한 몇이나 되겠으며, 몸소 花木, 禽獸, 鱗蟲에 대한 書史를 탐구한 자가 또한 몇이나 되겠는가. 이 陳子는 견문이 넓고 박식하면서도 의논함이 정밀하고 상세하였으며, 여기에 종횡으로 어려움을 변론함을 겸하여 또한 족히 그 筆陣(글의 논리구조)를 보좌할 수 있었으니, 마땅히 그 책이 기이하다 하겠으나, 陳子의 기이함은 이것에 있는 것이 아니다. 陳子가 晩年에 연시(燕市-河北省)에서 異人을 만나 秘傳을 많이 얻어 아침과 저녁으로 연구하였는데, 잠자고 먹는 것도 그만둘 정도로 열심히 하여 끝내는 자신이 타지에 거하는 줄도 모를 정도였다. 아아! 진정 기이하구나. 그러나 고상하게도 그 기이함을 드러내지 않았으니, 異人을 만났으나 그 만남을 잊었고 기이한 책을 저술하였으나 그 책도 잊은 채, 오로지 사람들을 구해내지 못하고 약이 잘못 사용되는 것만을 걱정하는 것 같았다. 책을 저술하는 것을 일삼는데 급급하여 〈內經〉, 〈六氣〉 책의 저술이 끝나자마자 다시 〈本草〉를 저술하였다.

아아! 이 일이 진실로 기이한데 陳子는 더욱 기이하구나. 이르기를 '의사가 한 세대를 구하는 것은 그 공이 가깝고, 의사가 만세를 구하는 것은 그 공이 멀다'고 하였다. 무릇 약을 사용하는 사람으로 하여금 모두 다 훌륭한 의사가 되게 하려면 또한 어찌 本草의 功用을 지극히 변론하지 않을 수 있겠는가?

심오하도다. 陳子의 기이함이여. 내가 조사하고 평하여 글머리에 서문을 지음은 훌륭한 인재가 나의 문하에서 나와 中正之道에 절충하여 진실로 만세의 법이 될 수 있음을 기뻐함이니,

---

4) 祖父에게서 물려 받은 의학의 秘本과 古醫書를 널리 공부하여 기이한 병을 많이 치료하였는데, 환자의 사례는 받지 않았으며, 일찍이 말하기를 "習醫救一人은 不若救一世也오 救一世는 不若救萬世也니라"라고 하여 醫書를 편찬하여 後世에 도움이 되기를 구하였다.

이는 곧 내가 매우 다행으로 여기는 것이다.

康熙 己巳 燈宵[5)]후 3일, 呂道人 岩(純陽子 呂洞賓)[6)]이 양자강(大江)의 남쪽에 있을 때 題하였다.

---

5) 元宵節, 즉 정월대보름.

6) 여동빈 呂洞賓 八仙之四 팔대선인 중 한 명.

여동빈, 서기 750년경의 학자이자 은자인 그는 팔선의 수장격인 종리권으로부터 도교의 비밀을 배우고 나이 50에 신선이 되었다. 그는 이발사의 수호 성자이며, 병자들이 숭앙하였다. 오른손에 그는 도가의 먼지털이를 들고 있는데 그의 문장인 검을 보통 등에 가로 차고 있다. 그는 열 차례에 걸쳐 계속 유혹을 받았지만 잘 극복하여 초자연적인 힘을 가진 검을 하사 받았다. 그 검을 차고 그는 곳곳을 여행하면서 용을 베고, 400년 이상이나 세상 여러 가지 형태의 악을 제거하였다.

그는 당나라 시대 사람으로 당시 대대로 명문가의 집안에 태어났으나 수려한 용모에 탁월한 글재능에도 과거 급제에 세 번씩이나 낙방하고서 마흔일곱살 때 실의 속에 각지를 떠돌며 방랑 생활을 하던 중 팔선 중 한사람인 종리권[鐘離權]이라는 도인[道人]만나 도[道]와 인연을 맺게 되었다 한다. 그 후 여동빈은 예순 여덟살 때에 도[道]의 수련을 끝내고 득도하여 천하를 주유하며 경이한 행적을 남겼다고 한다. 여동빈은 하산을 하여 각처를 돌며 여러 가지 기이한 일을 행하였다고 한다.

呂洞賓

道教八仙之一. 이름 名巖, 자字 洞賓, 자호自號「순양자 純陽子」.당경조부인 唐京兆府(현재의 섬서성 장안현 今陝西省長安縣)人.회시에를 거쳐 진사에 올라 현령이 되었다曾以進士授縣令.그의 모친의 출생지 他的母親要生他的時候, 屋裏異香撲鼻, 空中仙樂陣陣, 一隻白鶴自天而下, 非如他母親的帳中就消失.生下呂洞賓果然氣度不凡, 自小聰明過人, 日記萬言, 過目成誦, 出口成章, 長大後「身長八尺二寸, 喜頂華陽巾, 衣黃欄杉, 系一白+匕條+革(木제거), 狀類張子房, 二十不娶.」當在襁褓時, 馬祖見到就說:「此兒骨相不凡, 自市風塵物處.他時遇盧則居, 見鍾則手+口, 留心記取.」後來呂洞賓游廬山, 遇火龍眞人, 傳授天遁劍法.六十四歲時, 游長安, 在酒肆遇見一位羽士靑一白袍, 在牆壁上題詩, 呂洞賓見他狀貌奇古, 詩意飄逸, 問他姓名.羽士說:「我是雲房先生.居於終南山鶴嶺, 니想足+艮我一起去口+馬？」呂洞賓凡心未已, 沒有答應.這位雲房先生就是「鍾離權.到了晚上, 鍾離權和呂洞賓一同留宿在酒肆中.雲房先生獨自爲他做飯, 這時呂洞賓睡著了, 他夢見自己狀元及第, 官場得意, 子孫滿堂, 極盡榮華.忽然獲重罪, 家產被沒收, 妻離子散, 到老後了然一身, 窮苦潦(人대신水)倒, 獨自站在風雪中發手+斗, 剛要嘆息, 突然夢醒, 鍾離權的飯還沒熟, 於是鍾離權題詩一首「黃良猶未熟, 一夢到華胥.」呂洞賓驚道:「難道先生知道我的夢？」鍾離權道:「니剛才的夢, 生沆(모자제거)萬態, 榮辱千端, 五十歲如一刹那口+牙！得到的不値得歡喜, 失去的也不値得悲, 人生就像一場夢.」於是呂洞賓下決心和鍾離權學道, 并經「十試」的考驗, 鍾離權授他道法.呂洞賓有了道術和天遁劍法, 斬妖除害爲民造福.

呂洞賓被全眞教奉爲北方五祖之一(王玄甫, 鍾離權, 呂洞賓, 劉操, 王重陽), 世稱呂祖,純陽祖師, 呂洞賓在八仙中最爲出名, 有關他的傳說甚多.

本草新編叙

山陰陳子遠公, 壯遊宇內, 得老湖[7]叢著, 軒岐之書. 其見聞所暨及, 既廣且博, 宜其書之奇也. 雖然無識不可著書, 無膽亦不可著書, 閱覽於山川草木禽獸魚龍昆蟲之內, 而識不足以辨其義, 膽不足以揚其論, 欲書之奇得乎. 陳子之識, 上下千古, 翻前人舊案, 闡厥精微, 絕非詭異, 一皆理之所必有也. 異膽橫絕, 浩浩落落[8], 無一語不窮厥秘奧, 絕無艱澀氣晦於筆端. 是識足以壯膽, 而膽又足以濟識也, 欲書之不奇, 難矣. 吾與天師岐伯, 純陽呂公, 嘉陳子有著作, 下使再讀碧落[9]文, 其奇應不止此. 丁卯秋, 訪陳子燕市, 陳子拜吾三人於座上, 天師將碧落文盡傳之, 餘傳《六氣》諸書. 陳子苦不盡識, 餘牖迪[10]三閱月. 陳子喜曰吾今後不敢以著述讓後人也. 著《內經》,《靈樞》,《六氣》告竣. 又著《本草》, 奇矣! 而陳子未知奇也. 百傷不遇, 歎息異才之湮沒不彰. 嗟乎! 有才不用, 亦其常也. 抱可以著作之才, 不用之於著作, 致足惜也. 今陳子不遇, 仍著書以老, 是有才而不違其才矣, 又胡足惜乎. 況陳子得碧文助其膽識, 則書之奇, 實足傳遠, 然則陳子之不遇老而著書, 正天之濃陳子也. 陳子又何必自傷哉.

康熙己巳莫春望後漢長沙守張機題於燕江

山陰(浙江省 紹興市)의 陳遠公이 젊어서 세상을 여행할 때 老湖叢著와 黃帝, 岐伯의 책을 얻었다. 그 견문이 미치는 바가 또한 이미 넓고도 넓었으니, 그 책의 기이함이 당연하다. 비록 그러하나 식견이 없으면 책을 저술할 수 없고 담력이 없어도 또한 책을 저술할 수 없으니, 산천, 초목, 금수(禽獸), 물고기(魚龍), 곤충(昆蟲)들을 조사하고 살펴보고서도 식견이 그 뜻을 변별하기에 부족하고, 담력이 그 이론을 밝히기에 부족하면서 (저술한) 책이 기이하기를 바란들 얻을 수 있겠는가?

陳子의 식견은 위 아래로 千古에 前人의 오래된 醫案을 뒤집고 그 정미로움을 분명히

---

7) 老湖 義未詳.

8) 浩浩落落 浩浩, 廣遠貌. 落落, 高超不凡貌.

9) 碧落 上天也.

10) 牖迪 牖, 通作誘.《廣雅· 釋詁》:“牖, 道也.”《詩· 大雅· 板》:“天之牖民.” 孔疎: “牖與誘古字通用, 故以爲導也.” 迪, 謂啓迪. 牖迪, 卽誘導, 居迪之意.

밝히되 절대로 속이거나 괴이하지 않았으니, 모든 이치가 반드시 지녀야 할 바이다. 기이한 담력은 자유롭고 절도있는 것이 드높고 원대하여 한마디 말도 그 숨겨진 깊은 뜻을 다하지 않음이 없고, 붓끝에 어려움과 거리낌과 기세의 어두움이 전혀 없었다. 이는 식견이 담력을 굳세게 하는데 충분하고 담력 또한 식견을 돕는데 충분하니, 저술한 책이 기이하지 않기를 바라는 것이 어려울 것이다.

나(張仲景)와 岐伯 天師와 純陽子 呂洞賓이 陳子가 책을 저술함을 좋게 여겨 陳遠公으로 하여금 碧落文을 거듭 읽도록 하였으니 그 기이한 반응이 이것 뿐만이 아니었다. 丁卯年 가을에 연시(北京)로 陳子를 방문하였는데, 陳子가 자리 위에서 우리 세 사람에게 절하여 맞이하였고, 岐伯 天師가 문득 碧落文을 모두 다 전하여 주었으며, 나는 〈六氣〉의 뭇 서적들을 전하여 주었다. 陳子가 다 이해하지 못함을 괴로워 하길래 내가 3개월 동안 지도하여 깨우쳐주었다. 陳子가 기뻐하여 말하기를 "저는 지금 이후로 후인에게 책을 저술하는 것을 감히 사양하지 못하겠습니다."라고 하였다. 〈內經〉, 〈靈樞〉, 〈六氣〉를 저술하여 끝마침을 알리고, 또 〈本草〉를 저술하였으니, 기이한 일인데도 陳子는 기이함을 알지 못하였다.

때를 만나지 못함을 백번 마음 아파하여 뛰어난 재인이 묻히고 숨기어져 드러나지 않음을 탄식하노라. 아아! 재주가 있는데도 쓰임 받지 못하는 일 또한 항상 있는 일이다. 책을 저술할 수 있는 재능을 품고도 책을 저작함에 사용되지 않았으니, 애석할 따름이다. 이제 陳子가 때를 만나지 못하고 이로 인하여 늙어서야 책을 저술하였으니, 이는 재능이 있고 그 재능을 멀리하지 않은 것일진대 또한 어찌 애석해 할 수 있겠는가? 하물며 陳子는 碧文을 얻어 그 식견과 담력을 보조하였으니, 즉 책의 기이함이 진실로 멀리까지 전해지기에 충분하다. 그러한 즉 陳子가 불우하여 늙어서야 책을 저술한 것은 바로 하늘이 陳子의 재능을 두텁게 한 것이다. 陳子는 어째서 또한 스스로 마음 아파하는가?

康熙년 己巳 늦봄(莫春)을 바라보며 後漢의 長沙太守 張機가 蕪江에서 題하다.

本草新編序

粤稽神農氏，首嘗百草，憫生民夭折不救也，曆代久遠，疊嬰兵燹[11]，祖龍[12]一炷，竹簡化燼，雖醫人諸書，詔告留存，士民畏秦法，盡棄毀靡遺，收藏汲塚[13]，繕寫訛舛，非複神農氏古本．嗣後醫者多有附會，是《本草》在可信不可信間，近更創揚異說，競尚陰寒，殺人草木中，世未識也，予甚憫之．神農氏救世著《本草》，後人因《本草》禍世，失帝心矣．純陽子呂岩與餘同志，招餘，長沙使君張機，遊燕市,訪陳子遠公，辯晰刀圭[14]，陳子再拜，受教古書，盡傳之．張公又授《六氣》諸書,因勸陳子著述，不可讓之來者也．陳子著《內經》成，著《六氣》，今又著《本草》,勤矣！陳子幼讀六籍，老而不遇，借《本草》之味，發揚精華，其文弘而肆，其書平而奇，世必驚才大而學博也，誰知皆得之吾三人助哉．天下有才學者甚眾，吾輩何獨濃陳子？救世心殷，無異神農氏，則《本草新編》，其即救世之書乎．

雲中逸老岐伯天師題於大江之南時 康熙乙巳孟春念九日也

神農氏가 가장 먼저 백가지 풀들을 맛본 것을 가만히 생각해 보니 백성들이 요절함을 구하지 못하는 것을 애석하게 여겼기 때문이었다. 역대로 오랫동안 전쟁의 불길이 계속되었고 秦始皇의 분서갱유로 인하여 竹簡들이 재로 변하면서, 비록 의사들이 여러 의서에서 고하여 알린 것이 남아서 존재하였으나 선비와 백성들이 秦나라의 法을 두려워하여 모두 다 버리고 훼손하여 후세에 남기지 않았고, 汲塚에 거두어 감추어둔 죽간을 짜깁고 베낀 책들도 잘못되고 어그러져 神農氏의 古本을 수복하지는 못하였다. 뒤를 이은 의사들은 많은 경우 牽强附會하였으니, 이에 〈本草〉는 믿을 만한 것과 믿지 못할 것 사이에 놓이게 되었다. 근래에 다시 이상한 학설을 퍼뜨려 陰寒한 약물을 다투어 숭상하였으니, 草木으로 사람을 죽이는 것을 세상 사람들이 알지 못하여 내가 이를 매우 안타깝게 여겼다. 神農氏는 세상을 구하려 〈本草〉를 저술하였으나 後人들은 〈本草〉로 인하여 세상에 재앙을 초래하였으니, 帝王(炎帝 神農氏)의

11) 燹(xiǎn 音顯) 戰火, 兵火.

12) 祖龍 指秦始皇. 祖, 始也; 龍, 人君象.

13) 汲塚 汲, 古地名; 塚, 墳墓. 晋武帝太康二年, 汲郡人不准盗發魏襄王墓, 得竹書數十年, 稱爲“汲塚書”

14) 刀圭 舊時量藥之器具, 此借以指醫術.

마음을 잃어버린 것이다.

純陽子 呂岩이 나와 더불어 뜻을 같이 하여, 나와 長沙使君 張機를 초청해 연시(北京)로 유람하여 陳遠公을 방문해 刀圭(임상의학)를 변론하여 밝혀 주었더니, 陳子가 거듭 절하기에 가르침 받은 古書를 모두 다 전하여 주었고 張公도 또한 〈六氣〉의 여러 책을 전해 주었으며, 이로 인하여 陳子에게 '책의 저술을 미래의 醫家에게 미뤄서는 안된다'고 권고하였다. 陳子가 〈內經〉을 저술하여 완성하고 〈六氣〉를 저술하였으며, 이제 또 〈本草〉를 저술하였으니 참으로 부지런하도다! 陳子는 어려서 六籍(詩, 書, 禮, 易, 樂, 春秋의 六經)을 읽었으나 노년이 되어도 때를 만나지 못하던 중에, 〈本草〉의 약물들을 빌려서 그 精華를 펴서 드러내었는데, 그 글이 넓고도 이치를 다하였고, 그 책은 평이하고도 기이하니, 세상이 반드시 재주가 크고 학식이 넓음에 놀랄 것이나, 누가 이 모든 것이 우리 세 사람의 도움으로 얻은 것임을 알겠는가? 또한 천하에 재능이 있는 학자가 매우 많은데, 우리가 어찌 陳子만을 돈독히 대했겠는가? 세상을 구하고자 하는 마음의 두터움이 神農氏와 다를 바가 없기 때문이니, 곧 〈本草新編〉은 세상을 구하는 책일 것이다.

康熙 乙巳 孟春 念九日, 雲中逸老 岐伯天師가 대강의 남쪽에 있을 때 題하였다.

本草新編序

陳子遠公，所著《石室秘錄》，皆傳自異人，而於青囊肘後[15]，闡發尤多，故撥盲起疲，捷如附應．餘既序之，梓以行世矣．無何，複郵《本草新編》，餘讀竟而益歎其術之奇也，服其心之仁也．粵稽烈山氏，躬嘗百草，教後世以醫．軒轅，岐伯，相與論性命之學，即今《金匱》，《靈樞》，《素問》，《難經》．一以天地陰陽，四時寒燠[16]，五行屈伸，悔吝之道[17]，通於人身之風寒暑熱，五髒六腑，相生互伐，強弱通塞之機．蓋古先哲王[18]明乎天人合一之理，而後頤指意會,將使天下之人之病無有不治，且並其病也而無之而後快焉．是道也，猶之政也．先王固以不忍人之心行之矣．後世若淳於意，華元化，孫思邈，許胤宗，龐安時諸公，鹹以醫鳴，而長沙張公能集大成者，得是道也，得是心也． 其間繼起，立論著方，或少偏畸，猶滋訾議，而況其凡乎．自車免[19]近以來，家執一言，人持一見，紛然雜然之說行，天人合一之旨晦，由是習焉莫測其端．狃[20]焉莫窮其變，而冀得心應手也，必無幾矣．陳子乃慨然以著作自任，上探羲皇，密證仙真，寤寐通之，著書累千萬言． 而《本草》一編，略人所詳，詳人所略，考《綱目》，辨疑諸善本，惟採注方與真贗，與甘溫涼熱治病炮制而已．茲則一藥必悉其功用，權其損益，入某經通某[21]髒，人能言之；入某經而治陰中之陽，陽中之陰，通某髒而補水中之火，火中之水，人不能言也；至或問辨疑，繭抽蕉剝[22]，愈入愈細．舉《靈樞》以上諸書，後世有誤解誤用者，必引經據史，以辨明之，使人不墮雲霧中．洵[23]乎陳子術之奇也．且其論滋補則往複流連，論消散則殷勤告誡，而於寒涼之味則尤其難其慎，不翅涕泣而道之，固唯恐輕投於一二人，貽害者眾；錯置於一二時，流毒者遠也．斯其心可不謂仁矣乎．今醫統久替似續，殊難其人．若陳子所

---

15) 青囊肘後 青囊，古代醫生盛醫書的囊，后借指醫術；肘後，隨身携帶的醫方，此亦指醫術.

16) 燠 音郁，熱也.

17) 吉凶者，言乎其失得也，悔吝者，言乎其小疵也(주역 계사전상 제3장 단자(彖者))

18) 王 日刻本無.

19) 輓 通作"晚"

20) 狃 音組，習以爲常也.

21) 某 原作"其"，据日刻本改.

22) 繭抽蕉剝 原作"蕉抽繭剝"，据日刻本改. 蕉，多年生草本植物，葉柄內有纖維，可供紡織，制作藍索等用.

23) 洵(xún 音旬) 信也.

雲岐伯, 雷公, 仲景, 純陽諸先哲, 或顯形而告語, 或憑乩[24]而問答, 殆亦憫醫理之不明, 欲以斯道屬斯人也, 陳子何多讓焉. 謀也, 三載薪勞, 一官叢脞[25], 不能仰副聖主如天之仁以廣仁政, 而獨於民人死生之際, 三致意焉, 故得是書而樂爲之序. 又減俸而付諸梓, 亦欲擧世讀是書者, 務求盡乎其心之仁,而不徒驚乎其術之奇焉, 則夫古先哲王之所傳, 賢士大夫之所述, 庶不至如伯牙海上[26], 知音曠絕, 而於以濟世利物也, 思過半矣[27].

康熙三十年歲次辛未仲春中浣[28]之吉華川金以謀敬書於上元署中

陳遠公이 저술한 〈石室秘錄〉은 모두 異人으로부터 전수받은 것으로 〈青囊之書〉(華佗)와 〈肘后方〉(葛洪)에서 펴서 밝힌 내용이 더욱 많아서 맹인을 다스리고 병자를 일으켜 세우는 효과의 빠름이 부절(符節)이 맞는 것과 같았다. 내가 이미 그 서문을 지어 출판하여 세상에 널리 퍼지게 되었다. 오래 지나지 않아 다시 〈本草新編〉을 보내왔기에 내가 다 읽고 나서 그 醫術의 기이함에 대하여 더욱 감탄하였고, 그 마음의 어짊에 감복하였다.

神農氏를 곰곰이 상고하여 보건대 몸소 백가지 풀의 맛을 보아 후세에 의학을 가르쳤다. 軒轅, 岐伯은 서로 더불어 性命之學을 논하였으니 곧 지금의 〈金匱〉, 〈靈樞〉, 〈素問〉, 〈難經〉이다. 이들은 한결같이 天地 陰陽의 이치, 四時의 추위과 더위, 五行의 屈伸, 悔吝의 도리를 가지고 사람 몸의 風寒暑熱과 五臟六腑의 相生互伐과 强弱通塞의 기틀에 통하게 하였다. 대개 예전의 哲人과 帝王은 天人合一의 이치에 밝아진 이후에 턱으로 가리키면 뜻이 모이게 되어, 장차 천하 사람들의 질병으로 하여금 치료되지 않음이 없도록 하였고, 아울러 그 질병이 없어진 이후에야 흡족해 하셨다. 이 도리가 마치 나라를 다스리는 일과 같았으니, 선대의 왕들께서 진실로 차마 안타까운 마음으로 행하신 것이다.

후세에 淳於意(扁鵲), 華元化(華佗), 孫思邈, 許胤宗, 龐安時 등과 같은 여러 명의들이 醫

24) 乩 音墓, 舊時迷信者求神降示的一種方法. 亦稱 "扶乩", "扶鸾"
25) 叢脞 脞音挫, 細碎, 煩瑣之義
26) 伯牙海上 伯牙, 古代傳說中的人物, 相傳生于春秋時代, 善彈琹
27) 易經 繫辭下 第九章에 출전된 말로 '易之爲書也, 原始要終, 以爲質也. 六爻相雜, 唯其時物也. 其初難知, 其上易知, 本末也. 初辭擬之, 卒成之終. 若夫雜物撰德, 辨是與非, 則 非其中爻不備. 噫! 亦要存亡吉凶, 則 居可知矣. 知者觀其단辭, 則思過半矣.' 알고자 하는 바를 이미 절반을 뛰어넘었으니 깨닫고자 하는 바가 이미 많다 또는 반 이상은 생각할 수 있다. 로 해석가능
28) 中浣 浣音換, 洗也. 唐制官吏每十天休息洗沫一次, 后因此而稱每月的上, 中, 下旬爲上, 中, 下浣.

鳴을 널리 미치고, 長沙의 張公(張仲景)이 능히 집대성할 수 있었던 것은 이 이치와 이 마음을 얻었기 때문이다. 그 사이에 연이어 일어나 논리를 세우고 처방을 저술함에 혹 조금이라도 치우친 것이 있으면 오히려 더욱 생각하여 논의하였는데 하물며 그 凡常함은 어떠했겠는가!

근래에 가문마다 한마디를 고집하고 사람마다 한 식견을 주장하여 어지럽게 뒤섞인 醫說들이 유행하게 되어 天人合一의 뜻이 어두워지고, 이로 말미암아 어지러운 醫說에 익숙해져서 그 올바른 醫說의 실마리를 측량할 수 없게 되었다. 이러한 醫說들에 익숙해져 그 변화를 다하지 못하면서도 마음에 얻어 손에 응하기를 바라지만, 이루는 경우가 거의 없었을 것이다.

陳子가 이를 개탄하여 책을 저술하는 것을 자신의 책임으로 삼아, 위로는 伏羲씨를 탐구하고 신선의 진리를 세밀하게 고증하여 자나 깨나 그것에 통달하여 수천만 글자의 책을 저술하였다. 그중에서 이 〈本草〉 한편은 다른 사람들이 상세하게 밝힌 바를 간략하게 하고, 다른 사람들이 생략한 것을 상세히 하였으며, 〈綱目〉을 고찰하고 여러 좋은 의서들의 의문점을 변론하였으며, 오직 주석과 처방, 참과 거짓, 甘溫涼熱한 藥의 병을 치료함과 약물의 炮制를 탐구하였을 따름이다. 더욱이 한 가지 약물에 대해 반드시 그 功用을 모두 다 궁구하였으며 그 이로움과 해로움을 적절히 변통하였으니, 어느 經으로 들어가고 어느 臟에 통하는지는 다른 사람들이 능히 말할 수 있지만, 어느 經으로 들어가서 陰中之陽이나 陽中之陰을 치료한다던지, 어떤 臟으로 들어가서 水中之火나 火中之水를 치료한다고 하는 것은 다른 사람들이 말할 수 없는 것이다. 或問이나 辨疑에 이르러서는 누에고치에서 명주를 뽑고 삼베를 벗겨내듯이 안으로 들어갈수록 더욱 세밀하게 변론하였다. 〈靈樞〉 이상의 여러 서적을 근거로 들어 후세에 오해하고 오용하는 것들을 반드시 經書를 인용하고 史書를 근거로 삼아 분별하여 밝히어서 사람들이 혼돈(雲霧)속에 빠지지 않게 하였다.

참되도다. 陳子의 醫術의 기이함이여. 또한 그 滋補를 논할 때에는 왕복되는 논리가 물흐르듯 이어졌고, 消散을 논할 때에는 경계할 것을 성실하게 알렸으며, 寒凉한 약에 대해서는 더욱 그 어려움과 그 삼갈 것을 알리기를 눈물을 그치지 않고 말하였으니, 진실로 오직 한 두 사람에게 가벼이 투여했다가 피해를 끼치는 경우가 많아지는 것과, 한 두 번 잘못 베풀어 독이 멀리 퍼질 것을 두려워하였다. 이를 보건대 그 마음이 어질다고 이르지 않을 수 있겠는가?

이제 醫統이 오랫동안 쇠퇴한 채 이어지는 것 같았지만, 특히 其人(진원공)을 어렵게 하였다. 陳子가 말한 岐伯, 雷公, 仲景, 純陽子 등 여러 선대의 哲人들과 같은 사람들이 혹 형체를 나타내어 말하거나 혹 점복을 빙자하여 문답한 것은 모두 또한 의학의 이치가 밝지 않은 것을 근심하여 이 醫道를 이 사람에게 맡기고자 한 것이니, 陳子가 어찌 이것을 많이 사양하였겠는가.

내가 세 번 땔나무 짊어지는 노고를 하다가 한번 벼슬에 올라 자잘한 일들을 총괄하였는데, 聖主께서 하늘과 같이 仁으로서 仁政을 넓히시는 것에 이루 다 우러러 보좌할 수 없었으나, 유독 백성의 죽고사는 경계에서 세 번 의견을 상소하였다. 그리하여 이 책을 얻고 기뻐하며 이를 위하여 序하였다. 또 녹봉을 덜어 여러 출판사에 출판을 의뢰한 것은, 또한 온 세상에 이 책을 읽는 사람들이 그 마음의 어짊을 힘써 극진하게 구하고, 한갓 그 의술의 기이함에 놀라지 않도록 하고자 함이다. 대저 옛 선대 哲人과 帝王들이 전한 바와 어진 士大夫가 기술한 것들이, 伯牙는 바닷가에 있는데 知音(鍾子期)은 허무하게 끊어진 것과 같은 상황에 이르지 않도록 하고, 그것으로 세상을 구하는 이로운 물건이 될 수 있도록 하고자 하는 생각이 이미 반을 넘었다.

"康熙 삼십년인 辛未年 음력 2월 중순에 上元마을에서 華川金이 도모하여 삼가 썼다."

目次

제1부 이론편

제2부 약재편

卷之一 宮集

卷之二 商集

卷之三 角集

卷之四 徵集

卷之五 羽集

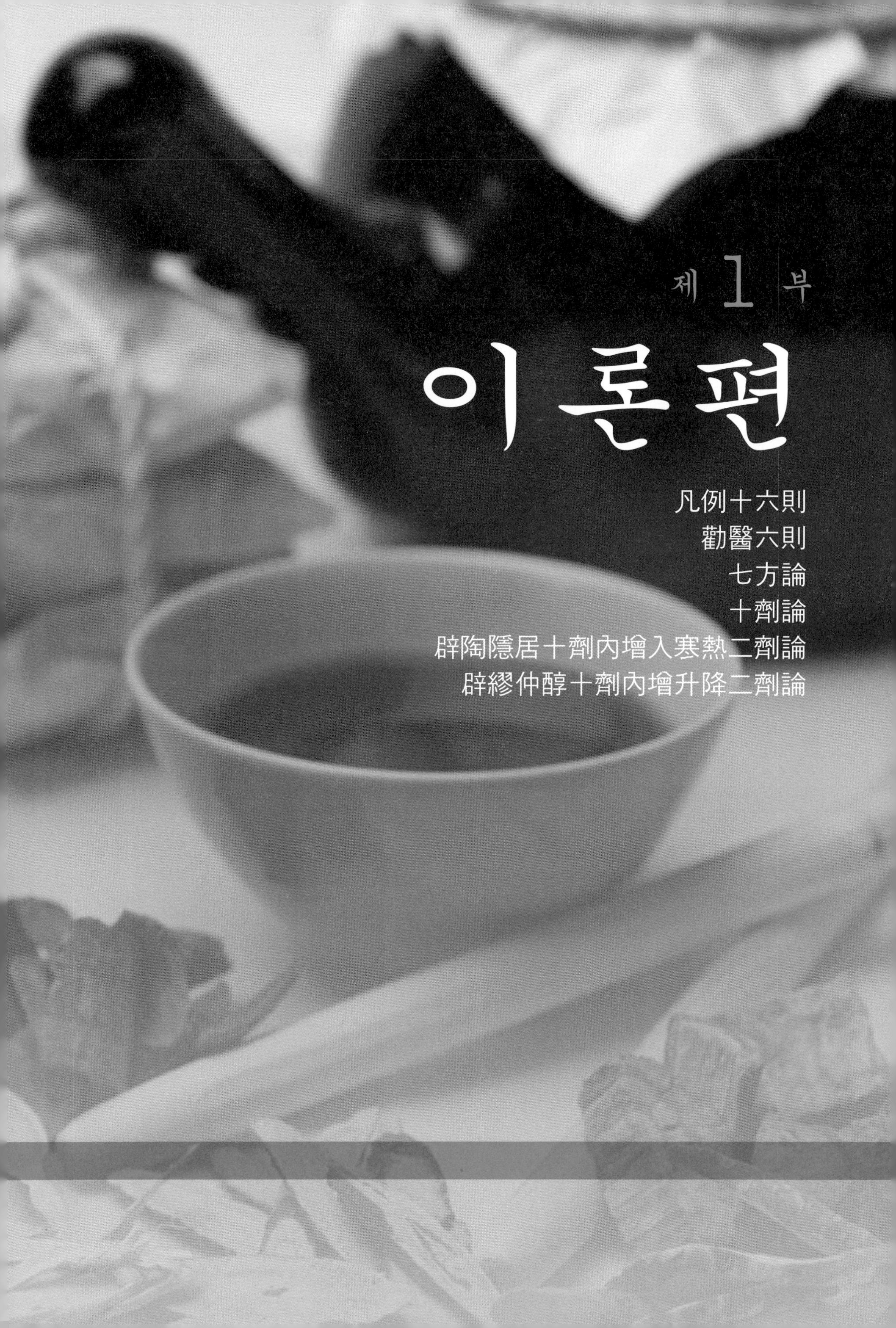

제 1 부

이론편

凡例十六則
勸醫六則
七方論
十劑論
辟陶隱居十劑內增入寒熱二劑論
辟繆仲醇十劑內增升降二劑論

凡例十六則

1. 《本草》自神農以來，數經兵燹，又遭秦火，所傳書多散軼，魯魚亥豖，不能無誤，一字舛錯，動即殺人．鐸躬逢岐伯天師於燕市，得聞軒轅之道，而《本草》一書，尤殷質詢，凡有所誤，盡行改正[1]．

〈本草〉는 神農氏 이후로 여러 차례 전쟁으로 불탔고, 또한 秦始皇의 焚書坑儒를 당하면서 전해진 서적이 많이 흩어지고 잃어버려 魯와 魚, 亥와 豖의 구별에 잘못됨이 없을 수 없었는데, 한글자라도 어그러지고 섞인 상태에서 운용하면 곧 사람을 죽이게 된다. 내가 燕市(北京)에서 몸소 岐伯天師를 만나 軒轅(黃帝)의 도리를 얻어 들었으며, 〈本草〉 한권의 책에 대해서는 더욱 깊이 질문하여 무릇 잘못된 것이 있으면 모두 다 고쳐 바로잡았다.

2. 此書刪繁就簡，凡無關醫道者，概不入選，即或氣味峻烈，損多益少，與尋常細小之品，無大效驗者，亦皆屏棄．

---

1) 此下日刻本有 "護孝曰: 天地之大, 海內之廣, 蓋不可謂無仙也. 雖然, 如謂必有仙者固近誣, 而謂果無仙者亦似臆也. 故今不論其虛實矣, 竊想遠公或欲奇其言而假之于神仙, 猶張子房之受書于黃石公之類乎, 讀者察焉.

이 책은 번잡한 것은 깎아버리고 간결함을 취하였으니, 무릇 醫道와 관련이 없는 것은 대개 가려 기입하지 않았다. 혹 氣味가 峻烈하여 손해가 많고 이익이 적은 것과, 평범하고 미미한 작은 약품으로 큰 효험이 없는 것도 또한 모두 숨겨 버렸다.

3. 本草善本, 首遵《綱目》, 其次則遜[2]《經疏》. 二書鐸研精有素, 多有發明, 非辟二公, 實彰秘奥.

本草의 좋은 참고서적으로 먼저 〈本草綱目〉을, 그 다음으로는 〈本草經疏〉를 따랐다. 이 두 서적을 내가 정밀히 연구하여 바탕을 마련하였고 발명한 것이 많이 있으니, 이 두 서적을 배제한 것은 아니지만 실제로 그 숨겨진 뜻을 드러내었다.

4. 本草諸書, 多首列出產, 收采, 修制等項, 鐸概不登列者, 以前人考核精詳, 無容再論 ; 惟七方十劑之義尚多缺略, 所以暢爲闡揚, 更作或問或疑附後, 使醫理昭明, 少爲用藥之助.

여러 本草서적들은 대개 먼저 약물의 산지, 채집, 수치와 법제 등의 항목을 나열하였는데, 내가 이것들을 기재하지 않은 것은 이전의 사람들이 핵심을 고찰한 것이 정밀하고 상세하여 거듭 논하는 것이 소용없기 때문이다. 오직 七方과 十劑의 뜻은 오히려 많이 누락되고 간략하게 되어 있으므로 내가 막힘없이 밝히어 드러내었고, 거듭 或問과 或疑를 뒤에 붙여 醫理를 환하게 밝혀 약을 사용함에 조금이나마 도움이 되도록 하였다.

5. 是書刪《神農》[3] 原本者十之三, 采《名醫》[4] 增入者十之二, 總欲救濟生人, 非好爲去取.

이 책에서 〈神農本草經〉 원본에서 깎아낸 것이 10중의 3이요, 〈名醫別錄〉에서 채집하여 더하여 넣은 것이 10중의 2이니, 모든 것은 사람을 살리고 구하고자 함이요 빼고 취함을 좋아해서가 아니다.

---

2) 遜 日刻本作 "是". 何本作 "證類". 按此下云 "非辟二公", 當指 《本草綱目》 與 《本草經疏》 二書作者, 何本恐誤. 又遜字義晦, 當從日刻本作 "是".

3) 神農 何本作 "神農本草".

4) 名醫 何本作 "名醫別錄".

6. 氣運日遷，人多柔弱，古方不可治今病者，非言補劑也，乃言攻劑耳，故所登諸品，補多於攻.

天地의 기운이 날로 변하고 사람들은 많이 유약해졌으니, 옛 처방이 지금의 병을 치료할 수 없다고 하는 것은 補劑를 이야기함이 아니라 곧 攻劑를 이야기 하는 것일 따름이다. 그러므로 이 책에 기재된 여러 약품들은 補劑가 攻劑보다 많다.

7. 《本草》非博通內典，遍覽儒書，不能融會貫通，以闡揚秘旨. 鐸見聞未廣，而資性甚鈍，所讀經史，每善遺忘，記一遺萬之譏，實所未免，尤望當代名公之教鐸也.

〈本草〉는 불경에 널리 통달하고 유학 서적을 두루 살펴보지 않으면 融會貫通하여 숨겨진 뜻을 밝히 드러낼 수 없다. 내가 견문이 넓지 못하고 자질이 매우 아둔하여 읽은 바의 經史도 매번 잘 잊어버려서 하나를 기억하면 만 가지를 놓친다는 비웃음을 실로 면하기 어려우므로 당대의 이름난 醫公이 나를 가르쳐 주기를 더더욱 바라마지않는다.

8. 本草貴多議論發微，不尚方法矜異. 鐸所以敘功效於前，發尚論於後，欲使天下後世，盡知草木[5]之精深，人物[6]金石之奧妙，庶不至動手用藥有錯.

本草는 많이 의논하여 精微함을 드러내는 것을 귀하게 여기고 방법의 기이함을 자랑하는 것을 숭상하지 않는다. 내가 功效를 앞에 기술하고 중요한 논리는 뒤에 편 것은, 천하 후세로 하여금 草木의 精深함과 人物과 金石의 奧妙함을 모두 다 이해하여 손을 움직여 약을 사용함에 있어서 어긋남에 이르지 않도록 하고자 함이다.

9. 此書多得之神助，異想奇思，命筆時 有不自知其然而然之象，世有知心，自能深識，不敢誇詡也[7].

---

5) 草木 何本作 "本草".
6) 人物 何本作 "藥物"
7) 此下日刻本有 "護孝曰: 《管子》 云: 思之, 思之不得, 鬼神教之, 非鬼神之力也, 其精氣之極也, 夫此之謂歟."

이 책은 많은 부분 神의 도움으로 얻은 것으로, 기이한 사상들은 글을 쓰라고 명을 받아 집필할 때 사실이 그러한지 스스로 알지 못하였지만 실제로 그러한 현상이 있었다. 세상에 이를 깨닫는 마음을 가진 사람이 있으면 스스로도 능히 깊이 이해할 수 있을 것이니, 감히 자랑하지 못하겠다.

10. 鐸素學刀圭, 頗欲[8)]闡揚醫典, 邇年來, 未遑尚論. 甲子秋, 遇純陽呂夫子於獨秀山, 即商訂此書, 輒蒙許可, 後聞異人之教助, 鐸不逮者, 皆呂夫子賜也.

내가 평소에 임상의학(刀圭)을 공부하면서 자못 醫典을 명백히 드러내고자 하였으나 근래에 오히려 논의를 급히 서두르지 않았다. 甲子年 가을에 獨秀山(중국 광서성)에서 純陽子 呂洞賓 선생님을 만나서 이 책을 상의하여 교정하였고 문득 책을 쓸 것을 허락 받았으며, 후에 異人의 가르침과 도움을 받았으니, 내가 미치지 못하는 것은 모두 呂洞賓 선생께서 하사하신 것이다.

11. 是書得於岐天師者十之五, 得於長沙守仲景張夫子者十之二, 得於扁鵲秦夫子者十之三. 若鐸鄙見, 十中無一焉[9)].

이 책은 岐伯 天師에게서 얻은 것이 10중에 5이고, 長沙太守 張仲景 선생에게서 얻은 것이 10중의 2이며, 扁鵲 秦越人선생에게서 얻은 것이 10중의 3이다. 나의 비천한 소견은 10중에서 하나도 없다.

12. 鐸少喜浪[10)]遊, 凡遇[11)]名山勝地, 往往探奇不倦, 登眺時, 多逢異人, 與之辯難刀圭, 實能

---

8) 欲 原作 "异", 字之誤, 今据何本改.

9) 此下日刻本有 "護孝曰":得于岐伯者, 得于《內經》之謂也. 得于仲景者, 得于《傷寒論》《金匱要略方》《玉函經》等之謂也. 得于扁鵲者, 得于《難經》之謂也. 夫天地生物也必有形, 有形則有氣味, 有氣味則有能, 能以法使之, 則必奏效. 見形而察氣味, 識能而使能, 此醫之任也, 予亦見之于《內經》矣. 古語云:良醫之邊無遺草, 夫此之謂焉.

10) 浪 何本作 "漫".

11) 遇 何本作 "過".

開蕩心胸，增益神智，苟有所得，必書笥[12]中．每入深山，見琪花[13]瑤草，異獸珍禽，與昆蟲介屬異於凡種者，必咨詢土人，考訂靡已．倘獲奇聞，必備志之，今罄登玆編[14]．

나는 어려서부터 유랑을 좋아하였다. 무릇 이름난 산과 명승지를 지날 때에는 종종 기이한 일을 탐구하는데 게을리 하지 않아 올라가 살펴볼 때 異人을 많이 만났다. 그와 더불어 의술의 어려움을 변론하면 실로 가슴속에 쌓인 의문을 열어 깨끗이 해결하여 神智를 더할 수 있었으니, 진실로 얻은 바가 있으면 반드시 글로 남겨 상자 안에 보관하였다. 매번 깊은 산에 들어갈 때마다 琪花瑤草와 이상하고 진귀한 들짐승과 날짐승, 그리고 평범한 종류와는 다른 종류에 속하는 곤충을 보면 반드시 토착민에게 물어보아 相考하고 바로잡았다. 혹 기이한 견문을 얻으면 반드시 갖추어 기록해 두었는데, 이제 모두 이 책에 등재하였다.

13. 行醫不讀《本草》，則陰陽未識，攻補茫然，一遇異症，何從用藥．況坊刻諸書，苦無善本，非多則略．鐸斟酌於二者之間，繁簡得宜，使讀者易於觀覽．

醫業을 수행하는 의사가 〈本草〉를 읽지 않으면 陰陽을 이해하지 못하여 邪氣를 공격하고 正氣를 補함에 망연자실하게 되니, 한번 이상한 증상을 만나면 무엇을 좇아 약을 사용할 것인가. 하물며 여러 지방에서 펴낸 책들은 진실로 좋은 책이 없으니, 번잡하지 않으면 생략되었다. 내가 이 둘 사이를 짐작하여 번잡함과 간략함의 마땅함을 취하여, 독자로 하여금 보기 쉽게 하였다.

14. 是書藥味無多，而義理詳盡，功過不掩，喜[15]忌彰明，庶攻補可以兼施，寒熱可以各用．倘謂鐸多事，翻前人以出奇，或咎鐸無文，輕當世而鬥異，則鐸豈敢．

12) 笥 音詞, 盛飲食或衣物的竹器.

13) 花 何本作 “卉”.

14) 此下日刻本有 “護孝曰: 名山勝地有异인, 自古然. 此等之异人, 盖避世之人, 或遁難之輩, 槪皆非凡之人也.”

15) 喜 日刻本, 何本均作 “善”.

이 책의 藥味는 많지 않지만 義理의 상세함을 다하였고, 공과 허물을 숨기지 않았으며, 좋아하고 꺼리는 것을 밝게 드러내어 攻補를 겸하여 시행하고, 寒熱을 각각 사용할 수 있도록 하였다. 혹시 내가 前人의 이론을 뒤집어서 기이한 이론을 내세우기를 자주 일삼는다고 말하거나, 혹 내가 학식이 없이 경솔하게 세상에 대항하여 기이한 것을 다툰다고 책망한다면 내가 어찌 감당할 수 있겠는가?

15. 著書非居勝地, 則識見不能開拓, 鐸幸客舟16)中, 目觀江濤洶湧, 雲巒層疊, 助人壯懷, 故得暢抒獨得, 頗無格格17)之苦. 然同心甚少, 考訂未弘, 終覺晝守一隅, 不能兼談六合18).

책을 저술함에 명승지에 거처하지 않으면 능히 식견을 열어 넓힐 수 없다. 나는 다행히도 배 안에서 객이 되어 눈으로 큰 강의 물결이 세차게 솟아오르는 것과 구름이 산처럼 첩첩이 쌓인 것을 눈으로 보았는데, 이것들이 사람의 가슴에 품은 뜻을 왕성하게 하여 홀로 얻은 바를 능히 책으로 풀어 펴낼 수 있었으며 자못 시끄럽게 방해받는 고통이 없었다. 그러나 한결같은 마음은 매우 적고, 상고하고 바로잡음(考訂)이 넓지 않아 마침내는 그림을 그릴 때 한 모퉁이만 지키다보면 六合(여섯 방위)을 겸하여 말할 수 없다는 것을 깨닫게 되었다.

16. 鐸晩年逢異人於燕市, 傳書甚多, 著述頗富, 皆發明《靈》,《素》秘奥, 絕不拾世音淺沈19), 有利於疾病匪淺, 惜家貧不能災梨, 倘有救濟心殷, 肯損資剞劂者, 鐸當罄囊與之, 斷不少吝, 以負異人之托.

내가 만년에 燕市(北京)에서 異人을 만나 전해 받은 책이 매우 많았고 저술한 것이 자못

16) 舟 何本作 "川".
17) 格格 互相抵觸也.
18) 沈 音審, 汁也.
19) 此下日刻本有 "護孝曰: 此書成于淸之康熙年間, 而有岐伯, 仲景, 呂道人之序, 不能無疑也. 然予想是蓋重言之法也. 何則漢土之俗, 信仙或乩者, 自古甚多. 故遠公欲假之以使下愚之輩信此言, 不爲劫藥所誤耳. 若夫識者, 目視之則取其可取, 而重萬不留于胸里矣. 下愚則不然, 耳聞之而心喜其奇也, 此重言之所以由出也. 雖然今存彼數序, 則恐使童蒙眩乎, 故除去焉. 各條下擧綱目之品次者, 爲使便見其形狀出産也, 又而國字附和名者, 爲使童蒙易記也. 舊本有呂岩之評, 是唯評矣已, 故無益于治事也, 因今去之."

풍부하였으니, 모두 〈靈樞〉와 〈素問〉의 숨겨진 뜻을 펴서 밝힌 것이요 절대로 세상의 천박하고 침체된 소리를 모아놓은 것이 아니었다. 질병과 비천함에 이로움이 있으나 애석하게도 집안이 가난하여 책을 출판할 수 없었으니, 혹 구제하고자 하는 마음이 두터워 기꺼이 재산을 털어 출판하려고 하는 자가 있다면 내가 마땅히 책 주머니를 털어 그에게 주고 결단코 조금도 아까워 하지 않을 것이니, 이는 異人의 부탁을 내가 짊어지고 있기 때문이다.

山陰의 陳士鐸 遠公 別號 朱華子가 識하노라

勸醫六則

1. 人生斯世，無病即是神仙。 能節欲寡過，使身心泰然，俯仰之間，無非樂境，覺洞天[20]丹丘[21]無以過也。無如見色忘命，見財忘家，營營逐逐，墮於深淵，沉於苦海，憂愁怨恨之心生，嗔怒鬥爭之事起，耗精損氣，而疾病隨之矣。苟或知非悔悟，服藥於將病之時，覓醫於已病之日，則隨病隨痊，又何慮焉！乃求[22]人之過甚明，求己之過甚拙。而且諱病忌醫，因循等待，及至病成，始歎從前之失醫也，已無及矣。鐸勸世人幸先醫治。

사람이 이 세상에 태어나서 병이 없다면 이것이 신선이다. 능히 욕심을 절제하고 허물을 줄여서 몸과 마음을 편안하게 한다면 아래를 굽어보고 위를 쳐다보는 사이가 즐거운 지경이 아님이 없어 신선이 산다는 洞天福地와 丹丘가 이와 다를 바 없다는 것을 깨닫게 될 것이다. 이는 色을 보면 생명을 잊고, 재물을 보면 집안을 잊어, 일신의 영화를 추구하다가 深淵에 떨어지고 苦海에 잠기게 되어, 근심 걱정과 원망하는 마음이 생겨나고 화내고 다투는 일이 일어나 精氣를 耗損시켜서 질병이 이를 따르게 되는 것과 비교할 수 없을 것이다. 진실로 혹

20) 洞天 道教用以稱神仙所居的洞府，意謂洞中別有天地也.

21) 丹丘 神仙居所也.

22) 求 何本作"咎"，下求字同.

그릇됨을 알고 뉘우쳐 깨달아서 장차 병들려 할 때에 약을 복용하며, 이미 병든 날에 의사를 찾는다면 병에 따라 치유될 것이니 또한 무슨 염려가 있겠는가. 도리어 다른 사람의 허물을 구하는 것에는 매우 밝고 자기 자신의 허물을 구하는 것에는 매우 서툴러, 병을 숨기고 의사를 기피하면서 우물쭈물 기다리기만 하고, 병이 심해짐에 이르러서야 비로소 이전에 의사를 찾지 못한 것을 탄식한다 해도 이미 미치지 못할 것이다. 내가 세상 사람들에게 권하건대, 의원보다 먼저 병을 다스리는 것을 다행으로 여겨라.

2. 人病難痊, 宜多服藥. 蓋病之成, 原非一日, 則病之愈, 豈在一朝. 無如求速效於目前, 必至墮成功於旦夕. 更有射利之徒, 企圖酬謝之重, 忘顧僥幸之危, 或用輕粉劫藥, 取快須臾, 未幾, 毒發病生, 往往不救. 何若攻補兼施, 損益並用, 既能去邪, 複能反正, 雖時日少遲, 而終身受惠無窮. 鐸勸世人毋求速效.

사람이 병들어 치유되기 어려우면 마땅히 약을 많이 복용해야 한다. 대개 병이 생기는 것이 원래 하루아침에 되는 것이 아니니, 병이 치유되는 것도 어찌 하루아침에 되겠는가? 눈앞에서 드러나는 빠른 효과를 구하다가, 이루어 놓은 공을 조석지간에 반드시 무너뜨리게 됨에 이르는 것처럼 하지 말아야 할 것이다. 또 수단과 방법을 가리지 않고 이익만 노리는 무리가 있어 중하게 사례 받을 것만 도모하고 요행의 위태로움을 돌아볼 것을 잊어버려서 혹 輕粉과 같은 위험한 약을 사용하여 잠깐 사이에 병세가 좋아짐을 취하나 얼마 지나지 않아 독이 발하고 병이 생겨나 왕왕 구하지 못하게 된다. 이것이 攻法과 補法을 함께 시행하고 덜어내는 방법과 더하는 방법을 함께 사용하여 이미 능히 邪氣를 제거할 수 있고 이와 함께 능히 正氣를 되돌릴 수 있게 되어, 비록 치료의 시일은 조금 지연되지만 종신토록 무궁한 혜택을 얻을 수 있는 것과 어찌 같겠는가. 내가 세상 사람들에게 권하건대, 빠른 효과를 추구하지 말라.

3. 病關生死, 醫能奏效, 厥功實弘. 世有危急之時, 懸金以許, 病痊而報之甚薄. 迨至再病, 醫生望門而不肯入, 是誰之咎歟. 等性命於鴻毛, 視金錢如膏血, 亦何輕身而重物乎, 鐸勸世人毋惜酬功.

질병은 생사와 관련되니 의사가 능히 효과를 거둘 수 있으면 그 功이 실로 넓은 것이다. 세상에서는 위급한 때에는 금을 문 앞에 걸어놓고 치료를 받아들이지만 병이 나으면 보답이 매우 야박한 경우가 있다. 거듭 병이 발생하는 상황에 이르게 되면 의사가 문을 쳐다보기는 하지만 안으로는 들어가기를 꺼려할 것이니, 이는 누구의 허물이겠는가. 생명을 기러기 터럭과 같이 여기고, 금전을 고혈과 같이 바라보니, 또한 어찌 몸을 가벼이 여기고 물질을 중히 여기는 것인가? 내가 세상 사람들에게 권하건대, 치료에 보답하는 것을 아까워하지 말라.

4. 病痊忘報, 俗子負心. 病痊索報, 亦醫生慚德. 蓋治病有其功, 已報而功小；治病忘其功, 不報而功大. 要當存一救人實意, 不當惟利是圖. 勿以病家富, 遂生覬覦心；勿以病家貧, 因有懶散志. 或養癰[23]貽患, 或恐嚇取錢, 皆入惡道. 鐸勸行醫幸毋索報.

병이 나았는데 보답을 잊는 것은 자손에게 빚진 마음을 남기는 것이요, 병을 치료하고 보답을 찾는 것은 또한 의사의 부끄러운 행위이다. 대개 병을 치료하고 그 공을 내세워 이미 보답 받았다면 공이 작아지고, 병을 치료하고 그 공을 잊어 보답 받지 않으면 공은 커진다. 사람을 구하고자 하는 진실된 뜻 한 가지를 보존함이 마땅하고, 오직 이익만을 도모하는 것은 부당하다. 병자의 집안이 부유하다고 해서 분에 넘치는 이익을 바라는 마음이 생겨나게 하지 말 것이며, 병자의 집안이 가난하다고 해서 치료하려는 뜻을 나태하고 흩어지게 하지 말라. 혹 병환을 길러 근심을 끼치거나, 혹 두려워하게하거나 노하게 하여 금전을 취하는 것은 모두 사악한 도리에 들어가는 것이다. 내가 권하건대, 의사는 보답을 바라지 않는 것을 즐겨하라.

5. 人不窮理, 不可以學醫；醫不窮理, 不可以用藥. 理明斯[24]知陰陽, 識經絡, 洞髒腑, 悟寒熱虛實之不同, 攻補滑澀之各異, 自然守經達權, 變通於指下也. 否則,徒讀《脈訣》, 空覽《本草》, 動手即錯, 開口皆非, 欲積功反損德矣. 鐸勸學醫幸務窮理.

사람이 이치를 궁구하지 않으면 의학을 배울 수 없고, 의사가 이치를 궁구하지 않으면 약을 사용할 수 없다. 이치가 밝아지면 이에 陰陽을 알게 되고, 經絡을 이해하게 되고, 臟

23) 癰 何本作 "病".
24) 斯 何本作 "始".

腑에 통달하게 되고, 寒熱虛實이 같지 않음과 攻補의 治法과 滑澁의 脈理가 각각 다르다는 것을 깨닫게 될 것이니, 자연히 경전의 도리를 지키면서도 임기응변에 통달하게 되어 손가락 아래에서 변통하게 될 것이다. 그렇지 않으면 한갓 〈脈訣〉이나 읽고 헛되이 〈本草〉나 열람하여 손을 움직이면 곧 착오가 생기고, 입을 열면 모두 틀리게 되어 공을 쌓고자 하나 도리어 덕을 손상시키게 될 것이다. 내가 의학을 배우는 자에게 권하건대, 힘써 이치를 연구 하여라.

6. 醫道講而愈明, 集眾人議論, 始可以佐一人識見. 倘必人非我是, 堅執不移, 則我見不化, 又何能受益於弘深乎. 邇來醫術紛紜, 求同心之助, 杳不可多得. 然而天下之大, 豈少奇人. 博采廣諮, 裒獲非淺. 鐸勸學醫幸尚虛懷.

의학의 도리는 익히고 연구할수록 더욱 밝아지니, 여러 사람들의 의논을 모아야 비로소 한 사람의 식견을 보좌할 수 있다. 혹시 반드시 다른 사람은 틀리고 나는 옳다는 생각을 굳건하게 고집하여 바꾸지 않으면 나의 견해는 변화되지 않을 것이니, 또한 어찌 식견을 넓히고 깊게 하는 데에 유익을 얻을 수 있겠는가? 근래에 의술이 분분하여 어지러우니 마음을 같이하는 사람들의 도움을 구하지만 아득하여 많이 얻을 수 없다. 그러나 天下는 거대하니, 어찌 뛰어난 사람들이 적겠는가. 널리 채집하고 널리 자문하면 모아 얻은 것이 얕지 않을 것이다. 내가 의학을 배우는 자들에게 권하건대, 겸손한 마음을 가져라.

大雅堂 主人 遠公이 識하다.

七方論

注《本草》而不論方法猶不注也.《本草》中, 草木昆蟲介屬之氣味寒熱, 必備悉於胸中, 然後可以隨材任用. 使胸次無出奇制勝方略, 則如無制之師, 雖野戰亦取勝於一時, 未必不致敗於末路. 與其焦頭爛額, 斬殺無遺, 何如使敵人望風而靡之爲快哉. 此七方之必宜論也. 七方者, 大小緩急奇偶複也.

〈本草〉를 주석함에 방법을 논하지 않는 것은 주석하지 않는 것과 같다. 〈本草〉중에 초목, 곤충은 각각 소속되는 氣味와 寒熱이 있으니, 반드시 가슴 속에 그 내용을 갖추고 깊이 연구한 이후에야 약재에 따라서 마음대로 사용할 수 있다. 가령, 흉중에 매번 기이한 효과를 거둘 地勢와 攻守에 대한 兵法이 없다면 즉 이는 통제가 되지 않는 군대와 같으니, 비록 野戰에서 한때 승리를 취한다고 하더라도 그 말로에 반드시 패배하지 않는다고는 할 수 없다. 그 머리를 그슬리고 이마가 문드러진 채 참살되어 아무 남김이 없는 것이 어찌 적군으로 하여금 스스로 겁을 먹어 투항케 하는 통쾌함과 같겠는가. 이에 七方은 반드시 의논해야 한다. 七方은 大, 小, 緩, 急, 奇, 偶, 複方이다.

1. 大方

吾先言其大方. 岐伯夫子曰君一臣三佐九, 制之大也. 凡病有重大, 不可以小方治之者, 必用大方以治之. 大方之中, 如用君藥至一兩者, 臣則半之, 佐又半之. 不可君藥少於臣藥, 臣藥少於佐使. 設以表裏分大小, 是裏宜大而表宜小也, 然而治表之方, 未嘗不可大. 設以奇偶分大小, 是奇宜大而偶宜小也, 然而用偶之方, 未嘗不可大. 設以遠近分大小, 是遠宜大而近宜小也, 然而治近之方, 又未嘗不可大. 故用大方者乃宜大而大, 非不可大而故大也.

내가 먼저 그 大方에 대하여 말하겠다. 岐伯선생께서는 '君藥을 한 가지로, 臣藥을 세 가지로, 佐藥을 아홉 가지로 조제한 것을 大方이라 한다'고 하셨다. 무릇 병이 무겁고 커서 小方으로써 치료할 수 없는 경우에는 반드시 大方을 사용하여 치료해야한다. 大方중에서 만약 君藥을 1兩까지 사용하는 경우에는 臣藥은 반을 사용하고 佐藥도 또 그 반을 사용한다. 君藥은 臣藥보다 적을 수 없고, 臣藥은 佐使藥보다 적을 수 없다.

가령 表裏를 大小로 나눈다면, 裏가 마땅히 大이고 表는 마땅히 小이나, 表를 치료하는 처방에 大方을 사용하지 못하는 것은 아니다. 가령 奇偶를 大小로 나누면 奇가 마땅히 大이고 偶가 마땅히 小이나, 偶方을 사용할 때 大方을 사용하지 못하는 것은 아니다. 가령 遠近을 大小로 나누면 遠이 마땅히 大이고 近이 마땅히 小이나, 가까운 것을 치료하는 처방에 또한 大方을 사용하지 못하는 것은 아니다. 그러므로 大方을 사용하는 경우는 곧 마땅히 大方을 사용하여야 하기 때문에 大方을 쓰는 것이지, 大方을 쓸 수 있기 때문에 大方을 쓰는 것이 아니다.

或問大方是重大之劑, 非輕小之藥也, 重大必用藥宜多而不可少矣. 何以君一而臣三佐用九耶? 是一方之中計止十三味, 似乎名爲大而非大也. 不知大方者, 非論多寡, 論強大耳. 方中味重者爲大, 味濃者爲大, 味補者爲大, 味攻者爲大, 豈用藥之多爲大乎. 雖大方之中, 亦有用多者, 而終不可謂多者即是大方也.

혹 묻기를 '大方은 무겁고 큰 처방이요 가볍고 작은 약이 아닙니다. 무겁고 크게 하려면 반드시 약을 사용할 때 많이 써야하고 적게 사용할 수 없을 것인데 어찌하여 君藥은 한 가지로 하고 臣藥은 세 가지, 佐藥은 아홉 가지를 사용하는 것입니까? 이를 계산해 보면 한 처방 중에 단지 13가지 약물일 뿐이니 이름만 大方이라고 하였을 뿐이지 大方이 아닌 것 같습니다.'라고 하였다. 이는 大方이 많고 적음을 논하는 것이 아니라 (약력의) 강대함을 논할 따름인 것을 알지 못한 것이다. 처방중의 氣味가 무거운 것이 大方이 되고, 氣味가 농후한 것이 大方이 되고, 氣味가 補하는 것이 大方이 되고, 氣味가 공격적인 것이 大方이 되니, 어찌 사용하는 약이 많다고 大方이 되겠는가? 비록 大方 가운데 또한 많은 약을 사용하는 경우가 있지만, 결국 많은 것이 곧 大方이라고는 말할 수 없는 것이다.

或疑大方不多用藥，終難稱爲大方，不知大方之義在用意之大，不盡在用藥之多也．譬如補也，大意在用參之多以爲君，而不在用白術，茯苓之多以爲臣使也；如用攻也，大意在用大黃之多以爲君，而不在用濃樸，枳實之多以爲臣使也．推之寒熱表散之藥，何獨不然，安在衆多之爲大哉．(〔批〕更說得圓通．)

혹 의심하기를 大方에 약을 다량 사용하지 않으면 결국 大方이라고 말하기 어렵습니다. 이는 大方의 의미가 사용하는 의도의 큼에 있는 것이지, 약을 사용하는 양의 많음에 다 있지 않음을 알지 못하는 것이다. 예를 들어 補라는 것은 큰 의도가 人蔘을 많이 사용하여 君藥으로 삼는 것에 있고 白朮, 茯笭을 많이 사용하여 臣藥과 使藥으로 삼는 것에 있지 않다. 예를 들어 攻法을 사용할 때 큰 의도가 大黃을 많이 사용하여 君藥으로 삼는 것에 있고 濃樸(망초), 枳實을 많이 사용하여 臣藥과 使藥으로 삼는 것에 있지 않다. 이를 미루어 보건대 寒熱을 表散하는 약이라고 하여 어찌 유독 그러하지 않겠으며, 어찌 重多한 것을 大方으로 여기겠는가? (批；두루 깨달음을 얻은 것을 거듭 말하였다.)

或疑大方在用意之大，豈君藥亦可小用之乎．夫君藥原不可少用也，但亦有不可多用之時，不妨少用之．然終不可因少用而謂非君藥，並疑少用而謂非大方也．

혹 의심하기를 大方이 사용하는 의도의 큼에 있다면 어찌 君藥을 또한 적게 사용할 수 있는 것입니까? 무릇 君藥은 원래 적게 사용할 수 없으나, 다만 또한 많이 사용할 수 없는 때가 있으니 적게 사용해도 무방하다. 그러나 결국은 적게 사용하는 것으로 인하여 君藥이 아니라고 말할 수는 없으며, 아울러 적게 사용한 것을 의심하여 大方이 아니라고 말할 수 없다.

2. 小方

小方若何？岐伯夫子曰君一臣三佐五，制之中也．君一臣二，制之小也．中即小之義．凡病有輕小不可以大方投者，必用小方以治之．小方之中，如用君藥至二錢者，臣則半之，佐又半之，亦不可以君藥少於臣，臣藥少於佐也．夫小方所以治輕病也，輕病多在上，上病而用大方，則過於沉重，必降於下而不升於上矣．小方所以治小病也，小病多在陽，陽病而用大方，則過於發散，必消其正而裒[25]其邪矣．故用小方者，亦宜小而小，非不可小而故小也．

(〔批〕小貴得宜，不使膽怯而不敢用大者借口．)

小方은 어떠합니까? 岐伯선생께서 말씀하시기를 '君藥이 하나이고 臣藥이 셋이고 佐藥이 다섯인 것은 方劑중에서 中에 속한다. 君藥이 하나이고 臣藥이 둘인 것은 方劑 중에서 小에 속한다.'라고 하셨으니, 中은 곧 小의 의미이다. 무릇 병이 가볍고 작아서 大方을 투여할 수 없는 경우에 반드시 小方을 사용하여 치료한다. 小方 중에 만약 君藥을 二錢까지 사용하는 경우에는 臣藥은 곧 그것의 반을 사용하고, 佐藥은 또한 그것의 반을 사용하니, 또한 君藥이 臣藥보다 적을 수 없고 臣藥이 佐藥보다 적을 수 없다.

무릇 小方이 輕病을 치료할 수 있는 까닭은, 輕病은 많은 경우 上焦에 있으니 上焦에 있는 병에 大方을 사용하면 곧 지나치게 무겁게 가라앉아 반드시 아래로 내려가고 위로 올라가지 않을 것이기 때문이다. 小方이 小病을 치료할 수 있는 이유는, 小病은 많은 경우 陽에 있으니 陽病인데 大方을 사용하면 지나치게 發散하여 반드시 그 正氣를 소모하고 그 邪氣를 모을 것이기 때문이다. 그러므로 小方을 사용하는 것은 또한 마땅히 小方을 사용해야 하므로 小方을 사용하는 것이지, 小方을 사용할 수 있어서 小方을 사용하는 것이 아니다. (〔批〕, 담이 작아

25) 裒 音剖, 聚集也.

겁을 내어 감히 대방을 사용하지 못하는 경우가 아님을 빌려서 小方은 마땅함을 얻음을 귀히 여기는 것을 말하였다.)

或問小方是輕小[26]之劑, 所以治小病也. 然君一臣三佐五, 方未爲小也. 若君一臣二而無佐使, 無乃太小乎. 不知小方者, 非論輕重, 論升降耳, 論浮沉耳. 方中浮者爲小, 升者爲小也. 豈用藥之少者爲小乎. 雖小方多用, 而要不可謂少用藥之方即是小方也.

혹 묻기를 小方은 가볍고 작은 처방으로 작은 병을 치료하는 것입니다. 그런데 君藥이 하나이고 臣藥이 셋이고 佐藥이 다섯이면 처방이 작다고 할 수 없습니다. 또 君藥이 하나이고 臣藥이 둘이고 佐使藥이 없는 경우는 너무 작지 않겠습니까? 이는 小方이라는 것이 輕重을 논하는 것이 아니라 升降과 浮沈을 논할 뿐임을 알지 못하는 것이다. 처방 중에 위로 뜨는 것이 小方이 되고 위로 올라가는 것이 小方이 된다. 어찌 약을 사용하는 것이 적은 경우를 小方이라고 하겠는가. 비록 小方에 약을 많이 사용하지만, 요점은 약을 적게 사용하는 처방이 곧 小方이라고 말할 수 없다는 것이다.

或疑小方不少用藥, 終不可名爲小方. 不知小方之義, 全不在用藥之少也. 病小宜散, 何嘗不可多用柴胡 ; 病小宜清, 何嘗不可多用麥冬 ; 病小宜提, 何嘗不可多用桔梗. 病小宜降, 何嘗不可多用厚朴. 要在變通於小之內, 而不可執滯於方之中也. ([批]論得大妙.)

혹 의심하기를 小方에 약을 적게 사용하지 않으면 결국 小方이라고 이름지을 수 없을 것입니다. 이는 小方의 뜻이 전적으로 사용하는 약의 양의 적음에 있지 않음을 알지 못하는 것이다. 병이 작으면 마땅히 散法을 써야 하는데 어찌 柴胡를 많이 사용하지 못할 것이며, 병이 작으면 마땅히 清法을 써야 하는데 어찌 麥門冬을 많이 사용하지 못할 것이며, 병이 작으면 마땅히 提法을 써야 하는데 어찌 桔梗을 많이 사용하지 못할 것이며, 병이 작으면 마땅히 降法을 써야 하는데 어찌 厚朴을 많이 사용하지 못할 것인가. 요점은 '小'라는 의미의 안에서

26) 小 日刻本作“少”.

변통하는 것에 있으니, 처방 자체에 집착할 수 없다. (批 : 논리가 매우 오묘하다.)

或疑小方變通用之, 是小可大用矣. 小方而大用, 仍是大方而非小方也. 曰小方大用, 非大方[27]之可比, 藥雖多用, 方仍小也.

혹 의심하기를 小方을 변통해서 사용한다면 이에 小方을 大用할 수도 있을 것입니다. 小方인데 大用하면 이는 大方이지 小方이 아닙니다. 이르기를 小方을 大用하는 것은 大方과 비교할 수 없다. 약을 비록 많이 사용하여도 처방은 여전히 小方이다.

3. 緩方

緩方若何？ 岐伯夫子曰補上治上, 制以緩. 緩者, 遲之之謂也. 上虛補上, 非制之以緩, 則藥趨於下而不可補矣. 上病治上, 非制之以緩, 則藥流於下而不可治矣. 然而緩之法不同. 有甘以緩之之法, 凡味之甘, 其行必遲也；有升以緩之之法, 提其氣而不下陷也；有丸以緩之之法, 作丸而不作湯, 使留於上焦也；有作膏以緩之之法, 使膠粘於胸膈間也；有用無毒藥以緩之之法, 藥性平和, 功用亦不驟也. 有緩治之方, 庶幾補上不補下, 治上不治下矣.
([批]又增前人之所未備.)

緩方은 어떠합니까? 岐伯선생께서 말씀하시기를 '上焦를 보하고 上焦를 치료할 때 緩으로 제어한다.'고 하셨다. 緩이라는 것은 느리게 한다는 말이다. 上焦가 허하여 上焦를 보할 때 緩으로 제어하지 않으면 약력이 下焦로 치달려 보할 수 없을 것이다. 上焦의 병으로 上焦를 치료할 때 緩으로 제어하지 않으면 곧 약력이 아래로 흘러 내려가 치료할 수 없을 것이다. 그러나 緩의 방법은 서로 같지 않다. 甘味로 緩하게 하는 방법이 있으니, 무릇 味가 甘한 것은 그 행함이 반드시 느리다. 升하는 것으로 緩하게 하는 방법이 있으니, 그 기를 들어 올려 아래로 빠지지 않게 한다. 丸劑로 緩하게 하는 방법이 있으니, 丸으로 만들고 湯으로 만들지 않아

27) 方 原作 "敵", 今据日刻本, 何本改.

(약력으로 하여금) 上焦에 머물도록 한다. 膏를 만들어 緩하게 하는 방법이 있으니, (약력으로 하여금) 胸膈 사이에 끈끈하게 점착하게 한다. 독이 없는 약으로 緩하게 하는 방법이 있으니 藥性이 평화로우면 약의 효능도 또한 치달리지 않는다. 緩하게 치료하는 방법은 거의 上焦를 보하고 下焦를 보하지 않으며, 上焦를 치료하고 下焦를 치료하지 않을 것이다. (批 : 또한 前人의 미비한 점을 더하였다.)

或問緩方以治急也, 然急症頗有不可用緩之法, 豈一概可用緩乎? 曰宜緩而緩, 未可概用緩也. 若概用緩, 必有不宜緩而亦緩者矣.

혹 묻기를 緩方으로 急症을 치료하는데, 急症에는 자못 緩法을 사용하지 못하는 경우가 있으니 어찌 한결같이 緩方만 쓸 수 있겠습니까? 말하기를 緩方을 쓰는 것이 마땅해야 緩方을 쓰는 것이지 모든 경우에 緩方을 쓸 수 있는 것은 아니다. 만약 모든 경우에 緩方만 쓴다면 緩方을 쓰는 것이 마땅하지 않은데도 또한 緩方을 쓰는 경우가 반드시 있을 것이다.

或疑緩方故緩, 恐於急症不相宜. 不知急症緩治, 古今通議, 然而緩方非治急也, 大約治緩症者爲多. 如痿症也, 必宜緩; 如脫症也, 不宜急. 安在緩方之皆治急哉.

혹 의심하기를 緩方은 참으로 완만하니, 急症에는 서로 마땅치 않을 것이 걱정됩니다. 이는 急症은 완만히 치료하는 것이 古今에 통하는 의견임을 모르는 것이다. 그러나 緩方은 急症을 치료하는 것이 아니니, 대략 緩症을 치료하는 경우가 많다. 예를 들어 痿症에는 반드시 緩方이 마땅하며, 脫症에는 급히 치료함이 마땅하지 않다. 어찌 緩方이 모두 急症을 치료하겠는가?

或問緩方君論至備, 不識更有緩之之法乎? 曰緩之法在人而不在法也. 執緩之法以治宜緩之病, 則法實有窮; 變緩之方以療至緩之病, 則法何有盡. 亦貴人之善變耳, 何必更尋緩方之治哉.

혹 묻기를 緩方에 대한 선생님의 의견이 지극히 갖추어져 있지만, 緩하게 하는 다른 방법이 있는지 알고 싶습니다. 말하기를, 緩하게 하는 방법은 사람에게 달려있지 방법에 달려있지 않다. 緩하게 하는 방법을 가지고 마땅히 緩하게 해야 하는 병을 치료하면 그 방법이 실로 끝이 있을 것이지만, 緩方을 변화시켜 지극히 완만한 병을 치료하면 곧 그 방법이 어찌 다함이 있겠는가? 또한 사람이 변통을 잘함을 귀히 여길 따름이니 어찌 반드시 재차 緩方의 치료방법을 찾겠는가?

4. 急方

急方若何？ 岐伯夫子曰補下治下，制以急．夫病之急也，豈可以緩治哉．大約治本之病宜於緩，治標之病宜於急．然而標本[28]各不同也．有本宜緩而急者，急治其本．有標不宜急而急者，急治其標．而急之方實有法焉．有危篤急攻之法，此邪氣壅阻於胸腹腸胃也．有危篤急救之法，此正氣消亡於陰陽心腎也．有急用濃煎大飲湯劑之法，使之救火濟水，援絕於旦夕也．有急用大寒大熱毒藥之法，使之上湧下泄，取快於一時也．有急治之方，庶幾救本而不遺於救標，救標而正所以救本矣．

急方은 어떠합니까? 岐伯 선생께서 말씀하시기를 '下焦를 補하고 下焦를 치료할 땐 急으로 제어한다.'고 하셨다. 무릇 병이 急한 것을 어찌 緩方으로 치료할 수 있겠는가? 대략적으로 本을 치료해야할 병은 緩方이 마땅하고 標를 치료해야할 병은 急方이 마땅하다. 그러나 標와 本이 각각 같지 않다. 本이 緩함이 마땅한데 急한 경우에는 그 本을 급히 치료하고, 標가 急함이 마땅하지 않은데 急한 경우에는 그 標를 急히 치료하니, 急方은 실로 법칙이 있다.

위독함을 급히 공격하는 법이 있으니, 이는 邪氣가 胸腹腸胃에 뭉쳐 막힌 것이다. 위독함을 급히 구하는 법이 있으니, 이는 正氣가 陰陽 心腎에서 사그라지어 없어진 것이다. 진하게 달인 대량의 탕제를 급히 사용하는 방법이 있으니, 火와 水를 구제하여 조석지간에 생명이 끊어짐을 완만하게 하는 것이다. 급히 大寒하고 大熱한 독약을 사용하는 방법이 있으니 위로 토하고 아래로 설사하게 하여 일시에 쾌유함을 얻는 것이다. 急治하는 처방을 두는 것은 本을 구하되

28) 此下何本有 "之病" 二字.

標를 구함을 버리지 않는 것이니, 標를 구하는 것이 바로 本을 구하는 것일 것이다.

或問急方治急, 不識亦可以治緩症乎? 曰緩方不可以治急, 而急方實所以治緩. 遇急之時, 不用急方以救其垂危將絕, 迨病勢少衰而後救之, 始用緩治之法不已晩乎. 然則急方治急, 非即所以治緩乎. ([批]急方治急, 正治緩也. 真探本之論.)

혹 묻기를 急方은 急症을 치료하는 것인데, 또한 急方으로 緩症을 치료할 수 있을지 잘 모르겠습니다. 말하기를 緩方은 急症을 치료할 수 없으나 急方은 실로 緩症을 치료한다. 急症을 만났을 때 急方을 사용하여 그 위험이 드리워져 장차 끊어지려 하는 것을 구하지 않고, 병세가 조금 쇠약해짐에 이른 이후에야 그것을 구하려하여 처음부터 緩治의 방법을 사용한다면 이미 늦지 않겠는가? 그러므로 急方은 急症을 치료하는 것이니, 그렇지 않다면 緩症을 치료하는 것이겠는가? (批 : 急方으로 急症을 치료하는 것이 바로 緩症을 치료하는 것이다. 진실로 근본을 깊이 연구한 논리이다.)

或疑急方救急, 似乎相宜. 急方救緩, 恐不相合. 不知緩急同治者, 用藥始神耳.

혹 의심하기를 急方으로 急症을 구함은 서로 마땅한 것 같습니다만, 急方으로 緩症을 구하는 것은 서로 부합되지 않을까 우려됩니다. 이는 緩急을 함께 치료하는 자라야 用藥이 비로소 신묘해지는 것을 알지 못했을 따름이다.

或疑緩急相濟, 固爲治病妙法, 然畢竟非治急之急方也. 曰以急救急, 因病之急而急之也 ; 以急救緩, 亦因病雖緩而實急, 故急之也. 然則緩急相濟, 仍治急而非治緩也.

혹 의심하기를 緩急이 서로 구제하니 진실로 병을 치료하는 신묘한 방법입니다. 그러나 필경은 急症을 치료하는 急方은 아닙니다.'라고 하였다. 말하기를 急으로 急을 구하는 것은 병의 급함으로 인하여 급히 하는 것이고, 急으로 緩을 구하는 것은 또한 병이 비록 완만하지만 실제로는 급하기 때문에 급히 하는 것이다. 그러므로 緩急이 서로 구제하기 때문에 急을 치료하고 緩을 치료하지 않는 것이다.

或疑急症始用急方，則急方不可用緩也明矣．然古人急病緩治，往往有之，似乎急方非救急也．曰急方不救急，又將何救乎？急病緩治者，非方用緩也．於急方之中，少用緩藥，以緩其太[29]急之勢，非於急方之中，純用緩藥，以緩其太急之機也．

혹 의심하기를 急症이라야 비로소 急方을 사용하는 것이니, 곧 急方을 緩症에 사용할 수 없음이 명백할 것입니다. 하지만 古人이 急病을 緩治한 경우가 왕왕 있으니 急方이 急症을 구제하지 않는 것 같습니다. 말하기를 急方으로 急症을 구하지 않으면 또한 장차 무엇으로 구하겠는가? 急病을 緩治하는 경우는 처방에 緩方을 사용하는 것이 아니다. 急方 가운데 緩藥을 조금 사용하여 매우 급한 기세를 완만히 하는 것이지, 急方 가운데 순전히 緩藥 만을 사용하여 매우 급한 病機를 완만하게 하는 것이 아니다.

5. 奇方

奇方若何？岐伯夫子曰君一臣二，君二臣三，奇之制也；所謂奇之制者，言數之奇也．蓋奇方者，單方也．用一味以出奇，而不必多味以取勝．藥味多，未免牽制，反不能單刀直入．凡髒腑之中，止有一經專病者，獨取一味而多其分兩，用之直達於所病之處，自能攻堅而奏功如神也．

奇方은 어떠합니까? 岐伯선생님이 말씀하시기를 '君藥 하나와 臣藥 둘 또는 君藥 두개와 臣藥 세가지로 구성된 方劑가 奇方이다.'라고 하셨으니, 이른바 奇方이라는 것은 약재의 개수가 奇數인 것을 말한다. 대개 奇方이라는 것은 單方이다. 한 가지 藥味를 사용하여 기이한 효과를 거두는 것이지, 반드시 많은 藥味로 승리를 취하는 것은 아니다. 藥味가 많으면 서로 견제함을

29) 太 原作 "不", 今据日刻本改.

면할 수 없어 도리어 單刀直入할 수 없게 된다. 무릇 五臟六腑 중에서 단지 오직 하나의 經만이 병든 경우는 홀로 한 가지 藥味만을 취하여 그 분량을 많이 하여 사용하면 곧바로 병이 든 장소에 도달하여 스스로 능히 견고함을 공격하여 공을 이루는 것이 신과 같이 된다.

或問奇方止取一味出奇, 但不知所用何藥. 夫奇方以一味取勝, 《本草》中正未可悉數也. 吾舉其至要者言之. 用白朮一味以利腰臍之濕也, 用當歸一味以治血虛頭暈也, 用川芎一味以治頭風也, 用人參一味以救脫救絕也, 用茯苓一味以止瀉也, 用菟絲子一味以止夢遺也, 用杜仲一味以除腰疼也, 用山梔子一味以定脅痛也, 用甘草一味以解毒也, 用大黃一味以攻堅也, 用黃連一味以止嘔也, 用山茱萸一味以益精止腎泄也, 用生地一味以止血也, 用甘菊花一味以降胃火也, 用薏仁一味以治腳氣也, 用山藥一味以益精也, 用肉蓯蓉一味以通大便也, 用補骨脂一味以溫命門也, 用車前子一味以止水瀉也; 用蒺藜子一味以明目也, 用忍冬藤一味以治癰也, 用巴戟天一味以強陽也, 用荊芥一味以止血暈也, 用蛇床子一味以壯陽也, 用元參一味以降浮遊之火也, 用青蒿一味以消暑也, 用附子一味以治陰虛[30]之喉痛也, 用艾葉一味以溫脾也, 用地榆一味以止便血也, 用蒲公英一味以治乳瘡也, 用旱蓮草一味以烏須也, 用皂莢一味以開關也, 用使君子一味以殺蟲也,用赤小豆一味以治濕也, 用花蕊石一味以化血也. 以上皆以一味取勝, 擴而充之, 又在人意見耳.

혹 묻기를 奇方은 단지 한 가지 藥味만 취하여 기이한 효과를 나타내는 것인데, 다만 사용되는 것이 어떤 약인지 모르겠습니다. 무릇 奇方은 한 가지 藥味로서 승리를 취하는 것이니 〈本草〉서적 중에서 이루 다 셀 수 없을 만큼 많다. 내가 그중에서 지극히 중요한 것을 들어 말하겠다. 白朮 한 가지 藥味를 이용하여서 腰臍의 濕邪를 제거하고, 當歸 한 가지 藥味를 사용하여 血虛로 인한 어지럼증을 치료하며, 川芎 한 가지 藥味를 사용하여 頭風을 치료하고, 人蔘 한 가지 藥味를 사용하여 脫證과 絶證을 구하고, 茯笭 한 가지 藥味를 사용하여 설사를 멈추고, 免絲子 한 가지 藥味를 사용하여 夢精과 遺精을 그치게 하고, 杜冲 한 가지 藥味를

30) 按《石室秘錄· 逆醫法》云: "陰虛雙娥之症, 余更有法. 用附子一錢, 鹽水炒成片, 用一片含在口中, 立時有路, 可以用湯藥矣."

사용하여 요통을 제거하고, 山梔子 한 가지 藥味를 사용하여 脇痛을 안정시키고, 甘草 한 가지 藥味를 사용하여 독을 해독하고, 大黃 한 가지 藥味를 사용하여 단단한 것을 공격하고, 黃連 한 가지 藥味를 사용하여 구토를 그치게 하고, 山茱萸 한 가지 藥味를 사용하여 精을 더하고 腎泄을 그치게 하고, 生地黃 한 가지 藥味를 사용하여 出血을 그치게 하고, 甘菊花 한 가지 藥味를 사용하여 胃火를 내리고, 薏苡仁 한 가지 藥味를 사용하여 腳氣를 치료하고, 山藥 한 가지 藥味를 사용하여 精을 더하고, 肉蓯蓉 한 가지 藥味를 사용하여 대변을 통하게 하고, 補骨脂 한 가지 藥味를 사용하여 命門을 따뜻하게 하고, 車前子 한 가지 藥味를 사용하여 水瀉를 그치게 하고, 蒺藜子 한 가지 藥味를 사용하여 눈을 밝게 하고, 忍冬藤 한 가지 藥味를 사용하여 癰疽를 치료하고, 巴戟天 한 가지 藥味를 사용하여 陽氣를 강하게 하고, 荊芥 한 가지 藥味를 사용하여 血暈을 그치게 하고, 蛇床子 한 가지 藥味를 사용하여 壯陽하고, 元蔘 한 가지 藥味를 사용하여 부유하는 화를 내리고, 青蒿 한 가지 藥味를 사용하여 暑邪를 식히고, 附子 한 가지 藥味를 사용하여 陰虛로 인한 咽喉痛을 치료하고, 艾葉 한 가지 藥味를 사용하여 脾를 따뜻하게 하고, 地楡 한 가지 藥味를 사용하여 便血을 그치게 하고, 蒲公英 한 가지 藥味를 사용하여 乳瘡을 치료하고, 旱蓮草 한 가지 藥味를 사용하여 머리카락을 검게 하고, 皂莢 한 가지 藥味를 사용하여 關竅를 열어주고, 使君子 한 가지 藥味를 사용하여 殺蟲하고, 赤小豆 한 가지 藥味를 사용하여 濕邪를 치료하고, 花蕊石 한 가지 藥味를 사용하여 化血한다. 이상은 모두 한 가지 藥味로 승리를 얻는 것이니 이것을 넓히고 채우는 것은 또한 사용하는 사람의 의도와 식견에 달려있을 따름이다.

或疑奇方止用一味則奇, 雖奏功甚神, 竊恐有偏勝之弊也. 顧藥性未有不偏者也,人陰陽氣血亦因偏勝而始病, 用偏勝之藥以制偏勝之病, 則陰陽氣血兩得其平,而病乃愈. 然則奇方妙在藥之偏勝, 不偏勝不能去病矣.

혹 의심하기를 奇方은 단지 한 가지 藥味만을 사용하기 때문에 奇方이니, 비록 효과를 거둠이 매우 신통하나 한쪽으로 치우치는 폐단이 생길까 은근히 우려됩니다. 藥性을 살펴보건대 치우치지 않은 경우가 없고, 사람의 陰陽과 氣血도 또한 치우쳐 우세함을 인하여 비로소 병이 되니, 치우쳐 우세한 약을 사용하여 치우쳐 우세한 병을 제어하면 곧 陰陽과 氣血이 모두 그 平衡을 얻게 되어 병이 이에 낫게 된다. 그러므로 奇方의 오묘함은 약의 치우쳐 우세함에 있으니, 치우쳐 우세하지 않으면 병을 능히 제거할 수 없을 것이다.

或疑方用一味, 功雖專而力必薄, 不若多用數味則力濃而功專. 不知偏勝之病, 非偏勝之藥 斷不能成功. 功成之易, 正因其力濃也, 誰謂一味之方力薄哉.

혹 의심하기를 처방에 한 가지 藥味를 사용하면 효능을 비록 일관되게 할 수 있을 것이나 그 힘은 반드시 약해질 것이니, 여러 가지 藥味를 많이 사용하면 약력이 농후해지고 효능이 일관되게 되는 것만 못합니다. 이는 한쪽으로 치우친 병은 한쪽으로 치우친 약이 아니면 결단코 공을 이룰 수 없음을 모르는 것이다. 공이 쉽게 이루어짐은 바로 그 힘이 농후함으로 인한 것이니 누가 한 가지 藥味로 된 처방이 효력이 약하다고 말하는가?

6. 偶方

偶方若何? 岐伯夫子曰君二[31]臣四, 君二臣六, 偶之制也. 又曰遠者偶之, 下者不以偶. 蓋偶亦論數耳. 是偶方者, 重味也, 乃二味相合而名之也. 如邪盛, 用單味以攻邪而邪不能去, 不可仍用一味攻邪, 必更取一味以同攻其邪也; 如正衰, 用單味補正而正不能複, 不可仍用一味補正, 必另取一味以同補其正也. 非兩方相合之爲偶, 亦非汗藥三味爲奇, 下藥四味爲偶也.

偶方은 어떠합니까? 岐伯선생께서 말씀하시기를 '君藥이 둘이고 臣藥이 넷이거나 君藥이 둘이고 臣藥이 여섯인 것이 偶劑다'라고 하셨고, 또 말씀하시기를 '먼 것은 偶方으로 하고 아래에 있는 것은 偶方으로 하지 않는다.'고 하셨다. 대개 '偶'라는 것도 수를 논하였을 따름이다. 이 偶方이라는 것은 중복되는 藥味이니, 곧 두 가지 藥味를 서로 합하여 이름지은 것이다. 예를

31) 二 原作"三", 字之誤, 何本作"二". 按《素問. 至眞要大論》;"君二臣六, 偶之制也." 今据改.

들어 邪氣가 왕성하여 單味를 사용하여 邪氣를 공격하면 邪氣가 제거될 수 없으므로, 한 가지 藥味만 사용하여 邪氣를 공격할 수 없고 반드시 다시 한 가지 藥味를 취하여 함께 그 邪氣를 공격해야 한다. 예를 들어 正氣가 쇠약하여 單味를 사용하여 正氣를 補하면 正氣가 회복될 수 없으므로, 한 가지 藥味만 사용하여 正氣를 補할 수 없고 반드시 별도로 한 가지 藥味를 취하여 함께 그 正氣를 補하여야 한다. 두 가지 처방을 서로 합한 것이 偶方이 아니며, 또한 汗法에 쓰는 藥味가 세가지라고 奇方이 되거나 下法에 쓰는 藥味가 네가지라고 해서 偶方이 되지는 않는다.

或問奇方止取一味以出奇，而偶方共用兩味以取勝，吾疑二味合方，正不可多得也．夫二味合而成方者甚多，吾不能悉數，示以成方，不若商以新方也．人參與當歸並用，可以治氣血之虛．黃芪與白朮同施，可以治脾胃之弱，人參與肉桂同投,可以治心腎之寒．人參與黃連合劑，可以治心胃．人參與川芎並下，則頭痛頓除.人參與菟絲並煎，則遺精頓止．黃芪與川芎齊服，則氣旺而血驟生．黃芪與茯苓相兼，則利水而不走氣．黃芪與防風相制，則去風而不助脹．是皆新創之方, 實可作偶之證. 至於舊方，若參附之偶也，薑附之偶也，桂附之偶，朮苓之偶, 芪歸之偶，歸芎之偶，甘芍之偶，何莫非二味之合乎．臨症裁用，存乎其人. (〔批〕又開許多法門矣，快哉.)

혹 묻기를 奇方은 단지 한 가지 藥味를 취하여서 기이한 효과를 내는 것이요, 偶方은 두 가지 藥味를 함께 사용하여 승리를 취하는 것인데, 저는 두 가지 藥味를 合方한 것이 정말로 이득을 많이 얻을 수 없는지 궁금합니다. 대저 두 가지 藥味를 합하여 처방을 이루는 경우는 매우 많아서 내가 이루 다 셀 수 없으니, 이미 완성된 처방을 보여주는 것이 새로운 처방을 헤아리는 것만 못할 것이다.

人蔘을 當歸와 함께 사용하면 氣血의 虛함을 치료할 수 있다. 黃芪와 白朮을 함께 사용하면 脾胃의 약함을 치료할 수 있다. 人蔘과 肉桂를 같이 투여하면 心身의 寒을 치료할 수 있다. 人蔘과 黃連을 함께 처방하면 心胃를 치료할 수 있다. 人蔘을 川芎과 함께 투여하면 두통을 제거한다. 人蔘을 免絲子와 함께 달이면 遺精을 그치게 한다. 黃芪를 川芎과 함께 복용하면 기운이 왕성해 지고 血이 홀연히 생겨난다. 黃芪와 茯苓을 서로 겸하면 수액 대사를 원활하게 하면서도 氣가 날뛰지 않게 한다. 黃芪와 防風을 서로 조제하면 風邪를 제거하면서도 脹滿을 조장하지 않는다. 이는 모두 새로 만든 처방이니 진실로 偶方을 만들 수 있는 증거들이다.

옛 처방에 이르러서는, 예를 들어 人蔘과 附子가 偶方이고, 乾薑과 附子가 偶方이고, 肉桂와 附子가 偶方이고, 白朮과 茯苓이 偶方이고, 黃芪와 當歸가 偶方이고, 當歸와 川芎이 偶方이고, 甘草와 芍藥이 偶方이니 어찌 두 가지 藥味의 합이 아님이 있겠는가? 증상에 임하여 쓰임에 맞추는 것은 그 사람에게 달려있다. (批 : 또한 허다한 法門을 열었으니 통쾌하다.)

或疑偶方合兩味以制勝, 似乎有相合益彰之慶[32], 但不知有君臣之分, 佐使之異否乎. 夫方無君臣佐使者, 止奇方也. 有偶則君臣自分, 而佐使自異矣. 天無二日,藥中無二君也. 偶方之中, 自有君臣之義, 佐使之道, 烏可不分輕重多寡而概用之耶. (〔批〕方無君臣不成方矣, 又何論偶不偶乎.)

혹 의심하기를 偶方은 두 가지 藥味를 합하여 승리를 얻는 것이니, 서로 합하여 더욱 뚜렷하게 드러나는 경사스러움이 있는 것 같습니다. 다만, 君藥과 臣藥의 구분과 佐藥과 使藥의 차이가 있는지 없는지 궁금합니다. 무릇 처방에 君臣佐使가 없는 경우는 오직 奇方뿐이다. 짝이 있으면 君臣이 저절로 나뉘고 佐使가 저절로 구분될 것이다. 하늘에는 두 개의 태양이 없고, 약 중에는 두 개의 君藥이 없다. 偶方의 안에는 자연히 君臣의 義와 佐使의 도리가 있으니 어찌 輕重과 多寡를 나누지 않고 대략 사용할 수 있겠는가? (批 : 처방에 君臣이 없으면 처방이 되지 못할 것이다. 또한 어찌 우방인지 우방이 아닌지를 논하겠는가?)

7. 複方

複方若何? 岐伯夫子曰奇之不去則偶之. 偶之是謂重方. 重方者, 複方之謂也.或用攻於補之中, 複用補於攻之內, 或攻多而補少, 或攻少而補多, 調停於補攻之間, 斟酌於多寡之

32) 慶 何本作“咎”.

際, 可合數方以成功, 可加他藥以取效, 或分兩輕重之無差, 或品味均齊之不一, 神而明之, 複之中而不見其複, 斯可謂善用複方者乎.

複方은 어떠합니까? 岐伯 선생께서 말씀하시기를 '奇方으로 제거되지 않으면 偶方으로 한다.'고 하셨으니, 偶方으로 한다는 것이 바로 重方을 말하는 것이요, 重方이라는 것은 곧 複方을 말하는 것이다. 혹 補하는 가운데 攻法을 사용하거나 攻法을 사용하는 가운데 거듭 補法을 사용하는데, 혹 攻함이 많고 補함이 적거나 혹 攻함이 적고 補함이 많으니, 補하고 攻하는 간격을 조정하고 많고 적은 사이를 짐작하여 여러 처방을 합하여서 功을 이룰 수 있고 다른 약을 더하여 효과를 얻을 수 있다. 혹 분량의 輕重에 차이가 없거나, 혹 品味의 가지런함이 한결같지 않아도 이를 신통하게 밝히 알면 複方 가운데 그 중복됨이 보이지 않아도 이는 複方을 잘 사용하는 사람이라고 말할 수 있을 것이다.

或問複方乃合眾方以相成, 不必拘拘於繩墨乎? 曰用藥不可雜也, 豈用方而可雜乎. 用方而雜, 是雜方而非複方矣. 古人用二方合之, 不見有二方之異, 而反覺有二方之同, 此複方之所以神也. 否則, 何方不可加減, 而必取於二方之相合乎. ([批]說得精細明爽.)

혹 묻기를 複方은 곧 여러 처방을 합하여 서로 완성되는 것이니 반드시 구구절절 규칙에 맞출 필요는 없지 않습니까? 말하기를 약을 사용함도 잡스러울 수 없는데 어찌 처방을 사용함에 잡스러울 수 있겠는가? 처방을 사용하는데 잡스럽다면 이는 雜方이지 複方이 아닐 것이다. 옛 사람이 두 처방을 사용하여 합친 것은 두 처방의 다름이 나타나지 않고 도리어 두 처방의 동일함이 있음을 깨닫게 되니, 이는 複方이 신통한 까닭이다. 그렇지 아니하다면 어찌하여 처방에 加減하지 못하고 반드시 두 처방의 相合에서 취하여야 했겠는가? ([批]: 설명이 정교하고 세밀하며 분명하고 명백하다.)

或疑複方合數方以成一方, 未免太雜. 有前六方之妙, 何病不可治, 而增入複方, 使不善用藥者，妄合方以取敗乎．曰複方可[33)]刪，則前人先我而刪矣，實有不可刪者在也．雖然，知藥性之深者，始可合用複方，否則不可妄用，恐相反相惡,反致相害．(〔批〕神而明之，存乎其人，然好用聰明，則不可也.)

혹 의심하기를 複方은 여러 처방을 합하여 한 가지 처방을 이룬 것이니 매우 잡스러움을 면할 수 없습니다. 앞서의 여섯 가지 처방 방법의 묘리가 있으면 어떤 병을 치료하지 못하겠습니까? 그런데 複方을 더하여 넣으면 약을 잘 사용하지 못하는 사람으로 하여금 망령되이 合方하여 실패하도록 하지 않겠습니까? 말하기를 複方을 깎아낼 수 있었으면 곧 前人이 나보다 먼저 깎아냈을 것이나, 진실로 깎아낼 수 없는 것이 있다. 비록 그러하나 藥性을 깊이 아는 사람이라야 비로소 複方을 합하여 사용할 수 있고, 그렇지 않으면 곧 함부로 사용할 수 없으니, 相反과 相惡로 도리어 서로 해침에 이를 것이 걱정스럽다. (批 : 신통하게 그 이치를 밝히는 것은 그 사람에게 달려 있기는 하지만, 총명함을 즐겨 사용하는 것은 불가하다.)

或疑複方不可輕用，寧用一方以加減之，即不能奏效，亦不致取敗．曰此吾子慎疾之意也．然而複方實有不可廢者，人苟精研於《本草》之微，深造於《內經》之奧，何病不可治，亦何法不可複乎，而猶謹于[34)]複方之不可輕用也，未免徒讀書之譏矣．

혹 의심하기를 複方은 가벼이 사용할 수 없으니 차라리 한 가지 처방을 사용하여 加減하면 곧 효과를 거두지는 못하더라도 또한 실패함에 이르지는 않을 것입니다. 말하기를 이는 자네가 질병을 두려워 한다는 뜻이다. 그러하나 複方을 진실로 버릴 수 없는 경우가 있으니, 사람이 진실로 〈本草〉의 精微로운 뜻을 정밀하게 연구하고 〈內經〉의 奧義를 깊이 탐구한다면 어떤 병을 치료할 수 없으며 또한 어떤 방법을 複方으로 하지 못하겠는가? 그런데도 오히려 複方을 가벼이 사용할 수 없다고 삼가하기만하니 이는 한갓 책만 읽은 의사라는 책망을 면하지 못할 것이다.

---

33) 可 此上何本有 "若"字.
34) 謹于 何本作 "慎".

十劑論

有方則必有劑，劑因方而制也．劑不同，有宣劑，有通劑，補劑，瀉劑，輕劑，重劑，滑劑[35]，澀劑，燥劑，濕劑，劑各有義，知其義可以用藥．倘不知十劑之義而妄用藥，是猶棄繩墨而取曲直，越規矩而爲方圓也． 雖上智之士，每[36]能變通於規矩繩墨之外[37]，然亦必先經而後權，先常而後變．苟昧常求變，必詭異而不可爲法，離經用權，必錯亂而不可爲型．深知十劑之義，則經權常變，折衷至當，又何有難治之病哉．此十劑之必宜論也．

方이 있으면 반드시 劑가 있으니 劑는 方으로 인하여 조제하는 것이다. 劑는 같지 않으니, 宣劑, 通劑, 補劑, 瀉劑, 輕劑, 重劑, 滑劑, 澀劑, 燥劑, 濕劑가 있는데, 劑마다 각각 뜻이 있으므로 그 뜻을 알면 약을 사용할 수 있다. 혹 十劑의 뜻을 알지 못하고 망령되이 약을 사용하는 것은 먹줄(繩墨)을 버리고 굽은 것과 바른 것을 취하는 것과 같고, 規矩(원과 사각형을 그리는 도구)를 잃어버리고 원과 사각형을 그리는 것과 같다. 비록 지혜가 뛰어난 선비라 할지라도 매번 規矩準繩없이 변통할 수 있겠는가? 그러하니 또한 반드시 원칙을 우선하고

35) 滑劑 原在 "濕劑" 之后，今据何本移.
36) 每 何本作 "安".
37) 此下何本有 "乎" 字.

임기응변을 나중에 하여야 하며, 常理를 우선하고 변화를 나중에 하여야 한다. 진실로 常理에는 어두우면서 변화를 구한다면 반드시 거짓되고 이상해져서 법도가 될 수 없고, 원칙을 벗어나 임기응변만 사용한다면 반드시 착란되어 규범이 될 수 없다. 十劑의 뜻을 깊이 이해하면 곧 經, 權, 常, 變을 절충하여 마땅함에 이르게 될 것이니 또한 어찌 치료하기 어려운 병이 있겠는가? 이에 十劑는 반드시 논함이 마땅하다.

1. 一論宣劑

岐伯夫子曰宣可去壅. 又曰木鬱達之, 火鬱發之, 土鬱奪之, 金鬱泄之, 水鬱折之, 皆宣之之謂也. 夫氣鬱則不能上通于咽喉頭目口舌之間, 血鬱則不能上通[38]于胸腹脾胃經絡之內, 故上而或噦, 或咳, 或嗽, 或嘔之症[39]生, 中而或痞, 或滿, 或塞, 或痛, 或飽, 或脹之症起, 下而或腫, 或瀉, 或利, 或結,或畜, 或黃之症出[40], 設非宣劑以揚其氣, 則氣壅塞而不舒. 設非宣劑以散其血,則血凝滯而不走. 必宣之而木鬱可條達矣, 必宣之而火鬱可啟發矣, 必宣之而金鬱可疏泄矣, 必宣之而水鬱可曲折矣, 必宣之而土鬱可殺奪矣[41].

1. 첫 번째로 宣劑를 논한다.

岐伯선생께서 말씀하시기를 '宣으로 壅을 제거할 수 있다.'고 하였고, 또 말씀하시기를 '木鬱達之, 火鬱發之, 土鬱奪之, 金鬱泄之, 水鬱折之'라고 하셨으니 모두 宣劑(펼쳐주는 치료)를 말하신 것이다. 무릇 氣가 鬱滯되면 위로 咽喉와 頭目과 口舌의 사이로 통할 수가 없고, 血이 鬱滯되면 위로 胸腹의 脾胃經絡의 안으로 통할 수 없게 되어 上焦로는 혹 딸꾹질하거나 마른기침을 하거나 가래 기침을 하거나 혹 구토가 생겨나고, 中焦로는 痞症이나 滿症이나 막히거나 통증이 있거나 배부르거나 脹滿이 일어나고, 下焦로는 혹 붓거나 혹

38) 上通 何本作"下達".
39) 症 何本作"病".
40) 症出 何本作"疾發"
41) 必善之而土郁可殺奪矣 此一句, 何本在"必善之而金郁可疏泄矣" 一句之上. 詳此上所舉五郁之順序, 何本可從.

설사하거나 혹 흘러나오거나 혹 맺히거나 혹 쌓이거나 혹 황달이 생겨나니, 宣劑를 지어서 그 氣를 흩날리지 않으면 곧 氣가 壅塞하여 펼쳐지지 않고, 宣劑를 지어서 그 血을 흩어주지 않으면 血이 凝滯하여 원활히 순환하지 않는다. 반드시 그것을 펼쳐 주어야 木氣가 鬱滯된 것을 條達할 수 있을 것이요, 반드시 그것을 펼쳐주어야 火氣가 鬱滯된 것을 열어 펼쳐줄 수 있을 것이요, 반드시 그것을 펼쳐주어야 金氣가 鬱滯된 것을 疏泄 할 수 있을 것이요, 반드시 그것을 펼쳐주어야 水氣가 울체된 것을 曲折 할 수 있을 것이요, 반드시 그것을 펼쳐주어야 土氣가 울체된 것을 殺奪할 수 있을 것이다.

或問吾子發明宣劑, 幾無剩義, 醫理無盡, 不識更可發明乎? 曰鬱症不止五也,而宣鬱之法亦不止二. 有鬱之於內者, 有鬱之於外者, 有鬱之於不內不外者. 鬱於內者, 七情之傷也; 鬱於外者, 六淫之傷也; 鬱於不內不外者, 跌撲墜墮之傷也. 治七情之傷者, 開其結; 治六淫之傷者, 散其邪; 治跌撲墜墮之傷者, 活其瘀, 皆所以佐宣之之義也. ([批]宣揚氣 血之外, 又擧三法以盡宣變.)

혹 묻기를 선생께서 발명하신 宣劑는 더 이상 덧붙일 내용이 없을 정도로 의학적인 이치가 무궁무진하니, 거듭 밝혀 알려주실 수 있으신지요? 말하기를 鬱症은 단지 다섯 가지 뿐만이 아니요, 울체된 것을 펴주는 방법 또한 단지 두 가지 뿐만이 아니다. 안에서 鬱滯됨이 있는 경우가 있고, 밖에서 鬱滯됨이 있는 경우가 있고, 안도 밖도 아닌 곳에서 鬱滯됨이 있는 경우가 있다. 안에서 鬱滯된 경우는 七情에 의해 손상된 것이요, 밖에서 鬱滯된 경우는 六淫에 의해 손상된 것이요, 안도 밖도 아닌 곳에서 鬱滯된 경우는 넘어지거나 떨어져서 손상된 것이다. 七情의 손상을 치료하는 경우는 그 맺힌 것을 열어주고, 六淫의 손상을 치료하는 경우는 그 邪氣를 흩어 주며, 넘어지거나 떨어져 생긴 손상을 치료하는 경우는 그 瘀血을 活絡시키니 모두 宣해주는 의미를 보좌하는 것이다. (批 : 氣血을 宣揚하는 것 외에 또한 세 가지 방법을 예로 들어 '宣'의 변화를 다 하였다.)

或疑宣劑止開鬱解鬱, 遂足盡宣之之義乎. 夫宣不止開鬱解鬱也. 邪在上者, 可宣而出之；邪在中者，可宣而和之；邪在下者，可宣而泄之；邪在內者，可宣而散之．邪在外者，可宣而表之也．宣之義大矣哉．

혹 의심하기를 宣劑는 단지 鬱症을 열어주고 풀어줄 뿐인데 '宣'해준다는 의미를 충분히 다 설명할 수 있겠습니까? 대저 宣이라는 것은 단지 鬱症을 열어주고 풀어주는 것만이 아니다. 邪氣가 上焦에 있는 경우에는 宣하여 邪氣를 내보낼 수 있고, 邪氣가 中焦에 있는 경우에는 宣하여 邪氣를 和解할 수 있고, 邪氣가 下焦에 있는 경우에는 宣하여 邪氣를 배설시킬 수 있고, 邪氣가 안에 있는 경우에는 宣하여 邪氣를 흩을 수 있고, 邪氣가 밖에 있는 경우에는 宣하여 邪氣를 發表시킬 수 있다. 宣의 의미는 크다고 할 수 있을 것이다.

或疑宣劑止散邪而已乎，抑不止散邪而已乎．夫宣之義，原無盡也．可宣而宣之，不必問其邪；宜宣而宣之，不必問其鬱． 總不可先執宣邪之意，以試吾宣之之湯，並不可先執宣鬱之心，以試吾宣之之藥也．

혹 의심하기를 宣劑는 단지 邪氣를 흩어버릴 따름입니까? 아니면 단지 邪氣를 흩어버리는 것에 그치지 않습니까? 무릇 宣의 의미는 원래 다함이 없다. 宣할 만 해서 그것을 宣한다면 그 邪氣는 물어볼 필요가 없고, 宣함이 마땅하여 宣한다면 그 鬱滯는 물어볼 필요가 없다. 총괄컨대 邪氣를 宣한다는 뜻에 먼저 집착하여 내가 말한 宣하는 탕약을 시험해서는 안되며, 아울러 鬱滯를 宣한다는 심정에 먼저 집착하여 내가 말한 宣하는 약을 시험해서도 안된다.

2. 二論通劑

岐伯夫子曰通可去滯．蓋留而不行，必通而行之．是通劑者，因不通而通之也．通不同，或通皮膚，或通經絡，或通表裏，或通上下，或通前後，或通髒腑，或通氣血．

2. 두 번째로 通劑를 논한다.

岐伯 선생께서 말씀하시기를 '通은 停滯를 제거할 수 있다.'고 하셨다. 대개 머물러 행하지

않는 것은 반드시 통하게 하여 운행시켜야 한다. 이 通劑라는 것은 통하지 않는 것으로 인해 그것을 소통시키는 것이다. 소통시키는 것은 같지 않으니, 혹 皮膚를 소통시키고, 혹 經絡을 소통시키고, 혹 表裏를 소통시키고, 혹 上下를 소통시키고, 혹 前後를 소통시키고, 혹 臟腑를 소통시키고, 혹 氣血을 소통시킨다.

既知通之異, 而後可以用通之法. 通營衛之氣, 即所以通皮膚也；通筋骨之氣, 即所以通經絡也；通內外之氣, 即所以通表裏也；通肺腎之氣, 即所以通上下也；通膀胱之氣, 即所以通前後也；通脾胃之氣, 即所以通髒腑也；通陰陽之氣, 即所以通氣血也. 雖因不通而通之, 亦因其可通而通之耳. ([批]通之義如許,明其義, 何患閉症之不通哉.)

이미 通의 다름을 이해한 이후에라야 通의 방법을 사용할 수 있다. 榮衛의 氣를 소통시키는 것이 곧 피부를 소통시키는 것이다. 筋骨의 氣를 소통시키는 것이 곧 經絡을 소통시키는 것이다. 內外의 氣를 소통시키는 것이 곧 表裏를 소통시키는 것이다. 肺腎의 氣를 소통시키는 것이 곧 上下를 소통시키는 것이다. 膀胱의 氣를 소통시키는 것이 즉 前後를 소통시키는 것이다. 脾胃의 氣를 소통시키는 것이 즉 臟腑를 소통시키는 것이다. 陰陽의 氣를 소통시키는 것이 즉 氣血을 소통시키는 것이다. 비록 통하지 않음으로 인해 그것을 通하게 한다고 하였지만 또한 그것을 소통시킬 수 있기 때문에 그것을 소통시킬 따름이다. (批 : 그것을 通하게 한다는 의미가 어떠한지 그 뜻을 명확히 하였으니 어찌 閉症으로 소통되지 못하는 질병을 앓겠는가?)

或問子論通劑, 暢哉言之矣. 然而通之意則出, 通之藥未明也. 曰通之藥又何不可示也.

通營衛, 則用麻黃, 桂枝；通筋骨, 則用木瓜, 仙靈脾；通內外, 則用柴胡, 薄荷；通肺腎, 則用蘇葉, 防己；通膀胱, 則用肉桂, 茯苓；通脾胃, 則用通草, 大黃；通陰陽, 則用附子, 蔥, 薑. 雖所通之藥不止於此, 然亦可因此而悟之矣.

혹 묻기를 선생께서 通劑를 논하신 그 말씀이 매우 통찰력이 있으십니다. 그러나 通의 의미는 말씀하셨으나 通하게 하는 약은 아직 밝히시지 않았습니다. 말하기를 通하게 하는 약을 또한 어찌 알려주지 못하겠는가? 榮衛를 소통시킬 때는 麻黃과 桂枝를 사용하고, 筋骨을 소통시킬 때는 木果와 仙靈脾를 사용하고, 內外를 소통시킬 때는 柴胡, 薄荷를 사용하고, 肺腎을 소통시킬 때는 蘇葉, 防己를 사용하고, 膀胱을 소통시킬 때는 肉桂, 茯苓을 사용하고, 脾胃를 소통시킬 때는 通草, 大黃을 사용하고, 陰陽을 소통시킬 때는 附子, 葱, 薑을 사용한다. 비록 소통시키는 약이 이에 그치지 않지만 또한 이로 인하여 그것을 깨달을 수 있을 것이다.

或疑通劑藥甚多, 子何僅擧數種以了義, 將使人執此數味以概通之劑乎. 不知通不同, 而通劑之藥, 又何可盡同乎. 雖然通藥不可盡用通也. 用通於補之中, 用通於塞之內, 而後不通者可通, 將通者即通, 已通者悉通也. 然則用通之劑, 全在善用通也. 善用通, 而吾所擧之 藥已用之而有餘, 又何不可概通之劑哉.

혹 의심하기를 通劑의 약이 매우 많은데 선생께서는 어찌 겨우 몇 가지의 종류만을 들어서 그 의미를 끝맺어 장차 사람들로 하여금 이 몇 가지 藥味에 집착하여 通劑를 개괄하도록 하십니까? 이는 소통시킴이 같지 않음을 모르는 것이니, 通劑의 약이 또한 어찌 모두 다 같을 수 있겠는가? 비록 그러하나 通藥들을 通의 목적으로 이루 다 사용할 수 없다. 補하는 가운데 通藥을 사용하고 막는 처방(塞) 안에 通藥을 사용한 이후에야 소통되지 않는 것을 소통시킬 수 있으며, 장차 소통될 것이 곧바로 소통될 것이며, 이미 소통되는 것이 완전히 소통되게 된다. 그러므로 通劑를 사용하는 것은 오로지 通하는 방법을 잘 사용함에 달려있다. 通하는 방법을 잘 사용한다면 내가 예를 든 약을 이미 사용하고도 남을 것이니, 또한 어찌 通劑를 개괄하지 못할 것인가?

或疑通劑之妙, 用之如神, 但我何以用通劑之妙, 使之有如神之功乎. 嗟呼! 通之法可以言, 而通之竅不可言也. 不可言而言之, 亦惟有辨虛實耳. 虛之中用通劑, 不妨少而輕; 實之中用通劑, 不妨多而重. 雖不能建奇功, 亦庶幾可無過矣.([批]辨虛實以用通, 通人之論.)

혹 의심하기를 通劑는 오묘하여 그것을 사용하면 신묘한 효과가 있을 것이나, 다만 제가 어떻게 通劑의 오묘함을 사용하여 그것으로 하여금 신과 같은 효능이 있게 할 수 있겠습니까?

아아! 소통시키는 방법은 말할 수 있지만 소통시키는 비결은 말할 수 없구나. 말할 수 없지만 굳이 말한다면 또한 오직 虛實을 분별함이 있을 따름이다. 虛한 가운데 通劑를 사용할 땐 적고 가볍게 써도 무방하며, 實한 가운데 通劑를 사용할 땐 많고 무겁게 써도 무방하다. 비록 기이한 공을 세우지는 못하더라도 또한 거의 허물이 없을 수 있을 것이다. (批 : 虛實을 분별하여 通劑를 사용하니, 사람들의 논리를 꿰뚫는 것이다.)

3. 三論補劑

岐伯夫子曰補可去弱, 然而補之法亦不一也. 補其氣以生陽焉, 補其血以生陰焉, 補其味以生精焉, 補其食以生形焉. 陽虛補氣, 則氣旺而陽亦旺；陰虛補血, 則血盛而陰亦盛；精虛補味, 則味足而精亦足；形虛補食, 則食肥而形亦肥. 雖人身之虛, 不盡於四者, 而四者要足以盡之也. ([批]補法不盡於四者, 我增一法, 行吐納以生神焉.)

3. 세 번째로 補劑를 논한다.

岐伯 선생께서 말씀하시기를 '補는 약함을 제거할 수 있다.'고 하셨다. 하지만 補하는 방법도 또한 한 가지가 아니다. 그 氣를 補하여 陽을 생기게 하고, 그 血을 補하여 陰을 생기게 하고, 그 味를 補하여 精을 생기게 하고, 그 食을 補하여 形을 생기게 한다. 陽이 虛하여 氣를 補하면 氣가 왕성해지고 陽도 또한 왕성해 지며, 陰이 虛하여 血을 補하면 血이 왕성해지고 陰도 또한 왕성해 지고, 精이 虛하여 味를 補하면 味가 충족되고 精도 또한 충족되며, 形이 虛하여 食을 補하면 食이 비후해 지고 形도 또한 비후해진다. 비록 사람 몸의 虛함이 이 네 가지 경우로 다하지는 않지만 네 가지 경우의 중요함이 족히 補의 의미를 다할 수 있다. (批 : 補法은 이 네 가지 경우에 다하지 않으니, 내가 한 가지 방법을 더하면 吐納(호흡법)을 행하여 神을 생겨나게 하는 것이다.)

或問補法盡於氣血味食乎？ 曰補法盡於四者, 而四者之中實有變化也. 補氣也, 有朝夕之異，有髒腑之異，有前後之異；補血也，有老少之異，有胎產之異，有衰旺之異，有寒熱之異；補味也，有軟滑之異，有消導之異，有溫冷之異，有新久之異，有甘苦之異，有燔熬烹炙之異． 補食也，有南北之異，有禽獸之異，有果木之異，有米穀菜豆之異，有魚鱉蝦蟹之異．補各不同，而變化以爲法，又何能一言盡哉，總在人臨症而善用之也．

혹 묻기를 補法은 氣血味食이 전부입니까? 말하기를 補法은 네 가지가 전부이지만 네 가지 중에서 실로 변화가 있다. 氣를 보하는 것은 朝夕의 차이가 있고, 臟腑의 차이가 있고, 前後의 차이가 있다. 血을 보하는 것은 老少의 차이가 있고, 임신과 출산의 차이가 있고, 衰旺의 차이가 있고, 寒熱의 차이가 있다. 味를 補하는 것은 軟滑의 차이가 있고, 消導의 차이가 있고, 溫冷의 차이가 있고, 新久의 차이가 있고, 甘苦의 차이가 있고, 태우고 볶고 삶고 굽는(燔熬烹炙) 차이가 있다. 食을 補하는 것은 南北의 차이가 있고, 禽獸의 차이가 있고, 果木의 차이가 있고, 米穀菜豆의 차이가 있고, 魚鱉蝦蟹의 차이가 있다. 補法은 각각 같지 않으며 변화로 법도를 삼으니, 또한 어찌 한마디 말로 다할 수 있겠는가? 총괄하건대 사람이 병증에 임하여 잘 사용함에 달려있다.

或疑虛用補劑，是虛病宜於補也． 然往往有愈補愈虛者，豈補劑之未可全恃乎． 籲！虛不用補，何以起弱哉．愈補愈虛者，乃虛不受補，非虛不可補也．故補之法亦宜變．補中而少增消導之品，補內而用制伏之法，不必全補而補之，不必純補而補之，更佳也．(〔批〕補中 有消，補中有制，才非徒補．)

혹 의심하기를 虛症에는 補劑를 사용하는데 이는 虛한 병에는 補함이 마땅하기 때문입니다. 그러나 왕왕 補하면 할수록 더욱 虛해지는 경우가 있으니, 어찌 補劑를 온전히 믿고 의지할 수 없는 것입니까? 아! 虛症에 補法을 사용하지 않으면 무엇으로 약함을 일으켜 세울 수 있겠는가? 補를 할수록 虛해지는 경우는 곧 虛症이 補法을 받지 않는 것이지 虛症에 補할 수 없는 것이 아니다. 그러므로 補法은 또한 마땅히 변화해야 한다. 補劑 가운데 消導하는 약품을 조금 더하는 것은 補法 안에 제어하는 방법을 사용하는 것이니, 꼭 온전히 補하지 않아도 되는 경우에 補하고, 순전히 補하지 않아도 되는 경우에 補하여도 도리어 좋을 것이다. (批 : 補하는 가운데 消함을 두고 補하는 가운데 制함을 두면 그 효능이 단지 補할 뿐만이 아니다.)

或疑補劑無多也, 吾子雖多擧其補法, 而終不擧其至要之劑, 畢竟補劑以何方爲勝? 曰補不同, 烏可擧一方以概眾方乎. 知用補之法, 則無方不可補也. 況原是補劑, 又何必問何方之孰勝哉.

혹 의심하기를 補劑는 많이 쓰는 경우가 없습니다. 선생께서는 비록 그 補하는 방법은 예를 많이 드셨지만, 끝내 그 지극히 중요한 方劑는 예로 들지 않으셨습니다. 결국 補劑는 어떤 처방이 우수합니까? 말하기를 補는 같지 않으니 어찌 한 가지 처방을 들어 여러 처방들을 개괄할 수 있겠는가? 補劑를 사용하는 방법을 안다면 즉 補하지 못할 처방은 없을 것이다. 하물며 이 補劑에 의거하면서 또한 하필 어느 처방이 더욱 뛰어난지 물어보는 것인가?

4. 四論瀉劑

岐伯夫子曰泄可去閉. 然而瀉之法, 亦不一也. 有淡以瀉之, 有苦以瀉之, 有滑以瀉之, 有攻以瀉之, 有寒以瀉之, 有熱以瀉之. 利小便者, 淡以瀉之也; 利肺氣者, 苦以瀉之也; 利大腸者, 滑以瀉之也; 逐痛袪滯者, 攻以瀉之也; 陷胸降火者, 寒以瀉之也; 消腫化血者, 熱以瀉之也. 雖各病之宜瀉者甚多, 或於瀉之中而寓補, 或於補之中而寓瀉, 總不外瀉之義也.

4. 네 번째로 瀉劑를 논한다.

岐伯 선생께서 말씀하시기를 '泄은 막힌 것을 제거할 수 있다.'고 하셨다. 하지만 瀉하는 방법은 또한 한 가지가 아니다. 淡味로 瀉하는 방법이 있고, 苦味로 瀉하는 방법이 있고, 질이 滑한 것으로 瀉하는 것이 있고, 攻法으로 瀉하는 것이 있고, 寒으로 瀉하는 것이 있고, 熱로 瀉하는 것이 있다. 소변을 원활하게 하는 경우는 淡味로 瀉한다. 肺氣를 원활하게 하는

경우에는 苦味로 瀉한다. 大腸을 원활하게 하는 경우에는 질이 滑한 것으로 瀉한다. 통증을 몰아내고 정체된 것을 제거할 때는 攻法으로 瀉한다. 結胸症을 가라앉히고(陷胸) 火를 내리는 경우에는 寒으로 瀉한다. 붓기를 사그라뜨리고 瘀血을 풀어 제거하는 경우에는 熱로 瀉한다. 비록 각 병마다 마땅히 사해야 하는 경우가 매우 많지만 혹 瀉하는 가운데 補法을 붙이거나, 혹 補하는 가운데 瀉法을 붙이게 되니 모두 瀉의 의미에서 벗어나지 않는다.

或問瀉之義，古人止曰葶藶，大黃，而吾子言瀉之法有六，豈盡可用葶藶，大黃乎？ 曰執葶藶，大黃以通治閉症，此誤之甚者也. 吾言瀉之法有六，而瀉之藥實不止葶藶，大黃二味. 所謂淡以瀉之者，用茯苓，豬苓；苦以瀉之者，用黃芩,葶藶；滑以瀉之者，用當歸，滑石；攻以瀉之者，用芒硝，大黃；寒以瀉之者,用栝蔞，厚朴；熱以瀉之者，用甘遂，巴豆也. 夫瀉之藥不止此，廣而用之，全恃乎人之神明. ([批]瀉藥原不必多.)

혹 묻기를 瀉의 의미로 옛 사람들은 단지 葶藶, 大黃을 말하였을 뿐인데, 선생께서는 瀉하는 방법이 여섯 가지라고 말씀하셨으니, 어찌 모든 경우에 葶藶, 大黃을 사용할 수 있습니까? 말하기를 葶藶, 大黃만 가지고 閉症을 通治하는 것은 매우 잘못된 것이다. 내가 瀉하는 방법에 여섯 가지가 있음을 말하였으나 瀉하는 약은 실로 葶藶, 大黃 두 가지 藥味에 그치지 않는다. 이른바 淡味로 瀉하는 경우는 茯苓, 豬苓을 사용한다. 苦味로 瀉하는 경우는 黃芩, 葶藶을 사용한다. 질이 滑한 것으로 瀉하는 경우는 當歸, 滑石을 사용한다. 攻法으로 瀉하는 경우는 芒硝, 大黃을 사용한다. 寒으로 瀉하는 경우는 瓜蔞, 厚朴을 사용한다. 熱로 瀉하는 경우는 甘遂, 巴豆를 사용한다. 대저 瀉하는 약은 이것에 그치지 않으니, 넓히어 그것을 사용하는 것은 전적으로 사람의 神明에 달려있다. ([批]瀉藥은 원래 많을 필요가 없다.)

或疑瀉劑，所以治閉乎？ 抑治開乎？ 開[42]閉俱可用也. 不宜閉而閉之，必用瀉以啟其門，不宜開而開之，必用瀉以截其路. 然而治開即所以治閉，而治閉即所以治開，正不可分之爲二治也.

혹 의심하기를 瀉劑는 閉症을 치료합니까? 아니면 開症을 치료합니까? 開症과 閉症 모두

42) 開 此上何本有 "不知瀉劑" 四字.

다 사용할 수 있다. 마땅히 닫지 말아야 하는데 닫은 경우에 반드시 瀉劑를 사용하여 그 문을 열어야 하고, 마땅히 열지 말아야 하는데 연 경우에는 반드시 瀉劑를 써서 그 길을 끊어야 한다. 그러나 開를 치료하는 것이 곧 閉를 치료하는 것이요, 閉를 치료하는 것이 곧 開를 치료하는 것이니, 정히 두 가지 치료법으로 나눌 수 없다.

或疑瀉劑用之多誤, 易致殺人, 似未可輕言瀉也. 曰治病不可輕用瀉劑, 而論劑又烏可不言瀉法乎. 知瀉劑而後可以治病, 知瀉法而後可以用劑也.

혹 의심하기를 瀉劑를 사용함에 잘못됨이 많아 쉽게 사람을 죽일 수 있으니, 瀉劑를 가볍게 말할 수는 없을 것 같습니다. 말하기를 병을 치료함에 瀉劑를 가벼이 사용할 수 없으나, 方劑를 논함에 또한 어찌 瀉法을 말하지 않을 수 있겠는가? 瀉劑를 이해한 이후에 병을 치료할 수 있고, 瀉法을 이해한 이후에 方劑를 사용할 수 있다.

5. 五論輕劑

岐伯夫子曰輕可去實. 夫實者, 邪氣實而非正氣實也. 似乎邪氣之實, 宜用重劑以祛實矣. 誰知邪實者, 用祛邪之藥, 藥愈重而邪反易變, 藥愈輕而邪反難留. 人見邪實而多用桂枝, 反有無汗之憂. 人見邪實而多用麻黃, 又有亡陽之失. 不若少用二味, 正氣無虧而邪又盡解, 此輕劑之妙也.

5. 다섯 번째로 輕劑를 논한다.

岐伯 선생께서 말씀하시기를 '가벼운 것은 實한 것을 제거할 수 있다.'고 하셨다. 대저 實이라는 것은 邪氣의 實함이지 正氣의 實함이 아니다. 邪氣가 실하면 마땅히 重劑를 사용하여 邪氣의 實함을 제거해야 할 것처럼 보일 것이다. 하지만 누가 邪氣가 實한 경우 邪氣를 제거하는 약을 사용할 때 약이 무거우면 무거울수록 邪氣가 도리어 쉽게 변하고 약이 가벼우면

가벼울수록 邪氣가 도리어 머무르기 어렵다는 것을 알겠는가? 사람이 邪氣가 實함을 보고 桂枝를 많이 쓰지만 도리어 땀이 나지 않는 근심이 생긴다. 사람이 邪氣가 실함을 보고 麻黄을 많이 사용하지만 도리어 陽氣를 없애는 실수가 생긴다. 두 藥味를 조금 사용하여 正氣가 이지러지지 않고 邪氣도 또한 모두 풀어지게 하는 것만 못하니, 이것이 輕劑의 오묘함이다.

或問輕劑所以散邪也, 邪輕者藥可用輕, 豈邪重者亦可用輕乎. 曰治邪之法, 止問藥之當與否也. 用之當則邪自出, 原不在藥之輕重也. 安在藥重者始能蕩邪哉. ([批]祛邪不必重用祛邪之藥, 極得.)

혹 묻기를 輕劑는 邪氣를 흩어주는 것입니다. 邪氣가 가벼운 경우에는 약도 가볍게 사용할 수 있으나 어찌 邪氣가 중한 경우에도 또한 가볍게 사용할 수 있겠습니까? 말하기를 邪氣를 치료하는 방법은 단지 약이 당연한지 그렇지 않은지 물어볼 뿐이다. 그것을 사용함이 당연하면 邪氣가 저절로 나갈 것이니, 원칙적으로 약의 輕重에 달려있는 것이 아니다. 어찌 약을 重하게 사용해야만 비로소 능히 邪氣를 소탕할 수 있겠는가? (批 : 邪氣를 제거할 때 邪氣를 제거하는 약을 무겁게 사용할 필요는 없으니, 깨달음이 지극하다.)

或疑邪氣既重, 何故輕劑反易去邪? 蓋邪初入之身, 其勢必泛而浮, 乘人之虛而後深入之, 故治邪宜輕不宜重也. 倘治邪驟用重劑, 往往變輕爲重, 變淺爲深, 不可遽愈[43]. 何若先用輕劑, 以浮泛之藥少少發散, 乘其不敢深入之時, 易於祛除之爲得乎.

혹 의심하기를 邪氣가 이미 重한데 무슨 까닭으로 輕劑가 도리어 쉽게 邪氣를 제거하는 것입니까? 대개 邪氣가 처음 신체에 침입하면 그 기세가 반드시 위로 떠오르게 되고, 사람의 虛함을 틈탄 이후에 깊이 들어오게 된다. 그러므로 邪氣를 치료할 때 가벼운 것이 마땅하고 무거운 것은 마땅하지 않다. 혹 邪氣를 치료할 때 자주 重劑를 사용하면 왕왕 輕症이 변하여 重症이 되고, 淺症이 변하여 深症이 되어 빨리 치유할 수 없다. 어찌 먼저 輕劑를 사용하여

43) 不可遽愈 何本作 "而邪不浮矣".

위로 뜨는 약으로 조금씩 조금씩 발산시켜 그 邪氣가 감히 깊이 들어오지 못하는 때를 틈타 쉽게 邪氣를 제거하는 것의 득이 됨만 같겠는가?

或疑用輕劑以散邪，雖邪重者亦散，似乎散邪在藥味之輕，而不在藥劑之輕也．曰藥味之輕者，藥劑亦不必重．蓋味愈輕而邪尤易散，劑愈重而邪轉難解也．

혹 의심하기를 輕劑를 사용하여 邪氣를 흩으면 비록 邪氣가 重한 경우에도 또한 흩어지니, 이는 邪氣를 흩어주는 것이 藥味의 가벼움에 달려있고 藥劑의 가벼움에 달려있지는 않는 것 같습니다. 말하기를 藥味가 가벼운 경우에는 藥劑도 또한 반드시 무겁지는 않다. 대개 藥味가 가벼울수록 邪氣가 더욱 쉽게 흩어지고, 藥劑가 무거울수록 邪氣가 轉變되어 풀어내기 어렵다.

6. 六論重劑

岐伯夫子曰重可去怯．夫怯者，正氣怯而非邪氣怯也．正氣強則邪氣自弱，正氣損則邪氣自旺．似乎扶弱者必須鋤強，補損者必須抑旺矣，然而正氣既怯，不敢與邪相鬥，攻邪而邪愈盛矣，故必先使正氣之安固，無畏乎邪之相淩相奪，而後神無震驚之恐，志有寧靜之休，此重劑所以妙也．

6. 여섯 번째로 重劑를 논한다.

岐伯 선생께서 말씀하시기를 '重은 怯을 제거할 수 있다.'고 하셨다. 무릇 怯이라는 것은 正氣의 怯을 말하는 것이지 邪氣의 怯이 아니다. 正氣가 강하면 邪氣가 저절로 약해지고, 正氣가 손상되면 邪氣가 저절로 왕성해진다. 약한 것을 도우려면 반드시 강한 것을 없애야 하고, 손상을 補하려면 반드시 왕성한 것을 억제해야 할 것 같으나, 正氣가 이미 겁을 내면 감히 邪氣와 더불어 서로 투쟁하지 못하기 때문에 邪氣를 공격하여도 邪氣가 더욱 왕성해 질 것이다. 그러므로 반드시 먼저 正氣로 하여금 안정되고 굳건하게 하여 邪氣와 서로 다투는

(淩奪) 것에 대한 두려움이 없도록 한 이후에야 神에 놀라서 벌벌 떠는 두려움이 없을 것이요 志에 편안하고 안정된 휴식이 있을 것이니, 이것이 重劑가 오묘한 까닭이다.

或問正氣既怯, 扶怯可也, 何必又用重劑, 吾恐虛怯者反不能遽受也. 曰氣怯者心驚, 血怯者心動. 心驚必用止驚之品, 心動必用安動之味. 不用重藥, 又何以鎮靜之乎. 惟是重藥不可單用, 或佐之以補氣, 則鎮之而易於止驚；或佐之以補血, 則靜之而易於制動也.

혹 묻기를 正氣가 이미 겁을 먹었으니, 겁먹은 것을 돕는 것이 옳을 것입니다만, 어찌 반드시 또 重劑를 사용하는지요? 저는 허약해져서 겁을 내는 경우 도리어 重劑를 급히 받아들일 수 없을 것이 걱정됩니다. 말하기를 氣가 겁을 내는 경우 心이 놀라고, 血이 겁을 내는 경우 心이 움직인다. 心이 놀라면 반드시 놀람을 그치게 하는 약품을 사용해야 하고, 心이 움직이면 반드시 움직임을 안정시키는 藥味를 사용해야 한다. 重藥을 사용하지 않으면 또한 무엇으로 그것을 진정시키겠는가? 오직 이 重藥은 단독으로 사용할 수 없으니, 혹 補氣함으로 보좌하면 즉 진정시켜 驚症을 그치기 쉬워지고, 혹 補血함으로 보좌하면 진정시켜 움직임을 제어하기 쉬워진다.

或疑重劑止怯, 似乎安膽氣也. 曰怯之意雖出於膽, 而怯之勢實成於心, 以重劑鎮心, 正所以助膽也. ([批]此論出奇.)

혹 의심하기를 重劑가 怯을 그치는 것이 膽氣를 안정시키는 것 같습니다. 말하기를 怯의 의미는 비록 膽에서 나왔으나 怯의 기세는 실로 心에서 이루어지니, 重劑로 心을 진압하는 것이 바로 膽을 돕는 것이다. (批 : 이 논리가 기묘하다.)

或疑重劑去怯, 怯恐不止心與膽也. 天下惟腎虛之極者, 必至傷肺, 肺傷則不能生精, 成癆怯矣. 恐用[44]重劑者, 重治腎與肺也. 不知怯不同, 五髒七腑皆能成怯.治怯舍重劑, 何以治

44) 用 原無, 今据何本補.

之哉. 又在[45]人之善於變通耳.

혹 의심하기를 重劑는 怯을 제거하는데 怯과 恐은 心과 膽에 그치지 않습니다. 천하에 오직 腎의 虛함이 극에 이른 경우만이 반드시 肺를 상함에 이르게 하니, 肺가 상하면 곧 精을 생산할 수 없어 癆怯이 되는 것입니다. 重劑를 사용하는 것을 염려하는 것은 腎과 肺를 무겁게 치료하기 때문입니다. 이는 怯이 같지 않음을 알지 못하는 것이니, 五臟七腑가 모두 능히 怯을 이룰 수 있다. 怯을 치료함에 重劑를 버리면 무엇으로 그것을 치료하겠는가? 또한 사람이 變通을 잘함에 달려있을 따름이다.

7. 七論滑劑

岐伯夫子曰滑可去著. 邪留於腸胃之間, 不得驟化, 非滑劑又何以利達[46]乎. 然而徒滑之正無益也. 有潤其氣以滑之者, 有潤其血以滑之者, 有潤其氣血而滑之者. 物礙於上焦, 欲上而不得上, 吾潤其氣而咽喉自滑矣；食存於下焦, 欲下而不得下, 吾潤其血而肛門自滑矣；滯穢積於中焦, 欲上而不得, 欲下而不得, 欲留中而又不得, 吾潤其氣血而胸腹自滑矣. 滑劑之用, 又胡可少乎. (〔批〕瀉劑亦總不能外氣血.)

7. 일곱 번째로 滑劑를 논한다.

岐伯선생께서 말씀하시기를 '滑은 부착된 것을 제거할 수 있다.'고 하셨다. 邪氣가 腸胃의 사이에 머물러 신속하게 運化될 수 없을 때 滑劑가 아니면 또한 무엇으로 원활하게 빼낼 수 있겠는가? 그러나 한갓 滑하게만 하는 것은 정녕 이로움이 없다. 그 氣를 潤澤하게 하여서 滑하게 하는 경우가 있고, 그 血을 潤澤하게 하여서 滑하게 하는 경우가 있고, 그 氣血을 潤澤하게 하여서 滑하게 하는 경우가 있다. 물건이 上焦에서 가로막혀서 위로 올리려고 해도 올릴 수 없을 때 내가 그 氣를 潤澤하게 하면 인후가 저절로 미끄러워질 것이다. 음식이

45) 在 日刻本作 "任".
46) 達 何本作 "之速".

下焦에 남아있어 내리고자 하여도 내릴 수 없을 때 내가 그 血을 潤澤하게 하면 항문이 저절로 미끄러워질 것이다. 정체된 지저분한 물질이 中焦에 쌓여서 올리려고 하여도 못하고 내리려고 하여도 못하고 中焦에 머물게 하려 하여도 또한 못할 때 내가 그 氣血을 潤澤하게 하면 胸腹이 저절로 미끄러워질 것이다. 滑劑의 쓰임을 또한 어찌 적다고 할 수 있겠는가? (批 : 瀉劑 또한 총괄컨대 氣血을 제외할 수 없다)

或問滑劑分上, 中, 下治法爲得宜矣. 然而用三法以治澀, 而澀仍不解者, 豈別有治法乎.

夫滑之法雖盡於三, 而滑之變不止於三也. 有補其水以滑之, 有補其火以滑之. 補水者, 補腎中真水也 ; 補火者, 補腎中真火也. 真水足而大腸自潤, 真火足而膀胱自通, 又何澀之不滑哉. 此滑之變法也. (〔批〕又開一法門.)

혹 묻기를 滑劑를 상, 중, 하를 치료하는 방법으로 나눔이 마땅할 것 같습니다. 그러나 세 방법을 사용하여 澁症을 치료하여도 澁症이 이로 인해 풀리지 않는 경우에는 어찌 별도로 다른 治法이 있겠습니까? 무릇 滑法은 비록 세 가지가 전부이지만 滑法의 변화는 세 가지에 그치지 않는다. 그 水를 補하여 滑하게 하는 방법이 있고, 그 火를 補하여 滑하게 하는 방법이 있다. 水를 補하는 경우는 腎中의 眞水를 補하는 것이다. 火를 補하는 경우는 腎中의 眞火를 補하는 것이다. 眞水가 충족되면 大腸이 저절로 潤澤해지고, 眞火가 충족되면 膀胱이 저절로 소통되게 되니, 또한 어떤 澁症이 滑하게 되지 않겠는가? 이것은 滑法의 變法이다. (批 : 또 한 가지의 法門을 열었다.)

或疑補水以潤大腸, 是劑之滑也, 補火以通膀胱, 恐非劑之滑矣. 不知膀胱得火而不通者, 乃膀胱之邪火也. 膀胱有火則水澀, 膀胱無火, 水亦澀也. 蓋膀胱之水, 必得命門之火相通, 而膀胱始有流通之樂, 然則補火正所以滑水, 謂[47]非滑之之劑乎. (〔批〕補火以滑水, 實闡軒岐之秘.)

혹 의심하기를 水를 補하여 大腸을 潤澤하게 하는 것은 滑劑이지만, 火를 補하여 膀胱을 通하게 하는 것은 滑劑가 아닐까 걱정됩니다. 이는 膀胱이 火를 얻었는데도 通하지 않는

47) 謂 此上何本有“何”字.

경우는 곧 膀胱의 邪火임을 알지 못하는 것이다. 膀胱에 火가 있으면 水가 澀해지고, 膀胱에 火가 없으면 水가 또한 澀해진다. 대개 膀胱의 水는 반드시 命門의 火를 얻어 서로 通해야 방광에 비로소 유통되는 즐거움이 있을 것이다. 그러므로 火를 補하는 것이 바로 水를 滑하게 하는 것인데, 그것을 滑하게 하는 약제가 아니라고 말할 수 있겠는가? (批 : 火를 補하여 水를 滑하게 하는 것은 진실로 軒轅과 岐伯의 비밀을 열어 밝힌 것이다.)

或疑滑劑治澀, 然亦有病非澀而亦滑之者, 何也? 蓋滑劑原非止治澀也. 滑非可盡治夫澀, 又何可見澀而即用滑劑乎. 不宜滑而滑之, 此滑劑之無功也. 宜滑而滑之, 雖非澀之病, 偏收滑之功.

혹 의심하기를 滑劑는 澁症을 치료하는데, 澁病이 아닌데도 또한 滑하게 하는 경우가 있으니 어떤 경우입니까? 대개 滑劑는 원래 澁症을 치료하는 것에 그치지 않는다. 滑이 대개의 澁症을 모두 다 치료할 수 없다면 또한 어찌 澁症을 보고 바로 滑劑를 사용할 수 있겠는가? 滑法이 마땅하지 않은데도 滑하게 하면 이에 滑劑의 功이 없을 것이다. 滑法이 마땅하여 滑하게 하면 비록 澁하지 않은 병이라 할지라도 뜻밖에 滑劑의 공효를 거두게 된다.

8. 八論澁

岐伯夫子曰澁可去脫. 遺精而不能止, 下血而不能斷, 瀉水而不能留, 不急用藥以澁之, 命不遽亡乎. 然而澁之正不易也. 有開其竅以澁之者, 有遏其流以澁之者, 有因其勢以澁之者. 精遺者, 尿竅閉也, 吾通尿竅以閉精, 則精可澁 ; 水瀉者, 脾土崩也, 吾培土氣以疏水, 則水瀉可澁. 血下者, 大腸熱也,吾滋金液以殺血, 則血下可澁矣. 澀劑之用, 又胡可少乎.

8. 여덟 번째로 澁劑를 논한다.

岐伯선생께서 말씀하시기를 '澁은 脫症을 제거할 수 있다.'고 하셨다. 遺精을 멈출 수 없거나 下血을 그치지 못하거나 水瀉를 멈추지 못할 때 급히 약을 사용하여 그것을 막지 않으면 생명이 갑자기 끊어지지 않겠는가? 그러나 그것을 막는 것은 사실 쉽지 않다. 그 구멍을 열어서 막는 경우가 있고, 그 흐름을 막아서 막는 경우가 있고, 그 세력을 인하여 막는 경우가 있다. 精이 흘러나오는 경우는 소변구멍이 막혔기 때문인데, 내가 소변구멍을 소통시켜 精을 닫으면 精을 막을 수 있다. 水瀉는 脾土가 무너진 것이니 내가 土氣를 培養하여 水를 소통시키면 水瀉를 막을 수 있다. 血이 아래로 출혈되는 경우는 大腸의 熱이니 내가 金의 津液을 滋養하여 血을 죽이면 下血을 막을 수 있을 것이다. 澁劑의 쓰임을 또한 어찌 적다고 할 수 있겠는가?

或疑澁劑, 古人皆以澁爲事, 吾子反用滑於澁之中, 豈亦有道乎. 曰徒澁何能澁也. 澁之甚, 斯滑之甚矣. 求澁於澁之內, 則澁止見功於一旦, 而不能收功於久長；用滑於澁之中, 則澁難收效於一時, 而實可奏效於永遠, 誰雲澁之必舍滑以澁之耶.

혹 의심하기를 澁劑는 옛 사람이 모두 막는 것으로 일삼았는데 선생께서는 도리어 막는 가운데 滑法을 사용하시니 또한 도리가 있습니까? 말하기를 오로지 막기만 해서야 어찌 능히 막을 수 있겠는가? 澁을 심하게 하는 것은 이것이 곧 滑을 심하게 하는 것일 것이다. 澁의 안에서 澁을 구하면 그 澁은 단지 하루아침에만 공효를 보일 뿐이요, 오랫동안 공을 거둘 수는 없다. 澁 가운데 滑을 사용하면 곧 그 澁法은 일시에 효과를 거두기는 어렵지만 실로 영원토록 효과를 거둘 수 있을 것이니, 누가 막을 때 반드시 滑을 버리고 막을 것이라고 말하는가?

或疑滑以治澁, 終是滑劑而非澁劑. 曰滑以濟澁之窮, 澁以濟滑之變, 能用滑以治澁[48], 則滑即澁劑也. 況澀又不全澁乎, 欲謂之不澁不可也[49].

혹 의심하기를 滑로 澁을 치료하는 것은 결국 滑劑인 것이지 澁劑는 아닙니다. 말하기를 滑로써 澁이 극에 달한 것을 구제하고, 澁으로써 滑의 변화를 구제하니, 滑을 사용하여 澁을 치료할 수 있으면 滑이 곧 澁劑이다. 하물며 澁은 또한 온전한 澁이 아니니, 그것을 澁이 아니라고 하고 싶어도 불가하다.

48) 以治澁 何本作 "于澁之中".
49) 欲謂之不澁不可也 何本作 "何謂之非澁不可止也".

或疑澁劑治脫，而脫症不止三病也，不識可廣其法乎．曰澁劑實不止三法也，擧一可以知乎．

혹 의심하기를 澁劑는 脫症을 치료하는데 脫症은 세 가지 병에 그치지 않습니다. 그 법도를 넓혀주실 수 있으신지요? 말하기를 澁劑는 실로 이 세 가지 방법에 그치지 않으나, 한 가지를 들어 미루어보면 알 수 있을 것이다.

9. 九論燥劑

岐伯夫子曰燥可去濕．夫燥與濕相反，用燥所以治濕也．然濕有在上在中在下之分，濕有在經，在皮，在裏之異，未可一槪用也．在上之濕，苦以燥之；在中之濕，淡以燥之；在下之濕，熱以燥之；在經之濕，風以燥之；在皮之濕，薰以燥之；在裏之濕，攻以燥之．燥[50]不同，審虛實而燥之，則無不宜也．

9. 아홉 번째로 燥劑를 논한다.

岐伯선생께서 말씀하시기를 '燥는 濕을 제거할 수 있다.'고 하셨다. 대저 燥와 濕은 상반되니 燥를 사용하는 것은 바로 濕을 치료하는 것이다. 그러나 濕에는 在上, 在中, 在下의 구분이 있고, 濕에는 在經, 在皮, 在裏의 차이가 있으니 한 가지로 사용할 수 없다. 上焦에 있는 濕은 苦味로 말리고, 中焦에 있는 濕은 淡味로 말리고, 下焦에 있는 濕은 熱로 말린다. 經에 있는 濕은 風으로 말리고, 皮에 있는 濕은 熏蒸하여 말리고, 裏에 있는 濕은 攻法으로 말린다. 燥는 같지 않으니 虛實을 살펴 말리면 마땅하지 않음이 없을 것이다.

或問濕症甚不一，吾子治濕之燥，亦可謂善變矣．然而濕症最難治，何以辨其虛實而善治之乎？夫辨症何難，亦辨其水濕之真偽而已．真濕之症，其症實；偽濕之症，其症虛．知水濕之真偽，何難用燥劑哉．

---

50) 燥 原作"濕", 今据何本改.

혹 묻기를 濕症은 절대 한 가지가 아니니, 선생께서 濕을 치료하는 燥劑는 또한 변화에 잘 대처한다고 할 수 있겠습니다. 그러나 濕症은 가장 치료하기 어려우니 어떻게 그 虛實을 구분하여 잘 치료할 수 있는지요? 대저 症을 변별함이 어찌 어렵겠는가? 또한 그 水濕의 진위를 변별할 따름이다. 眞濕의 증은 그 증상이 實하고, 僞濕의 증은 그 증상이 虛하다. 水濕의 眞僞를 알면 어찌 燥劑를 사용하기 어렵겠는가?

或疑燥劑治濕, 而濕症不可全用燥也, 吾恐燥劑之難執也. 曰濕症原不可全用燥, 然舍燥又何以治濕哉. 燥不爲燥, 則濕不爲濕矣.

혹 의심하기를 燥劑는 濕을 치료하는데, 濕症에는 燥劑만을 全用할 수 없습니다. 저는 燥劑만을 고집하기 어려운 것이 걱정됩니다. 말하기를 濕症은 원래 燥劑만을 全用할 수 없지만 燥劑를 버리고 또한 무엇으로 濕을 치료하겠는가? 燥가 燥가 아니면 곧 濕은 濕이 아닐 것이다.

或疑濕症必尚燥劑, 而吾子又謂不可全用燥, 似乎燥劑無關輕重也. 然而濕症有不可無燥劑之時, 而燥劑有不可治濕症之日, 此燥劑必宜講明, 實有關輕重, 而非可有可無之劑也.

혹 의심하기를 濕症은 반드시 燥劑를 중시 여기는데, 선생께서는 또한 燥劑만을 全用할 수 없다고 말씀하셨으니 燥劑는 輕重과는 상관없는 것 같습니다. 그러나 濕症에 燥劑가 없어서는 안 될 때가 있고, 燥劑가 濕症을 치료할 수 없는 날이 있으니, 이 燥劑는 반드시 마땅히 강구하여 밝혀야 한다. 실제로 輕重과 관계가 있으며, 있어도 그만 없어도 그만한 方劑가 아니다.

10. 十論濕劑

岐伯夫子曰濕可去枯. 夫濕與燥相宜, 用濕以潤燥也. 然燥有在氣,在血, 在臟, 在腑之殊, 有在內, 在外, 在久, 在近之別, 未可一概用也. 氣燥, 辛以濕之 ; 血燥, 甘以濕之 ;

髒燥，鹹以濕之；腑燥，涼以濕之．內燥，寒以濕之；外燥，苦以濕之；久燥，溫以濕之；近燥，酸以濕之．燥不同，審虛實而濕之，則無不宜也．

10. 열 번째로 濕劑를 논한다.

岐伯선생께서 말씀하시기를 '濕은 枯를 제거할 수 있다.'고 하셨다. 대저 濕과 燥는 서로 마땅하니, 濕을 사용하여 燥를 윤택하게 한다. 그러나 燥에는 在氣, 在血, 在臟, 在腑의 다름이 있고, 在內, 在外, 在久, 在近의 구별이 있으니 한 가지로 사용할 수 없다. 氣가 燥하면 辛味로 濕하게 하고, 血이 燥하면 甘味로 濕하게 하고, 臟이 燥하면 鹹味로 濕하게 하고, 腑가 燥하면 涼한 것으로 濕하게 한다. 안이 燥하면 寒으로 濕하게 하고, 밖이 燥하면 苦味로 濕하게 하고, 오랫동안 燥한 것은 溫으로 濕하게 하고, 최근에 燥한 것은 酸味로 濕하게 한다. 燥는 같지 않으니 虛實을 살펴 濕하게 하면 마땅치 않음이 없을 것이다.

或問燥症之不講也久矣，幸吾子暢發燥症之門，以補六氣之一．　又闡揚濕劑以通治燥症，豈氣血臟腑內外久近之濕，遂足以包治燥之法乎．嗟乎．論燥之症，雖百方而不足以治其常；論濕之方，若八法而已足以盡其變．正不可見吾燥門之方多，即疑吾濕劑之法少也．

혹 묻기를 燥症이 연구되지 않은 것이 오래 되었는데 다행히 선생께서 燥症의 문을 펴서 알려주셔서 六氣중의 하나를 보충하셨습니다. 또한 濕劑를 闡揚하셔서 燥症을 通治하셨는데, 어찌 氣血臟腑內外久近의 濕도 결국 燥法으로 포괄적으로 치료할 수 있는 것인지요? 아아! 燥症을 논하자면 비록 백가지 처방이 있어도 족히 그 常을 치료할 수 없고, 濕의 처방을 논하자면 비록 여덟 가지 방법이라도 이미 족히 그 변화를 다 할 수 있다. 정녕 나의 燥門의 처방이 많은 것을 볼 수 없다면 즉 나의 濕劑의 치료법이 적은 것을 의심할 것이다.

或疑濕劑治燥，而燥症實多，執濕劑以治燥，而無變通之法，吾恐前之燥未解，而後之燥更至矣．曰變通在心，豈言辭之可盡哉；吾闡發濕劑之義，大約八法盡之，而變通何能盡乎，亦在人臨症而善悟之耳．

혹 의심하기를 濕劑는 燥症을 치료하지만 燥症은 실로 많은데, 濕劑를 고집하여 燥症을 치료함에 변통하는 방법이 없으니, 저는 앞서의 燥症이 풀어지지 않았는데 이후의 燥症이 다시 이를까봐 걱정됩니다. 말하기를 變通은 마음에 있으니 어찌 말로 다 할 수 있겠는가? 내가 濕劑의 의미를 펼쳐 드러낸 것이 대략 八法으로 다 하였으나, 변통을 어찌 능히 다 할 수 있겠는가? 또한 사람이 증상에 임하여 그것을 잘 깨우칠 따름이다.

或疑濕劑之少也, 人能變通, 則少可化多, 然而能悟者絕少, 子何不多擧濕劑以示世乎. 嗟乎. 燥症前代明醫多不發明, 故後世無聞焉. 鐸受岐天師與張仲景之傳, 《內經》已補注燥之旨, 《六氣》門已暢論燥之文, 似不必《本草》重載燥症. 然而濕劑得吾之八法, 治燥有餘, 又何必多擧濕劑之法哉. ([批]須參看《內經》,《六氣》之書, 則治燥有餘矣.)

혹 의심하기를 濕劑가 적지만 사람이 능히 變通할 수 있으면 곧 적은 것이 변화하여 많아질 수 있습니다. 하지만 능히 깨달을 수 있는 사람은 절대적으로 적은데 선생께서는 어찌 濕劑의 예를 많이 들어서 세상에 보여주시지 않으십니까? 아아! 燥症은 前代의 明醫들이 발명하지 않은 것이 많아서 後世에 전해진 것이 없다. 내가 岐伯天使와 張仲景 선생의 전함을 받아 〈內經〉에서 이미 燥의 뜻을 補注하였고, 〈六氣〉門에서 이미 燥의 條文을 펼쳐 논하였으니 〈本草〉에서 거듭 燥症을 싣는 것이 불필요할 것 같다. 하지만 濕劑에서 나의 八法을 얻으면 燥를 치료하고도 남음이 있으니, 또한 어찌 반드시 濕劑의 방법을 많이 예로 들어야 하겠는가? (批 : 반드시 〈內經〉, 〈六氣〉의 책을 참고하여 보아야 곧 燥를 치료함에 남음이 있을 것이다)

以上十劑, 明悉乎胸中, 自然直捷於指下, 然後細閱新注之《本草》, 通經達權, 以獲其神, 守常知變, 以造於聖, 亦何死者不可重生, 危者不可重安哉.

이상 十劑를 가슴속에 남김없이 밝히고 손가락 아래에서 자연히 곧바로 응답되도록 한 연후에 세세히 검열하여 새로이 〈本草〉에 주를 달았다. 원칙과 임기응변에 통달하여 그 신묘함을 얻고, 常을 지키되 變을 이해하여 聖을 이룩하니, 또한 어찌 죽은 사람이 거듭 살아날 수 없겠으며 위태로운 사람이 다시 안정될 수 없겠는가?

辟[51] 陶隱居十劑内增入寒熱二劑論

陶隱居가 十劑 안에 寒熱 2劑를 더하여 이론을 밝힘

陳遠公曰十劑之後，陶隱居增入寒熱二劑．雖亦有見，繆仲醇[52]辟寒有時不可以治熱，熱有時不可以治寒，以熱有陰虛而寒有陽虛之異也．此論更超出陶隱居，但未嘗言寒熱二劑之宜刪也．後人偏信陶隱居妄自增寒熱二劑，又多岐路之趨，不知寒熱之病甚多，何症非寒熱也．七方十劑之中，何方，何劑不可以治寒熱．若止用寒熱二劑以治寒熱，則宜於寒必不宜於熱，宜於熱必不宜寒，亦甚拘滯而不弘矣．故分寒熱以治寒熱，不可爲訓．

陳遠公이 말하기를, 十劑의 뒤에 陶隱居가 寒熱의 두 方劑를 더하여 넣었다. 비록 또한 일리가 있으나, 繆仲醇은 밝히기를 寒은 때때로 熱을 치료할 수 없고, 熱은 때때로 寒을 치료할 수 없으니 이는 熱에는 陰虛가 있고 寒에는 陽虛가 있는 차이 때문이라고 하였다. 이 이론은 陶隱居가 처음 내놓은 것을 개선한 것인데, 다만 일찍이 寒熱 두 方劑를 마땅히 깎아내야 함을 말하지 않았을 뿐이다. 후인이 陶隱居가 망령되이 스스로 寒熱 두 方劑를 더했다고 편벽되이 믿고, 또한 다양하게 갈라진 이론들을 추구하여 寒熱의 병이 매우 많은 것을 알지 못하였으니, 어느 病症이 寒熱이 아니겠는가? 七方과 十劑의 가운데 어느 方과 어느 劑가 寒熱을 치료하지 못하겠는가? 만약 단지 寒熱 두 方劑를 사용하여 寒熱을 치료한다면, 곧 寒에 마땅한 것은 반드시 熱에 마땅하지 않을 것이요 熱에 마땅한 것은 반드시 寒에 마땅하지 않을 것이니, 또한

51) 辟 彰明.
52) 醇 原作"仁", 今据日刻本, 何本改.

심하게 좁은 이론에 구애되어 식견을 넓히지 못할 것이다. 그러므로 寒熱을 나누어 寒熱을 치료하는 것은 가르침이 될 수 없다.

或問陶隱居增入寒熱二劑, 甚爲有見, 吾子何黨仲醇而刪之. 雖曰七方十劑俱可治寒熱, 然世人昧焉不察, 從何方何劑以治之乎. 不若增寒熱二劑, 使世人易於治病也. 嗟乎. 子言則美矣, 然非用劑之義也. 寒熱之變症多端, 執二劑以治寒熱, 非救人, 正殺人也. 予所以刪之, 豈黨仲醇哉.

혹 묻기를 陶隱居가 寒熱 두 方劑를 더하여 넣은 것은 매우 식견이 있는 것인데 선생께서는 어찌 繆仲醇의 편을 들어 그것을 깎아 내셨는지요? 비록 七方과 十劑가 모두 寒熱을 치료할 수 있다고 말씀하셨지만 세상 사람들은 우매하게도 살피지 않으니 어떤 方과 劑를 따라서 그것을 치료하여야 합니까? 이는 寒熱 두 方劑를 더하여 넣어 세상 사람들로 하여금 쉽게 병을 치료하게 하는 것만 못합니다. 아아! 자네의 말은 아름답지만 方劑를 사용하는 올바른 뜻은 아니다. 寒熱이 변화하는 증상은 복잡다단하니 두 方劑만 고집하여 寒熱을 치료하는 것은 사람을 구하는 것이 아니라 바로 사람을 죽이는 것이다. 내가 이 때문에 그것을 깎아 낸 것이니 어찌 繆仲醇의 편을 들어준 것이겠는가?

或疑寒熱之變端雖多, 終不外於寒熱之二病, 安在不可立寒熱之二劑耶. 曰寒之中有熱.

熱之中有寒. 有寒似熱而實寒, 有熱似寒而反熱. 有上實寒而下實熱, 有上實熱而下實寒. 有朝作寒而暮作熱, 有朝作熱而暮作寒. 有外不熱而內偏熱, 有外不寒而內偏寒. 更有虛熱虛寒之分, 實熱實寒之異, 偏寒偏熱之別, 假寒假熱之殊. 不識寒熱二劑, 何以概治之耶. 予所以信寒熱二劑斷不可增於十劑之內, 故辟陶隱居之非, 而嘉繆仲醇之是也. ([批] 如此說來, 寒熱二劑斷不可增.)

혹 의심하기를 寒熱의 변화는 비록 복잡다단하지만 결국 寒熱의 두 병에서 벗어나지 않는데 어찌 寒熱의 두 方劑를 세울 수 없는 것입니까? 말하기를 寒의 가운데 熱이 있고, 熱의 가운데

寒이 있다. 寒이 熱과 비슷하지만 실제로는 寒인 경우가 있고, 熱이 寒과 비슷하지만 도리어 熱인 경우가 있다. 上焦는 實寒인데 下焦는 實熱인 경우가 있고, 上焦는 實熱인데 下焦는 實寒인 경우가 있다. 아침에는 寒症이었다가 저녁에는 熱症으로 바뀌는 경우가 있고, 아침에는 熱症이었다가 저녁에는 寒症으로 바뀌는 경우가 있다. 밖으로는 熱이 없지만 안에는 熱症에 치우친 경우가 있고, 밖으로는 寒이 없지만 안으로는 寒症에 치우친 경우가 있다. 게다가 虛熱과 虛寒의 구분이 있고, 實熱과 實寒의 다름이 있고, 偏寒과 偏熱의 구별이 있고, 假寒과 假熱의 다름이 있다. 寒熱 두 方劑로 어떻게 이런 상황들을 모두 치료하는지 모르겠다. 따라서 내가 寒熱 두 方劑를 결단코 十劑의 안에 더하여 넣을 수 없다고 믿었기 때문에 陶隱居의 잘못됨을 밝히고 繆仲醇의 옳음을 뛰어나다고 여긴 것이다. (批 : 이 같은 설명에 의해 寒熱 두 方劑는 결단코 더하여 넣을 수 없다.)

或疑寒熱不[53]常, 方法可定[54], 臨症通變, 全在乎人, 不信寒熱二劑之不可增也. 嗟乎. 立一方法, 必先操於無弊, 而後可以垂訓, 乃增一法, 非確然不可移之法, 又何貴於增乎, 故不若刪之爲快耳.

혹 의심하기를 寒熱은 일정하지 않으나 처방의 방법은 정할 수 있으니 증상에 임하여 변화에 통달하는 것은 온전히 사람에게 달려있습니다. 寒熱 두 方劑를 더하여 넣을 수 없다는 것을 믿을 수 없습니다. 아아! 한 가지 처방의 방법을 세우려면 반드시 폐단이 없도록 조절한 이후에 가르침으로 드리울 수 있으니, 따라서 한 가지 방법을 더하여 넣을 때 확연하여 옮기지 못할 방법이 아니라면 또한 더하여 넣는 것이 어찌 귀하겠는가? 그러므로 명쾌하게 그것을 깎아 제거하는 것만 못할 따름이다.

---

53) 不 何本作 "無".
54) 可 何本作 "不".

辟繆仲醇十劑内增升降二劑論

繆仲醇이 十劑 안에 升降 두 方劑를 더하여 이론을 밝힘

陳遠公曰繆仲醇因陶隱居十劑中增入寒熱二劑, 辟其虛寒虛熱之不可用也, 另增入升降二劑. 雖亦有見, 而終非至當不移之法. 夫升即宣之義, 降即瀉之義也. 況通之中未嘗無升, 通則氣自升矣 ; 補之中未嘗無升, 補則氣自升矣. 推而輕重滑澀燥濕, 無不有升之義在也. 況通之內何常非降, 通則氣自降矣 ; 補之內何常非降, 補則氣自降矣. 推而輕重滑澀燥濕, 無不有降之義在也. 是十劑無劑不可升陽, 何必再立升之名, 無劑不可降陰, 何必重多降之目. 夫人陽不交於陰則病, 陰不交於陽則亦病. 十劑方法, 無非使陽交陰而陰交陽也. 陽既交陰則陽自降矣. 陰既交陽, 則陰自升矣. 陽降則火自安於下, 何必愁火空難制 ; 陰升則水自潤於上, 何必虞水涸難濟. 此升降二劑所以宜删, 而前聖立方實無可議也.

陳遠公이 말하기를 繆仲醇은 陶隱居가 十劑 안에 寒熱 두 方劑를 더하여 넣은 것으로 인하여 그 虛寒과 虛熱에 사용할 수 없음을 밝히고, 따로 升降의 두 方劑를 더하여 넣었다. 비록 또한 식견이 있으나 결국은 지극히 당연하여 옮기지 못할 법칙은 아니다. 대저 升이라는 것은 곧 宣의 의미이고, 降이라는 것은 곧 瀉의 의미이다. 하물며 通하게 하는 가운데 일찍이 升함이 없지 않으니, 通은 곧 氣가 자연히 올라가는 것이다. 補하는 가운데 일찍이 升함이 없지

않으니, 補는 곧 氣가 자연히 올라가는 것이다. 이것을 미루어 보면 輕重滑澁燥濕의 方劑안에 升의 의미가 내재되지 않음이 없다. 하물며 通의 안에 어찌 항상 내려감이 없겠는가? 通은 곧 氣가 자연히 내려가는 것이다. 補의 안에 어찌 항상 내려감이 없겠는가? 補는 곧 氣가 자연히 내려가는 것이다. 이것을 미루어 보면 輕重滑澁燥濕의 方劑안에 降의 의미가 내재되지 않음이 없다. 이 十劑 중에서 陽氣를 올리지 못하는 方劑가 없으니 어찌 반드시 거듭 升이라는 명칭을 세우겠는가? 陰을 내리지 못하는 方劑가 없으니 어찌 반드시 降이라는 항목을 중복하겠는가? 대저 사람의 陽이 陰과 교류되지 않으면 병이 들고 陰이 陽과 교류하지 않으면 또한 병이 된다. 十劑의 방법 중에 陽으로 하여금 陰과 교류되게 하고, 陰으로 하여금 陽과 교류되게 하지 않는 것이 없다. 陽이 이미 陰과 교류되면 곧 陽이 저절로 내려갈 것이다. 陰이 이미 陽과 교류되면 즉 陰이 저절로 올라갈 것이다. 陽이 내려가면 火가 아래에서 자연히 안정될 것이니 어찌 반드시 火가 비어 제어하기 어려울 것을 근심하겠는가? 陰이 올라가면 곧 水가 자연히 위에서 윤택하게 될 것이니 어찌 반드시 水가 말라 구제하기 어려울 것을 근심하겠는가? 이것이 升降 두 方劑를 마땅히 깎아내야 하는 이유이니 이전의 聖人이 立方한 것을 진실로 의논할 수 없다.

或問升降二劑經吾子之快論, 覺十劑無非升降也, 但不識於吾子所論之外, 更可闡其微乎? 曰升降不外陰陽, 而陰陽之道何能以一言盡. 有升陽而陽升者, 有升陽而陽反降者, 有降陰而陰降者, 有降陰而陰愈不降者, 又不可不知也. 然而升降之法, 實包於十劑之中. 有十劑之法, 則可變通而甚神, 舍十劑之法, 而止執升降之二劑, 未免拘滯而不化, 此升降之二劑所以可刪耳.

혹 묻기를 升降의 두 方劑는 선생님의 명쾌한 논리에 따르면 十劑중에 升降하지 않는 것이 없음을 깨닫게 됩니다. 다만 선생께서 설명하신 것 외에 다시 그 정미한 내용을 열어 보여주실 수 있으신지요? 말하기를 升降은 陰陽에서 벗어나지 않으니 陰陽의 도리를 어찌 한마디 말로 다 할 수 있겠는가? 升揚하여 陽이 올라가는 경우가 있고, 升揚하였는데 陽이 도리어 내려오는 경우가 있고, 降陰하여 陰이 내려가는 경우가 있고, 降陰하였는데 陰이 더욱 내려오지 않는 경우가 있으니 또한 이해하지 않을 수 없다. 그러나 升降의 법도는 실로 十劑의 가운데 포함되어 있다. 十劑의 법도가 있으면 곧 變通하여 매우 신통해 질 수 있으며, 十劑의 법도를 버리고 단지 升降의 두 方劑를 고집하면 구차하게 사로잡혀 조화롭게 되지 않음을 면할 수 없으니, 이것이 升降의 두 方劑를 깎아낼 수 있는 까닭일 따름이다.

或疑執升降二劑, 不可盡升降陰陽也, 豈增入之全非耶. 曰升降可增, 則前人早增之矣, 何待仲醇乎. 正以陰陽之道無窮, 升降之法難盡, 通十劑以爲升降, 可以盡症之變, 倘徒執升降之二劑, 又何以變通哉. ([批]升降一言破的, 何必執升降以爲升降.)

혹 의심하기를 升降 두 方劑를 고집하여도 升降陰陽을 다할 수 없는데, 어찌 더하여 넣는 것이 완전히 잘못된 것이겠습니까? 말하기를 升降을 더하여 넣을 수 있다면 옛 사람들이 일찍이 더하여 넣었을 것인데 어찌 仲醇을 기다렸겠는가? 바로 陰陽의 도리는 무궁하고 升降의 법도는 다하기 어렵기 때문이니, 十劑를 통털어서 升降으로 삼으면 症의 변화를 다 할 수 있을 것이다. 혹 한갓 升降의 두 方劑에 집착한다면 또한 무엇으로 변통하겠는가? (批 : 升降 한 마디로 핵심을 꿰뚫었으니, 어찌 升降 두 方劑를 고집하여 升降으로 삼겠는가?)

或疑可升可降, 十劑中未嘗言也, 何不另標升降之名, 使世人一覽而知升降哉. 曰有升有降者, 病之常也 ; 宜升宜降者, 醫之術也. 切人之脈, 即知陰陽之升降矣. 陰陽既知, 升降何難辨哉. 使必覽劑而後知之, 無論全用十劑, 不可升降人之陰陽, 即單執升降二劑, 又何能治陰陽之升降哉. 夫十劑之中, 皆可升可降之劑也. 人知陰陽, 即知升降矣. 何必另標升降之多事哉.

혹 의심하기를 升할 수 있고 降할 수 있는 것을 十劑 중에서 일찍이 말씀하지 않으셨으니, 어찌 별도로 升降의 명칭을 표시하여 세상 사람들로 하여금 한번 쳐다보아 升降을 알 수 있도록 하지 않으셨습니까? 말하기를 升降이라는 것은 병의 常 이다. 마땅히 升하고 마땅히 降함은 의술이다. 사람의 脈을 切診하면 陰陽의 升降을 알 수 있을 것이다. 陰陽을 이미 안다면 升降을 어찌 변별하기 어렵겠는가? 반드시 方劑를 열람한 이후에 그것을 이해하도록 한다면 十劑를 온전히 사용하는 것은 막론하고 사람의 음양을 升降하도록 할 수 없는데, 하물며 단순히

升降 두 方劑만 고집한다면 또한 어찌 陰陽의 升降을 치료할 수 있겠는가? 무릇 十劑가 모두 升하게 할 수 있고 降하게 할 수 있는 方劑이다. 사람이 陰陽을 안다면 升降을 이해할 수 있을 것이다. 하필 별도로 升降을 표시하는 것을 번거롭게 일삼겠는가?

제 2 부

약재편

卷之一 宮集
卷之二 商集
卷之三 角集
卷之四 徵集
卷之五 羽集

卷之一 官集

人蔘 · 黃芪 · 甘草 · 白朮 · 蒼朮 · 熟地 · 生地 · 當歸 · 牛膝 · 遠志 · 石菖蒲

1. 人蔘

人參, 味甘, 氣溫, 微寒, 氣味俱輕, 可升可降, 陽中有陰, 無毒. 乃補氣之聖藥, 活人之靈苗也. 能入五臟六腑, 無經不到, 非僅入脾,肺,心而不入肝,腎也. 五臟之中, 尤專入肺, 入脾. 其入心者十之八, 入肝者十之五, 入腎者十之三耳. 世人止知人參爲脾, 肺, 心經之藥, 而不知其能入肝, 入腎. 但肝, 腎乃至陰之經, 人參氣味陽多於陰, 少用則泛上, 多用則沉下. 故遇肝腎之病, 必須多用之於補血補精之中, 助山茱, 熟地純陰之藥, 使陰中有陽, 反能生血生精之易也. (〔批〕呂道人曰人參功用, 誠如所言, 無奈世人錯看了. 非單用以出奇, 即亂用以眩異, 反致無功而收敗).

人蔘은 味甘하고 氣溫하고 微寒하며, 氣味가 모두 가벼워 올라갈 수도 있고 내려갈 수도 있다. 陽중에 陰이 있으며 無毒하고, 氣를 補하는 聖藥이며, 活人의 靈苗이다. 五臟六腑에 들어갈 수 있고, 도달하지 못하는 경락이 없으니, 단지 脾, 肺, 心으로만 들어가고 肝, 腎에 들어가지 못하는 것은 아니다. 五臟 중에 특히 肺와 脾로 온전히 들어가며, 心으로 들어가는 것은 열 중에 여덟이며, 肝으로 들어가는 것은 열 중에 다섯이며, 腎으로 들어가는 것은 열 중에 셋일 따름이다. 世人들은 단지 人蔘이 脾, 肺, 心經의 藥인 것만을 알고 肝과 腎으로도 들어갈 수 있음을 모르고 있다. 다만 肝과 腎은 至陰의 經이며, 人蔘은 氣味가 陽이 陰보다 많아 조금 사용하면 위로 떠오르고, 많이 사용하면 아래로 가라앉기 때문에, 肝腎의 병을 만나면 반드시 補血, 補精하는 가운데 人蔘을 많이 사용하고, 山茱萸와 熟地黃같은 純陰의 藥으로 보조하여 陰중에 陽이 있도록 하면 도리어 쉽게 生血, 生精할 수 있다. ([批]呂道人이 말하기를 : 人蔘의 효능은 진실로 말한 바와 같으니 世人들이 착각하는 것은 어찌할 도리가 없다. 단순하게 사용하여 기이한 효과를 얻지 못하니, 함부로 사용하여 오히려 효과가 없을 뿐만 아니라 사람을 해치게 된다.)

蓋天地之道, 陽根於陰, 陰亦根於陽. 無陰則陽不生, 而無陽則陰不長, 實有至理, 非好奇也. 有如氣喘之症, 乃腎氣之欲絶也, 宜補腎以轉逆, 故必用人參, 始能回元陽於頃刻, 非人參入腎, 何能神效如此. ([批]腎虛氣不歸元而喘, 乃是虛喘. 人參定喘嗽須多用, 一服即止. 若是肺家實火而喘, 斷不可用.)

대개 天地의 이치는 陽은 陰에 뿌리를 두고, 陰 역시 陽에 그 뿌리를 두는 것이다. 陰이 없으면 陽은 생겨나지 못하고, 陽이 없으면 陰은 자라날 수 없으니, 진실로 지극한 이치이며, 기이한 것을 좋아하는 것이 아니다. 예를 들어 氣喘은 腎氣가 끊어지려는 것이다. 마땅히 腎을 補하여 氣의 거스름을 되돌려야 한다. 따라서 반드시 人蔘을 사용하여야 비로소 짧은 시간 안에 元陽을 되돌릴 수 있으니, 人蔘이 腎에 들어가지 않으면 어찌 이와 같은 신묘한 효험이 있겠는가? ([批]腎이 虛하여 氣가 그 근원으로 돌아가지 못해 喘急한 것으로, 이는 곧 虛喘이다. 人蔘으로 喘嗽를 안정시킬 때는 마땅히 多用하여야 하니, 한번 복용하면 곧 그친다. 만약 肺家의 實火로 인한 喘症인 경우는 절대로 사용하면 안 된다.)

又如傷寒厥症, 手足逆冷, 此肝氣之逆也, 乃用四逆等湯, 亦必多加人參而始能定厥, 非人參入肝, 又何能至此. 是人參入肝,腎二經, 可共信而無疑也. 惟是不善用人參者, 往往取敗.

또한 傷寒厥症으로 手足이 逆冷한 것은 肝氣가 逆한 것으로, 四逆湯 등의 처방에 또한 반드시 人蔘을 많이 가미하여 사용하여야 비로소 厥症을 안정시킬 수 있으니, 人蔘이 肝으로 들어가지 않으면 또한 어찌 이 厥症을 그치게 할 수 있겠는가. 이에 人蔘이 肝과 腎의 두 經에 들어간다는 것을 함께 믿어 의심하지 않을 수 있다. 이 때문에 人蔘을 잘 사용하지 못하는 자는 종종 실패하게 된다.

蓋人參乃君藥, 宜同諸藥共用, 始易成功. 如提氣也, 必加升麻,柴胡；如和中也, 必加陳皮, 甘草；如健脾也, 必加茯苓, 白朮；如定怔忡也, 必加遠志, 棗仁；如止咳嗽也, 必加薄荷, 蘇葉；如消痰也, 必加半夏, 白芥子；如降胃火也, 必加石膏, 知母；如清陰寒也, 必加附子, 乾薑. 如敗毒也, 必加芩, 連, 梔子；如下食也, 必加大黃, 枳實. 用之補則補, 用之攻則攻, 視乎配合得宜, 輕重得法耳. 然而人參亦有單用一味而成功者, 如獨參湯, 乃一時權宜, 非可恃爲常服也. 蓋人氣脫於一時, 血失於頃刻, 精走於須臾, 陽絶於旦夕, 他藥緩不濟事, 必須用人參一二兩或四五兩, 作一劑, 煎服以救之. 否則, 陽氣遽散[1] 而死矣. 此時未嘗不可雜之他藥,共相挽回, 誠恐牽制其手, 反致功效之緩, 不能返之於無何有之鄉. 一至陽回氣轉, 急以他藥佐之, 才得保其不再絶耳. 否則陰寒逼人, 又恐變生不測. 可見人參必須有輔佐之品, 相濟成功, 未可專恃一味, 期於必勝也.

대개 人蔘을 君藥으로 할 때는 마땅히 여러 藥들과 함께 사용하여야 비로소 쉽게 공을 이룰 수 있다. 예를 들어 기운을 끌어올리기 위해서는 반드시 升麻, 柴胡를 가미해야 하고 ; 中焦를 조화롭게 하기 위해서는 반드시 陳皮, 甘草를 가미해야 하며 ; 健脾를 위해서는 茯苓, 白朮을 가미해야 하고; 怔忡을 안정시킬 때에는 遠志, 酸棗仁을 가미해야 하며; 咳嗽를 멈추기 위해서는 薄荷, 蘇葉을 가미해야 하고 ; 消痰시키기 위해서는 半夏, 白芥子를 가미해야 하며 ; 胃火를 내리기 위해서는 石膏, 知母를 가미해야 하고 ; 陰寒을 맑게 하기 위해서는 附子, 乾薑을 가미해야 하며 ; 毒을 깨뜨리기 위해서는 黃芩, 黃連, 梔子를 가미해야 하고 ; 食滯를 내리기 위해서는 大黃, 枳實을 가미해야 한다. 補에 사용하면 補하고, 攻을 위해 사용하면

---

1) 散 日刻本, 何本作 "敗".

攻하니, 배합이 올바른지, 용량이 법에 맞는지를 볼 따름이다. 하지만, 獨蔘湯과 같이 人蔘 한 가지 약재만 사용하여 공을 이루는 경우가 있는데, 이는 일시적인 임시방편일 따름이며 항상 복용해도 되는 것으로 생각할 수는 없다. 대개 사람의 氣가 一時에 허탈해지고, 血을 순식간에 잃으며, 精이 잠깐 사이에 빠져 나가고, 陽이 짧은 시간에 끊어지면 다른 약은 약성이 느슨하여 위기에서 구할 수 없으니 반드시 人蔘 1, 2兩이나 혹 4, 5兩으로 한 劑를 지어 달여 복용시켜 생명을 구해야 한다. 그렇지 않으면, 陽氣가 갑자기 흩어져서 죽게 될 것이다. 이럴 때에는 과연 다른 약을 섞을 수 없으니, 함께 상호작용하여 약효를 잡아당기고 되돌려서 人蔘의 작용을 견제하고 도리어 약효를 느슨하게 만들어 위험하지 않은 상태로 되돌릴 수 없게 될 것이 진실로 두렵다. 일단 陽氣가 돌아오고 氣가 움직이는데 이르렀을 때 급히 다른 약으로 보좌한다면 비로소 그것이 다시 끊어지지 않는 상태로 지킬 수 있을 것이다. 그렇지 않으면 陰寒이 사람을 逼迫할 것이요, 또한 生氣의 변화를 예측하지 못할 것이 두렵도다. 이에 人蔘은 반드시 輔佐할 수 있는 약재를 두어 서로 도와 공을 이루게 해야 하며, 오로지 人蔘 한 가지만 가지고서 반드시 성공을 기약할 수 없다는 것을 알 수 있다.

或疑人參乃氣分之藥, 而先生謂是入肝, 入腎, 意者亦血分之藥乎? 夫人參豈特血分之藥哉, 實亦至陰之藥也. 肝中之血, 得人參則易生. 世人以人參爲氣分之藥, 絕不用之以療肝腎, 此醫道之所以不明也. 但人參價貴, 貧人不能長服爲可傷耳. ([批]人參療肝腎才得精血之長生, 妙論也.)

혹 의심하기를 人蔘은 氣分의 藥인데, 선생께서 지금 肝과 腎에 들어간다고 하시니 그 뜻은 또한 血分의 藥이라는 것입니까? 무릇 人蔘이 어찌 유독 血分의 약일 뿐이겠는가. 진실로 또한 至陰의 藥이다. 肝中의 血은 人蔘을 얻으면 쉽게 생겨난다. 世人들이 人蔘을 氣分의 藥으로 여기고 肝腎을 치료함에 절대로 사용하지 않으니, 이는 醫道에 밝지 못한 까닭이다. 단지 人蔘의 가치가 귀하여 가난한 자들이 長服할 수 없는 것이 애통할 따름이다. ([批]人蔘이 肝腎을 치료하고 나서 비로소 精血을 기르고 만들어 낼 수 있다는 것은 오묘한 이론이다.)

或疑人參既是入腎之藥, 腎中虛火上沖, 以致肺中氣滿而作嗽, 亦可用乎? 此又不知人參之故也. 夫腎中水虛, 用參可以補水; 腎中火動, 用參反助火矣. 蓋人參入肝, 入腎, 止能補血添精, 亦必得歸, 芍, 熟地, 山茱, 同群以共濟, 欲其一味自入於肝, 腎之中, 勢亦不能. 如腎中陰虛火動, 此水不足而火有餘, 必須補水以制火, 而凡有溫熱之品, 斷不可用. 即如破故, 杜仲之類, 未嘗非直入腎中之味, 亦不可同山茱, 熟地而並用. 況人參陽多於陰之物, 烏可輕投, 其不可同用明甚. 不知忌而妄用之, 則肺氣更滿, 而嗽且益甚, 所謂肺熱還傷肺者, 此類是也. 至火衰而陰虛者, 人參斷宜重用. 腎中下寒之劇, 則龍雷之火不能下藏 於至陰之中, 勢必直沖而上, 至於咽喉, 往往上熱之極而下體反畏寒, 兩足如冰者有之. 倘以爲熱, 而投以芩, 連, 梔, 柏之類, 則火焰愈熾, 苟用人參同附子, 桂, 薑之類以從治之, 則火自退藏, 消歸烏有矣. 蓋虛火不同, 有陽旺而陰消者, 有陰旺而陽消者, 正不可執之概用人參以治虛火也.

혹 의심하기를 人蔘이 이미 腎으로 들어가는 藥이라 하셨는데, 腎中에 있는 虛火가 上衝하여 肺中의 氣가 가득 차게 하여 嗽를 일으키는 경우에도 또한 사용하는 것이 가능하겠습니까? 이는 또한 人蔘의 이치를 모르는 것이다. 무릇 腎中의 水가 虛하면 人蔘을 사용하여 가히 水를 補할 수 있고; 腎中의 火가 動하는데 人蔘을 사용하면 도리어 火를 도울 뿐이다. 대개 人蔘은 肝과 腎에 들어가서 단지 血을 補하고 精을 보태줄 수 있는데, 또한 반드시 當歸, 芍藥, 熟地黃, 山茱萸를 얻어야 함께 무리지어서 서로 돕게 되니, 人蔘 한 가지 약재가 스스로 肝과 腎으로 들어가고자 하여도 약의 세력이 또한 미칠 수 없다. 예를 들어 腎中에 陰이 虛하여 火가 動하는 것은 水가 不足하고 火가 有餘한 것으로 반드시 水를 補하여 火를 제어해야 하므로 대부분의 溫熱한 약품은 절대로 사용하면 안 된다. 즉, 예를 들어 破古紙, 杜仲 등과 같은 종류의 약들은 분명히 직접 腎으로 들어가는 약물이므로, 역시 山茱萸, 熟地黃과 함께 사용할 수 없다. 하물며, 人蔘은 陽이 陰보다 많은 약이니, 어찌 가벼이 투여하겠는가. 함께 사용할 수 없음이 매우 분명하다. 禁忌를 알지 못하고 망령되이 사용하면 肺氣가 다시 그득해지고 기침도 또한 더욱 심해질 것이니, 이른 바 肺熱이 도리어 肺를 상하게 한다는 것이 이러한 경우인 것이다. 火가 쇠약하고 陰이 虛한 경우에 이르러서는 마땅히 반드시 人蔘을 重用하여야 한다. 腎中下寒이 심한 경우에는 龍雷의 火가 至陰之中의 아래로 저장될 수 없게 되어, 그 기세가 반드시 곧바로 치솟아 위로 올라가 咽喉에 이르게 되니 간간히 열이 올라오는 것이 심해지고 하체는 도리어 차가운 것을 두려워하며 양 발은 얼음같이 차가워지는 경우가 생긴다. 이를 오히려 熱症으로 여기어 黃芩, 黃連, 梔子, 黃柏과 같은 종류의 약물을 투여하면 火焰이 더욱 熾盛하게 되니, 진실로 人蔘을 附子, 肉桂, 乾薑 등의 종류와 함께 사용하여 從治하면 火는 스스로 물러나 저장되어 사그라지게 될 것이니 생명이 소모되어 죽게 되는 경우가 어찌 발생하겠는가? 대개 虛火는 한 가지가 아니니, 陽이 왕성한데 陰이 사그라진 경우와, 陰이 왕성한데 陽이 사그라진 경우가 있으므로, 대개 人蔘으로 虛火를 치료한다고 고집할 수 없다.

或問人參乃純正之品, 何故攻邪反用之耶？ 不知人參乃攻邪之勝藥也. 凡人邪氣入身, 皆因氣虛不能外衛於皮毛, 而後風寒暑濕熱燥之六氣始能中之. 是邪由虛入, 而攻邪可不用參以補氣乎. 然而用參以攻邪[2], 亦未可冒昧[3]也. 當邪之初入也, 宜少用參以爲佐, 及邪之深入也, 宜多用參以爲君, 及邪之將去也, 宜專用參以爲主. 斟酌於多寡之間, 審量於先後之際, 又何參之不可用, 而邪之不可攻哉. 故邪逼其氣, 陷之至陰之中, 非人參何能升之於至陽之上；邪逼其氣, 拒於表裏之間, 非人參何能散於腠理[4]之外, 邪逼其氣, 逆於胸膈之上, 非人參何能瀉之於膀胱之下. 近人一見用人參, 病家先自吃驚, 而病患知之有死之心, 無生之氣, 又胡能取效哉. 誰知邪之所湊, 其氣必虛. 用人參於攻邪之中, 始能萬無一失. 余不得不暢言之, 以活人於萬世也. (〔批〕人參不是攻邪之藥, 而遇邪氣盛, 正氣虛, 佐之以攻邪, 則取勝也.)

혹 묻기를 人蔘은 純正한 약재인데 무슨 이유로 도리어 邪氣를 공격하는데 이용할 수 있습니까? 이는 人蔘이 邪氣를 공격하는데 뛰어난 약임을 모르는 것이다. 무릇 邪氣가 인체에 들어오는 것은 모두 氣가 虛하여 밖으로 皮毛를 保衛하지 못하는 것으로 인하여 風寒暑濕熱燥의 六氣가 비로소 침입할 수 있게 되는 것이다. 이렇듯 邪氣는 虛함으로 말미암아 들어오니, 邪氣를 공격할 때 人蔘을 사용하여 補氣하는 것이 가능 하겠는가 불가능 하겠는가? 그런즉 人蔘을 이용하여 邪氣를 공격하는 이치에 몽매할 수 없는 것이다. 邪氣가 처음 침입하였을 때를

2) 此下清抄甲本有“實有法在”四字.
3) 此下清抄甲本有“而輕用之”四字.
4) 邪逼其氣, 拒于表裏之間, 非人參何能散于腠理之外 此二十一字原無, 今据清抄甲本補.

당하면 마땅히 人蔘을 조금 사용하여 佐藥으로 삼아야 하고, 邪氣가 깊이 침입함에 이르면 마땅히 人蔘을 多用하여 君藥으로 삼아야 하고, 邪氣가 장차 물러나려 할 때에 이르면 마땅히 오로지 人蔘을 사용하여 主藥으로 삼아야 한다. 많고 적음의 차이를 짐작하고, 앞뒤를 살펴 측량한다면 또한 어찌 人蔘을 사용할 수 없다고 하며, 人蔘이 邪氣를 공격할 수 없다고 할 수 있을 것인가. 그러므로 邪氣가 正氣를 핍박하여 至陰之中으로 陷入될 때 人蔘이 아니면 어찌 陷入된 기운을 至陽之上으로 올릴 수 있으며 ; 邪氣가 正氣를 핍박하여 表裏之間을 막을 때 人蔘이 아니면 어떻게 그 邪氣를 腠理 밖으로 흩어낼 수 있으며 ; 邪氣가 正氣를 핍박하여 胸膈의 위로 上逆될 때 人蔘이 아니면 어떻게 膀胱의 아래로 瀉下할 수 있겠는가. 근래 사람들은 人蔘을 사용하는 것을 한번 보기만 하고, 환자는 먼저 스스로 겁을 집어먹고 병환을 이해하기를 죽음을 염두에 두고 살아날 기운이 없는 것으로 이해하니, 또한 어찌 효과를 거두겠는가? 누가 "邪之所湊, 其氣必虛"라는 말을 이해할 것인가? 邪氣를 공격하는데 人蔘을 사용하면 비로소 만에 하나도 잃지 않을 수 있을 것이다. 내가 어쩔 수 없이 이 이야기를 널리 공포하여 萬世에 걸쳐 사람을 살리고자 한다. (〔批〕人蔘은 攻邪하는 약은 아니나, 邪氣가 盛하고 正氣가 虛한 상황을 만나면 이를 보좌하여서 攻邪하여야 성공할 수 있다.)

用人參於攻邪之中, 亦自有說. 邪之輕者, 不必用也. 人之壯實者, 不必用也. 惟邪之勢重而人之氣虛, 不得不加人參於攻藥之中, 非助其攻, 乃補其虛也. 補虛邪自退矣.

邪氣를 공격하는 가운데 人蔘을 사용하는 것도 또한 여러 논리가 있다. 邪氣가 가벼운 경우에는 반드시 사용할 필요는 없다. 壯實한 사람에게도 반드시 사용할 필요는 없다. 오직 邪氣의 勢가 엄중하고 병자의 氣가 虛한 경우에 부득이 攻邪하는 藥 중에 人蔘을 가미하는 것이니, 그 邪氣를 공격하는 것을 돕는 것이 아니라, 그 虛함을 補하는 것이다. 虛를 補하면 邪는 스스로 물러나게 될 따름이다.

或問人參[5]陽藥, 自宜補陽, 今曰兼陰, 又宜補陰, 是人參陰陽兼補之藥, 何以陽病用參而即

5) 此下清抄甲本有"旣是"二字.

宜, 陰病用參反未安也？ 不知人參陽多陰少, 陽虛者陰必虛, 陽旺者陰必旺. 陽虛補陽, 無礙於陰, 故補陽而陽受其益, 補陽而陰亦受其益也. 陽旺補陽, 更助其陽, 必有火盛之虞, 陽火盛則陰水必衰, 陰水衰而陽火更盛, 陽且無補益之宜, 又安望其補陰乎, 故謂人參不能補陰非也. 人參但能補陽虛之陰, 不能補陽旺之陰耳. 又何疑於人參之是陽而非陰哉. ([批]人參補陽虛之陰, 千古定論.)

혹 묻기를 人蔘은 陽藥으로서 그 자체로 당연히 補陽하는데, 지금 陰을 兼한다고 말씀하시고 또한 당연히 陰을 補한다고 하시니, 이는 人蔘이 陰陽을 같이 補하는 藥이라는 것인데 어찌 陽病에 人蔘을 쓰면 마땅하고 陰病에 人蔘을 쓰면 도리어 안전하지 않은 것입니까? 이는 人蔘이 陽多하고 陰少함을 모르는 것이니, 陽虛한 자는 반드시 陰이 虛하고, 陽이 왕성한 자는 반드시 陰이 왕성한 것이다. 陽이 虛하여 陽을 補하면 陰에 장애가 되지 않으니, 그러므로 陽을 補하면 陽이 더하여 지고, 陽이 補해지면서 陰도 역시 더하여 지는 것이다. 陽이 왕성한데 陽을 補하게 되면 더욱 陽을 조장하게 되어 반드시 火가 왕성해지는 우려가 있고, 陽火가 왕성하면 陰水는 반드시 衰弱해 질 것이니, 陰水가 쇠약하면 陽火는 더욱 왕성해져서 陽도 또한 보익의 마땅함이 없을 것이니, 또한 어찌 補陰이 되기를 바랄 수 있겠는가. 그러므로 人蔘이 陰을 補할 수 없다는 것은 그릇된 것이다. 人蔘은 단지 陽虛한 상태에서 陰을 補할 수 있는 것이며, 陽이 왕성한 상태에서 陰을 補할 수 없는 것일 뿐이니, 또한 어찌 人蔘이 陽은 옳고 陰은 아니라고 의심할 수 있겠는가? ([批]人蔘이 陽虛한 상태의 陰을 補한다는 것은 千古의 定論이다.)

或問人參不能補陽旺之陰, 自是千秋絕論. 然吾以爲補陰之藥中, 少加人參, 似亦無礙, 使陰得陽而易生, 不識可乎, 此真窺陰陽之微, 而深識人參之功用也. 但用參於補陰之中, 不制參於補陰之內, 亦有動火之虞, 而制參之法何如. 參之所惡者, 五靈脂. 五靈脂研細末, 用一分, 將水泡之, 欲用參一錢, 投之五靈脂水內, 即時取起, 入於諸陰藥之內, 但助陰以生水, 斷不助陽以生火, 此又千秋不傳之秘. 余得異人之授, 親試有驗, 公告天下, 以共救陽旺陰虛之症也. ([批]此人未知用參以救陽旺陰虛者, 所以寡效, 今得此法, 可以善用之矣.)

혹 묻기를 人蔘이 陽이 왕성한 상태에서 陰을 補할 수 없다는 것은 千秋의 絶論입니다. 그러나 저는 補陰하는 약 중에 人蔘을 조금 가한다면 그와 유사하게 또한 장애됨이 없이 陰으로 하여금 陽을 얻어 쉽게 생겨나도록 하려는데 이것이 가능한지 모르겠습니다. 이는 진실로 陰陽의 精微로움을 엿보아, 人蔘의 작용을 깊이 이해해야 한다. 다만 補陰하는 중에 人蔘을 사용할 때 법제하지 않으면 또한 火를 動할 우려가 있는데, 다음의 방법으로 人蔘을 법제해야 한다. 人蔘이 相惡하는 것은 五靈脂이다. 五靈脂를 細末로 갈아서 一分을 사용하여 물을 섞고, 人蔘 한 錢을 五靈脂가 섞인 물속에 넣었다가 즉시 꺼내어 여러 陰藥의 안에 넣으면 단지 陰을 도와 生水할 뿐이고, 절대로 陽을 도와 火를 生하지 않게 되니, 이는 또한 千秋에 전해지지 않는 비법이다. 내가 다른 이에게 가르침을 얻어 직접 시험해 보니 효험이 있어 天下에 널리 알려서 함께 陽旺陰虛한 증상을 구하였다. ([批]이 사람은 人蔘을 사용하여 陽旺陰虛한 경우를 구하는 것을 알지 못하여 효과가 적었으나, 이제 이 방법을 얻었으니 잘 사용할 수 있을 것이다.)

或問喘脹之病, 往往用參而更甚, 是人參氣藥, 以動氣也, 吾子不言治喘脹, 深有卓見. 嗟乎. 人參定喘之神方, 除脹之仙藥, 如何說氣藥動氣耶. 夫喘症不同, 有外感之喘, 有內傷之喘; 有外感之脹, 有內傷之脹. 外感之喘, 乃風邪入於肺也, 用山豆根, 柴胡, 天花粉, 桔梗,陳皮, 黃芩之類即愈, 固非人參所能治也. 若內傷之喘, 乃平日大虧其脾胃之氣, 一時氣動, 挾相火而上沖於咽喉, 覺臍下一裹之氣升騰, 出[6]由胸膈, 直奔而作喘, 欲睡不能, 欲行更甚, 其狀雖無抬肩作聲之象, 然實較外感之症而大重. 蓋病乃氣不歸原, 腎氣虛絕, 下無藏身之地, 不得不上而相沖, 看其氣若盛而實虛, 非有餘之症, 乃不足之症也, 此時若用外感之藥, 則氣更消亡, 不得不用人參以挽回於垂絕. 然而少用則泛上, 轉覺助喘, 必須用至一二兩, 則人參始能下行, 生氣於無何有之鄉, 氣轉其逆而喘可定也. ([批]氣絕非多用參不能救, 不獨救喘症也.)外感之脹, 乃水邪也, 按之皮肉必如泥土之可撚, 用牽牛,甘遂各二錢瀉之, 一利水而症愈, 不必借重人參也. 若內傷之脹, 似水而非水, 乃脾胃之氣大虛, 虛脹而非實脹也. 此時若作水治, 則氣脫而脹益甚, 不得不用人參以健脾胃之氣. 然而驟用人參, 則脾胃過弱, 轉不能遽受, 反作飽滿之狀, 久則胃氣開

6) 出 原作"由", 今据日刻本改.

而脾氣亦健, 漸漸加用人參, 飽滿除而脹亦盡消也. 誰謂人參非治喘脹者哉. ([批]氣虛中滿, 非參不除, 先少後多, 實有次第, 用參必加行氣之藥, 漸漸引之, 使入於胃方投.)

혹 묻기를 喘脹의 병에 때때로 人蔘을 사용하면 더욱 심해지니 이는 人蔘이 氣藥이기 때문에 氣를 動하여서 그런 것인데 선생께서 人蔘이 喘脹을 치료한다는 말을 하지 않으시는 것은 매우 높은 견해입니다. 안타깝구나! 人蔘은 定喘하는 神方이며 除脹하는 仙藥인데, 어째서 氣藥이라서 氣를 動하게 한다고 말하는 것인가. 무릇 喘症이라 해서 모두 같은 것이 아니니, 外感의 喘症이 있고, 內傷의 喘症이 있으며 外感의 脹症이 있고, 內傷의 脹症이 있다. 外感의 喘症은 곧 風邪가 肺에 들어간 것으로 山豆根, 柴胡, 天花紛, 桔梗, 陳皮, 黃芩과 같은 종류의 약을 사용하면 치유되니, 진실로 人蔘이 다스릴 수 있는 바가 아니다. 만약 內傷의 喘症인 경우에는 곧 平日에 脾胃의 氣가 크게 虛하여져서 일시에 氣가 動하여 相火를 끼고 咽喉로 上沖되며, 臍下에 한 덩어리의 氣가 위로 올라와 胸膈을 따라 나와 곧바로 치달아 喘症을 만드는 것이니, 잠을 자고 싶어도 잘 수 없고, 걸으려고 하면 더욱 심해져 그 형상이 비록 어깨를 들썩이며 소리를 내는 모양은 없지만, 실로 外感의 喘症과 비교할 때 매우 엄중하다. 대개 이러한 病은 곧 氣가 그 근원으로 돌아가지 못하고 腎氣가 虛絶되어 아래로 藏入할 곳이 없어 어쩔 수 없이 위로 올라와 서로 치받는 것이니, 그 氣가 마치 왕성한 듯 하지만 실제로는 虛한 것으로 有餘한 증상이 아니고, 不足한 증상이다. 이때에 만약 外感의 藥을 사용한다면 氣가 더욱 사그라지고 없어질 것이니 어쩔 수 없이 人蔘을 사용하여 氣가 끊어지는 것에서 되돌리는 것이다. 그러나 人蔘을 적게 사용하면 위로 떠올라 도리어 喘症을 조장하게 되니 반드시 1~2兩 정도를 사용해야 人蔘이 비로소 下行하여 아무 위험이 없는 상태가 되게끔 氣를 生하게 해주고, 발생한 氣는 上逆된 것을 되돌려 주어 喘症이 안정되는 것이다. ([批]氣가 끊어질 상황에서는 人蔘을 多用하지 않고서는 구할 수가 없으니, 유독 喘症만 구할 수 있는 것은 아니다.) 外感의 脹症은 곧 水邪이다. 皮肉을 만져보면 반드시 진흙을 주무르는 것 같을 것이니 牽牛子, 甘遂 各 2錢을 사용하여 瀉下하여 한번 利水시키면 증상이 치유되므로, 반드시 人蔘을 중용할 필요는 없다. 內傷으로 인한 脹症의 경우 水邪인 것 같으나 水邪가 아니고 脾胃의 氣가 크게 虛한 것이니, 虛脹이며 實脹이 아니다. 이때에 만약 水邪로 생각하고 치료하게 되면 氣가 脫盡되어 脹症이 더욱 심해지게 되니, 어쩔 수 없이 人蔘을 사용하여 脾胃의 氣를 健運하게 해야 한다. 그러나 人蔘을 자주 쓰면 脾胃가 지나치게 약한 상황에서, 원활하게 人蔘의 藥力을 받아들지 못하는 상황이 되어 도리어 飽滿한 상태가 되지만 오래 지나면 胃氣가 열리고 脾氣도 건강하게 되므로, 人蔘을 점점 더하여 쓴다면 飽滿은 사라지고 脹症 역시 완전히 사라지게 된다. 누가 人蔘이 脹症을 치료하지 않는다고 이르겠는가. ([批]氣가 虛하여 中焦가 脹滿한 것은 人蔘이 아니면 제거할 수 없으니, 실제로는 우선 소량을 쓰고 후에 다량을 사용하는 순서가 있다. 人蔘을 사용할 때 반드시 行氣하는 藥을 가하여 점차 人蔘의 藥力을 인도하여 胃로 들어가도록 한다.)

或問人參乃升提氣分之藥, 今用之以定喘, 是又至陰之藥也. 吾子言人參入腎, 信矣, 然何以舍喘之外, 別不能用參以補腎, 此予所未解也. 曰人參入腎, 乃一時權宜, 非中和之道也. 大凡氣絕者, 必皆宜用人參以救之, 蓋氣絕非緩藥可救, 而腎水非補陰之藥可以速生. 人參是氣分之藥, 而又兼陰分, 所以陽生而陰亦生, 救元陽正所以救真陰也. 君以爲舍喘之外, 別不能用參以補腎, 吾以爲凡用參救絕者, 無非補腎也, 腎氣不生, 絕必難複. 然則救絕者, 正救腎也. 故腎不至絕, 不必用參；腎既至絕, 不得不用參矣. ([批]人參救氣絕, 即救腎氣之絕也, 論特精.)

혹 묻기를 人蔘은 升提시키는 氣分의 藥인데 지금 人蔘을 사용하여 喘症을 안정시킨다고 하시니, 이는 또한 至陰의 藥이라 할 수 있는데 선생께서 人蔘이 腎에 들어간다고 하신 말을 믿을 수 있겠습니다. 그러나 喘症을 치료하는 이외에 별도로 人蔘을 사용하여 腎을 補할 수 없다는 내용은 내가 아직 이해하지 못한 부분입니다. 답하기를 人蔘이 腎에 들어가는 것은 일시적인 방편일 따름이며, 일반적인 방법이 아니다. 무릇, 氣가 끊어진 경우에는 반드시 人蔘을 사용하여 그 상태를 구해야 하니, 대개 氣가 끊어지면 완만한 약으로 구할 수 없고 腎水도 補陰하는 약만으로 신속히 살려낼 수 없다. 人蔘은 氣分의 藥이며 또한 陰分을 겸하니, 이로써 陽을 生하고 陰 역시 生하게 되니, 元陽을 구하는 것이 바로 眞陰을 구하게 되는 것이다. 그대는 喘症을 치료하는 이외에 따로 人蔘을 이용하여 腎을 補할 수 없다고 생각하지만, 내가 人蔘을 두루 사용하여 氣가 끊어진 것을 구한다는 것은 腎을 補함이 아닌 것이 없다. 腎氣가

生하지 않으면 氣絶은 반드시 회복되기 어렵다. 그러므로 氣絶을 구한다는 것은 바로 腎을 구하는 것이다. 따라서 腎이 끊어짐에 이르지 않는다면 人蔘을 사용할 필요가 없으며, 腎이 이미 끊어짐에 이르렀다면 어쩔 수 없이 人蔘을 사용할 수 밖에 없는 것이다. (〔批〕人蔘이 氣絶을 구한다는 것이 곧 腎氣의 絶을 구한다는 것이니 이론이 매우 精妙하다.)

惑問人蔘生氣者也, 有時不能生氣而反破氣, 其故何也? 夫人蔘生氣而不破氣者也. 不破氣而有時如破氣者, 蓋肺氣之太旺也. 肺氣旺則脾氣亦旺, 肺氣之旺, 因脾氣之旺而旺也. 用人參以助氣, 則脾愈旺矣, 脾旺而肺有不益旺乎. 於是咳嗽脹滿之病增, 人以爲人參之破肺氣也, 誰知是人參之生脾氣乎. 夫脾本生肺, 助氣以生肺之不足, 則肺受益 ; 助氣以生肺之有餘, 則肺受損. 惟是肺氣天下未有有餘者也, 何以補其不足而反現有餘之象 ? 因肺中有邪火而不得散, 不制其克肺金之邪, 而反補其益肺金之氣, 此肺金之全不受生而轉且受克也. 然則治之法, 制其邪火而兼益其肺氣, 則自得人參之生, 不得人參之破矣. 又烏可舍人參而徒瀉肺氣哉.

혹 묻기를 人蔘은 氣를 生하는 것인데 때때로 氣를 생기게 하지 못하고 오히려 破氣하는 것은 어떠한 까닭입니까? 무릇 人蔘은 氣를 생기게 하는 것으로 氣를 파괴하는 것이 아니다. 氣를 파괴하지 않는 것이 때때로 破氣하는 것처럼 보이는 것은 대개 肺氣가 매우 왕성한 것이다. 肺氣가 왕성하면 脾氣 또한 왕성하니, 肺氣의 왕성은 脾氣의 왕성함으로 인하여 왕성한 것이다. 人蔘을 사용하여 氣를 도우면 脾氣가 더욱 왕성하여질 것이니 脾氣가 왕성한데 肺氣가 더욱 왕성하지 않음이 있겠는가? 이에 咳嗽, 脹滿의 병이 심해지면 사람들이 人蔘이 肺氣를 파괴한 것으로 여기니, 누가 이것이 人蔘이 脾氣를 生하였기 때문에 일어난 일임을 알겠는가. 무릇 脾는 본래 肺를 生하는데, 氣를 도와 肺를 生하는 작용이 부족하면 肺가 이익을 받고, 氣를 도와 肺를 生하는 작용이 有餘하면 肺가 손해를 받는다. 오직 肺氣는 천하에 有餘한 경우가 있지 않은데, 어찌 그 부족함을 補하였는데 반대로 有餘한 象이 나타나는가. 肺에 死火가 있어 흩어지지 못하였는데 그 肺金을 克하는 邪氣를 제어하지 않고 도리어 肺金의 기운을 더하는 氣를 補한 것이니 이에 肺金이 온전히 生함을 받지 못하고 도리어 또한 克함을 받는 것이다. 그런즉 치료하는 방법은 그 死火를 제어하고 겸하여 그 肺氣를 補益하는 것이니, 곧 스스로

人蔘의 生함을 얻고 人蔘의 破하는 것은 얻지 않는 것이다. 또한 어찌 人蔘을 버리고 肺氣만을 헛되이 瀉할 수 있겠는가.

或問人參健脾土之旺, 以克水者也, 何以水濕之症, 用人參而愈加腫脹乎? 曰此非人參之不健脾土, 乃脾土之不能制腎水耳. 腎水必得脾土之旺, 而水乃不敢泛濫於中州. 惟其土之不堅, 而後水之大旺, 欲制水, 必健土矣. 健土之藥, 舍人參何求. 然而土之所不堅者, 又因於火之太微也. 火在水之中, 不在水之外, 補土必須補火, 則補火必在水之中補之. 用人參以健土, 是克水也, 克水則火愈微矣, 火愈微則水愈旺, 水愈旺而土自崩, 又何能克水哉. 故水脹之病, 愈服人參而愈脹也. 然則治之法奈何? 先補水以生火, 後補火以生土, 用人參於補腎之中, 亟生火於水之內, 徐用人參於補腎之內, 再生土於火之中, 自然腎生水而水不泛, 腎生火而土不崩, 又何必去人參以防其增脹哉. (〔批〕補腎中之火, 乃是真火, 不可誤認作心中之陽火.)

혹 묻기를 人蔘은 脾土를 왕성하게 함으로써 水를 克하는 것인데 어떻게 水濕의 증상에 人蔘을 사용하면 더욱 붓게 되는 것입니까? 말하기를 이것은 人蔘이 脾土를 건강하게 하지 않는다는 것이 아니요, 단지 脾土가 腎水를 제어하지 못한 따름이다. 腎水가 반드시 脾土의 왕성함을 얻어야 水가 이에 감히 中州에 범람하지 못한다. 오직 그 土가 견고하지 않은 후에야 水가 크게 왕성하게 될 것이니, 水를 제어하려면 반드시 土를 건강하게 해야 할 것이다. 土를 건강하게 하는 약으로 人蔘을 버려두고 어디서 구할 것인가? 그리고 土가 견고하지 않은 까닭은 또한 火가 매우 미미한 것에 기인한다. 火는 水의 가운데에 있고 水의 밖에 있지 않으므로 土를 補할 때 반드시 먼저 火를 補해야 하니, 즉 火를 補하는 것은 반드시 水의 가운데서 補해야 한다. 人蔘을 사용하여 土를 건강하게 하는 것은 水를 克하는 것이니, 水를 克하면 火는 더욱 미미해질 것이고, 火가 더욱 미미해지면 水는 더욱 왕성해지며, 水가 더욱 왕성해지면 土는 스스로 무너질 것이니 또한 어찌 水를 克하겠는가? 고로 水脹之病에는 人蔘을 복용할수록 더욱 脹症이 된다. 그런즉 水濕을 치료하는 방법은 어떻게 해야 하겠는가? 먼저 水를 補하여 火를 生하게 한 후에 火를 補하여 土를 生하여야 하니, 補腎하는 중에 人蔘을 사용하면 水의 안에서 재빨리 火를 生하고, 補腎하는 안에서 人蔘을 천천히 사용하면 다시 火의 가운데 土가

生하게 되어 자연히 腎에서 水를 生하되 水가 범람하지 않으며, 腎에서 火가 生하되 土가 무너지지 않게 되니, 어찌 반드시 人蔘을 제거하여 그 脹病이 증가함을 대비한다고 하겠는가? ((批) 腎中의 火를 補하는 것은 곧 真火이니, 오인하여 心中의 陽火로 여겨서는 안된다.)

或又問補火以生土, 則土自不崩, 補水以生火, 欲水之不泛難矣, 豈人參同補腎藥用之, 即可制水以生火乎？ 曰水宜補以消之, 不宜制以激之, 水火之不相離也, 補火不補水, 則火不能生；補水更補火, 則水不能泛. 補水以生火者, 即於水中補火也. 益之以人參者, 以人參同補腎之藥兼施, 則人參亦能入腎, 使陽氣通於腎內而火尤易生. 蓋陰無陽不長, 腎水得陽氣而變化, 腎火即隨陽氣而升騰. 然而人參終是健脾之物, 自然引火而出於腎內, 入於脾矣. 火既入脾, 土自得養. 是人參乃助水以生火. 非克水以生土也. 又何疑於補水而水泛哉. (〔批〕人參助水以生火, 非克水以生土. 議論真泄天地之奇.)

혹 또한 묻기를 火를 補하여 土를 生하게 하면 곧 土가 스스로 무너지지 않으나, 水를 補하여 火를 生하게 하면서 水가 범람하지 않고자 하는 것은 어려우니, 어떻게 人蔘을 補腎藥과 함께 사용하면 水를 제어하여서 火를 生하는 것입니까? 말하기를 "水는 마땅히 補하여 消散시켜야지, 통제하여 격동시키는 것은 마땅하지 않다. 水火는 서로 떨어진 것이 아니니, 火를 補함에 水를 補하지 않으면 즉 火가 生할 수 없고, 水를 補하고 다시 火를 補하면 즉 水가 범람하지 않는다. 水를 補함으로서 火를 生하는 것은 곧 水 가운데에서 火를 補하는 것이다. 人蔘으로 그것(火)을 더하는 경우에 人蔘을 補腎약과 함께 겸하여 베풀면 人蔘 또한 腎으로 들어가서 陽氣로 하여금 腎의 안에서 소통되게 하므로 火가 보다 쉽게 생긴다. 대개 陰은 陽이 없으면 자라지 않으니 腎水는 陽氣를 얻어 변화하고, 腎의 火는 곧 陽氣를 따라서 위로 올라간다. 그러나 人蔘은 결국 健脾하는 약물이니 자연히 腎의 안에서 火를 이끌고 나와 脾로 들어갈 것이다. 火가 이미 脾에 들어가면 土는 스스로 자양함을 얻게 되니 이것이 人蔘이 水를 도와 火를 生한다는 것이요, 水를 克하여 土를 生하는 것이 아니다. 또한 어찌 水를 補하여 水가 범람한다고 의심하겠는가? ((批) 人蔘이 水를 도와 火를 生하게 하는 것이지 水를 克하여 土를 生하게 하는 것이 아니다. 의논이 진실로 천지의 기이함을 누설한 것이다.)

或疑人參功用, 非一言可盡, 宜子之辯論無窮, 然吾恐議論多而成功少, 反不若從前簡約直捷痛快之爲妙也. 嗟乎. 余豈好辯哉. 其不得已之心, 竊比於子輿氏耳. 蓋當今之世, 非畏人參, 即亂用人參. 畏用之弊, 宜用而不用 ; 亂用之弊, 不當用而妄用, 二者皆能殺人. 余所以辯人參之功, 增畏用者之膽 ; 辯人參之過, 誅亂用者之心.

혹 의심하기를 人蔘의 효능과 쓰임은 한마디로 다 말할 수 없으니, 선생님의 변론이 무궁한 것이 당연합니다. 하지만 나는 의논이 많아도 성공은 적을 것이 염려되고, 오히려 종전의 간략하고 직접적이며 통쾌한 것을 묘하게 여기는 것만 못한 것 같습니다. 안타깝구나! 내가 어찌 변론하기를 좋아하겠는가? 어쩔 수 없이 하는 마음을 조심스럽게 子輿氏(曾子)에게 비유할 따름이다. 무릇 지금 세상에서 人蔘을 사용할 때 두려워하지 않고 함부로 사용하고 있다. 사용하기를 두려워하는 것의 폐단은 마땅히 사용해야 하는데 사용하지 않는 것이오, 함부로 사용하는 것의 폐단은 사용함이 마땅하지 않은데도 망령되이 사용하는 것이니, 두 경우 모두 사람을 죽일 수 있다. 내가 人蔘의 효능을 변론한 까닭은 사용하기 두려워하는 자의 담력을 늘려주고, 人蔘의 부작용을 변론하여 함부로 사용하는 자의 마음을 베어내기 위함이다.

或疑人參補氣血之虛, 虛即用人參可矣, 何必問其症, 而先生多論若此, 恐世人心疑, 反不敢用人參矣. 曰用人參不可無識, 而識生於膽之中. 故必講明其功過, 使功過既明, 膽識並到, 自然隨症用參, 無先後之背繆, 無多寡之參差, 無遲速之舛錯, 既收其功, 而又絕其害矣. 吾[7]猶恐言之少, 無以助人之膽識, 而子反以論多爲慮乎.

혹 의심하기를 人蔘은 氣血의 虛함을 補하므로, 虛證이면 人蔘을 사용하는 것은 괜찮을 텐데 어찌 반드시 그 症을 물어볼 필요가 있겠습니까? 그러나 선생님께서 이와 같이 많이 논설하시니, 세상 사람들이 의심하여 도리어 감히 人蔘을 사용하지 못할까 두렵습니다. 말하기를 人蔘을 사용함에 무식하면 안 되니, 지식은 膽에서 생겨난다. 그러므로 반드시 그 공과 허물을 말하고 밝혀서 공과 허물로 하여금 이미 밝아지게 하여야 담력과 지식이 함께 일정

7) 此下至"多爲慮乎"二十二字, 原無, 今据淸抄甲本補.

수준에 도달할 것이니, 자연히 症에 따라 人蔘을 사용함에 선후가 서로 위배되고 얽힘이 없고, 많고 적음에 어긋남이 없고, 느리고 빠름에 어그러짐이 없어야 그 功을 거둘 수 있고, 또한 그 害를 끊어낼 수 있을 것이다. 나는 오히려 말이 적어 사람들의 膽力과 知識을 돕지 못할까 두려운데, 자네는 도리어 의논이 많은 것을 근심으로 여기는가?

或問人參陽藥, 何以陰分之病用之往往成功? 先生謂陰非陽不生是矣, 然而世人執此以治陰虛之病, 有時而火愈旺, 豈非陰虛不宜用參之明征乎? 古人云肺熱還傷肺, 似乎言參之能助肺火也. 夫人參何能助火哉, 人參但能助陽氣耳. 陰陽雖分氣血, 其實氣中亦分陰陽也. 陰氣必得陽氣而始生, 陽氣必得陰氣而始化, 陰陽之相根, 原在氣之中也. 陰氣必得陽氣而始生, 陽氣必得陰氣而始化, 陰陽之相根, 原在氣之中也. 人參助陽氣者十之七, 助陰氣者十之三. 於補陰藥中, 少用人參以生陽氣, 則陽生而陰愈旺; 倘補陰藥中, 多用人參以生陽氣[8], 則陽生而陰愈虧. 故用參補陰, 斷宜少用, 而非絕不可用也.

혹 묻기를 人蔘은 陽藥인데 무엇 때문에 陰分의 病에 사용하면 왕왕 효과를 나타내는 것입니까? 선생께서 陰은 陽이 아니면 生할 수 없다고 이르신 것이 옳은 것 같습니다. 하지만 세상 사람들이 人蔘이 陰虛의 病을 치료한다고 고집하여 때때로 火가 더욱 왕성하게 될 때도 있습니다. 어찌 陰虛에 人蔘을 사용함이 마땅하지 않다는 이론을 올바르게 밝혀내지 않으십니까? 옛 사람이 이르기를 肺熱이 도리어 肺를 傷한다고 하였으니, 마치 人蔘이 肺火를 돕는다고 말하는 것과 유사하다. 무릇 人蔘이 어찌 火를 돕겠는가? 人蔘은 단지 陽氣를 도울 따름이다. 陰陽이 비록 氣血로 나뉘지만, 실제로는 氣의 가운데에서도 또한 陰陽으로 나누어지는 것이다. 陰氣는 반드시 陽氣를 얻음으로 생기기 시작하고, 陽氣는 반드시 陰氣를 얻어야 변화하기 시작하니, 陰陽이 서로 뿌리가 됨은 원래 氣의 가운데에 근원을 두는 것이다. 人蔘이 陽氣를 돕는 것은 열중의 일곱이고 陰氣를 돕는 것이 열중의 셋이다. 補陰藥중에 人蔘을 조금 사용하여서 陽氣를 生하면, 陽이 生하면서 陰이 더욱 왕성해진다. 혹 補陰藥중 人蔘을 많이 사용하여서 陽氣를 生하면 陽이 生하면서 陰은 더욱 이지러진다. 그러므로 人蔘을 사용하여

8) 陽氣: 原作 "陰氣", 今据日刻本, 何本改.

補陰을 하려면 마땅히 소량을 사용해야 하고, 절대로 사용할 수 없는 것은 아니다.

或問先生闡發各病用人參之義, 既詳且盡, 而獨於傷寒症中略而不言, 豈傷寒果不可以用參乎？不知傷寒虛症, 必須用參, 而壞症尤宜用參也. 虛症如傷寒脈浮緊, 遍身疼痛, 自宜用麻黃湯矣, 但其人尺脈遲而無力者, 又不可輕汗, 以榮中之氣血虧少故耳. 氣血虧少, 不勝發汗[9], 必須仍用麻黃湯而多加人參以補之, 使元氣充足, 能生氣血于無何有之鄉, 庶乎可矣. 倘少用人參而多加麻黃, 則元氣既虛, 力難勝任, 亦取敗之道也. (〔批〕于傷寒門中用參者, 另開生路.)

혹 묻기를 선생님께서 각각의 병에 人蔘을 사용하는 의의에 대하여 널리 밝히심이 이미 상세하고 극진하나 유독 傷寒症에 대해서는 중간에 생략하고 말씀하지 않으셨으니, 傷寒에는 과연 人蔘을 사용하지 못하는 것입니까? 이는 傷寒 虛症에 반드시 人蔘을 사용해야 한다는 것과 壞症에는 더욱 마땅히 人蔘을 사용해야 함을 모르는 것이다. 傷寒 脈浮緊, 遍身疼痛과 같은 虛症에는 마땅히 알아서 麻黃湯을 사용할 것이나, 단, 그 사람의 尺脈이 느리고 무력한 경우에는 또한 가볍게 땀을 내는 것도 불가능하니, 榮中의 氣血이 이지러져 줄어들게 되는 까닭이다. 氣血이 이지러지고 줄어들어 發汗을 이겨낼 수 없으면 반드시 麻黃湯을 계속 사용하되 人蔘을 많이 넣고 補하면, 元氣를 충족하게 되므로 아무 것도 없는 곳에서 氣血을 生할 수 있는 것이 아마도 가능할 것이다. 만약 人蔘을 조금 사용하고 麻黃을 많이 가하면 곧 元氣가 이미 虛하여져 있기 때문에 藥力을 이루 다 감당하기 어려울 것이니, 또한 실패하는 길이다. ((批) 傷寒門에서 人蔘을 사용하는 경우로 따로 生路를 연 것이다.)

或問傷寒臟結, 亦可用人參以救之乎？夫髒結之病, 乃陰虛而感陰邪, 原是死症, 非人參可救. 然舍人參又無他藥可救也. 蓋人參能通達上下, 回原陽之絕, 返丹田之陰, 雖不能盡人而救其必生, 亦可於死中而療其不死也.

9) 此下淸抄甲本有 "譬如城廓不充, 兵甲不堅, 米粟不多, 根本動搖, 可背城一戰乎, 勢必自取消亡而已矣. 然則堅壁以守之可乎, 而賊勢蹈溝, 非戰則又不可解圍." 五十五字.

혹 묻기를 傷寒臟結도 또한 人蔘을 사용하여 구할 수 있습니까? 무릇 臟結의 병은 곧 陰虛한데 陰邪를 感受한 것으로 원래는 死症으로 人蔘으로 구할 수 있는 증상이 아니다. 그러나 人蔘을 버리고서 다른 약으로는 구할 수 없다. 대개 人蔘은 上下로 통하여 도달할 수 있기 때문에 原陽이 끊어진 것을 되돌리고, 丹田의 陰을 회복시키니, 비록 모든 사람의 경우에서 반드시 살아날 것을 추구할 수는 없으나, 역시 죽음 가운데에서 치료하여 죽지 않게 할 수는 있을 것이다.

或問傷寒煩燥, 亦可用人參乎？ 夫煩躁不同, 有下後而煩躁者, 有不下而煩躁者. 不下而煩躁者, 乃邪感而作祟, 斷不可用人參. 若下後而煩躁, 乃陰陽虛極, 不能養心與膻中也, 必須用人參矣. 但其中陰虛陽虛之不同, 必須分別. 陰虛者, 宜於補陰之中少用人參以補陰；陽虛者, 宜於補陽之中多用人參以補陽. 而陰虛陽虛何以辨之. 陰虛者, 夜重而日輕. 陽虛者, 日重而夜輕也.

혹 묻기를 傷寒煩燥에 또한 人蔘을 사용할 수 있습니까? 무릇 煩燥는 같지 않으니, 瀉下한 후에 煩燥한 경우가 있고, 瀉下하지 않고 煩燥한 경우가 있다. 瀉下하지 않았는데 煩燥한 경우는 곧 邪氣에 감작되어 邪祟이 생긴 것이니, 절대로 人蔘을 사용할 수 없다. 만약 瀉下한 후에 煩燥하면 이는 陰陽의 虛함이 지극하여 心과 膻中을 기를 수 없는 것이니 반드시 人蔘을 사용해야 할 것이다. 그 중에서 陰虛와 陽虛의 같지 않음을 반드시 분별해야 한다. 陰虛의 경우에는 補陰하는 중에 마땅히 人蔘을 소량 사용하여 補陰해야 하고 陽虛의 경우에는 補陽하는 중에 마땅히 人蔘을 많이 사용하여 補陽해야 한다. 그러나 陰虛, 陽虛는 무엇으로써 구분하겠는가? 陰虛의 경우에는 밤에 重하고 낮에 輕하며, 陽虛의 경우에는 낮에 重하고 밤에 輕하다.

或問陽明病譫語而發潮熱, 脈滑而疾, 明是邪有餘也, 用承氣湯不大便, 而脈反變爲微澀而弱, 非邪感而津液幹乎？ 欲攻邪而正氣益虛, 欲補正而邪又未散, 此際亦可用人參乎？ 嗟乎. 舍人參又何以奪命哉, 惟是用參不敢據爲必生耳. 法當用人參一兩,大黃一錢, 同煎治之. 得大便而氣不脫者即生, 否則未可信其不死.

혹 묻기를 陽明病에 譫語하면서 潮熱이 나고, 脈이 滑하고 疾한 것은, 분명 邪氣가 有餘한 것입니다. 承氣湯을 사용하였는데 대변을 보지 못하고, 脈이 오히려 변하여 微澁하고 弱해지는 것은 邪氣에 감수되어 津液이 마른 것이 아닙니까? 邪를 공격하고자 하면 正氣가 더욱 虛해질 것이요, 正氣를 補하려고 하면, 邪氣가 또한 흩어지지 않을 것이니, 이때에도 역시 人蔘을 사용할 수 있겠습니까? 안타깝구나! 人蔘을 버리고 어찌하여 또다시 생명을 빼앗는가? 오직 人蔘을 사용하여 반드시 살려낸다고 감히 믿고 의지하지 못할 따름이다. 방법은 마땅히 人蔘 1兩, 大黃 1錢을 사용하여 함께 달여 치료한다. 대변을 보고도 氣가 허탈하지 않는 경우는 살 것이요, 그렇지 않으면 죽지 않는다고 믿을 수 없다.

或問先生謂傷寒壞症, 尤宜用參, 不識何以用之? 夫壞症者, 不宜汗而汗之, 不宜吐而吐之, 不宜下而下之也, 三者皆損傷胃氣. 救胃氣之損傷, 非人參又何以奏功乎. 故不宜汗而汗之, 必用人參而汗始收; 不宜吐而吐之, 必用人參而吐始安; 不宜下而下之, 必用人參而下始止也. 用人參則危可變安, 死可變生. 然不多加分兩, 則功力有限, 亦未必汗吐下之可皆救也.

혹 묻기를 선생께서 傷寒壞症에 더욱 마땅히 人蔘을 사용해야 한다고 이르셨는데, 어떻게 사용해야할지 알지 못하겠습니다. 무릇 壞症은 마땅히 汗法을 써서는 안 되는데 汗法을 쓴 것과, 마땅히 吐法을 써서는 안 되는데 吐法을 쓴 것과, 마땅히 下法을 써서는 안 되는데 下法을 쓴 것이니, 세 가지 경우 모두 胃氣를 손상시킨다. 손상된 胃氣를 구하는데 人蔘이 아니면 또한 어떻게 공을 말할 수 있겠는가. 그러므로 汗法을 쓰면 안 되는데 汗法을 사용한 경우에 반드시 人蔘을 사용하여야 땀이 비로소 收斂될 것이요, 마땅히 吐法을 쓰면 안 되는데 吐法을 쓴 경우에 반드시 人蔘을 사용해야 吐가 비로소 안정될 것이요, 마땅히 下法을 써서는 안 되는데 下法을 쓴 경우에 반드시 人蔘을 사용해야 설사가 비로소 그칠 것이다. 人蔘을 사용하면 위험한 것이 변하여 안정될 수 있고, 죽음이 변하여 살아날 수 있다. 그러나 분량을 많이 가하지 않으면 공력에 한계가 있을 것이요, 또한 汗吐下의 경우를 모두 반드시 구할 수 있는 것은 아니다.

或問傷寒傳經, 入於少陰, 手足四逆, 惡寒嘔吐, 而身又倦臥, 脈複不至, 心不煩而發躁,是陽已外越而陰亦垂絕也. 用人參於附子之中, 亦能救乎? 嗟乎. 陰陽兩絕, 本不可救, 然用人參於附子之中, 往往有生者. 蓋真陰真陽, 最易脫而最難絕也, 有一線之根, 則救陽而陽即回, 救陰而陰即續也. 以真陰真陽原自無形, 非有形可比. 寧用參,附以生氣於無何有之鄉, 斷不可先信爲無功, 盡棄人參不用, 使亡魂夜哭耳.

혹 묻기를 傷寒이 傳經하여 少陰으로 들어가 손발이 모두 싸늘해지고, 惡寒, 嘔吐하며, 몸 또한 권태로워져서 눕고 싶어지고, 脈이 거듭 이르지 않고, 心은 煩하지 않으나 躁가 나타나게 되는 것은, 陽이 이미 밖으로 흩어지고 陰 역시 끊어질 것 같은 상황입니다. 附子를 처방하는 중에 人蔘을 사용하면 역시 구할 수 있겠습니까? 안타깝구나! 陰陽이 모두 끊어진 것은 본래 구할 수 없으나 附子를 사용한 처방 가운데에 人蔘을 사용하면 왕왕 살아나는 경우가 있다. 대개 眞陰, 眞陽은 가장 쉽게 허탈해지지만 가장 끊어지기 어려운 것이다. 한 가닥의 뿌리만 있으면 陽을 구원하면 陽이 곧 회복되고, 陰을 구원하면 陰이 곧 이어지니, 이는 眞陰과 眞陽이 원래 形이 없기 때문이니, 有形之物과 비교할 수 없다. 차라리 人蔘, 附子를 써서 아무 위험도 없는 상태로 氣를 生할 것이지, 선입견으로 공이 없다고 믿어 人蔘을 다 버리고 사용하지 않으면 죽은 영혼으로 하여금 밤중에 울게 할 따름이다.

或問傷寒傳經, 入少陰, 脈微細欲絕, 汗出不煩, 上吐而下又利, 不治之症也, 亦可用人參以救之乎? 夫舍人參又何以救之哉, 但須加入理中湯內, 急固其腎中之陽, 否則真陽擾亂, 頃刻奔散, 單恃人參, 亦無益矣. (批)更闡發得妙.)

혹 묻기를 傷寒에 傳經하여 少陰으로 들어가 脈이 微細하여 끊어지려고 하고, 땀이 나되 煩하지 않고, 위로는 吐하고 아래로는 또한 下利하는 것은 不治의 증상입니다. 또한 人蔘을 사용하여 구할 수 있겠습니까? 무릇 人蔘을 버리고 또한 무엇으로써 구하겠는가? 단지 반드시 理中湯의 안에 人蔘을 가미하여 급히 그 腎中의 陽을 견고하게 해야 하니, 그렇지 않으면 眞陽이 어지럽게 되어 순식간에 뿔뿔이 흩어지게 될 것이고, 오직 人蔘만을 믿기만 하여도 역시 이로움이 없을 것이다.((批)다시 분명히 밝혔으니 오묘하다.)

或問傷寒下利, 每日十餘次, 下多亡陰, 宜脈之虛矣, 今不虛而反實, 亦可用人參以補其虛乎? 夫下利既多, 脈不現虛而反現實, 非脈之正氣實, 乃脈之邪氣實也. 邪實似乎不可補正, 殊不知正虛而益見邪盛, 不亟補正, 則邪盛而正必脫矣. 論此症, 亦死症也. 於死中求生, 舍人參實無別藥. 雖然, 徒用人參 而不用分消水邪之味佐之, 則人參亦不能建非常之功. 宜用人參一二兩, 加茯苓五六錢同服, 庶正氣不脫, 而水邪可止也. (〔批〕探本窮源, 故能盡其變也.)

혹 묻기를 傷寒에 매일 10여 차례 下利하여, 下利가 많음으로 인하여 陰이 소모될 때, 脈이 虛한 것은 당연한 것입니다. 지금 虛하지 않고 반대로 實한 경우에도 또한 人蔘을 사용하여 그 虛를 補할 수 있겠습니까? 무릇 下利를 이미 많이 하였는데 脈이 虛하게 나타나지 않고 오히려 實하게 나타나는 것은 正氣가 實한 脈이 아니라 곧 邪氣가 實한 脈이다. 邪氣가 實하면 正氣를 補할 수 없을 것 같지만, 正氣가 虛하여 더욱 邪氣가 왕성해지는 것을 전혀 모르고 正氣를 빨리 補하지 않으면, 邪氣가 왕성하여져서 正氣가 반드시 허탈하게 될 것이다. 이 증상을 논하건대, 역시 死症이다. 죽음 가운데서 삶을 구함에 있어서 人蔘을 버리고는 진실로 특별한 약이 없다. 비록 그러하나, 다만 人蔘을 사용하고도, 水邪를 나누어 없애는 약을 사용하여 人蔘을 보좌하지 않으면 人蔘 또한 특별한 효능을 세울 수 없으니, 마땅히 人蔘 1, 2兩을 사용하고, 여기에 茯苓 5, 6錢을 가하여 같이 복용하면 거의 正氣가 허탈하지 않고 水邪도 멈출 수 있을 것이다.(〔批〕뿌리를 탐구하고 근원을 궁구하였으므로 변통함을 다할 수 있는 것이다.)

呂道人總批曰今天不比古人之強壯, 無病之時, 尚不可缺人參以補氣, 況抱病之時, 消爍真氣乎. 是人參非惟宜用, 實宜多用也. 但不知人參之功用, 冒昧用之, 而不中肯綮, 往往不得參之益, 反得參之損. 此陳子遠公憫之, 欲辨明人參功用以告世, 著人參, 因著《本草》也. 余讀之而驚其奇, 逐條評之, 有贊歎而無褒貶. 因其所論, 折衷於正, 非一偏之辭也此.

呂道人께서 총괄하여 평하기를 지금의 시대에는 옛 사람들의 强壯함과 비교할 수 없으니, 병이 없을 때에도 오히려 人蔘으로 氣를 補하는 것을 빠트릴 수 없다. 하물며 병을 끌어안고 있을 때에 眞氣를 꺼버리려고 하는가? 人蔘을 마땅히 사용해야 할 뿐만 아니라, 당연히 많이 사용해야 한다. 다만 人蔘의 功用을 알지 못하고 무지몽매함을 무릅쓰고 人蔘을 사용하여 肯綮(뼈와 살이 붙는 곳, 사물의 가장 요긴한 곳 – 장자)에 적중하지 못하고, 왕왕 人蔘의 이로움은 얻지 못하고 도리어 人蔘으로 인한 손해를 얻게 되니, 이에 陳遠公이 이를 불쌍히 여겨 人蔘의 功用을 명확히 변별하여 세상에 알리고자 하여 〈人蔘〉편을 저술하고, 이로 인하여 〈本草新編〉을 저술한 것이다. 내가 이것을 읽고 그 기이함에 경탄하였으니, 그 조문을 좇아 평가하건대 칭찬하고 감탄함은 있어도 폄하함은 없다. 논하는 것 때문에 올바른 것에 절충하거나 한편으로 치우친 말이 아니다.

2. 黃芪

黃芪, 味甘, 氣微溫, 氣薄而味厚, 可升可降, 陽中之陽也, 無毒. 專補氣. 入手太陰, 足太陰,手少陰之經. 其功用甚多, 而其獨效者, 尤在補血. 夫黃芪乃補氣之聖藥, 如何補血獨效. 蓋氣無形, 血則有形. 有形不能速生, 必得無形之氣以生之. 黃芪用之于當歸之中, 自能助之以生血也. 夫當歸原能生血, 何藉黃芪, 不知血藥生血其功緩, 氣藥生血其功速, 況氣分血分之藥, 合而相同, 則血得氣而速生, 又何疑哉.

黃芪는 味甘하고 氣微溫하며, 氣가 薄하고 味는 厚하여 升도 하고 降도 하니, 陽中의 陽이다. 無毒하다. 오로지 氣를 補한다. 手太陰, 足太陰, 手少陰의 經으로 들어간다. 그 功用이 심히 많으나 그 독특한 功效는 특히 血을 補하는 데에 있다. 무릇 黃芪는 곧 氣를 補하는 聖藥인데, 어찌하여 血을 補하는 독특한 效果가 있다고 하는 것인가? 대개 氣는 形이 없으며 血은 形이 있다. 形이 있는 것은 신속히 생겨날 수 없고 반드시 形이 없는 氣를 얻음으로써 생겨난다. 黃芪를 當歸와 함께 사용하면 그 자체로 當歸를 도와 血을 生한다. 무릇 '當歸는 원래 血을 生할 수 있는데 어찌 黃芪의 도움을 빌리는가?' 라고 하는 것은 血藥은 血을 生하는 功能이 완만하고, 氣藥은 血을 生하는 功能이 신속함을 알지 못하는 것이다. 하물며 氣分과 血分의 약을 합하여 서로 함께하면 血이 氣를 얻어서 신속히 생겨나는 것을 또한 어찌 의심하겠는가?

或疑血得氣而生, 少用黃芪足矣, 即不少用, 與當歸平用亦得, 何故補血湯中反少用當歸而倍用黃芪? 不知補血之湯, 名雖補血, 其實單補氣也. 失血之後, 血已傾盆而出, 即用補血之藥, 所生之血不過些微, 安能遍養五臟六腑, 是血失而氣亦欲失也. 在血不能速生, 而將絕未絕之氣, 若不急爲救援, 一旦解散, 頃刻亡矣. 故補血必先補氣也. 但恐補氣則陽偏旺而陰偏衰, 所以又益之當歸以生血, 使氣生十之七而血生十之三, 則陰陽有制, 反得大益. 生氣而又生血, 兩無他害也. 至於補中益氣湯之用黃芪, 又佐人參以成功者也. 人參得黃芪, 兼能補營衛而固腠理, 健脾胃而消痰食, 助升麻, 柴胡, 以提氣於至陰之中, 故益氣湯中無人參, 則升提乏力, 多加黃芪, 白朮, 始能升舉. 倘用人參, 白朮而減去黃芪, 斷不能升氣於至陰也. 故氣虛之人, 毋論各病, 俱當兼用黃芪, 而血虛之人尤宜多用. 惟骨蒸癆熱 與中滿之人忌用, 然亦當臨症審量.(〔批〕無黃芪不能提氣於至陰, 創論亦是確論.)

혹 의심하기를 血이 氣를 얻어 生하는데는 黃芪를 소량 사용해도 될 것입니다. 만약 소량 사용하지 않고 當歸와 함께 같은 양을 사용하여도 또한 효과를 얻을 수 있는데, 무슨 까닭으로 補血湯 중에는 도리어 當歸를 소량 사용하고 黃芪를 배로 쓰는 것입니까? 이는 補血湯이 비록 補血이라고 이름 하였으나 그 실제는 오직 氣를 補하는 것임을 모르는 것이다. 血을 잃은 후에 血이 이미 양동이가 기운 듯이 흘러나왔으면 곧 血을 補하는 약을 사용하여야 하는데, 生한 血이 미미한 것에 불과하면 어찌 五臟六腑를 두루 기를 수 있겠는가. 이는 血이 소실되어 氣도 또한 소실되려고 하는 것이다. 血이 속히 生하지 못하는 경우에, 만약 장차 끊어지려고 하나 아직 끊어지지 않은 氣를 급히 구원하지 않는다면 하루아침에 나뉘어 흩어져서 잠깐 사이에 죽게 될 것이다. 그러므로 血을 補할 때 반드시 먼저 氣를 補해야 한다. 다만 氣를 補하면 陽이 偏旺하고 陰이 偏衰하는 것이 염려된다. 따라서 또한 當歸를 더하여 血을 生하게 하여 氣가 生함이 열에 일곱이고 血이 生함이 열에 셋이 되게 하면 곧 陰陽에 제어됨이 있게 되어 도리어 크게 더함을 얻게 될 것이니, 氣를 生하고 또한 血을 生하여 生氣와 生血 모두 별다른 害가 없을 것이다. 補中益氣湯에 黃芪를 쓰는 것은 또한 人蔘을 도와 功을 이루는 경우이다. 人蔘이 黃芪를 얻으면 함께 榮衛를 補하고 腠理를 단단하게 하며 脾胃를 튼튼하게 하고 食痰을 사라지게 하며, 升麻、柴胡를 도와 至陰之中으로 氣를 끌어올리므로, 補中益氣湯 중에 人蔘이 없으면 끌어 올리는 작용의 역량이 부족하며, 黃芪, 白朮을 다량 가하여야 비로소 氣를 升擧할 수 있다. 혹시 人蔘, 白朮을 사용하고 黃芪를 감량하거나 제거하면 절대로 至陰에서 升氣할 수 없다. 그러므로 氣가 虛한 사람은 각각의 병을 논하지 말고 마땅히 黃芪를 겸하여 써야 하며, 血이 虛한 사람은 더욱 多用함이 마땅하다. 오직 骨蒸癆熱과 中滿이 있는 사람에게는 사용을 삼가야 하니, 또한 마땅히 症에 임하였을 때 살펴 헤아려야 한다.([批] 黃芪가 없으면 至陰에서 氣를 들어 올릴 수 없으니, 처음 제창한 이론이면서 또한 확실한 이론이다.)

或問黃芪性畏防風, 而古人云黃芪得防風, 其功愈大, 謂是相畏而相使也, 其說然乎? 此說亦可信不可信之辭也. 黃芪無毒, 何畏防風, 無畏而言畏者, 以黃芪性補而防風性散也, 合而用之, 則補者不至大補, 而散者不至大散, 故功用反大耳. ([批]黃芪欲防風者, 以防風能通達上下周身之氣, 得黃芪而生, 黃芪達表, 防風禦風, 外來之風得黃芪而拒絕也.)

혹 묻기를 黃芪의 성질이 防風을 꺼리는데 古人이 이르기를 '黃芪가 防風을 얻으면 그 공이 더욱 커지니 이를 일러 相畏이면서 相使'라고 하셨으니 그 說이 어떻습니까? 이 說은 또한 믿을 수도 있고, 다른 한 편으로 믿을 수 없는 말도 된다. 黃芪는 毒이 없는데 어찌 防風을 꺼릴 것인가? 꺼림이 없는데 꺼린다고 말한 것은 黃芪의 성질이 補하는 것이고 防風의 성질은 흩어버리는 것이기 때문이니 함께 사용한다면 곧 補하는 작용은 크게 補함에 이르지 못할 것이고 흩어 버리는 작용도 크게 흩음에 이르지 못할 것이니, 그러므로 효능과 용법이 오히려 커지게 될 뿐이다.([批] 黃芪가 防風을 원하는 것은, 防風이 氣를 上下와 온 몸으로 通達시키는 능력이 黃芪를 얻으면 생겨나기 때문이다. 黃芪가 表에 도달하고 防風이 風을 막아주니 밖에서 온 風邪는 黃芪를 얻어 거절하는 것이다.)

或問黃芪補氣, 反增脹滿, 似乎黃芪不可補氣也, 豈有藥以解其脹, 抑可不用黃芪耶? 夫黃芪乃補氣藥, 氣虛不用黃芪, 又用何藥. 然服之而增脹滿者, 非黃芪之助氣, 乃黃芪之不助氣也.

陰陽有根, 而後氣血可補. 陰陽之根將絕. 服補藥而反不受補. 藥見病不能受, 亦不去補病矣. 此黃芪補氣而反增脹滿, 乃不生氣之故. 然亦因其不可生而不生也, 又豈有別藥以解其脹哉.

혹 묻기를 黃芪는 氣를 補하는데 도리어 脹滿을 증가시키니, 黃芪가 氣를 補하지 못하는 것 같습니다. 어찌 약을 처방하여 그 脹을 풀려고 하는데 黃芪를 사용하지 않는 것이 가능하겠습니까? 무릇 黃芪는 곧 氣를 補하는 약이니 氣가 虛함에 黃芪를 사용하지 않으면 또 어떤 약을 사용하겠는가. 그러나 복용하고 脹滿이 증가하는 경우는 黃芪가 氣를 돕는 것 때문이 아니라 곧 黃芪가 氣를 돕지 않았기 때문이다. 陰陽에 근원이 있고 나서야 氣血을 補할 수 있다. 陰陽의 근원이 장차 끊어지려고 하면 補하는 약을 복용하고도 도리어 補함을 받지 못한다. 약이 병을 보고서 받아 주지 않으니, 역시 병을 補하지 못하는 것이다. 이에 黃芪가 氣를 補하고도 도리어 脹滿을 증가시키니, 즉 氣를 生하지 못한 까닭이다. 그리하여 또한 生하지 못함으로 인하여 生하지 않은 것이니, 또한 어찌 다른 약을 가지고 脹滿을 해결할 수 있을 것인가.

或問黃芪氣分之藥, 吾子以爲補血之品, 是凡有血虛之症, 俱宜用黃芪矣, 何以古人用補血之藥多, 用四物湯, 佛手散, 絕不見用黃芪之補血者, 豈古人非歟? 古人未嘗非也, 第以血症不同, 有順有逆. 順則宜用血藥以補血, 逆則宜用氣藥以補血也. 蓋血症之逆者, 非血逆而氣逆也, 氣逆而後血逆耳. 血逆而仍用血分之藥, 則氣不順而血愈逆矣, 故必須補氣以安血也. 氣逆則血逆, 氣安則血安, 此不易之理也. 凡血不宜上行, 嘔咯吐衄之血, 皆逆也. 血猶洪水, 水逆則泛濫於天下, 血逆則騰沸於上焦, 徒治其血, 又何易奏平成哉[10]. 故必用補氣之藥於補血之中, 雖氣生夫血, 亦氣行夫血也. 此黃芪補血湯所以獨勝於千古也. ([批]補血分氣逆氣順, 確有見解.)

혹 묻기를 黃芪는 氣分의 약인데 선생께서 血을 補하는 약이라고 여기시니, 이에 모든 血이 虛한 症이 있으면 모두 黃芪를 사용하는 것이 마땅할 것입니다. 무엇 때문에 예전 의사들은 血을 補하는 약을 사용함에 四物湯, 佛手散을 많이 사용하였겠습니까? 黃芪의 補血함에 사용한

10) 平成 謂天地和平, 百事有治. 此謂疾愈也.

경우를 절대로 보지 못하였으니 어찌하여 예전의 의사들이 틀린 것입니까? 예전의 의사들이 일찍이 틀린 것이 아니다. 다만 血症이 같지 않고 順과 逆이 있기 때문이다. 順이면 마땅히 血藥을 사용하여 血을 補하여야 하고, 逆이면 마땅히 氣藥을 사용하여 血을 補해야 한다. 대개 血症의 逆은 血의 逆이 아니라 氣의 逆이니, 氣가 逆한 후에 血이 逆할 따름이다. 血이 逆한다고 이것 때문에 血分의 藥을 사용하면 氣가 順해지지 않아 血이 더욱 逆하게 될 것이므로 반드시 氣를 補하여 血을 안정시켜야 한다. 氣가 逆하면 血이 逆해지고, 氣가 안정되면 血이 안정되니, 이것은 바뀌지 않는 이치이다. 무릇 血은 上行함이 마땅치 않으니 嘔血, 咯血, 吐血, 衄血은 모두 逆이다. 血은 홍수와 유사한데, 물이 逆한즉 천하에 범람하고 血이 逆한즉 上焦에 끓어 오르니 한갓 그 血을 다스린다고 해서 또한 어찌 다스림이 이루어진다고 쉽게 말할 수 있겠는가. 그러므로 반드시 氣를 補하는 약을 血을 補하는 中에 써야 하니, 비록 氣가 血을 生하기는 하지만, 또한 氣는 血을 行하게도 하는 것이다. 이것이 黃芪補血湯이 유독 영원히 뛰어난 이유이다. ([批] 血分을 補함에 氣逆과 氣順으로 나눈 것은 확실히 견해가 있다.)

或問黃芪以治氣逆之血, 發明獨絕, 然而亦有用四物湯,佛手散以止血而效者, 又是何故? 洵[11]乎吾子之善問也. 夫血逆亦有不同, 有大逆, 有小逆. 大逆者, 必須補氣以止血 ; 小逆者, 亦可調血以歸經. 用四物湯, 佛手散治血而血止者, 血得補而歸經也. 蓋血最難歸經, 何以四物, 佛手偏能取效, 正因其血逆之輕耳. 逆輕者, 氣逆之小也 ; 逆重者, 氣逆之大也. 以四物湯,佛手散治血而血安, 雖亦取效, 終必得效之遲, 不若補血湯治氣而血止得效之捷也.

혹 묻기를 黃芪로 氣逆之血을 치료하는 것을 밝혀 알려주신 것은 독특하고 대단하십니다. 하지만 四物湯, 佛手散을 사용하여서 止血하는 것도 또한 효과가 있는 경우는 무슨 까닭입니까? 그대의 좋은 질문이 참으로 진실되구나! 무릇 血逆도 또한 한 가지가 아니니, 大逆과 小逆이 있다. 大逆의 경우에는 반드시 氣를 補하여 止血해야 하고 ; 小逆의 경우에는 또한 調血하여 經으로 돌아가게 할 수 있다. 四物湯, 佛手散을 사용하여 血을 치료하였는데 血이 멈추는 경우는, 血이 補함을 얻어 經으로 돌아가기 때문이다. 대개 血은 經으로 되돌리는 것이 가장

11) 洵 信也.

어려운데, 어찌 四物湯, 佛手散으로 공교롭게도 효과를 얻을 수 있었겠는가? 바로 그 血逆이 경미하였기 때문일 따름이다. 逆이 가벼운 경우는 氣逆이 작은 것이요, 逆이 중한 경우는 氣逆이 큰 것이다. 四物湯, 佛手散으로 血을 다스렸는데 血이 안정된 것은, 비록 또한 효과를 얻었지만 결국에는 반드시 효과를 얻는 것이 지연될 것이니, 補血湯으로 氣를 다스려서 빠르게 血이 그치도록 하는 효과를 얻는 것만 못하다.

或問黃芪補氣, 初作脹滿, 而少頃安然者, 何也? 此氣虛見補, 反作不受也. 黃芪補氣之虛, 而胃中之望補, 更甚於別臟腑. 黃芪一入胃中, 惟恐有奪其補者, 乃閉關而不肯吐, 此脹滿所由生也. 治之法, 用黃芪不可單用, 增入歸, 芎, 麥冬三味, 使之分散於上下之間, 自無脹滿之憂矣. 故服黃芪脹滿有二症, 一不能受而一過於受也. 過於受者, 服下脹而少頃寬; 不能受者, 初脹輕而久反重. 以此辨之最易別耳.

혹 묻기를 黃芪로 氣를 補하는데 처음에는 脹滿이 일어나나 잠시 후 편안해지는 것은 어째서입니까? 이는 氣虛에 補를 했는데 도리어 받지 못하는 것이다. 黃芪는 氣가 虛한 것을 補하는데 胃가 補함을 바라는 것이 다른 臟腑보다 더욱 심하여 黃芪가 일단 胃中에 들어오면 더욱 그 補함을 빼앗길까봐 두려워하여 이에 관문을 닫아서 吐하지 못하게 하니, 이것으로 말미암아 脹滿이 생기는 것이다. 다스리는 방법은 黃芪를 사용함에 單味로 사용함이 불가하고 當歸, 川芎, 麥門冬 세 가지 약재를 증량하여 黃芪로 하여금 上下의 사이에 분산되도록 하면 저절로 脹滿의 憂患이 없을 것이다. 그러므로 黃芪를 복용하였을 때 나타나는 脹滿에는 두 가지 症이 있으니, 한 가지는 받을 수 없는 것이고, 한 가지는 지나치게 받는 것이다. 지나치게 받는 경우는 복용하면 脹滿해지나 잠시 후 완화되고, 받을 수 없는 경우는 처음에는 脹滿함이 경미하나 오래되면 도리어 중해진다. 이로써 분별하면 가장 쉽게 구분될 것이다.

或問黃芪補氣之[12]聖藥, 宜乎凡氣虛者, 俱可補之矣, 何喘滿之病反不用者? 恐其助滿而增脹也. 先生既明陰陽之道, 深知虛實之宜, 必有以教我也. 曰黃芪補氣而不可治脹滿者, 非黃芪之故,

12) 之 原無, 今据淸抄甲本補.

不善用黃芪之故也. 夫人喘大滿, 乃腎氣欲絕, 奔騰而上升, 似乎氣之有餘, 實是氣之不足. 古人用人參大劑治之者, 以人參不能助脹而善能定喘耳, 用之實宜. 然天下貧人多而富人者不可用黃芪, 因自誤而不敢誤人也. 誰知黃芪善用之以治喘滿實神. 鐸受異人傳, 不敢隱也. 黃芪用防風之汁炒而用之, 再不增脹增滿, 但制之實有法. 防風用少, 則力薄不能制黃芪, 用多則味厚, 又嫌過制黃芪, 不惟不能補氣, 反有散氣之憂. 大約黃芪用一斤, 用防風一兩. 先將防風用水十碗煎數沸, 漉去防風之渣, 泡黃芪二刻, 濕透, 以火炒之乾. 再泡透, 又炒乾, 以汁乾爲度. 再用北五味三錢, 煎湯一大碗, 又泡半乾半濕, 復炒之, 火焙乾, 得地氣, 然後用之. 凡人參該用一兩者, 黃芪亦用一兩. 定喘如神, 而又不增添脹滿, 至妙之法, 亦至便之法也. 凡用黃芪, 俱宜如此制之. 雖古人用黃芪加入防風, 治病亦能得效, 然其性尙未制伏, 終有跳梁之虞, 不若先制之爲宜, 彼此畏忌而成功更神, 又何喘病之不可治哉. ([批]用制黃芪以治喘者, 救貧寒之人也. 若富貴膏粱之子, 畢竟宜用人參.)

혹 묻기를 黃芪는 補氣의 聖藥이니 마땅히 대부분의 氣虛한 경우에 모두 補할 수 있을 것이니 어찌 喘滿의 병에 오히려 사용하지 못하겠습니까? 하지만 黃芪가 滿을 돕고 脹을 증가시키는 것이 염려됩니다. 선생께서 이미 陰陽의 道理를 밝히셨으며 虛實의 마땅함을 깊이 아시니 반드시 이를 저에게 가르쳐 주십시오. 말하기를 黃芪가 氣를 補하되 脹滿을 치료할 수 없는 것은 黃芪가 틀렸기 때문이 아니라 黃芪를 잘 사용하지 못한 까닭이다. 무릇 사람이 喘하고 大滿하는 것은 곧 腎氣가 끊어지려고 치달려서 상승한 것이니, 마치 氣가 有餘한 증상과 유사하나 실제로는 氣가 부족한 것이다. 옛 사람들이 人蔘을 大劑로 써서 脹滿을 치료한 것은 人蔘이 脹滿을 돕지 못하고 喘을 잘 안정시킬 수 있기 때문일 따름이니, 사용함이 실로 마땅하다. 그러나 천하에 가난한 사람은 많고 부자는 적으니 어찌 人蔘을 넉넉하게 준비하여 위급한 상황을 구해낼 수 있겠는가. 이 때문에 古人이 黃芪를 사용하여 人蔘을 대신하였으나 喘滿의 증가함이 심해지므로 결국 감히 복용하지 못하였다. 또 〈志書〉에 이르기를 "喘滿한 경우에는 黃芪를 사용할 수 없다"고 하였으니, 스스로 현혹된 것으로 감히 다른 사람을 현혹시킬 수 없다. 黃芪를 잘 사용한다면 喘滿을 다스림이 실로 神妙한 것을 누가 알겠는가. 내가 異人에게 전수받은 것이니 감히 숨길 것이 없다. 黃芪를 防風의 汁으로 炒하여 사용하면 다시는 脹滿을 증가시키지 않는데, 다만 법제함에 진실로 방법이 있다. 防風을 적게 쓰면 힘이 薄하여 黃芪를 제어할 수 없고, 다량을 쓰면 味가 厚하여, 또한 黃芪를 지나치게 제어하여 補氣하지 못할 뿐만 아니라 도리어 氣를 흩어뜨릴 우려가 있다. 대략 黃芪 한 근에 防風 한 냥을 사용한다. 먼저 防風을 물 10주발에 달여서 여러 차례 끓이고, 防風의 찌꺼기를 걸러서 제거하고 黃芪를 30분 동안 그 물에 불려 습기가 침투되면 불로 볶아서 건조한다. 다시 불려서 침투시키고 또 볶아서 건조시키는데 汁이 마르는 것을 기준으로 삼는다. 다시 北五味子를 3錢 사용하여 전탕해서 한 개의 큰 주발만큼 만들고, 또 그 물에 불려 반은 건조하게, 반은 濕하게 될 때 거듭 볶은 후 불에 쬐어 건조하여 地氣를 얻은 이후에 사용한다. 무릇 人蔘 한 냥을 준비해 사용할 경우라면, 黃芪도 또한 한 냥을 사용하면 喘을 진정시키는데 신효하며 또한 脹滿이 심해지지 않으니 지극히 묘한 방법이고 또한 지극히 편리한 방법이다. 무릇 黃芪를 사용할 때는 모두 마땅히 이와 같이 법제하여 사용해야 한다. 비록 옛 사람이 黃芪를 사용함에 防風을 더해 넣어 사용하였어도 병을 치료함에 또한 효과를 얻었으나 黃芪의 성질이 오히려 아직 제어되어 꺾이지 않아 종래에는 함부로 날뛰게 될 것이 염려스러우니, 먼저 법제하는 올바름 보다 못하다. 이것저것 걱정되고 꺼릴 것이 있으나 공을 이룸에 또한 신묘하니 어찌 喘病을 치료하지 않겠는가? ([批] 법제한 黃芪를 사용하여서 喘을 다스리는 것은 가난한 사람을 구하는 것이다. 만약 부귀하고 膏粱한 자는 필경 人蔘을 사용함이 마땅하다.)

或疑黃芪得防風其功更大, 用黃芪加入防風足矣, 而必先制而後用, 毋乃太好奇乎? 不知用黃芪而加防風, 則防風之性與黃芪 尚有彼此之分, 不若先制之, 調和其性情, 制伏其手足, 使之兩相親而兩相合, 絕不知有同異之分. 如異姓之兄弟勝於同胞, 相顧而收其全功也.

혹 의심하기를 黃芪가 防風을 얻으면 그 효과가 더욱 커지니, 黃芪를 사용함에 防風을 더하여 넣으면 충분할 것입니다. 반드시 먼저 법제한 뒤에 사용하라고 하시니, 이는 기이한 것을 크게 좋아하는 것이 아니겠습니까? 이는 黃芪를 사용할 때 防風을 가하면 곧 防風의 성질이 黃芪와 더불어 오히려 피차의 나뉨이 있을 것을 알지 못한 것이니, 먼저 법제하여 그 性情을 온화하게 하고 그 손발을 억제하고 굴복시켜 그것들로 하여금 서로 친해지고 서로 합하게 하여 절대로 같고 다른 구분이 있음을 알지 못하게 하는 것만 못하다. 이는 다른 성씨라도 형제가 동포보다 나은 것과 같으니, 서로 돌아보아 그 온전한 효과를 얻게 되는 것이다.

或疑黃芪補氣之虛, 止可補初起之虛, 而不可補久病之虛, 予問其故. 曰初虛之病, 用黃芪易受；久虛之病, 用黃芪難受也. 嗟乎. 虛病用補, 宜新久之皆可受, 其不可受者, 非氣之虛, 乃氣之逆也. 氣逆之虛, 必用人參, 而不可用黃芪. 在初虛氣逆之時, 即忌黃芪矣, 何待久病而後不可用哉. 若氣雖虛而無逆, 則久病正宜黃芪, 未有不服之而安然者也. 誰謂黃芪之難受乎. ([批] 黃芪不能補氣逆之虛, 妙論.)

혹 의심하기를 黃芪가 氣의 虛함을 補하는데 단지 처음 발생한 虛함만을 補할 수 있고, 久病의 虛함은 補할 수 없으니 그 까닭이 궁금합니다. 말하기를 초기의 虛한 병은 黃芪를 사용하면 쉽게 효과를 얻지만 오래 虛한 병은 黃芪를 사용해도 효과를 얻기 어렵다. 안타깝구나! 虛한 병에 補를 사용하면 新病이든 久病이든 모두 약효를 받아야 하나, 그 받지 못하는 경우는 氣가 虛한 것이 아니라 곧 氣가 逆한 것이다. 氣逆의 虛에는 반드시 人蔘을 사용해야 하고 黃芪를 사용할 수 없다. 초기의 虛病이라도 氣가 逆하는 때에는 곧 黃芪를 삼가야 할 것이니, 어찌 久病이 되기를 기다리고 나서 사용할 수 없다 하는가? 만약 氣가 비록 虛하더라도 逆證이 없으면 오래된 병이라도 黃芪가 바로 마땅하니, 黃芪를 복용하지 않고서 편안해진 자는 없다. 누가 黃芪를 일러 그 약효를 얻기 어렵다고 하겠는가. ([批] 黃芪는 氣가 逆한 虛症을 補할 수 없다고 하였으니, 오묘한 이론이다.)

或疑黃芪補氣, 何以必助之當歸以補血, 豈氣非血不生耶？ 不知氣能生血, 而血不能生氣, 不能生氣, 而補氣必補血者, 非取其助氣也. 蓋氣虛之人, 未有不血亦隨之而俱耗者也. 我大用黃芪以生氣, 則氣旺而血衰, 血不能配氣之有餘, 氣必至生血[13]之不足, 反不得氣之益, 而轉得氣之害矣. 故補氣必須補血之兼施也. 但因氣虛以補氣, 而複補其血, 則血旺而氣仍衰, 奈何. 不知血旺則氣不去生血, 故補血而氣自旺, 不必憂有偏勝之虞. 然多補其氣而少補其血, 則又調劑之甚宜也.

13) 生血 原作"生火", 今据日刻本改.

혹 의심하기를 黃芪가 氣를 補하는데 반드시 當歸의 補血작용으로 黃芪를 돕는 이유는 무엇입니까? 어찌 氣가 血이 아니면 生하지 못하겠습니까? 이는 氣가 血을 生하지만, 血은 氣를 生하지 못하는 것을 알지 못하는 것이다. 氣를 生하지 못하는데도 氣를 補할 때 반드시 血을 補하는 것은 그 氣를 돕는 작용을 취하는 것이 아니다. 대개 氣가 虛한 사람은 血이 또한 氣虛를 따라서 반드시 함께 소모된다. 내가 黃芪를 크게 사용하여서 氣를 生하면 氣는 왕성해져도 血은 쇠약해지므로, 血이 氣의 有餘함에 짝이 되지 못하여 반드시 氣가 生血함이 부족하게 하게 되므로, 도리어 氣가 더해지는 것을 얻지 못하고 오히려 氣가 손해를 입게 될 것이다. 그러므로 氣를 補할 때는 반드시 血을 補하는 것을 겸하여 시행해야 한다. 단지 氣虛때문에 氣를 補하고 다시 그 血을 補하면, 血이 旺盛해져서 氣가 이로 인하여 衰하게 되는 것은 어찌하겠는가? 이는 血이 왕성하면 氣가 血을 生하지 않는 것을 알지 못한 것이다. 그러므로 血을 補하면 氣가 스스로 왕성해질 것이니 한쪽이 우세할 것을 염려할 필요가 없다. 따라서 그 氣를 많이 補하고 그 血은 적게 補하는 것은 또한 약을 조제하는 매우 올바른 방법이다.

或問黃芪何故必須蜜炙, 豈生用非耶？ 然瘡瘍之門, 偏用生黃芪, 亦有說乎？ 曰黃芪原不必 蜜炙也, 世人謂黃芪炙則補而生則瀉, 其實生用未嘗不補也.

혹 묻기를 黃芪는 무슨 까닭으로 반드시 蜜炙를 해야 합니까? 어찌 生用은 틀리다고 하십니까? 그러나 瘡瘍을 치료하는 부문에서는 生黃芪를 偏用하는데 또한 이론이 있습니까? 말하기를 黃芪는 원래 반드시 蜜炙할 필요는 없는데, 世人들이 이르기를 黃芪를 炙하면 補하고 生用하면 瀉한다고 하지만 그 실제는 生用하는 것도 일찍이 補하지 않음이 없다.

3. 甘草

甘草, 味甘, 氣平, 性溫, 可升可降, 陽中陽也. 他書說陰中陽者, 誤. 無毒. 反甘遂,不可同用, 同用必至殺人. 入太陰,少陰,厥陰之經. 能調和攻補之藥, 消癰疽癤毒, 實有神 功. 尤善止諸痛, 除陰虛火熱, 止渴生津. 但其性又緩, 凡急病最宜用之. 故寒病用熱藥, 必加甘草, 以制桂,附之熱. 熱病用寒藥, 必加甘草, 以制石膏之寒. 下病不宜速攻, 必加 甘草以制大黃之峻. 上病不宜遽升, 必加甘草以制梔子之動, 緩之中具和之義耳. 獨其味甚 甘, 甘則善動, 吐嘔家不宜多服, 要亦不可拘也. 甘藥可升可降, 用之吐則吐, 用之下則下, 顧善用之何如耳.

甘草는 味甘하고, 氣平하며, 性溫하고, 升도 하고 降도 할 수 있으며, 陽중의 陽이다. 다른 책에서 陰중의 陽이라고 하는 것은 그르다. 無毒하다. 甘遂와 反하여 같이 쓸 수 없으니, 같이 쓰면 반드시 살인에 이른다. 太陰,少陰,厥陰經으로 들어간다. 攻補의 약을 조화시키고, 癰疽癤毒을 없애는데 실로 신묘한 공이 있다. 더욱이 모든 통증을 잘 그치게 하고, 陰虛火熱을 제거하고, 止渴生津한다. 단, 그 性이 또한 緩하므로 무릇 急病에 가장 마땅히 사용해야 한다. 그러므로 寒病에 熱藥을 쓸 때, 반드시 甘草를 넣어서 桂皮, 附子의 熱을 제어하며, 熱病에 寒藥을 쓸 때, 반드시 甘草를 넣어서 石膏의 寒을 제어한다. 下病은 빨리 공격하면 안 되므로, 甘草를 가하여 大黃의 峻烈함을 제어하며, 上病은 일거에 올리는 것이 마땅하지 않으므로 반드시 甘草를 가하여 梔子의 動함을 제어해야 하니, 완만한 가운데 조화롭게 하는 뜻이 있다. 특히 그 맛이 매우 달고, 단 것은 잘 動하므로, 嘔吐하는 자에게는 많은 양을 사용하는 것이 마땅하지 않지만, 또한 구애받을 필요도 없다. 맛이 단 약은 升도 하고 降도 하므로, 吐하려고 쓸 때는 吐하게 하고, 下시킬 때는 下하도록 하는 바 어떻게 잘 쓸까 생각함에 달려있다.

或問中滿症忌甘, 恐甘草助人之脹乎? 不知中滿忌甘, 非忌甘草也. 中滿乃氣虛中滿. 氣虛者, 脾胃之氣虛也. 脾胃喜甘, 安在反忌甘草. 因甘草性緩, 緩則入於胃而不即入於脾. 胃氣即虛, 得甘草之補, 不能遽然承受, 轉若添其脹滿者, 亦一時之脹, 而非經久之脹也. 故中滿之症, 反宜用甘草, 引人參,茯苓,白術之藥, 入於中滿之中, 使脾胃之虛者不虛, 而後脹者不脹, 但不可多用與專用耳. 蓋多用則增滿, 而少用則消滿也. 專用則添脹, 而同用則除脹也, 誰謂中滿忌甘草哉. ([批]中滿忌甘草, 反用之以成功, 可見藥宜善用, 何獨甘草哉?)

혹 묻기를 中滿症에는 단 것을 꺼리는데 甘草가 사람의 脹을 도울까 두려워하는 것입니까? 中滿에 단 것을 꺼리는 것이, 甘草를 꺼리는 것이 아닌 것임을 모르는 것이다. 中滿은 氣가 虛하여 中滿이 된 것이다. 氣虛는 脾胃의 氣가 虛한 것이다. 脾胃는 단 것을 좋아하는데 어찌 도리어 甘草를 꺼리겠는가. 甘草의 性이 緩하므로, 胃에는 들어가도 脾에는 들어가지 않는다. 胃氣가 이미 虛한데, 甘草의 補함을 얻으면, 갑자기 받을 수 없으므로 도리어 마치 脹滿함을 더하는 것 같지만, 일시적인 脹滿이며 오래 지속되는 脹滿이 아니다. 그러므로 中滿症에 도리어 마땅히 甘草를 사용하여 人參, 茯苓, 白朮을 이끌고 中滿의 가운데 들어가, 脾胃의 虛한 것을 虛하지 않도록 하고 이후에 脹함을 脹하지 않도록 한다. 단지 多用하거나 오로지 감초만 사용하지 말아야 한다. 多用하면 滿이 증가되고, 적게 사용하면 滿이 제거된다. 오로지 감초만 사용하면 脹滿이 더해지고, 다른 약과 함께 사용하면 제거되니 누가 中滿에 甘草를 꺼린다고 하겠는가.([批]中滿에 甘草를 꺼리나 도리어 사용함으로써 공을 이루는 것에서 약을 마땅히 잘 사용해야 하는 것을 알 수 있으니 어찌 甘草 뿐이겠는가?)

或問甘草乃解毒之聖藥, 古人盛稱而吾子約言, 豈甘草不可以解毒也? 嗟乎. 甘草解毒, 無人不知, 然盡人皆知解毒, 而盡人不知用之也. 愚謂甘草解毒, 當分上, 中, 下三法. 上法治上焦之毒, 宜引而吐之; 中法治中焦之毒, 宜和而解之; 下法治下焦之毒, 宜逐而瀉之. ([批]甘草解毒分, 中, 下三法, 實確而妙.) 吐之奈何? 用甘草一兩, 加瓜蒂三枚, 水煎服. 凡有毒, 一吐而愈. 和之奈何? 用甘草一兩五錢[14], 加柴胡三錢[15], 白芍三錢, 白芥子三錢, 當歸三錢, 陳皮一錢[16], 水煎服, 毒自然和解矣. 瀉之奈何? 用甘草二兩, 加大黃三錢[17], 當歸五錢, 桃仁十四粒[18], 紅花一錢, 水煎服, 毒盡從大便出矣. 此三者, 雖不敢謂解毒之法盡乎此, 然大約亦不能出乎此. 毋論服毒, 中毒與初起瘡毒, 皆可以三法治之. 此用甘草解毒之法, 人亦可以聞吾言而善用之乎.

14) 一兩五錢 何本作“二兩”.
15) 三錢 何本作“二錢”.
16) 白芍三錢, 白芥子三錢, 當歸三錢, 陳皮一錢 何本作“二花一兩, 黨參五錢, 黃芩三錢, 茯笭五錢, 苡仁五錢”.
17) 三錢 何本作“二錢”.
18) 十四粒 何本作“二十四粒”.

혹 묻기를 甘草가 해독의 聖藥이라 옛 사람이 칭하는데, 선생께서는 말을 아끼시니 어찌 甘草가 해독할 수 없는 것입니까? 안타깝구나! 甘草가 해독을 하는 것을 모르는 사람은 없다. 하지만 모든 이가 해독한다는 것을 알지만 모두 그것을 쓸 줄을 모르는구나. 내가 이르기를 甘草의 해독작용은 마땅히 상, 중, 하 三法으로 나누어야 한다. 上法은 上焦의 독을 치료하는 것으로 마땅히 이끌어내어 토하도록 한다. 中法은 中焦의 독을 치료하는 것으로, 마땅히 화해시켜야 한다. 下法은 下焦의 독을 치료하는 것으로 마땅히 쫓아내어 瀉下시켜야 한다. ([批]甘草의 해독작용은 상, 중, 하 三法으로 나누었으니 실로 확실하고도 묘한 것이다.)吐하게 하는 것은 어떠합니까? 甘草 一兩에, 瓜蔕 3枚를 넣고 물로 달여 먹는다. 무릇 독이 있으면 한번 토하여 낫는다. 화해시킴은 어떠합니까? 甘草 1兩 5錢에 柴胡 3錢, 白芍 3錢, 白芥子 3錢, 當歸 3錢, 陳皮 1錢을 넣고 물로 달여 먹으면, 독이 자연히 화해된다. 瀉下시킴은 어떠합니까? 甘草 2兩에 大黃 3錢 當歸 5錢, 桃仁 14粒,紅花 1錢을 넣고 물에 달여 먹으면 독이 모두 대변을 따라 나갈 것이다. 이 3가지는 비록 해독법을 다 말하였다고 할 순 없으나, 대략 또한 여기에서 벗어날 수 없다. 독을 복용한 것은 물론이고, 中毒과 초기의 瘡毒 모두 三法으로 치료할 수 있다. 이는 甘草를 사용하여 해독하는 방법이니 사람들이 또한 내 말을 들으면 잘 사용할 수 있을 것이다.

或問甘草乃和中之藥, 攻補俱用, 不識亦有不宜否? 夫甘草, 國老也, 其味甘, 甘宜於脾胃. 然脾胃過受其甘, 則寬緩之性生, 水穀入之, 必不迅於傳導, 而或至於停積瘀滯. 夫水穀 宜速化者也, 宜速化而不速化, 則傳於各臟腑, 未免少失其精華, 而各臟腑因之而不受其益者有之. 世人皆謂甘草有益而無損, 誰知其益多而損亦有之乎. 知其益而防其損, 斯可矣. 或疑甘草在藥中不過調和, 無大關系, 此論輕視甘草矣. 甘草實可重用以收功, 而又能調劑以取效, 蓋藥中不可缺之藥, 非可有可無之品也.

혹 묻기를 甘草가 和中시키는 약인데 攻과 補에 함께 사용하는 것은 올바르지 않음을 모르는 것이 아닙니까? 무릇 甘草는 國老이다. 味甘하고 甘은 脾胃에 마땅하다. 그러나 脾胃가 그 단 맛을 지나치게 받게 되면 너그럽고 완만한 성질이 생겨서 음식이 들어와도 반드시 신속히

傳導하지 못하게 되므로 머물러 쌓여 瘀滯에 이르게 된다. 무릇 음식은 마땅히 신속하게 運化되어야 하는 것이니, 신속하게 운화 되지 못하면 각 臟腑로 傳導될 때 그 精華로움이 조금씩 손실을 면치 못하므로 각 臟腑가 이것 때문에 그 이익을 받지 못하는 경우가 있게 된다. 세상 사람들이 대개 甘草는 이로움만 있고 손해는 없다고 하지만, 이익이 많을수록 손해 역시 있음을 누가 알겠는가. 그 이익을 알고 그 손해를 대비할 수 있어야 할 것이다. 혹 의심하기를 甘草의 작용은 약 중에 조화시키는 것에 불과하며, 별다른 작용은 없다고 하지만 이는 甘草를 가볍게 보고 말하는 것이다. 甘草는 실로 重用하여서 공을 세울 수 있으며 또한 약재들을 조화시켜서 효과를 취할 수도 있으니, 무릇 약 중에 빼놓을 수 없는 약이며 있으나 없으나 하는 약이 아니다.

或[19]疑甘草視之平平, 世醫無不輕之, 先生獨重者, 何好惡與人殊乎? 曰甘草乃奪命之藥, 如之何而忽之, 誠觀上,中,下解毒之妙, 神效無比, 亦可以悟甘草之宜重而不宜輕矣, 況調和百藥更有殊功乎.

혹 의심하기를 甘草를 예사롭게 보고, 세상의 의사들은 가볍게 여기는데 선생은 홀로 중요하게 여기니, 어찌 좋고 싫음이 다른 사람과 다른 것입니까? 말하기를 甘草는 생명을 구하는 약이니, 어찌 소홀히 하겠는가. 상, 중, 하 해독의 오묘함을 성실히 관찰하면, 신효함이 견줄 것이 없으니 역시 甘草는 마땅히 중요하고 경시할 수 없음을 깨달을 수 있다. 하물며 百藥을 조화시키는 더욱 뛰어난 효능을 갖고 있지 않는가.

或問細節甘草, 其性少寒, 可瀉陰火, 不識陰虛火動之症, 亦可多用之乎? 吾謂甘草乃瀉火之品, 原不在細小也. 細小瀉火, 豈粗大者反助火乎. 惟是甘草瀉火, 用之於急症者可以多用, 用之於緩症者難以重加. 蓋緩症多是虛症, 虛則胃氣必弱, 而甘草性過於甘, 多用難以分消, 未免有飽脹之虞, 不若少少用之, 則甘溫自能退大熱耳. 若陰虛之症, 正胃弱也, 如何可多用乎, 毋論粗大者宜少用, 即細小者亦不可多用也.

19) 此下至"更有殊功乎" 七十七子, 元無, 今据清抄甲本補.

혹 묻기를 가는 마디 甘草는 그 性이 조금 寒하여 陰火를 瀉시키는데, 陰虛火動의 증상에도 또한 多用할 수 있는지 잘 모르겠습니다. 말하기를 甘草는 瀉火시키는 약으로 원래 작고 가는 것이 따로 있지 않다. 작고 가는 것이 火를 끄면 반대로 거칠고 큰 것은 火를 돕는단 말입니까? 오직 甘草는 瀉火하는 急症에 多用하지만, 완만한 症에는 多用하면 곤란하다. 대개 緩症은 虛症이 많고 虛하면 胃氣가 반드시 약할 것인데, 甘草의 성질이 지나치게 甘하여 多用하면 나누고 소화시킴이 어려워 飽脹이 될 우려를 피할 수 없으니, 적게 사용하여 甘溫한 성질이 스스로 大熱을 물리치는 것만 못하다. 예를 들어 陰虛의 증상은 바로 胃가 약한 것인데 어찌 多用하리오. 거칠고 큰 것은 조금 쓴다고 하지 않듯이, 작고 가늘다고 多用하면 안 된다.

4. 白朮

白朮, 味甘辛, 氣溫, 可升可降, 陽中陰也, 無毒. 入心,脾,胃,腎,三焦之經. 除濕消食, 益氣強陰, 尤利腰臍之氣. ([批]白朮利腰臍之氣, 原是利腎中之濕也. 腎不濕則腰不疼, 濕去而腰臍自利矣.)有汗能止, 無汗能發, 與黃芪同功, 實君藥而非偏裨.

白朮은 甘辛하며 氣는 溫하고, 升도 하고 降도 할 수 있으며, 陽 중의 陰이며 無毒하다. 心, 脾, 胃, 腎, 三焦의 經에 들어간다. 濕을 제거하고 음식을 소화시키며 氣를 더하고 陰을 강하게 하는데, 腰臍의 氣를 더욱 원활하게 한다. ([批] 白朮이 腰臍의 氣를 원활하게 하는 것은 원래 腎中의 濕을 원활하게 하기 때문이다. 腎이 濕하지 않으면 腰는 아프지 않을 것이니 濕이 제거되면 腰臍는 저절로 부드럽게 될 것이다.) 땀이 날 때 그치게 할 수 있고, 땀이 없으면 땀을 낼 수 있으며, 黃芪와 더불어 功을 함께 하여, 君藥을 실속 있게 해주고 편중되게 돕지 않는다.

往往可用一味以成功, 世人未知也, 吾今泄天地之奇. 如人腰疼也, 用白朮二三兩, 水煎服, 一劑而疼減半, 再劑而痛如失矣. 夫腰疼乃腎經之症, 人未有不信. 腎虛者用熟地,山茱以補水未效也,用杜仲,破故紙以補火未效也, 何以用白朮一味而反能取效. 不知白朮最利腰臍, 腰疼乃水濕之氣浸入於腎宮, 故用補劑, 轉足以助其邪氣之盛, 不若獨用白朮一味, 無拘無束, 直利腰臍之爲得. 夫二者之氣, 原通(於)命門, 臍之氣通, 而腰之氣亦利, 腰臍之氣既利, 而腎中之濕氣何能久留, 自然濕去而痛忽失也. 通[20]之而酒濕作瀉, 經年累月而不愈者, 亦止消用此一味, 一連數服, 未有不效者. 而且濕去而瀉止, 瀉止而脾健, 脾健而胃亦健, 精神奮發, 顏色光彩, 受益正無窮也. 是白朮之功, 何亞於人參乎.

종종 白朮 一味만 사용하여 공을 이루는 것을 일반인들은 알지 못하니, 내가 이제 天地의 기묘함을 발설하겠다. 만약 어떤 이의 허리가 아플 때 白朮 2~3兩을 물에 달여 한 劑를 복용하면 통증이 반으로 감소하고, 재차 한 劑를 복용하면 통증이 사라질 것이다. 무릇 요통은 腎經의 症으로 사람들이 믿어 의심치 않는데 腎이 虛한 경우에는 熟地黃, 山茱萸를 써서 水를 補해도 효과가 없고, 杜冲, 破古紙를 써서 火를 補해도 효과가 없는데 어찌 白朮 一味를 사용하여 도리어 효과를 얻을 수 있는 것입니까? 이는 白朮이 腰臍를 가장 잘 원활하게 한다는 것을 알지 못하는 것이다. 요통은 水濕의 氣가 腎宮에 침입한 것으로, 補하는 약을 사용하면 도리어 족히 氣를 도와 邪氣가 많아지게 되므로 오직 白朮 한 가지 약재만 사용하여 (다른 약재에 의해) 거리끼거나 속박됨이 없이 직접 腰臍 부위를 부드럽게 함을 얻는 것이다. 무릇 腰氣와 臍氣는 원래 命門으로 通하니, 臍의 氣가 소통되면, 腰의 氣 역시 원활하게 될 것이니, 腰臍의 氣가 이미 원활하게 되었는데 腎中의 濕氣가 어찌 오래 머물 수 있겠는가. 자연히 濕은 제거되고 痛症도 홀연히 없어진다. 酒濕으로 인한 설사가 몇 년 몇 달이 지나도 낫지 않는 경우에도, 역시 단지 이 一味를 갈아서 사용하여 일관되게 계속 복용하면 효과가 없는 경우가 없다. 또한 濕이 제거되면 설사가 멎고, 설사가 멎으면 脾가 건강하게 되며, 脾가 건강하면 胃 역시 건강해져, 精神이 奮發하고, 顏色에 光彩가 나니, 이익을 얻음이 정말로 무궁하다. 이런 白朮의 功이, 어찌 人蔘에 버금가지 않겠는가.

不特此也, 如人患瘧病, 用白朮二兩, 半夏一兩, 米飯爲丸, 一日服盡即愈. 夫瘧病, 至難愈之病也. 用柴胡, 青皮散邪不效, 用鱉甲, 首烏逐邪不效, 用草果, 常山伐邪不效, 何以用白朮二

20) 通之 通上之理也. 何本作 "因之", 義晦.

兩爲君, 半夏一兩爲臣, 即以奏功, 不知白朮健脾開胃之神藥, 而其妙尤能去濕, 半夏去痰[21], 無痰不成瘧, 而無濕亦不成痰. 利濕則痰已清其源, 消痰則瘧已失其黨, 況脾胃健旺, 無非陽氣之升騰, 瘧鬼又於何地存身哉. 此效之所以甚捷也.

이것만 특별한 것이 아니다. 예를 들어 사람이 瘧疾을 앓을 때 白朮 二兩, 半夏 一兩을 쌀밥으로 丸을 만들어서, 하루를 다 복용하면 낫는다. 무릇 瘧病은 지극히 치유하기 어려운 病이다. 柴胡와 靑皮로 邪氣를 흩어도 효과가 없고, 鼈甲과 首烏를 써서 邪氣를 좇아내어도 효과가 없으며, 草果와 常山으로 邪氣를 공격해도 효과가 없는데, 어찌 白朮 二兩을 君으로 쓰고, 半夏 一兩을 臣으로 삼아 사용하면, 효과가 있다고 하겠는가? 이는 白朮이 健脾, 開胃하는 神藥으로 그 묘한 것은 濕을 더욱 제거하고, 半夏로 痰을 없애니, 痰이 없으면 瘧이 되지 못하고 濕이 없으면 역시 痰이 생성되지 않는 것이다. 利濕하면 痰이 이미 그 근원에서 씻겨지게 되고, 消痰하면 瘧이 이미 그 무리에서 없어지니, 하물며 脾胃가 건강하고 왕성하며, 陽氣가 升騰하지 않는 바가 없으니, 瘧鬼가 또한 이 땅의 어느 몸에 존재하겠는가. 이 효과는 매우 민첩한 것이다.

由此觀之, 則白朮非君藥而何. 推之二陳湯, 必多加白朮所以消痰也；四君子湯, 必多加白朮所以補氣也；五苓散, 必多加白朮所以利水也；理中湯, 必多加白朮所以祛寒也；香薷飮, 必多加白朮所以消暑也. 至於產前必多加白朮以安胎, 產後必多加白朮以救脫, 消食非多用白朮何以速化, 降氣非多用白朮何以遽定, 中風非多用白朮安能奪命於須臾, 痞塊非多用白朮安能救困於敗坏哉. 人知白朮爲君藥而留心於多用也, 必能奏功如神矣.

이를 보건데 白朮이 君藥이 아니라고 어찌하겠는가. 미루어 보면 二陳湯에는 반드시 白朮을 다량으로 가하여 消痰시키고, 四君子湯에는 반드시 白朮을 다량으로 가하여 補氣시키며, 五苓散에는 반드시 白朮을 다량으로 가하여 利水시키고, 理中湯에는 반드시 白朮을 다량으로 가하여 祛寒시키며, 香薷飮에는 반드시 白朮을 다량으로 가하여 消暑시킨다. 產前에 이르면 반드시

21) 半夏去痰 元無, 今据何本補

白朮을 다량으로 가하여 安胎시키고, 産後에는 반드시 白朮을 다량으로 가하여 救脫한다. 消食하는데 白朮을 다량으로 쓰지 않으면 어찌 빠르게 소화시킬 수 있으며, 降氣하는데 白朮을 다량으로 쓰지 않으면 어찌 재빠르게 안정시키겠는가. 中風에 白朮을 多用하지 않으면 어찌 짧은 시간 내에 생명을 구할 수 있겠으며, 痞塊에 白朮을 多用하지 않으면 망가지는 곤경에서 어찌 구해낼 수 있겠는가. 사람들이 白朮을 君藥으로 마음에 두고 多用해야 반드시 그 신묘한 효과를 효능을 볼 수 있을 것이다.

或問白朮利腰臍而去濕, 若濕不在腰臍者, 似非可利, 胡爲凡有濕病皆不能外耶? 此未明乎腰臍之義也. 人之初生, 先生命門. 命門者, 腎中之主, 先天之火氣也. 有命門而後生五臟七腑, 而臍乃成, 是臍又後天之母氣也. 命門在腰而對乎臍, 腰臍爲一身之主宰. 腰臍利而人健, 腰臍不利而人病矣. 凡有水濕, 必侵腰臍, 但有輕重之分耳. 治水濕者, 一利腰臍而水即入於膀胱, 從小便而化出, 所以得水必須利腰臍, 而利腰臍必須用白朮也. 況白朮之利腰臍者, 利腰臍之氣, 非利腰臍之水也. 腰臍之氣利, 則氣即通於膀胱, 而凡感水濕之邪, 俱不能留, 盡從膀胱外泄, 是白朮不利之利, 正勝於利也. ([批]利氣非瀉氣之謂, 正利其氣通膀胱也. 膀胱非氣不行, 氣閉則塞, 氣通則開. 白朮利氣以利水, 所以必用之也.)

혹 묻기를 白朮은 腰臍를 원활하게 하고 濕을 제거하지만, 만약 濕이 腰臍에 없는 경우에는 원활하게 할 수 없을 것 같은데, 어찌하여 모든 濕病을 전부 몰아낼 수 없다고 하지 않으십니까? 이는 腰臍의 의미를 분명히 알지 못하는 것이다. 사람이 처음 생길 때, 먼저 命門이 생긴다. 命門이란, 腎中의 主이고, 先天의 火氣이다. 命門이 있은 후에야 五臟七腑가 생기고 나서, 臍가 이루어지니 臍는 또한 後天의 母氣이다. 命門은 腰에 위치하여 臍의 맞은 편이 되니, 腰臍는 一身의 主宰가 된다. 腰臍가 원활하면 사람이 건강하고, 腰臍가 원활하지 못하면 사람이 병든다. 무릇 水濕이 있으면, 반드시 腰臍에 침입하는데, 다만 그 輕重의 구분이 있을 따름이다. 水濕을 치료하는 경우에, 한 번 腰臍를 원활하게 해주면 水가 곧 膀胱에 들어가고 小便을 따라 운화되어 나오니, 소변을 얻기 위해서는 반드시 腰臍를 원활하게 해야 하고, 腰臍를 원활하게 하기 위해서는 반드시 白朮을 써야 한다. 그리고 白朮이 腰臍를 원활하게 하는 것은, 腰臍의

氣를 원활하게 하는 것이지 腰臍의 水를 원활하게 하는 것이 아니다. 腰臍의 氣가 원활해지면, 氣가 곧 膀胱에 소통되어 대체로 감수된 水濕의 邪氣가 오래 머물지 못하고 모두 膀胱을 따라 밖으로 배설되니, 白朮이 利水하지 않고 利氣하는 것이 직접 利水시키는 것보다 낫다. ([批] 利氣는 氣를 瀉하는 것을 말하는 것이 아니고, 바로 氣가 膀胱에 통하는 것을 순조롭게 하는 것을 말하는 것이다. 膀胱은 氣가 아니면 運行하지 않으니, 氣가 막히면 막히고, 氣가 통하면 열린다. 白朮은 氣를 순조롭게 하여 利水하므로 반드시 사용해야 한다.)

或問白朮健脾去濕, 爲後天培土聖藥, 真緩急可恃者也. 雖然人知白朮益人, 而不知白朮之損人也. 白朮利水, 則其性必燥. 世人濕病, 十居其四, 而燥症十居其六. 肺氣之燥也, 更用白朮以利之, 則肺氣爍盡津液, 必有乾嗽之憂 ; 胃氣之燥也, 更用白朮以利之, 則胃氣炎蒸津液, 必有口渴之慮. 脾氣之燥也, 更用白朮以利之, 則脾氣焦枯津液, 必有腸結之苦. 蓋宜於濕者[22], 不宜於燥也. 去濕既受其益, 則添燥安得不受其損哉.

혹 묻기를 白朮은 健脾하고 濕을 제거하여, 後天의 土를 기르는 聖藥이니, 진실로 緩症, 急症에 사용할 수 있습니다. 비록 그러하나 사람들은 白朮이 사람에게 도움이 되는 것만 알고 白朮이 사람에게 손해가 되는 것은 모르고 있습니다. 白朮은 利水하니 즉 그 性質이 반드시 燥한 것이다. 세상 사람들의 濕病은 10 중에 4를 차지하고, 燥症이 10 중에 6을 차지하니, 肺氣가 燥한데 다시금 白朮을 사용하여 利水시키면, 肺氣가 津液을 모두 다 졸여서, 반드시 마른기침을 할 우려가 있으며; 胃氣가 燥한데, 다시금 白朮로써 利水시키면, 胃氣가 津液을 뜨겁게 끓여 반드시 口渴의 우려가 있으며 脾氣가 燥한데, 다시금 白朮로써 利水시키면, 脾氣가 津液을 태워 말려서, 반드시 腸結의 고통이 있을 것이다. 대개 濕에 마땅한 것은, 燥에는 마땅하지 않으니, 濕을 제거하여 이미 그 이익을 얻었으나, 燥를 더하였으니 어찌 그 손해를 안 받을 수 있겠는가.

或疑白朮乃去濕生津之上品, 而先生謂其性燥, 不可治肺,胃,脾三家之燥病, 吾不得其義也. 夫

22) 宜于濕者 原作 "宜濕", 今据何本補 "于, 者" 二子.

白朮生津, 但能生水火既濟之津, 不能生水火未濟之津也. 如濕病宜去其濕, 則燥病宜解其燥, 亦明矣, 乃不解其燥, 而反用燥以治之, 即能生津, 亦爲火所爍矣. 況白朮去濕, 則內無津液而外無水氣, 又從何而生津乎. 此白朮止可治濕而不可治燥也. 雖然白朮性雖燥, 終是健脾之物, 脾健而津液自生. 用潤藥以佐其燥, 則白朮且自失其燥矣, 又何能助燥哉. ([批]性燥而潤制之, 白朮何往不可善用乎.)

혹 의심하기를 白朮은 곧 濕을 제거하고 津을 생성하는 上品인데, 선생께서는 白朮의 성질이 燥하여, 肺, 胃, 脾 三家의 燥病을 치료하지 못한다고 하셨으니, 저는 그 의미를 이해하지 못하겠습니다. 무릇 白朮이 生津하는 것은, 다만 水火既濟의 津液을 生할 수 있을 뿐이요, 水火未濟의 津液은 生할 수 없다. 만약 濕病이라면 그 濕을 제거함이 마땅한 것처럼, 燥病에 마땅히 그 燥를 풀어야 함이 또한 명백할 것이다. 그런데 그 燥를 풀지 않고 오히려 燥한 治法을 사용하여 燥를 치료하면 生津한다고 하여도 또한 火에 의해 졸여서 없어질 것이다. 하물며 白朮로 濕氣를 제거하면 안에는 津液이 없고 밖으로는 水氣가 없을 것이니 또한 무엇을 좇아 生津할 것인가? 이 白朮은 단지 濕을 치료할 수 있을 뿐이요, 燥를 치료할 수는 없다. 비록 그러하지만 白朮의 성질이 비록 燥하다고 하여도 결국 健脾하는 물질이니, 脾가 건강해지면 津液이 저절로 생겨날 것이고, 潤澤한 약을 사용하여 그 燥함를 보좌한다면, 白朮 또한 그 燥한 성질을 저절로 잃게 될 것이니, 또한 어찌 燥症을 돕는다고 하겠는가. ([批] 性이 燥한 것은 潤澤하게 제어하면 되는데, 白朮을 어찌 잘 사용하지 못할 것인가.)

或疑白朮健脾生胃, 有時用白朮而脾胃不能受補者何也? 此虛不受補也. 脾胃之氣, 喜生發而不喜閉塞. 白朮正開胃開脾之聖藥, 何至用之而反無功, 明是土崩瓦解之象. 而土崩瓦解之故, 由於腎火之大敗也. 土非火不生, 火非土不旺, 脾胃之土必得腎中之火相生, 而土乃堅剛, 以消水穀. 今因腎水既枯, 而腎火又復將絕, 土既無根培之, 又何益乎. 徒用白朮以健脾開胃, 而腎中先天之火已耗盡無餘, 如爐中燼絕, 益之薪炭, 而熱灰終難起焰. 此生之不生, 乃脾不可生. 非白朮能生而不生也. ([批]無根之土, 必須培火.)

혹 의심하기를 白朮은 健脾하고 生胃하는데, 白朮을 사용해도 脾胃가 補함을 받지 못하는 경우는 무엇 때문입니까? 이는 虛하여 補를 받지 못하는 것이다. 脾胃의 氣는 生發하는 것을 좋아하고 閉塞하는 것을 좋아하지 않는다. 白朮은 바로 開胃 開脾하는 聖藥인데, 무엇 때문에 그것을 사용하여도 도리어 효과가 없다고 하겠는가. 분명히 이는 土가 와해된 양상이니, 土가 무너지고 와해된 이유는 腎火가 大敗한 것에 연유한다. 土는 火가 아니면 生하지 못하고, 火는 土가 아니면 旺盛하지 못하니, 脾胃의 土는 반드시 腎中의 火를 얻어서 相生하여야 土가 이에 견고하고 강해져서, 水穀을 소화시킬 수 있는 것이다. 지금 腎水가 이미 고갈됨으로 인하여, 腎火가 또한 거듭 끊어지려 하니 土가 이미 배양할 근본이 없는데, 또한 어찌 도울 수 있겠는가. 헛되이 白朮을 사용하여 健脾開胃시키려 하나, 腎中의 先天之火가 이미 다 소모되어, 마치 화로 중에 타다 남은 불씨가 끊어졌는데, 땔감과 숯을 더한다 해도, 뜨거운 재는 마침내 불꽃을 일으키기 어려운 것과 같다. 이런 경우에는 살리려 해도 살리지 못하는 것은 곧 脾가 살리지 못하는 것이지, 白朮이 살릴 수 있는 데도 살리지 못하는 것이 아니다. ([批] 근본이 없는 土는 반드시 火를 배양해야 한다.)

或又問脾土固腎火所生, 而胃土實心火所生, 腎火絕而心火未絕, 宜用白朮以健胃, 尚可以生土也. 夫胃土非心火不生, 而心火必得腎火以相濟, 腎火絕, 又何以濟心之不足乎. 心火因腎火之絕, 而心火欲救腎火而未遑[23], 又何能救胃哉. 胃既不可救, 則胃無二火之生, 胃氣欲不亡, 不可得矣. 胃氣既亡, 而白朮雖能健脾, 而欲生胃無從也. ([批]脾土生於腎火, 胃土生於心火, 雖有所分, 其實脾胃皆生於腎火也, 故腎一絕而脾胃兩無可救矣.)

혹 또한 묻기를 脾土는 진실로 腎火가 生한 것이요, 胃土는 실로 心火가 生한 것이니, 腎火가 끊어졌는데 心火는 아직 끊어지지 않았으면, 마땅히 白朮을 사용하여 健胃하면 또한 土를 生할 수 있는 것입니까? 무릇 胃土는 心火가 아니면 生하지 않고, 心火는 반드시 腎火를 얻음으로써 서로 구제할 수 있는데, 腎火가 끊어지면, 또한 무엇으로 心의 不足을 구제하겠는가. 心火가 腎火의 끊어짐으로 인하여, 腎火를 구하고자 하여도 미치지 못하는데

23) 遑 及也

또한 어찌 胃를 구할 수 있겠는가. 胃를 이미 구할 수 없으니, 곧 胃는 二火의 生함이 없으면 胃氣가 망하지 않으려고 해도 살아날 수 없다. 胃氣가 이미 亡했으니 白朮이 비록 健脾시킬 수 있어서 胃를 生하려 해도 따라 오는 바가 없다. ([批] 脾土는 腎火에서 生하고, 胃土는 心火에서 生하니, 비록 구분이 있으나, 실제로는 脾胃 모두 腎火에서 生하는 것이다. 그러므로 腎이 한 번 끊어지면 脾胃 모두 구할 수가 없다.)

或又問心,腎二火既絕，故用白朮而無功，吾救心,腎之火而兼用白朮，則不生者可以生矣. 嗟乎. 先天之火雖絕而未絕也, 後天之火一絕而俱絕矣. 腎中之火, 先天之火也. 心中之火, 後天之火也. 後天火絕者, 由於先天之火先絕也. 救先天之火, 則後天之火自生. 救後天之火, 則先天之火難活. 故救火者, 必須先救腎中之火, 腎火生則心火不死, 腎火絕則心火不生. 故欲救脾胃之生, 不可徒救心火之絕, 非心火之不宜救也, 救腎火正所以救心火耳. 倘腎火之絕不及救, 而徒救夫心火, 多用桂,附於白朮,人參之中, 欲救心以救腎[24]也, 終亦必亡而已矣, 況僅用白朮, 又何以救之哉. ([批]闡發白朮之義, 得如許奇論, 真石破天驚.)

혹 또한 묻기를 心, 腎 두개의 火가 이미 끊어졌기 때문에 白朮을 써도 효과가 없다면 제가 心, 腎의 火를 구하고 겸해서 白朮을 쓰면, 살아나지 못할 경우에도 살아날 수 있습니까? 안타깝구나! 先天의 火는 비록 끊어졌어도 아직 끊어진 것이 아니며, 後天의 火는 한 번 끊어지면 모두 끊어진 것이다. 腎中의 火는 先天의 火요. 心中의 火는 後天의 火이니라. 後天의 火가 끊어진 것은, 先天의 火가 먼저 끊어졌기 때문이다. 先天의 火를 구하면, 後天의 火는 자연히 살아날 것이다. 後天의 火를 구하면, 先天의 火는 살아나기 어렵다. 그러므로 火를 구하고자 할 때, 반드시 먼저 腎中의 火를 구해야 하니 腎火가 살아나면 心火는 죽지 않을 것이요, 腎火가 끊기면 心火는 살아나지 못할 것이다. 그러므로 脾胃를 살리고자 한다면, 한갓 心火의 끊어짐만을 구하려고만 해선 안 된다고 한 말은, 心火를 구하는 것이 마땅치 않다는 것이 아니라, 腎火를 구하는 것이 바로 心火를 구하는 것이라는 말이다. 혹시 腎火가 끊어지고 구함에 미치지 못했는데, 쓸데없이 心火를 구하려고, 白朮, 人蔘이 들어간 처방 안에 桂枝,

24) 腎 原作“胃”, 今据何本改

附子를 많이 사용하여 心을 구하여서 腎을 구하고자 하지만 마침내는 반드시 망할 따름이다. 하물며 겨우 白朮을 써놓고서, 또한 어찌 구할 수 있겠는가. ([批] 白朮의 뜻을 펼쳐 매우 기이한 이론을 얻었으니 진실로 돌이 깨지고 하늘이 놀랄만하다.)

或疑白朮性燥, 脾胃有火者不宜用, 恐其助熱也. 此等議論, 真民生之大不幸也. 夫白朮甘溫, 正能去熱, 脾胃有火者, 安在不相宜. ([批]白朮甘溫, 正解火熱.)惟胃中邪火沸騰, 不可用之以助邪. 倘胃中虛火作祟, 非白朮之甘溫, 又何以解熱哉. 世人一見白朮, 無論有火無火, 與火之是虛是邪[25], 一概曰白朮助火不宜用, 更有疑白朮爲閉氣者, 尤爲可笑. 白朮利腰臍之氣, 豈有腰臍利而脾胃反不利者乎.

혹 의심하기를 白朮의 성질이 燥하여, 脾胃에 火가 있는 경우 사용함이 마땅치 않는 것은, 그 熱을 조장할까봐 두렵기 때문입니까? 이런 생각은 진실로 民生의 큰 불행이다. 무릇 白朮은 甘하고 溫하여서, 바로 그 熱을 제거할 수 있는데, 脾胃에 火가 있는 경우에, 어찌 서로 마땅치 않음이 있겠는가. ([批] 白朮은 甘하고 溫하니, 바로 火熱을 풀 수가 있다.) 오직 胃中의 邪火가 끓어오를 때에는, 邪氣를 조장할까봐 白朮을 사용할 수 없다. 혹시 胃中의 虛火가 높아지려 할 때면, 白朮의 甘溫함이 아니면, 또한 무엇으로 熱을 풀 것인가. 世人이 白朮을 한 번 보고, 有火, 無火와 虛로 인한 火인지 邪氣로 인한 火인지를 따져보지 않은 채, 한마디로 개괄하여 말하기를 白朮이 火를 조장하여 마땅히 쓸 수 없다고 하면서, 또한 白朮이 氣를 閉한다고 의심하니, 더욱이 가소로운 것이다. 白朮이 腰臍의 氣를 부드럽게 하니, 어찌 腰臍는 원활하게하면서 脾胃는 반대로 원활하게 하지 못하겠는가.

或疑白朮閉氣, 閉上焦之氣也. 先生謂利腰臍之氣, 乃利下焦之氣, 上下各不相同, 恐未可以利下而并疑上焦之俱利也. 曰腰臍爲生氣之根, 豈有根本大利而枝葉不舒發之理. 彼言白術之閉氣者, 言氣虛散失者, 白朮能補而收閉其耗散之氣也. 世人錯認閉字, 致使白朮利氣之藥, 反同閉氣之品而棄之. 此千古之冤也.

25) 是虛是邪 何本作 "是虛是實, 是邪非邪"

혹 의심하기를 白朮이 閉氣하는 것은, 上焦의 氣를 閉하는 것인데 선생께서 腰臍의 氣를 원활하게 한다고 말한 것은, 즉 下焦의 氣를 원활하게 한다는 것으로, 白朮의 上下에 대한 작용이 각각 서로 같지 않으니, 白朮로 下焦의 氣를 원활하게 하지 못할까 걱정되고 아울러 上焦의 氣가 원활해질지 궁금합니다. 말하기를 腰臍는 生氣의 근본이니, 어찌 근본이 매우 이롭게 되었는데 가지와 잎사귀가 펴지지 않는 이치가 있겠는가. 내가 말한 白朮이 閉氣한다는 것은, 氣가 虛하여 흩어지고 없어진 경우에 白朮이 補할 수 있을 뿐 만 아니라 耗散된 氣를 閉하여 수렴할 수 있다는 것을 말한 것이다. 世人이 '閉'라는 글자를 착각하여, 利氣藥인 白朮로 하여금 도리어 閉氣하는 약재로 여기어 버림에 이르게 되었으니, 이는 千古의 애통함이다.

或問白朮陽藥, 能益脾土之陰, 是白朮自能生陽中之陰乎, 抑必有藉於補陰之味以生陽也？曰陽藥補陽, 而白朮偏能於陽中補陰, 是白朮亦陰分之藥也. 白朮既陰陽兼補, 得陰陽之藥, 皆相濟而成功, 安在入諸補陰以生陽, 入諸補陽而不能生陰哉.

혹 묻기를 白朮은 陽藥으로, 脾土의 陰을 보탤 수 있으니, 이는 白朮이 스스로 陽中의 陰을 생성하는 것입니까? 아니면 반드시 補陰하는 약의 도움을 받아서 陽을 생성하는 것입니까? 말하기를 陽藥은 陽을 補하는데, 白朮은 陽 중에서 補陰할 수 있음에 치우쳤으니, 白朮 또한 陰分의 藥이다. 白朮이 이미 陰陽을 겸해서 補하는데, 陰陽의 藥을 얻게 되면, 모두 서로 도와 공을 이루니, 어찌 온갖 補陰하는 약을 넣어서 陽이 생겨나는데, 온갖 補陽하는 약을 넣으면 陰이 생겨나지 못하겠는가.

或疑白朮陽藥, 而補脾氣之陰, 是陽能生陰也, 又何以陽又能生陽乎？夫陰陽原兩相生也, 陽以生陽, 不若陽以生陰之速, 但不可謂陽不生陽也. 白朮陽藥, 以生脾中之陰者十之八, 而生脾中之陽者十之二耳.

혹 의심하기를 白朮은 陽藥으로, 脾氣의 陰을 補하는 것은 陽이 陰을 生할 수 있어서인데, 또 어찌 陽으로 또 陽을 生하는 것입니까? 무릇 陰陽은 원래 양쪽이 相生하는 것이니,

陽으로써 陽을 生하는 것은 陽으로써 陰을 生하는 것만큼 빠르지는 않지만, 다만 陽이 陽을 生할 수 없다고는 할 수 없다. 陽藥인 白朮로 脾中의 陰을 生하는 경우는 十중 八이고, 脾中의 陽을 생하는 경우는 十중 二일 뿐이다.

5. 蒼朮

蒼朮, 氣辛, 味厚[26], 性散能發汗. 入足陽明,太陰經. 亦能消濕, 去胸中冷氣, 辟山嵐瘴氣, 解瘟疫尸鬼之氣, 尤善止心疼. 但散多於補, 不可與白朮並論.

蒼朮은 辛하고, 氣는 厚하며 발산하는 성질이 있어 發汗시킨다. 足陽明經, 足太陰經으로 들어간다. 또한 濕을 없애며, 胸中의 冷氣를 제거하고, 풍토병을 쫓아내고 瘟疫과 尸鬼의 氣를 풀어주며, 心疼을 그치는 것이 뛰어나다. 다만 發散하는 것이 補하는 것보다 많아 白朮과 함께 논할 수 없다.

《神農經》曰必欲長生, 當服山精. 此言白朮, 非指蒼朮也. 蒼朮可辟邪, 而不可用之以補正. 各本草諸書混言之, 誤矣. 然而蒼朮善用之, 效驗如響. 如人心氣疼, 乃濕挾寒邪, 上犯膻中也, 蒼朮不能入膻中, 然善走大腸而祛濕, 實其專功也. 故與川烏同用, 引濕邪下行, 使寒氣不敢上犯膻中, 而心痛立定. 若不用蒼朮而用白朮, 則白朮引入心中, 反大害矣.

《神農經》에 이르기를 반드시 오래 살고 싶다면 마땅히 山精을 먹어야한다고 했는데 이것은 白朮을 이르는 것이고 蒼朮을 지칭하는 것이 아니다. 蒼朮은 邪氣를 물리칠 수 있으며 正氣를 補하는 곳에는 사용할 수 없다. 本草의 여러 책에서 혼동하여 언급하는데 이것은 잘못된 것이다. 그러나 蒼朮을 잘 사용하면 메아리처럼 반응을 얻을 수 있다. 만약 사람의 心氣가 아프다면 이것은 濕에 寒邪를 겸하여 위로 膻中을 침범한 탓이다. 蒼朮은 膻中으로

26) 註: 味辛 氣厚의 誤字인 듯함.

들어갈 수 없으나 大腸에 주행하여 濕을 제거하는 것을 잘하니 진실로 그 專功이다. 그러므로 川烏와 같이 쓰면 濕邪를 아래로 끌어내려 寒氣가 감히 위로 膻中을 침범하지 못하게 하므로, 心痛이 바로 멈추게 된다. 만약 蒼朮을 쓰지 않고 白朮을 쓴다면 白朮은 邪氣를 끌고 心中으로 들어가니 도리어 큰 해가 된다.

或問蒼朮陽藥, 最能辟邪, 宜乎凡有邪氣, 皆可盡除, 何以有效有不效也? 夫邪之所湊, 其氣必虛. 然而氣虛亦有不同, 有氣虛而兼濕痰者, 有氣虛而帶燥痰者. 蒼朮補氣, 兼善去濕, 以治氣虛濕痰而中邪者, 自是神效. 以治氣虛燥痰之中邪者, 則蒼朮性燥, 不燥以增燥乎. 勢必邪得燥而更甚, 又何以祛邪哉, 此所以治之而不效也.

혹 묻기를 蒼朮은 陽藥이고 邪氣를 물리치는 것이 가장 뛰어나므로 당연히 邪氣가 있으면 모두 제거할 수 있는 것이 마땅한데, 어찌하여 효과가 있기도 하고, 효과가 없기도 합니까? 무릇 邪氣가 머무는 곳은 그 氣가 반드시 虛할 것이다. 그러나 氣가 虛한 것은 역시 같지 않음이 있으니, 氣虛한 중에 濕痰을 겸한 경우가 있고, 氣虛한 중에 燥痰을 끼고 있는 경우가 있다. 蒼朮은 氣를 補하고, 겸하여 濕을 잘 제거하므로 氣虛濕痰을 치료하면서 邪氣에 적중된 경우에 당연히 神效가 있을 것이다. 氣虛燥痰하면서 邪氣에 적중된 것을 치료하는 경우에는 즉 蒼朮의 藥性이 燥하므로 燥로서 燥를 더하지 않겠는가? 병세가 반드시 邪氣가 燥를 얻어 더욱 심하게 될 것이니 어떻게 邪氣를 제거할 수 있겠는가? 이것이 치료를 해도 효과가 없는 이유이다.

或問蒼朮發汗, 不及白朮遠甚, 謂白朮能止汗也. 嗟乎. 蒼朮之妙, 全在善於發汗, 其功勝於白朮. 凡發汗之藥, 未有不散人眞氣者. 蒼朮發汗, 雖亦散氣, 終不甚也. 虛人感邪, 欲用風藥散之者, 不若用蒼朮爲更得. 蓋邪出而正又不大傷, 汗出而陽又不甚越也. ([批] 蒼朮散氣虛之邪, 實勝諸風藥.)

혹 묻기를 蒼朮은 發汗하는데 白朮에 크게 못 미친다는 것은 白朮이 땀을 그치게 할 수 있음을 말 하는 것입니까? 안타깝구나! 蒼朮의 오묘함은 오로지 發汗을 잘하는 것에 있는데 그 효과는 白朮보다 낫다. 무릇 發汗하는 약은 사람의 眞氣를 흩어지게 하지 않는 것이 없다. 蒼朮의 發汗작용은 또한 氣를 비록 흩뜨리지만, 끝내는 심하지 않다. 虛한 사람이 邪氣에 감수되었을 때 風藥을 사용하여 발산하고자 하는 자는 蒼朮을 사용하여 곧 효과를 얻는 것만 같지 못하다. 대개 邪氣가 빠져나오고 正氣 또한 크게 상하지 않으며, 땀을 내지만 陽氣가 또한 심하게 넘쳐나지 않는다. ([批] 蒼朮은 氣虛한 중에 邪氣를 발산시키는 것이 실로 모든 風藥보다 낫다.)

或疑蒼朮之功, 不及白朮遠甚, 何《神農本草》不分別之耶? 不知蒼朮與白朮, 原是兩種, 以神農首出之聖智, 豈在後人下哉, 是必分辨之明矣. 因傳世久遠, 疊遭兵火, 散失不存耳. 今經後人闡發甚精, 其不可同治病也. 既彰彰矣. 又何可二朮之不分用哉.

혹 의심하기를 蒼朮의 효과는 白朮에 크게 못 미치는데, 『神農本草經』에서는 어째서 구별하지 않았습니까? 蒼朮과 白朮은 본래 다른 種임을 모르는 것이다. 神農氏는 최초로 등장한 지혜로운 聖人이니 어찌 後人보다 못하겠는가? 반드시 구분하였을 것이 분명하다. 오랜 세월동안 전해 내려오면서 전란이나 화재를 만나서 흩어졌을 뿐이다. 이제 후세 사람의 깨우침이 무척 깊어져서 똑같이 병을 치료할 수 없음이 이미 분명해졌다. 어찌 神農이 蒼朮과 白朮을 구분하여 사용하지 않았겠는가?

或問蒼朮與白朮, 性既各別, 而神農未辨明者, 必有其故. 吾子謂是世久散失, 似乎臆 度之辭, 非定論也. 嗟乎. 白朮止汗, 蒼朮出汗, 其實相反, 關系甚鉅, 安有此等之懸殊. 以神農之聖而不極爲指示乎. 吾故信其必先辨明而後乃遺失也.

혹 묻기를 蒼朮과 白朮은 藥性이 전혀 다른데 神農氏가 구분하지 않은 것은, 반드시 이유가 있었을 것인데 선생께서는 세월이 오래되어서 없어졌다고 하니 억지로 하는 말과 같고, 定論이 아닌 것 같습니다. 안타깝구나! 白朮은 땀을 멈추고, 蒼朮은 땀을 내어 그 실상이 서로 반대되니 관계가 매우 차이 나는데, 어찌 이처럼 다른 것을 神農氏와 같이 현명한 사람이 몰랐겠는가? 그러므로 나는 본래 구분이 있었는데 후에 유실되었다고 생각한다.

6. 熟地

熟地, 味甘, 性溫, 沉也, 陰中之陽, 無毒. 入肝腎二經. 生血益精, 長骨中腦中之髓. 眞陰之氣非此不生, 虛火之焰非此不降. 洵[27]奪命之神品, 延齡之妙味也. 世人以其膩滯, 棄而不用, 亦未知其功效耳. 夫腎有補而無瀉, 是腎必宜補矣. 然而補腎之藥, 正苦無多. 山茱萸, 牛膝, 杜仲, 北五味之外, 舍熟地又用何藥哉. 況山茱萸, 牛膝不可爲君, 而杜仲又性過於溫, 可以補腎火之衰, 而不可補腎水之乏. 此熟地之必宜用也. 熟地系君藥, 可由一兩以用至八兩. 蓋補陰之藥與補陽之藥, 用之實有不同. 補陽之藥, 可少用以奏功, 而補陰之藥, 必多用以取效. 以陽主升而陰主降. 陽升, 少用陽藥而氣易上騰. 陰降, 少用陰藥而味難下達. 熟地至陰之藥, 尤與他陰藥有殊, 非多用之, 奚以取勝.

熟地는 甘하고 性은 溫하며 沈한다. 陰中의 陽이며, 無毒하고, 肝, 腎 二經으로 들어가며, 生血益精하고, 骨髓와 腦髓를 기른다. 眞陰의 氣는 이것이 아니면 생겨나지 못하고, 虛火의 불꽃은 이것이 아니면 下降하지 않으니, 순전히 생명을 구하는 神品이며 수명을 연장하는 신묘한 약이다. 세상 사람들이 熟地黃의 정체되는 성질 때문에, 버리고 쓰지 않는 것은, 역시 그 효능을 모르기 때문일 따름이다. 무릇 腎은 補할 수만 있고 瀉할 수 없으니, 이에 腎은 반드시 補함이 마땅하다. 그러나 腎을 補하는 약은 실로 많지 않으니, 山茱萸, 牛膝, 杜仲, 北五味子 외 熟地黃을 뺀다면 또한 무슨 약을 쓸 것인가? 하물며 山茱萸, 牛膝은 君藥으로 쓸 수 없으며, 杜仲은 또한 성질이 지나치게 따뜻하여, 腎火의 쇠약함을 補할 수 있지만, 腎水의 결핍은 補하지 못한다. 이것이 熟地黃이 반드시 쓰여져야 하는 마땅한 이유이다. 熟地黃을 君藥으로 쓸 때는 1兩에서 8兩까지 쓸 수 있다. 대개 補陰하는 약과 補陽하는 약은 사용함에 실로 다름이 있어, 補陽하는 약은 조금 써도 효과를 볼 수 있으나, 補陰하는 약은 반드시 많이

27) 洵 淸抄本甲作. "眞" 義同.

사용하여야 효과를 얻을 수 있으니, 陽은 올라감을 주관하고, 陰은 하강하는 것을 주관하기 때문이다. 陽은 올라가니, 陽藥을 조금 사용하면 氣가 쉽게 위로 올라가지만, 陰은 내려가므로 陰藥을 조금 쓰면, 藥味가 아래로 도달하기 어렵다. 熟地黃은 至陰의 약으로 더욱 다른 陰藥과 더불어 차이가 있으니, 많이 쓰지 않으면 어찌 효과를 얻겠는가.

或謂熟地至陰之藥, 但其性甚滯, 多用之而膩膈生痰, 萬一助痰以生喘, 亦甚可危也. 此正不知熟地之功力也. 自神農嘗草之後, 將此味失談, 遂使後世不知其故. 雖曆代名醫多有發明, 而亦未嘗言其秘奧. 夫熟地豈特不生痰, 且能消痰, 豈特不滯氣, 且善行氣, 顧人用之何如耳. 夫痰有五臟之異 . 痰出脾,肺者, 用熟地則助其濕, 用之似乎不宜. 倘痰出於心,肝,腎者, 舍熟地又何以逐之耶. 故人有吐痰如清水者, 用二陳消痰化痰之藥, 百無成功, 乃服八味湯, 而痰氣之洶湧者頃刻即定, 非心,肝,腎之痰用熟地之明驗乎. (〔批〕心火鬱,肝氣逆,腎水衰, 皆能生痰, 非熟地不能化也.)

혹 이르기를 熟地黃은 至陰의 약이나, 다만 그 성질이 매우 저체되어, 많이 쓰면 기름지게 막아 痰이 생기고 만일 痰을 조장하여 喘症이 또한 심해질 경우 위험해질 수 있습니다. 이는 바로 熟地의 공력을 알지 못한 것이다. 神農께서 약초를 맛보신 이후로 이 약미에 대한 담론이 없었으니, 마침내 후세로 하여금 그 연고를 알지 못하게 되었다. 비록 시대를 지나면서 名醫들의 많은 깨달음이 있었으나, 역시 일찍이 그 비밀스럽고 심오한 뜻을 말하지 않았다. 무릇 熟地黃은 生痰하지 않을 뿐 아니라 消痰할 수도 있으며, 滯氣하지 않을 뿐 아니라 行氣에도 탁월하니, 사람이 그것을 어떻게 사용하는 지를 고려해야 할 뿐이다. 무릇 痰에는 五臟의 다름이 있다. 痰이 脾, 肺에서 나오는 경우에 熟地黃을 쓰면 그 濕을 조장하므로 그것을 사용함이 마땅치 않다. 만약 痰이 心, 肝, 腎에서 나오는 경우에 熟地黃을 버리면 무엇으로 痰을 몰아내겠는가? 그러므로 사람이 맑은 물과 같이 痰을 토하는 경우에는 二陳湯과 같은 消痰, 化痰하는 약을 사용하면, 백번을 해도 공을 이룸이 없어 이에 八味湯을 복용하면 痰氣가 세차게 넘치는 것이 빠른 시간 내에 안정되니 心, 肝, 腎의 痰에 熟地를 사용하는 분명한 증거가 아니겠는가. (〔批〕 心火가 鬱滯되고 肝氣가 逆하고 腎의 水氣가 쇠퇴한 것은, 모두 痰을 만들 수 있으니, 熟地黃이 아니면 化痰할 수 없다.)

更有一種, 朝夕之間, 所吐皆白沫, 日輕而夜重, 甚則臥不能倒. 用六味湯, 大加熟地, 山茱萸, 一邊數服, 而痰即大減, 再服數十劑, 白沫盡消而臥亦甚安, 又非熟地消痰之明驗乎. 熟地消痰而不生痰, 又何疑哉. 至於氣之滯也, 服地黃湯而消痰於頃刻, 猶謂氣之不行也可乎. ([批]熟地行氣而不滯氣, 論實創開.)

또 다른 것이 있으니 아침, 저녁으로 토하는 것이 모두 흰 거품인데 낮에는 가볍고 밤에는 심하며 심하면 누워서 몸을 돌리지 못하는 것이 있다. 六味湯을 사용하되 熟地黃과 山茱萸를 크게 加하여 계속적으로 수차례 복용하면 痰이 크게 줄어들고 다시 수십 첩을 복용하면 흰 거품이 모두 사라져 눕는 것 또한 심히 편안해지니 또한 熟地黃이 消痰한다고 하는 명확한 증거가 아니겠으며 熟地黃이 消痰하면서 痰을 生하지 않는다는 것을 또 어찌 의심하리오. 氣가 停滯되는 상태에 이르러 地黃湯을 복용하면 빠른 시간 내에 消痰시키는데 오히려 氣가 行하지 못한다고 말할 수 있겠는가? ([批]熟地黃은 行氣하며 氣를 停滯시키지 않는다는 이론은 진실로 처음 밝히는 것이다.)

人生飮食, 脾腎之氣行, 水穀入腹, 不變痰而變精. 惟其脾腎之虛也, 水穀入腹, 不化精而化痰矣. 用地黃湯而痰消者, 往往多能健飯, 是熟地乃開胃之聖品也. 其所以能開胃者何也? 胃爲腎之關, 腎水旺而胃中之津液自潤, 故腎氣足而胃氣亦足, 腎氣升而胃氣亦升也. 然則熟地行氣而非滯氣, 不又可共信哉. 氣行痰消, 烏能作喘, 尤所不必疑者矣. ([批]陰虛之人胃氣不開, 用熟地反易饑而嗜食, 胃中陰邪散而正氣伸, 故開胃.)

사람이 먹고 마시는데, 脾, 腎의 氣가 行하면 水穀이 배로 들어와 痰으로 변하지 않고 精으로 변한다. 다만 脾, 腎이 虛하면 水穀이 배로 들어와도 精으로 변화되지 않고 痰으로 바뀔 것이다. 地黃湯을 써서 痰이 사그라지는 경우면 종종 많은 경우에서 밥을 잘 먹게 되니 이에 熟地黃은 곧 胃를 열어주는 聖藥이다. 胃를 열어줄 수 있는 이유는 무엇입니까? 胃는

腎의 관문이니, 腎水가 왕성하면 胃中의 津液이 저절로 윤택해진다. 그러므로 腎氣가 넉넉하면 胃氣 역시 넉넉하며, 腎氣가 올라가면 胃氣 역시 올라간다. 그런즉 熟地黃은 行氣하고 氣를 停滯시키지 않으니, 이 또한 믿지 못하겠는가? 氣가 行하여 痰이 사그라지면, 어찌 喘症이 될 수 있겠는가? 더욱이 의심할 필요는 없는 것이다. ([批] 陰虛한 사람이 胃氣가 열리지 않을 때, 熟地黃을 쓰면 오히려 쉽게 배고프고 먹기를 즐기게 되니 胃中의 陰邪가 흩어지고 正氣가 펼쳐지므로 胃가 열리는 것이다.)

或問熟地既是君藥, 亦可單用一味以奏功乎? 夫熟地雖是君藥, 不可獨用之以取勝. 蓋陽藥 可以奇用, 而陰藥必須耦用也. 況熟地乃至陰之品, 性又至純, 非佐之偏勝之藥, 斷斷不能成功, 此四物湯補血所以必益之當歸, 白芍, 川芎也.

혹 묻기를 熟地黃이 君藥이라면 또한 熟地黃 한 가지 약재만 사용하여서 효과를 거둘 수 있겠습니까? 무릇 熟地黃은 비록 君藥이지만 단독으로 사용하여 효과를 취할 수는 없다. 대개 陽藥은 홀수로 쓸 수 있지만, 陰藥은 반드시 짝수로 써야 한다. 하물며 熟地黃은 곧 至陰의 약으로 성질이 또한 지극히 순하니 치우쳐 이기는 약으로 보좌하지 않으면 결단코 성공할 수 없으니 이것이 四物湯으로 補血할 때 반드시 當歸, 白芍, 川芎을 더하는 까닭이다.

推之而與人參同用, 可以補心腎之既濟; 與白朮同用, 可以補脾腎之有虧; 與麥冬,五味同用, 可以滋肺腎之將枯; 與白芍同用 , 可以益肝腎之將絕; 與肉桂同用, 可以助命門之火衰. 與棗仁同用, 可以安膻中之火沸; 爲[28]地榆同用, 可以清大腸之血; 與沙參同用, 可以涼胃中之炎. 與元參同用, 可以瀉陽明之焰. 然必用至一兩,二兩爲君, 而加所佐之味, 或五錢或八錢, 自易取勝於萬全也. 倘熟地少用, 其力不全, 又何以取勝哉. 內惟肉桂止可用一二錢, 不可用至三錢之外, 餘則可與熟地多用而無忌者也.

이것을 미루어 볼 때 人蔘과 더불어 같이 쓸 때에는 心腎의 既濟를 補할 수 있으며 白朮과

28) 此下至"凉胃中之炎" 二十四子, 元無, 今据清抄甲本補

같이 쓰면 脾, 腎이 虧損된 것을 補할 수 있으며 麥門冬, 五味子와 같이 쓰면 肺와 腎이 장차 마르려는 것을 滋潤할 수 있으며 白芍과 같이 쓰면 肝, 腎이 장차 끊어지려는 것을 더해줄 수 있으며 肉桂와 같이 쓰면 命門의 火가 쇠약한 것을 도와줄 수 있다. 酸棗仁과 같이 쓰면 膻中의 火가 끓어오르는 것을 안정시킬 수 있고 地楡와 같이 쓰면 大腸의 血을 맑게 할 수 있고 沙參과 같이 쓰면 胃의 火炎을 서늘하게 할 수 있다. 元蔘과 같이 쓰면 陽明의 불꽃을 瀉할 수 있다. 그러나 반드시 1 兩에서 2 兩까지 사용하여 君藥으로 삼아야 하고, 補佐하는 약미를 대개 5 錢에서 8 錢까지 첨가해야 자연히 쉽고 완벽하게 승리를 취할 수 있다. 만약 熟地黃을 조금 쓰면 그 힘이 온전하지 못하니, 또한 어찌 효과를 보겠는가? 이중에서 오직 肉桂는 단지 1, 2 錢만 쓸 수 있으며, 3 錢 이상은 쓰지 못한다. 나머지는 熟地黃과 더불어 많이 써도 거리낄 것이 없다.

或問產前必用熟地以補血, 不識產後亦可重用乎? 曰產後正宜重用也. 產婦血大虧, 不用熟地以生新血, 用何藥乎? 雖佛手散乃產後聖藥, 然能加入熟地, 則生血尤奇. 凡產後血暈諸病, 同人參,當歸並用, 必建殊功, 不特產後臍腹急痛者始可用之也. 夫腎中元氣, 爲後天之祖, 熟地稟先天之氣而生, 產婦虧損血室, 元氣大耗, 後天之血既不能速生, 正藉先天之氣以生之. 用熟地以助後天, 實有妙理, 非泛論也.

혹 묻기를 출산 전에는 반드시 熟地黃을 사용하여 補血해야 하는데, 산후에도 역시 重用할 수 있습니까? 말하기를, 산후에야말로 重用함이 마땅하다. 출산한 부인은 血이 크게 모손되니, 熟地黃을 써서 새로운 血을 生하지 않는다면 어떤 약을 쓰겠는가? 비록 佛手散이 곧 산후의 聖藥이지만, 熟地黃을 넣어야 生血함이 더욱 기이할 수 있다. 무릇 산후의 血暈과 모든 병은, 人蔘과 當歸를 함께 쓰면, 반드시 뛰어난 공을 세우게 될 것이며, 특별히 산후에 臍腹이 急痛한 경우에만 비로소 사용할 수 있는 것은 아니다. 무릇 腎中의 元氣는 後天의 조상이 되는데, 熟地黃은 先天의 氣를 품고 만들므로, 產婦는 血室이 虧損되고 元氣가 크게 耗損되어 後天의 血이 신속히 생겨나지 못하니 바로 先天의 氣에 의탁하여서 생겨나게 한다. 熟地黃을 써서 後天을 도와주는 것은, 실로 오묘한 이치가 있으며, 평범한 이론이 아니다.

或問熟地膩膈生痰, 世人以薑汁,砂仁制之可乎? 顧熟地何嘗膩膈也. 熟地味甘而性溫, 味甘爲脾胃所喜, 性溫爲脾胃所宜, 脾胃旣不相忤, 又何所忌而膩膈哉. 況熟地乃陰分之藥, 不留胃中, 即留腎中. 胃爲腎之關門, 胃見腎經之味, 有不引導至腎者乎, 膩膈之說, 起於不知醫理之人, 而不可惑深知醫理之士也. 雖薑汁開胃, 砂仁蘇脾, 無礙於熟地, 而終不可謂熟地之膩膈生痰耳. ([批]自膩膈生痰之說出, 世人畏熟地而不敢用, 今得遠公闡發, 可以破惑矣.)

혹 묻기를 熟地黃이 膩滯하고 막는 성질이 있고, 痰을 生한다고 하여, 세상 사람들이 薑汁과 砂仁으로 법제하는 것이 옳습니까? 熟地黃을 고려함에 어찌 항상 膩滯하고 막는 성질이 있다고 하는가? 熟地黃은 味甘하고 溫하니, 甘은 脾胃가 좋아하는 바요, 溫한 것도 脾胃에 마땅한 바이니, 脾胃가 이미 서로 싫어함이 없는데, 또한 무슨 꺼리는 바가 있을 것이며, 膩滯하고 막는 성질이 있겠는가? 하물며 熟地黃은 陰分의 약으로, 胃中에 머물지 않고 腎中에 머문다. 胃는 腎의 관문이니 胃가 腎經의 藥味를 보면, 腎에 이르도록 끌어 들이지 않는 경우가 있겠는가. 熟地黃이 膩滯하고 막는 성질이 있다는 학설은 의학의 이치를 모르는 사람에게서 나온 것이며, 의학의 이치를 깊이 알고 있는 사람을 현혹되게 할 수는 없다. 비록 薑汁이 開胃하고, 砂仁이 脾를 깨어나게 하여 熟地黃에 나쁠 것이 없지만, 결국에는 熟地黃이 膩滯하고 生痰한다고 말할 수는 없다.([批]膩滯하고 막으며, 生痰한다는 학설이 나온 이래로, 세상 사람들이 熟地黃을 꺼리고 감히 쓰지 못하였는데, 이제 遠公께서 이치를 밝히셨으니, 의혹됨을 깨뜨릴 수 있을 것이다.)

或謂熟地旣不膩膈, 何以六味地黃丸中加茯苓, 山藥, 澤瀉, 非因其膩隔而用之乎? 是以茯苓, 山藥, 澤瀉, 爲制熟地之品, 亦何其輕視茯苓, 山藥, 澤瀉哉. 腎宜補而不宜瀉, 旣用熟地以補腎, 豈可複用利藥以瀉腎, 況又用利藥以制補腎之藥, 使之有瀉而無補乎, 是熟地之不宜制也明矣. 熟地旣不宜制, 用茯苓, 山藥, 澤瀉之三味, 非因制熟地也, 亦明矣. 熟地旣不宜制, 用茯苓, 山藥, 澤瀉之三味, 非因熟地之膩膈也, 抑又明矣. 然則用三味之意謂何? 因熟地但能滋陰而不能去濕, 但能補水[29]而不能生陽, 用三味以助其成功, 非用三味而掣其手足也.

29) 水 何本作“陰”.

혹 이르기를 熟地黃이 膩膈하는 것이 아니라 한다면, 어째서 六味地黃丸 중에 茯苓, 山藥, 澤瀉를 사용하는 것입니까? 이는 茯苓, 山藥, 澤瀉를 熟地黃을 제어하는 약재로 여기는 것이니, 또한 어찌 茯苓, 山藥, 澤瀉를 가벼이 여기는가? 腎은 마땅히 補해야 하고 瀉해서는 안되니, 이미 熟地黃을 사용하여 腎을 補하였는데, 어찌 다시 利藥을 사용하여 腎을 瀉하겠는가. 하물며 또한 利藥을 사용해 腎을 補하는 약을 제어하여, 瀉만 있고 補는 없게 할 것인가? 이에 熟地黃을 제어함은 마땅치 않다는 것이 명확하다. 熟地黃을 제어함이 이미 마땅치 않은데, 茯苓, 山藥, 澤瀉 세 가지 약재를 사용하는 것은 熟地黃의 膩膈하는 성질 때문이 아니라는 것이 다시 분명해졌다. 그러므로 이 세 가지 약재를 사용한 의미는 무엇 때문이겠는가? 熟地黃은 단지 滋陰할 수만 있고 去濕하지 못하며, 오로지 水를 補할 수만 있고 陽을 生하지는 못하기 때문에, 이 세 가지 약재를 사용하여 그 공을 이루려고 도와주는 것이지 이 세 가지 약재를 사용하여 熟地黃의 손발을 억제하는 것이 아니다.

或問熟地既不膩膈，何以生痰，前人言之，豈無見而云然乎？ 曰熟地實消痰聖藥，而世反沒其功，此餘所以堅欲辨之也．凡痰之生也，起於腎氣之虛，而痰之成也，因於胃氣之弱．腎氣不虛，則胃氣亦不弱．腎不虛則痰無從生，胃不弱則痰無由成也．然則欲痰之不成，必須補胃，而欲痰之不生，必須補腎．腎氣足而胃氣亦足，腎無痰而胃亦無痰．熟地雖是補腎之藥，實亦補胃之藥也．胃中津液原本於腎，補腎以生胃中之津液，是真水升於胃矣．真水升於胃，則胃中邪水自然難存，積滯化而痰涎消，有不知其然而然之妙．熟地消痰不信然乎，而可謂其膩膈而生痰乎．

혹 묻기를 熟地黃이 膩膈하지 않는다고 한다면 어찌 痰이 생기겠습니까? 옛 사람이 그렇게 말하였으니, 식견 없이 어찌 그렇게 말하겠습니까? 말하되, 熟地黃은 실로 消痰의 聖藥인데, 세상에서는 반대로 그 공을 매몰시키니, 이에 내가 그것을 굳건하게 변론하고자 한다. 무릇 痰이 생기는 것은 腎氣가 虛함에서 기인하고, 痰이 이루어지는 것은 胃氣가 약함에 기인한다. 腎氣가 虛하지 않으면 胃氣도 약하지 않으니, 腎이 虛하지 않으면 痰이 따라서 생겨나지 못하고, 胃가 약하지 않으면 痰이 이로 말미암아 만들어지지 않는다. 그러므로 痰이 만들어지지 않게 하려면 반드시 胃를 補해야 하고, 痰이 생겨나지 않게 하려면 반드시 腎을 補하여야 한다.

腎氣가 충족되면, 胃氣 역시 충족되고, 腎에 痰이 없으면 胃에도 역시 痰이 없다. 熟地黃은 비록 腎을 補하는 약이지만, 실제로는 또한 胃를 補하는 약이다. 胃中의 津液은 腎에 근본을 두고 있으니, 腎을 補하여 胃中의 津液을 生하는 것은, 眞水가 胃로 올라간 것이다. 眞水가 胃로 올라가면 胃中의 邪水는 자연히 존재하기가 어려워져서, 積滯가 풀어지고 痰涎이 사그라지는 것이니, 그것이 그러함을 알지는 못하지만 그렇게 되는 묘함이 있는 것이다. 熟地黃이 消痰하는 것은 믿지 못하면서, 熟地黃이 膩膈하는 성질이 있어 生痰한다고 말할 수 있겠는가?

或問熟地補腎中之水, 何必又用山藥,山萸以相佐. 蓋腎水非得酸不能生, 山茱萸味酸而性又溫, 佐熟地實有水乳之合. 然而山茱萸味過於酸, 非得熟地之甘溫, 山茱萸亦不能獨生腎水也. 配合相宜, 如夫婦之好合, 以成既濟之功也.

혹 묻기를 熟地黃은 腎中의 水를 補하는데, 어찌 반드시 山藥과 山茱萸를 다시 써서 서로 補佐해야 합니까? 대개 腎水는 酸味를 얻지 못하면 生할 수 없다. 山茱萸는 酸하고 성질이 또한 溫하여, 熟地黃을 보좌함에 실로 물과 젖을 합하는 것 같이 궁합이 잘 맞는다. 그러나 山茱萸는 酸味가 지나치기 때문에, 熟地黃의 溫하고 甘味를 얻지 못하면 山茱萸 역시 홀로 腎水를 生하지 못한다. 배합이 서로 마땅하여 마치 부부가 화합하는 것과 같아서 既濟의 공을 이루는 것이다.

或問熟地入於八味地黃丸中, 何獨爲君? 蓋八味丸補腎中之火也. 然火不可以獨補, 必須於水中補之. 補火既須補水, 則補水之藥必宜爲君矣. 方中諸藥, 惟熟地乃補水之聖藥, 故以之爲君. 有君則有臣, 而山藥, 山茱佐之. 有臣則有佐使, 而丹皮, 澤瀉, 茯苓從之. 至於桂, 附, 反似賓客之象. 蓋桂附欲補火而無能自主, 不得不推讓熟地爲君, 補水以補火也[30].

혹 묻기를 熟地黃이 八味地黃丸 중에 들어가 어찌 홀로 君藥이 되는 것입니까? 대개 八味丸은

30) 此下淸抄甲本有 "譬如春秋小國不能自覇, 求盟于素進, 推爲盟主, 以伐國自强, 烏可自王以袪除乎, 桂附遜熟地爲君主, 正此意也" 四十四子.

腎中의 火를 補한다. 그러나 火는 홀로 補할 수 없으니, 반드시 水 가운데에서 補하여야 한다. 火를 補함에 이미 반드시 水를 補해야 한다면, 즉 水를 補하는 약은 반드시 君藥이 되어야 할 것이다. 처방에 있는 여러 약 중에서 오직 熟地黃만이 補水의 聖藥이므로 君藥으로 삼은 것이다. 君藥이 있으면 臣藥이 있으니 山藥과 山茱萸로 補佐하고, 臣藥이 있으면 佐使藥이 있으니 牧丹皮, 澤瀉, 茯苓으로 따르게 한 것이다. 肉桂와 附子에 이르러서는 도리어 손님의 모습과 유사하다. 대개 肉桂, 附子가 火를 補하고자 하나 스스로 주재할 수 없어서, 어쩔 수 없이 熟地黃에게 君藥의 자리를 밀어 양보하여 水를 補하여서 火를 補하는 것이다.

或問熟地可獨用以治病乎？ 熟地亦可以獨用者也. 凡遇心腎不交之病, 只消熟地二兩, 煎湯饑服, 而心腎交於眉睫. 人以爲熟地乃腎經之藥, 誰知其能上通於心乎. 夫心腎不交之病, 多是心火太過而腎水大虧也. 用熟地以滋其腎中之枯幹, 腎得水之滋, 而腎之津即上濟於心, 心得腎之濟, 而心之氣即下交於腎, 又何黃連,肉桂之多事哉.

혹 묻기를 熟地黃은 單味로 사용하여 병을 치료할 수 있습니까? 熟地黃 또한 單味로 사용할 수 있다. 무릇 心腎不交의 병을 만나면, 오로지 熟地黃 2兩만을 끓여서 공복에 복용하면, 心腎이 눈 깜빡할 사이에 교통된다. 사람들은 熟地黃은 腎의 약으로 여기니, 누가 心으로 相通할 수 있음을 알겠는가. 무릇 心腎不交의 병은 대부분 心火가 매우 지나치고 腎水가 크게 모손된 것이다. 熟地黃을 써서 그 腎中의 마르고 건조함을 滋潤하면, 腎이 水의 滋潤을 받게 되고, 腎의 津液은 곧 위로 心을 구제하니, 心이 腎의 구제를 받으면, 心의 氣가 아래로 腎과 교류하게 된다. 또 어찌 黃連이나 肉桂를 빈번히 일삼겠는가?

或問熟地既可單用以成功, 凡遇心腎不交之病, 竟用熟地一味爲丸, 朝夕呑服之得乎？ 此則又不宜也. 熟地單用, 只可偶尔出奇, 要必須輔之以茯神,山藥, 佐之以山茱,棗仁, 始可久用以成功耳.

혹 묻기를, 熟地黃이 單味로 사용하여 공을 이룰 수 있다고 한다면, 무릇 心腎不交의 병을 만났을 때 처음부터 끝까지 熟地黃 한 가지만 사용하여 丸을 만들어 아침, 저녁으로 삼켜 복용할 수 있습니까? 이는 또한 마땅하지 않다. 熟地黃을 單味로 쓰는 것은 단지 이런 상황을 만났을 때 기이함을 나타낼 수 있을 뿐으로, 중요한 것은 반드시 茯神, 山藥으로 돕고, 山茱萸, 酸棗仁 등으로 補佐하여야 비로소 장기간 사용하여 공을 이룰 수 있다는 것이다.

或問熟地宜多用以奏功, 抑宜少用以取效乎? 熟地宜多不宜少也. 然而用之得宜, 雖重用數兩不見多; 用之失宜, 雖止用數錢未見少. 用之於腎水大虧之日, 多用猶覺少; 用之於脾土大崩之時, 少用亦覺多; 用之於腎火沸騰之病, 用多而殊欠其多; 用之於胃土喘脹之症, 用少而殊憎其少. 全在用之得宜, 而多與不多, 不必計也.

혹 묻기를 熟地黃은 多用하여 효과를 보는 것이 마땅합니까, 아니면 조금 사용하여 효과를 취하는 것이 마땅합니까? 熟地黃은 많이 사용함이 마땅하고 조금 쓰는 것은 마땅하지 않다. 그러나 사용함에 마땅함을 얻으면 비록 數兩으로 重用하여도 많아 보이지 않으며, 사용함에 마땅함을 잃으면 비록 단지 몇 錢만 써도 적어 보이지 않는다. 腎水가 크게 훼손되었을 때에 사용하면 많이 써도 오히려 적다고 느껴지고, 脾土가 크게 붕괴되었을 때 사용하면, 조금 써도 또한 많다고 느껴진다. 腎의 火가 끓어오르는 병에 사용하면, 많이 써도 오히려 그 많음을 부족하게 여길 것이며, 胃土의 喘脹한 症에 사용할 때는, 조금 써도 오히려 그 적음 조차도 싫어한다. 오로지 사용함에 마땅함을 얻는 것에 달려 있을 뿐이지 많고 많지 않음을 반드시 계산할 필요는 없다.

或疑熟地膩滯, 補陰過多, 終有相礙, 未可單用一味以取勝, 然前人亦有用一味以成功者何也? 愚謂熟地單用以出奇, 實偶然權宜之法, 不若佐之他味, 使兩味以建功之更勝. 如治心腎之虧也, 加入龍眼肉; 如肝腎之虧也, 加入白芍; 如治肺腎之虧也, 加入麥冬. 如治脾腎之虧也, 加入人參, 或加白芍. 既無膩膈, 更多捷效, 是在人之權變耳. ([批]又開無數法門.)

혹 의심하기를 熟地黃이 膩滯하여 熟地黃으로 補陰함이 과다하면, 마침내는 서로 장애됨이 있을 것이니, 熟地黃 한 가지만 단독으로 사용하여서는 승리를 취할 수 없을텐데 前人이 또한 熟地黃 한 가지로 성공한 경우가 있으니 왜 그렇습니까? 내가 이르기를, 熟地黃을 單味로 사용하여 기이함이 나타나는 것은, 실로 우연히 임기응변 하는 방법이며, 다른 약재로 補佐하여 이들 약재들로 하여금 공을 세우는 것이 더욱 나은 것이다. 만약 心腎이 虧損된 것을 치료할 때는 龍眼肉을 加하고, 肝腎이 虧損된 경우에는 白芍을 加하고, 肺腎이 虧損된 것을 치료할 경우에는 麥門冬을 加하고, 脾腎이 虧損된 것은 人蔘 혹은 白芍을 加한다. 이미 기름지고 막는 성질이 없으며, 또한 빠른 효과가 많다고 하는 것은 사람들의 임기응변일 뿐이다.(〔批〕또 무수한 법문을 연 것이다.)

或疑腎虛者, 宜用熟地, 以陰補陰也, 何以補胃者亦用之, 補膽者亦用之耶? 此固古人權宜之法, 然亦至當之法也. 夫胃爲腎之關門, 腎虛則胃亦虛, 補腎正所以補胃也. 膽雖附於肝, 而膽之汁必得腎之液滲入, 始無枯涸之憂. 腎虛則膽亦虛, 補腎正所以補膽也. 倘見胃之虛而徒用補胃之藥, 則香燥之品, 愈爍其腎水之幹; 見膽之虛而只用補膽之味, 則酸澀之劑, 愈耗其腎水之竭. 腎水既虛, 而胃膽愈弱矣. 惟用熟地以補腎, 而胃與膽取給於腎而有餘, 自然燥者不燥, 而枯者不枯, 誰謂陽症不宜補陰哉.

혹 의심하길 腎虛한 경우에 마땅히 熟地黃을 사용하여 陰으로써 補陰해야 하는데, 무슨 이유로 胃를 補할 때에도 역시 사용하며, 膽을 補할 때에도 사용하는 것인지요? 이는 진실로 옛 사람의 재치있는 방법이며, 또한 지당한 방법이다. 무릇 胃는 腎의 관문으로, 腎이 虛하면 胃 역시 虛해지므로, 腎을 補하는 것이 바로 胃를 補하는 것이다. 膽은 비록 肝에 붙어 있으나, 膽의 汁은 반드시 腎의 津液이 스며들어감을 얻어야 비로소 마르고 건조해질 우려가 없다. 腎이 虛하면 膽 역시 虛해지므로, 腎을 補하는 것이 바로 膽을 補하는 것이다. 만약 胃의 虛함을 보고, 한갓 胃를 補하는 약을 쓰면, 즉, 방향성의 건조한 약품이 더욱 腎水의 건조함을 뜨겁게 달굴 것이요, 膽이 虛함을 보고, 단지 膽을 補하는 약미를 사용하면 酸澁한 약재가 더욱 그 腎水의 고갈됨을 소모시킬 것이다. 腎水가 이미 虛하면 胃와 膽이 더욱 약하게 될 것이다. 오직 熟地黃을 써서 腎을 補하면 胃와 膽이 腎에서 공급받아 넉넉하게 되니 자연히 건조한 것이 건조하지 않게 되고, 고갈된 것도 고갈되지 않게 되니, 누가 陽症에 補陰하는 것이 올바르지 않다고 하겠는가?

或疑熟地至陰之藥, 多用之以滋腎宜也. 然何以至陽之病, 古人亦用以奏效, 豈熟地亦陽分藥乎? 熟地非陽分藥也. 非陽分之藥而偏用之以治陽病者, 陽得陰而平也. 陽非陰不伏, 用熟地以攝至陽之氣, 則水升火降, 陰陽有既濟之美矣.

혹 의심하길 熟地黃은 至陰의 약으로, 多用하여서 腎을 滋養함이 마땅한데 무슨 이유로 至陽의 병에 옛 사람이 또한 사용하여 효과를 본 것입니까? 어찌 熟地黃이 또한 陽分의 약이 될 수 있습니까? 熟地黃은 陽分의 약이 아니다. 陽分의 약이 아니지만 일부러 사용하여 陽病을 치료한 것은, 陽이 陰을 얻어 平定된 것이다. 陽은 陰이 아니면 굴복하지 않으니, 熟地黃을 써서 至陽의 氣를 붙잡으면 水升火降이 되어 陰陽에 既濟의 아름다움이 있게 될 것이다.

或疑熟地滋陰而不能開胃, 孰知熟地正開胃之神藥也. 胃爲腎之關門, 腎中枯槁, 全藉胃之關門, 搬運水穀以濟其困乏, 豈有腎中所喜之物, 而胃反拒絕之理. 況腎虛無水, 則胃中無非火氣, 亦望真陰之水以急救其幹涸也. 然則熟地正胃之所喜, 不獨腎之所喜也. 安有所喜者投之, 不亟爲開關以延入者乎, 所以腎虛之人. 必用熟地以開胃耳. 至於腎水不虧, 胃中無火, 一旦遽用熟地, 未免少加脹悶, 是不善用熟地也. 誰謂熟地盡閉胃之物哉.

혹 의심하기를 熟地黃은 陰을 滋養하지만 開胃할 수 없다고 하는데, 熟地黃이 바로 開胃하는 神藥임을 어떻게 알겠습니까? 胃는 腎의 關門이니, 腎中이 말라 버리는 것은 오로지 胃의 關門이 水穀을 운반하여 그 곤핍한 것을 구제함에 의지한다. 어찌 腎이 좋아하는 약물을 胃가 오히려 거절할 이치가 있겠는가. 하물며 腎이 虛하여 水가 없으면 胃에 火氣가 있으므로 眞陰의 水로 급히 그 건조하고 마른 것을 구해 주기를 바란다. 그러므로 熟地黃은 바로 胃가 좋아하는 바이며, 腎이 홀로 좋아하는 것만은 아니다. 어찌 좋아하는 것을 투여하였는데, 빨리 關門을 열고 받아들이지 않겠는가? 腎이 虛한 사람은 반드시 熟地黃을 사용하여 胃를 열어야 할 뿐이다. 腎水가 虧損되지 않고 胃中에 火가 없는 경우에, 잠깐 서둘러 熟地黃을 쓰면, 脹滿이 조금 심해지는 것을 피할 수 없으니, 이는 熟地黃을 제대로 사용한 것이 아니다. 누가 熟地黃을 오로지 胃를 막는 약물이라 이르겠는가.

7. 生地

生地, 味苦甘, 氣寒, 沉也, 陰也. 入手少陰及手太陰. 凉頭面之火, 清肺肝[31)]之熱, 亦君藥也. 其功專於凉血止血, 又善療金瘡, 安胎氣, 通經, 止漏崩, 俱有神功. 但性寒, 脾胃冷者不宜多用. 夫生地既善凉血, 熱血妄行, 或吐血,或衄血,或下血, 宜用之爲君, 而加入荊芥以歸其經, 加入三七根末以止其路, 又何熱之不除而血之不止哉. 然而此味可多用而不可頻用, 可暫用而不可久用也. 當血之來也, 其勢甚急, 不得已重用生地, 以凉血而止血. 若血一止, 即宜改用溫補之劑, 不當仍以生地再進也. 今人不知其故, 驚生地止血之神, 視爲靈丹妙藥, 日日煎服, 久則脾胃太凉, 必至泄瀉, 元氣困頓, 而血又重來. 不悟生地用多, 反疑生地用少, 仍然更進, 且有增其分兩, 至死而不悟者, 亦可悲也夫.

生地黃은 苦甘하고, 氣寒하며 沉하고 陰에 속한다. 手少陰과 手太陰經으로 들어간다. 머리와 얼굴의 火를 서늘하게 해주고 肺와 肝의 열을 식혀주는데 또한 君藥이 된다. 生地黃의 효력은 오로지 凉血止血하며 또 금속으로 인한 상처를 잘 치료하며, 胎氣를 안정시키고, 通經하게 하고 崩漏를 멈추게 하는 신묘한 功을 가지고 있다. 다만 성질이 차가워서 脾胃가 차가운 경우에는 많이 사용하는 것이 마땅치 않다. 무릇 生地黃은 이미 凉血함에 뛰어나므로 熱血이 妄行하여 혹 吐血하거나, 혹 衄血하거나, 혹 下血을 하면, 마땅히 生地黃을 사용하여 君藥으로 삼고, 여기에 荊芥를 가미하여 血을 그 經으로 되돌리고 三七根 가루를 加하여 그 길을 멈추게 하니 또한 어찌 熱이 제거되지 않으며 血이 멈추지 않겠는가? 그러나 이 약은 많이 쓸 수는 있으나 자주 쓸 수는 없고, 잠시 쓸 수는 있으나 오래 쓸 수는 없다. 출혈을 당하여 그

31) 肺肝 何本作 "肝腎".

기세가 매우 급하면 부득이하게 生地黃을 중용하여 凉血함으로 止血을 한다. 만약 血이 한번 멈추면 즉시 마땅히 溫補하는 藥劑로 바꿔 써야 하고, 변함없이 生地黃을 계속 투여하는 것은 마땅치 않다. 오늘날 사람들이 그 이유는 모르고 生地黃의 止血하는 신묘한 효과에 놀라서 靈丹, 妙藥으로 여기고 매일매일 끓여 복용하니, 오래되면 脾胃가 크게 차갑게 되어 반드시 泄瀉가 나고 元氣가 몹시 고달파져서 출혈이 다시 심해질 것이다. 生地黃을 많이 사용하여 그렇게 된 것을 깨닫지 못하고 도리어 生地黃을 적게 쓴 것으로 의심하여 거듭 生地黃을 투여하고 또 그 양을 더욱 증가시켜 죽음에 이르러도 깨닫지 못하니 또한 슬퍼할만한 일이다.

或問生地與熟地同是一物, 而寒溫各別, 入湯煎服, 非生地變爲熟地耶? 曰生地不先制爲熟, 則味苦, 苦則凉. 生地已制爲熟, 則味甘, 甘則溫, 何可同日而語. 譬如一人, 先未陶淑, 其性剛, 後加涵養, 其性柔, 生熟地何獨不然.

혹 묻기를 生地黃과 熟地黃은 한 가지 약재이지만 차갑고 따뜻함으로 각기 나뉘는데, 탕에 넣어 달여 먹으면 生地黃이 熟地黃으로 변하지 않습니까? 말하기를 生地黃은 먼저 법제하지 않고 익히면 맛이 쓰게 되고 맛이 쓴 것은 서늘한 것이다. 生地黃을 미리 법제하여 익히면 맛이 달게 되니 단맛은 따뜻한 것인데 어찌 같다고 이야기할 수 있겠는가? 사람에게 비유한다면 배우고 환경에 순응하기 전에는 그 성질이 반드시 강할 것이고 후에 담금질하고 다듬으면 그 성질이 부드러워지니 生地黃과 熟地黃만 어찌 홀로 그렇지 않겠는가.

或問生地凉血以止血, 是生地實救死妙藥也. 吾見世人服生地以止血, 不敢再用, 改用他藥, 而仍然吐血, 一服生地而血又即止, 安在生地之不宜久服乎? 曰服生地止血之後, 改用他藥, 而仍吐血者, 非不用生地之故, 乃改用他藥. 不得其宜之故耳. 夫止血之後, 不可不補血, 然而補血實難. 補血之藥, 未有不溫者, 而吐血之後, 又最忌溫, 恐溫熱之性引沸其血也. 補血之藥, 又未有不動者, 而吐血之後, 又最忌動, 恐浮動之氣又催迫其血也. 然則用生地止血, 當用何藥以善其後乎? 六味地黃湯加五味, 麥冬, 則平而不熱, 靜而不動, 服之則水升火降, 永無再犯之憂, 又安在生地之必宜服哉.

혹 묻기를 生地黃은 凉血함으로써 止血하니 生地黃이야말로 죽음에서 구해주는 신묘한 약입니다. 제가 보니 세상 사람들이 生地黃을 복용함으로써 止血하는데 감히 재차 복용하지 못하고 다른 약으로 바꾸어 복용하다가 다시 吐血하면 生地黃을 한번 복용하여 또 출혈이 멈추니 어찌 生地黃을 오래 복용함이 마땅하지 않다고 하겠습니까? 말하기를 生地黃을 복용하고 止血된 다음 다른 약으로 바꿔서 복용하다 다시 吐血하는 것은 生地黃을 쓰지 않아서가 아니라 다른 약을 고쳐서 썼기 때문이며, 그 마땅함을 얻지 못한 까닭일 뿐이다. 무릇 止血한 후에는 補血하는 약을 사용하지 않을 수 없으나 補血하는 것이 실로 어렵다. 補血하는 약은 따뜻하지 않은 것이 없는데 吐血한 후에 또 따뜻한 것을 가장 꺼리니 이는 溫熱한 성질이 血을 끓어오르게 할 것이 두려워서이다. 補血하는 약은 또 움직이지 않게 함이 없는데 吐血한 후에 또한 움직이게 하는 것을 가장 꺼리게 되니, 들뜨고 움직이게 하는 기운이 또한 그 血을 핍박하는 것이 두려워서이다. 그러면 生地黃을 써서 止血을 하고, 어떤 약을 마땅히 사용하여 그 다음에 관리를 할 것인가? 六味地黃湯에 五味子, 麥門冬을 加하면 성질이 고르고 뜨겁지 않으며 안정되고 움직이게 하지 않아 복용하면 水升火降이 이루어져 영원토록 다시 침범되는 걱정이 없을테니 또 어찌 生地黃을 반드시 복용해야 마땅하다고 하겠는가?

或疑生地雖凉, 要亦不甚, 以治虛熱之病, 似應相宜, 何禁用甚嚴也? 不知生地之凉, 不特沁入於胃, 且沁入於脾, 不特沁入於脾, 又沁入於腎. 故久服則脾腎俱傷, 往往致大瘦之瀉, 不可不慎用也.

혹 의심하기를 비록 生地黃이 서늘하나 요점은 또한 서늘함이 심하지 않은 것이니 虛熱한 병을 치료하는 데 쓰면 서로 마땅함이 맞을 것 같은데 어찌 사용을 엄하게 금하는 것입니까? 이는 生地黃의 서늘함이 胃에만 스며들지 않고 또 脾에도 스며들며, 脾에만 스며들지 않고 또한 腎에도 스며든다는 것을 모르는 것이다. 그러므로 오래 복용하면 脾腎이 모두 상하게 되어 종종 심한 설사에 이르니 신중하게 사용하지 않으면 안 된다.

或疑生地止血甚神, 而瀉中有補, 似亦與元參之類可齊驅而並駕也. 然而元參尚可重用,而生地斷宜輕用也. 蓋生地沉陰之性, 凉血是其所長, 退火是其所短, 不比元參既退浮遊之火, 而又滋枯涸之水也. 生地凉血, 則血雖止而不行. 生地不能退火, 則火欲炎而難靜, 久則火上騰而血亦隨沸矣.

혹 의심하기를 生地黃이 止血함에 매우 신묘하여 瀉하는 가운데 補해주는 것이 있어 마치 元蔘의 부류와 함께 몰아 수레를 끌게 할 수 있을 것 같습니다. 그러나 元蔘은 오히려 重用함이 가능하나 生地黃은 반드시 가볍게 쓰는 것이 마땅하다. 대개 生地黃은 가라앉고 陰의 성질을 가져서 凉血하는 것이 장점이나, 退火시키는 것이 약하니, 元蔘이 돌아다니는 火를 물러나게 하면서도 말라버린 물을 滋潤하는 것에 비할 수는 없다. 生地黃은 凉血하므로 止血을 시키지만 行血시키지는 못한다. 生地黃은 退火시킬 수 없으니 火가 타오르려 하면 안정시키기 어려우며, 오래되면 火가 위로 끓어올라 血 또한 따라서 끓게 된다.

或疑生地寒凉, 可以止血, 以血得寒而止乎, 抑血得補而止乎? 夫生地[32]凉中有補, 血得凉而止, 亦得補而止也. 蓋血非凉則無以遏其上炎之勢, 非補亦無以投其既濟之歡, 故生地止血建功實神者, 正以凉中有補[33]也.

혹 의심하기를 生地黃은 寒凉하여 止血할 수 있는데, 血이 寒한 것을 얻어 그치는 것입니까 아니면 補하는 것을 얻어 그치는 것입니까? 무릇 生地黃은 凉한 가운데 補함이 있으니 血이 凉함을 얻어 그치고, 또한 補함을 얻어 그치는 것이다. 대개 血은 凉함이 아니면 위로 불타오르는 세력을 막을 수 없으며, 補함이 아니면 또한 既濟(水火既濟)의 기쁨을 더해 줄 것이 없다. 그러므로 生地黃의 止血하는 효능이 실로 신묘로운 것은 바로 凉함 가운데 補함이 있기 때문이다.

或疑生地清肺肝之熱, 肺肝俱屬陰, 補陰即不能奏功之速, 自宜久服之爲得, 安在生地止可

32) 此下何本有 "清肺肝之熱" 五子.

33) 此下何本有 "血得凉而止" 五子.

暫用而不可常服耶？ 曰生地清肺肝之熱, 亦止清一時之熱耳. 肺肝之火, 初起多實, 久病多虛. 生地清初起之熱, 則熱變爲寒；清久病之熱, 則熱愈增熱. 蓋實火得寒而勢解, 虛火得寒而焰起也. 故生地止可一時暫用, 而斷斷不可長用耳.

혹 의심하기를 生地黃이 肺와 肝의 熱을 맑게 해주는데 肺와 肝은 모두 陰에 속합니다. 陰을 補하는 것은 빨리 효과를 얻을 수 없기 때문에 자연히 오래 복용함으로서 효력을 얻게 됩니다. 어찌하여 生地黃은 단지 잠시 쓸 수밖에 없고, 항상 복용함은 불가능합니까? 말하기를 生地黃이 肺와 肝의 熱을 맑게 해주는 것은 단지 한 때의 熱을 맑게 멈추는 것일 뿐이다. 肺와 肝의 火가 처음 시작할 때는 實함이 많고, 오래된 경우에는 虛함이 많다. 生地黃이 초기의 熱을 맑게 하면 熱이 변하여 寒이 되고, 오래된 병의 熱을 맑게 하면 熱이 더욱 熱을 증가시킨다. 대개 實火가 寒을 얻으면 세력이 풀리지만, 虛火가 寒을 얻으면 불꽃이 일어난다. 그러므로 生地黃은 단지 한 때 잠시 쓸 수 있으며 결코 오랫동안 쓰지 못할 따름이다.

8. 當歸

當歸, 味甘辛, 氣溫, 可升可降, 陽中之陰, 無毒. 雖有上下之分, 而補血則一. 東垣謂尾破血者, 誤. 入心 · 脾 · 肝三臟. 但其性甚動, 入之補氣藥中則補氣, 入之補血藥中則補血, 入之升提藥中則提氣, 入之降逐藥中則逐血也. 而且用之寒則寒, 用之熱則熱, 無定功也. 功雖無定, 然要不可謂非君藥. 如痢疾也, 非君之以當歸, 則腸中之積穢不能去；如跌傷也, 非君之以當歸, 則骨中之瘀血不能消；大便燥結, 非君之以當歸, 則硬糞不能下；產後虧損, 非君之以當歸, 則血暈不能除. 肝中血燥, 當歸少用, 難以解紛；心中血枯, 當歸少用, 難以潤澤；脾中血乾, 當歸少用, 難以滋養. 是當歸必宜多用, 而後可以成功也. 倘畏其過滑而不敢多用, 則功用薄而遲矣.

當歸는 甘辛하며, 氣溫하고, 升할 수도 있고 降할 수도 있으며, 陽 중의 陰이고, 無毒하다.

비록 上下의 구분이 있으나 補血하는 것은 하나이니, 東垣선생이 當歸尾는 破血한다고 이른 것은 잘못이다. 心, 脾, 肝 세 장부로 들어간다. 다만 그 성질이 심히 유동적이어서, 補氣藥에 넣으면 補氣하고, 補血藥에 넣으면 補血하며, 升提藥에 넣으면 기를 끌어올리고, 하강시켜 몰아내는 약에 넣으면 逐血한다. 또 차게 쓰면 차고, 뜨겁게 쓰면 뜨거우니, 일정하게 정해진 효능은 없다. 효능이 비록 정해진 것이 없으나, 중요한 점은 君藥이 아니라고 말할 수 없다는 것이다. 痢疾과 같은 경우에 當歸를 君藥으로 쓰지 않으면 腸 속에 쌓인 더러움을 없애지 못하고, 넘어져 다친 경우에 當歸를 君藥으로 쓰지 않으면 골 가운데 瘀血을 제거하지 못하며, 대변이 燥結된 경우에 當歸를 君藥으로 쓰지 않으면 딱딱한 변을 내려 보내지 못하고, 출산 후 虧損된 경우에 當歸를 君藥으로 쓰지 않으면 血暈을 없애지 못한다. 肝中의 血이 마른 경우 當歸를 조금 쓰면 어지러워진 것을 풀기 어려우며, 心中의 血이 마른 경우 當歸를 조금 쓰면 윤택하게 하기 어렵고, 脾中의 血이 마른 경우 當歸를 조금 쓰면 滋養하기 어려우니, 이에 當歸는 반드시 많이 써야 마땅하며, 그 이후에야 성공할 수 있다. 혹 當歸가 지나치게 滑한 것이 두려워 많이 쓰지 못한다면, 효험이 약해지고 느려지게 될 것이다.

而或者謂當歸可臣而不可君也, 補血湯中讓黃芪爲君, 反能出奇以奪命；敗毒散中讓金銀花爲君, 轉能角異以散邪, 似乎爲臣之功勝於爲君. 然而當歸實君藥, 而又可以爲臣爲佐使者也. 用之彼而彼效, 用之此而此效, 充之五臟七腑, 皆可相資, 亦在人之[34]用之耳. 用之當, 而攻補並可奏功；用之不當, 而氣血兩無有效[35]. 用之當, 而上下均能療治；用之不當, 而陰陽各鮮成功[36]. 又何論於可君而不可臣, 可臣而不可佐使哉[37].

혹 말하기를 當歸는 臣藥은 가능하나 君藥으로 삼을 수는 없으니, 補血湯 중 黃芪에게 君藥을 양보하여도 기이한 효과를 내어 생명을 건질 수 있으며, 敗毒散 중 金銀花에게 君藥을 양보하여도 특출난 효과로 邪氣를 흩어버릴 수 있으니, 마치 臣藥의 공이 君藥보다 나은 것

34) 之 何本作 "善".
35) 兩無有效 何本作 "皆不奏效".
36) 各鮮成功 何本作 "各難調和".
37) 此下何本有 "産後救危人參貴, 而當歸不可不用, 若畏其滑腸, 則佐之白朮, 山藥之味, 何嘗不可也".

같아 보입니다. 當歸는 사실 君藥이지만 또 臣藥도 되고 佐使藥이 될 수도 있다. 저쪽에 쓰면 저쪽에 효과가 있고, 이쪽에 쓰면 이쪽에 효과가 있으며, 五臟七腑를 통틀어 모두 서로 도움이 될 수 있으니, 역시 사람이 쓰기에 달려있는 것이다. 사용함이 마땅하면 攻補에 아울러 효과를 얻을 수 있으며, 적절하지 못하면 氣血이 모두 효과가 없게 되며; 사용함이 마땅하면 上下를 고르게 치료할 수 있으나, 적절하지 못하게 쓰면 陰陽에 각각 성공하기 어렵게 된다. 또한 어찌 君藥은 되고 臣藥은 될 수 없으며, 臣藥은 가능하나 佐使藥은 불가능하다고 논의하겠는가.

或問當歸補血, 而補氣湯中何以必用, 豈當歸非血分之藥乎? 曰當歸原非獨補血也, 實亦氣分之藥, 因其味辛而氣少散, 恐其耗氣, 故言補血, 而不言補氣耳. 其實補氣者十之四, 而補血者十之六, 子試思產後非氣血之大虧乎. 佛手散用當歸爲君, 川芎爲佐, 人以爲二味乃補血之聖藥也, 治產後血少者, 似乎相宜, 治產後氣虛者, 似乎不足. 乃何以一用佛手散而氣血兩旺, 非當歸補血而又補氣, 烏能至此, 是當歸亦爲氣分之藥, 不可信哉.

혹 묻기를 當歸는 補血하는데 어찌 補氣湯 중에 반드시 쓰는 것입니까? 어찌 當歸가 血分의 약이 아니겠습니까? 말하기를 當歸는 원래 오로지 補血만 하는 것이 아니요, 사실은 또한 氣分의 약이기도 하니, 그 맛이 매워서 氣가 조금 흩어지기 때문에 그 氣를 소모시키는 것이 두려워 補血만을 말하고, 補氣를 말하지 않은 것 뿐이다. 실제로는 補氣하는 효능이 열 가운데 넷이고, 補血하는 효능이 열 가운데 여섯이다. 자네가 잠시 생각해 보면 출산 후에는 氣血이 크게 虧損되지 않는가? 佛手散은 當歸를 君藥으로 쓰고 川芎을 佐藥으로 쓰는데, 사람들이 이 두 약을 補血의 聖藥이라고 여기니, 출산 후에 血이 적은 것을 치료하는 데에는 마치 둘 다 적당할 것 같으며, 출산 후에 氣가 虛한 것을 다스리는 데에는 마치 부족한 듯 보이지만, 어째서 佛手散을 한번 쓰면 氣血이 같이 왕성해지는 것인가? 當歸가 補血하면서 또한 補氣하지 않는다면 어찌 이렇게 될 수 있겠는가. 이에 當歸가 또한 氣分의 약이라는 것을 믿지 않을 수 있겠는가?

或問當歸性動而滑, 用之於燥結之病宜也, 用之下利之症, 恐非所宜, 何以痢症必用之耶?

夫痢疾與水瀉不同. 水瀉者, 脾瀉也. 痢疾者, 腎瀉也. 脾瀉最忌滑, 腎瀉最忌澁. 而腎瀉之所以忌澁者何故? 蓋腎水得邪火之侵, 腎欲利而火阻之, 腎欲留而火迫之, 故有後重之苦. 夫腎水無多, 宜補而不宜瀉也. 若下多亡陰, 腎水竭而愈加艱澁矣. 故必用當歸以下潤其大腸. 大腸潤而腎水不必來滋大腸, 則腎氣可安. 腎氣安而大腸又有所養, 火自不敢阻迫於腎矣, 自然火散而痢亦安, 此當歸所以宜於下痢而必用之也. (〔批〕水瀉忌滑, 痢疾喜滑, 當歸潤滑, 正其所宜.)

혹 묻기를 當歸가 動하고 滑한 성질이 있으니 燥結의 병에 사용하는 것이 마땅하고 下痢의 증상에 사용하는 것은 마땅치 않을까 걱정되는데, 어찌 痢症에 반드시 써야 하는 것입니까? 무릇 痢疾과 水瀉는 다른 것이다. 水瀉는 脾瀉이며 痢疾은 腎瀉이다. 脾瀉는 滑한 것을 가장 꺼려하고, 腎瀉는 澁한 것을 가장 꺼려한다. 그러면 腎瀉가 澁한 것을 꺼려하는 것은 무슨 까닭인가? 대개 腎水가 火邪의 침입을 받게 되면, 腎이 滑하고자 하면 火가 저해하고, 腎이 머물고자 하면 火가 핍박하니, 그러므로 後重의 고통이 있는 것이다. 무릇 腎水가 많지 않으면 마땅히 補해야 하고, 瀉하는 것은 마땅하지 않다. 만약 설사가 많아 亡陰이 되면, 腎水의 고갈됨이 심해져서 껄끄러움이 가중될 것이다. 그러므로 반드시 當歸를 써서 大腸을 매끄럽게 내려 보내야 한다. 大腸이 潤해지면 腎水가 대장으로 와서 滋潤시키지 않아도 되므로 곧 腎氣가 안정될 수 있다. 腎氣가 안정되고 大腸에 또 滋養하는 바가 있으면, 火가 저절로 감히 腎을 막거나 핍박하지 못할 것이다. 자연히 火가 흩어지고 痢疾 역시 안정되니, 이것이 當歸가 下痢에 마땅하며, 반드시 써야 되는 까닭이다. (〔批〕水瀉는 滑한 것을 꺼리고, 痢疾은 滑한 것을 좋아하는데, 當歸는 潤滑하므로 바로 그 마땅한 것이다.)

或[38]問當歸既是君主之藥, 各藥宜佐當歸以用之矣, 何以時爲偏裨之將反易成功, 得毋非君主之藥乎? 士鐸曰:當歸性動, 性動則無不可共試以奏功也. 所以入之攻則攻, 入之補則補. 然而當歸雖爲偏裨之將, 其氣象自有不可爲臣之意, 倘駕御不得其方, 未必不變勝而爲負, 反治而爲亂也.

혹 묻기를 當歸가 이미 君主의 藥으로, 각각의 다른 약은 마땅히 當歸를 보좌하여 쓰이는데

38) 此以下至"反治而爲亂也"一段, 原無, 今据清抄甲本補.

어찌하여 때로는 곁에서 보좌하는 장수가 되어도 오히려 쉽게 성공하는 것입니까? 君主의 약이 맞는 것입니까? 진사탁이 말하기를, 當歸는 성질이 動하고, 성질이 動하기 때문에 함께 사용하여 효과를 이루지 못할 것이 없다. 攻하는 약에 쓰면 攻하고, 補하는 약에 쓰면 補하는 것이다. 그러나 當歸는 비록 곁에서 보좌하는 장수가 되어도, 그 氣象에 스스로 신하가 될 수 없는 뜻이 있으니, 혹 사용하는데 올바른 방법을 갖지 못하면 반드시 승리하지 못하여 패배하는 것은 아니지만 도리어 치료해도 어렵게 된다.

或問當歸不宜少用, 亦可少用以成功乎? 曰:用藥止問當與不當, 不必問多與不多也. 大約當歸宜多用者, 在重病以救危, 宜少用者, 在輕病以杜變. 不敢多用, 固非療病之奇, 不肯少用, 亦非養病之善也.

혹 묻기를 當歸는 조금 쓰는 것이 마땅하지 않은데, 또한 조금 써서 성공할 수 있습니까? 말하기를, 약을 사용함에 단지 적당한지 적당하지 않은지를 물을 뿐이지, 많고 적음을 물을 필요는 없다. 대략 當歸를 마땅히 많이 쓰는 것은 위중한 병에 위태로움을 구할 때이고, 마땅히 조금 써야 하는 경우는, 가벼운 병에 변화를 막을 때이다. 감히 많이 쓰지 못하는 것은 당연히 병을 치료하는 기묘함이 아니요, 조금 사용하려고 하지 않는 것도 역시 병을 다스리는 올바름이 아니다.

或問當歸滑藥也, 有時用之而不滑者何故? 凡藥所以救病也. 腸胃素滑者, 忌用當歸, 此論其常也. 倘變生意外, 內火沸騰, 外火淩逼, 不用潤滑之當歸, 又何以滋其枯槁哉. 當是時, 吾猶恐當歸之潤滑, 尚不足以救其焦涸也, 烏可謂平日畏滑而不敢用哉.

혹 묻기를 當歸는 滑藥인데, 때로는 써도 滑하지 않은 것은 왜 그러한 것입니까? 무릇 약은 병을 치료하는 것이다. 腸과 胃가 평소에 滑한 자는, 當歸를 피해야 한다는 것이 당연한 생각이다. 만약 뜻밖에 변화가 생겨 內火가 끓어오르고 外火가 능멸하여 핍박하는데, 潤滑한 當歸를 쓰지 않는다면, 또한 어찌 그 枯槁한 것을 滋潤할 수 있겠는가. 이때를 당하면 나는 오히려 當歸의 潤滑함이 그 焦涸한 것을 구하기 부족할까 걱정되니, 어떻게 평소에 潤滑한 것을 두려워하여 감히 사용하지 못한다고 말할 수 있겠는가?

或問當歸專補血而又能補氣, 則是氣血雙補之藥矣. 曰當歸是生氣生血之聖藥, 非但補也. 血非氣不生, 氣非血不長. 當歸生氣而又生血者, 正其氣血之兩生, 所以生血之中而又生氣, 生氣之中而又生血也. 苟單生氣, 則胎產之門, 何以用芎,歸之散, 生血於氣之中. 苟單生血, 則止血之症, 何以用歸・芪之湯, 生氣於血之內. 惟其生氣而即生血, 血得氣而自旺, 惟其生血而即生氣, 氣得血而更盛也.

혹 묻기를 當歸는 오로지 補血하는데 또 補氣할 수도 있으니, 곧 이는 氣血을 함께 補하는 약이라고 생각됩니다. 말하기를, 當歸는 生氣, 生血의 聖藥인 것은 단지 補에 국한된 것이 아니다. 血은 氣가 아니면 생겨나지 않고, 氣는 血이 아니면 자라나지 않는다. 當歸가 生氣하고 또 生血하는 것은, 바로 그 氣血을 같이 生하는 것으로, 生血하는 가운데 生氣하고, 生氣하는 가운데 또한 生血한다는 것이다. 만약 오로지 生氣만 한다고 하면 胎産의 경우에 川芎, 當歸의 散劑를 사용하여 氣에서 어찌 生血을 하겠으며, 만약 오로지 生血만 한다면, 止血하는 症에 當歸, 黃芪의 湯藥을 사용하여 血에서 어찌 生氣를 하겠는가. 當歸가 生氣하면서 곧 生血하기 때문에, 血이 氣를 얻어서 스스로 왕성해지고, 生血하면서 곧 生氣하기 때문에 氣가 血을 얻어서 더욱 왕성해 지는 것이다.

或問當歸氣味辛溫, 雖能活血補血, 然終是行走之性, 每致滑腸. 繆仲醇謂與胃不相宜, 一切脾胃惡食與食不消, 並禁用之, 即在產後・胎前亦不得入, 是亦有見之言也. 嗟嗟! 此似是而非, 不可不亟辨也. 當歸辛溫, 辛能開胃, 溫能暖胃, 何所見而謂胃不相宜耶. 夫胃之惡食, 乃傷食而不能受也. 辛以散之, 則食易化. 食不消者, 乃脾氣寒也. 脾寒則食停積而不能化矣, 溫以暖之, 則食易消. 至於產前產後, 苟患前症, 尤宜多用, 則胃氣開而脾氣健, 始可進飲進食, 產前無墮產之憂, 產後無退母之怯. 試問不用當歸以救產後之重危, 又用何物以救之. 豈必用人參而後可乎. 夫人參止可治富貴之家, 而不可療貧寒之婦, 天下安得皆用人參以盡救之哉. 此當歸之不可不用, 而不可誤聽仲醇之言, 因循坐視, 束手而不相救也, 如畏其滑腸, 則佐之白朮·山藥之味, 何不可者.

혹 묻기를 當歸의 氣味는 辛溫하니 비록 活血하고 補血할 수 있다 하여도, 결국 行走하는 성질이므로 매번 腸을 潤滑하게 하는 지경에 이르게 됩니다. 繆仲醇이 胃에는 마땅치 않다고 하여, 脾胃가 음식을 싫어하는 증상과 음식이 소화되지 않는 모든 증상에는 사용을 금하게 하였으며, 産後나 胎前에도 역시 넣을 수 없다고 하였습니다. 이 또한 식견이 있는 말입니다. 안타깝구나! 이는 옳은 듯 하지만 잘못된 것이니, 철저히 변론하지 않을 수 없다. 當歸는 辛溫하니, 辛은 開胃 할 수 있고, 溫은 暖胃 할 수 있는데, 무슨 견해로 胃와 서로 마땅하지 않다고 이르겠는가? 무릇 胃가 음식을 싫어하는 것은, 곧 음식에 傷하여 받아들일 수 없는 것이다. 辛味로 그것을 흩어버리면, 곧 음식이 쉽게 소화된다. 음식이 소화되지 못하는 것은 곧 脾의 氣가 寒한 것이다. 脾가 寒하면 음식이 머물러 쌓여서 소화되지 못할 것이니, 溫한 성질로 덥혀주면, 곧 음식이 쉽게 소화될 것이다. 産前과 産後에 이르러, 만약 앞의 증상을 가지고 있다면 더욱 많이 써야 마땅하니, 즉 胃氣가 열리고 脾氣가 건전해져서, 비로소 음식을 섭취할 수 있게 되므로 産前에는 유산할 우려가 없고, 産後에는 산모가 다치게 될 걱정이 없는 것이다. 잠시 묻건데, 當歸를 사용하여 産後의 엄중한 위험을 구하지 않는다면, 또한 무엇을 써서 구하겠는가. 어찌 반드시 人蔘을 사용한 이후에야 가능하겠는가. 무릇 人蔘은 단지 부귀한 집안의 사람이나 치료할 수 있는 것이요, 가난한 집안의 부인은 치료할 수 없으니, 천하에 어찌 모두 人蔘을 써서 전부 다 구할 수 있겠는가. 이에 當歸는 어쩔 수 없이 써야 하는 것이니 繆仲醇의 말을 잘못 이해하면 안 된다. 구습을 그대로 따라서 좌시한다면, 손이 묶여 서로 구하지 못하게 된다. 만약 腸을 潤滑하게 하는 것이 두렵다면, 白朮, 山藥으로 보좌하는 것이 어찌 불가능하겠는가.

或疑當歸滑腸, 産婦血燥, 自是相宜. 然産婦亦有素常腸滑者, 産後亦可用當歸乎? 曰:産後不用當歸補血, 實無第二味可以相代. 即平素滑腸, 時當産後, 腸亦不滑, 正不必顧忌也. 或過慮其滑, 即前條所謂佐之白朮·山藥, 則萬無一失矣.

혹 의심하기를 當歸는 腸을 潤滑하게 하므로 임산부가 血이 마른 경우에는 마땅하나 임산부 역시 평소에 腸이 潤滑한 자가 있을 것인데, 産後에도 當歸를 쓸 수 있는 것입니까? 말하기를, 産後에 當歸를 써서 補血하지 않으면, 실로 대신할 약이 없다. 곧 평소에 腸이 潤滑해도 産後에는 腸 또한 潤滑하지 않으니, 굳이 걱정할 필요가 없는 것이다. 혹시 그 潤滑함이 지나치게 염려된다면, 앞의 조문에 이른 대로 白朮, 山藥으로 보좌하면, 만에 하나도 실수가 없을 것이다.

或疑當歸乃補血之聖藥, 凡見血症自宜用之, 然而用之有效有不效者, 豈當歸非補血之品乎? 當歸補血, 何必再疑, 用之有效有不效, 非當歸之故, 乃用而不得其法之故也. 夫血症有兼氣虛者, 有不兼氣虛而血虛者, 有氣血雙虛而兼火者, 原不可一概用當歸而單治之也. 血症而兼氣虛, 吾治血而兼補其氣, 則氣行[39]而血自歸經; 血症而氣血雙虛, 吾平補氣血, 而血亦歸經. 血症氣血雙虛而兼火作祟, 吾補其氣血而帶清其火, 則氣血旺而火自消, 又何至血症之有效有不效哉.

혹 의심하기를 當歸는 補血의 聖藥이니, 무릇 血症이 보이면 사용함이 당연합니다. 그런데 써도 효과가 있는 경우도 있고, 효과가 없는 경우도 있으니, 當歸가 補血하는 약이 아닐 수 있습니까? 當歸가 補血한다는 것을 어찌 다시 의심할 필요가 있는가? 當歸를 사용함에 효과가 있거나 없거나 하는 것은 當歸 때문이 아니라, 사용함에 올바른 법도를 얻지 못했기 때문이다. 무릇 血症에는 氣虛를 겸한 것이 있으며, 氣虛를 겸하지 않고 血虛한 것이 있고, 氣血이 같이 虛한데 火를 겸한 것이 있으니, 원래 當歸를 사용하여 홀로 치료한다고 한마디로 단정 지을 수는 없다. 血症에 氣虛를 겸한 것은, 血을 치료하면서 그 氣를 함께 補하면, 곧 氣가 行하면서 血이 스스로 歸經하게 된다. 또 血症에 氣血이 같이 虛한 것은 氣血을 平補해주면 血 역시 歸經하게 된다. 또 血症에 氣血이 같이 虛한데 火를 겸하여 邪祟이 되면, 그 氣血을 補해주면서 함께 그 火를 맑게 해주면, 氣血이 왕성해지고, 火가 스스로 사라질 것이니, 또한 어찌 血症에 효과가 있고 없고 함에 이르겠는가?

或問繆仲醇謂疔腫癰疽之未潰者, 忌用當歸, 亦何所見而云然耶? 夫仲醇之謂不可用者, 恐當歸性動, 引毒直走胃中, 不由外發, 致傷胃氣故耳. 殊不知引毒外散, 不若引毒內消之爲速. 用

39) 行 何本作 "補".

當歸於敗毒化毒藥中, 正取其性動, 則引藥內消, 直趨大便而出, 奏功實神. 故已潰者斷宜大用, 使之活血以生肌, 即未潰者尤宜急用, 使之去毒而逐穢也.

혹 묻기를 繆仲醇이 疔, 腫, 癰, 疽가 潰膿되지 않은 경우 當歸를 사용하는 것을 삼가라고 하였으니, 또한 무슨 소견으로 그리 말하는 것입니까? 무릇 繆仲醇이 쓸 수 없다고 한 것은, 當歸의 성질이 動하여 毒을 이끌고 胃 가운데로 바로 들어가, 밖으로 발산되지 못함으로 말미암아 胃氣를 손상시킬까 염려될 따름이다. 이는 毒을 밖으로 흩어버리는 것이 毒을 안에서 삭히는 것보다 빠르지 못함을 전혀 모르는 것이다. 當歸를 敗毒하고 化毒하는 약 가운데 사용하여 바로 그 動하는 성질을 얻으면, 藥을 끌고 가서 毒을 안에서 삭히고 대변으로 곧바로 몰아내니 그 功이 실로 신묘하다. 그러므로 이미 潰膿된 경우에는 반드시 當歸를 대량으로 사용하여, 活血함으로서 生肌함이 마땅하며, 아직 潰膿되지 않은 경우에는 더욱 마땅히 급히 사용하여, 毒을 제거하고 더러움을 몰아내도록 해야 한다.

9. 牛膝

牛膝, 味甘酸, 氣平, 無毒. 蜀產者佳. 善走十二經絡, 寬筋骨, 補中絕續, 益陰壯陽, 除腰膝酸疼, 最能通尿管澀痛, 引諸藥下走. 近人多用此藥以治血癥血瘕, 絕無一效, 亦未取其功用而一思之也. 夫血癥血瘕, 乃脾經之病. 牛膝能走於經絡之中, 而不能走於腸腹之內. 況癥瘕之結痰包血也. 牛膝乃陰分之藥, 總能逐血而不能逐痰, 此所以終歲而無效耳. 至於血暈血虛, 兒枕作痛, 尤不宜輕用, 而近人用之, 往往變生不測, 亦未悟用牛膝之誤也. 牛膝善走而不善守, 產暈, 血虛之極也, 無血以養心, 所以生暈. 不用歸芎以補血, 反用牛膝以走血, 不更下之石乎. 雖兒枕作痛, 似乎有瘀血在腹, 然而產後氣血大虧, 多有陰寒之變, 萬一不是瘀血, 而亦疑是兒枕之作痛, 妄用牛膝以逐瘀, 去生遠矣. 故必手按之而痛甚者, 始可少用牛膝於歸芎之內. 否則勿輕用耳.

牛膝은 甘酸하며 氣는 平하고 無毒하다. 蜀에서 생산된 것이 좋다. 十二經絡을 잘 주행하며 근골을 편안하게 하고, 補하는 가운데 끊긴 것이 이어지며 陰을 더하고 陽을 튼튼하게 하며 腰膝酸疼을 제거하고 尿管澀痛을 통하게 하는 것과 모든 약을 이끌어 아래로 이르게 함이 가장 뛰어나다. 근래의 사람들은 이 약을 많이 사용하여 血癥과 血瘕를 치료하였는데 하나의 효과도 없는 것은 그 공용을 제대로 사용하지 못하고 단순히 생각만 했을 뿐이다. 血癥, 血瘕는 脾經의 病이다. 牛膝은 경락 가운데로는 주행하지만 腸腹의 안으로는 주행하지 못한다. 하물며 癥瘕처럼 痰이 뭉치고 血을 둘러싼 것을 어떻게 하겠는가? 牛膝은 곧 陰分의 약으로 총체적으로 逐血하지만 逐痰할 수는 없으니 이것이 일년 내내 사용해도 효과가 없는 이유일 따름이다. 血暈, 血虛와 산후하복통에 이르러서는 더욱 가벼이 사용함이 마땅치 않은데 근래의 사람들이 그것을 사용하여 종종 예상치 못한 변화가 생기는 것은 이 또한 牛膝을 잘못 사용한 것을 깨닫지 못함이다. 牛膝은 잘 주행하지만 잘 지키지는 못한다. 產暈은 血虛가 매우 심하여 血이 心을 길러주지 못하므로 眩暈이 생기는 것이다. 當歸, 川芎을 사용하여 補血하지 않고 반대로 牛膝을 사용하여 血을 주행하게 하면 아래에 있는 血癥, 血瘕를 고칠 수가 없다. 비록 산후하복통은 瘀血이 복부 안에 있는 것처럼 보이지만, 산후에는 氣血이 大虧하고 손상되므로 대부분 陰寒의 변화가 있게 되니, 만에 하나 瘀血이 아니거나 또는 兒枕作痛으로 의심하여 牛膝을 함부로 사용하여 逐瘀하면 살기 힘들어지게 될 것이다. 그러므로 반드시 손으로 눌러보아 통증이 심한 경우에만 비로소 當歸, 川芎과 함께 牛膝을 조금 사용할 수 있으며, 그렇지 않으면 경솔하게 사용하지 말아야 한다.

或問牛膝最善墮胎, 是非補劑, 似產前均宜忌之. 然前人間用於產前, 而胎安然不損者何耶? 夫牛膝豈墮胎藥哉, 乃補損藥也. 凡有斷續者, 尙可再接, 豈未損者而反使之墮乎. 古人有用牛膝, 合之麝香之中, 外治以墮胎, 取其性走之意. 然而墮胎實麝香之故, 而非牛膝也. 從未聞用牛膝內治而能墮胎者, 但性既善走, 在胎產亦不宜多用, 而終不可謂牛膝是墮胎之物也.

혹 묻기를 牛膝이 가장 잘 墮胎시키므로 이것은 補하는 약제가 아니니 產前에 당연히 금기해야 할 것 같습니다. 그러나 이전의 사람들이 產前에 간간이 사용하여도 태아가 안전하고 피해를 입지 않는 것은 어떠한 까닭입니까? 무릇 牛膝이 어찌 墮胎하는 약재이겠는가? 牛膝은 손상된 것을 補하는 약이다. 대체로 이어진 것이 끊어진 경우에도 다시 붙일 수 있는데, 어찌 손상되지 않은 것을 오히려 떨어뜨리겠는가? 옛사람이 牛膝을 麝香과 함께 사용하여 外治로 墮胎시킨 것은 牛膝의 달리는 성질을 취한 것이다. 그러나 墮胎는 실제로는 麝香 때문이지 牛膝 때문이 아니다. 牛膝을 복용하여 墮胎할 수 있다는 것을 들어본 적이 없고, 단지 잘 달리는 성질 때문에 胎産에 있어서는 많이 사용하는 것이 마땅치 않지만, 결코 牛膝이 墮胎하는 약물이라고 말할 수는 없다.

或問牛膝乃下部之藥, 用之以補兩膝, 往往未見功效, 豈牛膝非健步之藥乎. 夫牛膝治下部, 前人言之未可盡非, 但膝之堅實, 非牛膝之可能獨健也. 膝之所以健者, 由於骨中之髓滿, 髓空斯足弱矣. 故欲膝之健者, 必須補髓, 然而髓之所以滿者, 又由於腎水之足, 腎水不足, 則骨中之髓何由滿. 故欲補骨中之髓者, 又須補腎中之精也. 雖牛膝亦補精之味, 而終不能大補其精, 則單用牛膝以治腎虛之膝, 又何易奏效哉.

혹 묻기를 牛膝은 곧 下部의 약인데, 그것을 사용하여 양 무릎을 補함에 종종 효과를 보지 못하니 牛膝이 걸음걸이를 튼튼하게 하는 약이 아닌지요? 무릇 牛膝이 下部를 치료한다고 이전 사람들이 말한 것을 모두 다 틀리다고 할 수는 없다. 단지 무릎을 堅實하게 하는데 牛膝이 혼자서 튼튼하게 할 수 있는 것이 아니다. 무릎을 튼튼하게 하는 것은 뼈 중에 骨髓가 가득하기 때문이니 骨髓가 공허하면 이에 발이 약해지는 것이다. 그러므로 무릎을 강건하게 하고자 하면 반드시 骨髓를 補해야 하는데, 骨髓가 가득 차는 것은 腎水의 충족됨에 기인한다. 腎水가 부족한데 뼈 속의 骨髓가 어떻게 가득찰 수 있겠는가? 그러므로 뼈 속의 骨髓를 補하려고 하면 반드시 腎中의 精을 補해야 한다. 비록 牛膝도 역시 補精하는 약재라고 하지만, 결국은 그 精을 크게 補하지는 못하므로 牛膝 하나만 사용해서 腎虛한 무릎을 치료하려고 하면 어찌 또한 쉽게 효과를 볼 수 있겠는가?

或問牛膝健足之藥, 近人見下部之病輒用之, 而取效甚少, 得無止可健膝而不可健足耶?

不知健膝即所以健足, 而健膝不可徒健夫膝也. 凡足之所以能步者, 氣充之也. 不補氣以運足, 而徒用牛膝以健膝, 膝且不能健, 又何以健足哉. (〔批〕健足由於健膝, 膝健由於氣充, 至論也.)

혹 묻기를 牛膝은 발을 튼튼하게 하는 藥인데 근래의 사람들이 下部의 병에 자주 사용하지만 효과가 거의 없으니, 무릎을 튼튼하게 할 뿐이고 발을 튼튼하게 할 수는 없는 것입니까? 이는 무릎을 튼튼하게 하는 것이 발을 튼튼하게 하는 것임을 모르는 것이니, 무릎을 튼튼하게 할 때 오로지 무릎만 건강하게 할 수는 없다. 무릇 발이 걸을 수 있는 까닭은 발에 氣가 충만하기 때문이다. 補氣하여서 발을 움직이게 하지 않고 헛되이 牛膝만 사용하여 무릎을 튼튼하게 하려고 하면, 무릎 또한 튼튼해 질 수 없으니 어찌 발이 튼튼해지겠는가? (〔批〕발을 튼튼하게 함은 무릎을 튼튼히 하기 때문이며, 무릎이 튼튼해지는 것은 기운이 충족되어 비롯한다는 것은 지극한 이론이다.)

或疑牛膝血分之藥, 入氣分藥中轉易成功, 其故何也? 蓋牛膝性善走, 氣亦善走, 兩相合則氣無止遏, 而血無凝滯, 自然血易生而氣易旺, 又安有不成功者哉.

혹 의심하기를 牛膝은 血分의 약인데 氣分의 약 중에 넣으면 오히려 쉽게 성공하니, 그 까닭은 무엇입니까? 대개 牛膝의 성질은 잘 달리고 氣 또한 잘 달리니, 두 가지가 서로 합하면 氣가 막혀 그침이 없고, 血이 응체됨이 없어 자연히 血이 쉽게 생기고 氣가 쉽게 왕성해지니 또한 어찌 성공하지 못하겠는가?

或疑牛膝乃補中續絕[40]之聖藥, 何子反略而不談? 曰牛膝補中續絕, 前人已言之矣, 何必再論. 惟是補中續絕, 實別有說. 蓋牛膝走而不守, 能行血於斷續之間, 而不能補血於斷續之內, 必須用牛膝於補氣補血之中, 而後能收其續絕之效. 此補中續絕之義, 實前人所未及也.

혹 묻기를 牛膝은 곧 補하는 가운데 끊어진 것을 이어주는 聖藥인데, 어찌 선생께서는

40) 續絕 原作 "絕續". 義會, 今据日刻本乙轉. 下同.

오히려 생략하여 말하지 않으십니까? 말하기를 牛膝은 補하는 가운데 끊어진 것을 이어준다는 것은 이전 사람들이 이미 말한 것인데 다시 언급할 필요가 있겠는가? 비록 補하는 가운데 끊어진 것을 이어 주지만, 실은 다른 의견이 있다. 대개 牛膝은 내달리지만 지키지는 못하니 끊어졌다 이어졌다 하는 사이에 行血하게 할 수는 있지만, 끊어졌다 이어졌다 하는 동안에 補血하지는 못하므로 반드시 補氣, 補血하는 가운데 牛膝을 사용한 후에야 그 끊어진 것을 이어주는 효과를 거둘 수 있을 것이다. 이것이 補하는 가운데 끊어진 것을 이어준다는 뜻이니, 실은 이전의 사람들이 미처 언급하지 못한 것이다.

10. 遠志

遠志, 味苦, 氣溫[41], 無毒. 而能解毒, 安心氣, 定神益智, 多服強記, 亦能止夢遺, 乃心經之藥, 凡心經虛病俱可治之. 然尤不止治心也. 肝脾肺之病俱可兼治, 此歸脾湯所以用遠志也. 而吾以爲不止治心肝脾肺也. 夫心腎常相通者也, 心不通於腎, 則腎之氣不上交於心, 腎不通於心, 則心之氣亦不下交於腎. 遠志定神, 則君心寧靜而心氣自通於腎矣 心之氣既下通於腎, 謂遠志但益心而不益腎, 所不信也. 是遠志乃通心腎之妙藥. 故能開心竅而益智, 安腎而止夢遺, 否則心腎兩離, 何能強記而閉守哉.

遠志는 苦하고, 氣溫하며 無毒하다. 그리고 解毒할 수 있으며, 心氣를 편안하게 하고, 神을 안정시키고 지혜를 키우니, 많이 복용하면 기억력을 증가시키며, 또한 夢遺를 그치게 할 수 있다. 즉, 遠志는 心經의 藥이니, 무릇 心經이 虛하여 발생한 모든 병을 치료할 수 있다. 그러나 心을 치료하는 것에만 그치지 않고 肝, 脾, 肺의 병을 모두 겸하여 치료할 수 있으니, 이는 歸脾湯에서 遠志를 사용하는 까닭이다. 하지만 나는 遠志가 心, 肝, 脾, 肺를 치료하는 데만 그치지 않는다고 생각한다. 무릇 心腎은 항상 서로 통하고 있는 것이니, 心이 腎에 통하지 않게 되면 腎의 氣는 위로 心과 交通하지 않고, 腎이 心에 통하지 않으면 心의 氣 또한 아래로 腎과

41) 溫 原作 "溢", 今据荷本改.

交通하지 않게 된다. 遠志는 神을 안정시키니 즉, 君主인 心이 안정되면 心氣가 자연히 腎과 통하게 될 것이다. 心의 氣가 이미 아래로 腎에 통하게 되었는데, 遠志가 단지 心을 補益하고 腎을 補益하지는 않는다고 이르는 것은 믿을 수가 없다. 이에 遠志는 곧 心腎을 交通시키는 妙藥인 것이다. 그러므로 心竅를 열어 지혜를 키우며, 腎을 안정시켜 夢遺를 그치게 하는 것이니, 그렇지 않으면 心腎이 서로 분리되어 어떻게 기억력을 증강시키고 精을 지킬 수 있겠는가.

或問遠志既是心經之藥, 心氣一虛, 即宜多加以益心, 何故前人少用也? 不知心爲君主, 君心寧靜則火不上炎. 心虛而少益其火, 則心轉受大補之益. 倘多用遠志以益心, 必至添火以增焰, 是益心而反害心矣. 所以遠志止可少用, 而斷不可多用也. (〔批〕添水增炎, 新.)

혹 묻기를 遠志는 心經의 藥이니, 心氣가 일단 虛한 경우에는 마땅히 遠志를 많이 사용하여 心을 補益하여야 할 텐데, 어찌 옛 사람들은 소량을 사용한 것입니까? 이는 心이 君主의 臟腑로, 君主인 心이 안정되면 火가 위로 타오르지 않음을 모르는 것이다. 心이 虛한데 火를 조금 보태주면 心은 이를 전해 받아 크게 補益된다. 혹시 遠志를 많이 사용하여 心을 補하게 되면 반드시 그 火를 보태주어 더욱 불꽃이 심해지니, 心을 보익하였는데 도리어 心을 害하게 될 것이다. 이것이 遠志는 단지 적게 사용할 수 있고, 절대로 많이 사용하면 안 되는 까닭이다. (〔批〕水를 더하고 火를 증가시킨다는 것은 새로운 학설이다.)

或問遠志益心, 而子又曰益腎, 畢竟補心多於補腎, 抑補腎多於補心乎? 蓋遠志益心, 自是心經主藥, 補心多於補腎, 何必辨哉. 雖然心腎之氣, 實兩相通也, 既兩相通, 則遠志之補心腎, 又何有於兩異. 惟是用藥者或有重輕, 則補心補腎亦各有分別. 補心之藥多用, 遠志重在補心. 補腎之藥多用, 遠志重在補腎. 補心補腎雖若有殊, 而通心通腎正無或異也.

혹 묻기를 遠志는 心을 補益하는데 선생께서 또한 腎을 補益한다고 하니 心을 보익함이 腎보다 많습니까, 아니면 腎을 보익함이 心보다 많습니까? 대개 遠志는 心을 補益하니 자연히

心經의 主藥이 되어 心을 보익함이 腎보다 많은 것을 어찌 변론할 필요가 있겠는가? 하지만 心腎의 氣는 실로 相通하는 것이니 이미 相通되었는데 遠志의 心腎을 補益함이 또한 어찌 서로 차이가 있겠는가. 이는 오직 藥을 사용함에 있어 혹 輕重이 있는 것이니 心을 補함과 腎을 補함에 또한 각각 구분이 있는 것이다. 心을 補益하는 藥을 많이 사용하면 遠志는 心을 補하는 것에 중점이 맞춰지고, 腎을 補하는 藥을 많이 사용하면 遠志는 腎을 補하는 것에 중점이 맞춰진다. 心을 補함과 腎을 補함에 비록 차이는 있는 것 같으나, 心을 통하게 하고 腎을 통하게 하는 것에는 아무런 차이가 없다.

或問遠志上通心而下通腎, 有之乎? 曰有之. 有則何以上通心者每用遠志, 而下通腎者絕不用遠志耶? 不知腎藥易通於心, 而心藥難通於腎, 故用腎藥, 不必又用遠志, 而用心藥, 不可不用遠志也. ([批]遠志補心而不補腎, 然能通腎, 通腎自然補腎矣, 亦宜活看.)

혹 묻기를 遠志는 위로는 心에 통하고 아래로는 腎에 통한다고 하는 말이 있습니까? 말하기를 "있다." 있다면 어찌 위로 心에 통하는 경우에는 항상 遠志를 사용하면서, 아래로 腎에 통하는 경우에는 절대로 遠志를 사용하지 않는 것입니까? 이는 腎의 藥은 쉽게 心에 통하지만, 心의 藥은 腎에 통하기 어려움을 모르기 때문이다. 따라서 腎의 藥을 사용할 때에는 반드시 遠志를 사용할 필요는 없으나, 心의 藥을 사용할 때에는 어쩔 수 없이 遠志를 사용할 수밖에 없다. ([批] 遠志는 心은 補하고 腎을 補하지는 않지만 腎에 통할 수 있으므로 腎에 통하면 자연히 腎이 補益될 것이니, 이 또한 마땅히 열린 눈으로 보아야 할 것이다.)

或問遠志益心而不效, 豈多用之故乎, 然未嘗多用而仍然不效者何也? 蓋腎氣乘之也. 夫腎益心者也. 雖曰水克火, 實水潤心也. 然則腎何以乘心也. 腎之乘心者, 非腎氣之旺, 乃腎氣之衰, 腎水旺則腎益心, 腎水衰則腎克心也. 不滋腎以益水, 徒用遠志以益火, 則火愈旺而心愈不安矣. 毋怪其少用而亦不效也. 苟用遠志於熟地, 山茱之內, 則腎得滋而心火胥[42]受益矣.

혹 묻기를 遠志를 사용하여 心을 補益함에 효과가 없는 것이 설마 많이 사용했기

42) 胥皆也.

때문이겠습니까? 그러면 많이 사용하지 않았는데도 역시 효과가 없는 경우는 무엇 때문입니까? 말하기를 이는 腎氣가 心을 乘하기 때문이다. 무릇 腎은 心을 補益하는 것이다. 비록 水克火라 하지만, 실제로는 水는 心을 윤택하게 한다. 腎이 어찌 心을 乘하겠는가. 腎이 心을 乘하는 것은 腎氣가 왕성하기 때문이 아니라, 바로 腎氣의 衰弱함 때문이다. 腎水가 왕성하면 腎은 心을 補益하고, 腎水가 衰弱하면 腎은 心을 克하게 된다. 腎을 자양하여 水를 補益하지 않고, 함부로 遠志를 사용하여 火를 돋우면 火가 더욱 왕성해져 心은 더욱 불편하게 된다. 적게 사용하여도 역시 효과가 없는 것을 괴이하게 여겨서는 안 된다. 진실로 遠志를 熟地黃, 山茱萸와 함께 사용하면 腎이 자양됨을 얻어 心火가 기꺼이 補益받게 될 것이다.

或問陳言《三因方》用遠志酒, 治一切癰疽,發背,陰毒有效, 子何略而不言? 非不言也. 陳言單擧遠志一味以示奇, 其實酒中不止遠志也. 單藉遠志以治癰, 未有不敗者. 蓋癰毒至於發背, 其勢最橫最大, 豈區區遠志酒汁傳之, 即能奏功乎, 此不必辨而知其非也. 或用金銀花爲君, 佐之遠志則可, 然亦蛇足之說. 不若竟用金銀花半斤, 加當歸一二兩, 甘草四五錢, 治之之爲神.

혹 묻기를《三因方》에서 遠志酒를 사용하면 일체의 癰疽, 發背, 陰毒에 효과가 있다고 하였는데, 선생께서는 왜 이것을 생략하고 언급하지 않습니까? 말하지 않은 것이 아니다. 陳無擇은 단지 遠志 一味만을 들어서 신기한 효과를 보인 것으로 말하지만 사실은 술 안에 단지 遠志만 있었던 것이 아니다. 오로지 遠志에 의지하여 癰疽를 치료하고자 한다면 반드시 실패할 것이다. 대개 癰疽의 毒이 發背에 이르면 그 형세가 가장 사납고 크게 되니, 어찌 구차하게 遠志酒汁만을 사용하여 효과를 얻을 수 있겠는가. 이것은 변론하지 않아도 거짓임을 알 수 있다. 혹, 金銀花를 君藥으로 삼고, 遠志를 佐藥으로 삼는다면 괜찮지만, 이 역시 蛇足의 학설이다. 金銀花 半斤을 사용하고 여기에 當歸 一, 二兩, 甘草 四, 五錢을 가하여 사용하였을 때의 신통함만 못하다.

或疑遠志不可治癰, 前人何故載之書冊, 以誤後人, 想亦有功於癰, 吾子未識耳. 嗟乎. 遠志治癰, 余先未嘗不信, 每用之而不效, 今奉岐夫子之教, 不覺爽然自失, 悔從前誤信耳. 至於用金銀花方治癰, 屢獲奇效, 故敢辟陳言而特載用新方, 無使後人再誤如鐸也.

혹 의심하기를 遠志는 癰疽를 치료할 수 없다고 하셨는데, 前人이 무슨 까닭으로 서책에 실어 後人이 癰疽에 또한 효과가 있을 것으로 오해하게 했는지 저는 알지 못할 따름입니다. 안타깝구나. 遠志가 癰疽를 치료하는 것을 나도 예전에 믿지 않은 것은 아니지만 사용할 때마다 효과가 없었는데 이제는 岐伯의 가르침을 받들어 나의 실수를 분명히 깨달은 것은 아니지만, 예전의 그릇된 믿음을 후회할 따름이다. 金銀花를 처방에 사용하여 癰疽를 치료하면서 누차 기이한 효과를 얻게 되었다. 그러므로 내가 감히 陳無擇의 말을 부정하고 특별히 새로운 처방을 기재하여 後人들이 나처럼 오해가 없도록 하는 것이다.

或疑遠志益心而不益腎, 而吾子必曰兼益腎, 似乎心腎之虧者, 單用遠志一味, 而心腎兩補矣. 何以腎虛者, 必另加補腎之藥, 不單用遠志乎? 不知遠志可引腎之氣以通心, 非助腎之水以滋心也. 故通心腎者, 用遠志一味, 而心腎已受兩益矣. 若心腎兩虛者, 烏或全恃遠志哉. ([批] 總之, 遠志並非可單用之藥.)

혹 의심하기를 遠志는 心을 補益하고 腎을 補益하지 않는데, 선생께서는 어찌 腎을 補益함을 겸한다고 단정지어 말씀하는지요. 心腎이 虧虛한 경우에는 遠志 一味를 單用하면 心腎을 모두 補할 것 같은데, 어찌 腎이 虛한 경우에는 반드시 별도로 腎을 補하는 藥을 가하여야 하며, 遠志만으로는 안 되는 것입니까? 이는 遠志가 腎의 氣를 이끌어 心에 통하게 하는 것이지 腎의 水를 도와 心을 자양하는 것이 아님은 모르는 것이다. 그러므로 心腎이 交通하는 경우에는 遠志 一味만 사용해도 心腎이 모두 補益 받게 될 것이다. 만약 心腎이 모두 虛한 경우라면 어떻게 遠志만을 전적으로 의지하겠는가.([批] 총괄해 보면, 遠志는 홀로 쓸 수 없는 藥이다.)

11. 石菖蒲

石菖蒲, 味辛而苦, 氣溫, 無毒. 能開心竅, 善通氣, 止遺尿, 安胎, 除煩悶, 能治善忘. 但必須石上生者良, 否則無功. 然止可爲佐使, 而不可爲君藥. 開心竅, 必須君以人參；通氣, 必須君以芪,朮. 遺尿欲止, 非多加參, 芪不能取效. 胎動欲安, 非多加白朮不能成功. 除煩悶, 治善忘, 非以人蔘爲君, 亦不能兩有奇驗也.

石菖蒲는 辛苦하며 氣溫하고, 無毒하다. 心竅를 열 수 있고, 氣를 통하게 하는 것을 잘하며, 遺尿를 그치고, 安胎시키며, 煩悶을 없애고, 善忘을 치료할 수 있다. 다만 반드시 바위 위에서 생겨난 것이 좋으며 아닌 것은 효과가 없다. 그리고 단지 佐使藥이 될 수 있고, 君藥이 될 수는 없다. 心竅를 열 때는 반드시 人蔘을 君으로 삼고, 氣를 통하게 할 때는 반드시 黃芪와 白朮을 君으로 삼는다, 遺尿를 그치고자 한다면 人蔘과 黃芪를 많이 넣지 않으면 효과를 얻을 수 없고, 胎動을 안정시키고자 한다면 白朮을 많이 넣지 않으면 功을 이룰 수 없다. 煩悶을 없애고 善忘을 다스릴 때는 人蔘을 君藥으로 삼지 않으면 또한 둘 다 뛰어난 효험을 얻을 수 없다.

或問石菖蒲必得人參而始效, 是石菖蒲亦可有可無之藥也. 此吾子過輕石菖蒲矣. 石菖蒲實有專功也. 凡心竅之閉, 非石菖蒲不能開, 徒用人參, 竟不能取效. 是人參必得菖蒲以成功, 非菖蒲必得人參而奏效. 蓋兩相須而兩相成, 實爲藥中不可無之物也.

혹 묻기를, 石菖蒲는 반드시 人蔘을 얻어야 비로소 효과가 있으니, 이 石菖蒲도 역시 있어도 그만 없어도 그만인 약인 것 같습니다. 이는 자네가 石菖蒲를 지나치게 가벼이 여기는 것이다. 石菖蒲는 실로 전문적인 효과가 있다. 무릇 心竅가 닫힌 것은 石菖蒲가 아니면 열 수 없으니, 헛되이 人蔘만 사용한다면 결국 효과를 얻을 수 없다. 이는 人蔘이 반드시 石菖蒲를 얻어야 공을 이루는 것이며, 石菖蒲가 반드시 人蔘을 얻어야 효과를 거두는 것이 아니다. 대개 이 둘은 相須하고 相成하니 실로 약 중에 없어서는 안 되는 약재들이다.

或問石菖蒲何故必取九節者良, 市上易者, 且不止九節, 節之多寡, 可不問乎? 石上菖蒲, 凡細小者俱可用, 而前人取九節者, 取九竅之俱可通也, 其實菖蒲俱能通心竅, 心竅通而九竅俱通矣.

혹 묻기를, 石菖蒲는 어찌하여 반드시 마디가 아홉 개인 것을 사용해야 좋은 것입니까? 시중에서 좋은 것은 또한 마디가 아홉 개에 그치지 않으니, 마디의 많고 적은 것을 묻지 않을 수 있겠습니까? 바위 위의 石菖蒲는 무릇 가늘고 작은 것을 모두 쓸 수 있으나, 이전 사람이 마디가 아홉 개인 것을 취한 것은 九竅를 모두 통할 수 있다는 의미를 취한 것이다. 사실 石菖蒲는 어떤 것이든 心竅를 통할 수 있으니, 心竅가 통하면 九竅도 함께 통할 것이다.

或疑石菖蒲能治健忘, 然善忘之症用之絕少效驗, 何耶? 善忘之症, 因心竅之閉耳. 心竅之閉者, 由於心氣之虛, 補心之虛, 舍人參無他藥也. 不用人參以補虛, 惟恃菖蒲以開竅, 竅開於一時以仍閉, 又何益哉. 夫開心竅尚君以人蔘, 豈治善忘而反遺人參能取效乎.

혹 의심하기를 石菖蒲가 健忘症을 치료할 수 있으나 善忘의 증상에는 효험이 매우 적으니 어찌된 것입니까? 善忘의 증상은 心竅가 닫혔기 때문이다. 心竅가 닫힌 것은 心氣가 虛함에 기인하니 心이 虛한 것을 補하는 데에 人蔘을 버리면 다른 약이 없다. 人蔘을 써서 虛한 것을 補하지 않고 오직 石菖蒲로 開竅할 것만 고집하면, 心竅가 한 때 열리더라도 곧 닫힐 것이니 또한 어찌 유익하겠으며 무릇 心竅를 여는 것은 오히려 人蔘을 君으로 해야 하는데 어찌 善忘을 다스리는데 반대로 人蔘을 버리고 효과를 얻을 수 있으리오.

卷之二 商集

1. 天門冬

天門冬, 味苦而甘, 性凉, 沉也, 陰也[1], 陰中有陽, 無毒.入肺,腎二經. 補虛癆, 殺蟲, 潤五臟, 悅顏色. 專消煩除熱, 止嗽定咳尤善, 止血消肺癰有神. 但性凉. 多服頗損胃. 世人謂天門冬善消虛熱, 吾以爲此說不可不辨. 天門冬止可瀉實火之人也, 虛寒最忌, 而虛熱亦宜忌之. 蓋虛熱未有不胃虛者也. 胃虛而又加損胃之藥, 胃氣有不消亡者乎. 胃傷而傳之脾, 則脾亦受傷. 脾胃兩傷, 上不能受水穀, 而下不能化糟粕矣, 又何望其補哉. 大約天冬, 凡腎水虧而腎火炎上者, 可權用之以解氛, 腎大[2]寒而腎水[3]又弱者, 斷不可久用之以滋陰也.

天門冬은 苦甘하며, 凉하고 沉한다. 陰중에 陽이 있고 無毒하다. 肺, 腎 二經에 들어간다. 虛勞를 補하고 殺蟲하며, 五臟을 윤택하게 하고, 안색을 좋게 한다. 오로지 煩을 가라앉히고 熱을 제거하며 기침을 그치고 안정시키는데 더욱 좋으며, 止血하고 肺癰을 없애는 신묘함이

1) 陰 何本作“降”.
2) 大 原作“火”字誤 ,今据淸抄本改 何本作“水”.
3) 水 何本作“火”.

있다. 단, 성질이 凉하여 많이 복용하면 자못 胃를 손상시킨다. 세상 사람들이 天門冬은 虛熱을 잘 없앤다고 말하는데, 나는 이 說을 변론하지 않을 수 없다고 생각한다. 天門冬은 단지 火가 實한 사람을 瀉할 수 있고, 虛寒을 가장 꺼려하며 虛熱 또한 마땅히 꺼린다. 대개 虛熱은 胃虛한 경우가 아닌 것이 없다. 胃虛한데 胃를 손상시키는 약을 가하면 胃氣가 사그라져 없어지지 않는 경우가 있겠는가. 胃가 손상 받아 脾로 전해지면 脾 역시 손상을 받는다. 脾胃가 모두 손상되면 위로는 水穀을 받아들일 수 없으며 아래로는 糟粕을 운화할 수 없으니 또한 어찌 그 補함을 기대하겠는가. 대략 天門冬은 腎水가 모자라서 腎火가 타오르는 모든 경우에 임시방편으로 사용하여 재앙을 풀어줄 수는 있지만, 腎이 大寒하며 腎水가 약한 경우는 또한 결코 오래 사용하여 滋陰할 수 없는 것이다.

或謂天冬性潤, 可以解火, 即可以益水, 先生謂不可久用者, 以腎火之寒也, 但腎火寒者, 自不可用矣, 腎水未竭, 而腎火未寒者, 亦可用之乎. 此則愚所未言也. 腎水未竭, 而腎火又未寒, 是平常無病之人也. 似乎服天冬, 可以無礙. 然而補之藥勝於天冬者甚多, 何必擇此性凉者, 以日伐其火乎. 夫人非水火不生活, 且水非火不生, 火非水不養. 止補其水而瀉其火, 初則火漸衰而水旺, 久則火日去而水亡. 此天冬所以可暫以補水, 而不可久以瀉火也.

혹 이르기를 天門冬은 성질이 潤하여 火를 풀어줄 수 있으니, 즉 水를 補益할 수 있는데 선생께서 오래 쓸 수 없다고 하신 것은 腎火가 寒하기 때문이니 단지 腎火가 寒한 경우는 당연히 사용할 수 없을 것입니다. 腎水가 아직 고갈 되지 않고 腎火가 아직 寒하지 않은 경우라면 또한 사용할 수 있습니까? 이는 내가 말하지 않은 바이다. 腎水가 아직 고갈되지 않고 腎火가 또한 아직 寒하지 않은 것은 평소 無病한 사람이다. 天門冬을 복용하여도 거리낌이 없는 것 같아 보인다. 그러나 補하는 약이 天門冬보다 나은 것이 매우 많은데 하필 이처럼 성질이 차가운 것을 택하여 매일 그 火를 꺾으려 하는가? 무릇 사람은 水火가 아니면 생활하지 못하고 또한 水는 火가 아니면 살지 못하고 火는 水가 아니면 길러지지 않으니, 단지 그 水를 補하고 火를 瀉하기만 하면 처음에는 火가 점점 쇠약해지고 水가 왕성해지지만 오래되면 火가 날로 사라지고 水도 망하게 된다. 이것이 天門冬을 잠시 사용하여 補水할 수는 있지만 오래 사용하여 瀉火할 수 없는 까닭이다.

或問天冬同地黃用之, 可以烏鬚髮, 此久治之法以滋腎者, 而吾子謂天冬只宜瀉實火之人, 豈烏鬚髮而亦可謂實火耶? 夫鬚髮之早白, 雖由於腎水之不足, 亦因於腎火之有餘也. 夫火之有餘, 既因於水之不足, 則寒凉以補水, 正寒凉以瀉火也. 況天冬與地黃[4]同用, 則天冬之凉者不凉, 腎得其滋補之益, 而鬚髮之焦枯, 有不反黑者哉. 然則天冬之烏鬚髮, 仍瀉實火, 而非瀉虛火矣.

혹 묻기를 天門冬을 地黃과 같이 쓰면 수염과 머리털을 검게 만들 수 있으니, 이는 오래 치료하는 법으로 腎을 자양하는 것인데 선생께서는 天門冬이 단지 實火한 사람을 瀉하는데 마땅하다고 하시니, 어찌 수염과 머리털을 검게 만드는데 또한 實火라고 말할 수 있겠습니까? 무릇 수염과 머리털이 일찍 희게 되는 것은 비록 腎水의 不足으로 말미암지만 또한 腎火의 有餘함에 기인한다. 무릇 火가 有餘함은 대개 水의 不足 때문이므로, 寒凉으로 水를 補하는 것이 바로 寒凉으로 火를 瀉하는 것이다. 하물며 天門冬과 地黃을 함께 쓰면 곧 天門冬의 凉함이 不凉하게 되므로 腎이 그 滋補의 이로움을 얻게 되니, 수염과 머리털이 시들고 마른 것이 도리어 검게 되지 않은 경우가 있겠는가. 그런 즉, 天門冬이 수염과 머리털을 검게 만드는 것은 實火를 瀉하는 것이지 虛火를 瀉하는 것이 아닐 것이다.

或問天門冬治癆瘵之病甚佳, 而吾子謂止可暫服, 豈治癆疾者, 可一二劑愈乎? 嗟乎. 天門冬治癆瘵者, 必脾健而大腸燥結,肺氣火炎者宜之. 然亦只可少服. 而不可多服也. 夫寒凉之物, 未有不損胃者也. 脾健則胃氣亦健. 大腸燥結, 則肺氣亦必燥結. 天冬凉肺而兼凉胃, 宜其無惡, 但久用天冬, 胃凉則脾亦凉, 肺凉則大腸亦凉, 又勢所必至也. 烏可不先事而預防哉.

혹 묻기를 天門冬은 勞瘵病을 치료함이 매우 좋은데 선생께서는 단지 잠시 복용할 수만 있다고 하시니 어찌 勞瘵를 치료하는데 한두 첩에 낫겠습니까? 안타깝구나. 天門冬이 勞瘵를 치료하는 것은 반드시 脾가 튼튼하고 大腸이 마르고 뭉치며 肺氣가 火炎한 경우에 마땅하다.

4) 地黃 何本作 "熟地".

그러나 역시 오직 소량만 복용할 수 있고 많이 복용할 수 없다. 무릇 寒凉한 약물은 胃를 손상시키지 않는 것이 없다. 脾가 튼튼하면 胃氣 또한 튼튼하고, 大腸이 燥結하면 肺氣 또한 반드시 燥結하다. 天門冬은 肺를 凉하게 하면서 胃도 함께 凉하게 하며 마땅히 꺼리는 것이 없지만, 天門冬을 오래 사용하여 胃가 凉해지면 脾도 또한 凉해지고, 肺가 凉해지면 大腸 역시 凉해지며 또한 병세가 있는 곳도 반드시 凉해진다. 어찌 일에 앞서지 않고서 예방할 수 있겠는가.

或問濕熱不去, 下流於腎, 能使骨痿. 腎欲堅, 急食苦以堅之, 天門冬,黃柏之類是也. 是天門冬味苦氣寒, 正入腎以除熱, 可以治痿, 而竟置不言, 何也? 此吾子知其一, 不知其二也. 夫治痿必治陽明. 骨痿雖屬腎, 而治法必兼治胃. 天門冬大寒, 不利胃氣, 暫服可以治痿, 久服必至損胃, 胃損而腎又何益耶. 況胃又腎之關門, 關門無生氣之固, 而欲腎宮堅牢, 以壯骨生髓, 必不得之數也. 世人遵黃柏, 知母之教, 以損傷胃氣. 鐸又何敢復揚天門冬治痿之說, 以勸人再用寒凉乎. 此所以寧缺, 以志予過也.

혹 묻기를 濕熱이 제거되지 않으면 腎으로 내려가 骨痿가 생길 수 있습니다. 腎을 견고하게 하려면 급히 苦味를 먹어서 견고히 하는데, 天門冬, 黃柏과 같은 약재가 그렇습니다. 天門冬은 苦하고 氣가 寒해서 바로 腎으로 들어가 熱을 제거하여 痿를 치료할 수 있는데 버려두고서 말씀하지 않은 것은 어떤 까닭입니까? 이것은 자네가 하나만 알고 둘은 알지 못하는 것이다. 무릇 痿를 치료하려면 반드시 陽明을 치료해야 한다. 骨痿가 비록 腎에 속해 있으나 치법은 반드시 胃를 같이 치료해야 한다. 天門冬은 크게 寒하여 胃氣를 원활하게 하지 않으니 잠시 복용하면 痿를 치료할 수 있으나, 오래 복용하면 반드시 胃를 손상시킴에 이르게 되고 胃가 손상되면 腎이 또한 어찌 이로움을 얻겠는가. 하물며 胃는 또한 腎의 關門이고 關門에 生氣의 굳건함이 없거늘, 腎宮을 견고하게 하여 뼈를 튼튼하게 하고 髓를 生하려 해도 꼭 이루지 못하는 경우가 많을 것이다. 世人들은 黃柏, 知母의 치법을 따라 胃氣를 손상시키고 있는데 내가 또한 어찌 감히 天門冬이 痿를 치료한다는 說을 거듭 밝혀, 사람들에게 권하여 다시 凉한 약을 쓰게 할 수 있겠는가. 이런 까닭에 차라리 부족하게 놔두려는 뜻으로 내가 내용을 생략한 것이다.

或疑天冬瀉實火. 不瀉虛火, 虛火禁用, 實火安在不可常用耶? 夫火雖有虛, 實之分, 而瀉火之藥, 只可暫用, 而不可常用也. 天門冬瀉實火, 未嘗不佳, 特怪世人久服耳. 人非火不活, 暫損其有餘, 使火不爍水已耳, 烏可經年累月服瀉火之藥哉. 瀉之日久, 未有實火而不變爲虛火者也. 此常服之斷宜戒也.

혹 의심하기를 天門冬은 實火를 끄지만 虛火는 끄지 못하는데, 虛火에는 사용을 금하면서 實火에는 어찌 常用하지 못하는 것입니까? 무릇 火에는 비록 虛와 實의 구분이 있으나, 瀉火시키는 약은 단지 잠시 쓸 수 있을 뿐이지, 常用하지는 못한다. 天門冬이 實火를 끄는 것이 뛰어나지 않은 것은 아니지만, 世人들이 오래 복용할까 의심스러울 뿐이다. 사람은 火가 아니면 생활하지 못하므로 잠시 그 有餘함을 쳐내어 火가 水를 끓이지 못하게 할 따름이다. 해가 지나고 수개월이 되도록 어찌 瀉火약을 복용할 수 있겠는가. 瀉하는 날이 길면 實火가 虛火로 변하지 않는 경우가 없다. 이에 常服하는 것을 결단코 경계해야만 한다.

或疑天門冬性雖寒, 以沙糖, 蜜水煮透, 全無苦味, 則寒性盡失, 不識有益陰虛火動之病乎? 夫天門冬之退陰火, 正取其味苦澀也. 若將苦澀之味盡去, 亦複何益. 或慮其過寒, 少去其苦澀, 而加入細節甘草, 同糖, 蜜共制, 庶以之治陰虛咳嗽, 兩有所宜耳.

혹 의심하기를 天門冬의 성질이 비록 寒하지만 설탕과 꿀에 삶아 스며들게 하여 苦味를 완전히 없애면 寒한 성질도 완전히 소실되는데 陰虛火動하는 병에 유익함이 있을지 모르겠습니다. 무릇 天門冬이 陰火를 물리치는 것은 바로 그 味의 苦澀함을 취한 것이다. 만약 苦澀한 味가 완전히 제거되면 또한 어찌 유익하겠는가. 혹시 과도하게 寒한 성질이 염려되어 苦澀함을 조금만 제거하기 위해 甘草를 잘게 잘라 설탕과 꿀을 함께 넣고 법제하면, 아마도 이것으로 陰虛한 咳嗽를 치료할 수도 있으니, 두 가지 모두 마땅함이 있을 따름이다.

或問天門冬, 古人有服而得仙, 吾子貶其功用, 謂多服必至損胃, 然則古語荒唐乎? 嗟乎! 《神農本草》服食重載長生, 豈皆不可信乎? 大約言長生者, 言其能延生也, 非即言不死也. 天門冬, 食之而能却病, 吾實信之, 謂采服飛升, 尚在闕疑.

혹 묻기를 옛 사람이 天門冬을 복용하여 신선이 되었다고 하는데, 선생께서는 그 효과를 폄하하시어 많이 복용하면 반드시 胃를 손상시킨다고 하시니, 그렇다면 옛말이 황당무계한 것입니까? 안타깝구나! 《神農本草》에 服食(道家의 양생법으로 不老長生을 위해 仙藥을 먹는 것)이 長生에 거듭 언급되어 있는데 어찌 모두 믿지 못하겠는가? 대략 長生을 말하는 것은 장수할 수 있음을 말한 것이지 죽지 않는다는 말이 아니다. 天門冬을 먹으면 病을 물리칠 수 있으니 나는 진실로 그렇게 믿는다. 캐내어 먹으면 하늘을 날 수 있다는 말은 의문스럽지만 판단을 보류한다.

2. 麥門冬

麥門冬, 味甘, 氣[5]微寒, 降也, 陽中微陰, 無毒. 入手太陰,少陰. 瀉肺中之伏火, 淸胃中之熱邪, 補心氣之勞傷, 止血家之嘔吐, 益精強陰, 解煩止渴, 美顔色, 悅肌膚. 退虛熱神效, 解肺燥殊驗, 定嗽[6]咳大有奇功. 眞可恃之爲君, 而又可藉之爲臣使也. 但世人未知麥冬之妙, 往往少用之而不能成功, 爲可惜也.

麥門冬은 甘하고 氣가 微寒하며 降한다. 陽 중의 微陰이며 無毒하다. 手太陰과 少陰으로 들어가고 肺中의 伏火를 瀉하며 胃中의 熱邪를 꺼준다. 心氣의 勞傷을 補해주고 血家의 嘔吐를 그치게 하며, 益精強陰하고 煩症을 풀어주며, 渴症을 멈추고 顔色을 아름답게 하며, 肌膚를 기쁘게 해준다. 虛熱에 神效하며 肺가 燥함을 푸는데 특별한 효험이 있고 嗽咳를

5) 此下何本有"平"子.
6) 嗽 何本作"喘".

멈추는 데 큰 효과가 있다. 진실로 君藥으로 삼아 의지할 만하며 또한 臣藥이나 使藥으로 삼아 의지할 수도 있다. 다만 世人들이 아직 麥門冬의 신묘함을 알지 못하여, 종종 소량만 써서 성공하지 못하니 애석해 할 만하다.

不知麥冬必須多用, 力量始大. 蓋火伏於肺中, 爍乾內液, 不用麥冬之多, 則火不能制矣. 熱熾於胃中, 熬盡真陰, 不用麥冬之多, 則火不能息矣. 夫肺爲腎之母, 肺燥則腎益燥, 腎燥則大小腸盡燥矣. 人見大小腸之乾燥, 用潤腸之藥. 然腸滑而脾氣愈虛, 則傷陰而腎愈虛矣. 腎虛必取給於肺金, 而肺又素燥, 無氣以滋腎, 而乾咳嗽之症起, 欲以些小之劑益肺氣以生腎水, 必不得之數也. 抑肺又胃之子也, 胃熱則土虧, 土虧而火愈熾. 火熾, 必須以水濟之, 而胃火太盛, 腎水細微, 不特不能制火[7], 而且熬乾津液, 苟不以汪洋之水, 速爲救援, 水立盡矣. 然而大旱枯涸, 滂沱之水, 既不可驟得. 倘腎水有源, 尚不至細流之盡斷, 雖外火焚爍, 而淵泉有本, 猶能浸潤, 不至死亡也. 故胃火之盛, 必須補水, 而補水之源, 在於補肺. 然而外火既盛, 非杯水可解. 陰寒之氣, 斷須深秋白露之時, 金氣大旺, 而後湛[8]露湑湑[9], 多且濃也. 故欲肺氣之旺, 必用麥冬之重. 苟亦以些小之劑, 益其肺氣, 欲清胃火之沸騰也, 又安可得哉. 更有議者, 肝木畏肺金之克者也. 然肺過於弱, 則金且不能克木, 而肝且欺之. 於是, 木旺而挾心火以刑金, 全不畏肺金之克. 肺欲求救腎子, 而腎水又衰, 自顧不遑, 又安能顧金之母哉. 乃咳嗽脹滿之病生, 氣喘痰塞之疾作. 人以爲肺之病也. 用瀉肺之藥, 益虛其肺氣, 而肝木更熾, 心火愈刑, 病有終年累月而不痊者. 苟不用麥冬大補肺氣, 肝木之旺, 何日能衰乎. 此麥冬之必須多用, 又不可不知也.

麥門冬은 반드시 많이 써야 역량이 비로소 커진다는 것을 알지 못한다. 대개 火가 肺속에 잠복하면 속의 液을 졸여 말리니 麥門冬을 다량으로 쓰지 않으면 火를 제어할 수 없을 것이다. 熱이 胃中에 왕성하여 真陰을 모두 졸여 버릴 때 麥門冬을 다량으로 쓰지 않으면 火를 꺼뜨릴 수 없다. 무릇 肺는 腎의 母이니 肺가 燥하면 腎도 더욱 燥해지고, 腎이 燥하면 大小腸 모두 燥해진다. 사람들이 大小腸의 乾燥함을 보면 潤腸하는 藥을 쓰지만

7) 火 原作"水", 今据何本改.
8) 湛 濃重也.
9) 湑湑 茂盛也.

腸이 滑해지면 脾氣가 더욱 虛해져서 陰을 손상시켜 腎이 더욱 虛하게 된다. 腎이 虛하면 반드시 肺金을 다스려야 하는데, 肺가 또한 평소 燥하여 腎을 滋養할 氣가 없어서 마른 咳嗽의 증상이 나타나므로, 사소한 약재로 肺氣를 補益하여 腎水를 生하려고 해도 효과를 보지 못하는 경우가 많다. 그렇지 않으면 肺도 역시 胃의 子이니 胃에 熱이 있으면 土가 이지러지고, 土가 이지러지면 火는 더욱 왕성하게 된다. 火가 왕성하면 반드시 水로써 구제해야 하는데, 胃火는 크게 세차고 腎水는 가늘고 미약하여 火를 제어할 수 없으므로 또한 津液을 졸여 말리게 되니, 만약 넓은 바닷물로 신속히 구하지 않는다면 水가 곧 다할 것이다. 그러나 큰 가뭄이 들어 물이 말라버리면 큰 비가 퍼부어도 이미 신속한 효과를 볼 수가 없다. 혹시 腎水에 근원이 있으면 아직은 미세한 흐름이 모두 끊어지는 지경까지 이르지는 않으니, 비록 外火가 타오른다고 하더라도 깊은 샘에 근본이 있으면 가히 천천히 스며들게 할 수 있으므로 죽음에 이르지 않는다. 그러므로 胃火가 왕성하면 반드시 水를 補해야 하는데 補水의 근원은 補肺하는 데 있다. 그러나 外火가 이미 왕성하면 한 잔의 물로는 풀 수가 없다. 陰寒의 氣는 반드시 깊은 가을 白露에 金氣가 크게 왕성해진 이후에야 이슬이 가득히 내리고 대부분 매우 진해진다. 그러므로 肺氣를 왕성하게 하고자 한다면 반드시 麥門冬을 무겁게 써야 한다. 만약 사소한 약으로 이런 肺氣를 補益하여 胃火가 끓어오르는 것을 맑게 하고자 한다면 또한 어찌 효과를 볼 수 있겠는가. 또 논란이 있는 것은 肝木이 肺金의 克함을 두려워하는 경우이다. 그러나 肺가 지나치게 약하면 金 또한 木을 克할 수 없어서 肝 또한 이를 업신여기게 된다. 이에 木이 왕성해져서 心火를 끼고 金을 벌하게 되어 전적으로 肺金의 克함을 두려워하지 않는다. 肺는 子인 腎이 구해주기를 원하지만 腎水 또한 쇠약하여 자신을 돌아볼 겨를이 없으니 또한 어찌 母인 肺金을 보살필 수 있겠는가. 이에 咳嗽, 脹滿의 병이 생기고 氣喘, 痰塞의 질환이 나타나게 된다. 사람들이 이를 肺의 병으로 여기고 瀉肺하는 藥을 사용하여 그 肺氣를 더욱 虛해지게 하므로 肝木이 다시 왕성해지고 心火가 더욱 肺金을 벌하게 되어 병이 한 해가 지나가고 여러 달이 되어도 낫지 않는 경우가 생긴다. 만약 麥門冬을 써서 肺氣를 크게 補하지 않으면 肝木의 왕성함이 언제 쇠할 수 있겠는가? 따라서 麥門冬을 반드시 많이 써야 하는 것을 또한 모르면 안 된다.

更有膀胱之火, 上逆於心胸, 小便點滴不能出. 人以爲小便大閉, 由於膀胱之熱也, 用通水之藥不效, 用降火之劑不效, 此又何故乎? 蓋膀胱之氣, 必得上焦清肅之令行, 而火乃下降, 而水乃下通. ([批]大用麥冬, 助肺氣以通膀胱, 更無人易知其義.)

또한 膀胱의 火가 心胸으로 逆上하면 小便이 點滴하여 배출시킬 수 없습니다. 사람들이 小便이 크게 막힌 것을 膀胱의 熱로 인한 것으로 여겨 水를 통하게 하는 약을 사용하나 효과가 없고, 火를 내리는 약을 사용해도 효과가 없으니 이것은 또한 무슨 까닭입니까? 대개 膀胱의 氣는 반드시 上焦의 淸肅한 명령을 얻어 움직이는데, 火가 곧 하강하면, 이로 인하여 水가 마침내 아래로 통한다. ([批]麥門冬을 많이 쓰면 肺氣를 도와서 膀胱을 소통시키는데 오히려 그 뜻을 쉽게 이해하는 사람이 없다.)

夫上焦清肅之令, 稟於肺也, 肺氣熱, 則清肅之令不行, 而膀胱火閉, 水亦閉矣. 故欲通膀胱者, 必須清肺金之氣. 清肺之藥甚多, 皆有損無益, 終不若麥冬清中有補, 能瀉膀胱之火, 而又不損膀胱之氣, 然而少用之, 亦不能成功. 蓋麥冬氣味平寒, 必多用之, 而始有濟也.

무릇 上焦의 淸肅한 명령은 肺로부터 받는다. 肺氣가 熱하면 淸肅한 명령이 실행되지 않으므로 膀胱의 火가 막히고 水도 역시 막히게 된다. 그러므로 膀胱을 통하게 하고자 하는 경우에는 반드시 肺金의 氣를 차갑게 해야 한다. 肺를 차갑게 하는 약은 매우 많지만 모두 손해만 있고 이익은 없으니, 결국 차갑게 하는 중에 補함이 있는 麥門冬만 못하며, 麥門冬은 膀胱의 火를 瀉할 수 있으면서 膀胱의 氣를 손상시키지도 않는다. 그러나 적게 쓰면 역시 성공할 수 없다. 대개 麥門冬의 氣味는 平寒하여 반드시 많이 써야 비로소 구함이 있다.

或問麥冬以安肺氣, 救肺即可生腎子矣, 何以補肺者, 仍須補腎乎? 曰肺腎之氣, 未嘗不兩相須也. 肺之氣, 夜必歸於腎, 腎之氣, 晝必升於肺. 麥冬安肺, 則肺氣可交於腎, 而腎無所補, 則腎仍來取給於肺母, 而肺仍不安矣. 此所以補肺母者, 必須補腎子也. 腎水一足, 不取濟於肺金之氣, 則肺氣自安, 且能生水, 而肺更安也. 麥冬止可益肺, 不能益腎. 古人所以用麥冬必加入五味子, 非取其斂肺, 正取其補腎也.

혹 묻기를 麥門冬으로 肺氣를 안정시켜서 肺를 구하면 子인 腎을 生할 수 있는데 어찌 麥門冬으로 肺를 補하고 거듭 腎을 補해야만 합니까? 내가 말하기를 肺腎의 氣는 서로 相須하지 않는 것은 아니지만 肺氣는 밤에 반드시 腎으로 돌아가고 腎氣는 낮에 반드시 肺로 올라간다. 麥門冬이 肺를 안정시키면 肺氣가 腎과 交通할 수 있지만, 腎을 補하지 않으면 腎이 이로 인해 肺母에게 공급을 받아야 하므로 肺가 곧 불안해 질 것이다. 이것이 肺母를 補함으로써 반드시 腎子를 補하는 것이다. 일단 腎水가 충족되면 肺金의 氣에서 구제를 받지 않게 되어 肺氣가 스스로 안정되고, 또한 水를 生할 수 있으므로, 肺가 더욱 안정된다. 麥門冬은 단지 肺를 補益할 수 있을 뿐이며 腎을 補益할 수는 없다. 옛 사람들이 麥門冬을 사용할 때 반드시 五味子를 첨가한 까닭은 五味子로 肺를 收斂시키기 위한 것이 아니고 바로 五味子로 腎을 補하기 위해 것이다.

或問麥冬加五味以補腎, 敬聞命矣, 何孫眞人加入人參爲生脈散? 吾子善辨, 幸明以教我. 此則子不下問, 而鐸亦急欲闡明之也. 夫肺主氣也, 人參補氣, 湯名補氣, 誰曰不然. 而孫真人不言生氣而言生脈者, 原有秘旨. 心主脈, 是生脈者, 生心之謂也. 或疑心主火, 而肺主金, 生心火, 必至克肺金矣. 益氣之謂何? 而詎[10]知心之子, 乃胃土也. 肺金非胃土不生, 胃弱以致肺金之弱. 補心火, 自生胃土矣, 胃土一生, 而肺金之氣自旺. 又恐補心以克肺金, 加麥冬以清肺, 則肺不畏火之炎. 加五味以補腎, 則腎能制火之盛, 調和制伏之妙, 爲千古生人之法, 示天下以補心[11]之妙, 不必畏心之刑金也. 所以不言生氣而曰生脈者, 其意微矣, 人未之思爾.

혹 묻기를 麥門冬에 五味子를 가하여 腎을 補하라는 命을 삼가 들었습니다만, 어찌 孫眞人(孫思邈)은 人蔘을 첨가하여 生脈散을 만들었습니까? 선생께서 잘 분별하여 바라건대 제게 명확히 가르쳐 주십시오. 이것은 자네가 묻지 않았어도, 내가 또한 시급히 밝히고자 한

---

10) 詎 音巨, 豈也.
11) 心 何本作"氣".

것이다. 무릇 肺는 氣를 주관하는데 人蔘은 氣를 補하니 湯의 이름을 補氣라고 한다 해도 누가 그렇지 않다고 말하겠는가마는 孫眞人이 生氣를 말하지 않고, 生脈이라고 말한 것은 원래 비밀스런 뜻이 있다. 心은 脈을 주관하니, 이 生脈이라는 것은 心을 生하는 것을 이르는 것이다. 心은 火를 주관하고 肺는 金을 주관하므로 心火를 生하면 반드시 肺金을 克함에 이를 것이라고 간혹 의심한다. 益氣가 무엇이라고 설명하지만 心의 子가 바로 胃土인 것을 어찌 알겠는가. 肺金은 胃土가 아니면 生할 수 없으니 胃가 약해서 肺金의 약함에 이르게 된다. 心火를 補하면 저절로 胃土가 生할 것이오 胃土가 한번 生하면 肺金의 氣가 저절로 왕성해진다. 또한 心을 補함으로써 肺金을 克할 것을 두려워하여, 麥門冬을 加하여 淸肺하면, 肺는 火의 타오름을 두려워하지 않는다. 五味子를 加하여 腎을 補하면 腎이 火의 왕성함을 억제할 수 있어, 제압하고 굴복시키는 조화의 오묘함이 千古에 사람을 살리는 법이 되어, 心을 補하는 오묘함을 천하에 내보였으니 心이 金을 벌하는 것을 두려워할 필요가 없다. 生氣를 말하지 않고 生脈을 말한 뜻이 미묘한 것을 사람들이 아직 생각해보지 못했을 뿐이다.

或問麥冬補肺金而安肺氣, 肺氣之耗者, 宜加用麥冬以補肺金矣, 然而日用麥冬, 而不見肺金之氣旺者, 何故? 蓋肺金之母[12] 胃土之衰也. 胃喜溫而不喜寒, 日用麥冬之寒以益肺, 而反致損胃. 胃寒而氣不能生金, 徒用麥冬何益哉. 必須用溫胃之藥, 以生胃氣, 而後佐之以麥冬, 則子母兩補, 自然胃氣安, 而肺氣亦安也.

혹 묻기를 麥門冬은 肺金을 補하고 肺氣를 안정시키니 肺氣가 소모된 경우에는 마땅히 麥門冬을 加하여 肺金을 補해야 합니다. 그러나 매일 麥門冬을 써도 肺金의 氣가 왕성해지지 않으니 무슨 까닭입니까? 대개 肺金의 母인 胃土가 衰한 것이다. 胃는 따뜻한 것을 좋아하고 차가운 것을 좋아하지 않으니, 매일 麥門冬의 寒性을 사용하여 肺를 補益하지만 도리어 胃는 손상됨에 이르게 된다. 胃가 차가우면 氣가 金을 生할 수 없으니 헛되이 麥門冬을 사용한다고 어찌 이익이 있겠는가? 반드시 胃를 따뜻하게 하는 약을 사용하여 胃氣를 生하게 한 후에 麥門冬으로 돕게 하면 子母 둘 다 補하게 되어 자연히 胃氣가 안정되고 肺氣 역시 안정된다.

12) 此下何本有 "弱"子.

或疑胃中有火, 最宜麥冬以清之, 而吾子曰胃喜溫不喜寒, 不相反耶? 非反也. 胃乃土也, 土自喜溫. 胃中宜火, 何以惡火? 夫火多宜瀉, 而火少宜補, 況胃中之火乃邪火, 非正火也, 邪火宜瀉, 而正火亦宜補. 服麥冬而胃寒者, 乃正火衰微, 自宜補之, 未可以胃中之正火, 錯認作邪火而並觀也. ([批]須辨得清.)

혹 의심하기를 胃중에 火가 있으면 麥門冬으로 차갑게 하는 것이 가장 마땅한데 선생께서는 胃는 따뜻한 것을 좋아하고 차가운 것을 싫어한다고 말하니 相反된 것이 아닙니까? 相反된 것이 아니다. 胃는 곧 土이니 土는 특히 따뜻한 것을 좋아한다. 胃中에 火가 있음이 마땅한데 어찌 火를 싫어하겠는가? 무릇 火가 많으면 마땅히 瀉해야 하고 火가 적으면 마땅히 補해야 하는데 하물며 胃中의 火가 곧 邪火이고 正火가 아니라면 邪火는 마땅히 瀉해야 하고 正火는 역시 마땅히 補해야 한다. 麥門冬을 복용하였는데 胃가 차가워지는 것은 바로 正火가 쇠약한 것이니 補함이 매우 마땅하며 胃中의 正火를 邪火로 착각하여 같은 것으로 보아서는 안된다. ([批]반드시 分辨하여 명확함을 얻어야 한다.)

或問麥冬滋肺氣者也. 何以有時愈用而愈不效, 豈麥冬非滋肺藥乎? 夫麥冬不滋肺氣, 又何藥以滋肺. 然用之不效者, 非麥冬不滋肺氣, 乃肺絕不受麥冬之滋也. 肺爲嬌臟, 治肺原不宜直補肺也. 肺至麥冬之不可滋者, 脾胃之母氣,腎經之子氣, 已先絕於肺之前, 而欲用麥冬以救肺絕之際, 又何可得哉.

혹 묻기를 麥門冬이 肺氣를 보태주는데 어찌 때때로 사용하면 할수록 더욱 효과가 없는 것입니까? 어찌 麥門冬이 肺氣를 보태주는 약이 아니겠는가? 麥門冬이 肺氣를 보태주지 않는다면 또한 무슨 약으로 肺氣를 보태주겠는가? 그러나 사용하였는데 효과가 없는 것은 麥門冬이 肺氣를 보태주지 않아서가 아니고, 곧 肺氣가 끊어져 麥門冬이 보태주는 것을 받아들이지 못하기 때문이다. 肺는 나약한 臟이므로 肺를 치료할 때 직접 肺를 補하는 것은 원래 마땅하지 않다. 麥門冬으로 肺를 보태줄 수 없는 경우에 이르는 것은 脾胃의 母氣와 腎經의 子氣가 이미 먼저 肺 앞에서 끊어진 것이니 麥門冬을 사용하여 肺가 끊어지려고 할 때 이를 구하려 하지만 어찌 가능하겠는가?

或疑用麥冬以救肺氣, 肺絕而不可救, 是麥冬爲無用矣. 不識舍麥冬, 又用何藥可救耶? 曰脾胃已絕, 金不能生矣; 腎經已絕, 金無以養矣, 實無藥可以相救. 惟胃氣不絕者, 尚有可救之機, 仍用麥冬爲君, 加於人參, 熟地, 山藥[13], 山茱萸之內, 尚可延留一線, 然不節欲慎疾, 亦徒然也.

혹 의심하기를 麥門冬을 사용하여 肺氣를 구하려 해도 肺가 끊어져 구할 수 없다면, 이것은 麥門冬이 쓸모없게 된 것인데 麥門冬을 버리고 어떤 약을 써서 구할 수 있을지 모르겠습니다. 말하기를 脾胃가 이미 끊어지면 金을 生할 수 없을 것이고, 腎經이 이미 끊어지면 金을 기를 수 없을 것이니 확실히 서로 구할 수 있는 약이 없다. 오직 胃氣가 끊어지지 않은 경우에 아직 구할 수 있는 기회가 있으니 麥門冬을 君藥으로 삼아 人蔘, 熟地黃, 山藥, 山茱萸과 함께 넣으면 오히려 命脈을 이어갈 수 있지만, 절제하지 않고 질병을 삼가 조리하지 않으면 또한 헛수고가 될 것이다.

或問麥冬乃肺經之藥, 凡肺病固宜用之, 不識於治肺之外, 尚有何症宜用也? 夫麥冬不只治肺也, 胃火用之可降, 腎水用之可生, 心火用之可息, 肝木用之可養, 膽木用之可滋, 心包火用之可旺, 三焦火用之可安, 膀胱水用之可瀉, 所治之病甚多, 何獨於治肺耶.

혹 묻기를 麥門冬은 肺經의 약이니 모든 肺病에는 당연히 써야 하는데 肺를 치료하는 것 외에 또 어떠한 증상에 써야 하는지 모르겠습니다. 麥門冬은 단지 肺만 치료하는 약이 아니다. 胃火에 사용하면 내려가게 하고, 腎水에 사용하면 生하게 하고, 心火에 사용하면 그치게 하고, 肝木에 사용하면 기르게 하고, 膽木에 사용하면 증가시키고, 心包火에 사용하면 왕성하게 하고, 三焦火에 사용하면 안정되고, 膀胱水에 사용하면 瀉할 수 있으니 치료하는 병이 매우 많은데 어찌 유독 肺를 치료하는 데에만 쓰겠는가?

13) 山藥 何本無.

或問麥冬但聞可以內治成功, 未知亦可以治外症乎? 曰麥冬之功效, 實於內治獨神, 然又能外治湯火, 世人固不識也. 凡遇熱湯滾水泡爛皮肉, 疼痛呼號者, 用麥冬半斤, 煮汁二碗, 用鵝翎掃之, 隨掃隨乾, 隨乾隨掃, 少頃即止痛生肌, 神效之極, 誰謂麥冬無外治哉. ([批]傳外治法.)

혹 묻기를 麥門冬은 단지 內治에 효과를 이룰 수 있다고 들었으나, 또한 外症을 치료할 수 있는지 모르겠습니다. 말하기를 麥門冬의 효능은 오직 內治에 확실히 神效하나 또한 湯火傷을 外治할 수 있는 것을 世人들이 잘 알지 못한다. 어떤 뜨거운 끓는 물이든 화상을 입어 피부에 수포가 생기고 흐물거리며 통증으로 신음하는 경우에는 麥門冬 半斤을 사용하여 끓인 즙 두 사발을 거위깃털을 사용하여 문지르는데, 문지르고 나서 말리고 마른 후 다시 문지르면 통증이 그치고 살이 자라나는데 효과가 神妙하니 누가 麥門冬이 外治하지 않는다고 이르겠는가?([批] 外治法을 전하였다.)

3. 五味子

五味子, 味酸, 氣溫, 降也. 陰中微陽, 非陽中微陰也, 無毒. 此藥有南北之分, 必以北者爲佳, 南者不可用. 古人爲南北各有所長, 誤也. 最能添益腎水, 滋補肺金, 尤善潤燥, 非特收斂肺氣. ([批]五味子收斂肺氣, 正所以生腎水也.) 蓋五味子入肺,腎二經, 生津止渴, 強陰益陽, 生氣除熱, 止瀉痢有神. 但不宜多用, 多用反無功, 少用最有效. 尤不宜獨用, 獨用不特無功, 且有大害. 必須同補藥用入湯丸之內, 則調和無礙, 相得益彰耳.

五味子의 酸하고, 氣溫하며 降한다. 陰中의 微陽이며, 陽中의 微陰이 아니고 無毒하다. 이 약은 남과 북의 구분이 있는데, 반드시 북쪽에서 나는 것이 좋고, 남쪽에서 나는 것은 쓸 수 없다. 옛날 사람들은 남쪽과 북쪽에 각각 장점이 있다 하였지만, 옳지 않다. 腎水를 보태고 더하는 능력이 가장 뛰어나고, 肺金을 기르고 보할 수 있으며, 마른 것을 윤택하게 하는데 더욱 뛰어나니, 단지 肺氣를 수렴하기만 하는 것은 아니다. ([批]五味子가 肺氣를 수렴한다는 것은, 바로 腎水를 生하기 때문이다) 대개 五味子는 肺, 腎 두 經으로 들어가서, 津液을 만들어 갈증을 멈추게 하고, 陰을 강하게 하며 陽을 더하며, 氣를 生하고 熱을 제거하며, 泄瀉와 下痢를 그치게 하는데 신묘함이 있다. 다만 많이 사용하는 것은 마땅치 않으니, 많이 사용하면 오히려 공이 없고 적게 써야 가장 효과가 있다. 더욱이 홀로 사용하는 것은 마땅치 않으니, 홀로 쓰면 공이 없을 뿐만 아니라, 또한 큰 해가 있다. 반드시 보약과 함께 湯이나 丸안에 넣어 사용하면 조화를 이룸에 거리낄 것이 없으며, 서로 이득 얻는 것이 더욱 밝게 드러날 따름이다.

或問五味子乃收斂之藥, 用之生脈散中, 可以防暑, 豈北五味亦能消暑耶？(〔批〕生脈散, 非卻暑之藥, 乃防暑之藥也, 論得是.) 曰五味子, 非消暑藥也. 凡人當夏熱之時, 真氣必散, 易中暑. 生脈, 用人參以益氣, 氣足則暑不能犯；用麥冬以清肺, 肺清則暑不能侵；又佐之北五味. 以收斂其耗散之金, 則肺氣更旺, 何懼外暑之熱. 是五味子助人參,麥冬以生肺氣, 而非輔人參, 麥冬以消暑邪也.

혹 묻기를 五味子는 수렴하는 약으로 生脈散에 사용하여, 더위를 예방할 수 있는데, 어찌 北五味子가 또한 더위를 없앨 수 있는지요? (〔批〕生脈散은, 더위를 물리치는 약이 아니라 더위를 예방하는 약이니, 논리가 옳음을 얻었다.) 말하기를 五味子는 더위를 없애는 약이 아니다. 무릇 사람이 여름에 더울 때를 당하면, 眞氣가 반드시 흩어지므로 暑邪에 맞기 쉽다. 生脈散은 人蔘을 사용하여 氣를 더하니, 氣가 충족되면 暑邪가 범할 수 없고, 麥門冬을 사용하여 清肺하니, 清肺하면 더위가 침입할 수 없으며, 또한 北五味子로 보좌하여 소모되어 흩어지는 金을 수렴하면 肺氣가 다시 왕성해질 것이니, 어찌 외부 暑邪의 열기를 두려워 하겠는가. 이것은 五味子가 人蔘, 麥門冬을 도와 肺氣를 生하는 것이지, 人蔘, 麥門冬을 도와 暑邪를 없애는 것이 아니다.

或問五味子補腎之藥, 人皆用之於補肺, 而吾子又言宜少用, 而不宜多用, 不愈示人以補肺, 而不補腎乎？ 曰北五味子補腎, 正不必多也, 其味酸而氣溫, 味酸則過於收斂, 氣溫則易動龍雷, 不若少用之, 反易生津液, 而無強陽之失也[14).

14) 不若 失也 此十七子, 何本作 "不善用之, 反不易生津液, 而有絶陰之失矣".

혹 묻기를 五味子는 腎을 補하는 약인데, 사람들이 모두 肺를 補하는데 사용하고, 선생께서는 또한 마땅히 조금씩 사용해야 하며, 많이 사용하는 것은 마땅치 않다고 하시니, 肺를 補했으나 腎을 補하지 않아 사람이 낫지 않는 것입니까? 말하기를 北五味子는 腎을 補하는데, 진실로 많이 사용할 필요가 없다. 그 味가 酸하고 氣가 溫한데, 酸味는 수렴을 지나치게 하고, 氣溫한 것은 龍雷의 火를 쉽게 動하게 하니, 오히려 조금만 사용하여 津液을 쉽게 生하고 陽이 지나치게 강해지는 잘못이 없게 하는 것만 못하다.

或問五味子, 古人有獨用以閉精, 而吾子謂不宜獨用, 不獨無功, 且有大害, 未知所謂大害者, 何害也？ 夫五味子性善收斂, 獨用之者, 利其閉精而不泄耳. 精宜安靜, 不宜浮動. 服五味子而能絕欲者, 世無其人, 保其遇色而不心動乎. 心動, 則精必離宮, 無五味子之酸收, 則精將隨小便而暗泄. 惟其不能不心動也, 且有恃五味子之閉澀, 搏久戰以貪歡, 精不泄而內敗, 變爲癰疽發背而死者, 多矣. 所謂大害者如此, 而可獨用一味, 經年累月知服, 以圖閉澀哉.

혹 묻기를 五味子를 옛 사람들이 홀로 사용하여 精을 막은 경우가 있었는데, 선생께서는 홀로 씀이 마땅치 않으며, 功이 없을 뿐 아니라, 또한 큰 害가 있다고 하시니 잘 모르겠습니다. 이른바 큰 害라는 것은 어떤 害입니까? 무릇 五味子는 성질이 수렴을 잘하니 홀로 쓴 경우는 그 精이 새나가지 않게 하는데 이로울 뿐이다. 精은 마땅히 안정해야 하고, 뜨거나 움직이는 것은 마땅치 않다. 五味子를 복용하고 욕망을 끊을 수 있는 자는 세상에 없으니, 色을 만나고도 마음이 動하지 않는다고 보장할 수 있겠는가? 마음이 動하면 精이 반드시 宮을 떠날 것이니, 五味子의 酸味로 수렴함이 없으면 精이 장차 소변을 따라서 은연중에 새어 나가게 된다. 단지 五味子는 마음을 動하지 않게 할 수 없으니, 또한 五味子가 閉澁하는 것을 믿고 오랫동안 붙잡아 지키고 다투어 환락을 탐하면, 精이 새지는 않으나 안에서 부패하여 癰疽가 등에 생겨나 죽게 되는 경우가 많도다. 이른바 큰 害라는 것은 이와 같으니, 五味子 한 가지 약재만 홀로 사용하여 해가 지나고 수개월이 되도록 복용하여서 精이 閉澁되기를 도모하겠는가?

或爲五味子滋不足之腎水, 宜多用爲佳, 乃古人往往少用, 豈能生汪洋之腎水耶？ 曰天一生水[15], 原有化生之妙, 不在藥味之多也. 孫真人生脈散, 雖名爲益肺, 其實全在生腎水. 蓋補腎以生腎水, 難爲力, 補肺以生腎水, 易爲功. 五味子助人參, 以收耗散之肺金, 則金氣堅凝, 水源淵徹[16], 自然肺足而腎亦足也. 又何必多用五味子始能生水哉, 況五味子多用, 反不能生水, 何也? 味酸故也. 酸能生津, 而過酸則收斂多, 而生發之氣少, 轉奪人參之權, 不能生氣於無何有之鄉, 即不能生精於無何有之宮矣. 此古人所以少用, 勝於多用也. ([批]五味子少用則止精, 持論純正.)

혹 이르기를 五味子가 부족한 腎水를 기르는데 마땅히 많이 사용하여야 좋을 듯한데, 옛 사람들은 종종 조금 사용하였으니, 어찌 넓은 바다와 같은 腎水를 生할 수 있겠습니까? 말하기를 天의 一이 生水함은 원래 化生하는 오묘함이 있는 것이지 藥味의 많음에 있는 것이 아니다. 孫真人의 生脈散은 비록 益肺한다고 이르지만, 그 실제는 전적으로 腎水를 生하는데 있다. 대개 腎을 補하여 腎水를 生하는 것은 힘쓰기 어려우나, 肺를 補하여 腎水를 生하는 것은 쉽게 효과를 본다. 五味子가 人蔘을 도와 소모되고 흩어지는 肺金을 수렴하면, 金氣가 단단하게 응집되고 水의 근원이 깊이 통해서, 자연히 肺가 충족되고 腎 역시 충족된다. 또한 어찌 반드시 五味子를 많이 사용하여야 비로소 腎水를 生할 수 있겠는가? 하물며 五味子를 많이 사용하면 오히려 水를 生하지 못하는데 왜 그러겠는가? 酸味이기 때문이다. 酸味는 津液을 生하지만 酸味가 지나치면 수렴하는 작용이 많아져 生發하는 기운이 적어지고, 人蔘의 능력을 빼앗으니, 아무 것도 없는 상태에서 氣를 生할 수 없고, 아무 것도 없는 상태에서 精을 生할 수 없다. 이것이 옛 사람들이 조금 사용하는 것을 많이 사용하는 것보다 더 낫게 여긴 까닭이다.([批] 五味子를 조금씩 사용하면 精을 멈추게 한다는 이론이 순수하고 바르다.)

或問北五味補腎益肺, 然有時補腎而不利於肺, 或補肺而不利於腎, 何也? 曰腎乃肺之子, 肺乃腎之母, 補肺宜益於腎, 補腎宜益於肺. 何以有時而不利耶? 此邪火之作祟. 補腎則水升以入肺, 而肺且恃子之水, 與邪相鬥, 而肺愈不安矣. 益肺, 則金剛以克肝, 而肝[17]且恃母之水, 與

15) 天一生水 地二生火.

16) 水源淵徹 何本作“水液淵源”.

17) 肝 原無, 今据何本補.

邪相爭, 而腎亦不安矣. 然則五味子之補腎益肺, 宜於無邪之時, 而補之益之也. ([批]五味子補無邪之肺腎, 論更出奇.)

혹 묻기를 北五味子는 腎을 補하고 肺를 더하는데, 때로는 腎을 補하나 肺에는 이롭지 않고, 혹은 肺를 補하나 腎에는 이롭지 않은 것은 왜 그렇습니까? 말하기를 腎은 肺의 자식이고, 肺는 腎의 어머니이니, 肺를 補할 때는 마땅히 腎을 더해야 하고, 腎을 補할 때는 마땅히 肺를 더해야 하니, 어찌 이롭지 못할 때가 있겠는가? 이는 邪火가 빌미를 제공한 것이다. 腎을 補하면 水가 올라가서 肺로 들어가고, 肺는 또 아들의 水를 의지하여 邪氣와 더불어 서로 싸우게 되어 肺가 더욱 불안하게 될 것이다. 肺를 더하면 金이 강해져서 肝을 克하는데, 肝은 또한 어머니의 水를 의지하여, 邪氣와 더불어 서로 싸우게 되므로 腎 역시 불안하게 될 것이다. 그러므로 五味子가 腎을 補하고, 肺를 더하는 것은 邪氣가 없을 때에 補하고 더하는 것이 마땅하다.([批]五味子가 邪氣가 없을 때 肺腎을 補한다고 하였으니 논리가 다시 기이함을 나타내었다.)

或疑精不足者, 補之以味, 未必非五味子之味也. 嗟乎! 何子言之妙也, 實泄天地之奇. 精不足者宜補, 五味之補也. 世人見五味子不可多用, 並疑五味子不能生水. 誰知此物補水, 妙在不必多也. 古云精不足者, 補之以味, 人參,羊肉是也. 誰知人參,五味子之更勝哉? ([批]又補《內經》之不足, 妙甚.)

혹 의심하기를 精이 부족한 경우에는 味로써 補하는데, 반드시 五味子의 味가 아니면 안될 것 같습니다. 오호라! 그대의 말이 어찌 그리 신묘한가! 실로 天地의 기이함을 누설한 것이다. 精이 부족한 경우는 마땅히 補해야 하고 바로 五味子로 補하는 것이다. 세상 사람들은 五味子를 많이 사용할 수 없다고 여기고, 아울러 五味子가 水를 生할 수 없다고 의심하는데, 누가 이 五味子가 水를 補한다는 사실을 알겠는가? 오묘함은 많이 쓸 필요는 없다는데 있다. 옛 사람들이 이르기를, 精이 부족한 경우는 味로써 補하니, 人蔘, 羊肉이 이것이다. 누가 人蔘과 五味子가 더 뛰어난 것을 알겠는가?([批]또한 內經의 부족함을 보충하였으니, 매우 오묘하다.)

或問五味子生精斂氣之外, 更有何病可以兼治之乎? 五味子斂耗散之肺金, 滋涸竭之腎水, 二治之外, 原無多治法也, 然子既求功於二者之外, 我尚有一法以廣其功. 五味子炒焦, 研末, 敷瘡瘍潰爛, 皮肉欲脫者, 可保安如故, 不至全脫也. (〔批〕妙法.)

혹 묻기를, 五味子가 精을 生하고 氣를 수렴하는 것 이외에 어떤 다른 병을 같이 치료할 수 있습니까? 五味子는 소모되고 흩어진 肺金을 수렴하고, 고갈된 腎水를 길러준다. 이 두 가지 외에 원래 다양한 치법은 없다. 하지만 그대가 이 두 가지 외에 다른 효능을 구하니, 내가 또 한 가지 방법을 가지고 그 효능을 넓혀 주겠다. 五味子를 검게 볶아 갈아서 瘡瘍이 썩어 문드러진 곳에 붙이면 皮肉이 떨어지려고 할 때 예전과 같이 보존되고 편안해질 수 있어 완전히 떨어지지는 않는다. (〔批〕묘한 방법이다.)

4. 菟絲子

菟絲子, 味辛, 甘, 氣溫[18], 無毒. 入心, 肝, 腎三經之藥. 益氣強陰, 補髓添精, 止腰膝疼痛, 安心定魂, 能斷夢遺, 堅強筋骨, 且善明目. 可以重用, 亦可一味專用, 世人未知也, 餘表而出之.

菟絲子는 辛甘하고 氣溫하며 無毒하다. 心, 肝, 腎의 세 經으로 들어가는 약이다. 氣를 더해주고 陰을 강하게 해주며 骨髓를 補하고 精을 보태주어 허리와 무릎의 疼痛을 멈추게 하며, 마음과 혼을 안정시키고 夢遺를 끊을 수 있고 筋骨을 단단하고 강하게 해주며 또한 눈을 밝게 해주는데도 좋다. 많이 쓸 수도 있고, 또 한 가지 약으로만 쓰는 것도 가능하지만 세상 사람들이 모르니 내가 이 사실을 밝히려한다.

遇心虛之人, 日夜夢精頻泄者, 用菟絲子三兩, 水十碗, 煮汁三碗, 分三服, 早, 午, 夜各一服即止, 且永不再遺. 其故何也? 蓋夢遺之病, 多起於淫邪之思想, 思想未已, 必致自泄其精, 精

18) 溫 何本作 "平".

泄之後, 再加思想, 則心火暗爍, 相火乘心之虛, 上奪君權, 火欲動而水亦動矣, 久則結成夢想而精遺. 於是, 玉關不閉, 不必夢而亦遺矣. 此乃心,肝,腎三經齊病, 水火兩虛所致. 菟絲子正補心肝腎之聖藥, 況又不雜之別味, 則力尤專, 所以能直入三經以收全效也. 他如夜夢不安, 兩目昏暗, 雙足乏力, 皆可用至一二兩[19]. 同人參, 熟地[20],白朮, 山茱[21]之類用之, 多建奇功. 古人云能斷思交. 則不盡然也.

心虛한 사람이 밤낮으로 夢精하여 자주 泄精하는 경우에 菟絲子 3兩에 물 10사발을 넣고 3사발이 되도록 끓여서 세 번으로 나누어 아침, 정오, 밤에 각 한 번씩 복용시켰더니 멈추고 또한 다시는 遺精하지 않았으니 그 까닭이 무엇인가? 대개 夢遺의 병은 대부분 음란한 생각에서 일어나는데, 음란한 생각이 그치지 않으면 반드시 스스로 精을 배설함에 이른다. 精이 배설된 후에 다시 음란한 생각을 하게 되면 心火가 은연중 타올라서 相火가 心虛한 틈을 타고 위로 君主의 권위를 빼앗아 火가 動하고, 水 역시 動할 것이니, 오래되면 쌓여서 꿈속의 생각으로 精이 흘러나오게 된다. 이때에, 玉關(생식기)이 닫히지 않으면 반드시 꿈꾸지 않더라도 역시 遺精하게 된다. 이는 곧 心, 肝, 腎의 세 經이 다 병든 것으로 水火가 모두 虛한 탓이다. 菟絲子는 바로 心肝腎을 補하는 聖藥이니 하물며 다른 약으로 번잡하게 하지 않으면 곧 그 힘이 더욱 발휘하게 되어 세 經에 바로 들어가 온전한 효과를 거둘 수 있다. 다른 경우는 밤에 불안한 꿈을 꾸거나 양 눈이 어둡거나 양다리에 힘이 빠지는 것은 모두 1-2兩까지 쓸 수 있다. 人參, 熟地, 白朮, 山茱萸와 같은 약들과 함께 쓰면 기이한 공을 많이 세울 수 있다. 옛 사람이 이르기를 상상으로 하는 성관계는 끊을 수 있다고 하였으나 모두 그러한 것은 아니다.

或問菟絲可多用以成功, 何千古無人表出, 直待吾子而後示奇乎？ 曰軒岐之秘, 不傳於世也久矣. 吾躬受岐夫子真傳而秘之, 則是軒岐之道, 自我而傳, 亦自我而絕矣. 故鐸寧傳之天下, 使當世懷疑而不敢用, 斷不可不傳之天下, 使萬世隱晦而不知用也.

---

19) 一二兩 清抄本作“二三兩”.
20) 熟地 何本無.
21) 山茱 清抄本作“山藥”.

혹 묻기를 菟絲子는 많이 사용해야 성공할 수 있는데 어찌 오랜 세월동안 이를 드러낸 사람이 없고, 바로 선생을 기다린 이후에 기이함이 나타난 것입니까? 말하기를 軒轅과 岐伯의 비밀이 세상에 전해지지 않음이 오래되었다. 내가 몸소 岐伯의 眞傳을 받아 비밀로 해두었으니, 즉 軒轅과 岐伯의 道가 나로부터 전해지고 또한 나로부터 끊어질 것이다. 그러므로 陣士鐸이 마침내 세상에 전하여도 이 세상 사람들은 회의적으로 생각하여 감히 사용하지 못했지만, 세상에 전하지 않아서 후세 사람들에게 내용을 숨기고 사용할 줄 모르게 하는 것은 결코 옳지 않다.

或疑菟絲子無根之草, 依樹木而生, 其治病, 亦宜依他藥而成功, 似未可專用也. 噫, 何論之奇也. 夫菟絲子, 神藥也, 天下有無根草木如菟絲子者乎, 亡有也. 故其治病, 有不可思議之奇. 人身夢遺之病, 亦奇病也, 無端而結想, 無端而入夢, 亦有不可思議之奇. 雖《靈樞經》有"淫邪發夢"之篇, 備言夢症, 而終不得其所以入夢之故. 雖聖人, 亦難言也. 用菟絲子治夢遺者, 以異草治異夢也, 乃服之而效驗如響, 亦有不可思議之奇, 吾不意天地間之多奇如此. 雖然菟絲治夢遺者何足奇, 奇在吾子之發論, 餘得共闡其奇耳. 惟其奇, 故菟絲專用以出奇, 又胡必依草木共治而後成功哉. ([批]理明而胸無芥蒂, 筆順而詞有光口, 謂有神助, 信然.)

혹 의심하기를 菟絲子는 뿌리가 없는 식물이여서 나무에 의지하여 살아가고, 그 병을 치료함에도 또한 마땅히 다른 약에 의지하여 공을 이루니, 홀로 쓸 수 없을 것 같습니다. 안타깝구나! 어찌 주장하는 바가 그렇게 이상한가? 무릇 菟絲子는 神藥이니 천하에 菟絲子와 같이 뿌리 없는 식물이 있겠는가? 없다. 그러므로 菟絲子는 병을 치료하고자 할 때 헤아릴 수 없는 특별함이 있다. 사람의 몸에서 夢遺의 병도 역시 기이한 병인지라 이유 없이 상상을 하고, 이유 없이 꿈을 꾸니 역시 불가사의한 기이함이 있다. 비록 《靈樞經》에 "淫邪發夢"의 篇이 있어 夢症을 언급하였으나 결국은 入夢하는 까닭을 밝히지는 못했다. 비록 聖人이라도 역시 말하기 어려운 것이다. 菟絲子를 써서 夢遺를 치료하는 것은 기이한 약초로 기이한 꿈을 치료하는 것인데, 菟絲子를 복용하면 효험이 메아리와 같으니, 역시 생각하여 헤아릴 수 없는 기이함이 있는 것이다. 내가 의도하지 않았지만 天地間에 기이함이 이와 같이 많다. 비록 그렇다 하여도 菟絲子가 夢遺를 치료하는 것이 얼마나 기이한 효과가 있는지 내가 그 기이함을 펼쳐 함께 밝혔을 따름이다. 오직 그 기이함 때문에 菟絲子를 홀로 사용하여서 기이하다고 말하는 것인데, 어찌 반드시 또 다른 초목에 의탁하여 함께 치료한 이후에 功을 이루겠는가? ([批]이치가 밝아 가슴에 티끌이나 가시가 없고, 문장이 순조롭고 말씀에 빛남이 있으니, 神의 도움이 있다고 이르는 것을 믿을 만하다.)

或問菟絲子治夢遺, 奇矣, 亦可更治他病, 能收奇功乎? 夫菟絲子, 實不止治夢遺也, 更能強陽不倒. 用一味至二兩, 煎湯服, 則陽堅而不泄矣. 或人不信吾方之奇. 不知菟絲子, 實神藥也, 以神通神, 實有至理. ([批]方奇而論更奇, 妙在出言至理.)

혹 묻기를 菟絲子가 夢遺를 치료하는 것이 특별한데, 또한 다른 병을 치료할 때도 특별한 功을 거둘 수 있겠습니까? 菟絲子는 사실 夢遺만을 치료하는 것은 아니고, 陽을 강하게 하여 꺾이지 않게 할 수도 있다. 菟絲子 한 가지만을 2兩까지 사용하여 달여서 복용하면 陽이 단단해져 새나가지 않게 될 것이다. 어떤 사람들은 내 방법의 기이함을 믿지 못한다. 菟絲子가 진실로 神藥임을 알지 못하니 神으로 神을 통하게 하니 진실로 지극한 이치가 있다. ([批] 방법도 기이한데 이론은 더욱 기이하니 기묘함이 지극한 이치를 말하는 곳에서 나온다.)

凡人入房而易泄者, 以心君之神先怯耳. 心之神怯, 則相之神旺矣. 相之神旺, 則陽易舉, 亦易倒. 心之神旺, 則相之神嚴肅, 而不敢犯君, 則君之權尊. 君之權尊, 則令專而不可搖動, 故陽不舉則已, 舉則堅而不易倒也. 菟絲子, 能安心君之神, 更能補益心包絡之氣, 是君火與相火同補, 陽安有不強者乎. 況菟絲子更善補精髓, 助陽之旺, 又不損陰之衰[22], 此強陽不倒之可以無虞, 而不至有陰虛火動之失也, 雖然鐸創此論, 宣菟絲子之神奇, 非導淫也. 倘陽火衰微, 服此方, 可以獲益而種子. 設或陰虛火盛, 服此方, 必有虛陽亢炎之禍, 至癆瘵而不可救者, 非鐸之過也.

22) 衰 何本作“氣”.

보통 사람이 入房할 때 쉽게 泄精하는 것은 心君의 神이 먼저 겁낸 것 때문일 뿐이다. 心의 神이 겁내면 相火의 神이 왕성해진다. 相火의 神이 왕성하면 陽이 쉽게 일어나고, 또한 쉽게 꺾인다. 心의 神이 왕성하면 相火의 神이 嚴肅해져서 감히 君을 범하지 못하게 되니, 즉 君의 권위가 존귀해진다. 君의 권위가 존귀해지면 명령이 일관되어 요동할 수 없게 하므로, 陽이 일어나지 않으면 그 뿐이고, 陽이 일어나면 단단하여 쉽게 꺾이지 않는다. 菟絲子는 心君의 神을 안정시킬 수 있고 또한 心包絡의 氣를 보익할 수 있으니, 이는 君火와 相火를 함께 補하는 것으로, 陽이 안정되었는데 강하지 않은 경우가 있겠는가? 하물며 菟絲子는 또한 精髓를 잘 補하므로, 陽의 왕성함을 돕지만 陰의 쇠약함을 손상시키지 않으니 이는 陽을 강하게 하고 꺾이지 않으니 염려할 필요가 없고 陰虛火動하는 실수에 이르지 않는다. 비록 陳士鐸이 이런 이론을 제창하였지만 菟絲子의 신기함을 알리는 것이지 음란함으로 이끄는 것이 아니다. 만약 陽火가 쇠약할 때 이 처방을 복용하면 이익을 얻을 수 있으니 자식을 갖게 된다. 만일 陰虛火盛할 때 이 처방을 복용하면 반드시 虛陽이 과다하게 타오르는 재앙이 있을 것이니, 癆瘵에 이르고 구할 수 없게 되는 것은 陳士鐸의 과오가 아니다.

5. 甘菊花

甘菊花, 味甘 · 微苦, 性微寒, 可升可降, 陰中陽也, 無毒. 入胃 · 肝二經. 能除大熱[23), 止頭痛暈眩, 收眼淚翳膜, 明目有神, 黑鬚鬢頗驗, 亦散濕去痺, 除煩解燥. 但氣味輕清, 功亦甚緩, 必宜久服始效, 不可責以近功. 惟目痛驟用之, 成功甚速, 餘則俱迂緩, 始能取效也. 近人多種菊而不知滋補方, 間有用之者, 又止取作茶茗之需以爲明目也. 然而, 甘菊花不但明目, 可以大用之者, 全在退陽明之胃火. 蓋陽明內熱, 必宜陰寒之藥以瀉之, 如石膏 · 知母之類. 然石膏過於太峻, 未免太寒, 以損胃氣. 不若用甘菊花至一二兩, 同元參 · 麥冬共濟之, 既能平胃中之火, 而不傷胃中之氣也. (〔批〕甘菊花退胃火, 而不損胃氣, 實有奇功.)

23) 除大熱 何本作 "清火熱".

甘菊花는 味甘하고 微苦하며, 微寒하고, 오를 수도 있고 내려갈 수도 있으며, 陰 중의 陽이고, 無毒하다. 胃經과 肝經의 두 經으로 들어간다. 大熱을 제거할 수 있고, 頭痛과 眩暈을 그치게 하며, 眼淚와 翳膜을 거두고, 눈을 밝게 하는데 神效가 있으며, 수염과 머리를 검게 하는데 자못 효험이 있다. 또한 濕을 흩어버리고, 黃疸을 없애며, 煩燥함을 풀어준다. 다만 氣味가 가볍고 맑으며 효능이 또한 심히 완만하므로, 반드시 오래 복용해야 비로소 효과가 있고, 짧은 기간의 효과를 가지고 탓할 수 없다. 오직 눈의 통증에 그것을 자주 사용해 보면 효과가 매우 빠르고, 나머지의 경우에는 모두 장기간 완만히 사용하여야 비로소 효과를 얻을 수 있다. 요즘 사람들이 菊花를 많이 심지만 滋養하고 補하는 방법을 알지 못하고, 간간히 菊花를 사용하는 사람이 있지만, 단지 茶재료로 만들어 눈을 밝게 하는데 그친다. 그러나 甘菊花는 비단 눈만 밝게 하는 것이 아니니, 많이 사용하면 온전히 陽明의 胃火를 물리친다. 대개 陽明의 內熱은 반드시 石膏나 知母 같은 陰寒한 藥 종류로 瀉해야 마땅하다. 그러나 石膏는 藥力이 지나치게 준엄하며, 크게 차가움을 피할 수 없어 胃氣를 손상시킨다. 甘菊花를 1~2兩까지 쓰고, 元蔘, 麥門冬과 함께 다스려 胃中의 火를 평정할 수 있으며 胃中의 氣를 손상시키지 않는다. ([批]甘菊花는 胃火를 물러가게 하지만 胃氣를 손상하지 않으니, 실로 奇妙한 효능이 있다.)

或問甘菊花治目最效, 似乎肝經之專藥, 而吾子獨云可退陽明之胃火, 不識退陽明何等之火病耶? 夫甘菊花, 凡有胃火, 俱可清之, 而尤相宜者, 痿病也. 痿病, 責在陽明, 然而治陽明者, 多用白虎湯, 而石膏過於寒涼, 恐傷胃氣. 而痿病又多是陽明之虛熱, 白虎湯又瀉實火之湯也, 尤爲不宜. 不若用甘菊花一,二兩, 煎湯以代茶飲, 既退陽明之火, 而又補陽明之氣, 久服而痿病自痊. 甘菊花退陽明之火病. 其在斯乎. ([批]痿病, 乃陽明之虛火作祟也, 甘菊花正治陽明之虛火, 所以相宜.)

혹 묻기를, 甘菊花는 눈을 치료하는데 가장 효과가 있으니, 마치 肝經에만 전적으로 작용하는 藥인 듯하나, 선생께서 홀로 이르시기를 陽明의 胃火를 물리칠 수 있다고 하시니, 陽明의 어느 정도의 火病을 물리친다는 것인지 모르겠습니다. 이 甘菊花는 모든 胃火를 모두 맑게 할 수 있지만, 더욱 함께 마땅한 경우는 痿病이다. 痿病은 책임이 陽明에 있다. 그런데 陽明을 다스리는 경우에 白虎湯을 많이 쓰지만, 石膏가 지나치게 寒冷하여, 胃氣를 손상시킬까 두렵다. 그리고 痿病은 또한 陽明의 虛熱인 경우가 많으며, 白虎湯은 또한 實火를 瀉하는 湯藥이라 더욱 마땅하지 않다. 甘菊花를 1~2兩 煎湯하여, 茶 대신 마시는 것만 못하니, 陽明의 火를 물리치고 나서, 또 陽明의 氣를 補해주므로 오래 복용하면 痿病은 스스로 낫게 된다. 甘菊花가 陽明의 火病을 물리치는 것이 이에 있는 것이다. (〔批〕痿病은 곧 陽明의 虛火가 높아진 것이며 甘菊花가 바로 陽明의 虛火를 다스리므로 서로 마땅한 것이다.)

或問甘菊花, 人服之延齡益算[24], 至百歲外仙去者, 有之乎? 抑好事者之言也? 吾子既遇異人傳異術, 必有所聞, 幸勿自秘. 曰予實未聞也. 或人固請, 乃喟然歎曰：吾今而後, 不敢以異術爲一人延齡益算之資也, 敢不罄傳, 與天下共之乎. 夫菊得天地至清之氣, 又後群卉而自芳, 傲霜而香, 挹露而葩, 而花又最耐久, 是草木之種, 而欲與松柏同爲後凋也, 豈非長生之物乎. 但世人不知服食之法, 徒作茶飮之需, 又不識何以修合, 是棄神丹於草莽, 可惜也. 我今將異人所傳, 備書於後, 原人依方服食, 入仙不難. 豈獨延齡益算已哉. 方名菊英仙丹. 采家園黃菊花三斤[25], 曬乾, 入人參三兩 · 白朮六兩 · 黃芪十兩 · 乾桑椹十兩 · 熟地一斤 · 生地三兩[26] · 茯苓六兩 · 當歸一斤 · 遠志四兩 · 巴戟天一斤 · 枸杞子一斤 · 花椒三兩 · 山藥四兩 · 茯神四兩 · 菟絲子八兩 · 杜仲八兩, 各爲細末, 蜜爲丸, 白滾水每日服五錢. 三月之後, 自然顏色光潤, 精神健強, 返老還童. 可以久服, 既無火盛之虞, 又有添精之益, 實可爲娛老之方也, 勿以鐸之輕傳, 而易視之爲無能. 蓋菊英爲仙人所采, 實有服之而仙去者, 非好事者之談, 乃成仙之實錄也.

혹 묻기를 甘菊花를 사람이 복용하여 장수하고, 백세 이상에 이르러 神仙이 되어 사라진 자가 있습니까? 아니면 일을 꾸미기 좋아하는 자들의 말입니까? 선생께서 이미 仙人을 만나, 기이한 술법을 전수 받았으니, 반드시 들은 바가 있을 것입니다. 바라건대 숨기지 않으셨으면 좋겠습니다. 말하기를 나는 사실 듣지 못했다. 간혹 사람들이 계속 부탁하므로, 이에 한숨

24) 算 壽命也.《顔氏家訓·歸心》："如此之人, 陰紀其過, 鬼奪其算, 愼不可與爲鄰, 何況交結乎."
25) 三斤 淸抄本作"二斤".
26) 三兩 何本作"五兩".

쉬고 탄식하며 말하건대 내가 지금 이후로 기이한 술법이 한 사람의 수명을 늘리는 자산이 되지 못하고 함부로 없어지지 않도록 전하여 천하와 더불어 그것을 함께할 것이다. 이 菊花는 天地의 지극히 맑은 氣를 얻고, 또한 많은 풀꽃들 이후에 특별히 향기롭고 서리를 업신여겨 향기를 내고, 이슬을 누르고 꽃을 피우며, 꽃은 또한 가장 오래 동안 유지되니, 이 초목의 종류는 소나무 잣나무와 더불어 나중에야 시드는데, 어찌 長生의 藥物이 아니겠는가. 단 세상 사람이 복용하고 먹는 법을 알지 못해서 한갓 茶로 만들어 마시기만 하고, 또한 어떻게 修治하여 모으는가를 알지 못하니, 이는 神丹을 잡초 밭에 버리는 것 같아서 안타깝다. 내가 지금 仙人이 전한 바를 후대에 책으로 갖추어주려 하니, 보통 사람이 이 방법에 의거하여 服食하면, 神仙이 되는 것도 어렵지 않을 것이다. 어찌 단지 수명을 늘리는 것에 그치겠는가? 처방 이름은 菊英仙丹이다. 집에서 기른 黃菊花 3斤을 채취하여 햇볕에 쬐어 말리고, 人蔘 3兩, 白朮 6兩, 黃芪 10兩, 乾桑椹 10兩, 熟地黃 1斤, 生地黃 3兩, 茯苓 6兩, 當歸 1斤, 遠志 4兩, 巴戟天 1斤, 枸杞子 1斤, 花椒 3兩, 山藥 4兩, 茯神 4兩, 菟絲子 8兩, 杜冲 8兩을 넣고, 각각 미세한 가루로 만들어 꿀로 환을 만들고, 끓인 물로 매일 5錢을 복용하면, 3개월 후에는 자연히 안색이 윤택하게 광이 나고, 정신이 건강해져서, 노인이 어린이로 되돌아가게 된다. 오래 복용할 수 있으니, 火가 왕성해질 우려가 없고, 또한 精을 보태는 유익함이 있으니, 진실로 나이 먹는 것을 즐거워 할 수 있는 방법이므로, 陳士鐸이 가벼이 전한다고 하지 말고, 효과가 없다고 쉽게 여기지 말라. 대개 菊英은 仙人이 채취한 것이니, 실제로 그것을 복용하고 神仙이 되어 사라진 사람이 있다는 것은 꾸미기 좋아하는 자들의 말이 아니고, 이렇게 神仙이 된 실제의 기록이다.

或疑甘菊花藥味平常, 未必服之可以延齡. 古人采食而仙去者, 徒虛語耳. 嗟乎. 采菊英而仙去, 吾不敢謂古必有是人. 然菊英仙丹, 實異人授鐸. 吾睹其方中之配合得宜, 既無燥熱之忌, 實多滋益之良. 服之即不能成仙, 未必不可藉以難老也.

혹 의심하기를, 甘菊花의 藥味가 평범하여, 복용해도 반드시 연령을 늘릴 수 있을 것 같지는 않습니다. 옛 사람이 채취해서 복용하여 神仙이 되어 사라졌다고 한 것은, 한갓 헛된 말일 뿐입니다. 안타깝구나! 菊英을 선택하여 神仙이 되어 사라진 것은, 내가 감히 과거에 이러한 사람이 반드시 있었다고 말하는 것은 아니다. 그러나 菊英仙丹은 실제로 仙人이 陳士鐸에게 전수한 것이다. 내가 그 처방 중에 配合이 마땅함이 있음을 엿보았고, 燥熱의 꺼려함이 이미 없으며, 확실히 滋益하는데 좋은 것이 많다. 이것을 복용하면 꼭 神仙이 될 수는 없지만, 반드시 神仙이 될 수 없다 하여 늙어가는 것을 책망하지는 않을 것이다.

或疑甘菊花治目, 杭人多半作茶飮, 而目疾未見少者, 是菊花非明目之藥, 而菊英仙丹亦不可信之方矣. 嗟乎. 菊花明目, 明虛人之目, 而非明有病人之目也. 有病之目, 即可用菊花治, 亦必與發散之藥同治, 而不可單恃之, 以去風去火也. 夫人之疾病不常, 而人之愼疾各異. 菊花之有益於人目者甚多, 豈可因一二病目成於外感, 而即疑菊花之非明目也, 亦太拘矣. 若菊英仙丹, 純是生氣生精之神藥, 非止明目已也. 又烏可因杭城之病目, 疑菊而並疑仙丹哉.

혹 의심하기를 甘菊花가 눈을 치료하는데, 杭州 사람들의 다반수가 茶로 만들어 마셔도 눈병이 드물어 보이지는 않으니, 이는 菊花가 눈을 밝게 하는 약이 아니며, 菊英仙丹 역시 믿을 수 없는 처방일 것입니다. 안타깝구나! 菊花가 눈을 밝게 하는 것은, 虛한 사람의 눈을 밝게 하는 것이오, 病이 있는 사람의 눈을 밝게 하는 것이 아니다. 病이 눈에 있으면 菊花를 써서 치료할 수 있으나, 반드시 發散시키는 약과 더불어 같이 치료해야 하고, 단지 이것만을 가지고 去風去火할 수는 없다. 무릇 사람의 疾病이 한결같지 아니하며, 사람마다 근심하는 疾病도 각각 다르다. 菊花가 사람의 눈에 유익한 경우가 매우 많은데, 어찌 外感 때문에 생긴 한두 가지의 눈병 때문에, 菊花가 눈을 밝게 하는 것이 아니라고 의심할 수 있겠는가? 이 또한 지나치게 구애받은 것이다. 만약 菊英仙丹이 순전히 生氣, 生精하는 神藥이라면, 단지 눈을 밝게 하는 것에 그치지 않을 것이다. 또한 杭州에 눈병이 있다 하여 어찌 菊花를 의심하고 더불어 仙丹도 의심할 수 있겠는가.

或疑眞菊益齡, 野菊泄人, 有之乎? 曰 : 有之. 或曰有之, 而子何以不載也? 夫菊有野種, 家種之分, 其實皆感金水之精英而生者也. 但家種味甘, 補多於瀉; 野菊味苦, 瀉多於補. 欲益精以平肝, 可用家菊. 欲息風以制火, 當用野菊. 人因《本草》之書有泄人之語, 竟棄野菊不用, 亦未知野菊之妙. 除陽明之焰, 正不可用家菊也.

혹 의심하기를 真菊花는 수명을 더해주고, 野生의 菊花는 사람을 泄하게 한다고 하는 그런 말이 있습니까? 말하기를 "그렇다". 혹 묻기를 그런 것이 있다면, 선생께서는 어째서 기재하지 않으십니까? 무릇 菊花는 밖에서 기른 종류와 집에서 기른 종류의 구분이 있는데, 사실은 모두 金水의 精英에 감응하여 생겨난 것이다. 다만 집에서 기른 종류는 맛이 달아 瀉함보다 補함이 많으며, 野生의 菊花는 맛이 써서 補함보다 瀉함이 많다. 益精하여 平肝하려면 집에서 기른 菊花를 사용할 수 있고, 息風하여 火를 다스리려면 野生의 菊花를 사용함이 마땅하다. 사람들이 本草의 서적에 사람을 泄하게 한다는 말 때문에, 역시 野生의 菊花를 버리고 쓰지 않으니, 역시 野生 菊花의 오묘함을 모르는 것이다. 陽明의 불꽃을 제거하려면, 집에서 기른 菊花는 사용할 수 없는 것이 옳다.

6. 薏苡仁

薏苡仁, 味甘, 氣微寒, 無毒. 入脾,腎二經, 兼入肺. 療濕痹有神, 舒筋骨拘攣, 止骨中疼痛, 消腫脹, 利小便, 開胃氣, 亦治肺癰. 但必須用至一,二兩, 始易有功, 少亦須用五錢之外, 否則, 力薄味單耳. 薏仁最善利水, 又不損耗真陰之氣. 凡濕感在下體者, 最宜用之. 視病之輕重, 准用藥之多寡, 則陰陽不傷, 而濕病易去. 人見用藥之多, 動生物議, 原未知藥性, 無怪其然. 余今特爲闡明, 原世人勿再疑也. 凡利水之藥, 俱宜多用, 但多用利水之藥, 必損真陰之氣, 水未利, 而陰且虛矣, 所以他利水之藥, 不敢多用. 惟薏仁利水, 而又不損真陰之氣, 諸利水藥所不及者也. 可以多用, 而反不用, 與不可多用, 而反大用者, 安得有利乎. 故凡遇水濕之症, 用薏仁一,二兩爲君, 而佐之健脾去濕之味, 未有不速於奏效者也. 倘薄其氣味之平和而輕用之, 無益也.
(〔批〕薏仁利水而不走氣, 與茯苓同功.)

薏苡仁은 甘하고 氣는 微寒하며 無毒하다. 脾, 腎 二經과 肺에 들어간다. 濕痺를 치료하는데 신묘함이 있고 筋骨의 구축과 경련을 느슨하게 하며 뼈 속의 疼痛을 그치게 한다.

腫脹을 제거하고 소변을 원활하게 하며 胃氣를 열고 또한 肺癰을 치료한다. 단, 반드시 1, 2兩에 이를 정도로 사용해야 비로소 쉽게 효과를 얻고 조금 사용 한다 해도 또한 반드시 5錢이상 사용해야 한다. 그렇지 않으면 약력이 약하고 맛이 단조로울 뿐이다. 薏苡仁은 利水를 가장 잘하면서도 眞陰의 氣를 손상시키지 않는다. 모든 濕邪에 감수됨이 하체에 있는 경우에 가장 마땅히 그것을 사용해야 한다. 병의 경중을 보고나서 약을 사용함에 많고 적음을 측정하면 陰陽을 손상시키지 않고 濕病이 쉽게 제거된다. 사람들이 약을 많이 사용하는 것을 보고 동요하여 의심이 생기는 것은 원래 약성을 알지 못한 것으로 그 연유가 괴이하지 않다. 내가 지금 특별히 열어 밝히니, 원컨대 세상 사람들은 다시 의심하지 말라. 무릇 利水하는 약은 모두 많이 사용하는 것이 마땅하나 단지 利水약을 많이 사용하면 반드시 眞陰의 氣를 손상하여, 水가 순조롭지 못하고 또한 虛해질 것이니 따라서 다른 利水하는 약은 감히 많이 사용할 수 없다. 오직 薏苡仁은 利水하면서 眞陰의 氣를 손상시키지 않으니 모든 利水하는 약이 미치지 못하는 것이다. 많이 사용할 수 있는데 반대로 사용하지 않는 것과 많이 사용할 수 없는데 반대로 많이 사용하는 경우에 어찌 이로움이 있겠는가? 그러므로 무릇 水濕의 증상을 만나면 薏苡仁 1, 2兩을 사용하여 君藥으로 삼고 佐藥으로 健脾, 去濕하는 약으로 보조하면 효과를 거둠에 빠르지 않는 경우가 없었다. 혹 그 氣味의 평화로움을 하찮게 여겨 그것을 가벼이 사용하면 이익이 없다. ([批]薏仁은 利水하나 氣를 달리게 하지 않으며 茯苓과 더불어 같은 효능이 있다.)

或問薏仁味薄而氣輕, 何以利水之功猶勝？ 蓋薏仁感土氣而生, 故利氣又不損陰. 所以可多用以出奇, 而不必節用以畏縮也.

혹 묻기를 薏苡仁의 味는 薄하고 氣는 輕한데 어찌 利水의 功이 오히려 뛰어난 것입니까? 대개 薏苡仁은 土氣에 감응하여 생긴다. 그러므로 氣를 부드럽게 하면서 또한 陰을 손상하지 않는다. 따라서 많이 사용하여 기묘함을 얻을 수 있으니 두려움에 위축되어서 아껴 사용할 필요가 없다.

或問薏仁有取之釀酒者, 亦可藉爲利濕之需乎？ 夫薏仁性善利濕, 似乎所釀之酒, 亦可以利濕也. 然用薏酒以治濕, 而濕不能去, 非特濕不能去, 而濕且更重, 其故何哉? 酒性大熱, 薏仁旣化爲酒, 則薏仁之氣味亦化爲熱矣, 旣化爲熱, 獨不可化爲濕乎, 濕熱以治濕熱, 又何宜哉. 此薏仁之酒, 斷不可取之, 以治濕熱之病也.

혹 묻기를 薏苡仁을 가지고 술을 빚는 경우가 있는데 역시 利濕하는데 쓰일 수 있습니까? 무릇 薏苡仁의 性은 利濕을 잘하니 빚은 술도 역시 利濕 할 수 있을 것 같아 보이는데 薏苡仁酒를 사용하여 濕을 치료해도 濕이 제거되지 못하고, 濕이 제거되지 못할 뿐만 아니라 濕이 더욱 심해지니, 그 까닭이 무엇입니까? 술의 성질은 大熱하니 薏苡仁이 이미 변하여 술이 되면 薏苡仁의 氣味도 역시 변하여 熱해질 것이다. 이미 변하여 熱이 되었는데 유독 변하여 濕이 될 수는 없겠는가! 濕熱로서 濕熱을 치료하니 또한 어찌 마땅하겠는가? 이 薏苡仁酒는 결단코 濕熱의 病을 치료하는데 사용할 수 없다.

或問薏仁可以消瘴氣, 而未言及, 豈忘之耶? 非忘也. 薏仁只能消濕氣之瘴, 而不能消嵐氣之瘴. 雖嵐氣即濕氣之類, 然而濕氣從下受, 而嵐氣從上感, 又各不同. 薏仁消下部之濕, 安能消上部之濕哉. ([批]薏仁消下濕, 而不消上濕, 確論不磨.)

혹 묻기를 薏苡仁은 瘴氣를 사그라뜨릴 수 있는데 언급하지 않으시니 혹 잊어버리셨는지요? 잊어버린 것이 아니다. 薏苡仁은 단지 濕氣의 瘴氣를 없앨 수 있을 뿐이요 嵐氣의 瘴氣는 없애지 못한다. 비록 嵐氣가 濕氣의 종류라고 하나 濕氣는 아래로부터 받아들이고 嵐氣는 위로부터 감수하니 또한 각각 같지 않다. 薏苡仁은 하부의 濕을 없애는 것인데 어찌 상부의 濕을 없앨 수 있겠는가? ([批]薏苡仁이 하부의 濕을 제거하고 상부의 濕을 제거하지 않는 것은 확실한 의론이므로 귀찮게 굴지마라.)

或問薏仁得地之燥氣, 兼稟乎天之秋氣, 似與治痿相宜, 何子忘之也? 亦未曾忘也. 經曰治痿獨取陽明. 陽明者, 胃與大腸也. 二經濕熱則成痿, 濕去則熱亦隨解. 故治痿者, 必去濕也. 吾前言用薏仁至一,二兩者, 正言治痿病也. 天下惟痿病最難治, 非多用薏仁, 則水不易消, 水不消, 則熱不能解, 故治痿病斷須多用耳. 推之而凡有諸濕之症, 無不宜多用. 正不可因鐸之未言, 即疑而不用也.

혹 묻기를 薏苡仁은 땅의 燥氣를 받고 겸하여 하늘의 秋氣를 부여받았으니 痿病을 치료함에 더불어 서로 마땅할 것 같은데 어찌 선생님께서는 그것을 잊으셨습니까? 역시 잊은 적이 없다. 經에서 말하기를 痿病을 치료함은 오직 陽明을 취한다고 하였다. 陽明은 胃와 大腸이다. 二經에 濕熱이 있으면 痿가 되니 濕이 제거되면 熱 또한 따라서 풀어진다. 그러므로 痿病을 치료하는 자는 반드시 濕을 제거해야 한다. 내가 전에 薏苡仁을 1, 2兩에 이르도록 사용하라고 말한 것은 바로 痿病을 치료함을 말한 것이다. 천하에 오직 痿病이 가장 치료하기 어려운 것이니 薏苡仁을 많이 사용하지 않으면 水가 쉽게 소멸되지 않고, 水가 소멸되지 않으면 熱을 풀어낼 수 없다. 따라서 痿病을 치료함에 반드시 많이 써야 할 따름이다. 이것을 미루어 보건대 모든 濕의 증상이 있을 때는 많이 사용함이 마땅치 않음이 없다. 내가 말하지 않은 것 때문에 의심하여 사용하지 않는 것은 절대 불가하다.

或問薏仁功用甚薄, 何不用豬苓,澤瀉, 可以少用見功, 而必多用薏仁, 何爲乎? 不知利水之藥, 必多耗氣, 薏仁妙在利水而又不耗真氣, 故可重用之耳.

혹 묻기를 薏苡仁의 효능은 매우 약한데, 어찌 조금 사용함으로써 효과를 보는 豬苓, 澤瀉를 사용하지 않고 반드시 薏苡仁을 많이 사용하는 것은 무엇 때문입니까? 利水하는 약이 반드시 기운을 소모함이 많음을 알지 못하는 것이다. 薏苡仁의 오묘함은 利水하면서 또한 真氣를 소모시키지 않는 것에 있으니, 그러므로 薏苡仁을 중용 할 수 있을 따름이다.

7. 山藥

山藥, 味甘, 氣溫平, 無毒. 入手足太陰二臟, 亦能入脾,胃. 治諸虛百損, 益氣力, 開心竅, 益知慧, 尤善止夢遺, 健脾開胃, 止瀉生精. 山藥可君可臣, 用之無不宜者也, 多用受益, 少用亦受益, 古今頗無異議, 而余獨有微辭者, 以其過於健脾也. 夫人苦脾之不健, 健脾, 則大腸必堅牢, 胃氣必強旺而善飯, 何故獨取而貶之? 不知脾胃之氣太弱, 必須用山藥以健之, 脾胃之氣太旺, 而亦用山藥, 則過於強旺, 反能動火. 世人往往有胸腹飽悶, 服山藥而更甚者, 正助脾胃之旺也. 人不知是山藥之過, 而歸咎於他藥, 此皆不明藥性之理也. 蓋山藥入心, 引脾胃之邪, 亦易入心. 山藥補虛, 而亦能補實, 所以能添飽悶也. 因世人皆信山藥有功而無過, 特爲指出, 非貶山藥也. 山藥舍此之外, 別無可議矣.

山藥은 味甘하고, 氣溫하고 平하며, 無毒하다. 手足太陰經의 두 臟으로 들어가며, 또한 脾胃에도 들어간다. 모든 虛損의 병을 치료하여, 氣力을 補益하고 心竅를 열어주고, 智慧를 더하며 夢遺를 그치게 하는데 뛰어나며, 脾를 튼튼히 하고 胃를 열어주어 泄瀉를 그치고, 精을 길러준다. 山藥은 君藥도 되며 臣藥도 되어 사용함에 마땅하지 않은 경우가 없으니, 많이 사용하여도 도움을 주고, 적게 사용하여도 또한 도움을 얻으니, 예로부터 지금까지 자못 다른 의견이 없으나, 내가 유독 약간 말을 더할 것은 脾를 튼튼히 하는 것에 치우쳐 있다는 것이다. 무릇 사람들이 脾가 튼튼하지 못한 고통을 겪을 때 脾를 튼튼히 하면, 大腸도 반드시 견고해지고, 胃氣도 반드시 왕성해져서 식사를 잘 할 것인데, 무슨 까닭으로 홀로 문제 삼아서 폄하하는 것인가? 이는 脾胃의 氣가 크게 虛弱하면 반드시 山藥을 사용하여 脾胃를 튼튼히 해야 하지만 脾胃의 氣가 크게 왕성할 때에도 山藥을 사용하면 왕성해짐이 지나쳐서 도리어 火를 動하게 할 수 있음을 모른 것이다. 세상 사람들이 종종 胸腹이 그득한 증상에 山藥을 복용하여 더욱 심해지는 것은, 바로 脾胃의 왕성함을 助長한 것이다. 사람들은 이러한 증상이 山藥의 지나침 때문임을 알지 못하고 잘못을 다른 藥의 책임으로 돌리니, 이는 모두 藥性의 理致에 밝지 못하기 때문이다. 대개 山藥은 心에 들어가므로 脾胃의 邪氣를 이끌고 역시 心으로 쉽게 들어간다. 山藥은 虛를 補하나 또한 實을 補할 수도 있으니 이런 까닭에 배부르고 답답한 증상이 더욱 심하게 될 수 있다. 세상 사람들이 모두 山藥이 功은 있고 過가 없는 약으로 믿기 때문에 특별히 지적한 것이지 山藥을 폄하하는 것은 아니다. 山藥은 이것 이외에는 특별히 논의할 것이 없다.

或問山藥乃補陰精之物, 而吾子謂是健脾胃之品, 何子之好異也？ 曰山藥益人無窮, 損人絕少. 余談《本草》, 欲使其功過各不掩也. 山藥有功而無過. 言其能助脾胃之火者, 是求過於功之中也. 然而天下之人脾胃太旺者, 千人中一,二, 不可執動火之說, 概疑於脾胃之未旺者, 而亦慎用之也, 脾胃未旺, 則腎氣必衰, 健脾胃正所以補陰精也. 予道其常, 何好異之有.

혹 묻기를 山藥은 곧 陰精을 補하는 藥物인데 선생께서 脾胃를 튼튼히 하는 藥品이라 하시니 선생께선 어찌 특이한 사실만 좋아하시는 것입니까? 말하기를 山藥은 사람을 이롭게 함에 끝이 없고, 사람에 해가 됨은 매우 적다. 내가《本草》를 이야기함은 그 효과와 잘못이 각각 숨겨짐이 없도록 하고 싶어서이다. 山藥은 효과는 있어도 잘못됨이 없다. 山藥이 脾胃의 火를 助長할 수 있다고 말한 것은 효능 중에서 허물을 찾은 것이다. 그러나 세상 사람들 중 脾胃가 크게 왕성한 경우는 천 명 중 한두 명이므로 火를 動하게 한다는 말에 집착하면 안 된다. 대개 脾胃가 왕성하지 않은 것이 의심되어도 역시 조심스럽게 사용해야 하며, 脾胃가 왕성하지 않으면 반드시 腎氣가 衰弱하며, 脾胃를 튼튼히 하는 것은 바로 陰精을 補하는 것이다. 내가 일반적인 것을 말한 것이지 어찌 특이한 사실만을 좋아하겠는가?

或問山藥補腎, 仲景張公所以用之於六味地黃丸中也, 然而山藥實能健脾開胃, 意者六味丸非獨補腎之藥乎？ 曰六味丸實直補腎水之藥也, 山藥亦補腎水之藥, 同群共濟何疑. 然而, 六味丸中之用山藥, 意義全不在此. 山藥, 乃心,肝,脾,肺,腎無經不入之藥也. 六味丸雖直補腎中之水, 而腎水必分資於五臟, 而五臟無相引之使, 又何由分布其水, 而使之無不潤乎. 倘別用五臟佐使之品, 方必雜而不純, 故不若用山藥以補腎中之水, 而又可遍通於五臟. 此仲景張夫子補一顧五, 實有鬼神難測之機也. (〔批〕山藥補水, 而又通五臟, 仲景公所以用之於六味丸中, 自有此方, 無此妙論.)

혹 묻기를 山藥은 腎을 補하므로 張仲景이 六味地黃丸에 사용한 이유입니다. 그러나 山藥은 실제로 脾를 튼튼히 하고 胃를 열어줄 수 있으니, 그 뜻이 六味地黃丸은 단지 腎만을 補하는 藥이 아니라는 것입니까? 말하기를 六味丸은 腎水를 직접 補益하는 약이다. 山藥 또한 腎水를 補하는 약이니 같이 들어간 藥과 함께 구제하는 것을 어찌 의심하겠는가. 그러나 六味丸 중에 山藥을 사용한 意義는 완전히 이것에 있지 않다. 山藥은 곧 心, 肝, 脾, 肺, 腎으로 들어가지 않는 經絡이 없는 藥이다. 六味丸은 비록 腎중의 水를 바로 補益하고, 腎水는 반드시 五臟에 나누어 제공되지만, 五臟으로 끌고 가는 것이 없으면 또한 무엇으로 水를 나누어 퍼뜨려 潤하지 않음이 없게 할 수 있겠는가. 만약 五臟으로 佐使하는 별도의 藥品을 사용하면 處方이 반드시 亂雜하고 不純하게 된다. 그러므로 山藥을 사용하여 腎中의 水를 補하면서 또한 五臟에 두루 통하게 할 수 있는 것만 못할 것이다. 이는 張仲景이 하나를 補하여 다섯을 살핀 것이니 실로 귀신도 짐작하기 어려운 기밀이 있다.(〔批〕山藥은 水를 補하면서 또한 五臟에 통하므로 張仲景이 六味丸에 山藥을 사용한 것이니, 원래 이 방법이 있으며, 이는 기묘한 이론이 아니다.)

或問山藥入於六味丸中之義, 予既已聞之, 不識入於八味丸中, 亦有說乎? 曰八味丸, 由六味而加增者也, 似乎知六味, 即可知八味之義矣. 誰知八味丸中之用山藥, 又別有妙義乎. 六味, 補腎中之水. 而八味, 則補腎中之火也. 補腎中之火者, 補命門之相火也. 夫身之相火有二一在腎之中, 一在心之外. 補腎中之相火, 則心外之相火, 必來相爭, 相爭則必相亂, 宜豫有以安之, 勢必下補腎中之火, 即當上補心下之火矣. 然而既因腎寒而補其下, 又顧心熱以補其上, 毋論下不能溫其寒, 而上且變爲熱矣. 用藥之雜, 可勝歎哉. 妙在用山藥於八味丸中, 山藥入腎者十之七, 入心者十之三, 引桂,附之熱, 多溫於腎中, 少溫於心外, 使心腎二火各有相得, 而不致相爭, 使腎之氣通於心, 而心之氣通於腎, 使脾胃之氣安然健運於不息, 皆山藥接引之功也. 仲景公豈漫然用之哉.(〔批〕八味丸, 補命門之火也, 補命門之火, 慮及心包之火必來相爭, 用山藥解紛, 使心腎相通,胃脾兩健, 何論奇而理確如此, 真仲景公入室之藥也.)

혹 묻기를 山藥이 六味丸에 들어가는 뜻은 내가 이미 들었는데, 八味丸에 들어가는 것도 또한 그 이론이 있는지 모르겠습니다. 말하기를 八味丸은 六味丸에서 藥味를 더한 것이니

六味丸을 이해하면 八味丸의 뜻도 이해할 수 있을 것 같으나, 누가 八味丸에 山藥을 사용한 것은 별도로 묘한 뜻이 있음을 알겠는가. 六味는 腎中의 水를 補하고, 八味丸은 바로 腎中의 火를 補하는 것이다. 腎中의 火를 補하는 것은 命門의 相火를 補하는 것이다. 무릇 인체의 相火는 둘이 있으니 : 하나는 腎의 가운데에 있고, 하나는 心의 밖에 있다. 腎中의 相火를 補하면 心包의 相火가 반드시 찾아와 서로 다투고, 서로 다투면 반드시 서로 어지러워지므로 마땅히 미리 편안하게 하려면 勢力이 반드시 아래로는 腎中의 火를 補하고, 당연히 위로는 心 아래의 火를 補해야 한다. 그러나 이미 腎이 차갑기 때문에 아래를 補하면서 또한 心의 熱을 고려하여 위를 補하면, 아래로는 차가움이 따뜻하게 되지 못함은 물론이고, 위로는 장차 변하여 熱이 되려고 한다. 藥을 사용함이 번잡한 것을 이루 다 탄식할 수 있겠는가. 山藥을 八味丸 중에 사용하는 기묘함이 있으니, 山藥이 腎에 들어가는 것이 십 중에 일곱이며, 心에 들어가는 것은 십 중에 셋으로, 肉桂, 附子의 熱을 이끌어 腎中을 따뜻하게 함이 많게 하고 心外를 따뜻하게 함이 적게 하여, 心腎의 두 相火로 하여금 각각 서로 이득을 얻으면서 다투는 지경에 이르지 않게 하며, 腎의 氣로 하여금 心에 통하고 心의 氣로 하여금 腎에 통하게 하며, 脾胃의 氣로 하여금 편안히 健運하여 쉼이 없게 하니, 모두 山藥이 붙어 이끌어준 功이다. 張仲景이 어찌 태만하게 山藥을 사용하였겠는가.(〔批〕八味丸은 命門의 火를 補하니, 命門의 火를 補하면 心包의 火가 반드시 찾아와 서로 다투게 될 것이 염려되므로 山藥을 사용하여 뒤섞임을 해결하면, 心腎이 서로 통하고 胃와 脾가 모두 튼튼해지니 어떤 이론이 이처럼 기이하고 확실하겠는가, 진실로 張仲景의 약은 심오한 경지에 이르렀다.)

或疑山藥不宜多用, 何以六味地黃丸終年久服而無害也, 得毋入於地黃丸可以多用, 而入於他藥之中即宜少用耶？ 不知山藥可以多用而無忌. 吾前言脾健之人宜忌者, 慮助火以動燥, 而非言其不可以多用也.

혹 의심하기를 山藥은 많이 사용함이 마땅치 않은데, 어찌 六味地黃丸은 일년 내내 오래 복용하여도 해가 없습니까? 아마도 地黃丸에 들어갈 때는 많이 쓸 수 있고 다른 藥에 들어갈 때는 적게 사용하는 것이 마땅하기 때문이 아닙니까? 이는 山藥을 많이 사용할 수 있고 거리낄 것이 없음을 모르는 것이다. 내가 앞서 脾가 건강한 사람에게 마땅히 삼가야 한다고 말한 것은 火를 조장하여 燥를 일으킬까 염려함이지, 많이 사용할 수 없다고 말한 것이 아니다.

或疑山藥津滑, 何能動燥? 曰山藥生精, 自然非助燥之物. 吾言其助燥者, 助有火之人, 非助無火之人也.

혹 의심하기를 山藥은 물기가 있고 부드러운 약인데 어찌 燥를 일으킬 수 있겠습니까? 말하기를 山藥은 精을 生하니, 당연히 燥를 조장하는 藥物이 아니다. 내가 燥를 조장한다고 말한 것은 火가 있는 사람을 조장한다는 것이지, 火가 없는 사람을 조장한다는 것이 아니다.

或問山藥色白, 何能烏鬚, 何吾子用之爲烏鬚聖藥? 曰山藥何能烏鬚哉. 山藥入腎, 而尤通任督. 任督之脈, 上行於唇頰, 故借山藥用之於烏芝麻,黑豆,地黃,南燭,何首烏之內, 導引以黑鬚鬢, 非山藥之能自烏也. 或又問山藥旣爲引導之藥, 則不宜重用之爲君矣. 不知山藥雖不變白, 而性功實大補腎水者也. 腎水不足者, 鬚鬢斷不能黑, 我所以重用山藥而奏功也.

혹 묻기를 山藥은 色白한데 어찌 머리를 검게 할 수 있으며 선생께서는 어찌 그것을 사용하여 머리를 검게 하는 聖藥으로 삼는 것입니까? 말하기를 山藥이 어찌 머리를 검게 할 수 있겠는가. 山藥은 腎으로 들어가고 특히 任督脈을 통하게 하는데, 任督脈은 위로는 입술과 뺨으로 올라가므로, 山藥을 빌어 黑芝麻, 黑豆, 熟地黃, 南天燭, 何首烏 등과 함께 사용하여 藥力을 이끌어 머리를 검게 하는 것이지, 山藥 스스로 검게 할 수 있는 것이 아니다. 혹 다시 묻기를 山藥이 이미 引導하는 藥이라 하셨으니 重用하여서 君藥으로 삼는 것은 마땅치 않을 것입니다. 이는 山藥이 비록 흰머리를 변하게 하지는 않으나, 그 성질과 작용이 실로 腎水를 크게 補한다는 것을 모르는 것이다. 腎水가 부족한 경우에는 머리카락이 결코 검게 될 수 없으니 내가 山藥을 重用하여 효과를 보는 까닭이다.

8. 知母

知母, 味苦,辛, 氣大寒, 沈而降, 陰也, 無毒. 入足少陰,陽明, 又入手太陰. 最善瀉胃, 腎二經之火, 解渴止熱, 亦治久瘧. 此物止可暫用, 而不可久服. 丹溪加入六味丸中, 亦教人暫服, 以瀉腎中浮遊之火, 非教人長服也. 近世竟加知母,黃柏, 謂是退陰虛火熱之聖方, 令人經年長用, 以致脾胃虛寒, 不能飮食, 成癆成瘵者, 不知幾千萬人矣. 幸薛立齋,趙養葵論知母過寒, 切戒久食, 實見到之語, 有功於世. 總之, 此物暫用, 以瀉胃中之火, 實可奪命；久用, 以補腎中之水, 亦能促命. 謂知母竟可殺人, 固非立論之純, 謂知母全可活人, 亦非持說之正也.

知母는 苦, 辛하며, 氣는 大寒하고 沈降하며, 陰이고 無毒하다. 足少陰, 足陽明으로 들어가고, 또 手太陰으로 들어간다. 胃와 腎의 두 經의 火를 가장 잘 瀉하고 갈증을 해소하고 熱을 그치게 하며, 또한 오래된 瘧疾을 다스린다. 이 약물은 단지 잠시만 사용할 수 있고, 오래 복용할 수 없다. 丹溪가 六味丸 中에 더하여 넣은 것은 역시 잠시 복용하여 腎 가운데 浮遊하는 火를 瀉하도록 사람들을 가르친 것이지 오래 복용하는 것을 가르친 것이 아니다. 近世에 도리어 知母 黃柏을 가하여, 陰虛火熱을 물리치는 聖方이라 일컬어서 사람들로 하여금 해가 지나도록 오랫동안 복용하게 하여 脾胃가 虛寒해지는 지경에 이르게 되어 음식을 먹을 수 없고 癆瘵가 된 사람이 수천만 명인 것을 모르고 있다. 다행이 薛立齋와 趙養葵가 知母가 지나치게 찬 것을 논하여, 절대 오래 복용하는 것을 경계하였으니 실로 식견이 있는 말로 세상에 功이 있다. 총괄하건대 이 약물은 胃中의 火를 瀉하기 위해 잠시 사용하면 진실로 생명을 살릴 수 있지만, 腎中의 水를 補한다고 오래 사용하면 또한 생명을 재촉할 수 있다. 知母가 사람을 죽일 수 있다고 말하는 것은 진실로 논리를 세우는 데 순수하지 않은 것이나 知母가 전적으로 사람을 살릴 수 있다고 말하는 것 역시 학설을 바르게 견지하는 것이 아니다.

或問知母瀉腎, 腎有補而無瀉, 不可用知母, 宜也. 若用之以瀉胃, 似可常用, 何吾子亦謂止可暫用乎？ 曰胃火又何可常瀉也, 五臟六腑皆仰藉於胃, 胃氣存則生, 胃氣亡則死. 胃中火盛,恐其消爍津液, 用石膏,知母以救胃, 非瀉胃也. 然而石膏過於峻削, 知母過於寒凉, 胃火雖救, 而胃土必傷, 故亦宜暫用以解氛, 斷不宜常用以損氣[27]也. ([批]胃爲腎之關門, 胃與腎, 俱不可用石膏久瀉其火, 胃寒則腎亦寒也.)

혹 묻기를 知母는 腎을 瀉하는데, 腎은 補함이 있어도 瀉하는 경우는 없으니 知母를 쓰지 못하는 것이 마땅한데 만약 知母를 써서 胃를 瀉한다면 常用하는 것이 가능할 것 같은데 어찌 선생께선 또한 단지 잠시만 사용할 수 있다고 말씀하십니까? 말하기를 胃火도 또한 어찌 항상 瀉할 수 있겠는가. 五臟六腑가 모두 胃의 도움을 바라니 胃氣가 보존되면 살고 胃氣가 없어지면 죽는 것이다. 胃中의 火가 왕성하여 그 津液을 말려 없애는 것이 두려워 石膏와 知母를 써서 胃를 구하는 것은 胃를 瀉하는 것이 아니다. 그러나 石膏는 매우 심하게 깎아냄이 지나치고, 知母는 지나치게 차가워서 비록 胃火를 구하여도 胃土가 반드시 손상된다. 그러므로 역시 잠시 사용하여 분위기를 풀어주는 것이 마땅하며 결코 常用하여 氣를 손상시키는 것은 마땅치 않다. ([批]胃는 腎의 關門이며 胃와 腎은 모두 石膏를 써서 오래 그 火를 瀉할 수 없으니 胃가 차가워지면 腎도 역시 차가워진다.)

或問知母古人皆言是補腎滋陰妙藥, 吾子乃言是瀉火之味, 此余所以疑也. 不知毋疑也. 天下味溫者能益人, 未聞苦寒者而亦益也. 知母苦而大寒, 其無益於脾胃, 又何必辨. 惟是既無益於脾胃, 何以瀉胃中之火, 能奪命於須臾乎. 似乎瀉即補之之義也. 然而暫用何以相宜, 久用何以甚惡? 是瀉火止可言救腎. 而終不可言補腎也. ([批]用知母以救腎, 非用知母以補腎, 分別獨妙.)

혹 묻기를 知母는 옛사람들 모두가 腎을 補하고 陰을 滋養하는 妙藥이라고 하였는데 선생께서는 오히려 火를 瀉하는 藥味라고 하시니 이것이 내가 의심하는 바입니다. 알지 못한다고 의심하지 말라. 천하에 藥味가 따뜻한 것은 사람을 補益할 수 있으나 쓰고 찬 것이 또한 補益한다는 것은 듣지 못하였다. 知母는 苦하고 大寒하니 知母가 脾胃에 무익함을 또한 어찌 반드시 변론해야 하겠는가. 오직 이것이 이미 脾胃에 무익한데 어찌 胃中의 火를 瀉하여

27) 氣 此上何本有 "胃"子.

짧은 시간에 생명을 구할 수 있겠는가. 마치 瀉하는 것이 곧 補하는 것이라는 의미와 유사하다. 그렇다면 잠시 사용하는 것은 어찌 서로 마땅하나, 오래 사용하는 것은 어찌 심히 나쁜 것인가. 이는 火를 瀉하는 것은 단지 腎을 구할 수 있음을 말할 수 있고, 결국 腎을 補한다고 말할 수 없는 것이다. (〔批〕知母를 사용하여 腎을 구하는 것이지, 知母를 사용하여 腎을 補하는 것이 아니라 것을 分別함이 오직 묘한 것이다.)

或問知母性過寒凉, 久服損胃, 何不改用他藥以救胃, 而白虎湯中必用知母, 以佐石膏之橫, 不以寒濟寒乎? 嗟乎. 何問之善也. 夫白虎湯, 乃治胃火之初起, 單用石膏以救胃, 猶恐不勝, 故又加知母, 以止其腎[28]中之火, 使胃火之不增焰也. 若胃火已熾之後與將衰之時, 知母原不必加入之也. 或去知母, 而易之天[29]冬,元參之味, 亦未爲不可也.

혹 묻기를 知母의 性이 지나치게 寒凉하여 오래 복용하면 胃를 손상하는데 어찌 다른 약으로 바꾸어 사용하여 胃를 구하지 않는지요. 白虎湯 中에는 반드시 知母를 사용하여 石膏의 횡포를 보좌하는 것은, 찬 것으로써 찬 것을 구제하는 것이 아닙니까? 오호라. 얼마나 좋은 질문인가. 무릇 白虎湯은 胃火가 처음 일어나는 것을 다스리는 데, 石膏를 單味로 사용하여 胃를 구하는 것이 오히려 이기지 못할까 걱정이 되므로 다시 知母를 더하여 腎中의 火를 그치게 함으로써 胃火의 타오름이 심해지지 않도록 하는 것이다. 만약 胃火가 이미 타오른 다음과 장차 쇠약해지려 할 때는 知母를 원래 더할 필요는 없는 것이다. 혹 知母를 빼고 天門冬이나 玄蔘으로 바꾸는 것도 또한 가능하다.

或問知母,黃柏用之於六味丸中, 朱丹溪之意以治陰虛火動也, 是豈無見者乎? 嗟乎. 陰虛火動, 六味湯治之足矣, 何必又用知母, 黃柏以瀉火乎. 夫火之有餘, 因水之不足也, 補其水, 則火自息矣. 丹溪徒知陰虛火動之義, 而加入二味, 使後人膠執而專用之, 或致喪亡, 非所以救天下也.

---

28) 腎 清抄本, 何本均作 "胃", 恐誤.

29) 天 此上何本有 "麥"子.

혹 묻기를 知母 黃柏을 六味丸속에 사용한 것은 朱丹溪가 그것으로써 陰虛火動을 다스리고자 의도한 것인데 이것이 어찌 식견이 없는 것이겠습니까. 안타깝구나! 陰虛火動은 六味湯으로 치료하여도 넉넉한 것이다. 어찌 반드시 또 知母 黃柏을 사용하여 火를 瀉할 것인가. 무릇 火가 남는 것은 水가 不足하기 때문이다. 그 水를 補하면 火는 저절로 꺼질 것이다. 丹溪가 한갓 陰虛火動의 의미만 알고서 이 두 가지 藥味를 더하여 後人으로 하여금 얽매여 고집스럽게 전적으로 사용하게 하여 간혹 죽음에 이르게 하니 이는 天下를 구하는 바가 아니다.

或問知母既不宜輕用, 何不竟刪去之, 乃既稱其功, 又辟其過耶？ 嗟乎. 吾言因丹溪而發, 豈謂知母之等於鳩毒哉. 蓋知母止可用之以瀉胃火之有餘, 而不可用之以瀉腎火之不足, 故瀉胃火則救人, 而瀉腎火則殺人也. 丹溪止主瀉腎, 而不主瀉胃, 此生死之大關, 不可不辨也.

혹 묻기를 知母를 이미 가볍게 사용하는 것이 마땅하지 않은데 어찌 삭제하지 아니하고 오히려 그 공을 칭찬하시고 또한 그 과오를 숨기십니까? 안타깝구나! 나는 丹溪 때문에 나타난 것을 말한 것이지 어찌 知母가 毒을 모으는 것과 같다고 말하겠는가. 대개 知母를 사용함에 단지 胃火가 남아 있는 것을 瀉하는 것이 가능할 뿐이며, 腎火의 不足함을 瀉하면 안 된다. 그러므로 胃火를 瀉하면 사람을 구하지만, 腎火를 瀉하면 殺人하는 것이다. 丹溪는 단지 腎을 瀉하는 것만 주장하고 胃를 瀉하는 것을 주장하지 않았는데 이는 生死의 큰 관건이기 때문에 분별하지 않을 수 없다.

或問李時珍發明知母是氣分之藥, 黃柏是血分之藥. 黃柏入腎, 而不入肺；知母下潤腎, 而上清肺金, 二藥必相須而行, 譬之蝦之不能離水母也. 是黃柏, 知母, 必須同用爲佳, 而吾子謂二藥不可共用, 得毋時珍非歟？ 曰時珍殆讀書而執者也. 不知黃柏未嘗不入氣分, 而知母未嘗不入血分也. 黃柏清腎中之火, 亦能清肺中之火；知母瀉腎中之熱, 而亦瀉胃中之熱. 胃爲多氣多血之腑, 豈止入於氣分, 而不入於血分耶？ 是二藥不必兼用, 不可即此而悟哉.

혹 묻기를 李時珍이 知母는 氣分의 藥이요 黃柏은 血分의 藥이라고 밝혔습니다. 黃柏은 腎으로 들어가나 肺로 들어가지 않고, 知母는 아래로는 腎을 윤택하게 하고 위로는 肺金을 淸하게 하며 이 두 가지 藥은 반드시 相須하여 움직이니 비유컨대 새우가 해파리를 떠나지 못하는 것과 같습니다. 이 黃柏, 知母는 반드시 함께 사용하는 것이 좋은 것 인데 선생께서 이 두 가지 藥은 함께 쓰는 것이 불가하다고 하셨으니 李時珍이 잘못된 것입니까? 말하기를 時珍은 겨우 책만 읽고 집착하는 자이다. 黃柏은 일찍이 氣分으로 들어가지 않음이 없고 知母도 일찍이 血分으로 들어가지 않음이 없는 것을 모르는 것이다. 黃柏은 腎中의 火를 맑게 하고, 또한 肺中의 火를 맑게 할 수 있으며, 知母는 腎中의 熱을 瀉하며 역시 胃中의 熱도 瀉한다. 胃는 多氣多血한 腑인데 어찌 단지 氣分으로만 들어가고 血分으로 들어가지 않을 것인가. 이 두 가지 藥은 겸하여 사용할 필요는 없으니, 이 사실을 겪고 나서 깨닫는 것은 옳지 않다.

9. 金釵石斛

金釵石斛, 味甘,微苦, 性微寒, 無毒. 不可用竹斛,木斛, 用之無功, 石斛卻驚定志,益精強陰, 尤能健腳膝之力, 善起痹病, 降陰虛之火, 大有殊功. 今世吳下之醫, 頗喜用之, 而天下人尚不悉知其功用也. 蓋金釵石斛, 生於粵閩岩洞之中, 岩洞乃至陰之地, 而粵閩又至陽之方也, 秉陰陽之氣以生, 故寒不爲寒, 而又能降虛浮之熱. 夫虛火, 相火也, 相火宜補, 而不宜瀉. 金釵石斛妙是寒藥, 而又有補性, 且其性又下行, 而不上行. 若相火則易升, 而不易降者也, 得石斛則降而不升矣. 夏月之間, 兩足無力者, 服石斛則有力, 豈非下降而兼補至陰之明驗乎. 故用黃柏,知母瀉相火者, 何如用金釵石斛之爲當乎. 蓋黃柏,知母瀉中無補, 而金釵石斛補中有瀉也.

金釵石斛은 甘하고 微苦하며 微寒하고 無毒하다. 竹斛,木斛은 쓸 수 없으니 써도 功이 없다. 石斛은 놀란 것을 그치고, 뜻을 안정시키며 精을 더하고 陰을 강하게 하며 더욱이 다리와 무릎의 힘을 튼튼히 할 수 있다. 痹病을 잘 치료하고 陰虛의 火를 내리는데 매우 특이한 功이 있다. 지금 세상에 吳나라 지역의 의사들은 자못 그것을 쓰기 좋아하나 천하의 사람들은 오히려 그 공용을 모두 알지 못한다. 대개 金釵石斛은 粵閩(廣東, 福建省 지방)의 바위골짜기에서 나는데 바위골짜기는 至陰의 땅이고 粵閩은 또한 至陽의 지방이라서, 陰과 陽의 氣를 함께 타고나므로 차가운 약이지만 차가워지지 않는다. 또한 虛하여 뜨는 열을 내릴 수 있다. 무릇 虛火는 相火이니, 相火는 마땅히 補해야 하지 瀉함은 마땅치 않다. 金釵石斛은 묘하게도 찬 약이나 또한 補하는 성질이 있고, 또한 그 성질이 아래로 내려가고 위로 오르지 않는다. 相火라면 쉽게 올라가지만 쉽게 내려오지는 못하는데, 石斛을 얻으면 내려가고 올라가지는 않는다. 여름철에 양 발에 힘이 없는 자는 石斛을 먹으면 힘이 있게 되니, 하강하고 겸하여 至陰을 補하는 분명한 증거가 왜 아니겠는가. 그러므로 黃柏, 知母를 써서 相火를 瀉하는 것이 金釵石斛을 사용하는 것이 마땅함과 어찌 같겠는가. 대개 黃柏, 知母는 瀉하는 가운데 補함이 없으나 金釵石斛은 補하는 가운데 瀉함이 있다.

或問金釵石斛降陰虛之火, 乃瀉陰之物也, 何以能健腳膝之力, 其中妙義, 尚未暢發. 曰腎有補而無瀉, 何以金釵石斛瀉腎, 而反補腎, 宜子之疑也. 餘上文雖已略言之, 而今猶當罄言之. 夫腎中有水,火之分, 水之不足, 火之有餘也 ; 火之有餘, 水之不足也. 是水火不能兩平者, 久矣. 腳膝之無力者, 腎水之不足也. 水不足則火覺有餘, 火有餘則水又不足, 不能制火矣. 不能制火, 則火旺而熬幹骨中之髓, 欲其腳膝之有力也, 必不得之數矣. 金釵石斛, 本非益精強陰之藥, 乃降腎中命門虛火之藥也, 去火之有餘, 自然益水之不足, 瀉腎 中之虛火, 自然添骨中之真水矣, 故曰強陰而益精. 此腳膝之所以健也. 然則黃柏,知母亦瀉腎火之藥, 何以不能健腳膝? 不知腎中之火, 大寒則瀉而不補, 微寒則補而能瀉. 此金釵石斛妙在微寒, 以瀉爲補也. (〔批〕相火者, 虛火也, 虛火必補而後息. 石斛之補腎, 豈及熟地, 然以輕虛之體, 潛入於命門陰火之中, 能引入命門之火, 仍歸於腎, 舍石斛更無他藥可代. 大寒之藥, 有瀉而無補 ; 微寒之藥, 有補而無瀉, 發前人所未發.)

혹 묻기를 金釵石斛은 陰虛의 火를 내리므로 곧 陰을 瀉하는 약물인데 어떻게 다리와 무릎의 힘을 튼튼하게 할 수 있는지, 그 속의 신묘한 뜻이 아직 드러나 펼쳐지지 않았습니다. 말하기를 腎은 補해야 하고 瀉하지 말아야 하는데 金釵石斛으로 腎을 瀉하였는데 반대로

腎을 補하게 되었으니, 자네가 그것을 의심하는 것도 당연하다. 내가 윗글에서 비록 이미 대강 말하였으나 이제 모두 말하겠다. 무릇 腎중에 水, 火의 구분이 있으니, 水가 不足하면 火는 有餘하다. 火가 有餘하면 水는 不足하다. 이렇듯 水火가 서로 평형을 유지할 수 없는 것이 오래되었다. 다리와 무릎이 無力한 것은 腎水의 不足이다. 水가 不足하면 火가 有餘함을 깨닫게 되고, 火가 有餘하면 水가 또한 不足하여 火를 제어할 수 없을 것이다. 火를 제어할 수 없으면 火가 왕성해져서 뼈 속의 골수를 졸이고 말리게 되니 그 다리와 무릎에 힘이 있게 하고자 해도 반드시 얻지 못하는 경우가 많을 것이다. 金釵石斛은 본래 陰을 강하게 하고 精을 보태는 약이 아니라 腎 가운데 命門虛火를 내리는 약이다. 火의 남음을 제거하면 자연히 水의 부족을 補益할 것이요, 腎 중의 虛火를 瀉하면 자연히 骨 중의 眞水를 더하게 될 것이니 그래서 말하기를 陰을 강하게 하고 精을 더한다고 하였다. 이것이 다리와 무릎이 튼튼해지는 까닭이다. 그렇다면 黃柏, 知母 역시 腎火를 瀉하는 약인데 어찌 다리와 무릎을 튼튼하게 할 수 없습니까? 腎중의 火는 크게 차가운 것은 瀉하기만 하고 補함이 없으며, 약간 차가운 것은 補하면서 瀉할 수 있는 것을 알지 못하는 것이다. 이 金釵石斛의 묘함은 약간 차가워서 瀉함으로써 補하는데 있다.([批]相火는 虛火이다. 虛火는 반드시 補한 이후에 꺼진다. 石斛이 腎을 補함이 어찌 熟地黃에 미치겠는가? 가볍고 虛한 몸체로 命門陰火의 가운데 잠입하여 命門의 火를 끌어들여 腎으로 돌아가게 할 수 있으니, 石斛을 버리면 다른 약으로 대신할 수 없다. 크게 찬 약은 瀉함은 있으나 補함은 없으며, 약간 찬 약은 補하고 瀉하지 않는다는 것은 예전 사람들이 아직 말하지 않은 것을 말한 것이다.)

或問子惡用黃柏, 知母之瀉火, 何又稱金釵石斛? 不知金釵石斛, 非知母,黃柏可比. 知母, 黃柏大寒, 直入於至陰, 使寒入於骨髓之中. 金釵石斛不過微寒, 雖入於至陰, 使寒出於骨髓之外, 各有分別也.

혹 묻기를 당신은 黃柏, 知母를 사용하여 火를 瀉하는 것을 나쁘게 여기면서 어찌 또 金釵石斛을 칭찬하십니까? 金釵石斛은 知母,黃柏과 비교할 수 없음을 알지 못하는 것이다. 知母,黃柏은 크게 차갑고 바로 至陰으로 들어가 寒으로 하여금 骨髓의 가운데로 들어가게 한다.

金釵石斛은 약간 찬 것에 불과하여 비록 至陰에 들어가지만 寒으로 하여금 骨髓의 밖으로 나오게 하니, 각각 분별이 있다.

或疑金釵石斛使寒[30]出於骨髓, 實發前人之未發, 但無征難信耳. 曰石斛微寒, 自不傷骨, 骨旣不傷, 則骨中之熱自解, 骨中熱解, 必散於外, 此理之所必然, 不必有征而後信也.

혹 의심하기를 金釵石斛은 寒으로 하여금 骨髓에서 나가게 한다는 것은 실로 예전 사람들이 아직 말하지 않은 것을 말씀하신 것인데 다만 증거가 없어 믿기 어려울 따름입니다. 말하기를 石斛은 약간 차가워서 스스로 骨을 상하지 않는데 骨이 이미 상하지 않으면 骨 중의 熱이 자연히 풀리고 骨 중의 熱이 풀리면 반드시 밖으로 흩어지니 이는 이치가 그러한 것이지 반드시 증거가 있은 후에야 믿을 필요는 없다.

10. 肉蓯蓉

肉蓯蓉, 味甘溫而鹹,酸, 無毒. 入腎. 最善興陽, 止崩漏. 久用令男女有子, 暖腰膝. 但專補腎中之水火, 餘無他用. 若多用之, 能滑大腸. 古人所以治虛人大便結者, 用蓯蓉一兩, 水洗出鹽味, 另用淨水煮服[31], 即下大便, 正取其補虛而滑腸也. 然雖補腎, 而不可專用, 佐人參, 白朮, 熟地,山茱萸諸補陰陽之藥, 實有利益. 使人陽道修偉, 與驢鞭同用更奇, 但不可用鎖陽. 蓋鎖陽非蓯蓉可比, 蓯蓉, 乃馬精所化, 故功性能神；鎖陽, 非馬精所化之物, 雖能補陰興陽, 而功效甚薄, 故神農薄而不取. 近人舍蓯蓉, 而用鎖陽, 余所以分辨之也. 至於草蓯蓉, 尤不可用. 凡用肉蓯蓉, 必須揀其肥大而有鱗甲者, 始可用. 否則, 皆草蓯蓉而假充之者, 買時必宜詳察.

肉蓯蓉은 甘溫하고 鹹하며 酸하고 無毒하다. 腎으로 들어가며 陽氣를 가장 잘 일으키며

---

30) 寒 何本作"熱".
31) 服 原無, 今据何本補.

崩漏를 그치게 한다. 오래 사용하면 男女로 하여금 자식을 갖게 하고 허리와 무릎을 따뜻하게 한다. 다만 腎中의 水火를 전적으로 補하며, 나머지 다른 용도는 없다. 만약 많이 쓰면 大腸을 윤활하게 할 수 있다. 옛 사람들이 虛한 사람의 대변이 뭉친 것을 치료한 방법으로 肉蓯蓉 一兩을 물로 씻어 짠 맛을 빼내고, 따로 깨끗한 물에 삶아 복용하면 大便을 보게 되니 바로 그 虛함을 補하고 腸을 윤활하게 하는 작용을 취한 것이다. 그러나 비록 腎을 補하지만 홀로 사용할 수 없으며 人參, 白朮, 熟地, 山茱萸 등의 陰陽을 補하는 여러 약을 보좌하는 용도로 사용해야 실제로 이익이 있다. 사람의 陽道를 굳건하게 하려면 驢鞭과 함께 사용하면 더욱 기이한 효과가 있지만 鎖陽은 쓸 수 없다. 원래 鎖陽은 肉蓯蓉에 비교할 수 없으니, 肉蓯蓉은 말의 精이 변한 것이므로 효능과 성품이 신비롭지만 鎖陽은 말의 精이 변한 물질이 아니므로 비록 陰을 補하고 陽을 일으킬 수 있어도, 효과는 심히 빈약하기 때문에 神農께서 가벼이 여기고 취하지 않은 것이다. 근래의 사람들이 肉蓯蓉을 버리고 鎖陽을 쓰기 때문에 내가 구분한 것이다. 草蓯蓉에 이르러서는, 더욱이 쓸 수 없다. 모든 肉蓯蓉을 쓸 때는 반드시 통통하고 비늘과 껍질이 있는 것으로 선택해야 비로소 쓸 수 있다. 그렇지 않으면 모두 草蓯蓉이며 거짓으로 채운 것이니 살 때 반드시 상세히 살펴야 한다.

或問肉蓯蓉既大補, 又性溫無毒, 多用之正足補腎, 何以反動大便? 不知肉蓯蓉肉, 乃馬精所化之物, 馬性最淫, 故能興陽. 馬精原系腎中所出, 故又益陰. 然而馬性又最動, 故驟用之多, 易動大便, 非其味滑也. ([批]近情切理之言.)

혹 묻기를 肉蓯蓉이 이미 크게 補하며 또한 성질이 溫하고 無毒하니 많이 쓰면 바로 腎을 補할 만한데 어째서 오히려 大便을 움직이는 것입니까? 이는 肉蓯蓉의 肉은 말의 精이 변화된 물질이며 말의 성질은 가장 음란하므로 陽氣를 일으킬 수 있음을 모른 것이다. 말의 精은 원래 腎에서 부터 나온 것이므로 또한 陰을 보탠다. 그러나 말의 성질 또한 가장 잘 움직이므로 많이 쓰게 되면 쉽게 大便을 움직이니 이는 그 味가 滑해서가 아니다. ([批]근황과 이치에 맞는 말이다.)

或問肉蓯蓉之動大便, 恐是攻劑, 而非補藥也? 夫蓯蓉, 乃有形之精所生, 實補而非瀉. 試觀老人不能大便者, 用之以通大便. 夫老人之閉結, 乃精血之不足, 非邪火之有餘也, 不可以悟其是補而非攻乎.

혹 묻기를 肉蓯蓉이 大便을 움직이게 하니, 이는 攻하는 藥이고 補藥이 아닐까 두렵습니다. 肉蓯蓉은 有形의 精이 生한 것으로 실제로 補하지만 瀉하지는 않는다. 예를 들어 노인이 大便을 보지 못하는 경우에 肉蓯蓉을 사용하여 大便을 소통시키는 것을 보라. 이 노인이 막히고 뭉친 것은 바로 精血이 不足한 것이지 邪火가 남아서 그런 것이 아닌데도 肉蓯蓉이 補藥이고 攻邪하는 약이 아님을 어찌 깨닫지 못하겠는가?

或疑肉蓯蓉性滑而動大便, 凡大腸滑者, 可用乎, 抑不可用乎? 夫大腸滑者, 多由於腎中之無火, 肉蓯蓉興陽, 是補火之物也, 補火而獨不能堅大腸乎. 故驟用之而滑者, 久用之而自澀矣.

혹 의심하기를 肉蓯蓉은 滑하고 大便을 움직이는데, 무릇 大腸이 滑한 경우에도 쓸 수 있습니까 아니면 쓰지 못합니까? 무릇 大腸이 滑한 경우는 대부분 腎中에 火가 없기 때문이다. 肉蓯蓉은 陽을 일으키니 이는 火를 補하는 것이다. 火를 補하는데 유독 大腸을 튼튼히 못하겠는가. 그러므로 滑하여도 자주 사용하고, 오래 사용하면 저절로 澀해질 것이다.

或疑肉蓯蓉, 未必是馬精所生, 此物出之邊塞沙土中, 歲歲如草之生, 安得如許之馬精耶? 曰肉蓯蓉, 是馬精所生, 非馬精所生, 吾何由定. 但此說, 實出於神農之《本草》, 非後人之私臆也, 肉蓯蓉不得馬精之氣, 而生於苦寒邊塞之外, 又何能興陽而補水火哉.

혹 의심하기를 肉蓯蓉은 반드시 말의 精에서 난 것은 아니니, 이 약물은 변방의 모래흙 중에서 나와 오래토록 풀처럼 살아가니 어찌 말의 精이라고 인정할 수 있겠습니까? 말하기를 肉蓯蓉은 말의 精에서 生한 것이니, 말의 精에서 生한 것이 아니라면 내가 무엇으로 말미암아 정하였겠는가. 다만 이 說은 실제로 神農의《本草》에서 나온 것으로 후세의 인물이 개인적으로 억측한 것은 아니지만, 肉蓯蓉이 馬精의 氣를 얻지 못하고 험하고 추운 변방의 밖에서 生한 것이라면 또 어찌 陽氣를 일으키고 水火를 補할 수 있겠는가.

或問王好古曾云"服蓯蓉以治腎, 必妨於心", 何子未識也? 曰此好古不知蓯蓉, 而妄誡之也. 凡補腎之藥, 必上通於心, 心得腎之精, 而後無焦枯之患. 蓯蓉大補腎之精, 卽補心之氣也, 又何妨之有. (〔批〕實是.)

혹 묻기를 王好古가 일찍이 이르기를 肉蓯蓉을 복용하여 腎을 다스리면 반드시 心에 방해가 된다고 하였는데 선생께서는 어찌 알지 못하십니까? 말하기를 이는 王好古가 肉蓯蓉을 알지 못하고 망령되이 경계한 것이다. 무릇 腎을 補하는 약은 반드시 위로 心에 통하나, 心은 腎의 精을 얻은 후에야 타서 마르는 우환이 없게 된다. 肉蓯蓉이 腎의 精을 크게 補하는 것은 곧 心의 氣를 補하는 것인데 또한 무슨 방해됨이 있겠는가. (〔批〕사실 그렇다.)

11. 補骨脂

補骨脂, 卽破故紙也. 味苦, 辛[32], 氣溫, 無毒. 入脾, 腎二經. 治男子勞[33]傷, 療婦人血氣, 止腰膝酸疼, 補髓添精, 除囊濕而縮小便, 固精滑而興陽事, 去手足冷疼, 能定諸逆氣[34]. 但必下焦寒虛者, 始可久服. 倘虛火太旺, 止可暫用, 以引火歸原, 否則, 日日服之, 反助其浮游之火上升矣. 古人用破故紙, 必用胡桃者, 正因其性過於燥, 恐動相火, 所以制之使潤, 非故紙必須胡桃也.

補骨脂는 즉 破故紙이다. 苦, 辛하며 氣溫하고 無毒하다. 脾와 腎 두 經으로 들어간다. 男子의 勞傷을 다스리고, 婦人의 血氣를 치료하며 허리와 무릎이 시리고 아픈 것을 그치게

32) 辛 何本无.
33) 勞 何本作"骨".
34) 定諸逆氣 何本作"定喘益氣".

하며, 骨髓를 補하고 精을 보태준다. 陰囊이 매끄럽지 못한 것을 없애고, 소변을 縮하며, 精이 새어나오는 것을 단단하게 하고 陽事를 일으키며, 手足이 차갑고 아픈 것을 없애고, 모든 逆氣를 안정시킬 수 있다. 다만 반드시 下焦가 차갑고 虛한 경우라야 비로소 오래도록 복용할 수 있다. 만약 虛火가 크게 왕성하면 단지 잠깐 사용하여 火를 이끌고 근본으로 돌아가게 할 수 있으며, 그렇게 하지 않고 매일 복용하면 도리어 그 떠돌아다니는 火가 상승하는 것을 돕게 될 것이다. 옛 사람들이 破故紙를 사용함에 반드시 胡桃를 쓴 것은 바로 그 성질이 지나치게 燥하여 相火를 動하게 할까봐 두려워했기 때문에 이것을 조절하고자 潤하게 한 것이니 破故紙에 반드시 胡桃를 써야하는 것은 아니다.

或問補骨脂既不可輕用, 而青娥等丸, 何以教人終日吞服, 又多取效之神耶? 不知青娥丸, 治下寒無火之人也. 下寒無火者, 正宜久服, 如何可禁其少用乎. 命門火衰, 以致腰膝之酸疼, 手足之逆冷. 甚則陽痿而泄瀉. 苟不用補骨脂, 急生其命門之火, 又何以回陽而續命乎. 且補骨脂尤能定喘, 腎中虛寒, 而關元眞氣上衝於咽喉, 用降氣之藥不效者, 投之補骨脂, 則氣自歸原, 正藉其溫補命門, 以回陽而定喘也. 是補骨脂, 全在審其命門之寒與不寒而用之耳, 余非不教人之久服也.

혹 묻기를 補骨脂는 이미 가볍게 쓰지 못한다 하셨는데, 青娥丸 등은 어째서 사람들에게 종일토록 복용하게 가르치며, 또한 효과의 신묘함을 많이 얻는 것입니까? 青娥丸이 아래가 차고 火가 없는 사람을 치료하는 것을 알지 못하는 것이다. 아래가 차고 火가 없는 사람은 바로 오래 복용함이 마땅하니 어떻게 적게 사용함을 금할 수 있겠는가? 命門火가 쇠약해지면 허리와 무릎이 시리고 아프고, 수족이 逆冷함에 이른다. 심하면 陽이 시들고 泄瀉하게 된다. 만약 補骨脂를 사용하여 그 命門의 火를 급히 生하지 않는다면, 또한 무엇으로 回陽하여 목숨을 이을 수 있겠는가? 또한 補骨脂는 특히 喘息을 안정시킬 수 있으니 腎中이 虛寒하여 關元의 眞氣가 咽喉로 上衝한데 氣를 내리는 약을 사용함에 효과가 없는 경우에 補骨脂를 투여하면, 氣가 스스로 근본으로 돌아오게 되므로 바로 그 命門을 따뜻하게 補하는 작용에 의지하여 陽을 돌아오게 함으로써 喘息을 안정시킨다. 이에 補骨脂는 오로지 그 命門의 차갑고 차갑지 않음을 살펴서 사용할 따름이며 내가 사람들에게 오래 복용하라고 가르치지 않은 것은 아니다.

或問破故紙雖善降氣, 然亦能破氣, 何子未言也? 曰破故紙, 未嘗破氣, 人誤見耳. 破故紙, 乃納氣歸原之聖藥, 氣之不歸者, 尚使之歸, 豈氣之未破者而使之破乎? 惟是性過溫, 恐動命門之火, 火動而氣動, 氣動而破氣者有之. 然而用故紙者, 必非單用, 得一,二味補陰之藥以濟之, 則火且不動, 又何能破氣哉? (〔批〕破故紙納氣, 而非破氣, 前人雖言之矣, 但無此痛快耳.)

혹 묻기를 破故紙는 비록 降氣를 잘하지만 또한 破氣할 수도 있는데 왜 선생께서는 말씀하지 않으십니까? 말하기를 破故紙는 일찍이 破氣한 적이 없는데 사람들이 잘못 알고 있을 따름이다. 破故紙는 곧 納氣하여 根源으로 되돌리는 聖藥으로 氣가 되돌아가지 않는 경우에 여전히 되돌아가게 하거늘 어찌 氣가 아직 깨지지 않은 경우에 깨지게 하겠는가? 오직 성질이 지나치게 따뜻하므로 命門의 火를 動하게 함이 두려우니, 火가 動하면 氣가 動하고, 氣가 動하면 破氣되는 경우가 있다. 그러나 破故紙를 쓸 때는 반드시 홀로 써서는 안 되고, 한두 가지의 補陰藥으로 구제하면 火가 動하지도 않을 터인데 어찌 破氣할 수 있겠는가? (〔批〕破故紙가 納氣하고 破氣하지 않음을 옛 사람이 비록 말했으나 다만 이와 같은 통쾌함은 없었을 따름이다.)

或問補骨脂治瀉有神, 何以脾瀉有宜有不宜乎? 不知補骨脂, 非治瀉之藥, 不治瀉而治瀉者, 非治脾泄, 治腎泄也. 腎中命門之火寒, 是脾氣不固, 至五更痛瀉者, 必須用補骨脂, 以溫補其命門之火, 而瀉者不瀉矣. 若命門不寒而脾自瀉者, 是有火之瀉, 用補骨脂正其所惡, 又安能相宜哉.

혹 묻기를 補骨脂는 泄瀉를 치료함에 神效함이 있는데, 어찌 脾瀉에 마땅함과 마땅하지 않음이 있습니까? 補骨脂는 泄瀉를 치료하는 약이 아닌데, 泄瀉를 치료하지 않는데도 泄瀉를 치료한다는 것은 脾泄을 치료하는 것이 아니라 腎泄을 치료하는 것이라는 사실을 알지 못한 것이다. 腎中의 命門火가 寒하면 脾氣가 견고하지 못하므로, 五更에 이르러 통증이 있으면서

瀉하는 경우에 반드시 補骨脂를 사용하면 命門火를 溫補하면 泄瀉하는 자가 泄瀉하지 않게 될 것이다. 만약 命門火가 차갑지 않은데 脾가 스스로 瀉하는 경우는 火가 있는 泄瀉이니 補骨脂를 사용하는 것은 바로 나빠지는 바이니 또한 어찌 서로 마땅할 수 있겠는가?

或問補骨脂無胡桃, 猶水母之無蝦, 然否？ 嗟乎. 破故紙何藉於胡桃哉. 破故紙屬火, 收斂神明, 能使心包之火與命門之火相通, 不必胡桃之油潤之, 始能入心入腎也. 蓋破故紙, 自有水火相生之妙, 得胡桃仁而更佳, 但不可謂破故紙, 必有藉於胡桃仁也. (〔批〕剖析甚當.)

혹 묻기를 補骨脂에 胡桃가 없는 것은 마치 해파리에 새우가 없는 것과 같지 않습니까? 안타깝구나! 破故紙가 어찌 胡桃에 의지하겠는가? 破故紙는 火에 속하여 神明을 수렴하고 心包의 火와 命門의 火를 서로 통하게 할 수 있으니 胡桃의 기름으로 그것을 潤하게 한 후에야 마침내 心과 腎에 들어갈 수 있는 것은 아니다. 대개 破故紙는 원래 水火相生의 오묘함이 있는데 胡桃仁을 얻으면 더욱 좋으나 다만 破故紙가 반드시 胡桃仁에 의지하여야 한다고 말할 수는 없다. (〔批〕분석이 매우 타당하다.)

或疑破故紙陽藥也, 何以偏能補腎？ 夫腎中有陽氣, 而後陰陽有旣濟之美. 破故紙, 實陰陽兩補之藥也, 但兩補之中, 補火之功多於補水, 制之以胡桃仁, 則水火兩得其平矣.

혹 의심하기를 破故紙는 陽藥인데 어째서 補腎할 수 있다는 것에만 치우쳐 있습니까? 무릇 腎中에는 陽氣가 있은 후에 陰陽이 旣濟하는 아름다움이 있다. 破故紙는 진실로 陰과 陽 두 가지 모두를 補하는 약이다. 다만 둘 다 補하는 중에 火를 補하는 功이 水를 補하는 것보다 많고, 胡桃仁으로 조절함으로써 水火 둘 다 그 공평함을 얻게 될 것이다.

或問破故紙補命門之火, 然其氣過燥, 補火之有餘, 恐耗水之不足. 古人用胡桃以制之者, 未必非補水也. 不知胡桃以制破故紙者, 非制其耗水也, 乃所以助腎中之火也. 蓋腎火非水不生, 胡桃之油最善生水, 腎中之水不涸, 則腎中之火不寒, 是破故紙得胡桃, 水火有兩濟之歡也.

(〔批〕生水生火, 相得益彰, 妙論.)

혹 묻기를 破故紙는 命門의 火를 補하지만, 그 氣가 지나치게 燥하여 火를 補하는 것은 남음이 있고, 水는 소모되어 부족할까 두렵습니다. 옛 사람들이 胡桃仁을 사용하여 조절한 것은 반드시 水를 補하지 않은 것은 아니다. 胡桃로써 破故紙를 조절하는 것은 水가 소모되는 것을 조절한 것이 아니고, 곧 腎中의 火를 돕는 것임을 알지 못하는 것이다. 대개 腎火는 水가 아니면 生할 수 없는데 胡桃의 기름은 가장 잘 水를 生하고, 腎中의 水가 마르지 않으므로 腎中의 火가 차가워 지지 않는다. 이는 破故紙가 胡桃를 얻으면 水와 火가 모두 구제되는 즐거움이다. (〔批〕水를 生함과 火를 生함이 모두 이익이 더해지는 오묘한 이론이다.)

12. 羌活(獨活)

羌活, 味苦,辛, 氣平而溫, 升也, 陽也, 無毒. 入足太陽,足少陰二經, 又入足厥陰. 善散風邪, 利周身骨節之痛, 除新舊風濕, 亦止頭痛齒疼. 古人謂羌活系君藥, 以其撥亂反正, 有旋轉之力也. 而余獨以爲只可充使, 而並不可爲臣佐. (〔批〕說羌活不可爲君臣之藥, 見明論確, 救世之深心也.)蓋其味辛而氣升, 而性過於散, 可用之爲引經, 通達上下, 則風去而濕消. 若恃之爲君臣, 欲其調和氣血, 燮理陰陽, 必至變出非常, 禍生反掌矣. 故羌活止可加之於當, 芎, 朮, 苓之內, 以逐邪返正, 則有神功耳. 羌活與獨活, 本是兩種, 而各部《本草》俱言爲一種者, 誤. 仲景夫子用獨活, 以治少陰[35]之邪, 東垣先生用羌活, 以治太陽之邪, 各有取義, 非取緊實者謂獨活, 輕虛者謂羌活也. 蓋二物雖同是散邪, 而升降之性各別, 羌活性升, 而獨活性降. 至於不可爲君臣, 而只可充使者, 則彼此同之也.

羌活은 苦, 辛하며, 氣平하면서 溫하여 升하고 陽이며 無毒하다. 足太陽과 足少陰 두 經으로 들어가며, 또한 足厥陰으로 들어간다. 風邪를 잘 흩트리며, 온몸의 骨節痛을 부드럽게

35) 少陰 何本作 "少陽".

하고, 오래되거나 새로운 風濕을 제거하며, 또한 頭痛, 齒痛을 그치게 한다. 古人이 말하기를, 羌活을 君藥으로 하여 어지러움을 뽑아내어 바르게 돌리니 되돌리는 힘이 있다. 그러나 나는 오로지 使藥으로만 사용하는 것이 가능하고, 臣藥도 佐藥도 될 수 없다고 여긴다. ([批]羌活은 君臣의 약이 될 수 없다고 설명한 것은 견해가 밝고 논리가 확실하니 세상을 구하는 깊은 마음이다.) 대개 그 味가 辛하여 氣는 상승하고 性은 흩트림이 지나치며, 引經藥으로 사용하면 上下로 통달하여 風이 제거되고 濕이 사그라든다. 만약 君臣의 약으로 삼기를 고집하여, 氣血을 調和시키고, 陰陽을 고루 잘 다스리고자 한다면, 반드시 변하여 이상한 증상이 나타남에 이르고 재앙이 생겨남이 손바닥 뒤집듯 쉬울 것이다. 그러므로 羌活은 단지 當歸, 川芎, 白朮, 茯苓 안에 보탬으로써 邪氣를 몰아내어 올바르게 되돌리는 신묘한 효능이 있다. 羌活과 獨活은 본래가 다른 종인데, 여러 本草서적에 모두 한 종류라고 말하는 것은 잘못된 것이다. 仲景선생께서 獨活을 써서 少陰의 邪氣를 치료하고, 東垣선생께서 羌活을 써서 太陽의 邪氣를 치료한 것은 각각 선택한 의미가 있는 것이지 견실한 것을 취하여 獨活이라 하고, 輕虛한 것을 취하여 羌活이라 한 것이 아니다. 대개 이 두 가지는 비록 같이 邪氣를 흐트러지게 하지만 升降의 성질이 각기 달라서 羌活은 성질이 상승하지만 獨活은 성질이 하강한다. 君臣약으로는 삼을 수 없고, 단지 使藥으로 충족할 수 있다는 점에 이르러서는 피차 같다.

或問九味羌活湯, 古人專用之以散風寒之邪, 今人無不宗之, 而吾子貶羌活爲充使之藥, 毋乃太輕乎? 曰羌活雖散風邪, 而實能損正, 邪隨散解, 正亦隨散而俱解矣. 九味羌活湯, 雜而不純, 余最不取. 外感風邪治法, 安能出仲景夫子之範圍; 內傷而兼外感治法, 安能出東垣先生之範圍. 余治外感, 遵仲景夫子; 治內傷之外感, 遵東垣先生, 又何風邪之不去, 而必尚九味羌活湯爲哉. ([批]讀書窮理, 深知二公之妙.)

혹 묻기를 九味羌活湯을 옛사람들이 風寒의 邪氣를 흩트리는데 일관되게 사용하였으며 요즘 사람들이 그것을 따르지 않는 자가 없거늘 선생께서는 羌活을 폄하하여 使藥으로 충분하다 하시니, 너무 경시하시는 것 아니십니까? 말하기를 羌活은 비록 風邪를 흩트리지만, 실제로는 精氣를 손상시킬 수 있으니, 邪氣가 흐트러져 풀어지게 되고, 精氣 역시 흐트러지고 함께 풀어지게 된다. 九味羌活湯은 잡스럽고 순수하지 못하여 내가 가장 선택하지 않는 처방이다. 外感風邪의 치법이 어찌 仲景선생의 범위를 벗어날 수 있으며, 內傷과 外感을 겸한 治法이 어찌 東垣선생의 범위를 벗어날 수 있겠는가? 나는 外感을 치료할 때는 仲景선생을 따르고, 內傷과 外感을 겸한 것을 치료할 땐 東垣선생을 따르니 어찌 風邪가 제거되지 않고 아직도 九味羌活湯이 필요하겠는가. ([批]책을 읽고 이치를 탐구하여 두 분의 오묘함을 깊이 알았다.)

或疑潔古老人創造九味羌活湯, 以佐仲景公之不逮, 是其半生學問, 全在此方, 而先生薄羌活, 而並輕其方, 竊謂先生過矣？ 嗟乎. 潔古創造九味羌活湯者, 因仲景公方法不明於天下, 而東坦先生尚未創制補中益氣之湯, 不得已而立此方, 以治外感, 實所以治內傷也. 今東垣先生既立有補中益氣湯, 實勝於九味羌活湯遠甚, 又何必再用潔古之方哉. 至於治外感之法, 莫過仲景公傷寒書之備. 外感善變, 豈羌活區區一方, 即可以統治六經傳經之外感耶. 況仲景公傷寒書, 經鐸與喻嘉言之闡發而益明, 故外感直用其方, 斷乎無疑. 若九味羌活湯, 實可不用. 潔古老人半生精力, 徒耗於此方, 雜而不純, 亦何足尚, 余是以輕之, 豈爲過哉.

혹 의심하기를 潔古老人(張元素)께서 九味羌活湯을 만들어 仲景선생께서 도달하지 못한 것을 보좌하셨으니, 이는 그 반평생의 학문이 모두 이 처방에 있는 것인데, 선생께선 羌活을 하찮게 보실 뿐만 아니라 아울러 그 처방도 가벼이 여기시니, 삼가 말씀드리건데 선생께서 지나치신 것 같습니다. 안타깝도다! 潔古老人이 九味羌活湯을 만든 것은, 仲景선생의 방법이 천하에 드러나지 않고, 東垣선생이 補中益氣湯을 아직 만들지 않았으므로 부득이하게 이 처방을 만들어서 外感을 치료한 것인데 실제로는 內傷을 치료한 것이다. 지금은 東垣선생이 이미 補中益氣湯을 만들었으며 실제로 九味羌活湯보다 훨씬 우수하거늘 어찌 潔古선생의 처방을 다시 사용할 필요가 있는가. 外感을 치료하는 법도에서는 仲景선생의 傷寒書에 갖추어진 것을 뛰어 넘지 못한다. 外感은 잘 변하는데 어찌 羌活 등의 보잘 것 없는 하나의 처방으로 六經으로 傳經하는 外感을 다스릴 수 있겠는가. 하물며 仲景선생의 傷寒書는 나와 喩嘉言의 설명을 거치면서 더욱 분명해졌으므로 外感에 그 처방을 곧바로 쓰는 것은 결코 의심됨이 없다. 九味羌活湯 같은 것은 실제로 사용하지 않아도 된다. 潔古老人의 반편생의 정력이 이 처방에 헛되이 소모되었으나 잡되고 순수하지 못하거늘 어찌 존중할 가치가 있겠는가. 내가 이 때문에 가벼이 여기는 것이니 어찌 허물이 되리오.

或謂羌活,獨活同是散藥, 羌活性升, 而獨活性降, 升則未免有浮動之虞, 與其用羌活, 不若用獨活之爲安. 嗟乎. 有邪宜散, 升可也, 降亦可也. 無邪可散, 散藥均不可用, 又何論於升降乎. 況二味原自兩種, 散同而升降各別, 又烏可亂用之哉.

혹 이르기를 羌活과 獨活은 모두 散하는 약인데 羌活의 성질은 상승하고, 獨活의 성질은 하강하니, 상승하면 浮動하게 되는 염려를 피할 수 없으므로, 羌活을 쓰기보다는 獨活을 사용하는 것이 안전해 보입니다. 안타깝구나! 마땅히 흩트려야 할 邪氣가 있을 때는 上升하는 것도 가능하고, 下降하는 것도 역시 가능하다. 흩트릴 邪氣가 없을 때는, 흩트리는 약은 모두 쓸 수 없는데 또한 어찌 升降을 논하는가? 하물며 이 두 가지 약은 원래 다른 종으로, 흩트리는 성질은 같지만 升降에 각기 구별이 있으니 어떻게 함부로 사용할 수 있겠는가?

13. 柴胡

柴胡, 味苦, 氣平, 微寒. 氣味俱輕, 升而不降, 陽中陰也. 無毒. 入手足少陽, 厥陰之四經. 瀉肝膽之邪, 去心下痞悶, 解痰結, 除煩熱, 尤治瘡瘍, 散諸經血凝氣聚, 止偏頭風, 胸脅刺痛, 通達表裏邪氣, 善解潮熱. 傷寒門中必須之藥, 不獨瘧症, 鬱症之要劑也. 婦人胎產前後, 亦宜用之. 目病用之亦良, 但可爲佐使, 而不可爲君臣. 蓋柴胡入於表裏之間, 自能通達經絡, 故可爲佐使, 而性又輕清微寒, 所到之處, 春風和氣, 善於解紛, 所以用之, 無不宜也. 然世人正因其用無不宜, 無論可用不可用, 動即用之. 如陰虛癆瘵之類, 亦終日煎服, 耗散真元, 內熱更熾, 全然不悟, 不重可悲乎.

柴胡는 苦하고 氣는 平하며 微寒하다. 氣味가 모두 가벼워서 상승하고 하강하지 않으며 陽중에 陰이다. 無毒하다. 手足의 少陽과 厥陰의 네 經으로 들어간다. 肝膽의 邪를 瀉하여

心下의 痞悶을 제거하고, 痰이 뭉친 것을 풀어주며, 煩熱을 제거하고, 또한 瘡瘍을 다스리며, 모든 經의 血이 엉기고 氣가 모인 것을 흩어주며, 偏頭風과 胸脅刺痛을 그치게 하고, 表裏의 邪氣를 막힘없이 소통시키고, 潮熱을 잘 풀어준다. 傷寒門에 반드시 필요한 약이니 오직 瘧症과 鬱症의 중요한 약만은 아니다. 부인의 출산 전후에 또한 쓰는 것이 마땅하다. 눈병에 써도 역시 좋으나, 다만 佐藥, 使藥이 될 수는 있어도 君藥, 臣藥이 될 수는 없다. 대개 柴胡는 表裏의 사이에 들어가서 스스로 經絡을 막힘없이 소통하는 것이 가능하므로 佐藥, 使藥으로 삼을 수 있다고 하였지만, 성질이 또한 가볍고 맑으며 약간 차가워서, 이르는 장소마다 봄바람의 온화한 기운처럼 엉킨 것을 잘 풀어주니 사용함에 마땅치 않음이 없는 까닭이다. 그러나 세상 사람들은 바로 그 쓰임에 마땅하지 않은 바가 없다는 것 때문에 쓸 수 있는 것과 쓸 수 없는 것을 논하지 않고 마음이 움직이면 바로 사용한다. 예를 들어 陰虛勞瘵같은 경우에 역시 종일토록 달여 복용하면, 眞元이 소모되고 흩어져 내부의 열이 다시 타올라도 전혀 깨닫지 못하니 신중하지 못한 것이 애석하다.

夫柴胡止可解鬱熱之氣, 而不可釋骨髓之炎也, 能入於裏以散邪, 不能入於裏以補正, 能提氣以升於陽. 使參,芪,歸,朮, 共健脾而開胃, 不能生津以降於陰；使麥冬,丹皮, 同益肺以滋腎, 能入於血室之中以去熱, 不能入於命門之內以去寒. 無奈世人妄用柴胡以殺人也, 余所以探辨之耳. ([批]柴胡散半表半裏之邪, 開手即宜用之, 遠公闡發獨精, 斟酌盡詳.)

柴胡는 단지 鬱熱된 기운을 풀 수 있지만 骨髓의 火炎은 풀지 못하며, 裏에 들어가 邪氣를 흩트릴 수 있지만 正氣를 補하지는 못하며, 氣를 陽으로 끌어 올려 줄 수 있다. 人蔘, 黃芪, 當歸, 白朮로 하여금 함께 脾를 튼튼히 하고 胃를 열어주지만, 津液을 生하여 陰으로 내려가게 할 수는 없다. 麥門冬, 牧丹皮로 하여금 함께 肺를 유익하게 하고, 腎을 滋養하여 血室 속에 들어가 熱을 제거할 수 있지만, 命門의 안으로 들어가 寒氣를 제거할 수는 없다. 세상 사람들이 망령되이 柴胡를 써서 사람을 죽이는 것을 어찌할 수 없으니, 내가 이 때문에 찾아보고 분별하고자 한다. ([批] 柴胡는 半表半裏의 邪氣를 흩어주니 시작함에 사용하는 것이 마땅하나 遠公이 홀로 정밀하게 설명하였고 모두 다 상세하게 고려되었다.)

或問柴胡不可用之以治陰虛之人是矣, 然古人往往雜之青蒿, 地骨皮, 丹皮, 麥冬之內, 每服退熱[36]者, 又謂之何? 曰此陰虛而未甚者也. 夫陰虛而火初起者, 何妨少用柴胡, 引諸補陰之藥, 直入於肝,腎之間, 轉能瀉火之速. 所惡者, 重加柴胡, 而又久用不止耳. 用藥貴通權達變, 豈可拘泥之哉.

혹 묻기를 柴胡는 陰虛한 사람을 다스리는데 쓸 수 없거늘 옛날 사람들이 종종 靑蒿, 地骨皮, 牧丹皮, 麥門冬 등의 안에 섞어서 매번 복용하여 熱을 물리치는 것은 또 어떠한 것을 일컫는 것입니까? 말하기를 이는 陰虛하지만 심하지 않은 경우이다. 陰虛하여 火가 처음 일어나는 경우에 柴胡를 조금 써서 여러 補陰하는 약을 이끌고 肝腎의 사이로 곧바로 들어가 한층 더 빠르게 火를 瀉할 수 있는데 어찌 잘못이 있겠는가? 잘못된 것은 柴胡를 많이 사용할 뿐 아니라 또한 오랫동안 사용하는 것을 멈추지 않는 것이다. 약을 사용함에 임기응변을 귀히 여기는데 어찌 구애됨이 있겠는가?

又問柴胡既能提氣, 能補脾而開胃, 何以亦有用之而氣上沖者, 何故? 此正見柴胡之不可妄用也. 夫用柴胡提氣而反甚者, 必氣病之有餘者也. 氣之有餘, 必血之不足也, 而血之不足也, 必陰之甚虧也. 水不足以制火, 而反助氣以升陽; 則陰愈消亡, 而火愈上達, 氣安得而不上沖乎. 故用柴胡以提氣, 必氣虛而下陷者始可. 至於陰虛火動之人, 火正炎上, 又加柴胡以升提之, 火愈上騰, 而水益下走, 不死何待乎? 此陰虛火動, 斷不可用柴胡, 不更可信哉. ([批]柴胡提氣, 止宜提陽氣之虛, 不宜提陰火之旺, 不可不知.)

또 묻기를 柴胡는 이미 氣를 끌어 올릴 수 있고, 脾를 補하고 胃를 열어줄 수 있는데 또한 그것을 써서 氣가 上沖하는 경우가 있는데 어떤 까닭입니까? 이는 바로 柴胡를 망령되이 쓸 수 없다는 것을 보여주는 것이다. 무릇 柴胡를 사용하여 氣를 끌어올렸는데 도리어 심하게 된 경우는 반드시 氣病이 남아있는 경우이다. 氣가 有餘하면 반드시 血은 不足해지며, 血이 不足한 경우는 반드시 陰이 심하게 훼손된 것이다. 水가 충분히 火를 제어할 수 없는데 氣를

36) 熱 何本作"陰火".

도와서 陽을 올리게 되면, 陰이 더욱 소모되어 없어지고, 火가 더욱 위로 다다르게 되니 氣가 어찌 上沖하지 않을 수 있겠는가? 그러므로 柴胡를 써서 氣를 끌어 올리는 것은 반드시 氣가 虛하여 아래로 꺼진 경우에 비로소 가능하다. 陰虛火動한 사람에 이르러서는 火가 바로 위로 타오르는 데 또 柴胡를 더해서 火를 끌어 올리면 火는 더욱 위로 오르고 水는 더욱 아래로 달려 내려가니 어찌 죽지 않기를 바라겠는가? 이런 陰虛火動에는 절대 柴胡를 쓸 수 없음을 믿지 못하겠는가? ([批]柴胡가 氣를 끌어 올리는 것은 단지 陽氣가 虛한 것을 끌어 올리는 경우에만 마땅하고, 陰火가 왕성한 것을 끌어 올리는 것은 마땅하지 않음을 몰라서는 안된다.)

或問柴胡乃半表半裏之藥, 故用之以治肝經之邪最效, 然而肝經乃陰臟也, 邪入於肝, 已入於裏矣, 又何半表半裏之是云, 乃往往用柴胡而奏效如神者, 何也？ 夫肝經與膽經爲表裏, 邪入於肝, 未有不入於膽者, 或邪從膽而入於肝, 或邪已入肝, 而尚留於膽, 彼此正相望而相通也. 柴胡乃散肝邪, 而亦散膽邪之藥, 故入於肝者半, 而入於膽者亦半也. 所以治肝而膽之邪出, 治膽而肝之邪亦出也.

혹 묻기를 柴胡는 곧 半表半裏의 藥이니 肝經의 邪氣를 다스리는데 쓰면 가장 효과가 있습니다. 그러나 肝經은 곧 陰의 장부이니 邪氣가 肝으로 들어가면 이미 裏로 들어간 것인데 어찌 半表半裏가 맞다고 하겠으며 이에 종종 柴胡를 써서 효과를 보는 것이 신묘한 것은 어찌해서 입니까? 무릇 肝經은 膽經과 더불어 表裏가 되니 邪氣가 肝으로 들어가면 膽에 들어가지 않은 경우가 없으니, 혹 邪氣가 膽을 따라서 肝으로 들어오거나, 혹 邪氣가 이미 肝으로 들어왔는데, 오히려 膽에 머무는 것은 피차간에 바로 서로 바라보고 서로 통하기 때문이다. 柴胡는 곧 肝의 邪氣를 흩어주고 또한 膽의 邪氣를 흩어주는 약이므로, 肝으로 들어가는 것이 절반이고 膽으로 들어가는 것 역시 절반이다. 肝을 다스리면 膽의 邪氣가 나가고 膽을 다스리면 肝의 邪氣 역시 나가게 되는 까닭이다.

或問柴胡既是半表半裏之藥, 邪入於裏, 用柴胡可引之以出於表, 則病必輕；邪入於表, 亦用柴胡, 倘引之以入於裏, 不病增乎？ 不知柴胡乃調和之藥, 非引經之味也. 邪入於內者, 能和之而外出, 豈邪入於內者, 反和之而內入乎. 此傷寒汗,吐,下之病, 仲景夫子所以每用柴胡, 以和解於半表半裏之間, 使反危而爲安, 撥亂而爲治也.

혹 묻기를 柴胡는 이미 半表半裏의 약이니, 邪氣가 裏로 들어간 경우 柴胡를 쓰면 邪氣 를 끌어 表로 내보내서 병이 반드시 가벼워지지만, 邪氣가 表에 들어간 경우에 柴胡를 쓰면 오히려 邪氣를 끌고 裏로 들어가게 되어 병이 심해지지 않겠습니까? 柴胡는 調和시키는 약이지 引經하는 약이 아님을 알지 못한 것이다. 邪氣가 안으로 들어온 경우 화해시켜 밖으로 배출할 수 있는데, 어찌 邪氣가 안으로 들어온 경우에 오히려 화해시켜 안으로 들이겠는가? 이는 傷寒에서 汗吐下의 병에 仲景선생께서 매번 柴胡를 써서 半表半裏의 사이에서 和解시켜 위태로운 것을 뒤집어 안전하게 하고, 어지러운 것을 떼어내어 다스린 까닭이다.

又問柴胡既是調和之藥, 用之於鬱症者固宜, 然有時解鬱, 而反動火, 又是何故? 此必婦女鬱於懷抱, 而又欲得男子, 而不可得者也. 論婦女思男子而不可得之脈, 肝脈必大而弦出於寸口. 然其懷抱既鬱, 未用柴胡之前, 肝脈必澀而有力, 一服柴胡, 而澀脈必變爲大而且弦矣. 鬱開而火熾, 非柴胡之過, 正柴胡之功, 仍用柴胡, 而多加白芍, 山梔, 則火且隨之而即散矣.

또 묻기를 柴胡가 이미 調和하는 약이어서 鬱症에 쓰는 것은 단호히 마땅한데, 그러나 때때로 鬱症을 풀어주었는데 도리어 火를 動하게 하니 또한 이것은 어떤 까닭입니까? 이는 반드시 부녀자가 마음속에 품은 생각이 울체되고, 또한 男子를 얻고자 하나 얻지 못한 경우일 것이다. 부녀자가 남자를 생각하지만 얻지 못한 脈을 논하자면, 肝脈이 반드시 大하고 弦脈이 寸口에서 나타난다. 그러나 마음속으로 그리워함이 이미 울체되면 아직 柴胡를 쓰기 전에 肝脈이 반드시 澁하면서 힘이 있다가, 柴胡를 한번 복용하면 澁脈이 반드시 변하여 大하고 또 弦해질 것이다. 막힌 것을 열어주었는데 火가 왕성한 것은 柴胡의 잘못이 아니라 바로 柴胡의 功이니, 이에 柴胡를 쓰고 白芍藥, 山梔子를 많이 넣어 사용하면 火가 또한 그것을 따라서 곧 흩어질 것이다.

或問柴胡爲傷寒要藥, 何子不分別言之? 曰傷寒門中, 柴胡之症甚多, 何條宜先言, 何條宜略言乎. 雖然柴胡之症雖多, 而其要在寒熱之往來, 邪居於半表半裏之言盡之矣, 用柴胡而顧半表半裏也, 又何誤用哉. ([批]傷寒用柴胡之症雖多, 數言已足包括.)

혹 묻기를 柴胡는 傷寒의 중요한 약인데 선생께서는 어찌 분별하여 말하지 않으십니까? 말하기를 傷寒門 가운데 柴胡의 症이 매우 많은데 어떤 條文을 먼저 말하는 것이 마땅하고, 어떤 條文을 간략히 말하는 것이 마땅하겠는가? 그렇지만 柴胡의 症이 비록 많아도 그 요점은 寒熱이 往來하는 것에 있으니 邪氣가 半表半裏에 머문다는 말로 다 할 수 있을 것이다. 柴胡를 써서 半表半裏를 돌보면 또 어찌 잘못 쓴다 하겠는가? ([批] 傷寒에 柴胡를 사용한 症이 비록 많으나 몇 마디 말로 이미 충분히 포괄하고 있다.)

或問柴胡開鬱, 凡男子有鬱, 亦可用之乎? 蓋一言鬱, 則男婦盡在其中矣, 豈治男一法, 而治女又一法乎. 世人治鬱, 多用香附, 誰知柴胡開鬱, 更易於香附也.

혹 묻기를 柴胡는 開鬱하니, 모든 남자가 鬱症이 있으면 또한 柴胡를 쓸 수 있습니까? 대개 한마디로 鬱이라고 하는 것은, 곧 남자와 부인 모두 그 속에 있을 것이니, 어찌 남자를 치료하는 방법이 있고, 여자를 치료함에 또한 다른 방법이 있겠는가. 세상 사람들이 鬱을 치료함에 香附子를 많이 쓰는데, 누가 柴胡의 開鬱하는 것이 香附子보다 더욱 용이하다는 것을 알겠는가?

或問柴胡本散風之味, 何散藥偏能益人, 此予之未解也. 蓋克中不克, 克即是生也. 柴胡入肝, 而性專克木. 何以克木而反能生木? 蓋肝屬木, 最喜者水也, 其次則喜風. 然風之寒者, 又其所畏, 木遇寒風則黃落, 葉既凋零, 而木之根必然下生而克土矣. 土一受傷, 而胃氣即不能開而人病, 似乎肝之不喜風也, 誰知肝不喜寒風, 而喜溫風也. 木一遇溫風, 則萌芽即生, 枝葉扶疏, 而下不生根, 又何至克土乎. 土不受傷, 而胃氣輒開, 人病頓愈. 柴胡, 風藥中之溫風也, 肝得之而解鬱, 竟不知抑滯之氣何以消釋也, 故忘其性之相制, 轉若其氣之相宜. 克既不克, 非克即所以生之乎. 克即是生, 克非真克, 生乃是克, 生實非生. 全生於克之中, 制克於生之外, 是以反得其生之之益, 而去其克之之損也.

혹 묻기를 柴胡는 본래 散風하는 약인데, 어떻게 消散하는 藥이 한편으로 사람에게 이익이 될 수 있는지, 이것이 제가 이해하지 못하는 것입니다. 대개 克 중에 克하지 않는 것이 있으니, 克이 곧 生인 것이다. 柴胡가 肝에 들어가면, 성질이 오로지 木을 克한다. 어째서 柴胡로 木을 克하였는데 도리어 木을 生할 수 있는가? 대개 肝은 木에 속하고, 가장 좋아하는 것은 水이며, 그 다음은 風을 좋아한다. 그러나 風이 차가운 경우를 또한 꺼려하는 것이니, 木이 寒風을 만나면, 낙엽이 지고, 잎이 이미 시들어 떨어지면, 木의 뿌리가 반드시 아래로 자라서 土를 克하게 될 것이다. 土가 한 번 손상을 입으면 胃氣는 곧 열릴 수 없어 사람이 병드니, 마치 肝이 風을 좋아하지 않는 듯하지만, 누가 肝이 寒風을 좋아하지 않고, 溫風을 좋아한다는 것을 알겠는가. 木이 한 번 溫風을 만나면 곧 싹이 나고, 가지와 잎이 움트면 아래로 뿌리를 生하지 않으니, 또 어찌 土를 克함에 이르겠는가. 土가 손상되지 않으면, 胃氣가 쉽게 열려, 사람의 병이 낫는다. 柴胡는 風藥 중에 溫風이다. 肝이 그것을 얻으면 解鬱하여, 마침내 눌리고 정체된 氣가 어떻게 풀려 사라지는지도 모르게 되므로, 그 성질이 서로 제압하는 것을 잊고, 도리어 그 氣가 서로 마땅한 것처럼 된다. 克이 이미 不克한데, 克하지 않는 것이 곧 그것을 生하는 것이겠는가. 克은 곧 生이니, 克이 참으로 克하는 것이 아니며, 生이 이에 바로 克이며, 生이 실제로 生이 아니다. 克의 가운데에서 온전히 生하고, 生의 밖에서 制하고 克하니, 이런 까닭으로 도리어 그것을 生하는 이로움을 얻고, 그것을 克하는 손해를 없애는 것이다.

或疑柴胡用之於補中益氣湯, 實能提氣, 何以舍補中益氣湯用之, 即不見有功, 意者氣得補而自升, 無藉於柴胡耶? 曰: 柴胡提氣, 必須於補氣之藥提之, 始易見功, 舍補氣之藥, 實難奏效. 蓋升提之力, 得補更大, 非柴胡之不提氣也.

혹 의심하기를, 柴胡를 補中益氣湯에 쓰면, 진실로 氣를 끌어올릴 수 있는데, 어찌 補中益氣湯에 쓰는 것을 제외하고서는 효과가 나타나지 않습니까? 그 뜻은 氣가 補함을 얻어 스스로 올라가는 것이지, 柴胡의 약효를 빌린 것이 아닌 것 아닙니까? 말하기를 柴胡가 氣를 끌어올리는 것은 반드시 補氣하는 藥에서 氣를 끌어올려야 비로소 쉽게 효과가 나타나는 것이니, 補氣하는 藥이 아니고서는 진실로 효과를 보기 어렵다. 대개 끌어올리는 힘은 補를 얻으면 더욱 커지는 것이며, 柴胡가 氣를 끌어 올리지 않는 것이 아니다.

或疑柴胡用之補中益氣湯中, 爲千古補氣方之冠, 然吾以爲柴胡不過用之升提氣之下陷耳, 胡足奇. 此真不知補中益氣湯之妙也. 補中益氣湯之妙, 全在用柴胡, 不可與升麻並論也. 蓋氣虛下陷, 未有不氣鬱者也. 惟鬱故其氣不揚, 氣不揚, 而氣乃下陷, 徒用參,歸,芪,朮以補氣, 而氣鬱何以舒發乎. 即有升麻以提之, 而脾胃之氣, 又因肝氣之鬱來克, 何能升哉. 得柴胡同用以舒肝, 而肝不克土, 則土氣易於升騰. 方中又有甘草,陳皮, 以調和於胸膈之間, 則補更有力, 所以奏功如神也. 是柴胡實有奇功, 而非提氣之下陷一語可了. 使柴胡止提氣之下陷, 何風藥不可提氣, 而東垣先生必用柴胡, 以佐升麻之不及耶. 夫東垣先生一生學問, 全在此方, 爲後世首推, 蓋不知幾經躊度精思, 而後得之也, 豈漫然哉. ([批]闡發補中益氣之妙, ㅁ東垣自己亦不過ㅁㅁ.)

혹 의심하기를, 柴胡를 補中益氣湯 중에 사용하는 것은 千古의 補氣方의 으뜸입니다. 그러나 저는 柴胡를 사용하여 下陷된 氣를 升提시키는 것에 불과하다고 여기는데 어찌 기이함이 많습니까? 이는 진실로 補中益氣湯의 신묘함을 모르는 것이다. 補中益氣湯의 신묘함은 전적으로 柴胡를 쓰는 데 있으며, 升麻와 함께 論할 수 없다. 대개 氣虛下陷은 氣鬱하지 않는 경우가 없다. 오직 鬱하기 때문에 그 氣가 不揚하고, 氣가 不揚하면 氣가 이에 下陷하게 되니, 한갓 人蔘 當歸 黃芪 白朮을 사용하여 補氣만 하면, 氣鬱은 무엇으로 풀어질 수 있겠는가? 升麻를 가지고 끌어 올린다 하지만, 또한 肝氣가 鬱滯되어 脾胃의 氣를 克하게 되면 어찌 올릴 수 있겠는가? 柴胡를 함께 사용하여 肝을 풀어주면, 肝이 土를 克하지 않아 곧 土氣가 쉽게 올라갈 수 있는 것이다. 處方 중에 또 甘草와 陳皮를 두어, 胸膈의 사이를 調和시키니, 곧 補함에 더욱 힘이 있게 되므로 놀라운 효과를 나타낸다. 이에 柴胡는 실로 신묘한 효능이 있으니, 下陷된 氣를 끌어 올린다는 한마디로 다할 수 있는 것이 아니다. 만약 柴胡로 하여금 단지 下陷된 氣를 끌어 올리게 한다면, 어찌 風藥들은 氣를 끌어올리지 못할 것이며, 東垣선생이 구태여 柴胡를 써서 升麻가 미치지 못하는 바를 보좌하였겠는가? 무릇

東垣선생의 일생의 학문이 온전히 이 처방에 담겨있어, 후세에 으뜸으로 추앙받았으니 아마도 여러 번 경험하고 몸소 측량하고 정밀하게 생각한 이후에 얻게 된 것임을 알지 못하니, 어찌 멋대로 그리되었겠는가. ([批]補中益氣湯의 妙를 널리 펼친 것으로, 東垣 선생이 스스로 또한에 불과하다고.)

或問大,小柴胡湯, 俱用柴胡, 何以有大小之分, 豈以輕重分大小乎? 不知柴胡調和於半表半裏, 原不必分大小也, 而仲景張夫子分之者, 以大柴胡湯中有攻下之藥, 故以大別之. 實慎方之意, 教人宜善用柴胡也, 於柴胡何豫哉.

혹 묻기를, 大, 小柴胡湯은 모두 柴胡를 사용하는데, 어째서 大, 小의 구분이 있는 것입니까? 輕重으로 大小를 구분한 것입니까? 柴胡는 半表半裏를 調和시키는 약인 것을 모르는 것이니, 원래 大小를 구분할 필요가 없으나, 張仲景 선생께서 구분한 것은, 大柴胡湯 중에는 攻下하는 藥이 있기 때문에 大로 구분한 것이다. 실은 처방을 신중히 하라는 뜻으로 柴胡를 마땅히 잘 사용하도록 사람들에게 가르치는 것이니, 柴胡를 사용함에 어찌 머뭇거리겠는가?

14. 升麻

升麻, 味苦,甘, 氣平,微寒, 浮而升, 陽也, 無毒. 入足陽明,太陰之經. 能升脾胃之氣. 得白芷,蔥白同用, 又入手陽明,太陰二經, 其餘他經, 皆不能入. 能辟疫氣, 散肌膚之邪熱, 止頭,齒,咽喉諸痛, 並治中惡, 化斑點瘡疹, 實建奇功. 療肺癰有效, 但必須同氣血藥共用. 可佐使, 而亦不可以爲君臣. 世人慮其散氣, 不敢多用是也, 然而, 亦有宜多用之時. 本草如《綱目》, 《經疏》, 尙未及言, 況他書乎. 夫升麻之可多用者, 發斑之症也. 凡熱不太甚, 必不發斑, 惟其內熱之甚, 故發出於外, 而皮毛堅固, 不能遽出, 故見斑而不能驟散也. 升麻原非退斑之藥, 欲退斑, 必須解其內熱. 解熱之藥, 要不能外元參,麥冬與芩,連,梔子之類. 然元參,麥冬與芩,連,梔子, 能下行, 而不能外走, 必藉升麻, 以引諸藥出於皮毛, 而斑乃盡消. 倘升麻少用, 不能引之出外, 勢必熱走於內, 而盡趨於大,小腸矣. 夫火性炎上, 引其上升者易於散, 任其下行者難於解. 此所以必須多用, 而火熱之毒, 隨元參,麥冬與芩,連,梔子之類而行, 盡消化也. ([批]闡義甚精.)大約元參,麥冬用至一,二兩者, 升麻可多用至五錢, 少則四錢,三錢, 斷不可只用數分與一錢已也.

升麻는 苦, 甘하며, 氣는 平하고 微寒하며, 떠서 위로 오르니 陽이며 無毒하다. 足陽明經, 足太陰經에 들어간다. 脾胃의 氣를 올릴 수 있다. 白芷, 葱白을 얻어 같이 사용하면 또한 手陽明, 手太陰 二經에 들어가며 이외의 다른 경락에는 모두 들어 갈 수 없다. 疫氣를 쫓아낼 수 있고, 肌膚의 邪熱을 흩뜨리며 頭,齒,咽喉의 모든 통증을 그치게 하고 아울러 中惡을 치료하며 斑點과 瘡疹을 완화시키는데 실로 기이한 功을 세운다. 肺癰을 치료하는데 효과가 있지만 다만 반드시 氣血藥과 함께 사용해야 한다. 佐使로는 가능하나 또한 君臣으로 삼을 수는 없다. 세상의 사람들이 升麻가 氣를 흩뜨리는 것을 염려하여 감히 많이 사용하지 못하였으나 마땅히 많이 사용해야 할 때가 있다. 《本草綱目》,《本草經疏》같은 本草서적에서도 또한 말하지 못하였는데, 하물며 다른 서적에서야! 무릇 升麻를 많이 사용할 수 있는 경우는 發斑의 증상이다. 모든 熱이 크게 심하지 않으면 반드시 發斑이 없고, 오직 그 안에 熱이 심하기 때문에 밖으로 퍼져 나오려 해도 皮毛가 굳세고 단단하여 급히 나갈 수 없어서 斑點이 나타나고 빠르게 흩뜨릴 수가 없다. 升麻는 원래 斑症을 물리치는 약은 아니지만 斑症을 물리치고자 하면 반드시 그 內熱을 풀어주어야 한다. 熱을 풀어주는 약에 元蔘, 麥門冬과 黃芩, 黃連, 梔子의 종류를 제외시킬 수 없다. 그러나 元蔘, 麥門冬, 黃芩, 黃蓮, 梔子는 아래로 내려갈 수는 있어도, 밖으로 달려 나가지는 못하므로 반드시 升麻에 의지하여 모든 약을 이끌고 皮毛로 나가게 해야 斑點이 비로소 모두 사라진다. 혹시 升麻를 조금만 사용하면 약을 이끌고 바깥으로 나갈 수 없어, 형세가 반드시 熱이 안으로 달려 들어가 大腸, 小腸으로 모두 다 도망친다. 무릇 火의 성질은 위로 타오르므로 상승하는 것을 끌어들이면 쉽게 흩뜨릴 수 있으나 하행하는 것에 맡기면 풀어내기 어렵다. 이것이 반드시 많이 사용해야 하는 이유이니 火熱의 毒이 元蔘, 麥門冬과 黃芩, 黃連, 梔子의 종류를 따라서 움직이면 모두 다 사그라진다. ([批]뜻을 밝힘이 매우 정교하다.) 대략 元蔘, 麥門冬을 한 두 兩에 이르도록 사용하는 경우에 升麻를 많이 쓸 때는 5錢까지, 적게 쓸 때는 4錢, 3錢까지 쓸 수 있으며, 결코 단지 몇 分에서

1錢을 사용하는 것은 안 된다.

或問升麻能止衄血, 先生置而不講, 豈仲景張夫子非歟? 曰以升麻爲止血之藥, 此不知仲景夫子用升麻之故也. 夫吐血出於胃, 衄血出於肺. 止血必須地黃, 非升麻可止. 用升麻者, 不過用其引地黃, 入於肺與胃耳, 此等病, 升麻又忌多用, 少用數分, 便能相濟以成功, 切不可多至於一錢之外也.

혹 묻기를 升麻는 코피를 멈출 수 있는데 선생께서는 버려두고 설명하지 않으시니 설마 仲景선생이 틀린 것입니까? 말하기를 升麻를 止血藥으로 여기는 것은 仲景선생께서 升麻를 사용한 이유를 알지 못한 것이다. 무릇 吐血은 胃에서 나오고, 衄血는 肺에서 나온다. 피를 멈추려면 반드시 地黃을 사용해야지 升麻가 그칠 수 있는 것은 아니다. 升麻를 사용하는 것은 地黃을 이끌고 肺와 胃에 들어가도록 이용한 것에 불과하다. 이와 같은 病에는 升麻를 많이 사용하는 것을 또한 삼가하고 적게 몇 分을 사용하면 곧 서로 도와 공을 이루니 절대로 1錢 이상에 이르도록 많이 쓰면 안 된다.

又問升麻升而不降, 何以大便閉結反用升提, 必取於升麻, 豈柴胡不可代耶? 曰升麻與柴胡, 同是升提之藥, 然一提氣而一提血. 大便燥急, 大腸經之火也. 大腸有火, 又由於腎水之涸也. 欲潤大腸, 舍補血之藥無由, 而補血又責之補腎, 使腎之氣通於大腸, 而結閉之症可解. 然則通腎之氣, 以生血可也, 而必加升麻於補腎,補血之中者, 蓋陰之性凝滯而不善流動, 取升麻而升提其陰氣, 則肺金清肅之令行. 況大腸與肺又爲表裏, 肺氣通, 而大腸之氣亦通, 肺氣通, 而腎之氣更通, 所以閉者不閉, 而結者不結也. 若用柴胡, 雖亦入肝, 能提升血分之氣, 終不能入於大腸, 通於肺,腎之氣, 此柴胡之所以不可代升麻也. ([批] 講得細微入神.)

또한 묻기를 升麻는 상승하고 하강하지 않는데, 어찌 대변이 뭉치고 막힐 때 오히려 위로 들어 올리는 약을 사용하고, 升麻는 사용하지만 왜 柴胡로 대신할 수는 없습니까? 말하기를 升麻와 柴胡는 모두 위로 들어 올리는 약이지만 하나는 氣를 들어 올리고 하나는 血을 들어올린다. 대변이 마르고 급한 것은 大腸經의 火이다. 大腸에 火가 있음은 또한 腎水가 마른 것 때문이다. 大腸을 부드럽게 하고자 하면 血을 補하는 약을 버리고는 가능한 것이 없으며, 血을 補하는 것은 또한 腎을 補하는 것이 필요하므로 腎의 기운으로 하여금 大腸으로 통하게 하면 대변이 뭉치고 막히는 증상을 해결할 수 있다. 그러므로 腎의 기운을 통하게 하는 것은 生血함으로써 가능하지만 補腎, 補血하는 중에 반드시 升麻를 넣는 것은 대개 陰의 성질은 응체되고 잘 움직이지 않기 때문에 升麻를 사용하여 陰氣를 위로 들어 올리면, 肺金의 맑고 엄숙한 명령이 시행된다. 더욱이 大腸과 肺는 表裏가 되므로, 肺氣가 통하면 大腸의 氣도 역시 통하고, 肺氣가 통하면 腎의 氣도 다시 통하므로, 막힌 것이 막히지 않고 뭉친 것이 뭉치지 않는 이유이다. 만약 柴胡를 사용한다면 다만 또한 肝에 들어가 血分의 氣를 들어 올려 줄 수 있지만, 결국에는 大腸으로 들어가 肺와 腎의 기운을 통하게 할 수 없으니 이것이 柴胡가 升麻를 대신할 수 없는 까닭이다.([批]강의가 자세하고 미묘함을 얻어 신의 경지에 들어갔다.)

或問升麻與犀角迥殊, 何以古人有無犀角, 用升麻代之之語, 以升麻, 犀角同屬陽明也, 然否? 夫升麻雖與犀角同屬陽明, 而仲景夫子用升麻以代犀角, 非特爲其同屬陽明也. 犀角地黃湯所以治肺經之火也, 犀角引地黃以至於肺, 而升麻亦能引地黃以至於肺也. 肺與大腸爲表裏, 清肺而大腸陽明之火自降, 瘀血必從大便而出, 是升麻清肺, 正所以清陽明也.

혹 묻기를 升麻와 犀角은 아주 다른데 옛 사람들은 犀角이 없으면 升麻를 사용하여 그것을 대신한다고 말한 것은 升麻와 犀角이 모두 陽明에 속하기 때문일 것입니다. 그렇지 않습니까? 무릇 升麻가 비록 犀角과 함께 陽明에 속하지만 仲景선생께서 升麻를 사용하여 犀角을 대신한 것은 그것이 같이 陽明에 속하기 때문에 그런 것만은 아니다. 犀角地黃湯으로 肺經의 火를 치료하는 것은 犀角이 地黃을 이끌어서 肺에 이르고, 升麻도 역시 地黃을 이끌고 肺에 이를 수 있다. 肺와 大腸은 表裏가 되니 肺를 시원하게 하면 大腸陽明의 火는 자연히 하강하며 瘀血이 반드시 대변을 좇아서 나오게 되니, 이에 升麻가 肺를 시원하게 한다는 것은 바로 陽明을 시원하게 하는 것이다.

或問升麻用之於補中益氣湯中, 豈慮柴胡不能升舉, 故用之以相佐耶? 曰柴胡,升麻同用之補中益氣湯者, 各升提其氣, 兩不相顧, 而兩相益也. 柴胡從左而升氣, 升麻從右而提氣, 古人已言之矣. 然而柴胡左升氣, 而右未嘗不同提其氣, 升麻右提氣, 而左亦未嘗不共升其氣, 又兩相顧, 而兩相益也.

혹 묻기를 升麻를 補中益氣湯에 사용하는 것이 어찌 柴胡가 들어 올리지 못할 것이 염려되어 升麻를 사용하여 서로 돕게 한 것이겠습니까? 말하기를 柴胡, 升麻를 함께 補中益氣湯에 사용하면 각각 그 기운을 위로 들어 올리니 둘이 서로 돌아보지 않고 둘이 서로 도움이 된다. 柴胡는 왼쪽을 좇아서 氣를 상승시키고, 升麻는 오른쪽을 좇아 氣를 들어 올린다고 옛 사람들이 이미 말하였다. 그러나 柴胡가 왼쪽으로 氣를 상승시키지만 오른쪽으로도 일찍이 그 氣를 들어 올리지 않음이 없고, 升麻는 오른쪽으로 氣를 들어 올리지만 왼쪽으로도 또한 일찍이 그 氣를 같이 올리지 않음이 없으니, 또한 둘이 서로 돌아보면서 둘이 서로 도움이 된다.

15. 車前子

車前子, 味甘, 鹹, 氣微寒, 無毒. 入膀胱, 脾, 腎三經. 功專利水, 通尿管最神, 止淋瀝泄瀉, 能閉精竅, 祛風熱, 善消赤目, 催生有功. 但性滑, 利水可以多用, 以其不走氣也. 瀉宜於少用, 以其過於滑利也. 近人稱其力能種子, 則誤極矣. 夫五子衍宗丸用車前子者, 因枸杞,覆盆過於動陽, 菟絲, 五味子過於澀精, 故用車前以小利之. 用通於閉之中, 用瀉於補之內, 始能利水而不耗氣. 水竅開, 而精竅閉, 自然精神健旺, 入房始可生子, 非車前之自能種子也. ([批]妙論鑿鑿.) 大約用之補藥之中, 則同群共濟, 多有奇功. 未可信是種子之藥, 過於多用也.

車前子는 甘, 鹹하고 微寒하며 無毒하다. 膀胱, 脾, 腎의 세 經으로 들어간다. 작용은 오로지 利水하고 尿管을 통하게 하는데 가장 神效가 있으며, 淋瀝症과 泄瀉를 그치게 하고, 精竅를 닫으며, 風熱을 제거 할 수 있고, 눈이 붉어진 것을 잘 없애며, 催生의 작용이 있다.

단지 성질이 滑하여 利水에는 많이 사용하여도 가능하며 氣가 달아나게 하지 않는다. 泄瀉에 사용할 때에는 마땅히 적게 사용하여야 하니, 滑利함이 지나치기 때문이다. 요즘 사람들은 車前子의 능력으로 자식을 갖게 할 수 있다고 말하는 것은 심한 잘못이다. 무릇 五子衍宗丸에 車前子를 사용하는 것은 枸杞子, 覆盆子가 陽을 움직이게 하는데 지나침이 있고, 菟絲子,五味子가 精을 껄끄럽게 함이 지나치기 때문에 車前子를 이용하여 그것을 약간 매끄럽고 부드럽도록 한 것이다. 막는 가운데 通하도록 사용하며, 補하는 가운데 瀉하도록 사용하여 利水할 수 있지만 氣를 소모하지는 않는다. 水竅가 열리고 精竅가 닫히면 자연히 精神이 건강하고 왕성하게 되어 入房하여 비로소 자식을 낳을 있는 것이지 車前子가 스스로 자식을 갖게 하는 것이 아니다. ([批]신묘한 이론이 명확하다.) 대략 補藥 중에 사용하면 같은 종류의 약이 함께 다스려져 기묘한 효과가 많이 있다. 자식을 갖게 해주는 藥이라 믿는 것은 옳지 않으며, 많이 사용하는 것은 잘못된 것이다.

或問車前利水之物, 古人偏用之, 以治夢遺而多效者, 何也? 曰此即余上文所言, 尿竅開而精竅閉也, 然而車前之能閉精, 又不止此. 車前最瀉膀胱之火, 火邪作祟, 煽動精門, 則生淫邪之夢. 用車前以利膀胱, 則火隨水散, 精門無炎蒸之煽動, 則腎中之精氣自安, 神不外走, 自無淫邪之夢, 又何至陰精之外泄乎, 此種秘理, 前人未談, 予實得之扁鵲公之傳也.

혹 묻기를 車前子는 利水의 藥物인데, 옛 사람들이 그것을 오로지 夢遺를 치료하는데 사용하여 많은 효과를 본 것은 어떠한 까닭입니까? 말하기를 이는 바로 내가 앞에서 말한 바와 같이 尿竅를 열고 精竅를 닫는 것이지만, 車前子가 精을 닫을 수 있음에 그치지 않기 때문이다. 車前子는 膀胱의 火를 가장 잘 제거하는데, 火邪가 지나치면 精의 門이 動하도록 부추겨 음탕한 꿈을 꾸게 된다. 車前子는 膀胱을 순조롭게 하여 火가 水를 따라 消散되므로, 精의 門에 火가 炎上하고 熏蒸하여 動하도록 부추기는 것이 없게 되니, 腎中에 精氣가 자연히 편안하게 되어 神이 밖으로 떠남이 없고 자연히 음탕한 꿈도 없게 되는데, 어떻게 陰精이 밖으로 새어나가는 일이 있겠는가? 이러한 종류의 비밀스런 이치는 이전 사람들이 말하지 않았고, 내가 실로 扁鵲선생으로부터 전해 얻은 것이다.

或問《詩經》載芣苢爲催生之藥. 芣苢, 即車前子草也, 果可備之爲催生乎? 曰車前子性滑, 自易於生產, 然而不可單藉車前子也. 凡產婦之易於生產者, 必以氣血旺健爲主, 氣足則兒之身易於轉頭, 血旺則兒之身易於出戶. 使氣怯則兒無力, 難於速轉, 血涸則胞無漿, 難於順送. 使不補其氣血, 而惟圖車前之滑胞, 吾恐過利其水, 胎胞乾燥, 轉難生產. 必須於補氣,補血之中, 而佐車前子之滑利, 庶幾催生有驗乎. ([批]辨得透.)

혹 묻기를 《詩經》에 이르기를 芣苢는 催生하는 藥이라 하였습니다. 芣苢는 곧 車前子의 草本인데, 과연 車前子가 催生작용을 갖고 있습니까? 말하기를 車前子는 성질이 滑利하여 자연히 출산을 쉽게 하지만 車前子 하나에만 의지하면 안 된다. 무릇 임산부의 출산을 쉽게 하는 것은 氣血을 왕성하게 해주는 것이 위주가 되니 氣가 충분하면 태아의 몸이 쉽게 머리를 돌릴 수 있고, 血이 왕성하면 태아의 몸이 쉽게 밖으로 나올 수 있다. 가령 氣가 약하면 태아가 無力하게 되어 빠르게 몸을 돌리는 것이 어렵고, 血이 마르면 胞에 양수가 없게 되어 태아가 순조롭게 이동하지 못한다. 가령 그 氣血을 補하지 않고 오직 車前子가 胎胞를 滑利하도록 도모하면, 지나치게 水를 利하여서 胎胞가 건조해지고 난산이 되게 할까 걱정스럽다. 반드시 氣를 補하고 血을 補하는 가운데 車前子의 滑利한 성질로 보좌하여야 催生의 효과를 바랄 수 있다.

或問繆仲醇注車前子, 說男女陰中有二竅, 一通精, 一通水. 命門眞陽之火, 道家謂之君火. 膀胱濕熱, 濁陰之水, 滲出竅外爲小便, 道家謂之民火, 民火二字甚新, 何以《內經》,《靈樞》未言也? 嗟乎. 此臆說也. 夫人身之火止二, 一君火, 一相火也, 安有民火哉. 此好異而過者也. 其言二竅不並開, 水竅開, 而精竅閉, 車前利水而能閉精, 實闡微之論.

혹시 묻기를 繆仲醇이 車前子에 대해 설명하기를 "男女의 陰中에 두 竅가 있으나 하나는 精을 通하고 하나는 水를 通한다" 하였는데 命門은 眞陽의 火이고 道家에서 말하는 君火입니다. 膀胱의 濕熱과 濁陰의 水가 竅의 밖으로 흘러나와 小便이 되니 道家에서 말하는 民火입니다. 民火 두 글자는 매우 새로운 것인데, 어찌하여 《內經》, 《靈樞》에서는 말하지 않은 것입니까?

안타깝구나! 이는 억측이다. 무릇 사람의 몸에 있는 火는 단지 둘인데, 하나는 君火이며 하나는 相火이거늘 어찌 民火가 있겠는가. 이는 남다른 것을 좋아함이 지나친 것이다. 두 竅가 함께 열리지 않는다는 말은 水竅는 열려도 精竅는 닫힌다는 것으로, 車前子는 利水하지만 精을 닫을 수 있으니 실로 상세하게 밝힌 이론이다.

或問車前子孕婦宜戒, 嫌其過滑以墮胎也. 曰車前子利水而不耗氣, 氣既不耗, 又何能墮胎. 惟是過於利水, 日用車前, 未免氣不耗, 而胎槳太乾, 恐有難於生產之虞. 然古之婦人采芣苢以滑胎者, 乃取之備臨產之用, 非恃之易產, 而日日常飲也. 然則孕婦因小水不利, 偶一用之, 何損於胎乎. 竟戒絕口不服, 豈知車前哉.

혹 묻기를 車前子는 임산부에게 경계함이 마땅한데 지나치게 滑利하여 墮胎할 것이 걱정되기 때문입니다. 말하기를 車前子는 利水하여도 氣를 소모시키지 않으니, 氣가 소모되지 않았는데 또한 어찌 墮胎할 수 있겠는가. 단지 利水함이 지나쳐서, 매일 車前子를 사용하면 氣가 소모되지 않음을 피하지 못하므로, 양수가 매우 건조하게 되고 출산을 어렵게 할 우려가 있을까 우려된다. 그러나 옛 부인들이 芣苢를 胎兒를 원활하게 하는 것으로 삼은 것은 곧 출산에 임박하여 사용할 목적으로 준비한 것이지 출산을 쉽게 한다고 믿고 매일 常服한 것은 아니다. 그러므로 임산부가 小便이 不利한 경우에 가끔씩 한번 사용한다고 어찌 태아에게 손상을 주겠는가. 줄곧 경계하고 복용하지 않는다면 어찌 車前子를 알 수 있겠는가.

16. 蒺藜子[37)]

蒺藜子, 味甘,辛, 氣溫, 微寒, 無毒. 沙苑者爲上, 白蒺藜次之, 種類各異, 而明目去風 則一. 但白蒺藜善破癥結, 而沙苑蒺藜則不能也. 沙苑蒺藜善止遺精遺尿, 治白帶喉痺, 消陰汗, 而白蒺藜則不能也. 今世專尚沙苑之種, 棄白蒺藜不用, 亦未知二種之各有功效也, 余所以分別而並論之.

37) 此下何本有"沙苑蒺藜, 白蒺藜" 七字.

蒺藜子는 甘, 辛하며, 氣溫하고 微寒하며 無毒하다. 沙苑蒺藜가 가장 좋고 白蒺藜는 다음이다. 종류가 각각 다르나 눈을 밝게 하고 去風하는 것은 동일하다. 다만 白蒺藜는 癥結을 잘 깨뜨리나 沙苑蒺藜는 그렇지 못하다. 沙苑蒺藜는 遺精과 遺尿를 잘 그치게 하며 白帶下와 喉痺를 치료하고 陰汗을 없애지만 白蒺藜는 그렇지 못하다. 요즘에는 오로지 沙苑蒺藜를 높이고 白蒺藜는 버리고 쓰지 않으며, 또한 두 가지가 각각의 효과가 있음을 알지 못하니 이 때문에 내가 분별하여 함께 논하였다.

或問蒺藜能催生墮胎, 而先生略之, 豈著《本草》者誤耶? 夫蒺藜無毒之藥, 何能落胎, 謂其催生, 而性又不速. 然則從前《本草》, 何所據而言之耶. 見白蒺藜之多刺耳. 凡刺多者, 必有礙於進取, 留而不進則有之, 未聞荊棘之中, 反行之而甚速者也. 是蒺藜既不能催生, 又何能墮胎哉. 且沙苑蒺藜, 乃解火之味, 凡婦人墮胎, 半由於胎氣之太熱, 古人謂黃芩能安胎者, 正取其寒而能去火也. 況蒺藜微寒, 不同於黃芩之大冷, 而性又兼補, 且能止精之滑, 安有止精澁味, 而反墮胎者乎. 此傳聞者之誤, 不足信也.

혹 묻기를 蒺藜는 催生하고 墮胎시킬 수도 있는데, 先生께선 생략하시니 어찌 《本草》의 내용에 오류가 있습니까? 무릇 蒺藜는 無毒한 藥인데 어찌 落胎시킬 수 있겠는가? 催生한다고는 하였지만 성질은 또한 빠르지 않다. 그렇다면 종전의 《本草》는 무엇에 근거하여 말한 것이겠는가? 白蒺藜가 가시가 많은 것을 보았을 따름이다. 무릇 가시가 많은 것은 반드시 나아가 취하는데 어려움이 있으며, 머물고 나아가지 않으니, 가시가 있는 것들 중에 도리어 行하게 하며 심히 빠른 것을 들어보지 못하였다. 이 蒺藜가 이미 催生하지 못하는데 또한 어찌 墮胎시킬 수 있겠는가? 또한 沙苑蒺藜는 곧 火를 풀어주는 藥인데 무릇 婦人이 墮胎되는 것의 절반은 胎氣가 지나치게 熱하기 때문이니, 옛 사람들이 黃芩은 安胎할 수 있다고 말한 것은 바로 그 성질이 寒하여서 火를 제거할 수 있음을 취한 것이다. 하물며 蒺藜는 微寒하여 黃芩이 매우 冷한 것과는 비교할 수 없지만, 性이 또한 補하는 것을 겸하고 있고 또한 精이 滑하는 것을 그치게 할 수 있으니, 어찌 精을 그치게 하는 澁한 藥味가 도리어 墮胎시키는 경우가 있겠는가? 이는 전하여 들은 자들이 잘못된 것이니 믿을 수 없다.

或問蒺藜, 以同州沙苑者爲勝, 近人以之治目, 謂補而又明目也. 先生又云與白蒺藜同爲明目之藥, 豈同州者非補, 而白蒺藜反補耶? ([批]賤近而貴遠, 世情大抵然也, 豈獨蒺藜哉.) 曰二味各有功效, 余上文已言之矣. 而吾子又問, 余更當暢談之. 沙苑蒺藜, 補多而瀉少; 白蒺藜, 瀉多而補亦多. 沙苑蒺藜補肝腎而明目, 乃補虛火之目, 而不可補實邪之目也, 補實邪之目, 則目轉不明, 而羞明生瘴之病來矣; 白蒺藜補肝腎而明目, 乃瀉實邪之目. 而又可補虛火之目也, 補虛火之目, 則目更光明, 瀉實邪之目則目更清爽. 二者相較, 用沙苑蒺藜以明目, 反不若用白蒺藜之明目爲佳, 而無如近人之未知也.

혹 묻기를 蒺藜는 同州沙苑의 것이 낫다고 하며, 요즘 사람들이 그것으로 눈을 치료하는데, 補하면서 또한 눈을 밝게 한다고 합니다. 선생께서 또한 白蒺藜를 가지고 함께 明目하는 약이라고 하시니, 어찌 同州沙苑의 것이 補하지 아니하고 白蒺藜가 도리어 補하는 것입니까? ([批]가까운 것은 천하게 여기고 먼 것은 귀중하게 여기니 세상 물정이 대체로 그러하다. 어찌 유독 蒺藜만 그러하겠는가.) 말하기를 두 가지 藥味에 각각의 효과가 있는 것은 내가 앞에서 이미 말하였으나 그대가 또 물으니 다시 마땅히 펼쳐 말해주겠다. 沙苑蒺藜는 補하는 것이 많고 瀉하는 것은 적으며, 白蒺藜는 瀉하는 것이 많고 補하는 것 역시 많다. 沙苑蒺藜는 肝腎을 補하면서 明目하니 곧 虛火가 있는 눈을 補하는 것이고 實邪가 있는 눈은 補할 수 없으니, 實邪가 있는 눈을 補하게 되면 눈은 오히려 밝지 않게 되어 빛을 싫어하고 瘴이 생기는 병이 초래될 것이다. 白蒺藜는 肝腎을 補하면서 눈을 밝게 하며, 實邪가 있는 눈을 瀉한다. 또한 虛火가 있는 눈을 補할 수 있으니 虛火가 있는 눈을 補하면 눈은 더욱 밝아지고, 實邪가 있는 눈은 瀉하므로 눈은 더욱 맑고 상쾌하게 된다. 이 두 가지를 서로 비교해보면 沙苑蒺藜를 써서 눈을 밝게 하는 것이, 도리어 白蒺藜를 써서 눈을 밝게 하여 좋은 것만 못하니 요즘 사람들이 알지 못하는 것을 어찌할 수 없다.

17. 青黛

青黛, 即靛之乾者. 《本草》辨其出波斯國者, 始真轉誤矣. 味苦, 氣寒, 無毒. 殺蟲除熱,能消赤腫疔毒, 兼療金瘡, 餘無功效. 他書盛稱之, 皆不足信也. 惟喉痹之症, 倘系實火, 可以內外兼治, 而《本草》各書反不言及. 大約此物, 止可爲佐使者也. 惟殺蟲可以多用, 止消一味, 用至一兩, 研末, 加入神曲三錢,使君子三錢, 同爲丸, 一日服盡, 蟲盡死矣. (〔批〕青黛殺蟲方神效, 試之屢驗.)

靑黛는 쪽풀로 만든 염료를 말린 것이다. 《本草》에 페르시아에서 나오는 것이라고 한 것은 처음에 잘못 전해진 것이다. 苦하며 氣寒하고 無毒하다. 살충하고 열을 없앤다. 붉게 부어오른 疔毒을 없애고 겸하여 金瘡을 치료하며 나머지는 효과가 없다. 다른 책에서 그것을 웅성하게 칭찬하는데 모두 믿기에 충분하지 않다. 다만 喉痹의 증상이 만약 實火와 연계되면 內外를 함께 치료할 수 있지만, 《本草》여러 책에서는 오히려 언급하지 않았다. 대략 이 약물은 단지 佐使약이 될 수 있다. 오직 살충할 때 많이 쓸 수 있으며, 단지 한 가지 약으로 없어지지만 1兩까지 쓰고 가루로 빻아서 神曲 3錢, 使君子 3錢을 더하여 넣고 함께 환으로 만들어 하루 동안 다 먹으면 蟲이 모두 죽는다. (〔批〕青黛殺蟲方은 신비로운 효과가 있어 그것을 시험해보면 자주 효험이 있었다.)

他病不必多用. 蓋青黛氣寒, 能敗胃氣, 久服則 飲食不能消也. 或問青黛微物, 先生亦慎用之, 毋乃太過乎? 嗟乎. 用藥一味之失, 便殺一人, 況發明《本草》, 而可輕言之乎. 故物雖至微, 不敢忽也.

다른 병에는 많이 사용할 필요가 없다. 대개 靑黛는 氣가 차서 胃氣를 손상시킬 수 있으며 오래 복용하면 음식을 소화시킬 수 없다. 혹 묻기를 靑黛는 하찮은 약인데 선생께서 또한 신중하게 사용하시니, 너무 지나친 것이 아닙니까? 안타깝구나! 약을 사용함에 한 가지 藥味라도 실수하면 곧 사람을 죽이는 것이다. 하물며 《本草》를 밝히는데 가볍게 말할 수 있겠는가. 그러므로 약물이 비록 지극히 미미할지라도 감히 소홀할 수 없다.

或問青黛物雖至微, 仲景公用以治發斑之傷寒, 何子未之言及? 曰吾前言赤腫, 即發斑之別名, 非滿身腫起爲赤腫也. 青黛至微, 而能化斑者, 以其善涼肺金之氣. 肺主皮毛, 皮膚之發斑, 正肺之火也. 然而發斑, 又不止肺火, 必挾胃火而同行, 青黛又能清胃火, 仲景公所以一物而兩用之, 退肺,胃之火, 自易解皮膚之斑矣.

혹 묻기를 青黛라는 약물이 비록 지극히 미미할지라도 仲景公은 그것을 사용하여 發斑이 있는 傷寒을 치료하셨는데 어찌 선생께선 말하지 않는 것입니까? 말하기를 내가 앞에 붉은 종기를 말한 것은 곧 發斑의 다른 이름이니, 온몸에 종기가 생기는 것이 赤腫이 아니다. 青黛가 매우 하찮아도 斑을 완화시킬 수 있는 것은 肺金의 氣를 서늘하게 하는 것을 잘하기 때문이다. 肺는 皮毛를 주관하니 피부의 發斑은 바로 肺의 火이다. 그러나 發斑은 또한 肺火에 그치지 않고 반드시 胃火를 끼고 함께 움직이며, 青黛는 또한 胃火를 맑게 할 수 있어서 仲景公이 한 가지 약물로 양쪽으로 사용한 것이니, 肺,胃의 火를 물러나게 하면 저절로 피부의 斑이 쉽게 풀린다.

18. 天麻

天麻, 味辛, 苦, 氣平, 無毒. 入肺, 脾, 肝, 膽, 心經. 能止昏眩, 療風去濕, 治筋骨拘攣癱瘓, 通血脈, 開竅, 餘皆不足盡信. 此有損無益之藥, 似宜刪去. 然外邪甚盛, 壅塞於經絡血脈之間, 舍天麻又何以引經, 使氣血攻補之味, 直入於受病之中乎. 故必須備載. 但悉其功用, 自不致用之之誤也. 總之, 天麻最能祛外來之邪, 逐內閉之痰, 而氣血兩虛之人, 斷不可輕用耳. ([批]天麻舉世□□□□□□□□□□□也.)[38]

天麻는 辛苦하며, 氣平하고 無毒하다. 肺,脾,肝,膽,心經으로 들어간다. 昏眩을 그치게 할 수 있으며 風을 치료하고 濕을 없앤다. 筋骨의 경련과 반신불수를 치료하며 血脈을 소통시키고

38) 빈 칸은 본 해석본의 근간이 된 「陳士鐸 醫學全書」에서도 원문을 확인할 수 없는 부분으로, 지은이의 뜻을 훼손하지 않기 위해 그대로 두었습니다. – 옮긴이

開竅하며, 그 외에는 다 믿기에 부족하다. 이것은 덜어냄은 있고 더함은 없는 약이므로 마땅히 삭제해야 할 것 같아 보인다. 그러나 外部의 邪氣가 매우 왕성하여 經絡과 血脈의 사이를 막을 때, 天麻를 버린다면 또한 무슨 약으로 氣血을 攻補하는 약을 경락으로 이끌어 病이 있는 곳에 곧장 들어가게 할 수 있겠는가? 그러므로 반드시 갖춰서 기재한다. 다만 그 용도를 잘 알면 자연히 그것을 잘못 사용하는 오류에 이르지 않을 것이다. 총괄하면, 天麻는 외부에서 오는 邪氣를 가장 잘 없앨 수 있고 내부의 막힌 痰을 몰아낼 수 있으나 氣血이 모두 虛한 사람은 반드시 가볍게 쓸 수 없을 따름이다.

或問天麻世人多珍之, 何先生獨戒人以輕用乎? 曰余戒人輕用者, 以天麻實止可怯邪. 無邪之人用之, 未有不受害者也. 余所以言其功, 又示其過, 慮世之誤用以損人也.

혹 묻기를 天麻는 세상 사람들이 매우 진귀하게 여기는데 어찌 선생께서는 유독 사람들이 가볍게 사용하는 것을 경계하십니까? 말하기를 내가 사람들이 가볍게 쓰는 것을 경계하는 것은 天麻가 실은 사기를 없앨 수만 있기 때문이다. 邪氣가 없는 사람에게 쓰면 반드시 손해를 입기 때문이다. 내가 그 功을 말하면서 또한 그 허물을 보여준 까닭은 세상 사람들이 잘못 써서 사람들을 손상시킬까 염려되기 때문이다.

19. 蒲黃

蒲黃, 味甘, 氣平, 無毒. 入肺經. 能止衄血妄行, 咯血,吐血亦可用, 消瘀血, 止崩漏白帶, 調婦人血候不齊, 去兒枕痛, 療跌撲折傷, 亦佐使之藥, 能治實, 而不可治虛. 虛人用之必有泄瀉之病, 不可不慎也.《本草》謂其益氣力, 延年作仙, 此斷無之事, 不可盡信.

蒲黃은 甘하고 氣平하며 無毒하다. 肺經으로 들어간다. 衄血을 멈추고, 咯血,吐血에 또한 쓸 수 있다. 瘀血을 없애고 崩漏와 白帶下를 멈추어 婦人의 血候가 가지런하지 않은 것을 조화롭게 하고, 산후 하복통을 없애고, 넘어지고 부딪쳐 부러진 상처를 치료하며, 또한 佐使藥으로 實證을 치료할 수 있으나 虛證은 치료할 수 없다. 虛한 사람이 쓰면 반드시 泄瀉하게 되니 신중하지 않을 수 없다. 《本草》에서 그것이 氣力을 더하고 수명을 연장시켜 神仙이 될 수 있다고 이른 것은 결단코 없는 일이니 모두 다 믿을 수는 없다.

或問蒲黃非急需之藥, 而吾子取之以備用, 不知何用也? 夫蒲黃治諸血症最效, 而治血症中尤效者, 咯血也. 咯血者, 腎火上沖, 而肺金又燥. 治腎以止咯血, 而不兼治肺, 則咯血不能止. 蒲黃潤肺經之燥, 加入於六味地黃湯中, 則一服可以奏功, 非若他藥如麥冬,五味, 雖亦止咯, 而功不能如是之捷. 此所以備之, 而不敢刪耳.

혹 묻기를 蒲黃은 응급약이 아닌데 선생께서는 그것을 취하여 준비해 두시니 어떻게 사용하는지 모르겠습니다. 대개 蒲黃은 모든 血症을 다스리는데 가장 효과가 있으며, 血症 중에 더욱 효과 있는 것은 咯血이다. 咯血은 腎火가 위로 솟구치면서 또한 肺金이 마르는 것이다. 腎을 다스려 咯血을 멈추되, 肺를 같이 치료하지 않으면 咯血을 멈출 수 없다. 蒲黃은 肺經의 마름을 적시는 약으로 六味地黃湯에 더해서 넣으면 한번 복용으로 功을 얻을 수 있으니, 麥冬,五味같은 다른 약이 아니더라도 비록 역시 咯血을 멈추지만 효능이 이처럼 빠를 수는 없다. 이것이 준비해두는 까닭이며 함부로 없애지 못할 따름이다.

20. 何首烏

何首烏, 味甘而澀, 氣微溫, 無毒. 神農未嘗非遺之也. 以其功效甚緩, 不能急於救人, 故爾失載. 然首烏蒸熟, 能黑鬚鬢, 但最惡鐵器. 凡入諸藥之中, 曾經鐵器者, 沾其氣味, 絕無功效. 世人久服而不變白者, 正坐此耳, 非首烏之不黑鬚鬢也. 近人尊此物爲延生之寶, 余薄而不用. 惟生首烏用之治瘧, 實有速效, 治痞亦有神功, 世人不盡知也. 雖然首烏蒸熟, 以黑鬚鬢, 又不若生用之尤驗. 蓋首烏經九蒸之後, 氣味盡失, 又經鐵器, 全無功效矣. 不若竟以石塊敲碎, 曬乾爲末, 同桑葉,茱萸,熟地,枸杞子,麥冬,女貞子,烏飯於黑芝麻,白果, 共搗爲丸, 全不見鐵器, 反能烏鬚鬢, 而延年至不老也.

何首烏는 甘, 澀하며, 氣微溫하고 無毒하다. 神農이 일찍이 전해주지 않은 것은 아니지만 그 功效가 심히 완만하기 때문에 사람을 구함에 급히 사용할 수 없어서 싣지 않은 것이다. 그렇지만 何首烏를 찌고 익히면 수염과 머리를 검게 할 수 있으나, 다만 鐵器를 가장 피해야 한다. 무릇 여러 약에 넣을 때에, 이미 鐵器를 거치면 그 氣味를 떨어뜨려 절대로 功效가 없게 된다. 세상 사람들이 오래 복용해도 흰색이 변하지 않는 것은 바로 이런 이유일 따름이며, 何首烏가 수염과 머리를 검게 하지 못하는 것이 아니다. 근래의 사람들이 이 약물을 생명을 연장하는 보배로 중히 여기나 나는 가벼이 여겨 사용하지 않는다. 오직 生何首烏는 瘧을 치료하는데 사용하면 실로 효과가 빠르며 痞를 치료하는 데도 또한 신묘한 효과가 있지만 세상 사람들이 전부 다 알지는 못한다. 비록 그러하나 何首烏를 찌고 익혀서 수염과 머리를 검게 하는 것은 또한 生用하여 더욱 효과를 보는 것보다는 못하다. 대개 何首烏는 아홉 번 찐 이후에 氣味가 다 없어지고 또한 鐵器를 거치면 功效가 모두 없어질 것이다. 도리어 何首烏를 돌덩이로 두드리고 부숴서 볕에 말려 가루를 내고, 桑葉, 茱萸, 熟地, 枸杞子, 麥冬, 女貞子, 黑芝麻로 만든 烏飯(약밥), 白果와 함께 찧어 환을 만들고 鐵器가 전혀 닿지 않게 하면 도리어 수염과 머리를 검게 할 수 있고 생명을 연장하며 늙지 않게 된다.

或問何首烏蒸熟則味甘, 生用則味澀, 自宜制熟爲黑, 則白易變爲黑矣, 此情理之必然也, 先生獨云生用爲佳, 亦有說乎? 曰首烏制黑, 猶生地之制熟也, 似宜熟者之勝生. 然而首烏不同生地也, 生地性寒而味苦, 制熟則苦變甘, 而寒變溫矣, 故制熟則佳. 首烏味本甘而氣本溫, 生者原本益人, 又何必制之耶. 況生者味澀, 凡人之精, 未有不滑者也, 正宜味澀以止益, 奈何反制其不澀, 使補者不補也. 余所以勸人生用之也.

혹 묻기를 何首烏는 찌고 익히면 맛이 달고, 生用하면 맛이 떫습니다. 당연히 법제하여 익혀서 검게 하여야 흰 것이 쉽게 검은 것으로 변할 것이니 이는 이치가 반드시 그러한 데 선생께서 홀로 生用하는 것이 좋다고 하시니 또한 이유가 있으십니까? 말하기를 何首烏를 법제하여 검게 하는 것은 마치 生地黃을 熟地黃으로 법제하는 것과 같으니 마땅히 익힌 것이 생한 것보다 더 나아 보인다. 그러나 何首烏는 生地黃과 같지 않으니 生地黃은 性이 寒고

味苦한데, 법제하여 익히면 苦가 甘으로 변하고 寒이 溫으로 변할 것이므로 법제하여 익히면 좋다. 何首烏는 味가 본래 甘하고, 氣가 본래 溫하므로 법제하지 않은 것이 근본적으로 사람에게 도움이 되는데 또한 어찌하여 반드시 법제를 해야 하겠는가? 하물며 날 것은 味澀한데 무릇 사람의 精은 滑하지 않은 경우가 없어서 바로 마땅히 味澀한 것으로 멈추고 보태야 하는데, 어찌 반대로 법제하여 澀하지 않도록 만들어 補하는 것으로 하여금 補하지 않게 하는가? 이 때문에 내가 사람들에게 生用할 것을 권고한 것이다.

或疑何首烏乃烏鬚聖藥, 不制之, 何能烏鬚? 先生謂生勝於熟, 讀先生之論, 則實有至理, 然未見先生之自效, 恐世人未必信先生之言也. 曰吾談其理, 何顧吾鬚之變白不變白哉. 況吾鬚之白而烏, 烏而白者屢矣, 乃自不慎酒色, 非藥之不驗也, 蓋服烏鬚之藥, 必須絕欲斷酒, 否則無功耳.

혹 의심하기를 何首烏는 곧 수염을 검게 만드는 聖藥인데 법제를 하지 않으면 어찌 수염을 검게 할 수 있겠습니까? 선생께서 날 것이 익힌 것보다 낫다고 하시니, 선생의 이론을 읽으면 실로 지극한 이치가 있으나, 선생께서 본인 스스로 효과를 보지 못하여 세상 사람들이 모두 선생의 말을 믿지 않을까 걱정됩니다. 말하기를 내가 그 이치를 말한 것이 어찌 나의 수염이 하얗게 변하거나 흰 것이 변하지 않음을 돌아보고 말한 것이겠는가. 하물며 나의 수염은 희면서 검고, 검으면서 흰 것이 여러 번이었으니 이는 스스로 酒色을 삼가지 아니한 까닭이지 약의 효과가 없는 것이 아니며, 무릇 수염을 검게 하는 약을 복용할 때는 반드시 絕欲하고 禁酒해야지 그렇지 않으면 효과가 없을 따름이다.

或疑何首烏既能延年, 而神農未嘗言, 先生又薄其功用之緩, 是此藥亦可有可無之藥也. 雖然, 何首烏烏可缺也, 亦顧人用之何如耳. 大約用之烏鬚延壽, 其功緩, 用之攻邪散瘧, 其功速. 近人用之, 多犯鐵器, 所以皆不能成功也.

혹 의심하기를 何首烏는 수명을 늘릴 수 있다고 하셨는데 神農께서 일찍이 말씀하지 않으셨고, 先生께서 또한 그 功의 완만함을 가벼이 여기니 이는 이 藥도 역시 있으나 마나한 藥이란 것입니까? 비록 그렇지만 何首烏를 어찌 빠뜨릴 수 있겠는가. 다만 사람이 그것을 사용함이 어떠한가를 돌아볼 따름이다. 대략 수염을 검게 하거나 수명을 연장하는 데 사용할 때는 효과가 완만하며, 邪를 공격하고 癰을 흩트리는 데는 효능이 신속하다. 근래의 사람들이 사용할 때, 많은 경우 鐵器에 닿기 때문에 모두 성공하지 못하는 것이다.

或疑何首烏今人艷稱之, 吾子薄其功用, 得毋矯枉之過歟? 嗟乎. 何首烏實有功效, 久服烏鬚鬢, 固非虛語. 吾特薄其功用之緩, 非薄其無功用也. 如補氣也, 不若黃芪, 人參之捷. 如補血也, 不若當歸,川芎之速. 如補精也, 不若熟地,山茱之易於見勝. 此余之所以寧用彼, 而不用此也. 至於丸藥之中, 原圖緩治, 何首烏正宜大用, 烏可薄而棄之哉.

혹 의심하기를 何首烏를 지금의 사람들이 좋다고 칭찬하지만 선생께서 그 功用을 가벼이 여기니 혹시 矯枉過歟(구부러진 것을 바로잡으려다 곧음이 지나친 것) 아닙니까? 안타깝구나! 何首烏는 실제로 효과가 있으니 오래 복용하면 수염과 머리를 검게 한다는 것은 진실로 헛된 말이 아니다. 내가 특별히 그 효능의 완만함을 가벼이 여기는 것이지, 효능이 없다고 가벼이 여기는 것이 아니다. 예를 들어 補氣하는 것은 黃芪나 人參만큼 빠르지 못하고, 補血하는 것은 當歸나 川芎만큼 신속하지 못하며, 補精하는 것은 熟地黃이나 山茱萸처럼 우월함을 보여주지 못한다. 이것이 차라리 다른 것을 쓸지언정 何首烏를 쓰지 않는 까닭이다. 丸藥에 넣을 때는 원래 완만한 치료를 도모하는 것이므로 何首烏를 많이 사용해야 마땅한데 어찌 가벼이 여기고 버릴 수 있겠는가.

或問何首烏畢竟以大者爲佳, 近人用何首烏而不甚效者, 大抵皆細小耳, 未必有大如斗者也. 曰古人載何首烏, 而稱極大者爲神, 乃誇詡之辭, 非真親服而有驗也. 且何首烏小者之力勝於大者, 世人未知也. 近來士大夫得一大首烏, 便矜奇異, 如法修制, 九蒸九曬, 惟恐少越於古人, 乃終年吞服, 絕不見發之烏而鬢之黑, 可見大者功用劣於細小者矣. 無如今人爲古人所愚, 舍人參,熟地之奇, 而必求首烏爲延生變白之藥, 絕無一效, 而不悔惑矣.

혹 묻기를 何首烏는 필경 큰 것이 좋은 것이니, 근래의 사람들이 何首烏를 쓰고도 효과를 크게 보지 못하는 것은 대부분 모두 가늘고 작은 것뿐이고 크기가 반드시 斗만하지 않기 때문입니다. 말하기를 옛 사람들이 何首烏를 기록할 때 매우 큰 것이 신묘하다고 칭한 것은 허풍스러운 말이니 진실로 직접 복용하여 효험을 본 것은 아니다. 또한 何首烏는 작은 것이 큰 것보다 藥力이 더 좋다는 것을 세상 사람들이 알지 못한다. 근래의 士大夫가 큰 何首烏 하나를 얻으면 곧 기분이 좋아 기이하게 여기고, 법대로 수치하여 아홉 번 찌고 아홉 번 볕에 말리면서 오직 옛 사람들의 법도에서 조금이라도 벗어날 것을 두려워하며, 한 해가 지나가도록 복용하여도 검은 것이 나거나 머리가 검어지는 것을 절대로 볼 수 없으니, 큰 것의 효능이 가늘고 작은 것보다 떨어짐을 알 수 있다. 유감스럽게도 요즘 사람들이 옛 사람을 어리석게 여겨 人參, 熟地 같은 기이한 藥을 버리고 반드시 何首烏를 구하여 수명을 연장하고 흰 것을 변하게 하는 약이라고 여기지만, 전혀 효과가 없어도 현혹된 것을 뉘우치지 않는다.

21. 益母草

益母草, 味辛, 甘, 氣微溫, 無毒. 胎前, 産後, 皆可用之, 去死胎最效, 行瘀生新, 亦能下乳. 其名益母, 有益於婦人不淺. 然不佐之歸, 芎, 參, 朮, 單味未能取勝. 前人言其胎前無滯, 産後無虛, 謂其行中有補也. 但益母草實非補物, 止能佐補藥以收功, 故不宜多用. 大約入諸補劑之中, 以三錢爲率, 可從中再減, 斷不可此外更增.

益母草는 辛甘하며 氣微溫하고 無毒하다. 胎前과 産後에 모두 쓸 수 있고, 死胎를 제거하는데 가장 효과가 있으며 瘀血을 흐르게 하여 新血을 生하며 또한 下乳할 수 있다. 그 이름이 益母인 것은 婦人에게 有益함이 적지 않기 때문이다. 그러나 當歸, 川芎, 人蔘, 白朮로 돕지 않으면 單味로는 효과를 얻을 수 없다. 예전 사람들이 孕胎 전에는 滯함이 없게 하고, 産後에는 虛함이 없게 한다고 말한 것은 行하는 중에 補함이 있음을 이른 것이다. 다만 益母草는 실로 補하는 약이 아니고 단지 補藥을 돕는 것으로서 功을 거둘 수 있을 뿐이다.

그러므로 많이 쓰는 것은 마땅하지 않다. 대략 여러 補하는 약제 중에 넣는데 3錢으로 기준을 삼게 하고 중간에 다시 덜어낼 수 있으나 이외에 더욱 늘리는 것은 결코 불가하다.

或問益母草, 以益母得名, 宜其有益於產母. 今人未產之前用之, 猶曰治產母也, 無孕之婦人雜然並進, 益母之謂何? 曰益母草, 實不止專益於產母. 凡無產之婦, 均能受益. 蓋益母草治婦人之病, 居十之七, 治產母之病, 反不過十之三. 無產之婦, 可以多用, 而有產之婦, 轉宜少用耳.

혹 묻기를 益母草는 益母로서 이름을 얻었으니 그것이 產母에 도움이 될 것은 마땅할 것입니다. 지금 사람들이 임신하기 전에도 사용하면서 오히려 產母를 치료한다고 말하니 임신하지 않은 부인들에게도 함께 투여하면서 益母草라고 이르는 것은 무엇 때문입니까? 말하기를 益母草는 실은 오로지 產母에만 이로운 것이 아니다. 무릇 임신하지 않은 부인도 동일하게 이로움을 받을 수 있다. 대개 益母草는 부인의 병을 치료하는 것이 열중에 일곱이고, 產母의 병을 치료하는 것은 반대로 열중에 셋에 불과하다. 출산하지 않은 부인은 많은 양을 쓸 수 있고 출산한 부인은 오로지 적게 사용하는 것이 마땅할 따름이다.

或疑益母草古今共譽, 而吾子何獨有貶辭? 曰吾言益母草佐補藥以收功, 正顯益母草之奇耳. 何爲貶辭哉?

혹 의심하기를 益母草를 예나 지금이나 모두 칭찬하는데 선생께서는 어찌 홀로 폄하하여 말하십니까? 말하기를 내가 益母草가 補藥을 도움으로써 功을 거둔다고 말하여 곧 益母草의 뛰어남을 나타냈을 따름인데 어찌 폄하하는 말이 되겠는가?

或疑益母草, 古人單用以收功, 而吾子必言佐補以取效, 何也? 不知益母草單用以收功, 不若佐補收功之更多而且捷.

혹 의심하기를 益母草는 옛 사람들이 單味로 써서 功을 거두었는데 선생께서는 반드시

補藥을 도움으로써 효과를 얻는다고 말씀하시니 무엇 때문입니까? 益母草를 單味로 써서 功을 거두는 것보다 補藥을 도와 功을 거두는 것이 더욱 많고 또한 신속함을 알지 못한 것이다.

22. 續斷

續斷, 味辛, 氣微溫. 無毒. 善續筋骨, 使斷者複續得名. 亦調血脈, 療折傷最, 治血症[39] 亦效. 固精滑夢遺, 暖子宮, 補多於續, 但不可多用耳. 蓋續斷氣溫, 多用則生熱, 熱生則火熾矣. 少用則溫而不熱, 腎水反得之而漸生. 陰生於陽之中也. 他本謂其能愈乳癰, 瘰癧, 腸風痔瘻, 豈有氣溫之藥, 而能愈溫熱之病乎? 恐非可信之論也. (〔批〕實不可信.)

續斷은 辛하고 氣微溫하며 無毒하다. 筋骨을 잘 이어주고, 끊어진 것을 다시 이어주기에 이름을 얻었다. 또한 血脈을 고르게 하고, 뼈가 부러져 다친 것을 치료하는데 으뜸이며, 血症을 치료함에도 역시 효과가 있다. 精이 새어 나오는 것과 夢遺를 굳게 하고, 子宮을 따뜻하게 한다. 補하는 것이 이어지게 하는 것보다 많으나 다만 많이 쓸 수 없을 따름이다. 대개 續斷의 氣는 溫하여 많이 쓰면 熱을 발생하는데, 熱을 발생하면 火가 熾盛해질 것이다. 적게 쓰면 溫하고 熱하지 않으며 腎水가 도리어 續斷을 얻어 점차 生하게 되니 陰은 陽中에서 生하기 때문이다. 다른 사람은 본래 續斷이 乳癰,瘰癧,腸風, 痔瘻를 치료할 수 있다고 말했는데, 어찌 氣가 溫한 약으로 溫熱의 병을 치료할 수 있겠는가? 아마도 믿을만한 醫論이 아닐 것이다. (〔批〕 진실로 믿을 수 없다.)

或問續斷能接筋骨, 何以單用續斷, 未見奏功, 入之於生血活血藥中, 反能奏效, 何歟? 曰 此正續斷之奇也. 夫斷者不能複續, 猶死者不能重生也, 欲使斷者複續, 必須使死者重生矣. 筋骨至於斷, 其中之血先死矣. 續斷止能接筋骨之斷, 不能使血之生也. 用之於生血,活血之中, 則血之死者既慶再生, 而筋骨之斷者自慶再續. (〔批〕活血始可接骨, 補虛始能續斷, 眞不易之論.)

39) 血症 原作 "血瘡", 今据何本改.

又何疑於單用之無功, 而共用之甚效哉.

혹 묻기를, 續斷은 筋骨을 이을 수 있는데 어째서 續斷을 單味로 쓰면 효과가 나타나지 않고 生血, 活血하는 藥 중에 들어가면 오히려 효과가 나타는 것은 무엇 때문입니까? 말하기를 이것이 바로 續斷의 기이함이다. 무릇 끊어진 것을 다시 이을 수 없는 것은 죽은 것을 다시 살릴 수 없는 것과 같으니, 끊어진 것으로 하여금 다시 이어지게 하려면 반드시 죽은 것이 다시 살아나야 한다. 筋骨이 끊어지게 되면 그 사이의 血이 먼저 죽을 것이다. 續斷은 단지 筋骨의 끊어진 것을 이을 수 있으며 血로 하여금 살아나게 할 수는 없다. 生血, 活血하는 藥 중에 사용하면 죽은 血이 기쁘게도 再生될 뿐만 아니라 끊어진 筋骨이 스스로 기쁘게 다시 이어진다.(〔批〕活血하면 비로소 接骨할 수 있고, 虛한 것을 補하면 비로소 끊어진 것을 이을 수 있으니 진실로 쉽지 않은 이론이다.) 또한 單味로 쓰면 효과가 없고, 함께 써야 매우 효과가 있음을 어찌 의심하겠는가?

或疑續斷不宜用之於補藥之中, 恐牽掣其手也. 嗟乎. 惟補可續, 不補何續耶.

혹 의심하기를 續斷은 補藥과 함께 쓰는 것이 마땅치 않으니 그 작용을 견제할까 두렵습니다. 안타깝구나! 오직 補해야 이을 수 있으니 補하지 않고 어찌 이을 수 있겠는가?

或疑續斷因補以接骨, 則凡補之藥, 皆可接骨矣. 曰單補又何能接續哉. 惟續[40]斷於補中接骨, 則補即有生之義, 生即有續之功也.

혹 의심하기를 續斷이 補함으로 인하여 接骨한다면, 즉 모든 補하는 약이 모두 接骨할 수 있을 것입니다. 말하기를 단지 補하기만 한다면 또한 어찌 이어지게 할 수 있겠는가? 오직 續斷이 補하는 중에 接骨하니, 補한 즉 生하는 뜻이 있고, 生하면 이어지게 하는 功이 있다.

40) 續斷 何本作 "川斷".

23. 金銀花

金銀花, 一名忍冬藤. 味甘, 溫, 無毒. 入心, 脾, 肺, 肝, 腎五臟, 無經不入. 消毒之神品也. 未成毒則散, 已成毒則消, 將死者可生, 已壞者可轉. 故癰疽發背, 必以此藥爲奪命之丹. 但其味純良, 性又補陰, 雖善消毒, 而功用甚緩, 必須大用之. ([批]金銀花消毒神 效, 必宜多用, 誠千古定論.) 如發背癰, 用至七八兩, 加入甘草五錢, 當歸二兩, 一劑煎飮, 未有不立時消散者. 其餘身上, 頭上, 足上各毒, 減一半投之, 無不神效. 近人治癰毒, 亦多識用金銀花, 然斷不敢用到半斤. 殊不知背癰之毒, 外雖小而內實大, 非用此重劑, 則毒不易消. 且金銀花少用則力單, 多用則力濃, 尤妙在補先於攻, 消毒而不耗氣血, 敗毒之藥, 未有過於金銀花者也. 故毋論初起之時與出膿之後, 或變生不測, 無可再救之頃, 皆以前方投之, 斷無不起死回生者. 正勿驚訝其藥劑之重, 妄生疑畏也. 或嫌金銀花太多, 難於煎藥, 不妨先取水十餘碗, 煎取金銀花之汁, 再煎當歸,甘草, 則尤爲得法. 至於鬼擊作痛, 又治之小者[41]. 止痢除溫[42], 益壽延齡, 則不可爲訓矣.

金銀花는 일명 忍冬藤이다. 味甘하고, 氣溫하며, 無毒하다. 心, 脾, 肺, 肝, 腎 五臟으로 들어가니, 들어가지 않는 經絡이 없으며 消毒의 神品이다. 아직 자라지 않은 毒은 흩어주고, 이미 형성된 毒은 소멸시키니, 장차 죽으려 하는 자가 살 수 있고, 이미 썩은 것을 되돌릴 수 있다. 그러므로 등에 생기는 癰疽에는 반드시 이 약으로 목숨을 되찾는 약으로 삼아야 한다. 다만 그 味가 너무 순하고 부드러우며, 성질은 또한 補陰하므로, 비록 毒을 씻는 것은 잘하지만 그 攻과 효능이 너무 완만하니 반드시 많이 사용하여야 한다. ([批]金銀花는 毒을 씻는데 신묘하나 마땅히 많이 사용하여야 함은 진실로 오래된 정론이다.) 背癰이 생겨난 것은 7, 8兩까지 쓰는데, 甘草 5錢, 當歸 2兩을 함께 넣어 한 첩을 달여 먹으면, 일시에 풀리고 사라지지 않음이 없다. 그 나머지 몸이나, 머리, 발위에 생긴 각각의 毒은 반으로 줄여 투약하면 신효하지 않음이 없다. 요즘 사람들이 癰毒을 치료함에 金銀花 쓰는 것을 많이 알지만 감히 半斤까지 쓰는 것은 알지 못한다. 특히 背癰의 毒은 외형은 비록 작으나 속은 실로 크다는 것을 모르기

41) 鬼擊作痛又治之小者 此九字, 何本无.
42) 溫 何本作"濕".

때문에, 다량의 약을 쓰지 않으면 毒이 쉽게 소멸되지 않는다. 또 金銀花는 적게 쓰면 힘이 충분치 못하고, 많이 쓰면 힘이 강렬하며, 더욱 묘한 것은 공격에 앞서 補함이 있으며, 毒을 씻어도 氣血을 손상시키지 않으니, 毒을 없애는 약은 金銀花보다 나은 것이 없다. 그러므로 처음 시작할 때나, 濃이 나온 이후나, 혹은 변화가 생겨 예측할 수 없거나, 다시 구할 수 없는 지경에 이른 것은 물론이며, 모두 이 약을 투여하면 기사회생하지 못하는 자가 없다. 진실로 약재가 무겁다고 놀라지 말고, 망령되게 의심과 두려움을 갖지 마라. 혹 金銀花가 너무 많아 달이기 어려워 불만스러우면, 먼저 물 수십 사발에 金銀花를 달여 즙을 내고, 다시 當歸, 甘草를 달이면, 더욱 득이 되니 꺼리지 마라. 鬼擊作痛(갑자기 흉복부가 꼬이듯 아프고 출혈하는 병)에는 또한 적은 양으로 치료한다. 痢疾을 그치고 溫病을 제거하며, 수명을 연장시킨다는 것은 가르침이 될 수 없다.

或問金銀花敗毒則有之, 而吾子曰補陰, 得毋惑於《本經》長年益壽之語乎? 曰金銀花補之性實多於攻. 攻毒之藥, 未有不散氣者也, 而金銀花非惟不散氣, 且能補氣, 更善補陰. 但少用則補多於攻, 多用則攻勝於補. 故攻毒之藥, 未有善於金銀花者也. 若疑金銀花爲長年益壽之藥, 則不可. 蓋至純之品, 始可長服以延齡, 偏霸之味, 只可暫投以奏效. 金銀花只宜用之以攻毒, 而不宜用之以補虛. 若惑於長年益壽之說, 始信金銀花爲補陰之藥, 則余且勸人長服爲添壽之助, 何以止言攻毒哉.

혹 묻기를 金銀花가 毒을 치료하는 것은 있으나, 선생께서 말씀하시길 補陰한다는 것은, 《本經》의 長年益壽한다는 말에 현혹된 것이 아닙니까? 말하기를 金銀花는 補하는 성질이 실로 공격하는 성질보다 많다. 毒을 공격하는 약은 氣를 흩트리지 않음이 없는데, 오직 金銀花는 氣를 흩트리지 아니하고, 또 補氣하고 다시 補陰을 잘하니, 단지 적게 사용하면 攻보다 補가 많으며, 많이 사용하면 攻이 補보다 낫다. 그러므로 毒을 공격하는 약은 金銀花보다 좋은 것이 없으며 金銀花가 長年益壽하는 약인 것을 의심하면 안 된다. 대개 지극히 순한 약품은, 장복하면 비로소 수명을 연장하지만, 한쪽으로 치우친 약은 다만 잠시 사용하여 효과를 얻는다. 金銀花는 단지 毒을 공격하는데 마땅히 사용하여야 하고, 虛를 補할 때에는 마땅히 사용하지 않는다. 만약 長年益壽한다는 말이 의심스러워도, 우선 金銀花가 補陰하는 약이라 믿고 나 또한 오래 복용하면 수명을 더하는 도움이 있다고 권하니, 어찌 毒을 공격한다는 말에 그치겠는가.

或問金銀花之解毒, 近人亦多知之. 然未有若吾子之贊歎甚神者, 子欲顯書之奇, 罔顧言之大乎？曰金銀花化毒, 吾言止揚其十之五, 余尚未盡言也. 今因吾子之問, 而罄[43]悉之. 夫癰毒之初生也, 其身必疼痛而欲死, 服金銀花, 而痛不知何以消也；當癰毒之潰膿也, 其頭必昏眩而不能舉, 服金銀花, 而眩不知何以去也；及癰毒之收口也, 其口必黑黯而不能起, 服金銀花, 而陷不知何以起也, 然此猶陽症之癰毒也. 若陰症之癰毒, 其初生也, 背必如山之重, 服金銀花, 而背輕如釋負也；其潰膿也, 心必如火之焚, 服金銀花, 而心涼如飲漿也. 其收口也, 肉必如刀之割, 服金銀花, 而皮癢如爪搔也, 然此猶陰症而無大變者也. 倘若痛癢之未知, 昏憒之不覺, 內可洞見其肺腑, 而外無僅存之皮骨, 與之食而不欲食, 與之湯而不欲飲, 懸性命於頃刻, 候死亡於須臾, 苟能用金銀花一斤, 同人參五,六兩, 共煎汁飲之, 無不奪魂於垂絕, 返魄於已飛也. 誰謂金銀花非活人之仙草乎. 其功實大, 非吾言之大也. (〔批〕金銀花神妙不測, 真有如此. 世人用鐵箍散,奪命丹,萬應膏, 甚至操刀生割人肉者, 安識此理而用此藥乎. 今讀是編, 如當頭一針, 通身汗下, 頓失前非者, 何異立地成佛. 倘迷而不悟, 則永墮阿鼻矣.)

혹 묻기를 金銀花가 解毒하는 것은 요즘 사람들도 역시 많이 알고 있습니다. 그러나 선생처럼 심히 신효하다고 칭찬하고 감탄하는 자는 없으니, 선생께서 책의 기이함을 드러내고 싶어 살펴보지도 않고 과장된 말을 하십니까? 말하기를 金銀花가 解毒하는 것을 나는 아직도 그 십분의 오밖에 찬양하지 않았다. 나는 아직 다 말을 하지 않은 것이다. 지금 그대의 질문이 있으니 모두 다 말하겠다. 모든 癰毒이 처음 생겨 날 때 그 몸은 반드시 疼痛으로 죽을 것 같은데, 金銀花를 복용하면 통증이 감쪽같이 사라진다. 癰毒이 썩고 곪을 때는 머리가 어지러워 들 수가 없는데, 金銀花를 복용하면 그 어지러움이 감쪽같이 사라진다. 癰毒의 瘡口가 아물었을 때는, 그 瘡口는 반드시 흑암색이고 함몰되는데, 金銀花를 복용하면 함몰된

---

43) 罄 (qing 音慶) 盡也.

것이 감쪽같이 일어난다. 이는 여전히 陽症의 癰毒이다. 만약 陰症의 癰毒이 처음 생겨났을 때에는 반드시 등이 산같이 무거운데, 金銀花를 복용하면 무거운 짐을 벗어놓은 것처럼 등이 가벼워진다. 그것이 썩고 곪으면 心이 반드시 불에 덴 것과 같은데, 金銀花를 복용하면 미음을 마신 것처럼 心이 서늘해진다. 그 瘡口가 아물면 그 살이 반드시 칼로 베이는 듯하지만, 金銀花를 복용하면 손톱으로 긁는 것처럼 피부가 가렵게 된다. 이것은 오히려 陰症이며 큰 변고는 아니다. 만약 통증과 가려움을 알지 못하고, 의식이 흐려져 깨어나지 않으며, 안으로 肺腑가 드러나 보이고, 밖으로는 보존되는 뼈와 살이 없으며, 음식을 주어도 먹지 않고, 탕을 주어도 마시지 못하면, 생명이 頃刻에 달려있고, 죽음이 잠시 후에 기다리니 만일 金銀花 한 근을 人蔘 5, 6兩과 함께 달여 그 즙을 마시면 그 늘어지고 끊어지려는 魂을 되돌리고, 이미 날아가는 魄을 돌이키지 못함이 없다. 어느 누가 金銀花를 사람을 살리는 仙草가 아니라고 하겠는가. 그 효능이 실로 큰 것이지 나의 말이 과장된 것이 아니다. (〔批〕金銀花의 신묘함은 헤아릴 수가 없으니, 진실로 이와 같다. 세상 사람들은 鐵箍散,奪命丹,萬應膏를 사용하고, 심지어 칼로 사람 살을 베어내니, 이러한 이치와 약 사용법을 어찌 알겠는가. 지금 이 편을 읽으면 따끔한 경고를 받은 것처럼 온 몸에 땀이 흘러내리고 즉시 이전의 과오를 털어버리니, 成佛하는 것과 어찌 다르겠는가. 만약 갈피를 못 잡고 깨닫지 못하면, 영원히 지옥으로 떨어지리라.)

或問金銀花散毒則有之, 未必如是之神. 曰金銀花之功效, 實不止此. 金銀花無經不入, 而其專入之經, 尤在腎, 胃二經. 癰毒, 止陰,陽之二種, 陽即胃, 而陰即腎. 陽變陰者, 即胃之毒入於腎也；陰變陽者, 即腎之毒入於胃也. 消毒之品, 非專瀉陽明胃經之毒, 即專瀉少陰腎經之毒. 欲既消胃毒, 而又消腎毒之藥, 舍金銀花, 實無第二品也. 金銀花消胃中之毒, 必不使毒再入於腎臟；消腎中之毒, 必不使毒重流於胃腑. 蓋金銀花能先事而消弭, 複能臨事而攻突, 更善終事而收斂也.

혹 묻기를 金銀花가 毒을 흩어주기는 하지만, 항상 이와 같이 神效하지는 않습니다. 말하기를 金銀花의 功效는 실로 이것에 그치지 않는다. 金銀花가 들어가지 못하는 經絡이 없으나 전적으로 들어가는 경락은 더욱 腎, 胃 二經에 있다. 癰毒은 단지 陰陽 두 가지이며,

陽은 胃이며, 陰은 腎이다. 陽이 陰으로 변한 것은 胃의 毒이 腎으로 들어간 것이요, 陰이 陽으로 변한 것은 腎의 毒이 胃로 들어간 것이다. 消毒시키는 약은 오로지 陽明胃經의 毒을 없애거나 오로지 少陰腎經의 毒을 없앤다. 이미 胃의 毒을 흩어주고, 또 腎의 毒을 흩어주고자 한다면 金銀花를 제외하고 그 다음의 약은 없다. 金銀花는 胃의 毒을 흩어주면서 毒이 腎으로 다시 들어가지 않도록 하고, 腎의 毒을 흩어주면서 毒이 胃로 다시 흐르지 않게 한다. 대개 金銀花는 일이 일어나기에 앞서 소멸시키며, 일에 닥쳐서는 공격하고 돌격하니, 더욱 일을 잘 끝내고 수렴한다.

或疑金銀花性甚緩, 而癰疽毒勢最急, 何以功用之大竟至如此, 豈急症緩治之法歟? 曰癰疽勢急, 治法不啻[44]救焚, 烏可以緩治之哉. 金銀花性緩, 而用之治癰疽也, 則緩而變爲急矣, 況用之四,五兩, 以至半斤,一斤, 則其力更專, 而氣更勇猛, 此正急症急治之也.

혹 의심하기를 金銀花의 성질이 매우 완만하지만 癰疽毒의 세력은 가장 급하거늘, 어떻게 쓰임의 크기가 이와 같고, 어찌 급증에 완만한 치료가 가능한 것입니까? 말하기를 癰疽의 勢가 급하고, 治法은 불타는 것을 救하는 것뿐만이 아닌데, 어찌 완만하게 치료하는 것이 가능하겠는가? 金銀花의 성질이 완만하지만, 그것을 써서 癰疽를 치료하면 완만함이 급함으로 변하고, 하물며 4, 5兩에서 반근 또는 한 근에 이르도록 쓰면, 그 힘은 더욱 특별해지고, 氣는 더욱 용맹하게 되니, 이것이 바로 急症을 急治하는 것이다.

24. 巴戟天

巴戟天, 味甘, 溫, 無毒. 入心,腎二經. 補虛損勞傷, 壯陽道, 止小腹牽痛, 健骨强筋, 定心氣, 益精增志, 能止夢遺. 此臣藥, 男婦俱有益, 不止利男人也. 世人謂其能使痿陽重起, 故云止利男子. 不知陽事之痿者, 由於命門火衰, 婦人命門與男子相同, 安在不可同補乎. ([批]巴戟天男女受益, 論是.)夫命門火衰, 則脾胃寒虛, 即不能大進飮食. 用附子,肉桂, 以溫命門, 未免過

44) 啻 音翅, 止也.

於太熱, 何如用巴戟天之甘溫, 補其火, 而又不爍其水之爲妙.

巴戟天은 甘하고 氣溫하며 無毒하다. 心, 腎의 두 經絡으로 들어간다. 虛損과 勞傷을 補해주고, 陽道를 건장하게 해주며, 아랫배가 당기면서 아픈 것을 그치게 하고, 뼈와 근육을 튼튼하게 하며, 心氣를 안정시키고, 精氣를 돕고 기억이 증진되며, 夢遺를 그치게 할 수 있다. 이는 臣藥으로 남자와 부인에게 모두 유익하며, 단지 남자에게만 이로운 것이 아니다. 세상 사람들이 오그라든 陽物을 거듭 일으킬 수 있다고 하면서 남자에게만 이롭다고 말한 것이다. 陽事가 위축되는 것은 命門의 火가 쇠약해짐에 달려있는 것을 알지 못하고, 부인의 命門도 남자와 서로 같으니 어찌 남녀모두 補할 수 없다고 하겠는가? ([批] 巴戟天이 남녀에게 유익하다는 것으로 이론이 옳다.) 命門의 火가 쇠약하면 脾胃가 虛寒해져서 飮食을 많이 먹을 수 없다. 附子, 肉桂를 써서 命門을 따뜻하게 하면 지나치게 뜨거워지는 과오를 피하지 못할 것이니, 巴戟天의 甘溫함을 이용하여 命門의 火를 補하면서 또 水를 태워버리지 않음이 기묘할 따름이다.

或問巴戟天近人罕用, 止用之於丸散之中, 不識亦可用於湯劑中耶？ 曰巴戟天, 正湯劑之妙藥, 無如近人不識也. 巴戟天, 溫而不熱, 健脾開胃, 既益元陽, 複填陰水, 真接續之利器[45], 有近效, 而又有遠功. 夫巴戟天雖入心,腎, 而不入脾,胃, 然入心, 則必生脾胃之氣, 故脾胃受其益. 湯劑用之, 其效易速, 必開胃氣, 多能加餐, 及至多餐, 而脾乃善消. 又因腎氣之補, 薰蒸脾胃之氣也, 誰謂巴戟天不宜入於湯劑哉.

혹 묻기를 巴戟天은 요즘 사람들이 드물게 사용하고, 丸이나 散으로 쓰는데 그치니, 湯劑중에도 역시 사용할 수 있음을 알지 못하는 것입니까? 말하기를 巴戟天은 바로 湯劑에 妙한 약인데 요즘 사람들이 알지 못하는 것을 어찌할 수 없다. 巴戟天은 따뜻하지만 뜨겁지 않아 脾胃를 튼튼하게 하고, 元陽을 유익케 하면서 陰水를 거듭 충족시키니, 직접 그것을 마시면 즉각적인 효과가 있으면서 또 장기적인 효과도 있다. 巴戟天은 心, 腎으로 들어가고 脾,

---

45) 接續之利器 何本作 "真接飮之".

胃로 들어가진 않지만, 心으로 들어가면 반드시 脾胃의 기운을 살려주므로 脾胃가 유익함을 얻는다. 湯劑에 쓰면 효과가 쉽고 빨라서 반드시 胃氣를 열어주어 대부분 더 먹을 수 있고, 많이 먹어도 脾가 잘 소화시킨다. 또 腎氣를 補해줌으로써 脾胃의 氣를 훈증해주니, 누가 巴戟天이 탕제에 들어가는 것이 마땅하지 않다고 말하겠는가?

巴戟天溫補命門, 又大補腎水, 實資生之妙藥. 單用一味爲丸, 更能補精種子, 世人未知也.

巴戟天이 命門을 따뜻하게 補해주고, 또 腎水를 크게 補해주니 실제로 資生시키는 묘약이다. 한 가지 약만으로도 丸을 만들어 쓰면 精을 補하여 다시 자식을 갖게 해줄 수 있는데 세상 사람들이 알지 못한다.

或疑巴戟天入湯劑最妙, 何以前人未見用之？ 曰前人多用, 子未知之耳. 夫巴戟天, 補水火之不足, 益心腎之有餘, 實補藥之翹楚[46]也. 用之補氣之中, 可以健脾以開胃氣；用之補血之中, 可以潤肝以養肺陰. 古人不特用之, 且重用之. 自黃柏,知母之論興, 遂置巴戟天於無用之地. 嗟乎！ 人生於火, 而不生於寒, 如巴戟天之藥, 又烏可不亟爲表揚哉.

혹 의심하기를 巴戟天이 湯劑에 들어가는 것이 가장 묘한데, 어찌 예전 사람들이 쓰는 것을 볼 수 없었습니까? 말하기를 예전 사람들이 많이 썼으나 자네가 알지 못한 것뿐이다. 무릇 巴戟天은 水火의 부족함을 補하고 心腎의 여유를 더해주니, 진실로 補藥중에 특출난 것이다. 補氣하는데 쓰면 脾를 튼튼히 하여 胃氣를 열어줄 수 있고, 補血하는데 쓰면 肝을 촉촉하게 하여 肺陰을 길러줄 수 있다. 옛 사람들이 특별한 경우에만 쓰지 않았고 또한 중히 여겼다. 黃柏과 知母에 대한 논의가 활발하더니, 마침내 巴戟天을 쓸모없다는 지경에 버려두었다. 안타깝구나! 사람은 火에서 生하고 寒에서는 生하지 않으니, 巴戟天과 같은 약을 어찌 밝히고 드러냄을 서두르니 않을 수 있겠는가?

---

46) 翹楚 本指高出雜樹叢中的荊樹, 后借以比喻人物的侥侥者.

25. 五加皮

五加皮, 味辛[47]而苦, 氣溫而寒, 無毒[48]. 近人多取而釀酒, 謂其有利益也, 甚則誇大其辭, 分青,黃,赤,白,黑, 配五行立論, 服三年可作神仙, 真無稽之談也. 此物止利風濕, 善消瘀血則真. 若言其扶陽起痿, 止小便遺瀝, 去婦人陰癢, 絕無一驗. 而舉世宗之, 牢不可破, 亦從前著書者之誤也. 余故辨之, 使世人毋再惑耳.

五加皮는 辛苦하며, 氣溫寒하고 無毒하다. 요새 사람들이 이것을 가지고 술로 빚는 경우가 많으니 이로움이 있다고 말하고 심한 경우 그 말을 과장해서 青,黃,赤,白,黑으로 나누어 五行 배속의 이론을 세워 삼년을 복용하면 神仙이 될 수 있다고 하는데 진실로 근거가 없는 말이다. 이 약물은 오로지 風濕을 부드럽게 하고, 瘀血을 잘 없애주는 것이 진짜다. 陽氣를 북돋아 陰痿를 세워주고 소변을 실금하거나 방울져서 떨어지는 것을 그치고, 부인의 음부가 가려운 것을 없애주는 것처럼 말하나 절대로 하나의 효험도 없다. 그러나 온 세상이 으뜸으로 여기는 것이 견고하여 깰 수 없는 것은 역시 옛날 서적을 따르는 잘못 때문이다. 그러므로 내가 그것을 변별해서 세상 사람들이 다시 미혹되지 않도록 하고자 한다.

或問五加皮, 舉世皆以爲補, 先生獨言非補, 世人飲此酒未見有損, 何也? 曰有其功則言功, 有其弊而言弊. 五加皮, 實有損無益之藥, 而舉世宗之, 余所以大聲疾呼也. 此酒江淮之間最多, 然飲之而未見損者, 亦有其故. 蓋江淮地勢卑濕, 服五加皮之酒以去濕, 似乎得宜. 若非江淮汙下之所, 而地處高燥, 則燥以益燥, 吾日見其損, 而不見其益矣.

혹 묻기를 五加皮는 세상 사람 모두가 補한다고 하는데 선생께서 홀로 補하지 않는다고 말씀하시고, 세상 사람들이 이 술을 마시고 잘못된 경우를 아직 보지 못했으니 어찌된 것입니까? 말하기를 효과가 있으면 효과를 말하고, 폐단이 있으면 폐단을 말해야 한다.

47) 辛 何本作"甘".
48) 無毒 何本无.

五加皮는 진실로 손해만 있고 이익이 없는 약인데 온 세상이 그것을 으뜸으로 여기니 내가 큰 목소리로 소리치는 바이다. 이 술은 江淮(양자강)지방 사이에 가장 많은데 그것을 복용했으나 아직 잘못된 경우를 보지 못한 것은 역시 그 이유가 있다. 대개 江淮지방은 지세가 낮고 濕한데 五加皮酒를 복용하여 濕을 제거해주니 마땅한 바를 얻은 것과 비슷할 것이다. 만약 江淮처럼 불결하고 낮은 장소가 아니라 땅이 높고 건조한 곳이라면 건조함으로 더욱 건조하게 해서 그대는 날마다 손해를 보고 이익은 보지 못할 것이다.

或問東華真人煮石法用五加皮, 世爲仙經所需. 而昔年魯定公母單服五加皮, 以致不死, 豈皆不可信耶？ 曰此皆造酒附會之辭也. 五加皮實止除濕, 而不能延年, 欲藉其輕身耐老, 此余之所不敢信也.

혹 묻기를 東華真人이 煮石法에 五加皮를 써서 평생토록 神仙이 되고자 하였고 예전에 魯定公의 어머니가 오직 五加皮만 복용하고 죽지 않는 지경에 이르렀다 했는데 어찌 모두 믿지 못한다 하십니까? 말하기를 이는 모두 술을 만드는데 억지로 끌어다 붙인 말이다. 五加皮는 실제로 濕을 제거해줄 뿐이지 수명을 연장할 수 없으니, 몸을 가볍게 하고 늙는 것을 견디게 한다고 빙자하고자 하나 이는 내가 감히 믿지 못하는 바이다.

26. 川芎

川芎, 味辛[49], 氣溫, 升也, 陽也, 無毒. 入手,足厥陰二經. 功專補血. 治頭痛有神, 行血海, 通肝經之臟, 破癥結宿血, 產後去舊生新, 凡吐血,衄血,尿血, 便血,崩血, 俱能治之. 血閉者能通, 外感者能散, 療頭風甚神, 止金瘡疼痛. 此藥可君可臣, 又可爲佐使, 但不可單用, 必須以補氣,補血之藥佐之, 則利大而功倍. 倘單用一味以補血, 則血動, 反有散失之憂；單用一味以止痛, 則痛止, 轉有暴亡之慮. 若與人蔘,黃芪,白朮,茯苓同用以補氣, 未必不補氣以生血也；

49) 辛 何本作“甘”.

若與當歸, 熟地, 山茱, 麥冬, 白芍以補血, 未必不生血以生精也. 所虞者, 同風藥並用耳, 可暫而不可常, 中病則已, 又何必久任哉.

川芎은 味가 辛하고 氣가 溫하여 上昇하며 陽이고, 無毒하다. 手足厥陰의 두 經絡으로 들어간다. 그 작용은 오로지 血을 補한다. 두통을 치료하는데 뛰어나고, 血海로 行하며, 肝經의 臟으로 통하고, 癥結과 宿血을 부수며, 産後에 舊血을 제거하고 새로이 血을 生하도록 하며, 무릇 吐血, 衄血, 尿血, 便血, 崩漏를 모두 치료할 수 있다. 血이 막힌 경우는 疏通시킬 수 있고, 外感의 경우는 疏散시킬 수 있으며, 頭風症을 치료하는데 매우 뛰어난 효과가 있고, 金瘡으로 인한 통증을 그치게 한다. 이 藥은 君藥으로 사용할 수도 있으며, 臣藥으로도 사용할 수 있고, 또한 佐使藥으로도 사용하는 것이 가능하나, 단지 單味로는 사용할 수 없고, 반드시 補氣, 補血하는 약으로 도와줘야 이로움이 커지고 작용이 배가 된다. 만약 單味로 川芎 한 가지만을 사용하여 血을 補하면 血이 동요하여 오히려 血을 잃게 되는 우려가 있으며, 만약 川芎 한 가지만으로 통증을 그치게 하려 하면 통증은 그치나 도리어 갑자기 죽게 될 수 있다. 만약 人蔘, 黃芪, 白朮, 茯苓과 함께 사용하여 氣를 補한다면, 반드시 補氣하여 生血하지 않는다고는 할 수 없을 것이며 ; 만약 當歸, 熟地黃, 山茱萸, 麥門冬, 白芍藥 등을 함께 사용하여서 血을 補한다면, 반드시 生血하여 生精하지 않는다고는 할 수 없을 것이다. 다만 風藥과 함께 사용하는 것이 염려스러울 뿐이니, 잠시 사용하는 것은 가능하나 常用할 수는 없고, 病에 적중하면 멈추어야 하니, 또한 어찌 오래도록 맡기리오.

或問川芎既散眞氣, 用四物湯以治癆怯, 毋乃不可乎? 不知四物湯中, 有當歸,熟地爲君, 又有芍藥爲臣, 用川芎不過佐使, 引入肝經, 又何礙乎? 倘四物湯, 減去川芎, 轉無效驗. 蓋熟地性滯, 而芍藥性收, 川[50]芎動而散氣, 四物湯正藉川芎辛散以動之也. 又未可鑒暴亡之失, 盡去之以治虛勞也.

혹 묻기를 川芎이 이미 眞氣를 消散시키는데 四物湯을 사용하여 癆怯을 치료하는 것은

50) 此下至 "四物湯" 九字, 原无, 今据何本補.

혹시나 不可한 것 아닙니까? 이는 四物湯 중에서 當歸, 熟地黃이 君藥이 되고 또한 芍藥이 臣藥이 되고, 川芎은 佐使藥에 불과하여 肝經으로 끌고 들어가는 것을 모르는 것이니, 또한 거리낌이 있겠는가? 오히려 四物湯에서 川芎을 줄이거나 제거하면 도리어 효과가 없게 된다. 대개 熟地黃의 성질은 停滯하고 芍藥의 성질은 收斂하는데, 川芎은 動하여 散氣하니, 四物湯은 바로 川芎의 辛散함에 의거하여 그것을 動하게 하는 것이다. 또한 川芎이 氣를 과도히 衰亡시키는 잘못을 자세히 살필 수 없는 경우는 川芎을 완전히 제거하고 虛勞를 치료한다.

或問佛手散用川芎, 佐當歸生血, 爲產門要藥, 我疑其性動而太散, 何以產後之症偏服之, 而生血且生氣也？ 夫血不宜動, 而產後之血, 又惟恐其不動也. 產後之血一不動, 即凝滯而上沖, 則血暈之症生矣. 佛手散, 正妙在於動也, 動則血活, 舊血易去, 而新血易生. 新血既生, 則新氣亦自易長, 又何疑川芎性動而太散哉.

혹 묻기를 佛手散은 川芎을 사용하여 當歸가 生血하는 것을 도우니 產科의 要藥입니다. 저는 그 성질이 動하고 크게 흐트리는데, 어찌 產後의 病症에 복용하여 生血하고 또한 生氣하는지 의심스럽습니다. 무릇 血은 動하는 것이 마땅하지 않으나, 產後의 血은 또한 오로지 그 動하지 않는 것을 두려워한다. 產後의 血이 한번 動하지 않으면, 凝滯되어 위로 치솟으니 곧 血暈의 증상이 생길 것이다. 佛手散의 오묘함이 바로 動함에 있으니, 動하게 되면 血이 활발해져서 舊血이 쉽게 제거되므로 新血이 쉽게 생성된다. 新血이 이미 생성되면 곧 新氣가 또한 자연히 쉽게 자라나게 되니, 또한 어찌 川芎의 성질이 動하게 하고 크게 흐트러트린다고 의심하겠는가?

或問川芎散氣是眞, 何以補血藥必須用之, 豈散氣即生血乎？ 曰血生於氣, 氣散則血從何生. 不知川芎散氣, 而複能生血者, 非生於散, 乃生於動也. 血大動, 則走而不能生；血不動, 則止而不能生矣. 川芎之生血, 妙在於動也. 單用一味, 或恐過動而生變, 合用川芎, 何虞過動哉. 所以爲生血藥中之必需, 取其同群而共濟也. (〔批〕不動不生, 血過動又失血, 合用川芎, 自然得宜.)

혹 묻기를 川芎이 散氣하는 것이 진실이라면, 어찌 補血藥에 반드시 그것을 사용하는 것입니까? 散氣하면 血이 생겨납니까? 말하기를 血은 氣에서 생성되니, 散氣하면 血이 무엇을 따라서 生하겠는가. 川芎이 散氣하여도 다시 血을 生할 수 있는 것은, 散하여 生하는 것이 아니고, 動하여 生함을 모르는 것이다. 血이 크게 動하면 달아나므로 生할 수 없지만 血이 動하지 않아도 멈추어서 生할 수 없다. 川芎이 血을 生하는 오묘함은 動함에 있다. 川芎 한 가지만 單味로서 사용하면 지나치게 動하여 변화를 일으킬까 두렵지만, 다른 藥과 합하여 사용하면 어찌 지나치게 動함을 걱정 하겠는가. 이 때문에 生血하는 藥 중에 필수여서 그와 같은 무리를 취하여 함께 구제하는 것이다. ([批]動하지 않으면 生하지 않으며, 血이 과도하게 動하면 또한 血을 잃게 되니 川芎을 다른 약들과 함께 사용하면 자연히 마땅함을 얻게 된다.)

或問川芎妙在於動而生血, 聽其動可也. 胡必用藥以佐之, 使動而不動耶？ 不知動則變者, 古今之通義. 防其變者, 用藥之機權. 川芎得群補藥, 而制其動者, 正防其變也. 雖然, 天下不動則不變, 不制其動而自動者, 必生意外之變, 其變爲可憂. 制其動而自動者, 實爲意中之變, 其變爲可喜. 蓋變出意外者, 散氣而使人暴亡；變出意中者, 生血而使人健旺. 血非動不變, 血非變不化也. ([批]倡論可妙, 眞胸有智珠.)

혹 묻기를 川芎의 오묘함이 動하며 血을 生하는데 있다 하시니, 그 動함이 가능함을 들었습니다. 따라서 반드시 다른 藥을 사용하여 그것을 도와주는 것은 動하려 하였으나 動하지 않기 때문입니까? 이는 動하면 變化한다는 古今의 通義를 모르는 것이다. 이러한 변화를 예방하는 것은 用藥의 機權이 된다. 川芎이 補하는 藥을 얻어 動하는 성질을 제어하는 것은 바로 이런 변화를 예방하는 것이다. 비록 그러하나, 天下가 動하지 않으면 變化하지 않게 되니, 그 動함을 제어하지 않고 스스로 動하게 되면 반드시 뜻밖의 변화가 생기며, 그 변화는 근심할 만하다. 動함을 제어하여 자연히 動하는 경우는 진실로 뜻 가운데의 변화인 것이니 기뻐할만하다. 대개 변화가 의도를 벗어나면 氣를 흐트러트려 사람으로 하여금 갑자기 죽게 만들고; 변화가 뜻대로 된 경우는 血을 生하고 사람으로 하여금 건강하고 왕성하게 한다. 血은 動하지 않으면 變하지 않고, 血은 變化하지 않으면 生化하지 않는다. ([批]논의하는 이론이 오묘하다

할 수 있으니, 진실로 가슴속에 지혜의 보배가 들어있다.)

或疑川芎生血出於動, 又慮其生變而制其動, 則動猶不動也, 何以生血之神哉? 曰不動而變者, 無爲而化也. 川芎過動, 而使之不動, 則自忘其動矣. 其生血化血, 亦有不知其然而然之妙, 是不動之動, 正治於動也.

혹 의심하기를 川芎이 生血하는 것은 動함에서 나타나는데, 또한 그 變化가 발생할까 걱정스러워 動함을 제어하면 動함이 오히려 不動하게 되니, 어찌 生血의 신묘함이 있겠습니까? 말하기를 動하지 않고 變하는 것은 애써 하지 않아도 이루어지는 것이다. 川芎이 지나치게 動하여 그것이 動하지 못하게 한다면, 스스로 動함을 잊게 될 것이다. 그 生血, 和血은 또한 까닭을 알지 못하나 오묘함이 있는 것이니, 이러한 不動의 動이 바로 動에서 다스려지는 것이다.

或疑川芎生血, 而不生氣, 予獨以爲不然. 蓋川芎亦生氣之藥, 但長於生血, 而短於生氣耳. 世人見其生血有餘, 而補氣不足, 又見《神農本草》言其是補血之藥, 遂信川芎止補血, 而不生氣, 絕無有用補氣之中. 豈特無有用之於補氣, 且言耗氣而相戒. 此川芎生氣之功, 數千年未彰矣, 誰則知川芎之能生氣乎. 然而川芎生氣, 實不能自生也, 必須佐蔘,朮以建功, 輔芪,歸以奏效, 不可嫌其散氣而不用之也.

혹 의심하기를 川芎은 生血하나 生氣하지는 않는데 선생께선 유독 그렇지 않다고 말씀하십니다. 川芎은 역시 生氣하는 藥이며, 다만 生血하는데 뛰어나고 生氣하는 것이 부족할 뿐이다. 세상 사람들이 生血함이 충분하고 補氣함이 부족한 것을 보고, 또한《神農本草》에서 補血藥으로 언급되어 있는 것을 보고는, 오히려 川芎이 단지 補血하고 生氣하지는 않는다고 믿어, 결코 補氣하는 중에는 사용함이 없게 되었다. 어찌 특별히 補氣하는 데에는 사용함이 없는데, 또한 氣를 耗損시킨다고 말하며 서로 경계하는가. 이에 川芎의 生氣하는 작용이 수천 년간 잘 드러나지 않은 것이니, 어느 누가 川芎이 生氣할 수 있다는 것을 알겠는가. 그러나 川芎이 生氣하는 것은 실로 스스로 生할 수는 없으니, 반드시 人蔘, 白朮이 그 작용을 세우고,

黃芪, 當歸를 더하여 효과에 이르니, 川芎이 散氣할까 걱정되어 사용하지 않음은 옳지 않다.

或疑川芎生氣, 終是創談, 仍藉蔘, 朮, 芪, 歸之力, 未聞其自能生氣也. 曰用川芎, 欲其自生氣也, 固力所甚難. 用川芎, 欲其同生氣也, 又勢所甚易. 蓋川芎得蔘, 朮, 芪, 歸, 往往生氣於須臾, 生血於眉睫, 世人以爲是蔘, 朮, 芪, 歸之功也. 然何以古人不用他藥以佐蔘, 朮, 芪, 歸, 而必用川芎以佐之, 不可以悟生氣之說哉.

혹 의심하기를 川芎이 氣를 生한다는 것은 결국 만들어진 말이고, 거듭 人蔘, 白朮, 黃芪, 當歸의 힘을 빌리는 것이지 川芎이 스스로 氣를 生할수 있다는 것은 듣지 못했습니다. 말하기를 川芎을 써서 스스로 氣를 生하고자 하면 진실로 그 힘이 매우 어려울 것이고; 川芎을 함께 사용하여 生氣하려 한다면 또한 그 기세가 매우 쉬울 것이다. 대개 川芎이 人蔘, 白朮, 黃芪, 當歸를 얻게 되면 때때로 잠깐 사이에 生氣하고, 눈 깜빡할 사이에 生血하니, 세상 사람들은 이러한 작용이 人蔘, 白朮, 黃芪, 當歸의 功이라고 여긴다. 그렇다면 무엇 때문에 옛 사람들이 다른 藥을 이용하여 人蔘, 白朮, 黃芪, 當歸를 돕지 않고, 반드시 川芎을 써서 그것들을 돕도록 하였으니, 生氣의 이론을 깨달을 수 없겠는가?

或疑川芎用之於佛手散中, 多獲奇功, 離當歸用之, 往往僨事[51], 豈川芎與當歸, 性味之相宜耶? 夫當歸性動, 而川芎亦動, 動與動相合, 必有同心之好, 毋怪其相得益彰也. 然而兩動相合, 反不全動, 故不走血, 而反生血耳.

혹 의심하기를 川芎이 佛手散 중에 써서 기이한 효과를 많이 얻게 되는데, 當歸와 따로 쓰게 되면 때때로 일을 망치게 되니, 어찌 川芎과 當歸의 性味가 서로 합당한 것입니까? 무릇, 當歸의 性質은 動하는데, 川芎 역시 動하니, 動과 動이 서로 만나게 되면 반드시 마음을 같이 하는 좋은 일이 있게 되니, 그것들이 서로 얻어 더욱 두드러지는 것을 괴이하게 여기지 말라. 그러나 두 動함이 서로 합하였는데, 도리어 완전히 動하지 않는 까닭에, 血을 달아나게 하지

---

51) 僨事 敗事也.

않고 오히려 生血할 따름이다.

或問川芎性散而能補, 是補在於散也. 補在散, 則補非大補, 而散爲大散矣. 不知散中有補, 則散非全散. 用之於胎產最宜者, 蓋產後最宜補, 又慮過補則血反不散, 轉不得補之益矣. 川芎於散中能補, 既無瘀血之憂, 又有生血之益, 妙不在補而在散也. ([批]川芎之補在散, 未經人道.)

혹 묻기를 川芎은 性質이 散하지만 補할 수 있으니, 이 補함은 散하는 성질에 있는 것입니다. 補함이 散함에 있으면 補함은 크게 補하는 것이 아니며 散함이 크게 散함이 될 것이니, 이는 散하는 중에 補함이 있으면 곧 散함이 오로지 散함이 아닌 것을 모르는 것이다. 胎產에 사용하는 것이 가장 마땅한 것은, 대개 산후에는 補하는 것이 가장 마땅하나, 또한 지나치게 補하면 血이 도리어 흩어지지 않을 것이 걱정되어, 오히려 補함의 이로움을 얻지 못할 수 있을 것이다. 川芎은 散함 가운데 補할 수 있어 이미 瘀血의 걱정이 없으며, 또한 生血함에 이로우니, 오묘함이 補함에 있지 않고 散함에 있다.([批]川芎의 補가 散함에 있다는 것은, 통상적인 사람의 도리가 아니다.)

27. 芍藥

芍藥, 味苦, 酸, 氣平, 微寒, 可升可降, 陰中之陽, 有小[52]毒. 入手足太陰, 又入厥陰, 少陽[53]之經. 能瀉能散, 能補能收, 赤白相, 無分彼此. 其功全在平肝, 肝平則不克脾胃, 而臟腑各安, 大小便自利, 火熱自散, 鬱氣自除, 癰腫自消, 堅積自化, 瀉痢自去, 痢痛自安矣. 蓋善用之, 無往不宜, 不善用之, 亦無大害. 無如世人畏用, 恐其過於酸收, 引邪入內也. 此不求芍藥之功, 惟求芍藥之過. 所以, 黃農之學[54], 不彰於天下, 而夭劄[55]之病, 世世難免也, 予不得不出而

52) 小 何本无.
53) 少陽 何本作"少陰".
54) 黃農之學 黃農, 卽傳說中的黃帝, 神農.此指醫學而言.
55) 夭劄 指百姓遭疫癘而夭亡.

辨之. 夫人死於疾病者, 色欲居其半, 氣鬱居其半. 縱色欲者, 肝經之血必虧, 血虧則木無血養, 木必生火, 以克脾胃之土矣. 脾胃一傷, 則肺金受刑, 何能制肝. 木寡於畏, 而仍來克土, 治法必須滋肝以平木. 而滋肝平木之藥, 舍芍藥之酸收, 又何濟乎. 犯氣鬱者, 其平日腎經之水, 原未必大足以生肝木, 一時又遇拂抑, 則肝氣必傷. 夫肝屬木, 喜揚而不喜抑者也, 今既拂抑而不舒, 亦必下克於脾土, 脾土求救於肺金, 而肺金因肝木之旺, 腎水正虧, 欲顧子以生水, 正不能去克肝以制木, 而木氣又因拂抑之來, 更添惱怒, 何日是坦懷之日乎. 治法必須解肝木之憂鬱, 肝舒而脾胃自舒, 脾胃舒, 而各經皆舒也. 舍芍藥之酸, 又何物可以舒肝乎. ([批]宇宙有此妙文, 真是雍熙世界, 不愁生民夭劄也.) 是肝腎兩傷, 必有資於芍藥, 亦明矣. 然而芍藥少用之, 往往難於奏效. 蓋肝木惡急, 遽以酸收少濟之, 則肝木愈急, 而木旺者不能平, 肝鬱者不能解. 必用至五,六錢, 或八錢, 或一兩, 大滋其肝中之血, 始足以慰其心而快其意, 而後虛者不虛, 鬱者不鬱也. 然則芍藥之功用, 如此神奇, 而可以酸收置之乎. 況芍藥功用, 又不止二者也, 與當歸並用, 治痢甚效；與甘草並用, 止痛實神；與梔子並用, 脅痛可解；與蒺藜並用, 目疾可明；且也與肉桂並用, 則可以祛寒；與黃芩並用, 則可以解熱；與參,並用, 則可以益氣. 與芎,歸,熟地並用, 則可以補血. 用之補則補, 用之瀉則瀉, 用之散則散, 用之收則收, 要在人善用之, 烏得以酸收二字而輕置之哉.

芍藥은 苦,酸하며, 氣平하고 微寒하며, 升할 수도 降할 수도 있으니, 陰중의 陽이며, 약간의 毒이 있다. 手足太陰· 厥陰 그리고 少陽經에 들어간다. 瀉할 수도 있고 散할 수도 있고, 補하거나 收斂할 수도 있으며, 赤白이 서로 같으니 이것저것 나누지 않는다. 그 공로가 온전히 肝을 고르게 하는데 있으니, 肝이 고르면 곧 脾胃를 克하지 않아서 臟腑가 각각 안정되어, 大小便이 자연히 순조로워지고, 火熱이 스스로 흩어지고, 鬱滯된 기운이 스스로 제거되며, 癰疽와腫氣가스스로소멸되며, 단단한積聚가스스로사라지며, 泄瀉와 痢疾이스스로제거되며, 痢疾로 인한 통증이 저절로 편안해진다. 무릇 그것을 잘 사용하면 운용됨에 마땅치 않음이 없고, 그것을 잘 사용하지 못해도 또한 큰 해로움이 없으니, 세상 사람들이 芍藥의 酸味로 수렴하는 작용이 지나쳐서 邪氣를 이끌고 안으로 들어가는 것을 두려워하여 사용을 삼가는데 이는 사실과 다르다. 이는 芍藥의 공은 구하지 않고, 오직 芍藥의 허물만을 구하는 것이다. 黃帝와 神農의 학문이 천하에 펼쳐지지 않아서 일찍 죽게 하는 질병을 대대로 면하기 어려워졌으니,

내가 부득이하게 나서서 그것을 분별하였다. 무릇 사람이 疾病으로 죽는 것은 色慾이 절반을 차지하고, 氣鬱이 그 반을 차지한다. 色慾을 좇는 자는 肝經의 血이 반드시 모자라게 될 것이니, 血이 줄면 木이 血을 기를 수 없게 되어, 木에서 반드시 火를 生하여 脾胃의 土를 克하게 될 것이다. 脾胃 중 하나가 傷하여도 肺金이 형벌을 받게 될 것이니, 어찌 肝을 억제할 수 있겠는가? 木이 두려움이 적어져서 이제 土를 克하려고 하니 治法은 반드시 滋肝하여 平木시키는 것인데 滋肝平木의 藥劑로 芍藥의 酸味로 수렴하는 것을 버리면 또한 무엇으로 구제하겠는가? 氣鬱을 범하는 경우는 평소에 腎經의 水가 원래 반드시 肝木을 生하기엔 크게 충분하지 않은 상태에서 한 순간에 또 拂抑함을 만나면 肝氣가 반드시 傷한다. 무릇 肝은 木에 속하여 펼치는 것을 좋아하고 억눌리는 것을 좋아하지 않는 것이니, 이제 이미 拂抑하고 펼치지 못하면 또한 반드시 아래로 脾土를 克하고, 脾土는 肺金에게 구해달라고 하지만, 肺金은 肝木의 왕성함 때문에 腎水가 마침 虧損되어 있으니 자식을 돌아보고 水를 生하게 하고자 하나, 바로 가서 肝을 克함으로써 木을 통제하지 못하고, 木氣는 또한 拂抑한 상황이 닥쳐 다시금 번뇌와 분노가 더해지니, 언제야 마음 편할 날이 오겠는가? 治法은 반드시 肝木의 憂鬱을 풀어주어야 하니, 肝이 편안해지면 脾胃도 자연히 편해지고 脾胃가 편해지면 각 經絡이 모두 편안해진다. 芍藥의 酸味를 버리고 또 어떤 약물로 肝을 편안하게 할 수 있겠는가? ([批]우주에 이처럼 신묘한 글이 있어 진실로 평화로운 세계이니, 백성이 요절함을 근심하지 않도다.) 이 肝腎 둘 다 상하면 반드시 芍藥에 도움을 청해야 함이 또한 분명할 것이다. 그러나 이러할 때 芍藥을 조금 사용하면 때때로 효과를 보기가 어렵다. 대게 肝木이 급한 것을 싫어하니 급히 酸味의 수렴함으로 조금만 구제해주면 肝木이 더욱 급해져서 木이 왕성한 것을 평정하지 못하고 肝氣가 鬱滯된 것을 풀어주지 못한다. 반드시 5~6 錢, 혹 8錢, 혹 1兩에 이르도록 사용해야 肝 중의 血을 크게 자양하여 비로소 족히 그 마음을 편안하게 하고 그 뜻을 상쾌하게 할 수 있으니, 그러한 이후에야 虛한 것이 虛하지 않게 되고, 鬱滯된 것이 鬱滯되지 않게 된다. 그러한 즉 芍藥의 功과 쓰임이 이처럼 신기한데 신맛의 수렴함으로만 치부할 수 있겠는가? 하물며 芍藥의 功과 쓰임이 또한 한두 가지에만 그치는 것이 아니니 當歸와 함께 겸하여 사용하면 痢疾을 치료함에 심히 효과가 있고 ; 甘草와 같이 겸하여 사용하면 통증을 그치는데 진실로 神과 같고 精神을 충실하게 하고 ; 梔子와 같이 겸하여 사용하면 옆구리 통증을 풀어줄 수 있으며 ; 蒺藜와 같이 겸하여 사용하면 눈병을 밝게 해줄 수 있고 ; 또한 肉桂와 함께 사용하면 寒症을 제거할 수 있고 ; 또한 黃芩과 함께 사용하면 熱症을 해결할 수 있고 ; 人蔘과 함께 사용하면 氣를 더할 수 있고, 川芎, 當歸, 熟地黃과 함께 사용하면 血을 補할 수 있다. 芍藥을 補하는데 사용하면 補하고, 瀉하는데 사용하면 瀉하고, 흩뜨리는데 사용하면 흩뜨리고, 수렴하는데 사용하면 수렴하니, 사람이 그것을 잘 사용하는 것에 요점이 있으니 어찌 酸收 두 글자를 가지고 가볍게 치부할 수 있겠는가?

或問芍藥有不可用之時, 先生之論, 似乎無不可用, 得毋產後亦可用, 而傷寒傳經亦可用乎. 曰產後忌芍藥者, 恐其引寒氣入腹也, 斷不可輕用. 即遇必用芍藥之病, 只可少加數分而已[56). 若傷寒未傳太陽之前, 能用芍藥, 則邪尤易出. 惟傳入陽明, 則斷乎不可用. 至於入少陽, 厥陰之經, 正須用芍藥和解, 豈特可用而已哉.

혹 묻기를 芍藥을 사용하지 못할 때가 있다고 하는데 선생의 논리에는 쓰지 못할 곳이 없는 것 같습니다. 만약 출산 후에 사용하는 것이 가능하다면 傷寒傳經에도 또한 사용할 수 있는지요. 말하기를 産後에 芍藥을 꺼리는 것은 그 寒氣를 이끌고 복부로 들어갈까 두렵기 때문이니, 결단코 가벼이 사용함은 불가하다. 즉, 반드시 芍藥을 사용해야 할 병을 만나면 다만 조금씩 몇 分씩 사용할 수 있을 따름이다. 만약 傷寒의 太陽病에서 傳經되기 전이라면 芍藥을 사용할 수 있으니, 즉 邪氣가 더욱 쉽게 배출될 것이다. 오직 陽明으로 傳經되어 들어가면 결코 사용할 수 없다. 少陽, 厥陰의 經으로 들어감에 이르러서는 반드시 芍藥을 사용하여 和解해야 하니 어찌 특별히 사용할 수만 있을 따름이겠는가?

或問芍藥平肝氣也, 肝氣不逆, 何庸芍藥, 吾子謂芍藥無不可用, 毋乃過於好奇乎? 夫人生斯世, 酒, 色, 財, 氣, 四者並用, 何日非使氣之日乎, 氣一動, 則傷肝, 而氣不能平矣. 氣不平, 有大, 小之分, 大不平, 則氣逆自大 ; 小不平, 則氣逆亦小. 人見氣逆之小, 以爲吾氣未嘗不平也, 誰知肝經之氣已逆乎. 故平肝之藥, 無日不可用也, 然則芍藥又何日不可用哉.

56) 止可少加數分而已 何本作 "必用之, 須加蔘芪而已".

혹 묻기를 芍藥은 肝氣를 고르게 합니다. 肝氣가 거스르지 않는데 어찌 芍藥을 함부로 사용합니까? 선생께서는 芍藥을 쓸 수 없는 곳이 없다고 하니 이는 남다른 것을 지나치게 좋아하는 것이 아닙니까? 무릇 사람이 이 세상에서 살아갈 때 酒, 色, 財, 氣 네 가지를 함께 사용하니 어느 날이 氣를 부리는 날이 아니겠는가? 氣가 한번 動하면 肝을 상하여 氣가 고르지 않게 될 것이다. 氣가 고르지 않음에 크고 작은 구분이 있는데, 크게 고르지 않으면 氣의 거스름도 스스로 커지고; 작게 고르지 않으면 氣의 거스름도 역시 작아진다. 사람이 氣의 거스름의 작은 것만을 보고 우리의 氣가 일찍이 고르지 않은 적이 없다고 여기니, 肝經의 氣가 이미 거슬렀다는 것을 누가 알겠는가. 그러므로 肝을 고르게 하는 약은 날마다 사용하지 않을 수 없으니, 芍藥 또한 사용하지 못할 날이 있겠는가.

或問鬱症利用芍藥, 亦可多用之乎？ 曰芍藥不多用, 則鬱結之氣, 斷不能開. 世人用香附以解鬱, 而鬱益甚, 一多用芍藥, 其鬱立解, 其故何也？ 蓋鬱氣雖成於心境之拂抑, 亦終因於肝氣之不足, 而鬱氣乃得而結也. 用芍藥以利其肝氣, 肝氣利, 而鬱氣亦舒. 但肝因鬱氣之結, 則虛者益虛, 非大用芍藥以利之, 則肝氣未易複, 而鬱氣亦未易解也. ([批]鬱成於肝氣之虛, 芍藥解鬱, 妙在益肝也.) 故芍藥必須宜多用以平肝, 而斷不可少用以解鬱耳.

혹 묻기를 鬱症에 芍藥을 이용하는데, 역시 많이 쓸 수 있습니까? 말하기를 芍藥을 많이 쓰지 않으면 鬱結된 氣를 결단코 열 수가 없다. 세상 사람들이 香附子를 사용하여 鬱症을 해소하는데, 鬱症이 더욱 심해지고, 한 번 芍藥을 많이 쓰면 그 鬱症이 즉시 풀리니 그 까닭은 무엇인가? 무릇 울체된 氣는 비록 心境의 억압되고 거슬림에서 이뤄지지만 결국은 肝氣의 부족 때문에 울체된 氣가 마침내 뭉치게 된다. 芍藥을 써서 이러한 肝氣를 부드럽게 하니 肝氣가 부드러워지면 울체된 氣도 또한 느슨해진다. 다만 肝이 울체된 氣가 맺힌 것으로 기인하면 虛한 자는 더 虛해지니, 芍藥을 크게 써서 그것을 원활하게 하지 않으면 곧 肝氣는 쉽게 회복되지 못하고 울체된 氣 역시 쉽게 풀리지 않을 것이다. ([批] 鬱은 肝氣의 虛에서 이뤄지니, 芍藥이 울체된 것을 푸는 신묘함은 肝을 補益함에 있다.) 그러므로 芍藥은 반드시 많이 써서 肝을 고르게 함이 마땅하며, 결코 적게 써서 鬱을 풀 수는 없을 것이다.

或問芍藥雖是平肝, 其實乃益肝也. 益肝則肝木過旺, 不畏肝木之克土乎? 曰肝木克土者, 乃肝木之過旺也. 肝木過旺則克土, 肝木既平, 何至克土乎. 因肝木之過旺而平肝, 則肝平而土已得養. 土得養, 則土且自旺, 脾胃既有旺氣, 又何畏於肝木之旺哉. 況肝木因平而旺, 自異於不平而自旺也, 不平而自旺者, 土之所畏; 因平而旺者, 土之所喜. 蓋木旺而土亦旺, 土木有相得之慶, 又何畏於肝木之克哉. ([批]古有青蓮, 談皆玉屑.)

혹 묻기를 芍藥이 비록 肝을 고르게 하는 것이나, 그 실제는 곧 肝을 補益하는 것입니다. 肝을 補益하면 肝木이 지나치게 왕성해질 것인데 肝木이 土를 克하는 것이 두렵지 않으십니까? 말하기를 肝木이 土를 克하는 것은 肝木이 지나치게 왕성하기 때문이다. 肝木이 지나치게 왕성하면 土를 克하니, 肝木이 이미 平한데 어찌 土를 克함에 이르겠는가. 肝木이 지나치게 왕성한 것 때문에 肝을 平하면, 곧 肝이 平해지니 土가 이미 養을 받는다. 土가 자양을 얻으면 土가 또한 스스로 왕성해질 것이니, 脾胃에 이미 왕성한 氣가 있는데 또한 어찌 肝木의 왕성함을 두려워하겠는가. 하물며 肝木이 平해짐으로 인하여 왕성해지는 것은 平하여지지 않고 스스로 왕성해지는 것과는 당연히 다르니, 平하지 않고 스스로 왕성해 지는 경우는 土가 두려워하는 바이고, 平해짐으로 인하여 왕성해지는 경우는 土가 좋아하는 바이다. 대개 木이 왕성해지면 土가 또한 왕성해져서 土와 木이 서로 이익을 얻는 경사로움이 있을 것인데 또한 어찌 肝木의 克함을 두려워하겠는가. ([批]옛부터 푸른 연꽃이 있었으니 말씀마다 모두 옥가루같다.)

或問芍藥妙義, 先生闡發無遺, 不識更有異聞, 以開予之心胸乎? 曰芍藥之義, 烏能一言而盡哉, 但不知吾子欲問者 用芍藥治何經之病也. 或人以克胃者, 何以用芍藥耶. 夫芍藥平肝, 而不平胃, 胃受肝木之克, 瀉肝而胃自平矣, 何必疑. 或人曰非此之謂也. 余所疑者, 胃火熾甚, 正宜瀉肝木, 以瀉胃火, 何以反用芍藥益肝以生木, 便木旺而火益旺耶? 曰 胃火之盛, 正胃土之衰也. 胃土既衰, 而肝木又旺, 宜乎克土矣. 誰知肝木之旺, 乃肝木之衰乎. 肝中無血則幹燥, 而肝木欲取給於胃中之水以自養, 而胃土之水, 盡爲木耗, 水盡則火熾, 又何疑乎. 用芍藥以益肝中之血, 則肝足以自養其木, 自不至取給於胃中之水, 胃水不乾, 則胃火自息, 山下出泉, 不可以濟燎原之火乎. 此蓋肝正所以益胃也. 或人謝曰先生奇論無窮, 不敢再難矣. ([批]設難固奇, 剖晰更奇.)

혹 묻기를 芍藥의 묘한 뜻은 선생이 남김없이 명백하게 밝히셨는데 다른 기이한 견문으로 저의 심흉을 열어주실지 모르겠습니다. 말하기를 芍藥의 뜻을 어찌 한마디로 다 할 수 있겠는가? 다만 그대가 묻고자 하는 것이 芍藥을 써서 어느 經의 병을 치료하려고 하는 것인지 모르겠다. 어떤 사람은 芍藥으로 胃를 克한다고 하는데 어찌 芍藥을 이용하는가? 대개 芍藥은 肝을 고르게 하고 胃를 고르게 하지는 않는데, 胃가 肝木의 克함을 받을 때, 肝을 瀉하면 胃가 스스로 平해질텐데 구태여 의심할 필요가 있겠는가. 어떤 이가 말하기를 : 이것을 말하는 것이 아닙니다. 제가 의심하는 것은 胃火의 치성함이 심하면 바로 肝木을 瀉하여서 胃火를 瀉하는 것이 마땅한데 어찌 도리어 芍藥을 써서 肝을 補益하여 木을 生하고, 다시 木이 왕성해져 火가 더욱 왕성하게 하십니까? 말하기를 胃火의 치성함은 바로 胃土가 衰한 것이다. 胃土가 이미 衰하고 肝木 또한 왕성하니 土를 克하는 것은 당연한 것이다. 肝木의 왕성함이 곧 肝木의 쇠약함임을 누가 알리오. 肝중에 血이 없으면 건조해져서 肝木이 胃中의 水를 끌어들여서 스스로 기르고자 하여 胃土의 水가 모두 木에 의해 소모되니, 水가 다하면 火가 치성한 것을 또한 어찌 의심하겠는가. 芍藥을 써서 肝중의 血을 補益하면 肝이 충분히 그 木을 스스로 기르게 되어 자연히 胃중의 水를 끌어들이는 지경에 이르지 않게 되고, 胃水가 마르지 않으면 胃火가 자연히 꺼질 것이니, 산 아래에서 샘이 솟는데 들판의 불길을 구제하지 못하겠는가! 이것은 대개 肝이 바르면 胃를 補益한다는 이유이다. 그 사람이 사례하며 말하기를 선생의 기이한 이론은 끝이 없으니 감히 다시 어지럽히지 못하겠습니다. (〔批〕어려운 것을 설파하고 기이한 것을 구체적으로 말해 주었으니, 그 나누어 밝힘이 더욱 기이하다.)

或又問曰肝木之旺, 乃肝木之衰, 自當用芍藥以益肝矣, 不識肝木不衰, 何以亦用芍藥? 曰子何以見肝木之不衰也. 或人曰脅痛而至手不可按, 目疼而至日不可見, 怒氣而血吐之不可遏, 非皆肝木之大旺而非衰乎. 嗟乎! 子以爲旺, 而我以爲衰也. 夫脅痛至手不可按, 非肝血之旺, 乃肝火之旺也, 火旺由於血虛; 目痛至日不可見, 非肝氣之旺, 乃肝風之旺也, 風旺由於氣虛怒極. 至血之狂吐, 非肝中之氣血旺也, 乃外來之事, 觸動其氣, 而不能泄, 使血不能藏而外越, 然亦因其平日之肝木素虛, 而氣乃一時不能平也. 三症皆宜用芍藥以滋肝, 則肝火可清, 肝風可去, 肝氣可舒, 肝血可止. 否則, 錯認爲旺, 而用瀉肝之味, 變症蜂起矣. 總之, 芍藥毋論肝之衰

旺 ,虛實, 皆宜必用, 不特必用, 而更宜多用也. ([批]灼有至理, 非同剿襲.)

또 묻기를 肝木의 왕성함은 곧 肝木의 쇠약함이니 자연히 芍藥을 써서 肝을 補益함이 마땅할 것이나, 肝木이 쇠약하지 않거늘 어찌 그 때문에 또한 芍藥을 쓰는 것인지 알지 못하겠습니다. 말하기를 자네는 무엇으로 肝木이 쇠약하지 않다고 보는가? 그 사람이 말하기를 옆구리가 아픈데 손으로 누를 수가 없을 정도에 이르고, 눈이 아픈 것이 낮에 볼 수 없을 정도에 이르고 기운이 분노하였는데 피를 토하는 것을 막을 수 없는 것이 모두 肝木이 크게 왕성한 것이지, 쇠약한게 아니지 않습니까? 안타깝구나! 자네는 왕성하다고 여기나 나는 쇠약하다고 여긴다. 대개 옆구리 통증이 손으로 누를 수가 없을 정도에 이르는 것은 肝血이 왕성한 것이 아니고, 곧 肝火가 왕성한 것인데, 火가 왕성한 것은 血虛로 말미암은 것이요; 눈이 아파서 낮에 볼 수가 없는 지경에 이르는 것은 肝氣가 왕성한 것이 아니라 肝風이 왕성한 것이니, 風이 왕성한 것은 氣가 虛한데 怒가 극에 달한 것으로 말미암은 것이다. 미친 듯이 吐血함에 이르는 것은 肝중의 氣血이 왕성한 것이 아니고, 곧 밖으로부터 온 사건이 그 氣에 접촉하여 요동시키는데 풀지 못하면, 血이 저장되지 못하고 밖으로 넘치게 만드니, 그러한 것은 또한 그 평소의 肝木이 虛함으로 인하여 氣가 일시에 고르게 펴지 못하기 때문이다. 세 가지 증상은 모두 마땅히 芍藥을 써서 肝을 자양하면 肝火가 맑아질 수 있고, 肝風이 제거될 수 있으며, 肝氣가 느슨해질 수 있고 肝血이 멈추어질 수 있다. 그러지 않으면, 왕성하다고 오인하여 肝을 瀉하는 약을 사용하게 될 것이니 변화된 증상이 벌처럼 일어날 것이다. 총괄하면, 芍藥은 肝의 쇠약하고 왕성함, 虛와 實을 논하지 말고 모두 반드시 사용함이 마땅하며, 단지 반드시 사용해야 할 뿐만 아니라 마땅히 많이 사용해야 한다. ([批]밝힘에 지극한 이치가 있으니, 남의 이론을 표절한 것과 같지 않다.)

或又問曰肝虛益脾, 敬聞命矣, 何以心虛而必用芍藥耶? 夫肝爲心之母, 而心爲肝之子也, 子母相關, 補肝正所以補心, 烏可棄芍藥哉. 或人曰予意不然. 以心爲君主之官, 心虛, 宜五臟兼補, 何待補肝以益心哉. 嗟乎! 補腎可以益心, 必不能舍肝木而上越; 補脾可以益心, 必不能外肝木而旁親; 補肺可以益心, 亦不能舍肝木而下降. 蓋腎交心, 必先補肝, 而後腎之氣始可交於心之中, 否則, 肝取腎之氣, 而心不得腎之益矣. 脾滋心, 必先補肝, 而後脾之氣, 始足滋於心之內, 否則, 肝盜脾之氣, 而心不得脾之益矣. 肺潤心, 必先補肝, 而後肺之氣, 始得潤於心之宮, 否則, 肝耗肺之氣, 而心不得肺之益矣. 可見腎,脾,肺三經之入心, 俱必得肝氣而後入, 正因其子母之相親, 他臟不得而間之也. 三臟補心, 既必由於肝, 而肝經之藥, 何能舍芍藥哉. 非芍藥, 不可補肝以補心,又何能舍芍藥哉.

또 묻기를, 肝虛益脾는 잘 알려진 사실입니다. 어째서 心이 虛한 데도 반드시 芍藥을 사용하는 것입니까? 무릇 肝은 心의 母이고 心은 肝의 子이니, 子母가 서로 관련되니 補肝이 바로 補心하는 것인데 어찌 芍藥을 버릴 수 있겠는가? 어떤 사람이 말하기를 제 생각은 그렇지 않습니다. 心은 君主之官이기 때문에 心이 虛하면 마땅히 五臟을 겸하여 補하여야지, 어찌 肝을 補하여 益心하는 것을 기다리겠습니까. 안타깝구나! 補腎하면 益心할 수 있으나, 결코 肝木을 버리고 위로 오를 수 없고, 補脾하면 益心할 수 있으나, 결코 肝木을 도외시하고 친부모를 만날 수 없고, 補肺하면 益心할 수 있으나, 또한 肝木을 버리고 하강할 수 없다. 대개 腎이 心과 교류함에 반드시 먼저 肝을 補한 이후에야, 腎의 氣가 비로소 心中으로 교통된다. 그렇지 않으면 肝이 腎의 氣를 취하여 心이 腎의 더함을 얻지 못할 것이다. 脾가 心을 자양함에 반드시 먼저 肝을 補한 이후에야 脾의 氣가 비로소 족히 心의 안을 자양하게 된다. 그렇지 않으면 肝이 脾의 氣를 훔쳐서 心이 脾의 더함을 얻지 못하게 될 것이다. 肺가 心을 潤澤할 때 반드시 먼저 肝을 補한 이후에야 肺의 氣가 비로소 心宮을 潤澤하게 할 수 있다. 그렇지 않으면 肝이 肺의 氣를 耗損시켜 心이 肺의 더함을 얻지 못할 것이다. 腎, 脾, 肺 三經이 心으로 들어갈 때 모두 반드시 肝氣를 얻은 後에 들어가는 것을 알 수 있으니, 바로 그 子母가 相親하여 다른 臟은 부득이 끼어들 수 없는 것이다. 三臟이 心을 補하는 것은 이미 반드시 肝에서 말미암은 것인데 肝經의 藥에서 어찌 芍藥을 버릴 수 있겠는가. 芍藥이 아니면 肝을 補하여 心을 補할 수 없으니 또한 어찌 芍藥을 버릴 수 있겠는가.

或問芍藥, 平肝之藥也, 乃有時用之以平肝, 而肝氣愈旺, 何故乎? 曰此肺氣之衰也. 肺旺, 則肝氣自平, 金能克木也. 今肝旺之極, 乃肺金之氣衰極也, 不助金以生肺, 反助木以生肝, 則肝愈旺矣, 何畏弱金之制哉. 此用芍藥, 而不能平肝之義也.

혹 묻기를 芍藥은 平肝하는 약인데 오히려 때때로 芍藥을 사용하여 平肝하여도 肝氣가 더욱 旺盛하게 되는 것은 어찌된 까닭입니까? 말하기를 이는 肺氣가 衰한 것이다. 肺가 旺盛하면 肝氣는 스스로 平하게 되니, 金은 木을 克할 수 있는 것이다. 지금 肝의 旺盛함이 극에 이른 것은 곧 肺金의 氣가 衰弱한 것이 극에 이른 것인데, 金을 도와 肺를 生하지 아니하고 도리어 木을 도와 肝을 生하여 肝이 더욱 旺盛하여졌으니, 木이 어찌 약한 金의 제약을 두려워하겠는가. 이것이 芍藥을 썼는데도 平肝하지 못하는 이유이다.

或問芍藥不可助肝氣之旺, 敬聞命矣. 然有肝弱而用之, 仍不效者, 又是何故? 此又肺氣之過旺也. 肝弱補肝, 自是通義. 用芍藥之益肝, 誰曰不宜. 然而肝之所畏者, 肺金也, 肺氣大旺, 則肝木凋零. 用芍藥以生肝氣, 而肺金輒來伐之, 童山之萌芽, 曷勝斧斤之旦旦乎. 故芍藥未嘗不生肝經之木, 無如其生之而不得也. 必須制肺金之有餘, 而後用芍藥以益肝木之不足. 樵采不入於山林, 枝葉自扶蘇於樹木, 此必然之勢也, 又何疑於芍藥之不生肝木哉? ([批]制金以生肝, 實有至理.)

혹 묻기를 芍藥이 肝氣가 旺盛해 지는 것을 도울 수 없다는 것은 잘 알려진 사실입니다. 그런데 肝이 약할 경우에 사용하여도 또한 효과가 없는 것은 또한 어떤 까닭입니까? 이는 또한 肺氣가 지나치게 旺盛한 것이다. 肝이 약할 때 補肝하는 것은 바로 이것이 세간에 널리 통하는 이론이다. 芍藥을 써서 肝을 이롭게 하는 것을 누가 마땅치 않다고 하겠는가. 그러나 肝이 꺼려하는 것은 肺金이니 肺氣가 크게 旺盛하면 肝木이 시들어 버린다. 芍藥을 사용하여 肝氣를 生하면 肺金이 문득 와서 잘라 버리니 초목이 없는 황폐한 산의 새싹이 어찌 도끼로 날마다 찍어내는 것을 이겨내겠는가. 그러므로 芍藥이 肝經의 木을 生하지 않는다고 할 수는 없지만 生하여 얻지 못하는 것과 같지는 않다. 반드시 肺金의 有餘한 것을 제어하면 후에 芍藥을 사용하여 肝木의 不足함을 더할 수 있다. 나무꾼이 산림에 들어가지 않는다면 枝葉이 스스로 잘 자라는 것은 필연적인 형세이니, 또한 어찌 芍藥이 肝木을 生하지 못한다고 의심하겠는가?

(〔批〕金을 제약해서 肝을 生하는 것은 실로 지극한 이치이다.)

或問芍藥生心, 能之乎? 夫心乃肝之子也, 肝生心, 而芍藥生肝之物, 獨不可生肝以生心乎. 獨是生肝者, 則直入於肝中, 而生心者, 乃旁通於心外, 畢竟入肝易, 而入心難也. 雖然, 心乃君主之宮, 補心之藥不能直入於心宮, 補肝氣, 正所以補心氣也. 母家不貧, 而子舍有空乏者乎. 即有空乏, 可取之於母家而有餘. 然則芍藥之生心, 又不必直入於心中也.

혹 묻기를 芍藥이 心을 生한다 하니 그럴 수 있습니까? 무릇 心은 곧 肝의 子이고 肝은 心을 生한다. 芍藥은 生肝하는 약물인데 유독 肝을 生하여서 心을 生할 수 없겠는가? 다만 生肝한다는 것은 곧 肝中으로 직접 들어가는 것이고, 心을 生한다는 것은 곧 心外로 곁으로 통하는 것이니, 필경 肝으로 들어가는 것은 쉬우나 心으로 들어가는 것은 어려운 것이다. 비록 그렇지만 心은 곧 君主의 宮으로 補心하는 약이 직접 心宮으로 들어갈 수 없으니, 肝氣를 補하는 것이 바로 心氣를 補하게 되는 까닭이다. 母家가 가난하지 않은데 자식의 집이 궁핍하리오. 궁핍함이 있다면 母家에서 취하여 넉넉함이 있을 것이다. 그러한 즉 芍藥이 心을 生함에 또한 心中으로 직접 들어갈 필요는 없는 것이다.

或疑芍藥味酸以瀉肝, 吾子謂是平肝之藥, 甚則譽之爲益肝之品, 此仆所未明也. 嗟乎? 肝氣有餘則瀉之, 肝氣不足則補之. 平肝者, 正補瀉之得宜, 無使不足, 無使有餘之謂也. 芍藥最善平肝, 是補瀉攸宜也. 餘言平肝, 而瀉在其中矣, 又何必再言瀉哉?

혹 의심하기를 芍藥은 味酸하여 肝을 瀉하는데 선생께서는 平肝하는 약이라 하시고 심하면 그것을 들어 益肝하는 약이라고 하시는데 이것을 분명히 알지 못하겠습니다. 肝氣가 有餘하면 덜어내고 肝氣가 不足하면 補해야 한다. 平肝이라는 것은 바로 補하고 瀉함에 마땅함을 얻는 것으로, 不足하지도 有餘하지도 않도록 하는 것을 이른다. 芍藥은 平肝하기를 가장 잘 하니 이는 補하고 瀉함이 마땅한 것이다. 내가 平肝이라 말한 것에는 瀉하는 뜻이 그 속에 있는 것이니 또한 어찌하여 반드시 瀉한다고 거듭 말하겠는가.

或疑芍藥赤,白有分, 而先生無分赤,白, 又何所據而云然哉. 夫芍藥之不分赤,白, 非創說也, 前人已先言之矣. 且世人更有以酒炒之者, 皆不知芍藥之妙也. 夫芍藥正取其寒, 以 凉肝之熱, 奈何以酒制, 而使之溫耶. 既恐白芍之凉, 益宜用赤芍之溫矣, 何以世又尙白而尙赤也? 總之, 不知芍藥之功用, 而妄爲好惡, 不用赤而用白, 不用生而用熟也, 不大可哂也哉. (〔批〕說來真可哂.)

혹 의심하기를 芍藥에는 赤白의 구분이 있는데 선생은 赤, 白을 구분하지 않으시니 또한 무슨 근거로 그렇게 이르시는지요. 무릇 芍藥을 赤, 白으로 구분하지 않는 것은 만들어낸 말이 아니라 前人이 이미 먼저 말한 것이다. 또한 세상 사람들 중에 다시 芍藥을 酒炒하는 자가 있으니, 모두 芍藥의 오묘함을 모르는 것이다. 무릇 芍藥은 바로 그 寒을 취하여 肝熱을 凉하게 하는 것인데 어찌 술로 법제하여 芍藥으로 하여금 따뜻하게 하는가? 이미 白芍의 凉이 두려우면 赤芍의 溫을 더욱 마땅히 사용할 것인데 어찌 세상에서 또 白을 높이고 赤을 높이는가. 총괄하면 芍藥의 功用을 알지 못하고 좋고 나쁜 것을 망령되이 지어서 赤은 안 쓰고 白을 쓴다 하며, 생것은 쓰지 않고 익힌 것을 쓴다고 하니 크게 비웃지 않을 수 있겠는가? (〔批〕 말이 났으니 말이지 진실로 가히 비웃을 만하다.)

傷寒未傳太陽之前, 能用白芍, 則邪尤易出; 惟傳入陽明, 則斷乎不可用; 至於入少陽, 厥陰之經, 正須用白芍和解, 豈特可不用而已哉[57].

傷寒이 아직 太陽에서 옮겨지기 전에, 芍藥을 사용할 수 있으면 곧 邪氣가 더욱 쉽게 나가고, 오직 陽明에 傳入되면 결단코 사용할 수 없으며 少陽, 厥陰經에 들어가면 반드시 白芍을 사용하여 和解시켜야만 하는데 어찌 유독 사용할 수 없겠는가?

28. 黃芩

黃芩, 味苦, 氣平, 性寒, 可升可降, 陰中微陽, 無毒. 入肺經,大腸. 退熱除煩, 瀉膀胱

57) 傷寒……哉 此一段原无, 今据何本補.

之火, 止赤痢, 消赤眼, 善安胎氣, 解傷寒鬱蒸, 潤燥, 益肺氣. 但可爲臣使, 而不可爲君藥. 近人最喜用之, 然亦必肺與大腸, 膀胱之有火者, 用之始宜, 否則, 不可頻用也. 古人雲黃芩乃安胎之聖藥, 亦因胎中有火, 故用之於白朮, 歸身[58], 人參, 熟地[59], 杜仲[60]之中, 自然胎安. 尙無火, 而寒虛胎動, 正恐得黃芩而反助其寒, 雖有參, 歸等藥補氣, 補血, 補陰, 未必胎氣之能固也, 況不用參, 歸等藥, 欲望其安胎, 萬無是理矣.

黃芩은 苦하고 氣平하며 寒하고 상승할 수도 하강 할 수도 있으며 陰중의 微陽이며 無毒하다. 肺經과 大腸으로 들어간다. 退熱除煩하는데 膀胱의 火를 瀉하고 赤痢를 그치게 하며, 赤眼을 사그라뜨리고 胎氣를 잘 안정되게 하며, 傷寒 鬱症을 풀어주고, 건조한 것을 윤택하게 하며 肺氣를 북돋운다. 단지 臣과 使가 될 수 있지만 君藥은 되지 못한다. 요즘 사람들이 가장 즐겨 쓰지만 그러나 또한 반드시 肺와 大腸 膀胱에 火가 있는 경우에 사용해야 비로소 마땅하고, 그렇지 않으면 자주 쓸 수 없다. 옛사람들이 黃芩은 곧 安胎의 聖藥이라고 말한 것은 또한 胎中에 火가 있기 때문이니, 따라서 白朮, 當歸身, 人蔘, 熟地黃, 杜冲 중에 黃芩을 배합하여 사용하면 자연히 安胎가 되는 것이다. 다만 火가 없고 虛寒한 胎動에는 바로 黃芩을 얻어 도리어 그 寒을 돕게 될 것이 두려우니, 비록 人蔘, 當歸 등의 약이 補氣, 補血, 補陰 하여도 반드시 胎氣를 굳게 할 수 있는 것은 아니니, 하물며 人蔘, 當歸 등의 약을 쓰지 않고 그 安胎 되기를 바라는 것은 전혀 이치에 맞지 않는다.

或問黃芩淸肺之品也, 肺經之熱, 必須用之, 然亦有肺熱用黃芩而轉甚者, 何也? 曰用黃芩以淸肺熱, 此正治之法也. 正治者, 治肺經之實邪也. 肺經有實邪, 黃芩用之, 可以解熱 ; 肺經有虛邪, 黃芩用之, 反足以增寒. 蓋實邪宜正治, 而虛邪宜從治也.

혹 묻기를 黃芩은 淸肺之品으로 肺經의 熱에는 반드시 써야 합니다. 그러나 역시 肺熱이 있을 때 黃芩을 썼는데 도리어 심해지는 경우는 무엇 때문입니까? 말하기를 黃芩을 써서

58) 歸身 何本作 "當歸".
59) 熟地 何本无.
60) 杜仲 何本无.

肺熱을 淸熱하는 것은 正治의 법이다. 正治란 肺經의 實邪를 치료하는 것이다. 肺經에 實邪가 있어서 黃芩을 쓰면 解熱 할 수 있으나, 肺經에 虛邪가 있는데 黃芩을 쓰게 되면 오히려 寒을 증가시킬 수 있다. 대개 實邪는 마땅히 正治하여야 하고 虛邪는 마땅히 從治해야 하는 것이다.

或問黃芩舉世用而無疑, 與用知母, 黃柏頗相同, 乃先生止咎用知母, 黃柏之誤, 而不咎用黃芩, 何也? 曰黃芩亦非可久用之藥, 然其性寒而不大甚, 但入於肺, 而不入於腎. 世人上熱多, 而下熱者實少, 清上熱, 正所以救下寒也. 雖多用久用, 亦有損於胃, 然腎經未傷, 本實不撥, 一用溫補, 便易還原, 其弊尚不至於殺人. 若知母, 黃柏瀉腎中之火矣, 腎火消亡, 脾胃必無生氣, 下愈寒而上愈熱, 本欲救陰虛火動, 誰知反愈增其火哉. 下火無根, 上火必滅, 欲不成陰寒世界得乎. 此用黃柏, 知母之必宜辟也.

혹 묻기를 黃芩을 온 세상이 사용하면서도 의심이 없는 것은 知母, 黃柏을 사용하는 예와 더불어 자못 서로 같은데 이에 선생께서는 단지 知母, 黃柏을 사용함에 잘못됨을 꾸짖으시면서, 黃芩 쓰는 것은 꾸짖지 않으셨으니 무슨 까닭입니까? 말하기를 黃芩 역시 오래 쓸 수 있는 약은 아니지만, 그 성질이 차기는 해도 크게 심하지 않고, 다만 肺로 들어가고 腎으로 들어가지 않는다. 일반인들이 위에 熱이 있는 경우는 많으나 아래에 熱이 있는 경우는 실제로 적으니, 上熱을 淸하는 것이 바로 下寒을 구하는 것이다. 비록 많이 쓰고 오래 쓰게 되면 역시 胃에 손상을 줄 수 있으나 腎經은 상하지 않으니, 그 근본은 실제로 피해입지 않아서 한번 溫補하는 약을 쓰면 다시 쉽게 환원이 되니 그 폐단이 오히려 사람이 죽게 하기까지 이르지는 않는다. 만약 知母, 黃柏이 腎中의 火를 瀉하면 腎火가 消亡하고, 脾胃는 반드시 氣를 生하지 않게 되어 下焦는 더욱 차가워지고 上焦는 더욱 열이 오를 것이니 본래는 陰虛火動을 구하려고 하였으나, 누가 그 火를 반대로 더욱 증가시키게 되는 것을 알았겠는가? 下焦의 火가 근본이 없어지면 上焦의 火도 반드시 소멸하니 陰寒한 세계가 이루어지지 않도록 하고자 하나 얻을 수 있겠는가. 이는 黃柏, 知母를 사용함에 반드시 피해야 하는 것이다.

或問黃芩乃清肺之藥, 肺氣熱, 則腎水不能生, 用黃芩以清肺金, 正所以生腎水乎? 曰黃芩但能清肺中之金, 安能生腎中之水. 夫肺雖爲腎經之母, 肺處於上遊, 居高潤下, 理之常也, 何以清金而不能生水. 蓋肺中之火乃邪火, 而非真火也, 黃芩止清肺之邪火耳, 邪火散而真水自生, 安在不可下生腎水. 不知腎水之生, 必得真火之養, 黃芩能瀉邪火, 而不能生真火, 此所以不能生腎水也. 予之取黃芩者, 取其暫用以全金, 非取其久用以益水.

혹 묻기를 黃芩은 곧 淸肺하는 약입니다. 肺氣가 熱하면 즉, 腎水가 生하지 못하게 되니, 黃芩을 써서 肺金을 淸하게 하는 것이 바로 腎水를 生하는 것입니까? 말하기를 黃芩은 단지 肺中의 金을 淸할 뿐인데, 어찌 腎중의 水를 生할 수 있겠는가. 무릇 肺는 비록 腎經의 母가 되고, 肺는 맨 앞에 거처하며 높은 곳에서 아래를 부드럽게 하는 것이 마땅한 이치인데, 어찌하여 淸金을 하는데 生水하지 못하겠는가? 대개 肺中之火는 邪火이며 眞火가 아니니, 黃芩은 肺의 邪火를 淸할 뿐으로, 邪火가 흩어져서 眞水가 스스로 생겨나는 것인데 어찌 아래로 腎水를 生하지 못함이 있겠습니까? 腎水의 生함이 반드시 眞火의 자양을 얻어야 함을 모르기 때문이니, 黃芩은 邪火를 瀉할 수 있으나 眞火를 生하지 못하며, 이 때문에 腎水를 生하지 못하는 것이다. 내가 黃芩을 취하는 경우는 그것을 잠시 사용하여서 金을 온전케 하는 것이지 그것을 오래 써서 水를 이롭게 하는 것을 취하는 것이 아니다.

或疑黃芩之寒涼, 不及黃柏,知母, 以黃芩味輕, 而性又善散, 吾子攻黃柏,知母宜也, 並及黃芩, 毋乃過乎? 曰黃芩之多用, 禍不及黃柏,知母遠甚, 余未嘗有過責之辭, 獨是攻擊知母, 黃柏, 在於黃芩門下而暢論之, 似乎並及黃芩矣. 誰知借黃芩以論黃柏, 知母, 意重在黃柏, 知母也. 見黃芩之不宜多用, 益知黃柏, 知母之不可重用矣. 世重寒涼, 病深肺腑, 不如此, 又何以救援哉.

혹 의심하기를 黃芩의 寒冷함이 黃柏, 知母에 미치지 못함은 黃芩의 味가 輕하고 그 성질이 또한 잘 흩어지기 때문이니, 선생께서 黃柏, 知母를 공격하는 것은 마땅하나 아울러 黃芩까지 미치는 것은 지나치지 않습니까? 말하기를 黃芩을 많이 쓰는 것은, 黃柏, 知母의 해로움에는 미치지 않으므로 나는 일찍이 과도히 책망하는 말을 한 적이 없으니, 오직 이는 知母, 黃柏을 공격한 것으로 黃芩門 아래에서 이론을 펼쳐서 黃芩까지 아울러 말한 것처럼 보였을 것이다.

누가 黃芩을 빌려 黃柏, 知母를 논한 뜻이 黃柏, 知母에 비중을 무겁게 둔 것을 알겠는가. 黃芩을 많이 사용함이 마땅치 않음을 보아 黃柏, 知母를 중용할 수 없음을 더욱 잘 알게 될 것이다. 세상에서 寒凉을 중시하여 병이 肺腑에 깊이 들어갔는데 이렇게 하지 않으면 또한 어찌 구원할 수 있겠는가?

29. 黃連

黃連, 味苦, 寒, 可升可降, 陰也, 無毒. 入心與胞絡. 最瀉火, 亦能入肝. 大約同引經之藥, 俱能入之, 而入心, 尤專經也. 止吐利呑酸, 善解口渴. 治火眼甚神, 能安心, 止夢遺, 定狂躁, 除痞滿, 去婦人陰戶作腫. 治小兒食土作疳, 解暑熱,濕熱,鬱熱, 實有專功. 但亦臣使之藥, 而不可以爲君, 宜少用而不宜多用, 可治實熱而不可治虛熱也. 蓋虛火宜補, 則實火宜瀉. 以黃連瀉火者, 正治也. 以肉桂治火者, 從治也. 故黃連,肉桂, 寒熱實相 反, 似乎不可並用, 而實有並用而成功者. 蓋黃連入心, 肉桂入腎也. 凡人日夜之間, 必心 腎兩交, 而後水火始得旣濟, 火水兩分, 而心腎不交矣. 心不交於腎, 則日不能寐 ; 腎不交 於心, 則夜不能寐矣. 黃連與肉桂同用, 則心腎交於頃刻, 又何夢之不安乎.

黃連은 苦하고 寒하며 上昇할 수도 있고 下降할 수도 있으며, 陰이고, 無毒하다. 心과 胞絡으로 들어가 가장 잘 瀉火하며 또한 肝으로 들어간다. 대략 引經하는 약과 함께 모두 해당하는 經絡으로 들어갈 수 있으나, 心으로 들어가는 것이 특히 특징적인 歸經이다. 嘔吐, 痢疾, 呑酸을 그치게 하고, 口渴을 잘 풀어 준다. 火眼을 치료하는데 매우 효과가 있고, 安心하며, 夢遺를 그치게 하고, 狂躁를 안정시키며, 痞滿을 제거하고, 부인의 陰戶가 부어오르는 것을 없앤다. 소아가 흙을 먹고 疳이 된 것을 치료하고, 暑熱, 濕熱, 鬱熱을 푸는데 실로 특별한 효능이 있다. 다만 역시 臣使의 약이지, 君藥이 될 수 없으며, 마땅히 적게 써야 하고 많이 쓰면 안 되고, 實熱을 치료할 수 있으나 虛熱을 치료할 수는 없다. 대개 虛火는 마땅히 補해야 하고, 實火는 마땅히 瀉해야 한다. 黃連으로 瀉火하는 것은 正治이고, 肉桂로 治火하는 것은

從治이다. 그러므로 黃連과 肉桂는 寒熱이 실제로 상반되니, 함께 사용하면 안 될 것 같지만, 실제로는 함께 성공하는 경우가 있다. 대개 黃連은 心으로 들어가고, 肉桂는 腎으로 들어간다. 무릇 사람이 낮과 밤사이에 반드시 心腎이 서로 교류한 이후에 水火가 비로소 旣濟가 될 수 있으니, 水火가 兩分되면, 心腎이 교류되지 않을 것이다. 心이 腎과 교류하지 않으면, 낮에 자지 못하고, 腎이 心과 교류하지 않으면, 곧 밤에 자지 못한다. 黃連을 肉桂와 함께 사용하면, 頃刻에 心腎이 교류하니 또한 어찌 꿈이 불안하겠는가.

或問苦先入心, 火必就燥, 黃連味苦而性燥, 正與心相同, 似乎入心之相宜矣, 何以久服黃連, 反從火化, 不解心熱, 而反增其焰者, 何也? 曰此正見用黃連之宜少, 而不宜多也. 蓋心雖屬火, 必得腎水以相濟, 用黃連而不能解火熱者, 原不可再瀉火也. 火旺則水益衰, 水衰則火益烈, 不下治而上治, 則愈增其焰矣, 譬如釜內無水, 止成焦釜, 以水投之, 則熱勢上沖而沸騰矣. 治法當去其釜下之薪, 則釜自寒矣. 故正治心火而反熱者, 必從治心火之爲安, 而從治心火者, 又不若大補腎水之爲得. 蓋火得火而益炎, 火得水而自息耳.

혹 묻기를 苦味가 먼저 心으로 들어가면, 火가 반드시 燥하게 되는데, 黃連은 苦하고 性이 燥하여 바로 心과 더불어 서로 같아서, 心으로 들어가는 것이 서로 마땅한 듯한데, 어찌 黃連을 오래 복용하면 반대로 火를 따라서 변화되어 心熱을 풀지 않고 도리어 그 불꽃을 더하는 것은 무엇 때문입니까? 말하기를 이는 바로 黃連을 사용함에 마땅히 적은 양을 써야 하고, 많은 양을 써서는 안 됨을 보여주는 것이다. 대개 心이 비록 火에 속하나 반드시 腎水를 얻어야 서로 구제할 수 있으니, 黃連을 사용했는데 火熱을 풀 수 없는 경우는 본래 거듭하여 瀉火할 수 없기 때문이다. 火가 왕성하면 水는 더욱 쇠하고, 水가 쇠하면 火는 더욱 치열해지는데, 아래를 치료하지 않고 위만 치료하면 그 불꽃을 더욱 증가시킬 것이다. 비유하면 가마솥 안에 물이 없고, 단지 가마솥만 뜨겁게 달구었는데, 물을 넣으면 곧 열세가 위로 치솟아 끓어오를 것이다. 치법은 당연히 그 가마솥 아래의 땔감을 제거하는 것이니 곧 가마솥이 자연히 차가워지게 될 것이다. 그러므로 心火를 正治하였는데 반대로 熱이 되는 경우는, 반드시 心火를 從治하여야 편안해 질 것이요, 心火를 從治하는 것도 또한 腎水를 크게 補하여 이득을 얻는 것만 못하다.

대개 火가 火를 얻으면 더욱 타오르며, 火가 水를 얻으면 자연히 식을 따름이다.

或問黃連止痢而厚腸胃, 吾子略而不談, 何也? 曰此從前《本草》各書, 無不載之, 無俟 再言也. 然而予之不談者, 又自有在. 蓋黃連非治痢之物, 瀉火之品也. 痢疾濕熱, 用黃連 性燥而涼, 以解濕而除熱似矣. 殊不知黃連獨用以治痢, 而痢益甚, 用之於人參之中, 治噤 口之痢最神; 用之於白芍, 當歸之中, 治紅赤之痢最效, 可借之以瀉火, 而非用之以止痢, 予所以但言其瀉火耳. 況上文曾言止吐利呑酸, 利卽痢也, 又未嘗不合言之矣. 至於厚腸胃 之說, 說者謂瀉利日久, 下多亡陰, 刮去脂膜, 腸胃必薄矣, 黃連旣止瀉利, 則腸胃之薄者, 可以重厚. 嗟乎! 此臆度之語, 而非洞垣之說也. 夫黃連性燥而寒涼, 可以暫用, 而不可久用. 腸胃之脂膜旣傷, 安得一時遽厚哉. 夫胃薄者, 由於氣血之衰, 而腸薄者, 由於精水之耗. 黃連但能瀉火, 而不能生氣血,精水, 吾不知所謂厚者, 何以厚也.

혹 묻기를 黃連은 痢疾을 그치게 하고 腸胃를 두텁게 하는데, 선생께서 생략하고 말씀하시지 않는 것은 무엇 때문입니까? 말하기를 이는 종전의 本草 各書에서 그것을 싣지 않음이 없어서 다시 말하지 않았다. 그러나 내가 언급하지 않는 것은 또 그 자체로 이유가 있다. 대개 黃連은 痢疾을 치료하는 약물이 아니고, 瀉火하는 약이다. 痢疾은 濕熱이니 성질이 燥하고 凉한 黃連을 사용하여 濕을 풀고 熱을 제거하는 것 같다. 그러나 黃連을 단독으로 사용하여 痢疾을 치료하면 痢疾이 더욱 심해지는 것을 전혀 모르니, 人蔘 가운데 黃連을 쓰면 噤口의 痢疾을 치료함에 가장 신통하고, 白芍, 當歸 가운데 쓰면 紅赤의 痢疾을 치료함에 가장 효과 있으니, 黃連을 빌려 瀉火할 수 있는 것이지, 그것을 써서 痢疾을 그치게 하는 것은 아니니 이 때문에 내가 단지 그 瀉火하는 것만 말하였을 뿐이다. 하물며 윗글에서도 일찍이 吐利呑酸을 그치게 한다 하였는데, 利는 곧 痢疾이며, 또한 일찍이 그것을 함께 이야기하지 않음이 없었다. 腸胃를 두텁게 한다는 說에 이르러서는, 그 說을 주장하는 자가 이르기를 泄瀉痢疾이 오래되면 泄瀉가 많아 亡陰이 되어, 腸의 脂膜을 깎아 버리게 되어 腸胃가 반드시 엷아질 것인데, 黃連이 泄瀉痢疾을 이미 그치게 하면 곧 腸胃가 엷은 것이 가히 重厚해 질 수 있다고 한다. 안타깝구나! 이는 생각으로만 헤아린 말로, 洞原의 說이 아니다. 무릇 黃連의

性은 燥하고 寒凉하여 가히 잠시 사용할 수 있을 뿐 오래 사용할 수 없다. 腸胃의 脂膜이 이미 손상되었는데, 어찌 일시에 갑자기 두텁게 될 수 있겠는가? 무릇 胃가 얇은 경우는 氣血이 쇠하였기 때문이며, 腸이 얇은 경우는 精水가 모손되었기 때문이다. 黃連은 단지 瀉火할 수 있으나, 氣血精水를 生할 수는 없으니, 나는 이른바 두터워 진다고 하는 것이 어떻게 두텁게 한다는 것인지 알지 못하겠다.

或問黃連瀉火, 何以謂之益心, 可見寒涼未必皆是瀉藥. 曰夫君之論, 是欲揚黃柏, 知母 也. 吾聞正寒益心, 未聞正寒益腎. 夫心中之火, 君火也 ; 腎中之火, 相火也. 正寒益心中 之君火, 非益心中之相火. 雖心中君火, 每藉心外相火以用事, 然而心之君火則喜寒, 心之 相火則喜熱. 以黃連治心之君火, 則熱變爲寒. 以黃連治心之相火, 則寒變爲熱. 蓋君火宜 正治, 而相火宜從治也. 夫相火在心火之中, 尚不用寒以治熱, 況相火在腎水之內, 又烏可 用寒以治寒乎. 昔丹溪用黃柏, 知母, 入於六味丸中, 未必不鑒正寒益心, 亦可用正寒以益腎也. 誰知火不可以水滅, 腎不可與心並論哉.

혹 묻기를 黃連이 瀉火하는데 어떻게 益心한다고 하겠습니까? 그렇다면 寒凉한 약이 모두 瀉藥은 아니라고 볼 수 있습니다. 말하기를 자네의 이론은 黃柏, 知母를 예찬하고자 하는 것이다. 내가 正寒이 益心한다고는 들었지만, 正寒이 益腎한다는 것은 듣지 못했다. 무릇 心中의 火는 君火이고, 腎中의 火는 相火이다. 正寒은 心中의 君火를 더하고, 心中의 相火를 더하지는 않는다. 비록 心中의 君火가 매번 心外의 相火에 의뢰하여 일을 하지만, 心의 君火는 곧 寒을 좋아하고, 心의 相火는 곧 熱을 좋아한다. 黃連으로 心의 君火를 치료하면 곧 熱이 변하여 寒이 되고, 黃連으로 心의 相火를 치료하면 곧 寒이 변하여 熱이 된다. 대개 君火는 마땅히 正治해야 하고, 相火는 마땅히 從治해야 한다. 무릇 相火가 心火의 가운데 있으면 오히려 寒을 사용하여 熱을 치료할 수 없는 것인데, 하물며 相火가 腎水 안에 있는데 또한 어찌 寒을 사용하여 寒을 치료할 수 있겠는가? 과거에 丹溪가 黃柏, 知母를 사용하여 六味丸 중에 넣은 것은 반드시 正寒으로 益心한다는 것을 고려한 것은 아니지만, 또한 正寒으로 益腎할 수 있다한 것이다. 누가 火는 水로써 소멸시킬 수 없으며, 腎은 心과 함께 논할 수 없음을 알겠는가.

或疑世人用黃連, 不比用黃柏,知母, 先生辟黃柏, 知母, 何必於論黃連之後, 而大張其文 瀾哉? 嗟乎! 是有說焉, 不可不辨也. 夫人生於火, 不聞生於寒也. 以瀉火爲生, 必變生爲 死矣. 從來脾胃喜溫, 而不喜寒, 用寒涼降火, 雖降腎火也, 然胃爲腎之關門, 腎寒則胃寒, 胃寒則脾亦寒. 脾胃既寒, 又何以 蒸腐水穀哉. 下不能消, 則上必至於不能受, 上下交困, 不死何待乎, 又肺金之氣, 必夜歸於腎之中, 腎火沸騰, 則肺氣不能歸矣. 然補其腎水, 而益其肺金, 則腎足, 而肺氣可複歸於腎. 倘腎寒則腎火不歸, 勢必上騰於肺, 而又因腎之寒, 不敢歸於下, 則肺且變熱, 而咳嗽之症生. 肺熱而腎寒, 不死又何待乎. 慨自虛火實火, 正火邪火, 君火相火之不明, 所以治火之錯也. 夫黃連, 瀉實火也, 補正火也, 安君火也, 不先將黃連之義, 罄加闡揚, 則虛火, 邪火, 相火之道, 終不明於天下. 吾所以於黃連門中, 痛攻黃柏, 知母, 使天下後世知治火之藥, 不可亂用寒涼, 實救其源也.

혹 의심하기를 세상 사람들이 黃連을 쓰는 것은 黃柏 知母를 쓰는 것과 비교할 수 없는데, 선생께서는 黃柏, 知母를 물리치는 것을 하필 黃連을 논한 후에 하여 그 글로 인한 논란을 크게 벌이십니까? 안타깝구나! 이것은 이유가 있으니, 변론하지 않을 수 없다. 무릇 사람은 火에서 生하고, 寒에서 生한다고는 듣지 못했다. 瀉火로써 生을 삼는다면 반드시 生이 변하여 死가 될 것이다. 종래에는 脾胃는 溫을 좋아하고 寒을 좋아하지 않는데, 寒凉한 약을 사용하여 火를 내리면 비록 腎火는 내릴지라도, 胃가 腎의 관문이 되기 때문에, 腎이 寒하면 胃가 寒하고, 胃가 寒하면 곧 脾 역시 寒하게 된다. 脾胃가 이미 寒하면 또한 어찌 水穀을 쪄서 익히겠는가? 아래에서 消하지 못하면, 곧 위에서 반드시 받아들이지 못함에 이르게 되어, 위아래가 서로 곤궁해지니, 죽지 않기를 어찌 기대할 것인가? 또한 肺金의 氣는 반드시 밤에 腎으로 되돌아오는데 腎火가 끓어오르면, 곧 肺氣가 돌아갈 수 없을 것이다. 그러나 그 腎水를 補하고 그 肺金을 더하면 곧 腎이 충족해지고 肺氣가 다시 腎으로 돌아갈 수 있다. 만약 腎이 寒하면 腎火가 돌아오지 못하여 勢가 반드시 위로 肺에 올라가게 되고, 또 腎의 寒함으로 인해 감히 아래로 돌아오지 못하게 되면 곧 肺가 또 熱로 변하여 咳嗽의 症이 생겨난다. 肺가 熱하고 腎이 寒한데 죽지 않기를 또 어찌 바라겠는가. 대개 스스로 虛火와 實火, 正火와 邪火, 君火와 相火가 명확하지 못한 것이 火를 치료함에 어긋나는 이유이다. 무릇 黃連은 實火를 瀉하고,

正火를 補하고, 君火를 편안히 하는데, 먼저 黃連의 뜻을 지키지 못하고 헛되이 드러내어 퍼뜨리면 곧 虛火, 邪火, 相火의 도리가 끝내 천하에 밝혀지지 못하게 될 것이다. 내가 黃連門 중에 黃柏, 知母를 통렬히 공격한 이유는 천하 후세로 하여금 火를 다스리는 약에서 寒凉한 약을 어지러이 사용할 수 없고 진실로 그 근원을 구해야 함을 알게 한 것이다.

30. 桔梗

桔梗, 味苦, 氣微溫, 陽中陰也, 有小毒. 入手足肺, 膽二經. 潤胸膈[61], 除上氣壅閉, 清頭目, 散表寒邪, 祛脅下刺痛, 通鼻中窒塞, 治咽喉腫痛, 消肺熱有神, 消肺癰殊效, 能消恚怒, 真舟楫之需, 引諸藥上升, 解小兒驚癇, 提男子血氣, 爲藥中必用之品, 而不可多用者也. 蓋少用, 則攻補之藥, 恃之上行以去病；多用, 則攻補之藥, 借之上行而生殃. 惟咽喉疼痛, 與甘草多用, 可以立時解氛, 餘則戒多用也.

桔梗은 苦하고, 微溫하며, 陽중 陰이고 有小毒하다. 手足 肺, 膽의 두 經에 들어가고 胸膈을 윤택하게 하고, 上氣壅閉를 제거하고, 頭目을 맑게 하며 表에있는 寒邪를 흩고, 脅下의 刺痛을 제거하고, 코 안이 막힌 것을 통하게 하고, 咽喉가 붓고 아픈 것을 치료하며, 肺熱을 없애는데 신묘함이 있고, 肺癰을 없애는데 특별히 효과가 있으며, 능히 성난 것을 가라앉히며, 진실로 노를 젓는 역할이 있어, 모든 약을 이끌고 상승하며, 小兒 驚癇을 풀어 주고, 남자의 혈기를 들어주어, 약 중에 반드시 써야하는 약품이나, 많이 쓰면 안 된다. 대개 적게 쓰면 攻補의 약이 이에 의지해 상행하여 병을 제거하며, 많이 쓰면 攻補의 약이 그것에 의지해 상행하나 재앙을 일으킨다. 오직 咽喉痛에 감초와 더불어 많이 쓰면, 즉각 풀어지는 조짐이 있으나, 나머지 경우는 많이 쓰는 것을 경계해야 한다.

或問桔梗乃舟楫之需, 毋論攻補之藥, 俱宜載之而上行矣, 然亦有不能載之者, 何故？桔梗

61) 胸膈 何本作“腸胃”.

之性上行, 安有不能載之者乎. 其不能載者, 必用藥之誤也. 夫桔梗上行之藥, 用下行之藥於攻補之中, 則桔梗欲上而不能上, 勢必下行之藥, 欲下而不能下矣. 余猶記在襄武先輩徐叔岩, 聞余論醫, 陰虛者宜用六味地黃湯, 陽虛者宜用補中益氣湯. 徐君曰余正陰陽兩虛也. 余勸其夜服地黃湯, 日服補中益氣湯, 服旬日, 而精神健旺矣. 別二年復聚, 驚其精神不復似昔, 問曾服前二湯否, 徐君曰子以二湯治予病, 得愈後, 因客中無仆, 不能朝夕煎飲消息子之二方, 而合爲丸服, 後氣閉於胸膈之間, 醫者俱言二方之不可長服, 予久謝絕. 今幸再晤, 幸爲我治之. 予仍以前二方, 令其朝夕分服, 精神如舊.

혹 묻기를 桔梗은 노를 젓는데 필요하니, 攻補의 약을 따지지 않고, 모두 당연히 싣고서 上行할 것인데, 또한 능히 싣지 못하는 경우가 있으니 어찌 그러합니까? 桔梗의 성질이 上行하는 데, 어찌 능히 싣지 못하는 것이 있겠는가? 싣지 못하는 것은, 반드시 약을 사용함이 잘못된 것이다. 무릇 桔梗은 上行하는 약이어서, 攻補하는 약 중에 下行하는 약을 쓰면, 桔梗은 上行하고자 하나, 上行하지 못하고, 형세는 반드시 下行하는 약이 下行하고자 하나 下行하지 못할 것이다. 내가 일찍이 기록한 것으로 襄武 선배 徐叔岩이 나와 의술을 논한 후 陰虛한 경우는 마땅히 六味地黃湯을 쓰고, 陽虛한 경우는 마땅히 補中益氣湯을 써야 함을 들었다. 徐叔岩이 말하기를 "저는 陰陽이 모두 虛합니다". 이에 내가 밤에는 地黃湯을 복용하고, 낮에는 補中益氣湯을 복용하기를 권하여, 복용을 열흘 정도 하니, 정신이 건강하고 왕성해졌다. 2년을 헤어져 있다가 다시 만나 그의 정신이 과거와 비슷하게 회복되지 않은 것에 놀라서, 일찍이 이전의 두 탕약을 복용하지 아니하였나를 물어보니, 徐叔岩이 말하기를, 선생께서 이 두 탕으로 저의 병을 치료하여 나은 후에, 客地에서 선생의 두 탕약을 아침저녁으로 달여 마실 수 없어, 합하여 丸으로 복용하였더니 胸膈 사이에 氣가 폐색되었고 의사들이 모두 말하기를 두 처방은 오래 복용하면 안된다하여 제가 오래 동안 복용하지 않았습니다. 지금 다행히 다시 만났으니 부디 저를 치료해 주십시오. 이에 내가 前의 두 처방으로 아침저녁으로 나누어 복용하도록 하니, 정신이 예전과 같게 되었다.

徐君曰何藥經吾子之手, 而病即去也, 非夫醫而何? 余曰非余之能, 君自誤耳. 徐問故. 余曰六味地黃湯, 補陰精之藥, 下降者也 ; 補中益氣湯, 補陽氣之藥, 上升者也. 二湯分早晚服之, 使兩不相妨, 而兩有益也. 今君合而爲一, 則陽欲升, 陰又欲降, 彼此勢均力敵, 兩相持, 而兩無升降, 所以飽悶於中焦, 不上不下也. 徐君謝曰醫道之淵微也如此. 夫桔梗與升麻,柴胡, 同是升擧之味, 而升麻,柴胡用之於六味湯丸之內, 其不能升擧如此, 然則桔梗之不能載藥上行, 又何獨不然哉. 正可比類而共觀也.

徐叔岩이 말하기를 어떤 약이든지 선생의 손을 거치면 병이 제거되니, 명의가 아니면 어찌 이렇겠습니까? 말하기를 나의 능력이 아니고 자네가 스스로 잘못했을 뿐이다. 徐叔岩이 그 까닭을 물으니, 내가 말하기를, 六味地黃湯은 陰精을 補하는 약으로 하강하는 것이요. 補中益氣湯은 陽氣를 補하는 약으로 상승하는 것이다. 두 탕을 아침저녁으로 나누어 복용하게 한 것은 둘로 하여금 서로 방해되지 않고, 둘 다 서로 유익함이 있게 하고자 함이다. 지금 그대가 합하여 하나로 만들었으니, 곧 陽은 오르고자 하고, 陰은 또한 내려가려고 하여, 저것과 이것의 세력이 균등한데 힘은 대적하게 되어, 둘이 서로 붙들고 있어, 둘 다 升降하지 못하니, 中焦에서 가득차서 답답하게 되어, 올라가지도 못하고 내려가지도 못한 까닭이다. 徐叔岩이 감사하며 가로되, 醫道가 넓고 정미로움이 이와 같습니다. 대저 桔梗은 升麻, 柴胡와 함께 升擧하는 약인데, 升麻, 柴胡도 六味地黃丸 안에 사용하면 그 능히 升擧하지 못 하는 것이 이와 같을 것이니, 그러한즉 桔梗이 약을 싣고 상행하지 못하는 것이, 또한 어찌 유독 그렇지 않아서겠는가? 바로 이런 경우와 함께 생각해 볼 수 있다.

或問桔梗散邪, 而不耗正氣, 何以戒多用也 ? 曰桔梗亦有多用而成功. 少陰風邪, 致喉痛 如破者, 多用之而邪散如響. 是邪在上者, 宜多用 ; 而邪在下者, 即不宜多用.

혹 묻기를 桔梗은 邪氣를 풀어주지만 正氣를 耗損시키지 않는데, 어찌 많이 쓰는 것을 경계해야 합니까? 말하기를 桔梗 역시 많이 써서 공을 이루는 경우가 있다. 少陰風邪로 깨질 것 같은 인후통에 많이 쓰면 메아리치듯 邪가 흩어진다. 이는 邪가 위에 있으면, 많이 쓰는 것이 마땅하고, 邪가 아래에 있는 경우는, 곧 많이 쓰는 것이 마땅하지 않다.

或問《古今錄驗方》中載桔梗治中蠱毒, 下血如雞肝片者血塊石餘, 服方寸匕, 七日三服而愈, 其信然乎? 曰此失其治蠱之神方, 止記其引導之味也. 中蠱必須消毒, 下血必須生血, 一定之理也. 桔梗既非消毒之品, 又非生血之藥, 烏能治蠱而止血乎. 蓋當時必有神奇之丸, 以酒調化, 同桔梗湯送之奏功, 而誤傳爲桔梗, 《古今錄》遂志之也.

혹 묻기를 《古今錄驗方》중에 桔梗이 蠱毒을 치료하고 피를 雞肝처럼 흘리고 피덩어리가 돌 부스러기 같을 때 작은 수저로 한 수저씩 복용하되, 7일간 3번 복용하면 낫는다고 쓰여 있는데 믿을만한 것입니까? 말하기를 이는 蠱毒을 치료하는 신묘한 처방을 잃어버리고, 단지 그 인도하는 약물만 기억한 것이다. 蠱毒이 들어오면 반드시 독을 없애야 하고, 피를 흘리면 반드시 生血하는 것이 정해진 이치이다. 桔梗은 독을 없애는 약도 아니요, 또 生血하는 약도 아닌데, 어찌 능히 蠱毒을 치료하고 止血시키겠는가. 아마도 당시에 신묘하고 기이한 환약이 있어, 술로 빚어서 桔梗湯과 함께 넘겨서 효과 본 것을 가지고 桔梗으로 잘못 오해하여《古今錄》에 뜻이 전해진 것이다.

或問桔梗不可多用, 而吾子又謂可以多用, 何言之相背也? 曰邪在上者宜多, 邪在下者宜少, 余已先辨之, 未嘗相背也. 雖然, 用藥貴得其宜, 要在臨症斟酌. 有邪在上, 多用桔梗而轉甚; 有邪在下, 少用桔梗而更危. 蓋邪有虛實之不同, 而桔梗非多寡之可定, 故實邪可用桔梗, 而虛邪斷不可用桔梗也. ([批]寒邪者, 實邪也, 熱邪者, 虛邪也, 又不可不知.)

혹 묻기를 桔梗은 많이 쓰지 못한다고 하였는데, 선생께서 또한 가히 많이 쓸 수 있다고 하시니, 어찌 의견이 서로 상반됩니까? 말하기를 邪가 위에 있는 경우는 마땅히 많이 써야하고, 邪가 아래에 있는 경우는 마땅히 적게 쓰는 것을 내가 이미 먼저 변론하였으니, 일찍이 서로 상반되지 않았다. 비록 그러하나, 약을 사용함에 있어서 그 마땅함을 얻는 것을 귀하게 여기니, 症에 임하여 짐작하는 것이 중요하다. 邪가 위에 있어서, 桔梗을 많이 썼는데 더욱 심하게 되는 경우가 있고, 邪가 아래에 있어서 적게 썼는데 도리어 위태롭게 되는 경우도 있다. 대개 邪에 虛實의 같지 않음이 있으며, 桔梗의 많고 적음을 가히 정할 수 없다. 따라서 實邪에는 桔梗을 쓸 수 있으나, 虛邪에는 결코 桔梗을 쓸 수 없다. ([批] 寒邪가 實邪이고, 熱邪가 虛邪인지는 또한 알지 않을 수 없다.)

31. 栝蔞實(附天花粉)

栝蔞實, 味苦, 氣寒, 降也, 陰也, 無毒. 入肺,胃二經. 最能下氣滌穢, 尤消鬱開胃, 能治傷寒結胸, 祛痰, 又解渴生津, 下乳. 但切戒輕用, 必積穢滯氣結在胸上, 而不肯下者, 始可用之以蕩滌, 否則, 萬萬不可孟浪. 蓋栝蔞實最消人之真氣, 傷寒結胸, 乃不得已用之 也. 苟無結胸之症, 何可輕用, 至於消痰, 解渴,下乳, 只可少少用之, 亦戒不可重任. 他 本言其能治虛怯勞嗽, 此殺人語, 斷不可信, 總惑於補肺之說也. 夫栝蔞乃攻堅之藥, 非補 虛之品.

栝蔞實은 苦하고 氣寒하며 降하고 陰이다. 無毒하며 肺經과 胃經으로 들어간다. 氣를 내리고 더러운 것을 씻어낼 수 있으며 더욱이 울체 된 것을 없애고 開胃시키며 傷寒結胸을 치료할 수 있어 痰을 제거하고 또한 갈증을 해소하며 진액을 만들고 下乳하게 한다. 다만 절대로 가벼이 쓰는 것을 경계해야 하니, 더러운 것이 쌓이고 울체된 기운이 胸上에서 응결되어 아래로 잘 내려가지 않는 경우라야 비로소 그것을 사용하여 씻어낼 수 있으며 이러한 경우가 아니라면 결코 소홀히 사용해서는 안 된다. 대개 栝蔞實은 사람의 眞氣를 가장 잘 없애나 傷寒結胸에 부득이하게 사용하는 것이다. 만약 結胸의 증상이 없다면 어찌 가벼이 쓸 수 있을 것인가? 痰을 없애거나 갈증을 풀거나 下乳하는 경우에도 단지 조금씩 쓸 수 있을 뿐이며 또한 중책을 맡길 수 없음을 경계해야 한다. 다른 책에는 虛勞, 勞嗽를 치료할 수 있다고 하지만 이는 사람을 죽이는 말로 결코 믿을 수 없으니, 補肺한다는 이론에 완전히 현혹된 것이다. 무릇 栝蔞實은 바로 견고한 것을 공격하는 약이지 虛한 것을 補하는 약이 아니다.

天花粉, 即栝蔞之根, 而性各不同. 蓋栝蔞實其性最悍, 非比天花粉之緩, 用栝蔞實, 不若以天花粉代之. 天花粉, 亦消痰降氣, 潤渴生津, 清熱除煩, 排膿去毒, 逐瘀定狂, 利小便而通月水. 其功用多於栝蔞實, 虛人有痰者, 亦可少用以解燥而滋枯, 又何必輕用栝蔞實哉. 惑問括蔞實能陷胸中之邪, 爲傷寒要藥, 而吾子切切戒之, 何不删去栝蔞, 獨存天花粉之爲當哉? 曰醫道必王,覇並用, 以後出其制勝, 是能求生死於頃刻. 結胸之症, 正死在須臾也, 用天花粉以消痞滿, 其功遲, 用栝蔞以消痞滿, 其功捷. 但結胸之痞滿不同, 小痞小滿之症, 不妨用天花粉以消之; 大痞大滿之症, 非栝蔞斷然不可. 又在人臨症細辨, 非栝蔞之竟可不用也. ([批]真通權達變之言.)

天花粉은 栝蔞實의 뿌리로 그 성질이 각기 다르다. 대개 栝蔞實은 그 성질이 매우 용맹스러워서 天花粉의 완만함에 비할 수 없으니, 栝蔞實을 사용하여 天花粉을 대신할 수 없다. 天花粉도 또한 痰을 消散시키고 氣를 내리며 갈증을 풀어주며 진액을 만들고 淸熱하여 除煩하며 排膿去毒하고 瘀血을 몰아내어 狂症을 바로잡으며 小便을 잘 통하게 하고 通經하게 한다. 그 효능이 栝蔞實보다 많으며, 虛한 사람이 痰이 있는 경우에도 또한 조금씩 써서 燥함을 해소하고 枯함을 滋潤할 수 있으니 어찌 栝蔞實을 경솔하게 사용하겠는가? 혹 묻기를 栝蔞實이 胸中의 邪氣를 내릴 수 있어서 傷寒의 중요한 약이 되는데 선생께서는 栝蔞實을 절대적으로 경계하시니, 栝蔞實을 삭제하고 天花粉만을 남겨 놓는 것이 마땅하지 않겠습니까? 말하기를 醫道는 반드시 王道와 覇道를 겸용한 이후에야 그 승리를 만들어 내어 경각에 있는 생사를 구할 수 있으니 結胸의 症은 바로 죽음이 눈앞에 있는 것인데 天花粉을 써서 痞滿함을 없애면 그 효과가 느리고, 栝蔞를 써서 痞滿을 없애면 그 효과가 빠르다. 다만 結胸의 痞滿이 같지 않으니, 약간 痞滿한 증상은 天花粉을 사용하여도 무방하지만 크게 痞滿한 증상은 栝蔞實이 아니면 단연코 불가하다. 또한 환자의 증상을 보고 자세하게 변별하여 栝蔞實을 써야 할 경우가 아니면 쓰지 말아야 한다.

或疑栝蔞推胸中之食, 蕩胃中之邪, 其勢甚猛. 傷寒至結胸, 其正氣已大傷矣, 又用此以推蕩之, 不虛其虛乎? 先生又謂不可用天花粉相代, 豈傷寒之虛, 可而肆然罔顧乎? 曰傷寒不顧其虛, 則邪且鑠盡人之元氣, 頃刻即死矣, 烏可肆然罔顧乎. 用栝蔞以陷胸, 正所以顧其虛也. 夫陷胸之成, 由於邪退之時, 而亟用飮食, 則邪仍聚而不肯散. 夫邪之所以散者, 由於胃中空虛, 邪無所得, 故有不攻而散之意, 邪甫離胃, 而胃氣自開, 以致饑而索食, 此時而能堅忍半日, 則邪散盡矣. 無如邪將散, 而人即索食, 食甫下喉, 而邪複群聚而逐矣. 仲景張夫子所以又立陷胸湯, 用栝蔞爲君, 突圍而出, 所向無前, 群邪驚畏, 盡皆退舍, 於是, 漸次調補, 而胸胃之氣安焉. 是推蕩其邪氣, 非即急救其正氣之明驗乎. 倘畏首畏尾, 不敢輕用栝蔞, 雖久則食消, 亦可化有事爲無事. 然所傷正氣多矣, 此栝蔞之宜急用, 而不可失之觀望耳.

혹 의심하기를 栝蔞實은 胸中의 음식을 밀어내고 胃中의 邪氣를 씻어내는데 傷寒이 結胸에 이르면 그 正氣가 이미 크게 손상되었을 것인데 또 이를 써서 밀어내고 씻어내면 그 虛함이 더 虛하게 되지 않겠습니까? 선생께선 또한 天花粉을 써서 서로 대신할 수 없다고 하셨는데 어찌 傷寒의 虛症을 태연히 돌아보지 않을 수 있겠습니까? 말하기를 傷寒에 그 虛함을 돌아보지 않으면 곧 邪氣가 또한 사람의 원기를 소진시켜 신속하게 죽음에 이르게 될 것인데 어찌 태연히 돌아보지 않을 수 있겠는가? 栝蔞實을 써서 陷胸하는 것이 바로 그 虛함을 돌아보는 것이다. 무릇 陷胸이 이루어지는 것은 邪氣가 물러나는 때에 생기는 것인데, 급하게 음식을 먹으면 이에 邪氣가 모여 흩어지지 않게 된다. 무릇 邪氣가 흩어지는 것은 胃中이 공허하여 생기는 것이니, 邪氣가 얻는 바가 없으므로 공격하지 않아도 흩어지는 뜻이 있어 邪氣가 비로소 胃를 떠나서 胃氣가 저절로 열리고 배고프게 되므로 먹을 것을 찾게 되니 이때에 반나절을 잘 참을 수 있으면 곧 邪氣가 흩어져 없어질 것이다. 이는 邪氣가 장차 흩어지려 하는데 사람이 곧 음식을 찾게 되어 음식이 목구멍으로 넘어가면 邪氣가 다시 모여들게 되니 쫓아내는 것만 못하다. 張仲景선생께서 또한 陷胸湯을 立方하실 때 栝蔞實을 사용하여 君藥으로 삼아 포위를 뚫고 나가 향하는 곳에 막힘이 없게 하였으니 무리지은 邪氣가 놀라고 두려워하여 모든 군대를 퇴각시키니 이때에 점차 調補하면 이에 胸胃의 氣가 편안해진다. 이처럼 邪氣를 밀어내고 씻어내는 것이 正氣를 급히 구하는 뚜렷한 효험이 아니겠는가. 혹 일의 시작과 끝을 두려워하여 栝蔞를 감히 가벼이 쓸 수 없다면 비록 오래되어 食積이 消散되어도 오히려 해야 하는 일을 하지 않은 것이다. 따라서 正氣의 傷함이 많다. 이것이 栝蔞가 마땅히 급하게 쓰임이니 이를 잃고 지켜보기만 해서는 안 된다.

或問栝蔞陷胸, 以救胃中之正氣是矣, 然吾恐栝蔞祛邪以入脾, 走而不守, 則脾當其害. 不猶以鄰國爲壑乎? 曰栝蔞但能陷胸, 而不能陷腹. 胸中之食, 可推之以入於腹, 脾中之食, 不必蕩之以入於腸. 蓋脾主出而易化, 胃主納而難消也.

혹 묻기를 栝蔞가 陷胸하여 胃中의 正氣를 구한다 하셨는데 저는 栝蔞가 脾에 들어가서 邪氣를 제거하고 달려 나갈 뿐 지키지는 않아 곧 脾가 해를 당하지 않을까 두렵습니다. 오히려 鄰國爲壑(중국 전국시대 白圭가 둑을 쌓아 물을 이웃 나라로 흐르게 하여 자기 나라의 憂患만 구하고, 남의 사정을 돌보지 않았던 일)이 아니겠습니까? 말하기를 栝蔞는 단지 陷胸할 수 있고 陷腹하지 못한다. 胸中의 食을 밀어내어서 腹으로 들어가게 할 수 있으나 脾中의 食을 씻어내어 腸으로 들어가게 할 필요가 없다. 대개 脾는 出을 주관하여 쉽게 運化하며, 胃는 納을 주관하여 消하기 어려운 것이다.

或問栝蔞陷胸中之邪, 抑陷胸中之食耶? 曰結胸之症, 未有不因食而結者也. 陷胸湯乃陷食, 而非陷邪也. 雖然, 邪因食而複聚, 雖邪不入於胃之中, 而邪實布於胃之口. 陷胸中之食而邪解散, 即謂之陷邪亦可也. 然而食可陷, 而邪不可陷. 食陷必入於脾, 邪陷必入於腎. 入脾者, 栝蔞可乘勝而長驅, 入腎者, 栝蔞不能入腎, 勢必變生不測. 今用陷胸, 而食消邪散, 是陷胸湯實陷食, 而非陷邪也. 但止陷食而不陷邪, 而邪何以竟散耶? 是結胸之症因得食而結, 則陷胸之湯, 其邪亦因陷食而散也.

혹 묻기를 栝蔞는 胸中의 邪氣를 내리는데, 胸中의 食도 눌러 내리는 것입니까? 말하기를 結胸의 증상은 食이 아니고서 뭉치는 경우가 없다. 陷胸湯은 곧 食을 내리는 것이지 邪를 내리는 것이 아니다. 비록 그러하나 邪氣가 食으로 인해 다시 모이면 비록 邪氣가 胃中에 들어가지 않아도 邪氣가 胃口를 둘러싼다. 胸中의 食을 내려서 邪가 풀리면 邪氣가 또한 내려간다고 생각하겠지만, 食은 내릴 수 있으나 邪氣는 내릴 수 없다. 食이 내려가면 반드시 脾로 들어가고, 邪氣가 내려가면 반드시 腎으로 들어간다. 脾로 들어간 경우에는 栝蔞가 승승장구 할 수 있을 것이나 腎으로 들어간 경우는 栝蔞가 腎으로 들어가지 못하므로 그 병세에 변화가 생겨 예측할 수 없게 된다. 지금 陷胸湯을 사용하여 食이 사그라들고 邪氣가 흩어지는 것은 이 陷胸湯이 실제로 食을 내리는 것이지, 邪氣를 내리는 것이 아니다. 단지 食을 내린 것이고 邪를 내린 것이 아닌데 邪氣가 무엇 때문에 흩어진다는 말인가? 이는 結胸의 증상이 食으로 맺힌 것이니, 곧 陷胸湯은 그 邪氣 또한 食을 내려서 흩어지는 것이다.

或疑陷胸湯用栝蔞, 不止陷胸中之邪, 亦陷腹中之邪也, 邪在腹中, 安知不祛之入腎乎? 曰陷胸湯勢最捷, 邪逢栝蔞即散, 安在又入於腎乎. 況邪已在腹, 與在胸者有別, 在胸者, 居高臨下, 恐有走失入腎之虞; 在腹者, 邪趨大腸, 其勢甚便, 豈返走於腎經哉.

혹 의심하기를 陷胸湯에서 括蔞를 사용하는 것이 胸中의 邪氣를 내리는 것에 그치지 않고 또한 腹中의 邪氣를 내려주니 腹中에 있는 邪氣가 제거되지 않고 腎에 들어가는 것을 어찌 알겠습니까? 말하기를 陷胸湯은 勢力이 가장 민첩하여 邪氣가 括蔞를 만나면 곧 흩어지니 어찌 또한 腎에 들어갈 수 있겠는가? 하물며 邪氣가 이미 腹에 있는 것은 胸에 있는 것과 더불어 구별되니, 胸에 있는 경우는 높은 곳에 거처하면서 아래로 달려가 잘못 腎에 들어갈 우려가 있을까 걱정되지만; 腹에 있는 경우는 邪氣가 大腸으로 달려가는데 그 氣勢가 매우 빠르니 어찌 도리어 腎經으로 달려가겠는가.

或問栝蔞與天花粉, 同爲一本, 何以天花粉反不似栝蔞之迅掃胸中之邪耶. 曰天花粉消痞滿, 其功緩; 栝蔞實消痞滿, 其功捷, 余前條已言, 但未言其所以緩與捷也. 夫栝蔞爲天花粉之子, 而天花粉爲栝蔞之根, 子懸於天下, 而性實顧根, 故趨於下者甚急. 根藏於地中, 而性實戀子, 故育於上者自緩. 緩捷之故, 分於此, 而陷消之功, 亦別於此. 故宜緩者用天花粉, 宜急者用栝蔞實, 又何慮功效之不奏哉.

혹 묻기를 括蔞와 天花粉은 모두 그 근본이 같은데, 어찌 天花粉은 도리어 括蔞가 胸中의 邪氣를 빠르게 쓸어내리는 것만 같지 않습니까? 말하기를 天花粉이 痞滿을 없애는 작용이 완만하고 括蔞實은 痞滿을 없애는 작용이 신속하다고 내가 앞 條에서 이미 말하였고, 단지 그 완만하고 신속한 이유에 대해서는 아직 말하지 않았다. 무릇 括蔞는 天花粉의 열매이며, 天花粉은 括蔞의 뿌리인데, 열매는 하늘 아래 매달려서 그 성질이 진실로 뿌리를 돌아보니, 그러므로 아래로 달려가는 것이 매우 급하다. 뿌리는 땅속에 감추어져 있으며, 그 性質이 실로 열매를 아끼므로 위를 기르는 것이 스스로 완만하다. 완만함과 신속함의 까닭은 이것에서 나뉘며 陷消하는 작용 또한 여기에서 구별된다. 그러므로 마땅히 완만하게 해야 할 경우에는 天花粉을 사용하며, 마땅히 신속해야 할 경우에는 括蔞實을 사용하면, 또한 어찌 효과가 나타나지 않을까 걱정하겠는가.

32. 紫菀

紫菀, 味苦, 辛, 溫, 無毒. 入手太陰, 兼入足陽明. 主咳逆上氣, 胸中寒熱結氣, 去蠱毒, 療咳唾膿血, 止喘悸, 五勞體虛, 治久嗽. 然亦只可爲佐使, 而不可單用以取效.

紫菀은 苦辛하고, 氣溫하며, 無毒하다. 手太陰經으로 들어가고 겸하여 足陽明經으로 들어간다. 咳逆, 上氣와 胸中에 寒熱이 結滯된 기운을 主治하며, 蠱毒을 제거하고, 기침하며 膿血을 뱉어내는 증상을 치료하고, 喘悸와 五勞로 身體가 虛한 것을 그치게 하며, 오래된 咳嗽를 치료한다. 그러나 또한 단지 佐使藥이 되는 것은 가능하나 單用하여 효과를 얻을 수는 없다.

或問繆仲醇云觀紫菀能開喉痹, 取惡涎, 則辛散之功烈矣. 然而又云其性溫, 肺病咳逆喘嗽, 皆陰虛肺熱症也, 不宜多用等語, 似乎紫菀並不可以治嗽也. 曰紫菀舍治嗽之外, 原無多奇功. 治纏喉風,喉閉者, 正取其治肺經咳逆,陰虛肺熱也, 而仲醇以此相戒, 何哉. 夫喉閉, 未有非下寒上熱之症也. 紫菀性溫, 而又兼辛散, 從其火熱之性而解之, 乃從治之法, 治之最巧者也. 仲醇最講陰虛火動之旨, 何獨於紫菀而昧之, 此鐸所不解也.

혹 묻기를 繆仲醇은 "紫菀을 보면 喉痺를 열고 惡涎을 제거할 수 있다"고 하였으니 곧 辛散의 功이 맹렬하기 때문일 것입니다. 그러나 또한 "그 性이 따뜻한데, 肺病과 咳逆과 喘嗽는 모두 陰虛肺熱한 증상이므로, 많이 사용하는 것은 마땅하지 않다"는 등의 말씀을 하셨는데, 마치 紫菀이 함께 咳嗽를 치료할 수 없는 것만 같습니다. 말하기를 紫菀은 咳嗽를 치료하는 것을 빼고 그 밖에는 원래 그다지 특별한 작용이 없다. 纏喉風과 喉閉를 치료하는 것은 바로 그 肺經의 咳逆과 陰虛肺熱한 것을 치료하는 바를 취한 것인데 繆仲醇이 이 두 가지를 특히 경계하신 것은 무엇 때문인가? 무릇, 喉閉는 下寒上熱의 증상이 아닌게 없다. 紫菀은 性이 따뜻하며 또한 辛散한 성미를 겸하며 그 火熱한 性質을 따라서 풀어주니 곧 從治의 방법으로 치료에서 가장 뛰어난 기교인 것이다. 繆仲醇이 陰虛火動의 뜻에 대하여 가장 잘 강의하고서 어찌 유독 紫菀에 대해서는 몽매한 것인지 내가 이해하지 못하는 바이다.

或謂紫菀治肺之熱, 而性溫而辛散, 從火熱之性而解之是矣. 然而肺經最惡熱, 以熱攻熱, 必傷肺矣. 吾恐邪去而肺傷也. 曰久嗽則肺必寒, 以溫治寒, 則肺且受益, 何傷之有.

혹 말하기를 紫菀은 肺의 熱을 치료하는데 있어서 性이 溫하고 辛散하여 火熱의 性을 따라 풀어주는 것이 옳을 것입니다. 그런데 肺經은 熱을 가장 싫어하는데, 熱로서 熱을 공격하면 반드시 肺를 상할 것입니다. 저는 邪氣는 제거되었으나 肺가 상하게 될 것이 걱정됩니다. 말하기를 오래 기침하면 곧 肺가 반드시 寒하여 질 것이니 溫으로서 寒을 치료하면 곧 肺가 또한 보탬을 받게 될 텐데, 어찌 손상됨이 있겠는가.

33. 貝母

貝母, 味苦, 氣平, 微寒, 無毒. 入肺, 胃, 脾, 心四經. 消熱痰最利, 止久嗽宜用, 心中逆氣多愁鬱者可解, 並治傷寒結胸之症, 療人面瘡能效. 難產與胞衣不下, 調服於人參湯中最神. 黃瘅赤眼, 消渴除煩, 喉痹, 疝瘕, 皆可佐使, 但少用足以成功, 多用或以取敗. 宜於陰虛火盛,不宜於陽旺濕痰. 世人不知貝母與半夏, 性各不同, 懼半夏之毒, 每改用貝母. 不知貝母消熱痰, 而不能消寒痰, 半夏消寒痰, 而不能消熱痰也. 故貝母逢寒痰, 則愈增其寒；半夏逢熱痰, 則大添其熱. 二品涇渭各殊, 烏可代用. 前人辨貝母入肺, 而不入胃, 半夏入脾胃, 而不入肺經, 尚不知貝母之深也. 蓋貝母入肺,胃,脾, 心四經, 豈有不入脾,胃之理哉. 正寒熱之不相宜, 故不可代用也. ([批]辨得入微盡妙.)

貝母는 苦하고 氣가 平하며 微寒하고 無毒하다. 肺, 胃, 脾, 心 네 經에 들어간다. 熱痰을 제거함에 가장 뛰어나며 오래된 咳嗽를 그치게 하는데 마땅히 사용해야 하며 心中의 거스르는 기운으로 근심과 우울이 많은 경우를 해결할 수 있으며 더불어 傷寒結胸의 증상을 치료하고, 人面瘡을 치료함에도 효과를 낼 수 있다. 難産과 胞衣不下에 人蔘湯에 섞어 복용하면 매우 신묘하다. 黃疸의 赤眼과 消渴의 煩症을 제거할 때와 喉痺, 疝瘕 모두에서 佐使약이 될 수 있으나 다만 조금 사용해야 족히 功을 이룰 수 있고, 많이 사용하면 실패 할 수도 있다. 陰虛하여 火가 盛할 때 마땅하며, 陽旺하고 濕痰이 있을 땐 마땅하지 않다. 세상 사람들이 貝母와 半夏의 性質이 각기 다름을 알지 못하고 半夏의 毒을 두려워하여 매번 貝母로 바꿔 사용한다. 이는 貝母가 熱痰을 풀어주고 寒痰을 제거할 수 없으며, 半夏는 寒痰을 제거하고 熱痰을 풀어줄 수 없음을 모르는 것이다. 그러므로 貝母가 寒痰을 만나면 그 寒을 더욱 증가시키고；半夏가 熱痰을 만나면 그 熱을 크게 보탠다. 두 가지 약품이 맑고 탁함이 각기 다른데, 어찌 대신 사용할 수 있겠는가? 이전의 사람들이 "貝母는 肺로 들어가고 胃로는 들어가지 않으며, 半夏는 脾胃로 들어가고 肺經에는 들어가지 않는다"고 구별한 것은 오히려 아직 貝母를 알지 못함이 심각한 것이다. 대개 貝母는 肺, 胃, 脾, 心의 네 經에 들어가는데 어찌 脾胃에 들어가지 않을 수가 있는가? 바로 寒熱이 서로 마땅치 않기 때문에 대신하여 사용할 수 없는 것이다. ([批]변론함이 미세한 경지에 들어가 오묘함을 다하였다.)

或問貝母之療人面瘡, 可信不可信乎？ 曰此前人之成效, 胡必疑之. 然而有可疑者. 人面瘡, 口能食而面能愁, 蓋有祟憑之矣. 祟憑必須解祟, 何以用貝母即解, 予久不得其故, 後遇岐天師於燕市, 另傳治法, 而後悟貝母之療人面瘡也, 亦消其痰而已矣. 夫怪病多起於痰, 貝母消痰,故能愈也. 如半夏亦消痰聖藥, 何治人面瘡無效? 不知人面瘡, 乃熱痰結成熱毒, 半夏性燥, 燥以治熱, 更添熱矣. 貝母乃治熱痰聖藥, 以寒治熱, 而熱毒自消, 又何疑哉.

혹 묻기를 貝母가 人面瘡을 치료하는 것을 믿을 수 있습니까 없습니까? 말하기를 이것은 이전 사람들이 효과를 본 것이니, 어찌 반드시 의심하겠는가? 그러나 의심할 만한 것이 있다. 人面瘡은 입으로는 먹을 수 있으나 얼굴에 근심이 있는 것으로 대개 祟憑이 있는 것이다. 祟憑은 반드시 解祟해야 하는데 무엇 때문에 貝母를 사용하면 곧 뚫어지는지 내가 오랜 동안 그 이유를 얻지 못하다가, 후에 燕市에서 岐伯天師을 만나 따로 치료법을 전수받은 이후에야 貝母가 人面瘡을 치료하는 것이 또한 그 痰을 풀어줄 따름이라는 것을 깨달을 수 있었다. 무릇 괴이한 병은 대부분 痰에서 일어나는데 貝母가 痰을 풀어주기 때문에 치유할 수 있는 것이다. 半夏같은 약도 또한 痰을 풀어주는 聖藥인데 어찌하여 人面瘡을 치료하는데 효과가 없는 것인가? 人面瘡이 熱痰이 맺혀져 熱毒을 이루는 것을 알지 못하는 것이니, 半夏는 性質이 燥한데, 燥함으로 熱을 치료하면 더욱 熱을 더하게 될 것이다. 貝母는 곧 熱痰을 치료하는 聖藥이니 寒으로서 熱을 치료하여 熱毒이 저절로 풀어주는 것인데 또한 어찌 의심하겠는가?

或問貝母消痰, 消熱痰也, 然火沸爲痰, 非熱乎, 何以用之而絕無效耶? 曰火沸生痰, 乃腎中之火上沸, 非肺中之火上升. 貝母只可治肺中之火痰, 不化腎中之火痰也. 豈惟不能化腎中之火痰, 且動火而生痰矣. 夫腎中之火, 非補水不能除, 腎火之痰, 亦非補水不能消. 貝母消肺中之痰, 必鑠肺中之氣, 肺虛則腎水之化源竭矣, 何以生腎水哉. 腎水不生, 則腎火不降. 腎火不降, 又何以健脾而消痰哉. 勢必所用水穀不化精而化痰矣. 然則用貝母以治火沸爲痰, 不猶添薪而望止沸乎. 毋怪遝無功效也.

혹 묻기를 貝母가 痰을 제거함은 熱痰을 제거하는 것인데, 그러나 火가 끓어올라 痰이 되니, 이는 熱이 아닙니까? 무엇 때문에 그것을 사용해도 절대로 효과가 없는 것입니까? 말하기를 火가 끓으면 痰이 생기는 것은 곧 腎中의 火가 위로 끓어오르는 것이지 肺中의 火가 위로 올라온 것이 아니다. 貝母는 단지 肺中의 火痰을 치료할 수 있지만 腎中의 火痰을

運化하지는 않는다. 어찌 오직 腎中의 火痰을 능히 運化하지 못하는데 그치겠는가? 또한 火를 動하여 痰을 生할 것이다. 무릇 腎中의 火는 水를 補하지 않으면 제어할 수 없고, 腎火의 痰 또한 水를 補하지 않으면 제거할 수 없다. 貝母가 肺中의 痰을 제거하면 반드시 肺中의 氣를 깎아낼 것이요, 肺가 虛하면 腎水의 化源이 고갈될 것이니, 무엇으로 腎水를 生하겠는가? 腎水가 생기지 않으면 腎火가 하강하지 않는다. 腎火가 하강하지 않는데 또한 어찌 脾를 건강하게 하여 痰을 제거하겠는가? 형세가 반드시 사용된 水穀이 精으로 변화하지 못하고 痰으로 변화될 것이다. 그렇다면 貝母를 사용하여 火가 끓어올라 痰이 되는 것을 치료하는 것은 장작을 더하면서 끓어오르는 것이 그치기를 바라는 것과 같지 아니한가? 도리어 功效가 없음을 괴이하게 여기지 말라.

或疑貝母不可治火沸爲痰之症, 吾用之六味丸中, 亦可以治之乎? 曰六味湯止治火沸爲痰之聖藥也, 加入貝母, 則不效矣. 蓋火沸爲痰, 乃腎中之真水上沸而成痰, 非肺中之津液上存而爲痰也. 六味湯補水以止沸, 非化痰以止火, 倘加入貝母, 則六味欲趨於腎中, 而貝母又欲留於肺內, 兩相牽掣, 則藥必停於不上不下之間, 痰既不消, 火又大熾, 不更益其沸, 而轉添其咳嗽哉. 此貝母斷不可入於六味湯丸之中, 治火沸爲痰之病也.

혹 의심하기를 貝母는 火가 끓어올라 痰이 되는 증상을 치료할 수 없으니, 제가 六味丸 중에 貝母를 사용하면 또한 그 증상을 치료할 수 있겠습니까? 말하기를 六味湯은 단지 火가 끓어올라 痰이 되는 것을 치료하는 聖藥이나, 貝母를 더하여 넣으면 효과가 없다. 대개 火가 끓어서 痰이 되는 것은 즉 腎中의 真水가 위로 끓어올라 痰이 이루어진 것으로, 肺中의 津液이 위에 머물러 痰이 되는 것이 아니다. 六味湯은 水를 補하여 끓는 것을 그치게 하는 것이지 痰을 運化하여 火를 그치게 하는 것이 아니다. 만약 貝母를 더하여 넣으면 곧 六味가 腎中으로 달아나려 하고 貝母도 또한 肺 안에서 머물고자 하여 두 약이 서로 견제하게 되니, 약이 반드시 위도 아래도 아닌 가운데 머물게 되어 痰飮은 없어지지도 않고 火 또한 크게 타오르게 되므로 그 끓어오르는 것이 더할 뿐만 아니라 바뀌어져 그 咳嗽가 더하게 될 것이다. 이에 貝母는 결단코 六味湯, 丸속에 넣어 火가 끓어 痰이 되는 병을 치료해서는 안 된다.

34. 款冬花

款冬花, 辛, 甘而溫, 陽也, 無毒. 善止肺咳, 消痰唾稠粘, 潤肺, 瀉火邪, 下氣定喘, 安心驚膽怯, 去邪熱, 除煩燥, 平肝明目. 燒煙吸之, 亦善止嗽, 尤能止肺咳肝嗽. 近人喜用紫菀, 而不用款冬者, 殊不可解. 紫菀雖亦止久嗽, 而味苦傷胃, 不若款冬之味甘, 清中有補也, 余所以取款冬, 而棄紫菀耳.

款冬花는 辛甘하고 溫하며 陽이고 無毒하다. 肺咳를 잘 그치고, 가래와 침이 점조한 것을 풀어주고, 肺를 윤택하게 하고, 火邪를 瀉하며, 下氣定喘시키고, 心이 놀라고 膽이 겁박된 것을 안정시키고, 邪熱을 없애고, 煩燥를 제거하며 肝을 고르게 하여 눈을 밝게 한다. 태워 연기 내어 그것을 들이마시면 역시 기침을 잘 멈추는데 특히 肺咳와 肝嗽를 능히 그치게 한다. 근래의 사람들이 紫菀을 쓰는 것을 좋아하되 款冬을 쓰지 않는 것은 전혀 이해할 수 없다. 紫菀이 비록 또한 오래된 기침을 그치게 하나 맛이 써서 胃를 상하므로 款冬의 맛이 달아서 맑게 하는 중에 補하는 것만 같지 않으니, 내가 이 때문에 款冬을 취하고 紫菀을 버린 것뿐이다.

或問款冬花, 清中有補, 多用之以益肺,益肝,益心, 可乎? 曰款冬花雖清中有補, 而多用亦復不宜, 蓋補少而清多也. 夫款冬花入心則安心, 入肝則明目, 入肺則止咳, 是其補也. 然入心, 則又瀉心之火, 多用則心火過衰, 反不生胃以健食矣; 入肝, 則又瀉肝之氣, 多用則心火過凋, 反不能生心以定神矣. 入肺, 則又瀉肺之氣, 多用則腎氣過寒, 反不能生脾以化物矣. 是款冬花多用則傷, 少用則益, 又何必多用哉.

혹 묻기를 款冬花가 清하는 중에 補함이 있으니, 그것을 많이 써서 益肺, 益肝, 益心하는 것이 가능하겠습니까? 말하기를 款冬花가 비록 清하는 중에 補함이 있으나 많이 쓰는 것은 또한 도리어 마땅하지 않으니 대개 補하는 것이 적고, 清하는 것이 많기 때문이다. 무릇 款冬

花가 心에 들어가면 心을 안정시키고 肝에 들어가면 눈을 밝게 하고, 肺에 들어가면 기침을 그치니 이것이 그 補하는 것이다. 그러나 心에 들어가 또한 心의 火를 瀉하므로 많이 쓰면 心火가 지나치게 쇠해져 오히려 胃를 生하여 잘 먹는 것을 못하게 될 것이다. 肝으로 들어가면 또한 肝의 氣를 瀉하므로 많이 쓰면 心火가 지나치게 시들어버려 오히려 능히 心을 生하여 神을 안정시키는 것을 못할 것이다. 肺에 들어가면 또한 肺의 氣를 瀉하므로 많이 쓰면 腎氣가 지나치게 차가워져 도리어 脾를 生하여 능히 化物하는 것을 못할 것이다. 이에 款冬花는 많이 쓰면 傷하고 적게 쓰면 보탬이 되니 또한 어찌 반드시 많이 사용하겠는가?

本草新編

卷之三 角集

廣木香・香附・益智・砂仁・肉豆蔻・白豆蔻・藿香・高良薑・
紫蘇葉・防風・防己・荊芥・白芷・細辛・麻黃・葛根・威靈仙・秦艽・薄荷・
香薷・萎蕤・蛇床子・龍膽草・澤瀉・元參・沙參・地栗粉・丹參・
白薇・茵陳・青蒿・仙茅・附子・天南星・半夏・蓬莪茂・骨碎補・澤漆・
三七根・萬年青・兩頭尖・柘木枝・蜀漆・白頭翁・牡丹皮・大薊, 小薊・
劉寄奴・延胡索・鬱金・艾葉・地榆・耳實(即蒼耳子)・茜草・
夏枯草・百部・百合・旋複花・大黃・連翹・射干(射音夜)・苦參・牽牛

1. 廣木香

廣木香, 味甘, 苦, 氣溫, 降也, 陰中陽也. 無毒. 能[1]通神氣, 和胃氣, 行肝氣, 散滯氣, 破結氣, 止心疼, 逐冷氣, 安霍亂吐瀉, 嘔逆翻胃, 除痞癖癥塊, 臍腹脹[2]痛, 安胎散毒, 治痢必需, 且辟疫氣瘴癧[3]. 但此物雖所必需, 亦止可少用之爲佐使, 使氣行即止, 則不可謂其能補氣, 而重用之也. 大約用廣木香由一分, 二分, 至一錢而止, 斷勿出於一錢之外, 過多反無效功, 佐之補而不補, 佐之瀉而亦不瀉也.

木香은 甘, 苦하며 氣溫하고 降하며 陰中의 陽이다. 無毒하다. 神氣를 통하게 할 수 있고 胃氣를 조화롭게 하고 肝氣를 行하게 하고 滯氣를 흩고 結氣를 깨고 心疼을 그치게 하며 冷氣를 몰아내고 癨亂吐瀉와 嘔逆翻胃를 안정시키며 痞癖癥塊와 臍腹脹痛을 없애고 安胎散毒하며 痢를 치료하는데 반드시 필요하며 또한 疫氣와 瘴毒을 몰아낸다. 다만 이 약물이

1) 此下何本有 “補氣” 二字.
2) 脹 原作 “胎”, 今据何本改.
3) 癧 何本作 “嵐”.

비록 반드시 필요한 것이지만 또한 단지 조금만 사용하여 佐使藥으로 삼을 수 있어서 그 氣로 하여금 行하게 하면 즉시 중지해야 하니 즉 그것이 능히 補氣 할 수 있어서 중용한다고 말할 수 없는 것이다. 대략 廣木香을 한 分, 두 分에서부터 사용하여 한 錢에 이르면 멈추고 결단코 한 錢 이상 사용하지 말아야 하니, 과다하면 오히려 효과가 없어서 補약을 보좌해도 補하지 못하고 瀉약을 보좌해도 또한 瀉하지 못한다.

或問廣木香與青木香, 同是止痢之藥, 子何取廣木香, 而棄青木香? 蓋廣木香氣溫, 而青木香氣寒耳. 夫痢乃濕熱, 青木香寒以去熱, 似相宜, 而余毅然刪去者, 惡青木香之散氣, 雖有益於痢, 終有損於氣也. 若廣木香則不然, 氣溫而不寒, 能降氣而不散氣, 且香先入脾, 脾得之而喜, 則脾氣調而穢物自去, 不攻之攻, 正善於攻. 此所以刪青木香, 而登廣木香也. 木[4]香氣分藥, 又能開竅. 氣分藥與血分藥不同, 氣只要引之使通, 不須成隊共行 ; 若血藥則質滯而性膩, 非多不能成功.

혹 묻기를 廣木香과 青木香이 모두 痢를 멈추는 약인데 선생께선 어찌 廣木香을 취하고 青木香을 버리십니까? 대개 廣木香은 氣가 따듯하고 青木香은 氣가 차갑기 때문이다. 무릇 痢는 곧 濕熱인데 青木香은 차가움으로써 열을 제거하여 서로 마땅한듯하나 내가 의연히 青木香을 깎아 내린 것은 青木香이 氣를 흩어지게 하는 것을 싫어하기 때문이니, 비록 痢에 유익하나 결국 氣를 손상시킴이 있다. 廣木香은 이와 같지 않으니, 氣가 따듯하고 차지 않아 氣를 내릴 수 있지만 氣를 흩지 않으며 또한 香이 먼저 脾로 들어가 脾가 그것을 얻으면 기뻐하여 곧 脾氣가 조화롭게 되고 더러운 것들이 스스로 제거되니 공격하지 않아도 공격이 되니 이것이 바로 攻함에 뛰어난 것이다. 이것이 青木香을 깎아 내리고 廣木香을 높인 까닭이다. 木香은 氣分의 약으로 또한 開竅할 수 있다. 氣分의 약은 血分의 약과 같지 않으니, 氣藥은 단지 이끌어 소통시키기만 하면 되고 반드시 隊를 이루어 함께 사용할 필요는 없으며 血藥은 곧 質이 滯하고 性이 膩하여 많이 사용하지 않으면 攻을 이룰 수 없다.

4) 此下至 "不能成功" 四十六字, 原无, 今据何本補.

2. 香附

香附, 味苦而甘, 氣寒而濃, 陽中陰也, 無毒. 入肝, 膽之經. 專解氣鬱氣疼, 調經逐瘀, 除皮膚瘙癢, 止霍亂吐逆, 崩漏下血, 乳腫癰瘡, 皆可治療. 宿食能消, 泄瀉能固, 長毛髮[5], 引血藥至氣分, 此乃氣血中必用之品. 可爲佐使, 而不可爲君臣. 今人不知其故, 用香附爲君, 以治婦人之病, 如烏金丸[6], 四制香附丸之類, 暫服未嘗不快, 久之而虛者益虛, 鬱者更鬱, 何也. 香附非補劑也, 用之下氣以推陳, 非用之下[7]氣以生新 ; 引血藥至氣分而散鬱, 非引血藥入氣分而生血也. 舍氣血之味, 欲其陰生陽長得乎 ? 故氣虛宜補, 必用參,芪. 血少宜生, 必須歸,熟. 香附不過調和於其內, 參贊之寮佐, 而輕任之爲大將, 鮮不敗乃事矣.

香附子는 苦, 甘하고, 氣는 寒하고 濃하여 陽中의 陰이고 無毒하다. 肝,膽의 經으로 들어간다. 오로지 氣鬱, 氣疼을 풀어주며 월경을 조화롭게 하고 瘀血을 몰아내며 피부 瘙痒症을 없애고 癨亂吐逆을 그치고 崩漏下血, 乳腫癰瘡을 모두 치료할 수 있다. 宿食을 소화시킬 수 있고 설사를 멎게 할 수 있으며 모발을 기르고 血藥을 이끌어 氣分에 이르게 하니, 이는 곧 氣血 중에 반드시 써야하는 약이다. 佐使藥으로 삼을 수는 있지만 君臣藥이 될 수는 없다. 요즘 사람들이 그 까닭을 모르고 香附子를 사용하여 君藥으로 삼아 부인의 병을 치료하니 烏金丸, 四製香附丸과 같은 종류는 잠시 복용하면 일찍이 상쾌해지지 않음이 없지만 오래 먹으면 虛한 자는 더욱 虛해지고 鬱한 자는 더욱 鬱해지니 어찌된 것인가. 香附子는 補劑가 아니니, 그것을 사용하여 下氣 시킴으로서 묵은 것을 밀어내려는 것이지 그것을 사용하여 下氣시킴으로써 生新 하는 것이 아니며; 血藥을 이끌어 氣分에 이르러서 鬱한 것을 흩뜨리는 것이지 血藥을 이끌어 氣分으로 들어가 生血 하는 것이 아니다. 氣血의 藥味를 버리고서 그 陰生陽長을 얻고자 하는가? 고로 氣가 虛하면 마땅히 補해야하니 반드시 人蔘, 黃芪를 써야 한다. 血少하면 마땅히 生해야 하니 반드시 當歸, 熟地黃을 써야 한다. 香附子는 그 안에서 조화롭게 하는데 불과하니,

5) 長毛髮 何本无.
6) 烏金丸 何本作 "香烏丸".
7) 下 何本作 "補氣".

치료를 돕는 보좌의 역할인데 가벼이 신임하여 대장으로 삼는다면 그 敗함이 적지 않을 것이다.

或問香附爲解鬱聖藥, 吾子謂不可爲君, 豈香附不能解鬱耶? 曰香附不解鬱, 又何藥以解鬱, 但不可專用之爲君耳. 蓋鬱病未有不傷肝者也, 香附入肝入膽之經, 而又解氣, 自易開肝中之滯澀. 但傷肝必傷其血, 而香附不能生血也, 必得白芍藥, 當歸以濟之, 則血足而鬱尤易解也. 夫君[8]藥中之解鬱者, 莫善於芍藥. 芍藥得臣使, 速於解者, 莫妙於香附, 柴胡. 是芍藥爲香附之君, 而香附爲芍藥之佐, 合而治鬱, 何鬱不解乎.

혹 묻기를 香附子는 解鬱하는 聖藥인데 선생께서는 君藥으로 삼을 수 없다고 하시니 어찌 香附子는 解鬱할 수 없습니까? 말하기를 香附子가 解鬱하지 않으면 또 어떤 약으로 解鬱하겠는가, 다만 오로지 君藥으로 삼을 수 없을 따름이다. 대개 鬱病은 肝을 손상시키지 않는 경우가 없는데 香附子는 肝과 膽經으로 들어가고 또한 解氣하여 스스로 쉽게 肝中의 滯澁을 연다. 다만 肝이 손상되면 반드시 그 血이 상하는데 香附子는 生血할 수 없으니 반드시 白芍藥과 當歸를 얻어 그것을 구하면 血이 충족되고 鬱한 것도 더욱 쉽게 풀린다. 무릇 君藥중에 解鬱하는 것이 芍藥보다 더 좋은 것이 없다. 芍藥이 臣使를 얻어서 빠르게 解鬱하는 것은 香附子, 柴胡보다 신묘한 것이 없다. 이에 芍藥이 香附子의 君이 되고 香附子가 芍藥의 佐가 되니 합하여 鬱을 치료하면 어떤 鬱이 풀리지 않겠는가?

或問香附解鬱而開胃, 乃有用香附而鬱仍不解, 胃仍不開, 豈又芍藥, 當歸之未用乎? 曰是又不盡然也. 香附解鬱者, 解易舒之鬱也; 香附開胃者, 開未傷之胃也. 相思之病, 必得其心上之人, 而鬱乃解; 斷腸之症, 必得其意外之喜, 而胃乃開. 區區香附, 固自無功, 即益之以大料之芍藥, 濃味之當歸, 亦有無可如何者矣. 豈盡可望於草木之解鬱而開胃哉.

혹 묻기를 香附子는 解鬱하고 開胃하는데, 香附子를 써도 鬱이 그로 인해 풀리지 않고 胃도 열리지 않음이 있는 것은 또한 芍藥과 當歸를 쓰지 않았기 때문입니까? 말하기를 이 역시

8) 君 原无, 今据何本補.

전부 그렇지는 않다. 香附子가 解鬱 하는 것은 쉽게 풀어지는 鬱症을 푸는 것이요; 香附子가 開胃하는 것은 아직 상하지 않는 胃를 여는 것이다. 相思의 病은 반드시 그 마음속의 사람을 얻어야 鬱이 풀어지고, 창자가 끊어질듯 한 증상은 반드시 뜻밖의 기쁨을 얻어야 胃가 이에 열린다. 구구절절하게 香附子가 진실로 功效가 없다고 한다면 그것에 많은 용량의 芍藥과 진한 맛의 當歸를 더한다고 하더라도 또한 어찌할 수 있는바가 없을 것이다. 어찌 草木이 解鬱하고 開胃하기를 이루 다 바랄 수 있겠는가?

或問香附解鬱之品, 先生謂解鬱之無用, 是鬱症乃不可解之症, 吾甚爲天下之有鬱者危矣. 嗟! 鬱之不解者, 非草木之能開. 而鬱之可解者, 舍草木, 又奚以開之耶. 香附正開鬱之可解者也. 可解之鬱, 而欲舍香附而求之草木之外, 斯惑矣.

혹 묻기를 香附子는 解鬱하는 약인데 선생께서는 解鬱의 소용이 없다고 말씀하시니 이에 따르면 鬱症은 곧 풀 수 없는 症이니 저는 천하에 鬱症이 있는 자들이 매우 위태롭다고 생각합니다. 안타깝구나! 鬱이 풀어지지 않는 경우는 草木이 열 수 있는 것이 아니다. 鬱이 풀어질 수 있는 경우에 草木을 버리고서 또한 무엇으로써 그것을 열겠는가. 香附子는 바로 풀 수 있는 鬱을 풀어준다. 풀 수 있는 鬱에 香附子를 버리고 草木 이외에서 구하고자 하면 이에 미혹될 것이다.

或疑香附性燥, 故易入肝, 肝氣既鬱, 而肝木必加燥矣, 以燥投燥, 又何解鬱之有? 曰香附之解鬱, 正取其燥也. 惟燥, 故易入於燥之中, 惟燥, 故不可單用於燥之內, 和之以芍藥, 當歸, 則燥中有潤而肝舒, 燥中不燥而鬱解也.

혹 의심하기를 香附子는 성질이 燥하므로 쉽게 肝에 들어가는데 肝氣가 이미 鬱하면 肝木이 반드시 더욱 燥해질 것입니다. 燥로써 燥에 투여하는데 또한 어찌 解鬱함이 있겠습니까? 말하기를 香附子의 解鬱함은 바로 그 燥함을 취한 것이다. 오직 燥하기 때문에 燥한 가운데 쉽게 들어가고 오직 燥하기 때문에 燥함의 안에서 홀로 쓸 수 없으니, 芍藥, 當歸로 조화롭게 하면 곧 燥한 가운데 潤함이 있어 肝이 여유롭게 되어 燥한 중에 燥하지 않아 鬱이 풀어진다.

3. 益智

益智, 味辛, 氣溫, 無毒, 入肺, 脾, 腎三經. 能補君, 相二火, 和中焦胃氣, 逐寒邪, 禁遺精溺, 止嘔噦, 攝涎唾, 調諸氣, 以安三焦. 夜多小便, 加鹽服之最效, 但不可多用, 恐動君相之火也, 然能善用之, 則取效甚捷. 大約入於補脾之內則健脾, 入於補肝之內則益肝, 入於補腎之中則滋腎也[9].

益智仁는 味辛하고, 氣溫하며 無毒하고, 肺, 脾, 腎의 三經으로 들어간다. 君火와 相火의 두 火를 補할 수 있고, 中焦의 胃氣를 조화롭게 하고, 寒邪를 쫓아내고, 遺精과 遺尿를 막아주며, 嘔吐와 딸꾹질을 그치게 하고, 침이 흐르는 것을 잡아주고, 모든 氣를 조화롭게 하여 三焦를 편안히 한다. 밤에 小便을 많이 보는 경우 소금을 첨가하여 복용하면 가장 효과가 좋으나, 다만 많이 사용할 수는 없으니, 君相의 火를 動하게 할 것이 염려되기 때문이다. 하지만 그것을 잘 사용할 수 있다면 곧 효과를 얻음이 매우 신속할 것이다. 대략적으로 補脾하는 藥들 가운데 넣으면 健脾하고, 補肝하는 藥들 가운데 넣으면 益肝하고, 補腎하는 藥들 가운데 넣으면 滋腎한다.

4. 砂仁

砂仁, 味辛, 苦, 氣溫, 無毒. 入脾, 肺, 膀胱, 大小腸. 止噦定吐, 除霍亂, 止惡心, 安腹痛, 溫脾胃, 治虛勞冷瀉, 消宿食, 止休息痢, 安胎頗良, 但只可爲佐使, 以行滯氣, 所用不可過多. 用之補虛丸絕佳, 能輔諸補藥, 行氣血[10]於不滯也.

砂仁은 味辛苦하고, 氣溫하며 無毒하다. 脾, 肺, 膀胱, 大小腸에 들어간다. 딸꾹질을

9) 此下何本有 "益智功效全如此, 而實專於化痰" 十三字.
10) 血 何本无.

멈추게 하고 吐를 안정시키며, 霍亂을 없애며, 五心을 그치게 하며, 腹痛을 편안히 하며, 脾胃를 따뜻이 하여 虛勞로 冷瀉하는 것을 치료하며, 宿食을 사그라뜨리고 休息痢를 그치게 하고, 胎를 안정시키는데 자못 뛰어나지만, 단지 佐使로 삼아 滯氣를 운행시킬 수 있을 뿐이니, 사용함에 過多하여서는 안 된다. 補虛하는 丸에 사용하면 가장 뛰어나며 여러 補藥을 보조하여 氣血이 滯하지 않도록 운행한다.

或問砂仁消食之藥, 入之補虛之中, 似乎不宜, 何以絕佳? 不知補藥味重, 非佐之消食之藥, 未免過於滋益, 反恐難於開胃. 入之砂仁, 以蘇其脾胃之氣, 則補藥尤能消化, 而生精生氣, 更易易也.

혹 묻기를 砂仁은 消食하는 藥으로 補虛하는 藥 가운데에 넣는 것은 마땅하지 않은 것 같은데 어찌 가장 뛰어난 것입니까? 이는 補藥의 味가 重하여 消食하는 藥으로 보좌하지 않으면 滋益함이 지나치게 되는 것을 피하지 못하고 도리어 開胃하는데 어려움이 생길 것을 걱정해야 함을 모르는 것이다. 砂仁을 넣어 脾胃의 氣를 소생하면 補藥이 더욱 잘 消化될 수 있게 되어 精을 生하고 氣를 生하는 작용이 더욱 용이하게 된다.

或問砂仁香能入脾, 辛能潤腎, 虛氣不歸元, 非用此爲向導不濟, 殆勝桂, 附熱毒之害多矣. 曰此不知砂仁者也. 砂仁只入脾, 而不入腎, 引補腎藥入於脾中則可, 謂諸補藥, 必借砂仁引其由脾以入腎則不可也. 《神農本草》並未言其入腎, 不過說主虛勞冷瀉耳. 夫冷瀉有專屬於脾者, 何謂脾寒俱是腎寒乎.

혹 묻기를 砂仁의 香은 脾로 들어갈 수 있고, 辛味는 腎을 潤澤하게 할 수 있어서 虛한 氣가 근본으로 돌아가지 못하는데, 이것을 사용하여 不濟를 이끌어 길잡이를 삼지 않으면 桂枝, 附子의 熱毒의 해가 지나침이 매우 많을 것 같습니다. 말하기를 이는 砂仁을 모르는 것이다. 砂仁은 단지 脾로 들어가고 腎으로 들어가지 않으니 補腎藥을 이끌어 脾中으로 들어가는 것은 가능하지만, 여러 補藥이 반드시 砂仁에 의탁하여 이끌려서 脾로부터 腎으로 들어간다고 말하는 것은 불가하다. 《神農本草》에서도 그것이 腎에 들어간다고 말하지 않았고 虛勞로 冷瀉가 있는 것을 主治한다고 설명한 것에 불과할 따름이다. 무릇 冷瀉는 오로지 脾에 속하는 것인데 어찌 脾寒이 모두 腎寒이라고 말하겠는가?

5. 肉豆蔻

肉豆蔻, 味苦, 辛, 氣溫, 無毒. 一名肉果. 入心, 脾, 大腸經. 療心腹脹疼, 止霍亂, 理脾胃虛寒, 能消宿食, 專溫補心包之火, 故又入膻中與胃經也. 但能止下寒之瀉, 而不能止下熱之痢, 從前《本草》, 多信治血痢有功, 而不言其止瀉痢. 夫瀉不同, 五更時痛瀉五六次, 到日間反不瀉, 名大瘕瀉也. 大瘕瀉者, 腎瀉也. 腎瀉, 乃命門無火以生脾土, 至五更(亥子)[11]之時, 正腎氣正令之會, 腎火衰微, 何能生土, 所以作瀉. 故大瘕病, 必須補命門之火, 火旺而土自堅矣. 肉豆蔻, 非補命門之藥也, 然命門之火上通, 心包之火不旺, 而命門愈衰, 故欲補命門, 必須上補心包也. 膻中, 即心包, 一物而兩名之, 肉豆蔻補心包火, 補心包, 正所以補命門也. 況理脾胃寒虛, 原其長技, 命門旺, 而脾胃又去其虛寒. 脾胃得腎[12]氣, 自足以厘清濁而去水濕, 又何至五更之再瀉哉.

肉荳蔻는 苦辛하고 氣溫하며 無毒하다. 肉果라고도 한다. 心, 脾, 大腸經으로 들어간다. 心腹脹疼을 치료하고, 霍亂을 그치게 하고, 脾胃가 虛寒한 것을 다스려 宿食을 사그라뜨릴 수 있으며, 전문적으로 心包의 火를 溫補하므로 또한 膻中과 胃經에 들어간다. 다만 下寒의 瀉는 그칠 수 있지만 下熱의 痢는 그칠 수 없는데, 종전의《本草》에서는 血痢를 치료하는데 효과가 있다고 많이 믿었고, 그것이 瀉痢를 그치는 것은 언급하지는 않았다. 무릇 瀉라는 것은 같지 않으니, 五更에 腹痛과 泄瀉를 대여섯 차례하며 낮 동안에는 도리어 泄瀉하지 않는 것을 大瘕瀉라 한다. 大瘕瀉는 腎瀉이다. 腎瀉는 곧 命門에 脾土를 生할 火가 없는 것이니 五更에

11) 亥子 何本無.
12) 腎 原无, 今据何本補.

이르러 바로 腎氣의 正命이 모이는데, 腎火가 衰微한데 어찌 土를 生할 수 있겠는가, 이러한 까닭으로 瀉가 되는 것이다. 그러므로 大瘕病은 반드시 命門의 火를 補하여야하니 火가 旺盛하면 土가 자연히 堅固해질 것이다. 肉荳蔻는 命門을 補하는 藥이 아니지만, 命門의 火는 위로 通하고 心包의 火가 旺盛하지 않으면 命門은 더욱 衰弱해지므로 命門을 補하고 싶으면 반드시 위로 心包를 補하여야 한다. 膻中은 곧 心包이니 하나의 사물을 둘로 이름 지은 것인데, 肉荳蔻는 心包火를 補하니 心包를 補하는 것이 바로 命門을 補하는 것이다. 하물며 脾胃가 寒虛한 것을 다스리는 것이 원래 그 장기인데, 命門이 旺盛하면 脾胃 또한 그 虛寒이 제거될 것이다. 脾胃가 腎氣를 얻으면 스스로 족히 淸濁을 다스리고 水濕을 제거할 수 있을 것인데, 또한 어찌 五更에 이르러 다시 泄瀉하겠는가.

或問肉豆蔻開胃消食, 子舍而不談, 反言其能止大瘕之瀉, 亦何舍近而言遠乎? 曰大瘕之瀉, 正所以表肉豆蔻之開胃而消食也. 凡人命門之火不旺, 則下焦陰寒何能蒸腐水穀. 下不能消, 所以瀉也. 瀉久則亡陰, 陰亡則腎不能交於心包, 而心包亦寒. 心包寒, 則火不能生胃, 而胃又寒. 胃寒, 則胃氣蕭索, 又何能消食耶. 肉豆蔻, 溫補命門而通胞, 兩火相生於上下, 水瀉止, 而脾胃之氣自開, 不求其消食而自化. 言止腎瀉, 而開胃消食即在其中, 又何必再言哉.

혹 묻기를 肉荳蔻는 開胃하고 消食하는데 선생께서는 버리고 말씀하지 않으시고, 도리어 그것이 大瘕瀉를 그칠 수 있다고 말씀하시니, 또한 어찌하여 가까운 것을 버리고 먼 것을 말씀하시는 것입니까? 말하기를 大瘕瀉가 바로 肉荳蔻가 開胃, 消食함을 표현하는 것이다. 무릇 사람의 命門의 火가 旺盛하지 않으면 下焦가 陰寒하여지니 어찌 水穀을 蒸腐할 수 있겠는가. 下焦에서 소화할 수 없는 것이 泄瀉하는 까닭이다. 瀉가 오래되면 陰을 없애니 陰이 없어지면 곧 腎이 心包와 交通할 수 없어 心包 또한 寒하게 된다. 心包가 寒하면 火가 胃를 生하지 못하게 되어 胃 또한 寒하게 된다. 胃가 寒하면 胃氣가 蕭索하니 또한 어찌 消食할 수 있겠는가. 肉荳蔻는 命門을 溫補하고 心包에 통하여, 두 火가 위아래에서 서로 生하면 水瀉가 그치고 脾胃의 氣가 자연히 열리게 되어 消食함을 구하지 않아도 자연히 化하게 된다. 腎瀉를 그친다고 말하면, 開胃, 消食은 곧 그 안에 있는 것인데 또한 어찌 반드시 다시 말해야 하겠는가.

或問肉豆蔻暖胃而健脾, 溫腎而止瀉, 故入之四神丸中, 以治脾腎寒虛之作瀉, 然而有效, 有不效者, 何故？ 蓋腎虛作瀉, 又有不是命門之寒, 故服四神丸, 而反多後重之症矣. 夫腎虛未有不寒者, 寒則瀉. 不寒則何以瀉[13], 乃飮酒過多, 又加色欲, 使酒濕入於腎之中, 故作瀉也. 倘亦以肉豆蔻治之, 安能治腎寒者速效哉[14].

혹 묻기를 肉荳蔻는 胃를 따뜻이 하고 脾를 건강하게 하며, 腎을 따뜻하게 하고 泄瀉를 그치게 하기 때문에 사람들이 四神丸 처방 안에 사용하여 脾腎이 虛寒하여 泄瀉가 발생한 것을 치료하는데, 효과가 있고 없는 경우가 있는 것은 어떠한 까닭입니까? 대개 腎虛로 인한 泄瀉에 또한 命門의 寒이 아닌 경우가 있으니, 따라서 四神丸을 복용하면 도리어 後重의 증상이 많이 생길 것이다. 무릇 腎虛하면 寒하여지지 않는 경우가 없으니 寒하면 곧 瀉한다. 寒하지 않다면 무엇 때문에 瀉하겠는가. 바로 飮酒를 과다히 하고 또한 色慾을 더하여 酒濕으로 하여금 腎의 안으로 들어가도록 하여 瀉를 일으키는 것이다. 오히려 또한 肉荳蔻로 그것을 치료하면 어찌 腎寒을 치료하는 경우와 같이 효과가 빠르겠는가.

6. 白豆蔻

白豆蔻, 味辛, 氣大溫, 陽也, 無毒. 入手太陰肺經. 別有清高之氣, 非草豆蔻之可比也. 散胸中冷滯之氣, 益心包之元陽, 溫脾胃, 止嘔吐翻胃, 消積食目翳. 但此物尤難識, 鋪家多以草豆蔻充之, 所以用多不效. 總之, 必須白者爲佳, 正不必問眞假也.

白豆蔻는 辛하고 氣가 大溫하며 陽이고 無毒하다. 手太陰肺經으로 들어간다. 차이점은

13) 瀉 此上原有“不”字, 義晦, 今据何本刪.
14) 此下何本有“酒濕入腎最難治, 非多用白朮, 不易愈也”十六字.

清高之氣가 있어 草豆蔻와 가히 비교할 수 없다. 胸中의 冷滯한 氣를 흩고, 心包의 元陽을 더하며, 脾胃를 따뜻하게 하고, 嘔吐 翻胃를 그치게 하며, 積食과 目翳를 사그라뜨린다. 다만 이 약물은 매우 구별하기가 어려우니, 鋪家에서는 草豆蔻로 충당하기 때문에 사용하여도 효험이 없을 때가 많다. 총괄하면, 반드시 하얀 것이 좋은 것이지 꼭 眞假를 물을 필요는 없다.

或問白豆蔻與砂仁相似, 用砂仁, 可不必用白豆蔻矣, 而不知各有功效, 砂仁宜用之於補藥丸中, 而白豆蔻宜用之於補劑湯中. 蓋砂仁性緩, 而白豆蔻性急也[15].

혹 묻기를 白豆蔻와 砂仁은 서로 비슷하니, 砂仁을 쓰면 반드시 白豆蔻를 사용하지 않아도 될 것입니다. 각각 功效가 있음을 알지 못하는 것이니, 砂仁은 마땅히 補藥의 丸 중에 사용하여야 하고 白豆蔻는 마땅히 補劑의 湯 중에 사용하여야 한다. 대개 砂仁의 성질은 완만하고 白豆蔻의 성질은 급하다.

7. 藿香

藿香, 味辛, 甘, 氣微[16]溫, 可升可降, 陽也, 無毒. 入肺, 脾二經. 定霍亂有神, 止嘔吐尤效, 開胃消食, 去臭氣, 利水腫. 但亦可佐使, 而不可爲君臣. 蓋藿香逐邪甚速, 未免耗氣亦多, 故佐氣血之藥往往取效, 否則, 無功耳.

藿香은 辛하고 甘하며, 氣는 微溫하여 升할 수도 降할 수도 있다. 陽이며 無毒하다. 肺, 脾 두 經으로 들어간다. 霍亂을 진정시키는데 신효함이 있으며, 嘔吐를 멈추게 하는데 더욱 효과가 좋다. 開胃消食하고, 臭氣를 제거하며 水腫을 다스린다. 다만 또한 佐使藥으로도 쓸 수 있으나 君臣으로 삼는 것은 不可하다. 대개 藿香은 邪氣를 쫓는 것이 심히 빨라서 氣를

15) 此下何本有 "不能相代也" 五字.
16) 微 何本无.

耗損시키는 것을 면하지 못함이 또한 많으므로 氣血의 藥을 보좌하면 往往 효험을 얻을 수 있고, 그렇지 않으면, 功效가 없을 따름이다.

或問藿香散暑氣, 子未言也? 不知藿香雖散暑氣, 亦散眞氣也. 用藿香以散暑, 是猶執熱以止熱, 余所以不言耳. 雖霍亂亦暑症之一, 然用藿香以定霍亂, 實取其降氣, 非取其消暑, 又不可不知也.

혹 묻기를 藿香은 暑氣를 흩는데 선생께서는 왜 아직 말씀하지 않으셨습니까? 藿香이 비록 暑氣를 흩으나 또한 眞氣도 흩는 것을 모르는 것이다. 藿香을 써서 暑氣를 흩는 것은, 熱을 모아 熱을 그치게 하는 것과 같으니 이것이 내가 언급하지 않은 까닭이다. 비록 霍亂도 또한 暑症의 하나이지만 藿香을 써서 霍亂을 안정시키는 것은 실로 藿香이 氣를 내리는 작용을 취하는 것이지 그 暑氣를 사그라뜨리는 작용을 취하는 것이 아니니, 또한 알지 않을 수 없다.

或問藿香爲定喘奇方, 而子何以未言? 夫藿香定喘, 乃言感暑氣而作喘也, 非藿香於治暑之 外而更定喘也. 余所以只言其治霍亂逐邪, 而不言其定喘. 夫喘症多生於虛, 誤認虛喘爲實喘, 下喉即便殺人. 故不敢言藿香之定喘, 實有微意耳.

혹 묻기를 藿香은 喘을 안정시키는 기묘한 처방인데 선생께서는 무엇 때문에 말씀하지 않으셨습니까? 무릇 藿香이 喘을 안정시키는 것은 곧 暑氣에 感하여 喘이 발생하는 것을 말하는 것이지, 藿香이 暑氣를 다스리는 것 외에 다시 喘을 안정시키는 것이 아니다. 때문에 내가 단지 藿香의 霍亂을 치료하고 邪氣를 쫓는 것만 말하고 그것이 喘을 안정시키는 것을 말하지 않은 것이다. 무릇 喘症은 虛하여 발생하는 것이 많은데, 虛喘을 實喘으로 오인하면 약을 목으로 넘기면 곧 殺人하게 된다. 그러므로 감히 藿香이 喘을 안정시킨다고 말하지 못한 것은 실로 숨은 뜻이 있을 따름이다.

8. 高良薑

良薑, 味辛, 氣大溫, 純陽, 無毒. 入心與膻中, 脾, 胃四經. 健脾開胃, 消食[17]下氣, 除胃間逆冷, 止霍亂轉筋, 定瀉痢翻胃, 袪腹痛心疼, 溫中卻冷, 大有殊功. 倘內熱之人誤用之, 必至變生不測, 又不可不慎也. 高良薑止心中之痛, 然亦必與蒼朮同用爲妙. 否則, 有愈, 有不愈, 以良薑不能袪濕故耳.

良薑은 辛하고 氣는 大溫하며 純陽이며 無毒하다. 心과 膻中, 脾, 胃 네 經에 들어간다. 健脾하고 開胃하며 消食下氣하며 胃間의 逆冷을 제거하고 霍亂과 轉筋을 그치게 하고, 瀉痢, 翻胃를 안정시키며, 腹痛, 心疼을 제거하고 中焦를 따뜻하게 하여 冷을 물리치는데, 크게 뛰어난 功效가 있다. 만약 內熱이 있는 사람에게 잘못 사용하게 되면, 반드시 변화가 헤아리지 못한 데서 일어나니, 또한 삼가지 않으면 안된다. 高良薑은 心中의 통증을 그치게 하나 또한 반드시 蒼朮과 함께 써야 묘함이 있다. 그렇지 않으면, 낫기도 하고 낫지 않기도 하니 良薑으로는 濕을 제거할 수 없는 까닭이다.

或問良薑最能解酒毒, 何子之未言也？ 夫良薑辛溫大熱, 治客寒犯胃者實效, 倘胸腹大熱者, 愈增煩燒之苦矣. 良薑宜於治寒, 而不宜於治熱也. 酒性大熱, 投之解酒, 不以熱濟熱乎, 繆仲醇謂其能解酒毒, 此子所不信也.

혹 묻기를 良薑이 酒毒을 풀어주는데 가장 능한데, 어찌 선생께서는 말씀해주시지 않으십니까? 무릇 良薑은 辛溫하고 大熱하니, 客寒이 胃를 犯한 것을 치료하는 경우에는 실로 효험이 있으나, 만일 胸腹이 大熱한 경우라면 더욱 煩燒한 고통을 증가시킬 것이다. 良薑은 寒을 다스리는 데 마땅하고, 熱을 다스리는데 마땅하지 않다. 술의 성질은 大熱한데 良薑을 투여하여 酒毒을 푸는 것은, 熱로 熱을 구제하려는 것이 아닌가? 繆仲醇이 말하기를 良薑이 능히 酒毒을 풀 수 있다고 한 것은 내가 믿을 수 없는 바이다.

17) 食 何本作 "痰".

9. 紫蘇葉(蘇子[18])

紫蘇葉梗, 味辛, 氣微[19]溫, 無毒. 入心, 肺二經. 發表解肌, 療傷風寒, 開胃下食, 消脹滿, 除脚氣口臭. 蘇子降氣定喘, 止咳逆, 消膈氣, 破堅癥, 利大小便, 定霍亂嘔吐. 紫蘇雖有葉與梗, 子之分, 而發表解肌, 止喘定嘔, 未嘗有異. 但葉與梗宜少用, 而子可多用也. 蓋葉, 梗散多於收, 而子則收多於散, 亦在人臨症而酌用之耳.

紫蘇葉梗은 辛하고 氣가 微溫하며 無毒하다. 心, 肺 두 經으로 들어간다. 發表解肌하며, 風寒에 傷한 것을 낫게 하며 開胃하며 宿食을 내리며, 脹滿을 없애고 脚氣와 口臭를 제거한다. 蘇子는 氣를 내리고 喘을 안정시키며 咳逆을 그치게 하고 膈氣를 풀어주며 견고한 癥瘕를 깨트리고, 大小便을 원활하게 하며, 霍亂, 嘔吐를 안정시킨다. 紫蘇는 비록 葉과 梗, 子의 구분이 있으나, 發表解肌하고 喘을 그치게 하고 嘔를 안정시키는 데에는 일찍이 차이가 없다. 단지 葉과 梗은 적게 사용해야 마땅하며, 씨앗은 多用할 수 있다. 대개 葉과 梗은 흩는 작용이 收斂보다 더 많고, 子는 收斂작용이 흩는 작용보다 더 많으니 또한 사람에 있어서도 증상을 보고 헤아려 사용해야 할 뿐이다.

或問蘇葉表散風邪, 古人加人蔘同治, 奏功如響, 何也? 曰蘇葉不得人蔘, 其功不大. 今人一見用人蔘以祛邪, 輒驚駭不已, 宜乎醫生之不敢用, 往往輕變重, 而不可救. 夫邪初入人體, 正氣敢與邪戰, 用蔘以助正氣, 則正氣旺, 而又得祛邪之便, 則群邪自行解散, 此用蔘於蘇葉之內, 大有深意也. 至於風寒已感三四日, 則不可輕用人蔘, 當看虛弱壯盛而用藥矣.

혹 묻기를 蘇葉은 風邪를 表散하는데, 옛 사람들이 人蔘을 더하여 함께 치료하면 효과를 얻는 것이 메아리와 같은 것은 무엇 때문입니까? 말하기를 蘇葉은 人蔘을 얻지 못하면 그 功效가 크지 않다. 근래에 사람들이 人蔘을 사용하여 邪氣를 제거하는 것을 한번 보고는 매번

18) 蘇 此上何本有 "蘇梗" 二字.
19) 微 何本无.

놀라움을 감추지 못하는데 醫生이 마땅히 사용하지 못하여 往往 輕證이 重證으로 변하여 구제할 수가 없다. 무릇 邪氣가 사람의 몸에 처음 들어오면, 正氣가 용감하게 邪氣와 더불어 다투게 되는데, 蔘을 사용하여 정기를 도우면 正氣가 왕성해지고 또한 邪氣를 편안히 제거할 수 있게 되어 邪氣의 무리가 스스로 흩어지게 되니, 이에 蘇葉에 蔘을 사용하는 것에는 매우 심오한 뜻이 있다. 風寒에 이미 感하여 3~4일에 이르면 人蔘을 가벼이 사용할 수 없고, 마땅히 허약함과 장성함을 살펴서 藥을 써야할 것이다.

或又問蘇子定喘, 有喘症用之而不效者, 何也? 蓋喘症有虛, 有實, 未可謂蘇子定喘, 而概用之也. 蘇子止可定實喘耳, 虛喘而用蘇子, 增其喘矣, 豈特不效而已哉.

혹 또 묻기를 蘇子는 喘을 안정시키는데 喘症이 있을 때 써서 효험이 없는 경우가 있는 것은 무엇 때문입니까? 대개 喘症에는 虛와 實이 있으니, 蘇子가 喘을 다스리므로 늘 사용한다고는 말할 수 없다. 蘇子는 단지 實喘만을 다스릴 수 있을 뿐이며, 虛喘인데 蘇子를 사용하면 그 喘이 심해질 것이니, 어찌 다만 효험이 없을 뿐이겠는가.

或疑蘇子正是治虛喘之藥, 先生反謂虛喘用蘇子而愈增喘, 其義何乎? 蓋虛喘者, 乃氣虛也. 蘇子雖能定喘, 而未免耗氣, 氣耗則氣愈虛而喘更甚. 故治虛喘者, 必須大加人參, 熟地之藥, 而不可增入蘇子, 以增其喘也.

혹 의심하기를 蘇子는 바로 虛喘을 치료하는 약인데, 先生께서는 도리어 虛喘에 蘇子를 사용하면 오히려 喘이 심해진다고 하시니, 그 의미는 무엇입니까? 대개 虛喘은 곧 氣가 虛한 것이다. 蘇子는 비록 喘을 안정시킬 수 있으나 氣를 耗損시키는 것을 면할 수가 없으니, 氣가 耗損되면 氣가 더욱 虛해져 喘이 더욱 심해진다. 그러므로 虛喘을 치료할 경우에는 반드시 人蔘, 熟地黃과 같은 藥을 많이 넣어야지만 蘇子를 증량하여도 그 喘이 심해지지 않는다.

或問蘇葉散風邪之聖藥, 用之以發表中之風邪, 尤爲相宜, 乃用之以散裏中之風邪, 往往不效, 其必有義存焉. 先生既深知《本草》之微, 願備有以教我. 曰蘇葉之義, 不過散表邪耳, 原不深入於裏. 既不能深入, 又何能散在裏之風邪哉. 然而以所不能深入之故, 予則可宜也. 蘇葉性輕而味濃, 性輕則上泛, 味濃則下沉, 宜乎可以通達內外矣. 然而, 性輕而香, 味濃而辛, 辛香則外馳易而內入難, 故但散在表之風邪, 而不散在裏之風邪也.

혹 묻기를 蘇葉은 風을 흩어주는 聖藥으로 表 중의 風邪를 흩어주는 것에 더욱 적합한데 다만 그것을 사용하여 裏 중의 風邪를 흩어주는 것은 때때로 효과가 없으니, 여기엔 반드시 이유가 있을 것입니다. 선생께서는 이미 《本草》의 세세한 내용까지 알고 계시니, 준비가 되시는 대로 저에게 가르쳐 주시기 바랍니다. 말하기를 蘇葉의 의의는 表邪를 흩어주는 것에 지나지 않으며, 원래 裏까지 깊이 들어가지 않는다. 본래 깊이 들어갈 수 없는데 또한 裏에 있는 風邪를 어찌 능히 흩을 수 있겠는가. 따라서 깊이 들어갈 수 없기 때문에, 미리 알고 있어야 함이 마땅하다. 蘇葉은 性이 가볍고 味가 진한데, 性이 가벼우면 위로 뜨고, 味가 진하면 아래로 가라앉으니, 마땅히 안팎으로 통하여 도달할 수 있다. 그러나 性이 가볍고 방향성이 있으며, 味가 진하고 매워, 매운 향기는 곧 밖으로 달려 나가기는 쉬우나 안으로 들어가기는 어렵기 때문에 단지 表에 있는 風邪만 흩어주고, 裏에 있는 風邪는 흩어주지 못하는 것이다.

或問宗奭有言脾胃寒人, 食紫蘇多滑泄. 果有之乎？ 曰紫蘇乃風藥也, 善能平肝. 土爲木制, 則人多滑泄. 肝木既平, 則脾土得養矣. 況紫蘇辛溫, 辛能祛濕, 溫能祛寒, 脾胃寒之人, 宜無所忌, 何致滑泄耶, 惟是辛香之味, 能散人真氣, 暫服無碍, 而久服有傷, 亦當知忌也.

혹 묻기를 宗奭에 이런 말이 있습니다. “脾胃가 찬 사람이 紫蘇를 먹으면 滑泄하는 경우가 많다”고 하는데 실제로 그러합니까? 말하기를 紫蘇는 곧 風藥으로, 平肝을 잘한다. 木이 土를 制하면, 곧 사람이 滑泄하는 경우가 많으나 肝木이 平해지면 脾土는 滋養될 것이다. 더구나 紫蘇는 辛溫하여, 辛은 능히 濕을 없애고, 溫은 능히 寒을 쫓을 수 있어 脾胃가 찬 사람이 마땅히 주의할 바가 없으니 어찌 滑泄에 이르겠는가. 이 辛香한 味가 능히 사람의 眞氣를 흩을 수 있다고 생각하는데, 잠시 복용하면 지장이 없으나 오래 복용하면 해가 되니, 이 또한 마땅히 경계할 줄 알아야 한다.

10. 防風

防風, 味甘, 辛, 氣溫, 升也, 陽也, 無毒. 系太陽本經之藥, 又通行脾, 胃二經. 古人曾分 上, 中, 下以療病, 其實, 治風則一. 蓋隨所用而聽令, 從各引經之藥, 無所不達, 治一身之痛, 療半身之風[20], 散上下之濕, 祛陰陽之火, 皆能取效. 但散而不收, 攻而不補, 可暫時少用以成功, 而不可經年頻用以助虛耳.

防風은 甘, 辛하고 氣溫하고, 上升하며, 陽이고, 無毒하다. 太陽本經에 연결되는 약이며 또한 脾와 胃 두 經을 통하게 한다. 옛날 사람들이 일찍이 上中下를 나누어 병을 치료하였는데 실제로 風을 다스리는 것에는 제일이었다. 대개 사용하고자 하는 목적에 따라 역할을 수행하고, 각 引經하는 약을 따라 이르지 않는 곳이 없어, 몸 전체의 통증을 치료하고, 半身의 風을 고치며, 上下의 濕을 흩어주고, 陰陽의 火를 없애는데 모두 능히 효과를 거둔다. 다만 흩어주지만 수렴하지 않고, 攻하지만 補하지 않아, 잠시 적은 양을 사용하면 효과를 얻을 수 있지만, 장시간 자주 사용하면 虛를 돕지 못할 따름이다.

或問通聖散, 專恃防風以散風邪, 可常用乎？ 曰此方暫服尚不可, 烏可常哉. 蓋防風散人真氣, 即以之散風邪, 亦未可專恃也.

혹 묻기를 通聖散은 오로지 防風에만 의지하여 風邪를 흩어주는데, 常用할 수 있습니까? 말하기를 이 처방은 잠깐 복용하는 것도 오히려 不可한데, 어찌 常用하는 것이 가능하겠는가. 대개 防風은 사람의 眞氣를 흩으니, 곧 그것으로 風邪를 흩는 것 또한 전적으로 의지해서는 안 된다.

或問防風得黃芪, 則不散邪而輔正, 是防風亦可補之物, 先生何謂攻而不補乎？ 夫黃芪得

20) 風 何本作 "癱".

防風, 而其功更大, 未聞防風得黃芪, 而其功更神, 然則防風仍是攻而不補, 非攻而亦補之物也. 近人皆以防風爲散風神藥, 毋論外感與非外感俱用之, 乃服而不效也.

혹 묻기를 防風이 黃芪와 함께 쓰이면 곧 邪氣를 흩어주지 않으면서 正氣를 돕는데, 이는 防風도 역시 補하는 약물이 될 수 있다는 것이거늘, 선생께서는 어찌하여 攻하기만 하고 補하지는 않는다고 하십니까? 무릇 黃芪가 防風을 만나면 그 효과가 더욱 커지지만, 防風이 黃芪를 만나서 그 효과가 더욱 좋아진다는 말은 듣지 못했으니, 그런즉 防風은 이로 인해 攻하면서 補하지 않는 것이지, 攻하면서 또한 補하는 약물은 아닌 것이다. 근래 사람들이 모두 防風을 風을 흩어주는 신묘한 약이라고 하면서, 外感과 外感이 아닌 증상에 모두 사용할 것을 논하지 않는 것은, 이렇게 복용하면 효과가 없기 때문이다.

或疑所用之不多也, 更加分兩, 以致散盡真氣, 不可哂乎? 殊不知防風宜於無風之時, 同黃芪用之, 可以杜邪風之不入於皮毛, 非風邪已入而可用之物也. 古人名一物, 必在深意, 顧名而可悟矣.

혹 의심하기를 사용되는 곳도 많지 않고 재차 용량을 늘린다면 真氣를 모두 흩어지게 하니 비웃지 않을 수 있겠습니까? 防風을 風이 없을 때에 黃芪와 함께 사용하여, 風邪가 皮毛에 들어가지 못하게 막을 수 있음을 전혀 모르는 것이니 風邪가 이미 들어온 후에만 사용할 수 있는 약물이 아닌 것이다. 옛날 사람들이 하나의 약물에 이름을 붙인 것에는 반드시 깊은 뜻이 있으니, 이름을 되새겨보면 깨달을 수 있을 것이다.

11. 防己

防己, 味辛, 苦, 氣寒, 陰也, 無毒. 能入腎以逐濕, 腰以下至足濕熱, 足痛脚氣皆除, 利大小二便, 退膀胱積熱, 消癰散腫, 除中風攣急, 風寒濕瘧熱邪. 似乎防己乃祛濕熱行經[21)]之聖藥也, 然其性只能下行, 不能上達. 凡濕熱在上焦者, 斷不可用, 用之則真氣大耗, 必至危亡. 說者謂防己乃下焦血分之藥, 可行於血分, 而不可行於氣分也. 不知即是下焦濕熱之病, 只可一用, 而亦不可再用. 防己之氣味尤悍, 一服而濕熱之在腎經者, 立時解散. 腎有補而無瀉, 多服則瀉腎矣, 如之何可再用乎.

防己는 辛苦하며, 氣寒하고, 陰이며, 無毒하다. 腎으로 들어가 濕을 몰아낼 수 있으며, 허리 아래로부터 발에 이르기까지의 濕熱, 足痛, 脚氣를 모두 제거하고, 대소변을 소통시키며, 방광에 쌓인 熱을 내리고, 옹저를 없애며 종기를 흩어주고, 中風攣急, 風寒濕痺 및 熱邪를 제거한다. 이는 마치 防己가 濕熱을 없애고 行經하게 하는 聖藥처럼 보이지만, 그 성질은 단지 아래로만 行할 수 있으며, 위로는 도달할 수 없다. 무릇 濕熱이 上焦에 있는 경우는 결코 사용할 수 없으며, 사용하면 곧 眞氣가 크게 소모되어 반드시 위태롭게 되어서 죽음에 이른다. 설명하자면 防己는 곧 下焦血分의 약이라, 血分으로는 行할 수 있으나 氣分으로는 行하지 못한다. 즉 下焦濕熱로 인한 病에 단지 한 번만 사용할 수 있으며 다시금 재차 사용할 수 없다. 防己의 氣味는 특히 신속해서, 한 번 복용하면 腎經에 있는 濕熱이 곧 풀려 흩어진다. 腎에는 補만 있고 瀉함이 없어야 하는데, 많이 복용할 경우 腎을 瀉하게 될 것이니, 그와 같다면 어찌 재차 사용하겠는가.

或問《本草》俱言通十二經, 而吾子只言入腎, 子不能無疑也. 防己果通十二經, 則上焦頭目之病, 胸膈咽喉之間, 宜無不治之矣, 何以只見其治腰以下之病而能愈耶? 夫腰至於足, 正腎之所屬, 而謂非入腎者明驗乎. 然則言入十二經者, 乃前人流傳之誤. 而餘說入腎者, 實有據之談也.

혹 묻기를 《本草》에서는 모두 十二經을 통하게 한다고 하는데, 선생께서는 단지 腎에만 들어간다고 하시니, 의심하지 않을 수 없습니다. 防己가 실제로 十二經을 통하게 한다면, 곧 上焦의 머리와 눈의 병과 胸膈, 咽喉 사이까지 마땅히 치료하지 않는 바가 없어야 할 것인데,

21) 行經 何本無.

어찌 겨우 허리 이하의 병을 치료하여 낫게 하는 것만 볼 수 있단 말인가? 무릇 허리에서 발까지는 바로 腎에 속한 곳으로, 腎에 들어가지 않는다면 확실한 효과를 낼 수 있겠는가? 그런즉 十二經으로 들어간다고 하는 것은 바로 옛 사람들에게서 전해 내려오는 사이에 착오가 있었던 것이고 腎으로 들어간다고 말하는 것은 실제로 근거가 있는 이야기이다.

或問防己治腎中之濕, 與薟治腎內之風, 二者合之, 不識可治腎乎? 此其言似善, 而其禍實大也. 夫腎有補而無瀉, 用一緩瀉, 尚爲不得已之治法. 二者同施, 腎將立憊矣. 原因吾子之問, 以誡天下之人也.

혹 묻기를 防己가 腎中의 濕을 치료하고, 豨薟은 腎內의 風을 치료하는데 두 가지를 합하여 腎을 치료할 수 있다는 것은 알지 못하십니까? 그 말대로 하면 좋을 것 같지만 실은 그 피해가 크다. 무릇 腎에는 補만 있고 瀉함이 없어야 하는데, 한 가지만 사용해 완만히 瀉하는 것도 여전히 부득이한 치료법이고 두 가지를 동시에 사용하게 되면 腎이 장차 고단해 질 것이다. 자네의 질문을 통해 세상 사람들이 깨우치게 될 것이다.

或問防己利濕, 不止在腎, 而吾子獨謂入腎, 以爲只能治腰足之濕也. 然而, 腰足之下, 不盡屬之腎, 與腰相對者臍也; 與足相附者, 筋也. 臍屬脾而筋屬肝, 安在盡屬於腎, 而必謂防己之治腎, 而不治肝脾, 人誰信之. 故腎病, 而臍與筋無不病矣. 防己治腎中之濕, 而臍與筋中之濕盡消, 非入腎而又入脾肝之謂也. 防己入腎, 不入肝脾, 何必固疑乎.

혹 묻기를 防己는 利濕하여, 腎에만 국한되지 않는데, 선생께서는 유독 腎으로만 들어간다고 하시며, 그리하여 단지 허리에서 발까지의 濕만 치료할 수 있다고 하십니까? 그렇지 않은 것이 허리에서 발까지의 아래라고 하는 것은 다 腎에만 속하는 것이 아니라, 허리와 相對되는 것이 臍이고; 발과 相附되는 것이 筋이다. 臍는 脾에 속하고 筋은 肝에 속하는데, 어찌 모두 腎에 속한다고 할 수 있으며, 防己가 반드시 腎을 치료하고 肝脾는 치료하지 않는다고 하면 누가 그것을 믿겠는가. 그러므로 腎이 병들면, 臍와 筋 모두 병들지 않는 것이 없을 것이다.

防己가 腎中의 濕을 치료하면, 臍와 筋의 濕까지 전부 없앤다는 것이며, 腎으로 들어가고 또한 脾肝으로로도 들어간다고 말하는 것이 아니다. 防己가 腎으로 들어가고, 肝脾로는 들어가지 않는다는 것을 어찌 그토록 굳게 의심하는가.

12. 荊芥

荊芥, 味辛, 苦, 氣溫, 浮而升, 陽也, 無毒[22]. 能引血歸經, 清頭目之火, 通血脈, 逐邪氣, 化瘀血, 除濕痹, 破結聚, 散瘡痍. 治產後血暈有神, 中風強直, 亦能見效. 但入之血分之藥中, 使血各歸經, 而不至有妄行之虞 ; 若入之於氣分藥中, 反致散氣之失. 荊芥性升, 與柴胡, 升麻相同, 乃柴胡, 升麻入之補氣之中, 能提氣以升陽, 而荊芥獨不能者, 以荊芥雖升而性浮動, 補陽之藥, 尤惡動也, 血過凝滯, 荊芥之浮動則易流, 所以可引之以歸經. 氣易散亂, 荊芥之不更助其動乎. 氣過動必散, 此所以不可用之於補氣之藥耳.

荊芥는 辛苦하며, 氣溫하고 浮升하고, 陽이며, 無毒하다. 血을 이끌어 歸經하게 할 수 있고, 얼굴과 눈의 火를 맑게 하고, 血脈을 통하게 하며, 邪氣를 몰아내고, 瘀血을 변화시키며, 濕痺를 제거하고, 結聚된 것을 깨뜨리며, 瘡痍를 흩을 수 있다. 產後血暈을 치료하는데 신묘함이 있으며, 中風의 强直에도 역시 효과를 볼 수 있다. 단지 血分의 약 에 넣어서 血이 歸經하여 妄行하지 않게 하는데 만약 그것을 氣分의 약에 넣으면 반대로 氣를 흩어 버리는 손실을 유발한다. 荊芥는 성질이 上升하여, 柴胡, 升麻와 더불어 서로 같은데, 柴胡, 升麻는 補氣하는 약과 함께 氣를 끌어 올려 升陽시킬 수 있으나, 荊芥가 유독 그러하지 못하는 것은, 荊芥가 비록 上升하고 浮動하지만, 補陽하는 약은 더욱 動하는 것을 꺼리기 때문이다. 血이 과하게 凝滯되었을 때에 荊芥의 浮動하는 성질이면 곧 쉽게 흐르게 하여 이끌어서 歸經시킬 수 있다. 氣는 쉽게 散亂하는데, 荊芥가 그 動함을 재차 돕지 않겠는가. 氣가 과하게 動하면 반드시 흩어지니, 이것이 荊芥를 補氣하는 약에 사용할 수 없는 이유일 따름이다.

---

22) 無毒 何本無.

或問荊芥引經, 走血分甚速, 走氣分甚遲, 前人言之, 而子尚未闡揚, 願暢談之. 曰荊芥本陽藥, 而非陰藥. 陽入陰則行速, 陽入陽[23]則行遲. 夫陽屬氣, 而陰屬血. 血行遲, 而氣行速. 荊芥入血而速者, 乃血行遲, 而若見荊芥之行速[24]也 ; 荊[25]芥入氣而遲者, 乃氣行速, 若見荊芥則行遲也. 非荊芥走血分甚速, 氣分獨遲也.

혹 묻기를 荊芥가 引經함에 血分으로 가는 것은 매우 빠르고, 氣分으로 가는 것은 매우 느리다는 것을 옛 사람들이 이야기했는데, 선생께서는 오히려 밝혀 드러내지 않으셨으니, 펼쳐 말씀해 주시길 바랍니다. 말하기를 荊芥는 본래 陽藥이며, 陰藥이 아니다. 陽이 陰에 들어갈 땐 行함이 빠르고, 陽이 陽에 들어갈 땐 行함이 느리다. 무릇 陽은 氣에 속하고, 陰은 血에 속한다. 血은 느리게 行하고, 氣는 빠르게 行한다. 荊芥가 血에 들어가는데 빠르다는 것은, 곧 血은 느리게 行하는데, 만약 荊芥의 行함을 본다면 빠르다는 것이요 ; 荊芥가 氣에 들어가는데 느리다는 것은, 곧 氣는 빠르게 行하는데, 만약 荊芥를 보면 行함이 느리다는 것이다. 荊芥가 血分으로 가는 것은 매우 빠르고, 氣分으로 가는 것이 유독 느린 것은 아니다.

或問荊芥引血歸經, 亦有引之而不歸經者乎? 夫荊芥炒黑, 則引血歸經, 生用則引氣歸經. 引血歸經者, 有益於血者[26] ; 引氣歸經者, 有益於氣. 有益於血者, 血無亂動之虞 ; 益於氣者, 氣有過動之失. 氣過動, 而血不能靜矣, 故用荊芥必須黑炒也, 炒黑以治, 無不歸經也.

혹 묻기를 荊芥는 血을 이끌어 歸經하는데, 또한 血을 이끌어 歸經하지 않는 경우도 있습니까? 무릇 荊芥를 炒黑하면, 血을 이끌어 歸經하고, 生으로 쓰면 氣를 이끌어 歸經한다. 血을 이끌어 歸經한다는 것은 血에 더함이 있다는 것이고 氣를 이끌어 歸經한다는 것은 氣에 더함이 있다는 것이다. 血에 더함이 있다는 것은 血이 亂動할 우려가 없다는 것이요 氣에 더함이 있다는 것은 氣가 과하게 動하는 손실이 있다는 것이다. 氣가 과하게 動하면, 血이

23) 陽 原作 "陰", 義晦, 玆之改.
24) 速 原作 "遲", 義晦, 玆之改.
25) 此下至 "則行至也" 十九字, 元無, 金據何本補.
26) 此下至 "有益於血者" 十四字, 元無, 金據何本補.

안정될 수 없을 것이므로, 荊芥를 사용할 때는 반드시 黑炒해야 하니, 炒黑하여 치료하면 歸經하지 않음이 없다.

或問荊芥亦能入腎乎？ 荊芥何能入腎也. 雖然用之補腎藥中, 未嘗不可入腎, 但必須炒至純黑, 則腎屬黑, 正可同色以相入. 夫荊芥之藥, 本不必引入腎經. 蓋腎有補而無瀉也, 雖腎亦有感邪之日, 祛腎中之風邪, 風藥原無幾味, 與其藥用(豨)薟, 防己之類以伐腎中之邪, 不若用炒黑荊芥, 雖散邪, 而不十分耗正之爲得也.

혹 묻기를 荊芥가 또한 腎으로도 들어갈 수 있습니까? 荊芥가 어찌 腎으로 들어갈 수 있겠는가. 비록 그렇지만 荊芥를 腎을 補하는 약 중에 사용하면, 일찍이 腎으로 들어가지 못함이 없었으나, 다만 반드시 純黑에 이를 때까지 炒해야 하니, 곧 腎은 黑에 속하여, 바로 같은 색으로서 서로 들어갈 수 있는 것이다. 무릇 荊芥라는 약은 본래 반드시 腎經으로 들어가는 것은 아니다. 대개 腎은 補法만 있고 瀉法은 없으니, 비록 腎이 또한 邪氣에 감수되는 경우 腎中의 風邪를 제거하는 風藥이 원래 몇 가지 없으므로 그 약을 豨薟, 防己 등과 함께 사용하여 腎中의 邪氣를 伐하는 것은, 炒黑荊芥를 사용하여 비록 邪氣를 흩어 내어도 전혀 正氣를 소모하지 않는 것과 같은 이득이 없다.

13. 白芷

白芷, 味辛, 氣溫, 升也, 陽也, 無毒. 入手足陽明二經, 又入手太陰[27]之經. 治頭痛, 解寒熱中風, 止崩漏, 赤白帶, 血閉能通, 散目中癢, 止痢消痕, 治風通用, 定心腹血痛, 尤可外治各瘡癰痔漏, 消毒生肌, 殺蛇蟲, 此藥可爲臣使, 未可恃之爲君, 只外治可以爲君耳. 蓋白芷辛散, 多服恐耗散元陽也.

27) 太陰 何本作"太陽".

白芷는 辛하고, 氣溫하며, 上升하고, 陽이며, 無毒하다. 手, 足陽明의 두 經으로 들어가며, 또한 手太陰經으로 들어간다. 頭痛을 치료하며, 寒熱中風을 풀어 주고, 崩漏, 赤白帶下를 그치게 하며, 血閉를 통하게 할 수 있고, 눈 안의 가려움증을 흩어 주고, 이질을 멎게 하고 癥瘕를 풀어주며, 風을 치료하는데 통용하고, 心腹血痛을 안정시키며, 더욱이 瘡癧痔漏를 外治하며, 毒을 없애고 肌肉을 生하며, 뱀과 벌레를 죽인다. 이 약은 臣使藥으로 삼을 수 있으나, 그것을 의지하여 君藥으로 삼을 수는 없으며, 단지 外治할 경우에만 君藥으로 삼을 수 있을 뿐이다. 대개 白芷는 매운 맛으로 발산하기 때문에 많이 복용하면 元陽을 耗散할 것이 염려된다.

或問白芷散氣, 外治獨不懼其壞事乎? 子之何慮之深也. 此藥修合之時, 便可驗其有無之效. 我有一法辨之尤佳. 凡買白芷治病, 其色皆白, 持回家中修合, 忽變爲黑色者, 不必修合之也 ; 變爲微黃色者, 半效 ; 變爲老黃色者, 效少 ; 變爲黃黯色者, 無效也. 辨其色之白者, 多用之即愈. 否則, 降序用藥, 又何至外治散人真氣哉. 此藥尤靈, 故善變色. 老醫自有知之者, 非創說也.

혹 묻기를 白芷는 氣를 흩어주는데, 外治할 때에는 유독 그 점을 두려워하지 않는 것입니까? 자네는 어찌 그리 걱정이 많은가. 이 藥은 修治할 때에 효과가 있을지 없을지를 알아낼 수 있다. 나에게 한 가지 방법이 있는데 그것을 판별하기에 더욱 좋다. 대개 白芷를 사서 병을 치료하고자 할 때, 그 색이 모두 하얗다가, 가지고 집으로 돌아와 修治하려고 할 때, 갑자기 黑色으로 변하는 경우는 修治할 필요가 없고, 微黃色으로 변하는 경우에는 반 정도 효과가 있고, 老黃色으로 변하는 경우는 효과가 적고, 黃黯色으로 변하는 경우는 효과가 없다. 그 색이 하얀 것을 변별하여, 많이 사용하면 곧 낫는다. 그렇지 않으면, 효과가 있는 색의 순서대로 약을 사용하면, 또한 어찌 外治로 사람의 眞氣를 흩는 지경에 이르겠는가. 이 약은 특히 신령하기 때문에, 색이 잘 변한다. 老醫가 스스로 그것을 알아 낸 것으로, 만들어 낸 이야기가 아니다.

14. 細辛

細辛, 味大辛, 氣溫, 升也, 陽也, 無毒. 入手足少陰. 止頭痛如神, 治諸風濕痹, 尤益肝, 膽之經. 腎得之而溫. 利竅清痰, 止迎風淚眼, 療婦人血閉, 祛在裏之寒邪. 口臭齒腫[28], 含漱亦良. 但只可少用, 而不可多用, 亦只可共用, 而不能獨用. 多用則氣耗而病增, 獨用則氣盡而命喪. 可不慎歟.

細辛은 大辛하고, 氣溫하며, 上升하고, 陽이며, 無毒하다. 手, 足少陰經으로 들어간다. 頭痛을 그치게 하는데 신묘하며, 모든 風濕痹를 치료하고, 특히 肝, 膽의 經을 補益한다. 腎이 그것을 얻으면 따뜻해진다. 九竅를 원활하게 하고 痰을 맑게 하며, 바람을 맞아 눈물이 나오는 것을 그치게 하고, 婦人의 血閉를 치료하며, 裏에 있는 寒邪를 제거한다. 입냄새와 잇몸이 붓는 데에 머금어 양치질하면 또한 좋다. 단지 적게 사용할 수는 있지만, 많이 사용해서는 안 되고, 또한 단지 함께 사용해야 하며, 홀로 사용해서는 안 된다. 많이 사용하면 氣가 소모되어 病이 더해지며, 홀로 사용하면 氣가 다하여 목숨이 끊어진다. 삼가하지 않을 수 있겠는가.

或問細辛既能溫腎, 自是補劑, 何故又散氣耶? 夫細辛, 陽藥也, 升而不沉, 雖下而溫腎中之火, 而非溫腎中之水也. 火之性炎上, 細辛溫火, 而即引火上升, 此所以不可多用耳.

혹 묻기를, 細辛은 이미 腎을 따뜻하게 할 수 있으니, 이로 판단컨대 補하는 약제인데, 어떤 이유로 또한 散氣한다는 말입니까? 무릇 細辛은 陽藥이니, 上升하고 가라앉지 않아서, 비록 내려가서 腎中의 火는 따뜻하게 하여도, 腎中의 水를 따뜻하게 하지는 않는다. 火의 성질은 위로 타오르는데, 細辛은 火를 따뜻하게 하여서, 곧 火를 이끌어 上升하니, 이것이 많이 사용할 수 없는 이유이다.

---

28) 腫 何本作 "痛".

或問細辛散人真氣, 何以頭痛能取效? 蓋頭爲太陽之首, 清氣升而濁氣降, 則頭目清爽. 惟濁氣升而清氣降, 則頭目沉沉欲痛矣, 細辛氣清而不濁, 故善降濁氣而升清氣, 所以治頭痛如神也. 但味辛而性散, 必須佐之以補血之藥, 使氣得血而不散也.

혹 묻기를 細辛이 사람의 眞氣를 흩는데, 어찌 그것으로써 두통에 능히 효과를 얻을 수 있습니까? 대개 머리는 太陽의 꼭대기인데, 맑은 氣가 上升하고 탁한 氣가 下降하면 곧 머리와 눈이 맑고 상쾌해진다. 오직 탁한 氣가 上升하고 맑은 氣가 下降하면 곧 머리와 눈이 침침하여 통증이 생기려 할 것이다. 細辛은 氣가 맑고 탁하지 않아서 탁한 氣를 잘 下降시키고 맑은 氣를 잘 上升시키기 때문에 두통을 치료하는데 신묘한 것이다. 다만 味辛하고 성질이 흩어지니, 반드시 血을 補하는 약으로써 보좌하여, 氣로 하여금 血을 얻어 흩어지지 않도록 하여야 한다.

15. 麻黃

麻黃, 味甘, 辛, 氣寒, 輕清而浮, 升也, 陽也, 無毒. 入手足太陽[29]經, 手太陰本經, 陽明經. 榮衛之藥, 而又入足太陽[30]經, 手少陰經也. 發汗解表, 祛風散邪, 理春間溫病, 消黑斑赤痛, 祛榮寒, 除心熱頭痛, 治夏秋寒疫. 雖可爲君, 然未可多用. 蓋麻黃易於發汗, 多用, 恐致亡陽也.

麻黃은 甘, 辛하고, 氣가 寒하며, 輕清하여 浮, 升하고, 陽이며, 無毒하다. 手足太陽經, 手太陰本經, 陽明經으로 들어간다. 榮衛의 약으로 또한 足太陽經, 手少陰經으로 들어간다. 땀을 내어 表를 풀고, 風邪를 흩어주며, 봄철 溫病을 다스리고, 검은 반점과 붉고 아픈 것을 없애고, 榮分에 있는 寒邪를 제거하고, 心熱과 頭痛을 없애고, 여름과 가을의 寒疫을 치료한다. 비록 君藥으로 삼을 수는 있지만, 많이 사용할 수 없다. 대개 麻黃은 땀을 내기에 용이하므로,

29) 太陽 原作 "四", 今據何本改.
30) 陽 原作 "陰", 今據何本改.

많이 사용하면 亡陽에 이를까 두렵다.

或問麻黃既是太陽經散榮表肌聖藥, 凡太陽經有榮邪未散, 而表症未解者, 似宜多用之矣, 而子何戒人多用也? 夫君藥原不論多寡也. 太陽榮邪, 能用麻黃, 即爲君主用之則邪自外泄, 而不必多用之者, 蓋麻黃少用, 邪轉易散; 多用則不散邪, 而反散正矣.

혹 묻기를 麻黃은 이미 太陽經의 榮邪와 表肌를 흩어주는 聖藥인데, 무릇 太陽經에 榮邪가 있어 아직 흩어지지 않고, 表證이 아직 풀리지 않은 경우에도 마땅히 많이 써야할 것 같은데 선생께서는 어찌하여 사람들에게 많은 양을 사용하는 것을 경계하십니까? 무릇 君藥은 원래 많고 적음을 논하지 않는다. 太陽經의 榮邪는 麻黃을 사용할 수 있으면 곧 君主가 되므로 그것을 사용하면 곧 邪가 저절로 外泄되지만, 많이 쓸 필요는 없는 것이니, 대개 麻黃을 적게 사용하면 邪가 오히려 쉽게 흩어지며, 많이 쓰면 邪氣를 흩지 않고, 도리어 正氣를 흩을 것이다.

或問麻黃易於發汗, 用何藥制之, 使但散邪, 又不發汗耶? 曰麻黃之所尤畏者, 人參也. 用麻黃而少用人參, 則邪既外泄, 而正又不傷, 何致有過汗之虞. 倘疑邪盛之時不宜用參, 則惑矣. 夫邪輕者, 反忌人參. 而邪重者, 尤宜人參也. 用人參於麻黃湯中, 防其過汗亡陽, 此必重大之邪也, 又何足顧忌哉.

혹 묻기를 麻黃이 發汗을 쉽게 하는 데 어떤 약을 사용하여 제어하여야 마황으로 하여금 단지 邪氣만 흩고 또한 發汗은 하지 않겠습니까? 말하기를 麻黃이 가장 두려워하는 것은 人蔘이다. 麻黃을 쓰는데 人蔘을 조금 쓰면, 邪氣가 이미 밖으로 빠져나가고, 正氣는 또한 傷하지 않으니, 어찌 과도하게 발한시킬 우려가 있겠는가. 邪가 盛할 때 人蔘을 사용하는 것은 마땅하지 않다고 의심하는 것은 잘못된 것이다. 무릇 邪가 가벼운 경우에는 도리어 人蔘을 꺼리지만, 邪가 중한 경우에는 더욱 人蔘이 마땅하다. 麻黃湯 중에 人蔘을 사용하여, 땀을 과하게 내어 亡陽되는 것을 방지했다면 이는 반드시 중대한 邪氣일 것 인데, 또한 어찌 주의할 점만 살피면서 머무를 수 있겠는가?

或問麻黃誤汗, 以致亡陽, 用何藥以救之乎？ 曰舍人參無他藥也. 夫人參止汗之藥, 何以能救麻黃之過汗. 蓋汗生於血, 而血生於氣也, 汗出於外, 而血消於內, 非用人參以急固其 氣, 則內無津液之以養心, 少則煩燥, 重則發狂矣. 此時而欲用補血之藥, 則血不易生；此時而欲用止汗之藥, 則汗又難止. 惟有人參補氣, 生氣於無何有之鄉, 庶幾氣生血, 而血生汗, 可以救性命於垂絕, 否則, 汗出不已, 陽亡而陰亦亡矣.

혹 묻기를 麻黃으로 땀을 잘못 내어서 亡陽에 이르면, 어떤 약을 사용하여 구할 수 있습니까? 말하기를 人蔘 말고 다른 약은 없다. 대저 人蔘은 땀을 그치게 하는 약인데, 어찌 人蔘을 버리고 麻黃의 지나친 발한을 구할 수 있겠는가. 대개 땀은 血에서 생기고 血은 氣에서 생기니, 땀이 밖으로 나가면, 血이 안에서 소모되어, 人蔘을 사용하여 급히 그 氣를 굳건히 하지 않으면 안으로 心을 기를 진액이 없어져서, 적게는 煩燥하고, 심하면 發狂하게 될 것이다. 이 때 血을 補하는 약을 쓰고자 하여도 血이 쉽게 생기지 않고, 이 때 땀을 그치게 하는 약을 쓰고자 하여도 땀이 또한 그치기 어렵다. 오직 人蔘을 두어 氣를 보하면, 어찌할 수 없는 상황에서 氣를 生하게 하여, 거의 氣가 血을 生하고, 血이 汗을 生하여, 목숨이 끊어질 지경에서 생명을 구할 수 있으니, 그렇지 아니하면 땀이 그치지 않아서 陽이 亡하고 陰 또한 亡할 것이다.

或問麻黃善用之則散邪, 不善用之則散正, 何不示人以一定之法, 無使誤用也. 夫用麻黃, 實有一定之法, 而世人未知也. 麻黃散營中之邪也. 見營中之邪, 即用麻黃, 又何誤哉. 惟 其不能明辨營中之邪, 所以動手即錯. 而營中之邪, 又尤易辨也. 凡傷寒頭疼除, 而身熱未退, 即邪入營矣, 便用麻黃, 邪隨解散, 又寧有發汗亡陽之慮哉. 夫亡陽之症, 乃邪未入於營, 而先用麻黃以開營之門, 而方中又不入桂枝, 以解衛中之邪, 複不入石膏以杜胃中之火, 此所以邪兩無所忌, 汗肆然而大出也. 倘合用桂枝, 石膏, 麻黃三味同入, 必不至有陽亡之禍矣.

혹 묻기를 麻黃은 잘 쓰면 邪氣를 흩고, 잘못 쓰면 正氣를 흩는데, 어찌 사람들에게 일정한 방법을 보여주셔서 잘못 쓰지 않도록 하시지 않습니까? 무릇 麻黃을 사용함에 실로 일정한 방법이 있는데, 세상 사람들은 알지 못한다. 麻黃은 營中의 邪氣를 흩는다. 營中의 邪氣를 보고 곧 麻黃을 쓰면, 또한 어찌 잘못되겠는가? 오직 그 營中의 邪氣를 확실히 변별하지 못하는 것이, 손을 대면 곧 어긋나는 이유이다. 그러나 營中의 邪는 또한 매우 쉽게 변별할 수 있다. 무릇 傷寒에 두통은 없어졌는데, 몸에 熱이 물러나지 않았으면, 곧 邪氣가 營으로 들어간 것으로, 바로 麻黃을 쓰면 邪가 따라서 풀어 흩어지니, 또한 어찌 땀을 내어 亡陽이 될 걱정을 하겠는가? 무릇 亡陽의 症은 곧 邪가 營으로 들어가지 않았는데, 먼저 麻黃을 써서 營의 문을 열고, 처방 중에 桂枝를 넣어 衛中의 邪를 풀지 아니하고, 다시 石膏를 넣어 胃中의 火를 막지 아니한 것이니, 이것이 邪가 양단간에 꺼릴 것이 없어 땀이 제멋대로 크게 나오는 이유이다. 만약 桂枝, 石膏, 麻黃 세 약재를 함께 써서 동시에 넣으면, 반드시 陽이 망하는 禍에 이르지는 않을 것이다.

或疑麻黃一味亂用, 已致出汗亡陽, 何以合桂枝, 石膏同用, 反無死亡之禍, 此仆所未明也. 不知藥單用則功專, 同用則功薄. 麻黃單用, 則無所顧忌, 專於發汗矣. 苟有桂枝同用, 則麻黃寒, 而桂枝熱, 兩相牽掣, 而有以奪其權. 苟有石膏同用, 則石膏重, 而麻黃輕, 兩相別而得以爭其效, 雖汗出而不致亡陽, 又何有暴亡之慘哉.

혹 의심하기를 麻黃 한 가지 약을 어지러이 사용하여, 이미 汗이 나서 亡陽에 이르렀는데, 어찌 桂枝와 石膏를 함께 사용하면 도리어 死亡의 禍가 없다고 하는지, 제가 잘 알지 못하겠습니다. 약을 한 가지만 쓰면 효과가 집중되고, 함께 쓰면 효과가 얕아짐을 모르는 것이다. 麻黃을 한 가지만 쓰면, 금기를 돌아보는 바 없이, 發汗에 집중될 것이다. 만약 桂枝를 두어 함께 쓰면 麻黃은 寒하고, 桂枝는 熱하여, 둘이 서로 견제하여 그 권세를 빼앗게 된다. 만약 石膏를 두어 함께 쓰면 石膏는 무겁고 麻黃은 가벼워, 둘이 서로 나눠져 그 효과를 다툴 수 있으니, 비록 땀이 날지라도 亡陽에는 이르지 아니하니, 또한 어찌 갑자기 죽는 참담함이 있겠는가?

或疑慎用麻黃, 宜少而不宜多, 乃何以亦有少用而亡陽者乎? 此蓋用之不當, 雖少, 陽亦亡也. 故醫貴辨症分明, 不在用藥謹飭也.

혹 의심하기를 麻黃을 신중히 사용하여 적게 쓰고 많이 쓰지 않는 것이 마땅한데, 어찌 또한 적게 쓰고도 亡陽하는 경우가 있는 것입니까? 이는 대개 사용함이 마땅치 않기 때문으로 비록 적을지라도, 陽이 또한 亡하는 것이다. 고로 의술은 변증을 분명히 하는 것을 중요하게 여기는 것이지, 用藥을 삼가고 스스로 조심하는 것이 아니다.

或疑麻黃有初病傷寒而即用, 亦有久病傷寒而仍用者, 又是何故? 蓋在營之風邪未散也. 而在營之風邪未散, 何從而辨? 身熱而畏寒者是也. 凡見傷寒之症, 雖時日甚久, 而身熱未退, 又畏風寒, 非前邪未退, 即後邪之重入, 宜仍用麻黃散之, 但戒勿多用耳. 蓋初感之邪其勢盛, 再感之邪其勢衰. 邪盛者, 少用而邪難出; 邪衰者, 多用而邪易變也.

혹 의심하기를 麻黃은 傷寒 초기에 사용하는데, 또한 傷寒이 오래되어도 여전히 사용하는 경우가 있는 것은 또한 무슨 까닭 입니까? 營에 있는 風邪가 아직 흩어지지 않았기 때문이다. 그러면 營에 있는 風邪가 아직 흩어지지 않은 것은 무엇으로 변별합니까? 몸에 熱이 있는데 寒을 싫어하는 경우가 이것이다. 무릇 傷寒의 症을 볼 때, 비록 시일이 매우 오래 되었을지라도 몸에 熱이 아직 물러나지 않고, 또한 風寒 싫어하는 것은, 앞서 들어온 邪가 물러나지 않은 것이 아니면, 곧 뒤따라 온 邪가 거듭 들어간 것이니, 마땅히 이에 麻黃을 써서 흩어야 하는데, 다만 많이 쓰지 않도록 경계할 따름이다. 대개 초기에 感受된 邪氣는 그 勢가 盛하고, 다시 感受된 邪는 그 勢가 衰하다. 邪가 盛한 경우는 적게 쓰면 邪가 出하기 어렵고, 邪가 衰한 경우는 많이 쓰면 邪가 쉽게 변한다.

或疑麻黃善變, 何法以安變乎? 不知麻黃未嘗變也, 人使之變耳. 如宜汗不汗, 不用麻黃□□□□□□□□□汗之, 又用麻黃始汗大出, 甚則出而不已, 邪亦□□□□不死者幸也. 可見, 防變之道, 不在麻黃之不汗, 而在麻黃之過汗也. 宜麻黃之發汗, 汗之而變不生; 不宜麻黃之發汗, 汗之而變必甚. 然則防過汗可也, 何必防麻黃, 而求安變之法哉.

혹 의심하기를 麻黃은 잘 변하는데, 어떤 방법으로 안정시킬 수 있습니까? 麻黃이 일찍이 변화하지 않음을 모르는 것이니, 사람이 麻黃으로 하여금 변하게 할 따름이다. 만약 마땅히 땀을 내야 하는데 땀을 내지 않고, 麻黃을 쓰지 않고 □□□□□□□□□ 땀을 내거나, 또한 麻黃을 사용하였는데 땀이 많이 나오며 심하면 그치지 않고, 邪氣도 또한 □□□□ 죽지 않는 것이 다행이다. 변화를 막을 수 있는 방법은 麻黃으로 땀을 내지 않게 하는 것이 아니라, 麻黃으로 지나치게 땀을 내는 것에 있다는 것을 알 수 있다. 麻黃으로 發汗을 적절하게 하면 땀을 내도 변화가 생기지 않고, 麻黃의 發汗이 마땅치 않으면 땀이 나면서 변화가 반드시 심해진다. 그런즉 땀이 지나친 것을 막는 것은 옳기는 하지만, 하필이면 麻黃을 가지고서 변화를 안정시킬 방법을 구하려 하는가.

或問麻黃性寒, 而善治風邪, 殊不可解矣. 傷寒初入於衛, 原是寒邪. 因入於衛, 得衛氣之熱, 而寒變爲熱矣. 邪既變爲熱, 倘仍用桂枝湯, 欲以熱散熱, 安得而不變爲更熱乎. 故仲景夫子不用桂枝之熱, 改用麻黃之寒, 祛邪從營中出也, 從來治風之藥, 未嘗不寒者, 以寒藥散寒邪, 似乎可疑, 今以寒散熱, 又何疑乎.

혹 묻기를 麻黃의 성질이 寒한데, 風邪를 잘 치료하는 것을 전혀 이해할 수 없습니다. 傷寒이 처음 衛에 들어올 때는 원래 寒邪이다. 衛에 들어와, 衛氣의 熱을 얻어, 寒이 변하여 熱이 된다. 邪가 이미 변하여 熱이 되었는데, 만약 이에 桂枝湯을 쓴다면 熱로써 熱을 흩고자함이니, 어찌 변하여 더욱 熱하게 되지 않을 수 있겠는가? 따라서 仲景선생께서 桂枝의 熱을 쓰지 않고, 麻黃의 寒으로 고쳐 사용하여, 邪氣를 제거하여 營中으로부터 나오게 하신 것이다. 종래에 風을 치료하는 약이 일찍이 寒하지 않은 것이 없는데, 차가운 약으로 寒邪를 흩는 것이 더 의심할 만한데, 이제 寒으로써 熱을 흩는 것을 어찌 의심하는가?

或問麻黃氣溫, 而吾子曰氣寒, 繆仲醇又曰味大辛, 氣大熱, 何者爲是乎? 曰麻黃氣寒, 而曰微溫猶可, 曰熱則非也. 蓋麻黃輕揚發散, 雖是陽藥, 其實氣寒. 若是大熱, 與桂枝之性相同, 用桂枝散太陽寒邪, 不必又用麻黃散太陽熱邪矣. 惟其與桂枝寒熱之不同, 雖同入太陽之中, 而善散熱邪, 與桂枝善散寒邪迥別. 故桂枝祛衛中之寒, 而麻黃解營中之熱. 不可因桂枝之熱, 以散太陽之邪, 而亦信麻黃爲大熱也.

혹 묻기를 麻黃은 氣가 溫한데 선생께서는 氣가 寒하다고 말씀하시고, 繆仲醇이 또한 味가 大辛하고 氣가 大熱하다고 말씀하셨으니, 어느 것이 옳습니까? 말하기를 麻黃은 氣가 寒하니, 약간 溫하다고 말하는 것은 오히려 괜찮으나 熱하다고 말하는 것은 옳지 않다. 대개 麻黃은 가볍게 날리고 발산하여, 비록 陽藥일지라도 그 실제는 氣가 寒하다. 만약 이것이 大熱하다면, 桂枝의 성질과 더불어 서로 같게 되므로, 桂枝를 사용하여 太陽寒邪를 흩으면, 다시 麻黃을 사용하여 太陽熱邪를 흩을 필요가 없을 것이다. 오직 桂枝와 寒熱이 같지 않으므로, 비록 太陽의 안에 함께 들어가더라도, 熱邪를 잘 흩는 것이, 桂枝가 寒邪를 잘 흩는 것과 더불어 판이하게 구별된다. 그러므로 桂枝는 衛中의 寒을 제거하고, 麻黃은 營中의 熱을 푼다. 桂枝의 熱로 太陽의 邪를 흩는 것으로 인하여 또한 麻黃이 大熱하다고 믿는 것은 불가하다.

或疑麻黃性溫, 而吾子辨是性寒, 得毋與仲景公傷寒之書異乎? 夫仲景夫子何曾言麻黃是溫也. 觀其用麻黃湯, 俱是治太陽邪氣入營之病. 邪在衛爲寒邪, 入營中爲熱, 此仲景夫子訓也, 鐸敢背乎. 此所以深信麻黃是寒, 而斷非熱也.

혹 의심하기를 麻黃의 성질은 溫한데 선생께서 변론하시기를 성질이 寒하다고 하시니 張仲景 선생님의 傷寒論의 내용과 더불어 다르지 않겠습니까? 무릇 張仲景선생께서 어찌 麻黃의 性味가 溫하다고 말씀하셨는가? 麻黃湯의 용례를 살펴보면, 모두 太陽病에 邪氣가 營分에 들어간 병을 치료하는 것이다. 邪氣가 衛分에 있으면 寒邪가 되고, 營分으로 들어가면 熱이 되니, 이는 張仲景선생의 가르침이니 내가 감히 등질 수 있겠는가. 이것이 麻黃이 寒하고 결단코 熱이 아니라고 깊이 믿는 까닭이다.

或問麻黃發汗, 而麻黃根節止汗, 何也? 此一種而分兩治者, 亦猶地骨皮瀉腎中之火, 而枸杞子補精而助陽也, 原無足異. 惟是麻黃性善行肌表, 引諸藥至衛分, 入腠理, 則彼此同之, 故一用麻黃之梗, 發汗甚速, 一用麻黃之根節, 而止汗亦神[31]也.

혹 묻기를 麻黃은 發汗하고 麻黃根節은 止汗하니 무슨 까닭입니까? 이는 한 가지 종류이지만 나누어 양쪽으로 치료하는 경우이니, 또한 地骨皮가 腎中의 火를 瀉하며 枸杞子가 精을 補하고 陽氣를 돕는 것과 같으니 원래 이상할 것이 없다. 오직 이 麻黃은 성질이 肌表로 잘 다니기 때문에 여러 약을 이끌고 衛分에 이르니, 腠理로 들어가는 것은 두 약이 동일하다. 그러므로 麻黃의 줄기를 사용하면 땀을 내는 것이 신속하고, 麻黃의 根節을 사용하면 땀을 그치는 데 또한 신묘한 효과가 있다.

或問麻黃世有用之數兩以示奇者, 宜乎? 不宜乎? 此殺人之醫也. 麻黃易於發汗, 多用未有不亡陽者, 安能去病而得生哉. 然而世人敢於多用者, 必鬱結之症, 有可解之狀, 多用麻黃, 以泄其汗, 則汗出而鬱亦解, 猶可. 倘見身熱無汗, 絕非鬱症, 而多用麻黃, 未有不汗出如雨, 氣喘而立亡者, 可不慎哉!

혹 묻기를 麻黃을 세상 사람들이 數兩씩 사용하여 기이한 효과를 보는 경우가 있는데, 마땅합니까 마땅치 않습니까? 이는 사람을 죽이는 의사이다. 麻黃은 땀이 나게 하기 쉬우므로 많이 사용하면 陽을 亡하게 하지 않는 경우가 없으니, 어찌 병을 물리쳐서 生을 얻을 수 있겠는가. 그러나 세상 사람들이 麻黃을 다량 사용하는 것에 용감한 것은 반드시 울결된 증상으로서 해소될 수 있는 양상이 있을 때이니, 麻黃을 다량 사용하여 그 땀을 흘러나오게 하면 땀이 나오면서 울결된 것도 풀어지므로 오히려 가능하다. 만약 몸에 열이 나고 땀이 나지 않는 상황은 절대로 鬱症이 아닌데, 麻黃을 다량 사용하면 땀이 비오듯 쏟아지며 숨을 헐떡이다가 곧 죽게 되지 않는 경우가 없으니 삼가지 않을 수 있겠는가!

---

31) 亦神 何本作"而亦閉邪".

或問人不善用麻黃, 以致發汗亡陽, 將何藥同麻黃共用. 以救其失乎? 夫麻黃, 發汗之藥也, 制之太過, 則不能發汗矣. 宜汗而制之使不汗, 本欲制麻黃以救人, 反制麻黃以殺人乎. 無已則有一法, 遇不可不汗之症, 而又防其大汗, 少用麻黃, 多用人參, 同時煎服, 既得汗之益, 而後無大汗之虞, 則庶乎其可也.

혹 묻기를 사람이 麻黃을 바르게 사용하지 못하여서 땀이 과도하여 亡陽에 이르면, 장차 어떤 약을 麻黃과 함께 사용하여 그러한 실수를 구제할 수 있겠습니까? 무릇 麻黃은 땀이 나게 하는 약으로, 제약을 심하게 하면 땀이 나게 하지 못할 것이다. 마땅히 땀을 내야 하는데 제약하여 땀이 나지 않게 하는 것은, 본래 麻黃을 제어하여 사람을 구하고자 한 것이나 반대로 麻黃을 제어하여 사람을 죽이는 것이 아닌가. 그치지 않는 것이면 한 가지 방법이 있으니 어쩔 수 없이 땀을 내야 하는 증상을 만나서 땀이 많이 나는 것을 대비할 때에는 麻黃을 적게 사용하고 人蔘을 많이 사용하여 동시에 달여 복용하면 發汗의 이익을 얻고 그 후에 심하게 發汗할 우려가 없어 그 정도는 가능하다.

或問王好古論麻黃治營實, 桂枝治衛虛, 是以二物爲營衛之藥也. 又曰心主營爲血, 肺主衛爲氣, 故以麻黃爲手太陰肺之劑, 桂枝爲手少陰心之劑, 即李時珍亦以麻黃爲肺分之藥, 而不以爲太陽經之藥. 其論可爲訓乎? 曰不可也. 蓋桂枝入衛, 而麻黃入營, 雖邪從皮毛而入, 必從皮毛而出, 但邪由皮毛既入於衛, 必由衛而非於營矣. 是邪在太陽, 而不在肺也. 傳經傷寒, 無由營衛而入心者. 若入於心, 且立死矣, 桂枝亦何能救乎, 若二人之論, 皆似是而實非, 子不得不辨之以告世也.

혹 묻기를 王好古는 麻黃은 營이 實한 것을 치료하고 桂枝는 衛가 虛한 것을 치료하므로 이 두 가지 약물은 榮衛의 약이 된다고 논하였습니다. 또한 말하기를 心이 榮을 주관하여 血을 만들고 肺가 衛를 주관하여 氣를 만들므로 麻黃으로써 手太陰肺의 약으로 삼고 桂枝로 手少陰心의 약으로 삼으니, 곧 李時珍이 또한 麻黃으로 肺分의 약으로 여기고 太陽經의 약으로 여기지 않았다고 하였습니다. 그 이론을 본받을 수 있겠습니까? 말하기를 그럴 수 없다. 대개

桂枝는 衛分에 들어가고 麻黃은 營分에 들어가니, 비록 邪氣가 皮毛를 따라서 들어가면 반드시 皮毛를 따라서 가기는 하지만, 다만 邪氣가 皮毛로 말미암아 이미 衛分에 들어가면 반드시 衛分으로 인한 것이지 營分으로 인한 것은 아니다. 이는 邪氣가 太陽에 있는 것으로 肺에 있는 것이 아니다. 傳經된 傷寒은 榮衛로부터 말미암아 心으로 들어가는 경우가 없다. 만약 心으로 들어간다면 또한 바로 죽게 될 것이니, 桂枝가 또한 어찌 능히 구할 수 있겠는가. 두 사람의 이론은 모두 옳은 것 같지만 사실은 잘못된 것이니 내가 부득이하게 변별하여 세상에 알리는 것이다.

16. 葛根

葛根, 味甘, 氣平, 體輕上行, 浮而微降, 陽中陰也, 無毒. 入胃足陽明, 療傷寒, 發表肌熱. 又入脾[32], 解燥, 生津止渴. 解酒毒卒中, 卻溫瘧往來寒熱, 散瘡疹止疼, 提氣[33], 除熱蒸. 雖君藥而切戒過用, 恐耗散人真氣也.

葛根은 甘하고 氣平하며 형체가 가벼워 上行하며, 浮하면서 微降하고 陽中의 陰이고, 無毒하다. 足陽明으로 들어가며, 傷寒을 낫게 하고, 體表 肌肉의 열을 발산한다. 또 脾로 들어가서 건조한 상태를 해소하고 진액을 생산하여 갈증을 그친다. 酒毒으로 갑자기 의식을 잃은 것을 해소하며, 溫瘧으로 인한 寒熱往來를 치료하고, 瘡疹을 흩어주고 동통을 그치게 하고, 기를 들어올리며, 蒸熱을 제거한다. 비록 君藥으로 쓰이기는 하지만 절대로 과용을 삼가야하니, 사람의 진기를 耗散시킬 것이 걱정된다.

或問葛根解寒傳[34]營之聖藥, 何以有時用之以解營中寒邪, 而風邪不肯散, 得毋葛根非解營之聖藥耶? 夫葛根實解寒傷營之聖藥也. 因人多用, 反致傷營之正氣, 正氣傷, 而寒邪欺正氣之

32) 脾 何本作 "肺經".
33) 氣 此上何本有 "胃"字.
34) 傳 元原 "傷", 今據何本改.

弱, 不肯外泄, 反致無功. 蓋葛根輕浮, 少用則浮而外散, 多用則沉而內降矣.

혹 묻기를 葛根은 寒氣가 營氣로 전해진 것을 풀어주는 聖藥인데, 때때로 그것을 사용하여 營分 中의 寒邪를 해소하려 해도 風邪가 잘 흩어지지 않는 경우가 있는 것은 무엇때문입니까? 葛根이 營分을 풀어주는 聖藥이 아닐 수 있는 것입니까? 무릇 葛根은 실로 寒氣가 營分을 손상시킨 것을 풀어주는 聖藥이다. 사람이 다량 사용함으로 인하여 도리어 營分의 正氣를 손상시키게 되니, 正氣가 손상되면 寒邪가 약해진 正氣를 업신여기어 밖으로 빠져나가는 것을 좋아하지 않게 되어 도리어 효과가 없게 된다. 대개 葛根은 성질이 가볍고 위로 뜨기 때문에 소량 사용하면 위로 떠서 밖으로 흩고, 다량 사용하면 가라앉아 안으로 내려갈 것이다.

或問葛根解肌表之邪, 何以仲景張公用之於葛根湯[35]中, 以入陽明耶? 曰葛根原是陽明之藥, 少用則散肌中之風, 多用則解胃中之熱, 一物而可以兩用也. 況寒邪由營以入腑, 邪入胃中, 而未必盡入胃也, 半入於胃, 而半留於營. 用葛根, 則營衛不兩解乎, 此葛根湯[36]所以用葛根也.

혹 묻기를 葛根이 肌表의 邪氣를 흩는데, 어째서 張仲景선생은 그것을 葛根湯에 사용하여서 陽明으로 들어가게 하였습니까? 말하기를 葛根은 원래 陽明의 약이니, 소량 사용하면 肌中의 風邪를 흩으며, 다량 사용하면 胃中의 熱을 해소하니, 한 약재이지만 양면으로 사용할 수 있다. 하물며 寒邪가 營分으로부터 腑로 유입되어 邪氣가 胃中으로 들어갔으나 반드시 완전히 胃로 들어가지는 않고 반은 胃에 들어가고 반은 營分에 머물러 있을 때, 葛根을 사용하면 榮衛를 모두 풀어주지 않겠는가? 이것이 葛根湯에 葛根을 사용한 까닭이다.

或問用葛根以退胃中之邪熱, 而胃之熱不能去, 胃之邪不能解, 必用石膏白虎湯而後解, 似乎葛根非陽明之藥也. 不知葛根止能退陽明初入之邪, 不能退陽明變熱之邪, 變熱之邪, 必須用

35) 葛根湯 原作 "青龍湯".詳仲景青龍湯中無葛根, 玆改.
36) 葛根湯 原作 "青龍湯", 今據何本改.

石膏, 而不可用葛根, 非葛根不是陽明之藥也.

혹 묻기를 葛根을 사용하여 胃中의 邪熱을 물러나게 하였으나 胃의 熱이 제거되지 못하고 胃의 邪氣가 풀어지지 못하면 반드시 石膏가 들어간 白虎湯을 사용한 이후에야 풀리니, 葛根이 陽明의 약이 아닌 것만 같습니다. 葛根이 단지 陽明에 처음 들어온 邪氣만을 물리칠 수 있고, 陽明에서 熱로 변화된 邪氣를 제거하지는 못한다는 사실을 모르는 것으로, 熱로 변화된 邪氣는 반드시 石膏를 사용해야 하고 葛根을 사용할 수 없는 것이니, 葛根이 陽明의 약이 아닌 것은 아니다.

或問葛根解肺之燥, 何以又入胃中, 以解肌中之熱, 得毋有誤乎? 非誤也. 葛根體輕則入肺, 下降則入胃, 又何疑焉. 惟是解胃中之熱, 即所以解肺中之燥, 不可不知其義也. 傷寒肺燥者, 邪入於胃也. 胃熱則火熾, 火熾則金燥, 胃本生肺, 過燥, 則生肺者轉克肺矣. 葛根解胃中之熱, 熱解而火息, 火息而土之氣生, 土之氣生而金之氣亦生, 金之氣生而肺之燥自解. 用一葛根, 肺與胃已兩治之矣, 不必解胃中之熱, 又去解肺中之燥也.

혹 묻기를 葛根이 肺의 燥症을 치료하는데 어찌 또한 胃中으로 들어가 肌中의 熱을 흩는 것입니까? 잘못된 것이 아닙니까? 잘못된 것이 아니다. 葛根은 體가 가벼워서 곧 肺로 들어가며 하강해서는 胃로 들어가니 또한 어찌 이것을 의심하겠는가. 오직 葛根이 胃中의 熱을 해소하는 것이 곧 肺中의 燥를 해소하는 이유이니, 그 의미를 몰라서는 안 된다. 傷寒에서 肺가 燥한 경우는 邪氣가 위로 들어간 것이다. 胃가 熱하면 火氣가 熾盛해지고, 火氣가 熾盛해지면 金이 燥해지니, 胃는 본디 肺를 生하는데 燥가 지나치면 肺를 生하는 것이 도리어 肺를 克하게 될 것이다. 葛根은 胃中의 熱을 풀어주는데, 熱이 풀어지면 火가 가라앉고, 火가 가라앉으면 土氣가 생겨나고, 土氣가 생겨나면 金氣 역시 생겨나게 되며, 金氣가 생겨나면 肺의 燥 역시 자연히 풀어진다. 葛根을 한번 사용하여 肺와 胃를 같이 치료할 것이니, 胃中의 熱을 풀어주고 또한 肺中의 燥를 거듭 풀어줄 필요가 없다.

或問葛根發表除熱, 而表不能發, 熱不能除者, 何故? 此不善用葛根之故也. 葛根輕清, 少用則遂其性而上行, 多用則違其性而下降. 夫風邪在外, 宜引而外出, 不宜引而內入. 火邪炎上, 宜引而上散, 不宜引而下散, 乃不少用以遂其性, 反多用以違其性, 自然風邪不外出而內入, 火邪不上散而下攻矣, 欲其發表除熱得乎, 此葛根所以宜善用也.

혹 묻기를 葛根이 表邪를 발산하고 熱을 제거하는데, 表가 發表되지 못하고 熱이 제거되지 못하는 경우는 어떤 까닭입니까? 이는 葛根을 제대로 사용하지 못했기 때문이다. 葛根은 가볍고 맑아서 소량 사용하면 그 성질을 따라 상행하며, 다량 사용하면 그 성질을 거슬러 하강한다. 무릇 風邪가 外에 있으면 끌어내어 밖으로 내보내는 것이 마땅하고 끌어들여 안으로 유입시킴은 마땅치 않다. 火邪가 炎上하면 끌어내어 위로 흩는 것이 마땅하고 끌어들여 아래로 흩는 것이 마땅치 않으니, 이에 소량 사용하여 그 성질을 따르게 하지 않고 반대로 다량 사용하여 그 성질을 거스르게 하면 자연히 風邪가 밖으로 나가지 않고 안으로 들어오며, 火邪도 위로 흩어지지 않고 아래로 공격할 것이니, 表邪를 발산하고 熱을 제거하고자 하여도 할 수 있겠는가. 이것이 葛根을 마땅히 잘 사용해야 하는 까닭이다.

或疑葛根發表解肌熱, 與麻黃功用相同, 何以麻黃在亡陽之列, 而葛根獨不之戒耶? 蓋葛根未嘗不能亡陽, 但較麻黃則少輕耳, 不然, 亦何必勸人少用, 而不可多用乎哉!

혹 의심하기를 葛根이 表를 펴고 肌部의 熱을 풀어주는 것이 麻黃과 더불어 서로 같은데, 어찌 麻黃은 亡陽시키는 약들의 예에 포함되고, 葛根만 유독 경계하지 않는 것입니까? 대개 葛根은 일찍이 亡陽시키지 않음이 없으나 다만 麻黃과 비교하면 약간 가벼울 따름이다. 그렇지 않다면 또한 어찌 반드시 사람들에게 적게 쓰고, 많이 써서는 안 된다고 권고하였겠는가?

或疑葛根散邪而不補正, 今人用之者甚多矣, 未見其害人也. 曰葛根耗人元氣, 原在[37]無形. 天下有形之損, 其損小. 無形之損, 其損大, 不可不知也.

37) 在 原作"有", 今據何本改.

혹 의심하기를 葛根은 邪氣를 흩고 正氣를 補하지 않는데, 지금의 사람들이 葛根을 사용하는 경우가 많은데도 그것이 사람을 해치는 것을 보지 못했습니다. 말하기를 葛根이 사람의 元氣를 손상시키는데, 원래 형체가 없다. 천하에 형체가 있는 손실은 그 손실됨이 작으나, 형체가 없는 손실은 그 손실됨이 큰 것이니 반드시 알아야 한다.

或問葛根輕清之味, 耗人之元氣, 亦必不甚, 安有損於無形者大乎? 夫元氣甚微, 損傷於無形, 從何而知其非大耶? 大凡氣之重者可防, 味濃者可辨. 葛根之味則淡也, 氣則微也, 宜乎世不用信之, 然蘗實聞諸異人之言, 故告世共知之, 誠以淡之中而有危, 微微之內而有死 法, 殺人於氣味之外耳.

혹 묻기를 葛根은 輕清한 味를 가지고 있어 사람의 元氣를 모손시킴이 또한 반드시 심하지 않을 것인데 어찌 형체가 없는 손상됨이 큰 것입니까? 무릇 元氣는 매우 미묘하여 손상됨에 형체가 없는데, 무엇으로부터 그 손상이 크지 않다는 것을 알 수 있겠습니까? 대저 氣가 무거운 것은 막을 수 있고, 味가 濃한 것은 분별할 수 있다. 葛根의 味는 淡하고 氣는 微하여 세상에서 내 말을 애써 믿지 않는 것이 마땅하지만, 蘗의 실제에 대해 다른 사람의 말을 들었다면 세상에 고하여 모두 그것을 알게 하노니, 진실로 淡한 味 중에도 위험한 것이 있고 微微한 중에도 죽는 법이 있어, 氣味를 논외로 하고도 사람을 죽일 수 있을 따름이다.

17. 威靈仙

威靈仙, 味苦, 氣[38]溫, 可升可降, 陰中陽也, 無毒. 入各經絡. 消腸中久積痰涎, 除腹內癖氣塊, 散爪甲皮膚風中癢痛, 利腰膝脛踝濕滲冷疼, 尤療折傷, 治風濕各病, 皆宜用之, 以其十二經絡無處不到也. 但其性走而不守, 祛邪實速, 補正實難. 用之於補氣補血之中, 自得祛痛祛寒之效. 倘單備此一味, 或漉酒長飮, 或爲丸頻服, 未有不散人真氣, 敗人之血者也.

38) 此下何本有"微"字.

威靈仙은 苦하고 氣溫하며 升할 수도, 降할 수도 있으며, 陰中의 陽이며 無毒하다. 각 經絡으로 들어간다. 腸 속에 오래 쌓인 積聚와 痰涎을 사그라뜨리고, 배 속의 癖과 氣塊를 제거하고, 손톱과 피부가 風에 맞아 가렵고 아픈 것을 흩으며, 허리와 무릎, 정강이와 복사뼈에 濕이 스며들어 생기는 冷感, 疼痛을 원활하게 하며 더욱이 折傷을 치료하고, 風濕으로 인한 각각의 병을 치료함에 모두 마땅히 사용하여 그 十二經絡에 도달하지 않는 곳이 없다. 다만, 그 성질이 달리고 머무르지 않아 邪氣를 제거함에 실로 빠르나 正氣를 補하기는 실로 어렵다. 補氣, 補血하는 처방 안에 사용하면 자연히 통증과 寒氣를 제거하는 효과를 얻을 수 있다. 만약 홀로 이 한 가지 약재만 갖추어 놓고 혹 술에 재워서 오래 마시거나 혹은 환으로 만들어 자주 복용하면 사람의 眞氣를 흩고 사람의 血을 손상시키지 않는 경우가 없다.

或問威靈仙乃攻痰去濕妙藥, 子謂散人真氣, 敗人活血, 是威靈仙乃害人之物, 非益人之物乎? 曰吾戒人長飮頻服者, 恐風痰邪濕已去仍用之, 非教人風痰邪濕之未去而用之, 故戒之也.

혹 묻기를 威靈仙은 곧 痰을 공격하고 濕을 제거하는 묘약인데, 선생님께서는 사람의 眞氣를 흩뜨리고 活血을 傷하게 한다고 말씀하시니, 이는 威靈仙이 사람을 해하는 물건으로 이로운 물건이 아니라는 뜻입니까? 말하기를 나는 사람들이 장기간 마시거나 자주 복용하는 경우에 風痰과 邪濕이 이미 제거되었음에도 이에 그것을 사용하는 것이 걱정되어 사람들에게 경계한 것이지, 風痰과 邪濕이 아직 제거되지 않아서 그것을 사용하는 것에 대해 가르친 것이 아니다. 그러므로 경계한 것이다.

18. 秦艽

秦艽, 味苦, 辛, 氣平, 微溫, 可升可降, 陰中陽也, 無毒. 入大腸之經, 養血榮筋, 通利四肢, 能止諸痛, 通便利水, 散黃膽. 又止頭風, 解酒毒, 療腸風下血. 但小有補血[39], 終非君藥. 前人稱其能去骨蒸傳屍, 此乃所不敢信也.

秦艽는 苦, 辛하며 氣平하고 微溫하다. 升도 하고 降도 하며, 陰中의 陽이며 無毒하다. 大腸經에 들어가 血을 기르고 筋을 영양하며, 四肢를 소통시켜 부드럽게 하고, 모든 통증을 능히 그치게 하고, 대변을 통하게 하고 소변을 잘 보게 하며, 黃疸을 흩는다. 또한 頭風을 그치게 하며 酒毒을 풀고, 腸風으로 인한 下血을 치료한다. 다만 補血하는 작용은 적어서 결국 君藥으로 삼을 수는 없다. 옛 사람들이 秦艽가 능히 傳屍와 骨蒸을 제거할 수 있다고 이른 것은 이에 감히 믿을 수 없는 것이다.

或問秦艽散風邪之品, 前人稱其能去骨蒸傳屍, 而吾子不敢信, 便餘疑信相半, 幸爲我論之. 曰骨蒸, 癆瘵之漸也, 內無眞陰之水, 以沖養其骨中之體, 故夜發熱而日不熱也. 且夜熱之時, 在骨中內, 皮之熱反輕. 此非外有邪犯, 又非邪入腎中, 乃精自內空. 必須填補真陰, 少加退陰火之味, 始能奏效. 秦艽止能散內風, 病既無風, 用之不益加內熱乎. 傳屍之症, 乃勞瘵之已成也, 內生屍蟲, 食人精血, 以致咳嗽不止, 日事補陰尚難, 秦艽況益之以散風利水之藥, 以重其虛乎. 此餘之所不敢信, 又天下之所宜共信餘之言者也.

혹 묻기를 秦艽는 風邪를 흩는 약으로 옛 사람이 능히 그것이 傳屍와 骨蒸을 제거할 수 있다고 말하였는데, 선생께서는 감히 믿지 않으시니 문득 저에게 의구심과 믿음이 상반되니 부디 저를 위해서 논하여 주십시오. 말하기를 骨蒸은 癆瘵가 점점 심해진 것으로, 안으로 眞陰의 水가 그 骨中의 體를 기르지 못하여 밤에 熱이 나고 낮에는 熱이 없다. 또한 밤에 熱이 나는 때에는 骨 안에 있어 皮膚의 熱은 도리어 가볍다. 이것은 외부에 邪氣의 범함이 있는 것이 아니며, 또한 邪氣가 腎中으로 들어간 것도 아니니 곧 精이 안으로부터 빈 것이다. 모름지기 반드시 眞陰를 채워 넣어 보하고 陰火를 물러가게 하는 藥을 조금 가하여야 비로소 능히 효과를 얻을 수 있다. 秦艽는 단지 능히 內風을 흩을 수만 있으니, 병에 이미 風이 없는데

39) 血 何本作“益”.

그것을 사용하게 되면 內熱을 더욱 증가시키지 않겠는가? 傳屍의 증상은 勞瘵가 이미 이루어진 것으로, 안으로는 屍蟲이 생겨서 사람의 精血을 갉아 먹어서 咳嗽가 그치지 않게 됨에 이르니, 날로 補陰함을 일삼아도 오히려 어려운데, 하물며 秦艽같은 散風利水하는 藥을 더하여 그 虛함을 무겁게 하겠는가? 이것이 내가 감히 믿지 못하는 이유이며, 또한 천하가 나의 말을 마땅히 함께 믿어야 하는 까닭이다.

19. 薄荷

薄荷, 味辛, 苦[40], 氣溫, 浮而[41]升, 陽也. 無毒. 入肺與包絡二經, 又能入肝, 膽. 下氣冷脹滿[42], 解風邪鬱結, 善引藥入營衛, 又能退熱, 但散邪而耗氣, 與柴胡同有解紛之妙. 然世人只知用柴胡, 不知薄荷者, 以其入糕餅之中, 輕其非藥中所需也. 不知古人用入糕餅中, 正取其益肝而平胃, 況薄荷功用又實奇乎. 惟前人稱其退骨蒸之熱, 解勞乏之困, 乃未免虛張其辭. 餘嘗遇人感傷外邪, 又帶氣鬱者, 不肯服藥, 勸服薄橘茶立效. 方用薄荷一錢, 茶一錢[43], 橘皮一錢, 滾茶沖一大碗服. 存之, 以見薄荷之奇驗也.

薄荷는 辛, 苦하며 氣溫하며 浮하고 升하여 陽이다. 無毒하다. 肺와 心包絡 두 經으로 들어가며, 또한 능히 肝, 膽으로 들어간다. 氣冷한 脹滿을 내려주고, 風邪가 鬱結된 것을 풀어주고, 藥을 이끌고 營衛로 잘 들어가고, 또한 능히 熱을 물리칠 수 있다. 다만 邪를 흩지만 氣를 耗損시키며, 柴胡와 더불어 다툼을 풀어주는 오묘함을 같이 한다. 그러나 세상 사람들이 단지 柴胡를 쓸 줄만 알고 薄荷를 알지 못하는 것은 떡에 넣어 사용하기 때문에 藥에서 요구되는 바가 아니라고 輕視하기 때문이다. 옛 사람들이 떡에 사용하여 넣은 것도 바로 그것이 肝을 보익하고 胃를 평안하게 하는 작용을 취한 것임을 알지 못한 것이니, 하물며 薄荷의 효능과

40) 苦 何本作 "甘".
41) 而 原無, 今據何本補.
42) 冷脹滿 何本作 "除腹滿".
43) 一錢: 何本作 "三錢".

쓰임이 또한 실로 기이할 따름이다. 다만 옛 사람들이 薄荷가 骨蒸의 熱을 물리치고 勞乏의 곤궁함을 푼다고 칭한 것은 곧 그 말을 허황되게 부풀렸다는 것을 면할 수 없다. 내가 일찍이 外邪에 감수되어 傷하고 또한 氣鬱을 끼고 있는 사람을 만났는데, 藥을 복용하기를 내켜하지 않아 薄橘茶를 복용할 것을 권유하였더니 바로 나았다. 처방은 薄荷 한 錢, 茶 한 錢, 橘皮 한 錢을 사용하여 끓여 차를 우려내어 큰 사발 하나의 분량을 복용하는 것이다. 이를 두어 薄荷의 기이한 효험을 알린다.

或問薄荷實覺尋常, 子譽之如此, 未必其功之果效也？ 曰餘通薄荷之實耳. 薄荷不特善解風邪, 尤善解憂鬱. 用香附以解鬱, 不若用薄荷解鬱更神也.

혹 묻기를 薄荷가 실제로 평범하다고 알고 있으니, 선생께서 이와 같이 칭찬하시지만, 그 功이 과연 반드시 효과가 있는 것 같지는 않습니다. 말하기를 내가 薄荷의 실체에 통달하였을 따름이다. 薄荷는 風邪를 잘 흩어낼 뿐만이 아니라 憂鬱을 더욱 잘 풀어준다. 香附를 사용하여 鬱滯된 것을 푸는 것은 薄荷를 사용하여 鬱滯된 것을 푸는 것 보다 신묘함이 못하다.

或問薄荷解風邪鬱結, 古人之有用之否？ 昔仲景張夫子嘗用之, 以解熱入血室之病, 又用之以治胸腹脹滿之症, 子未知之耳. 夫薄荷入肝, 膽之經, 善解半表半裏之邪, 較柴胡更爲輕清. 木得風乃條達, 薄荷散風, 性屬風, 乃春日之和風也. 和風, 爲木之所喜, 故得其氣, 肝中之熱不知其何以消, 膽中之氣不知其何以化. 世人輕薄荷, 不識其功用, 爲可慨也.

혹 묻기를 薄荷가 風邪의 鬱結을 푸는 것을 옛 사람들이 사용한 적이 있습니까 없습니까? 옛날 張仲景 선생께서 일찍이 그것을 사용하여 熱이 血室에 들어간 病을 풀었으며, 또한 그것을 사용하여 胸腹의 脹滿한 증상을 치료하였는데 자네가 아직 알지 못할 따름이다. 무릇 薄荷가 肝, 膽의 經에 들어가서 半表半裏에 있는 邪氣를 잘 풀어내니, 柴胡와 비교하였을 때 더욱 가볍고 맑다. 나무가 바람을 얻으면 이에 條達하는데, 薄荷는 風을 흩으며 성질이 風에 속하니, 곧 봄날의 온화한 바람이다. 온화한 바람은 나무가 기뻐하는 바이므로 고로 그 기운을 얻으면

肝 속의 熱이 어떻게 사그라지는지도 모르게 되고, 膽 속의 氣가 어떻게 운화되는지도 모르게 된다. 세상 사람들이 薄荷를 輕視하는 것은 그 功用을 모르기 때문이니 탄식할만한 일이다.

20. 香薷

香薷, 味辛, 氣微溫, 無毒. 入脾, 胃, 心, 肺四經. 主霍亂, 中脘絞痛, 治傷暑如神, 通小便, 散水腫, 去口臭, 解熱除煩, 調中溫胃, 有徹上徹下之功, 撥亂反正之妙, 能使清氣上升, 濁氣下降也. 但宜冷飮, 而不可熱飮, 宜少用, 不可大用. 少用, 助氣以祛邪 ; 大用, 乃助邪以耗氣. 冷飮, 乃順邪解暑 ; 熱飮, 乃拒邪以格熱. 此又用香薷者所宜知也.

香薷는 辛하고 氣微溫하며 無毒하다. 脾, 胃, 心, 肺 네 經으로 들어간다. 霍亂과 中脘의 絞痛을 주관하고 더위에 상한 것을 치료하는데 神과 같고, 小便을 통하게 하며 水腫을 흩고 口臭를 없애고 解熱除煩하고 中焦를 조절하고 胃를 따뜻하게 하며 上下를 꿰뚫는 작용과 어지러운 것을 뽑아내어 바른 상태로 되돌리는 신묘함이 있어서 清氣로 하여금 상승하게 하고 濁氣로 하여금 하강하게 할 수 있다. 다만 차게 마셔야 마땅하며 뜨겁게 마실 수 없고, 조금 써야 마땅하며 많이 쓸 수 없다. 적게 쓰면 氣를 도와 邪氣를 제거하나 많이 쓰면 곧 邪氣를 도와 氣를 모손하게 된다. 차게 마시면 곧 邪氣를 따라서 暑를 풀어주나 뜨겁게 마시면 곧 邪氣에 거슬러 熱을 조장한다. 이는 또한 香薷를 쓰는 사람이 마땅히 알아야 할 바이다.

或問香薷解暑, 宜有暑氣, 盡可解之, 何以有解有不解也? 豈多用之故, 抑熱飮之故耶? 夫香薷熱飮, 多用, 固難見效, 然又有冷飮, 少用又不效者. 蓋香薷止能散暑氣之邪, 不能助正氣之乏也. 正氣虛, 而後暑邪中, 祛暑不補正氣, 焉能效耶. 故香薷飮, 宜多加蔘, 朮爲妙矣.

혹 묻기를 香薷가 解暑 하니 마땅히 暑氣가 있다면 그것을 모두 풀 수 있어야 하는데 어찌 풀리는 경우와 풀리지 않는 경우가 있습니까? 그것은 많이 사용한 까닭입니까 아니면 뜨겁게 마신 까닭입니까? 무릇 香薷를 뜨겁게 먹거나 많이 쓰면 진실로 효과를 얻기 어려우나 또한 차갑게 마시고 조금 쓸 때도 효과가 없는 경우가 있다. 대개 香薷는 단지 暑氣의 사기만을 흩을 수 있으나 正氣가 부족한 것을 돕지는 못한다. 正氣가 虛한 이후에 暑邪를 맞으면 향유가 暑를 없애지만 正氣를 補하지 않으니 어찌 능히 효과가 있겠는가. 그러므로 香薷飮은 마땅히 人蔘, 白朮을 많이 가해야 신묘할 것이다.

或疑香薷祛暑, 必須補正氣, 然有補正氣以祛暑, 而暑邪愈熾者, 豈香薷不可用乎? 抑正氣不可補乎? 曰補正祛邪, 王道也; 單祛邪不補正, 霸道也. 補正多於祛邪, 王道之純也; 祛邪多於補正, 霸道之譎也. 補正不敢祛邪, 學王道誤者也; 祛邪又敢於瀉正, 學霸道之忍者. 以上六者, 皆能去暑. 今謂補正氣以祛暑氣, 是王霸兼施之道也, 焉有暑氣之不解, 反謂暑邪愈熾, 疑於正氣之不可補哉. 香薷用於補正之中, 正千古不易之論也.

혹 의심하기를 香薷가 暑를 제거함에 반드시 正氣를 補해야 하는데, 正氣를 補하여 暑를 제거하려 해도 暑邪가 더욱 치성해지는 경우에는 香薷를 사용할 수 없습니까? 아니면 正氣를 補할 수 없는 것입니까? 말하기를 正氣를 補하고 邪氣를 몰아내는 것은 王道이며, 오직 邪氣만을 몰아내고 正氣를 補하지 않는 것은 霸道이다. 正氣를 보함이 邪氣를 몰아냄 보다 많은 것은 王道이며 邪氣를 몰아냄이 正氣를 補함보다 많은 것은 霸道의 어긋남이다. 正氣를 보하되 감히 邪氣를 몰아내지 못하는 것은 王道의 그릇됨을 배운 것이고, 邪氣를 몰아내되 또한 감히 正氣를 瀉하는데 용감한 것은 霸道의 차마 못할 행동을 배운 것이다. 이상의 여섯 가지 경우가 모두 능히 暑를 제거할 수 있다. 지금 正氣를 보하여서 暑氣를 제거 한다고 이르는 것은 王道와 霸道를 겸하여 베푸는 방법이니 어찌 暑氣가 풀어지지 않았는데 도리어 暑邪가 더욱 치성하다고 말하고 正氣를 보할 수 없다고 의심하는가. 香薷를 正氣를 보하는 처방 중에 사용하는 것은 바로 천고에 바뀌지 않는 이론이다.

或問香薷用於補正之中, 畢竟宜多宜少? 曰香薷解暑, 感暑症者, 自宜以香薷爲君, 多用之. 倘元氣素虛, 又宜以香薷爲佐, 以補氣之藥爲君, 倘元氣大虛, 又不可以香薷爲臣, 以香薷爲使, 少少入之. 總在人臨症善用之也.

혹 묻기를 香薷를 正氣를 補하는데 사용하는데 필경 마땅히 많이 써야 합니까 적게 써야 합니까? 말하기를 香薷는 解暑하므로 暑症에 감수된 경우에는 마땅히 香薷를 君藥으로 삼아 많이 써야 한다. 만약 元氣가 평소에 虛하면 또한 마땅히 香薷를 佐藥으로 삼고 氣를 補하는 약을 君藥으로 삼아야 하고, 만약 元氣가 크게 虛하다면 또한 香薷를 臣藥으로 삼을 수 없어 香薷를 使藥으로 삼아 조금씩 넣어야 한다. 결론적으로 사람에 따라서 증상에 임하여 올바르게 써야 한다.

或疑香薷解暑之外無他用,《本草》稱其功用甚多, 又可信之乎? 此固不可盡信也. 然暑症多端, 凡與暑症同時病者, 香薷但有以治之, 乃又不可謂香薷於解暑外, 竟無他用矣.

혹 의심하기를 香薷는 暑症을 풀어주는 이외에 다른 쓸모가 없는데《本草》에 이르길 그 功과 쓰임이 매우 많다고 하였으니 또한 믿을 수 있는 것입니까? 이는 진실로 모두 다 믿을 수 없다. 그러나 暑症은 그 종류가 많으니 무릇 暑症과 더불어 같은 때에 병이 난 경우 다만 香薷로서 그것을 치료하니, 이에 또한 香薷가 解暑 이외에 별도로 쓰임이 없다고는 말할 수 없을 것이다.

21. 萎蕤

萎蕤, 味甘, 氣平, 無毒. 一名玉竹, 即華佗所食漆[44]葉青粘散中之青粘也. 入心, 腎, 肺, 肝, 脾五臟. 補中益氣, 潤津除煩. 主心腹結氣, 虛熱濕毒. 治腰腳冷痛, 定狂止驚, 眼目流淚, 風淫手足, 皆治之殊驗. 去黑䵟, 澤容顏, 烏發鬚, 又其小者. 此物性純, 補虛熱, 且解濕毒. 凡虛人兼風濕者, 俱宜用之, 但其功甚緩, 不能救一時之急, 必須多服始妙. 近人用之於湯劑之

44) 漆 原作"添", 今據何本改.

中, 冀目前之速效, 難矣. 且萎蕤補陰, 必得人參補陽, 乃陰陽既濟之妙, 所收功用實奇. 故中風之症, 萎蕤與人參煎服, 必無痿廢之憂. 驚狂之病, 萎蕤與人參同飮, 斷少死亡之病. 蓋人參得萎蕤益力, 萎蕤得人參鼓勇也.

萎蕤는 甘하고 氣平하며 無毒하다. 일명 玉竹이라고 하니 곧 華陀가 먹은 漆葉青粘散 가운데 青粘이다. 心, 腎, 肺, 肝, 脾 五臟으로 들어간다. 中焦를 補하고 氣를 더하며 津液을 潤하게하며 除煩한다. 心腹의 맺힌 氣와 虛熱濕毒를 주로 치료한다. 腰脚의 冷痛을 치료하고 狂症을 안정시키고 놀란 것을 멈추며, 눈에 눈물이 흐르고 風이 手足에 넘친 것을 치료하는데 모두 뛰어난 효험이 있다. 기미를 제거하고 얼굴을 윤택하게 하며, 머리를 검게 하는 것은 작은 효과이다. 이 약은 성질이 순수하여 虛熱을 補하고 또한 濕毒을 풀어준다, 무릇 虛한 사람이 風濕을 겸한 경우에는 모두 마땅히 그것을 써야 하는데 단지 그 효과가 매우 완만하여 한때의 위급함을 구할 수 없으니 반드시 많이 먹어야 비로소 묘한 효과가 있다. 요즘 사람들이 그것을 탕제 안에 사용하여 빠른 효과를 기대하지만 얻기 어려울 것이다. 또 萎蕤는 補陰하니 반드시 人蔘의 補陽함을 얻어야 이에 陰陽既濟의 효과가 있어 그 功用이 기이해진다. 그러므로 中風의 症에 萎蕤와 人蔘을 달여 먹으면 반드시 痿廢의 우려가 없다. 驚狂의 病은 萎蕤와 人蔘을 같이 복용하면 사망하는 병이 적어진다. 대개 人蔘이 萎蕤를 얻으면 힘을 더하고, 萎蕤가 人蔘을 얻으면 용맹이 솟는다.

或問萎蕤, 華元化加入漆葉, 以黑髭鬚, 近人用之不驗, 何也? 蓋萎蕤原不能烏鬚, 因得漆葉, 乃能黑矣, 然漆葉離葳蕤又無效, 二味兩相制, 兩相成, 今人用之不效者, 非輕重之不同, 即服食之不如法. 猶記楚大中丞林公諱天擎者, 曾服此方, 年七旬而鬚髯如漆. 問其服食方法, 二味各等分, 子, 午, 卯, 酉之時, 各服三分, 數十年如一日也. 天下能如林公之服法者乎. 或一日服, 一日不服, 或早服, 晩不服, 或分兩之多寡不同, 安得盡效哉.

혹 묻기를 萎蕤를 華元化께서 漆葉에 더해 넣어 수염과 머리카락을 검게 하였는데 요즘 사람들이 그것을 써도 효험이 없는 것은 어찌된 것입니까? 대개 萎蕤는 원래 모발을 검게 할 수 없는데 漆葉을 얻음으로 인하여 능히 검게 할 수 있다. 그러나 漆葉이 萎蕤와 떨어지면 또한 효과가 없으니 두 약재가 서로 제어하고 서로 이루는 것이다. 요즘 사람들이 그것을 써서 효과가 없는 것은 輕重의 다름이 아니라 곧 服食이 법도를 따르지 않기 때문이다. 기록된 바와 같이 초나라 大中 때의 丞林公, 衛天擎이 일찍이 이 처방을 복용하여 나이가 칠순이 되어도 모발이 옻칠과 같이 검었다. 그 服食 방법을 물어보니 두 약재를 각 등분하여 子, 午, 卯, 酉 時에 각 3分씩 먹는 것을 수십 년을 하루같이 하였다고 하였다. 천하에 林公의 복용법처럼 할 수 있는 자가 있겠는가. 혹 하루 먹고 하루는 먹지 않고 혹 아침에 먹고 저녁에는 먹지 않고 혹 분량의 많고 적음이 같지 않으니 어찌 이루 다 효과를 이룰 수 있겠는가.

或問萎蕤功用甚緩, 今人皆比於人參之補益, 謂人參之功驗無力, 萎蕤之功緩有成, 然乎? 否乎? 嗟乎! 萎蕤, 人參, 烏可同日論. 人參有近功, 更有後力, 豈萎蕤之可比. 惟是萎蕤功緩, 久服實有專效, 如中風痿症, 佐人參爲調理之藥, 殊有益耳.

혹 묻기를 萎蕤의 功用이 매우 완만한데 요즘 사람들이 모두 人蔘의 補益함과 비교하여 말하기를 人蔘의 공은 효험이 있으나 힘이 없고 萎蕤의 공은 완만하나 성취가 있다고 하니 과연 그렇습니까 아닙니까? 안타깝구나! 萎蕤와 人蔘을 어찌 같은 날에 논할 수 있겠는가. 人蔘은 가까운 효과가 있고 더욱이 뒤에 힘이 있으니 어찌 萎蕤와 비교 할 수 있겠는가. 오직 이 萎蕤의 공이 완만하여 오래먹어야 실로 오로지 효과가 있으니, 中風痿症과 같은 경우 人蔘을 보좌하여 조리하는 약으로 삼으면 특히 뛰어난 효과가 있을 따름이다.

或疑萎蕤爲黃精之別種, 黃精功用甚緩, 宜葳蕤之功久緩, 先生刪黃精, 取葳蕤, 又謂之何? 夫萎蕤實與黃精相同, 刪黃精而不刪葳蕤者, 取其治痿廢之症, 宜於緩圖而得效, 爲不同於黃精也.

혹 의심하기를 萎蕤는 黃精의 또 다른 종류이며, 黃精의 공용이 매우 완만하므로, 萎蕤의 공이 오래도록 완만한 것이 마땅한데 선생께서 黃精을 버리고 萎蕤를 취하는 것은 또한 무엇 때문에 그렇다고 말씀하시는지요. 무릇 萎蕤는 실제로 黃精과 더불어 서로 같지만 黃精을 버리고 萎蕤를 버리지 않는 것은 그 痿廢의 증상을 치료함에 완만하게 도모하여야 효과를 얻는 것이 마땅하여 黃精과 같지 않기 때문이다.

22. 蛇床子

蛇床子, 味苦, 辛, 氣平, 無毒. 治陰戶腫疼且痒, 溫暖子宮, 療男子陰囊濕痒, 堅擧尿莖, 斂陰汗, 卻癩癘, 拂瘡瘍, 利關節, 主腰膝膀痛, 袪手足瘰頑, 治產後陰脫不起, 婦人無娠, 尤宜久服, 則功用頗奇. 內外俱可施治, 而外治尤良. 若欲修合丸散, 用之於蔘, 芪, 歸, 地[45], 山茱之中, 實有利益, 然又宜乎陰寒無火之人, 倘陰虛火動者, 服之非宜也.

蛇床子는 苦, 辛하며 氣平하고 無毒하다. 陰戶의 腫疼과 痒을 치료하며 子宮을 따뜻하게 하며 남자 陰囊의 濕痒을 치료하고 음경을 단단히 서게 하며 陰汗을 수렴하고 癩癘을 멎게 하며 瘡瘍을 떨치고 관절을 부드럽게 하며 허리와 무릎과 사타구니의 통증을 主하고 手足이 저리고 무딘 것을 없애고 출산 후에 子宮이 빠져나온 것과 부인의 不姙을 치료하며 더욱 마땅히 오래 먹으면 곧 효용의 쓰임이 자못 기이하다. 內外를 모두 치료할 수 있는데 外治가 더욱 뛰어나다. 만약 修合하여 丸散劑로 쓰고자 한다면 人蔘, 黃芪, 當歸, 地黃, 山茱萸 중에 써야 실로 이익이 있으니 陰寒無火한 사람에게 마땅하나 만일 陰虛火動한 자가 복용한다면 마땅하지 않다.

或問蛇床子外治實佳, 內治未必得如外治. 不知蛇床子內, 外治無不佳也. 吾言其內治之, 益絶陽不起, 用蛇床子一兩, 熟地一兩, 二味煎服, 陽道頓起, 可以久戰, 大異平日, 非內治之尤佳乎? 以之修合丸散, 尤有久力. 可見, 蛇床子煎丸並用, 無不佳妙. 不可謂外治佳, 內治不佳也.

45) 歸地 原作 "焙熱", 今據何本改.

혹 묻기를 蛇床子가 外治함이 실로 뛰어나니 內治가 이에 미치지 못합니까? 蛇床子의 內外治가 뛰어나지 않음이 없음을 모르는 것이다. 내가 말하건대 그것을 內治함이 陽이 끊어져 발기가 되지 않는 것을 이롭게 하는데 蛇床子 한 兩과 熟地黃 한 兩 두 가지를 달여 먹으면 陽道가 일어나고 이로서 오래 싸울 수 있어 평소와 크게 다르니 內治가 더욱 뛰어남이 아니겠는가? 이로써 修合하여 丸散劑로 만들면 더욱 오래가는 힘이 있다. 蛇床子 달인 것과 丸을 병용하는 것으로 신묘함을 알 수 있다. 內治가 뛰어나지 않고 外治가 뛰어나다고 이를 수 없다.

或問蛇床子除熟地同用之外, 何藥更可並用? 曰蛇床子同黃芪各一兩, 興陽信奇[46]於用熟地, 推之而當歸可並用也, 推之而白朮可並用也, 推之而杜仲可並用也, 推之菟絲子可並用也. 或健脾, 或安神, 或益血, 要任人善用之何如耳, 安在不可出奇哉.

혹 묻기를 蛇床子에 熟地黃을 같이 쓰는 것을 제외하고 어떤 약을 또 병용할 수 있습니까? 말하기를 蛇床子와 黃芪를 각 한 兩 같이 쓰면 興陽하는데는 熟地黃보다 뛰어나므로 이로 미루어 當歸를 같이 쓸 수 있고 이를 미루어 白朮을 같이 쓸 수 있고, 이를 미루어 杜沖을 같이 쓸 수 있고 이를 미루어 免絲子를 같이 쓸 수 있다. 혹 健脾하고 혹 安神하며 혹 益血 하는데 사람에 따라 잘 골라 쓰는 것이 필요할 따름이니 어찌 그 기이함이 나지 않을 수 있겠는가?

或疑蛇床子乃外治之藥, 可妄言內治乎, 試之殺人之咎將安歸? 曰蛇床子實可內治, 而世人以外治, 而掩其內治之功, 予所以表其奇也, 豈好異哉.

혹 의심하기를 蛇床子가 이에 外治의 약인데 망령되이 內治를 말할 수 있습니까? 이것을 써서 사람을 죽이는 잘못이 장차 돌아오지 않겠습니까? 말하기를 蛇床子는 실로 內治하는데 세상 사람이 外治로서 內治의 효능을 가리니 내가 그 신묘함을 표하는 것인데 어찌 남다른 것을 좋아하는 것이겠는가?

---

46) 信奇 何本作 "倍".

23. 龍膽草

龍膽草, 味苦澀, 氣大寒, 陰也, 無毒. 其功專於利水消濕, 除黃疸, 其餘治目, 止痢, 退熱, 卻腫, 皆推廣之言也. 但此種過於分利, 未免耗氣敗血, 水去血又去, 濕消氣又消. 初起之水濕黃疸用之, 不得不亟. 久病之水濕黃疸用之, 又不可不緩, 正未可全恃之爲利水神丹, 消濕除痹之靈藥也.

龍膽草는 苦澀하며 氣는 大寒하고 陰이며 無毒하다. 그 효과는 오로지 利水消濕하고 黃疸을 없애는데 있고 그 나머지는 눈을 치료하고 痢를 멈추게 하며 退熱하고 腫을 물리치는데 모두가 미루어 넓히는 말이다. 단지 이 약은 分利하는 것이 과하여 氣를 흩고 血을 해침을 면치 못하니 水가 없어지고 血 또한 없어지며, 濕이 제거되고 氣 또한 제거되게 한다. 처음에 일어난 水濕 黃疸에 쓸 때는 어쩔 수 없이 빨라야 한다. 오래된 병의 水濕 黃疸에 쓸 때는 어쩔 수 없이 완만해야 하니 바로 이것에만 의지하여 利水의 神丹이나 消濕除痺의 靈藥으로 삼을 수는 없다.

或謂龍膽草治濕熱尤利, 癉病正濕熱之病也, 然用龍膽草以治黃疸, 多有不效者, 何也? 黃疸實不止濕熱之一種也, 有不熱又成黃病者. 龍膽草所能治也, 龍膽草瀉濕熱, 不能瀉不熱之濕也.

혹 龍膽草가 濕熱 泄瀉를 치료 하여 더욱 이롭게 하는데 癉病은 바로 濕熱의 病인데도 龍膽草로써 黃疸을 치료하는데 효과가 별로 없는 것은 어찌된 것입니까? 黃疸은 실로 濕熱의 한 종류에 그치지 않아 熱하지 않으면서도 黃病이 되는 경우가 있다. 龍膽草가 능히 치료하는 바는 龍膽草가 濕熱을 瀉하는 것이지 熱하지 않은 濕을 瀉할 수는 없다.

或疑龍膽草苦寒, 雖爲利濕熱之要藥, 治黃之症, 不能舍之他求, 然多服損胃, 黃疸之病未必全消, 元氣已失用矣. 曰治濕熱與治虛火大異. 濕熱乃熱結膀胱, 虛火乃火炎於腎臟. 熱結於膀胱, 不用龍膽之苦寒, 乃膀胱之熱不能下瀉. 濕且流於肢體, 火炎於腎臟, 一用知, 柏之苦寒, 乃腎臟之火不能下歸, 寒且留於脾胃. 予辟用黃柏, 知母之失, 遇大寒之藥, 不論其治病之有益無益, 盡戒人之不用也, 不幾因噎廢食乎. 龍膽草治黃疸, 余所以教人亟用, 而不可緩用也.

혹 의심하기를 龍膽草가 苦寒하여 비록 利濕熱의 중요한 약이 됨에도 黃疸의 症을 치료하는데 이것을 버리고는 다른 것을 구할 수 없으나 많이 복용하면 胃를 손상시켜 黃疸의 病이 다 없어지지 않았는데도 元氣를 이미 잃게 되지 않겠습니까. 말하기를 濕熱을 치료하는 것과 虛火를 치료하는 것은 크게 다르다. 濕熱은 곧 熱이 膀胱에 뭉친 것이고 虛火는 곧 火가 腎臟에서 치솟는 것이다. 熱이 膀胱에 뭉친 것은 龍膽草의 苦寒함을 사용하지 않으면 이에 膀胱의 熱을 능히 下瀉 할 수 없다. 濕이 肢體에 흐르고 火가 腎臟에서 치솟을 때 知母, 黃柏의 苦寒함을 한번 써서 이에 腎臟의 火가 下歸 할 수 없고 寒이 장차 脾胃에 머무른다. 黃柏, 知母를 사용하는 실수를 숨기는 것은 大寒한 약을 만나 病을 치료함에 유익하고 무익함을 논하지 않고 진실로 사람들이 그것을 쓰지 않음을 경계케 하여 사소한 걱정 때문에 큰일을 그르침을 바라지 않기 때문이다. 龍膽草가 黃疸을 치료하는 것은 내가 사람들에게 재빨리 쓰도록 가르치고 늦게 쓰지 않도록 가르치는 바이다.

或問龍膽草治黃疸, 何以有效, 有不效？ 先生謂龍膽草, 正治濕熱之黃疸, 非濕熱者不能治, 然實是濕熱, 仍不效, 余不得其解也？ 夫濕熱之不同也, 久矣. 濕熱入肝者, 其熱易散；濕熱入於膽者, 其濕難祛. 蓋濕熱之邪, 無不從膀胱瀉出也. 膽主滲入, 而不主滲出, 膀胱只可瀉膽中已出之濕, 不能瀉膽中已入之濕熱. 故在肝者易見功, 在膽者難收效耳.

혹 묻기를 龍膽草가 黃疸을 치료하는데 어찌하여 효과가 있고 없음이 있습니까? 선생께서 龍膽草는 바로 濕熱의 黃疸을 치료하고 濕熱이 아닌 것은 치료할 수 없다고 하셨는데 실제 그 濕熱에 오히려 효과가 없으니 제가 그것을 이해하기 못한 까닭입니까? 무릇 濕熱이 같지 않음은 오래된 사실이다. 濕熱이 肝에 들어간 것은 그 熱은 쉽게 흩으나；濕熱이 膽에 들어간 것은 그 濕을 제거하기 어렵다. 대개 濕熱의 邪는 膀胱의 瀉出을 따르지 않음이 없다. 膽은 흘러 들어옴을 主하고 흘러 나감은 主하지 않는데 膀胱은 단지 膽中에 이미 나온 濕을 瀉할 수 있고 膽中에 이미 들어간 濕은 瀉하지 못한다. 따라서 肝에 있는 것은 그 효과를 쉽게 볼 수 있고 膽에 있는 것은 그 효과를 거두기 어려울 따름이다.

或問龍膽草不能瀉膽中之濕熱, 又用何藥以收功. 子曰瀉濕熱不用龍膽草, 余未見其可也. 然專用龍膽草, 又苦不能去病. 惟有如柴胡舒其膽中之氣, 便濕熱之邪仍從外滲出, 庶幾難於收功者, 變爲易於收功乎, 龍膽草正不必多用也.

혹 묻기를 龍膽草가 膽中의 濕熱을 瀉하지 못한다면 또한 어떤 약을 써서 효과를 거둘 수 있겠습니까? 내가 말하기를 濕熱을 瀉하는데 龍膽草를 쓰지 않는 것은 내가 그것이 가능함을 본적이 없기 때문이다. 따라서 오로지 龍膽草만 써서는 또한 病을 제거할 수 없다. 오직 柴胡와 더불어 그 膽中의 氣를 퍼뜨려 濕熱의 邪를 따라 흘러나오게 하여 효과를 얻기 어려운 것을 효과를 얻기 쉽게 바꾸기를 바랄 뿐으로 龍膽草는 많이 쓰면 안 된다.

或疑龍膽草利濕, 利熱中之濕也, 不識又能利寒中之濕乎？ 曰今人利濕, 不問寒熱, 一見水症, 盡用龍膽草以利濕. 不知龍膽能瀉濕熱, 又能瀉濕寒, 但消濕熱其功速, 消濕寒其功緩. 速則去濕而元氣不傷, 緩乃未免有傷元氣矣, 蓋速乃龍膽草不必多用, 而緩乃龍膽草勢不得不久用矣. 故利濕熱宜用龍膽草, 濕寒不宜用龍膽草.

혹 의심하기를 龍膽草가 利濕하여 熱濕을 내보내고 寒濕을 내보내는 것은 알지 못하십니까? 말하기를 요즘 사람들이 利濕하는데 寒熱을 묻지 않고 水症 하나만 보고 龍膽草를 오로지 利濕하는데 사용한다. 龍膽草가 濕熱을 瀉할수 있고 또한 濕寒을 瀉할 수 있으나 단지 濕熱을 없애는 것은 효과가 빠르고 濕寒을 없애는 것은 효과가 느리다. 빠르기 때문에 濕을 제거하는데 元氣가 상하지 않고 느리기 때문에 元氣가 손상됨을 면치 못하니 대개 빠른 경우엔 龍膽草를 많이 쓸 필요가 없고 느린 경우엔 龍膽草의 세력을 어쩔 수 없이 많이 써야 한다. 고로 利濕熱에는 마땅히 龍膽草를 쓰고 濕寒에는 마땅히 龍膽草를 쓰지 않는다.

24. 澤瀉

澤瀉, 味甘, 酸, 微[47]鹹, 氣寒, 沉而降, 陰中微陽, 無毒. 入太陽, 少陽足經, 能入腎. 長於利水, 去陰汗, 利小便如神, 除濕去渴之仙丹也.

澤瀉는 甘, 酸, 微鹹하며, 氣寒하고 沈하며 降하고, 陰中에 微陽으로 無毒하다. 足太陽經, 足少陽經으로 들어가고, 腎에 들어갈 수 있다. 利水에 뛰어나고, 陰汗을 제거하며, 利小便하는데 神과 같으며, 濕을 제거하고 渴을 없애는 仙丹이다.

或問澤瀉, 旣是利水消濕之物, 宜乎水去濕乾, 津液自少, 胡爲反能止渴? 豈知澤瀉不獨利水消濕, 原善滋陰. 如腎中有水濕之氣, 乃所食水穀不化精而化火, 此火非命門之眞火, 乃濕熱之邪火. 邪火不去, 則眞火不生, 眞火不生, 乃眞水不生也. 澤瀉善瀉腎中邪火, 瀉邪火, 即所以補眞水也. 苟非補腎火, 六味丸中, 仲景夫子何以用澤瀉耶? 夫腎有補無瀉, 澤瀉補腎, 非瀉腎, 斷斷無差. 不然, 何以瀉水而口不渴, 非瀉邪水耶? 所以生眞水之明驗乎. 所以五苓散利膀胱, 而津液自潤也.

혹 묻기를 澤瀉는 이미 水를 다스리고 濕을 없애는 약물이니, 水가 없어지고 濕이 마르면 津液이 자연히 적어질 것이 마땅한데 어찌 도리어 渴을 그치게 할 수 있습니까? 澤瀉가 水를 다스리고 濕을 없앨 뿐만 아니라, 본래 滋陰을 잘 하는 것을 어찌 알겠는가. 腎 가운데 水濕의 氣가 있으면, 이에 水穀이 精으로 변하지 않고 火로 변화하게 되는데, 이 火는 命門의 眞火가 아니라 곧 濕熱의 邪火이다. 邪火가 제거되지 않으면 곧 眞火가 生하지 않고 眞火가 生하지 않으면 곧 眞水가 生하지 않는다. 澤瀉는 腎中의 邪火를 잘 瀉하는데, 邪火를 瀉하는 것이 곧 眞水를 補하는 것이다. 腎火를 補하는 것이 아니라면 六味丸 中에 張仲景선생께서 어찌 澤瀉를 사용했겠는가. 무릇 腎은 補法은 있지만 瀉法은 없으니, 澤瀉가 腎을 補하고 腎을

47) 微 何本無.

瀉하지 않음은 결단코 어긋남이 없다. 그렇지 않으면, 水를 瀉하였는데 口渴이 없는 것이 어찌 邪水를 瀉함이 아니겠는가? 그로써 眞水를 生하는 바의 명확한 증거일 것이다. 五苓散이 膀胱을 원활히 하여 津液이 저절로 윤택하게 되는 까닭이다.

或曰澤瀉瀉中有補, 敬聞命矣, 然所瀉者水而非火, 吾子之謂是瀉火, 不亦異乎？ 蓋瀉火而不瀉水, 是有說焉. 膀胱者, 太陽之腑也, 原屬火, 不屬水. 膀胱之水不能下通, 本於寒者少, 由於熱者多. 蓋膀胱無火乃水閉, 有火又水閉也. 澤瀉用之於五苓散中, 雖瀉水, 實瀉火也, 因其爲瀉火之味, 所以用之出奇. 不然, 二苓, 白朮水有餘, 又何必借重澤瀉乎. 此瀉火之確有至理, 人未之思耳.

혹 말하기를 澤瀉가 瀉하는 가운데 補함이 있는 것은 잘 알려진 사실입니다. 그러나 瀉하는 것은 水이지 火가 아닌데 선생께서 이르신 것은 火를 瀉한다고 하셨으니 또한 다른 것이 아닙니까? 대개 火를 瀉하고 水를 瀉하지 않는다는 것에 설명이 있다. 膀胱은 太陽의 腑이며 원래 火에 속하고 水에 속하지 않는다. 膀胱의 水가 아래로 통하지 못하는 증상은 寒에 근본을 둔 경우가 적고, 熱로 말미암는 경우가 많다. 대개 膀胱에 火가 없으면 곧 水가 閉하며, 火가 있어도 또한 水가 閉한다. 澤瀉를 五苓散 가운데에 사용하면 비록 水를 瀉하여도 실제로는 火를 瀉하며, 그것이 火를 瀉하는 약물이 되기 때문에 그것을 사용함에 사용하는 기묘함이 나온다. 그렇지 않으면 茯苓, 豬苓과 白朮이 水를 다스리고도 남는데 또한 어찌 반드시 澤瀉에 무겁게 의지하겠는가. 이는 火를 瀉하는 것이 분명 지극한 이치가 있는 것으로 다른 사람들이 그것을 생각하지 못했을 따름이다.

或問澤瀉利多補少, 而子必曰補, 想因仲景張公用之於六味丸中, 故曰澤瀉利中有補? 不獨六味丸中爲然, 即五苓散中用之, 何獨不然. 凡小便不利之人, 未有口不渴者, 一利小便而口渴解. 五苓散, 利小便也. 利小便口渴解者, 口中生津液也. 五苓利小便之水, 去則無水以潤口, 宜其渴矣, 乃不渴, 而反生津液, 非利中有補之明驗乎？ 且小便之所以不利者, 以膀胱之有邪火. 膀胱有火, 乃熱乾津液而口渴. 澤瀉在五苓散中, 逐邪火而存眞水, 火去乃水自升, 水升乃津液自潤, 津液潤, 而灌注於腎宮. 誰謂澤瀉有瀉而無補乎.

혹 묻기를 澤瀉는 利함이 많고 補함이 적은데 선생께서는 반드시 補한다고 하시니, 張仲景 선생께서 六味丸 가운데에 사용한 것을 가지고 澤瀉가 利하는 가운데 補함이 있다고 말씀하시는 것입니까? 六味丸에서만 그런 것이 아니니, 즉 五苓散에서 그것을 사용한 것은 어찌 유독 그러하지 않겠는가. 무릇 小便不利한 사람이 입이 마르지 않는 경우가 없는데, 한번 利小便하면 口渴이 해소된다. 五苓散은 利小便한다. 利小便과 口渴을 해소하는 것은 입안에 津液을 生하는 것이다. 五苓散은 小便의 水를 利하므로 水가 去한다면 입을 적실 水가 없으니 갈증이 나는 것이 마땅할 것이나, 이에 갈증이 없고 도리어 津液을 生하니 利하는 가운데 補가 있음의 명확한 증거가 아니겠는가? 또한 小便이 不利한 까닭은 膀胱에 邪火가 있기 때문이다. 膀胱에 火가 있으면 곧 熱이 津液을 말려서 입에 갈증이 있다. 澤瀉는 五苓散 中에서 邪火를 쫓아내고 眞水를 보존하니, 火가 제거되면 이에 水가 자연히 오르고, 水가 오르면 이에 津液이 자연히 윤택하게 되며, 津液이 윤택하여져서 腎宮에 灌注하게 된다. 누가 澤瀉는 瀉는 있으나 補가 없다고 말하는가?

或問澤瀉用於六味丸中, 乃瀉中有補, 不識用於八味丸中何意? 曰有深意也. 夫腎中無火, 故用八味地黃丸, 於水中補火也. 然而火性炎上, 不用藥以引其下行, 乃龍雷之火未必不隨火而沸騰. 而用下行之藥, 但有瀉無補, 又恐補火, 而火仍隨水而下泄, 又複徒然. 使下行, 但有補無瀉, 又恐補火, 而火不隨水而下泄, 乃補火大旺, 必有強陽不倒之虞. 妙在澤瀉性既利水, 而瀉中又複有補, 引火下行, 瀉火之有餘, 而不損火之不足, 輔桂, 附以成其既濟之功, 誰謂仲景公用澤瀉於八味丸中, 竟漫無妙義哉.

혹 묻기를 澤瀉를 六味丸에 사용하는 것은 곧 瀉하는 가운데에 補함이 있기 때문인데, 八味丸 中에서 사용하는 것은 어떠한 뜻인지 모르겠습니다. 말하기를 깊은 뜻이 있다. 무릇 腎 中에 火가 없으므로 八味地黃丸을 사용하여 水안에서 火를 補하는 것이다. 그러나 火의 성질은 炎上하므로 藥을 사용하여 그것이 아래로 행하도록 이끌지 않으면 곧 龍雷의 火가 반드시 火를 따라 沸騰하지 않게 되지는 않을 것이다. 그러나 하행하는 약을 사용함에 단지 瀉함만있고 補함이 없으며, 또한 火를 補하면 火가 水를 따라서 아래로 새나갈 것을 두려워하면 또한 헛일일 뿐이다. 下行하게 하되 단지 補하기만 하고 瀉함은 없으며, 또한 火를 補하면 火가 水를 따라 아래로 새나갈 것을 두려워하면 이에 火를 補함이 매우 왕성해져서 반드시 陽이 강해져 쓰러지지 않을 우려가 있을 것이다. 澤瀉의 성질은 이미 利水하며 瀉하는 가운데에 또한 다시 補함이 있어서, 火를 이끌어 아래로 行하며, 火의 有餘함을 瀉하지만 火의 不足을 손상하지 않는 것에 오묘함이 있어서, 肉桂, 附子를 도와 水火旣濟의 작용을 이루니, 누가 張仲景 선생이 澤瀉를 八味丸 中에 사용한 것을 도리어 함부로 신묘한 뜻이 없다고 하는가.

或問澤瀉舉世皆以爲瀉, 先生獨言瀉中有補, 且各盡宣其異義, 不識八味, 六味, 五苓之外, 更有何說以廣鄙見[48]乎? 夫澤瀉之義, 於三方可悟其微, 三方最未盡其妙. 澤瀉不特瀉火之有餘, 而且瀉水之有餘；不特不損火之不足, 而且不損水之不足. 此瀉中有補, 前文盡宣. 然而, 功不止此. 澤瀉更能入於水之中, 以補火之不足；入於火之中, 以瀉[49]水之有餘. 虛寒之人, 夜多遺溺, 此火之不足也, 勢必用益智仁, 山茱萸, 五味子[50]之類, 補以收澀其遺矣. 然徒用酸收之味, 不加鹹甘之品於其中, 乃愈澀而愈遺, 澤瀉正鹹甘之味也. 入於益智, 山茱萸, 五味子[51]之內, 遺溺頓痊. 若非利中補火, 不更助其遺乎? 虛熱之人, 口必大渴, 此水之不足[52]也, 勢必用元參, 生地黃, 沙參, 地骨皮[53], 甘菊之類瀉火, 滋潤其渴矣. 然徒用苦寒之味, 不加甘鹹之品於其中, 乃愈止而愈渴. 澤瀉正甘鹹之味也, 入之於元參, 生地, 沙參, 地骨皮, 菊花之內, 口渴自愈. 若非利中補水, 不益增其渴乎? 此澤瀉之微義又如此矣.

혹 묻기를 澤瀉는 온 세상이 모두 瀉한다고 여기는데 선생께서 홀로 瀉하는 가운데 補함이 있다고 말씀하시고 또한 각각 그 다른 뜻을 모두 다 펼치셨는데, 八味丸, 六味丸, 五苓散

48) 鄙見(비견) : 자기(自己) 의견(意見)을 겸손(謙遜)하게 이르는 말 (↔ 高見).
49) 瀉 原作 "補", 今據何本改.
50) 此下何本有 "覆盆子" 三字.
51) 此下何本有 "覆盆子" 三字.
52) 不足 原作 "下走", 今據何本改.
53) 地骨皮 原作 "地骨, 丹皮", 今據何本及上文改.

외에 다시 어떤 이론을 가지고 제 좁은 식견을 넓혀주시겠습니까? 무릇 澤瀉의 뜻은 위의 세 처방에서 그 정미함을 깨달을 수 있으나, 세 처방은 가장 오묘함을 다 설명하지 못한다. 澤瀉는 단지 火가 有餘한 것을 瀉할 뿐만 아니라, 또한 水의 有餘도 瀉하며 단지 火의 不足을 손상시키지 않을 뿐만 아니라, 또한 水의 不足도 손상시키지 않는다. 이는 瀉 가운데 補함이 있다는 앞의 글에서 다 펼쳤다. 그러나 그 공능이 여기에 머물지 않는다. 澤瀉는 더욱이 水의 가운데로 들어가서 火의 不足을 補할 수 있고 火로 들어가서 水의 有餘함을 瀉할 수 있다. 虛寒한 사람이 밤에 遺尿가 많으면 이는 火가 부족한 것이니, 形勢가 반드시 益智仁, 山茱萸, 五味子의 類를 사용하여 補하여 그 흘러나옴을 收澁해야 한다. 그러나 한갓 酸收하는 藥味를 사용하고 鹹甘한 藥品을 더하지 않으면 곧 澁하면 할수록 더욱 遺하게 되니, 澤瀉가 바로 鹹甘한 藥味이다. 益智仁, 山茱萸, 五味子의 안에 넣으면 遺尿가 곧 낫게 된다. 만약 利하는 가운데 火를 補하지 않는다면 그 遺尿를 더욱 조장하지 않겠는가? 虛熱이 있는 사람은 입이 반드시 크게 마르게 되니, 이는 水의 不足이므로 形勢가 반드시 元蔘, 生地黃, 沙蔘, 地骨皮, 甘菊의 類를 이용하여 火를 瀉하면 그 갈증을 滋潤할 것이다. 그러나 한갓 苦寒한 藥味를 사용하고 甘鹹한 藥品을 더하지 않으면 곧 止하면 할수록 더욱 渴하게 된다. 澤瀉는 바로 甘鹹한 藥味이니 元蔘, 生地黃, 沙蔘, 地骨皮, 菊花에 넣으면 口渴이 자연히 낫는다. 만약 利하는 가운데 水를 補하지 않는다면 그 渴症을 더욱 더하지 않겠는가? 이에 澤瀉의 정미한 뜻이 또한 이와 같을 것이다.

或疑澤瀉有功有過, 但言其功, 而不言其過, 恐非持論之平. 不知澤瀉利水, 單用乃有功有過, 共用乃少過多功. 蓋單用可以瀉水盛之人, 不可以瀉水虛之子, 瀉水盛乃有功, 瀉水虛乃有過也. 共用宜於補劑, 不宜於攻劑, 補虛乃多功, 攻實乃少過也. 有過有功, 是人之不善用也, 與澤瀉何過哉.

혹 의심하기를 澤瀉는 功이 있고 過가 있는데, 단지 그 功만을 말씀하시고 그 過를 말씀하지 않으시니 논리의 형평성을 견지하지 못함이 염려됩니다. 이는 澤瀉가 利水함에 單味로 사용하면 功과 過가 있으나 함께 사용하면 곧 過는 적고 功은 많음을 모르는 것이다.

대개 單味로 사용하여서 水가 旺盛한 사람을 瀉할 수는 있지만, 水가 虛한 사람을 瀉할 수는 없으니, 水가 旺盛한 것을 瀉하면 곧 功이 있으나, 水가 虛한 것을 瀉하면 곧 過가 있는 것이다. 함께 사용할 때는 補劑에는 마땅하나, 攻劑에는 마땅하지 않으니, 虛를 補하면 곧 功이 많으나 實을 攻하여도, 곧 過가 적다. 過가 있고 功이 있음은 사람들이 옳게 사용하지 않은 것이지, 澤瀉를 사용한 것이 어찌 잘못이겠는가?

或問扁鵲公云多服澤瀉, 病患服是澤瀉, 過於利水, 非補陰之藥矣？此非扁鵲公之言, 乃後人記而傳之者也. 澤瀉用之六味, 八味諸腎藥中, 但補而無瀉, 多服, 久服, 正得大益, 又安能損目哉. 惟腎氣乏絕, 陽衰流精, 腎氣不固, 精滑目痛, 不可單服澤瀉, 以虛其虛, 若入於群補腎藥中, 又正無害也.

혹 묻기를 扁鵲 선생이 이르시기를 澤瀉를 많이 복용하되, 病患에 이 澤瀉를 복용하면 지나치게 利水한다고 하셨으니, 補陰하는 藥은 아닐 것 같습니다. 이는 扁鵲 선생의 말씀이 아니라 後人들이 기록하여 전한 것이다. 澤瀉를 六味丸, 八味丸 등의 腎藥 가운데에 사용하면 오직 補하기만 하고 瀉함은 없어 많이 복용하고 오래 복용하여도 바로 큰 이익을 얻는데, 또한 어찌 눈을 손상시킬 수 있겠는가. 오직 腎氣가 결핍되어 끊어져서 陽이 쇠약하여 精을 흘리고 腎氣가 굳건하지 않아서, 精이 새어나오고 눈이 아픈데 澤瀉를 單味로 복용하여 그 虛함을 虛하게 하여서는 안 되는데, 만약 여러 補腎하는 약들 가운데 넣으면 또한 절대로 해가 없다.

25. 元參

元參, 味苦, 鹹, 氣微寒, 無毒. 忌銅器, 犯人噎喉喪目. 入肺, 腎, 胃三經. 強陰益精, 補腎明目. 治傷寒身熱支滿, 忽忽如不知人；療溫瘧寒熱往來, 灑灑時常發顫；除女人產乳餘疾, 祛男子骨蒸傳屍, 逐腸風血瘕堅癥；散頸下痰核[54]癰腫. 乃樞機之劑, 領諸氣上下, 肅清而

54) 核 原作"祛", 今據清抄乙本, 何本改.

不致濁[55], 治空中氤氳之氣, 散無根浮遊之火, 惟此爲最[56]. 前人之論如此, 近有輕之不用, 即用之, 不敢多. 豈知元參乃君藥, 實可恃之奪命以救人者乎. 夫天下尤難治者, 火證也. 火證之中, 尤難降者, 無如胃, 腎之二火. 腎火沸騰, 乃龍雷之火也, 其勢尤烈, 以苦寒折之, 反致增焰, 焚林劈木, 每在陰寒大雨之時, 夏日炎氛之間, 一遇涼風白露, 龍雷收藏矣. 故以苦寒直[57]治, 不若以微寒從治. 元參正微寒之品, 而又善散浮遊之火, 治之正複相宜, 此治腎火之所必需也. 若胃火之起, 勢若燎原, 不盡不止, 往往熱氣騰天, 火星口出, 登高而歌, 棄衣而走, 見水而入. 苟不以辛涼[58]大寒之藥救之, 乃發狂亡陽, 立時身喪, 此非急用白虎湯不可. 然石膏過寒, 多服損胃, 雖一時救急, 不可以善後. 元參治空中氤氳之氣, 瀉火正其所長. 石膏之後, 即續之以元參, 則陽火自平, 而陰火又長, 何至有亡陽之懼乎, 此又治胃之所必需也. 但勺水難以救焚, 反致至焰[59]. 若胃火乃陽火也, 必多用元參, 然後可以遏其勢；而腎火乃陰火也, 亦必多用元參[60], 然後可以息其熾. 況元參原是君藥, 多用始易成功, 少用反致僨事[61], 不妨自一兩用至五, 六兩, 以出奇制勝. 倘畏首畏尾, 不敢多用, 聽其死亡而不救, 冀免於無過難矣. 吾願行醫者, 聞吾言而重用元參, 以治胃, 腎之二火可乎.

元參은 苦, 鹹하며, 氣는 微寒하며 無毒하다. 銅으로 된 그릇을 주의하여야 하는데, 이를 어기면 사람의 목이 막히고 눈을 잃게 한다. 肺, 腎, 胃 세 經으로 들어간다. 强陰하고 精을 더하며, 腎을 補하고 눈을 밝게 한다. 傷寒에 身熱하고 支滿하여 문득 사람을 알아보지 못하는 것을 다스리고, 溫瘧에 寒熱往來하며 계속해서 몸을 와들와들 떠는 것을 치료하며, 女人의 産乳에 남은 疾患을 제거하고 男子의 骨蒸傳屍을 없앤다. 腸風에 血瘕와 堅癥을 제거하며, 머리 아래의 痰核癰腫을 흩는다. 매우 중요한 약이라 모든 氣로 하여금 上下로 움직이도록 하고,肅淸하여 濁하지 않도록 하고, 하늘과 땅의 기운이 서로 합하여 어울리는 것을 다스리며,

55) 濁 原作 "渴", 今據淸抄乙本, 何本改.
56) 最 原作 "取", 義晦 今據淸抄乙本, 何本改.
57) 直 原作 "眞", 今據淸抄乙本, 何本改.
58) 辛涼 何本作 "苦冷".
59) 此下淸抄乙本有 "非汪洋之澍, 何能止滿地之炎蒸, 非優渥之膏, 安可活殘禾之枯槁." 二十六字.
60) 然……元蔘 此二十字元無, 今據淸抄乙本, 何本補.
61) 多……僨事 此十二字原無, 今據淸抄乙本, 何本補.

뿌리없이 浮遊하는 火를 흩는 데는 유독 이것이 가장 좋다. 옛 사람들이 말한 것이 이와 같은데 요즘에는 가벼이 여겨 사용하지 않으니 사용한다고 해도 많지 않다. 元參을 곧 君藥으로 삼으면 실로 생명을 구하고 사람을 구할 수 있는 것을 어찌 알겠는가. 무릇 天下에 매우 고치기 어려운 것이 火證인데, 火證 中에 더욱 없애기 어려운 것이 胃와 腎의 두 火만한 것이 없다. 腎火가 沸騰하면 곧 龍雷의 火이니 그 勢가 더욱 맹렬하여 苦寒한 것으로 꺾고자 하면 도리어 불꽃을 더하여 수풀을 불사르고 나무를 쪼개는데 그때마다 陰寒大雨하는 날이 있지만 여름철 더위가 끓어오르는 사이에 서늘한 바람과 白露를 한번 맞으면 龍雷가 거두어진다. 그러므로 苦寒한 것으로 바로 다스리는 것은 微寒한 것으로 다스리는 것에 비교할 바가 아니다. 元參이 바로 微寒한 약물이고 또한 浮遊하는 火를 흩는 것을 잘하므로 다스려 바로 회복하는 것이 적당하니 이것은 腎火를 다스리는데 필수이다. 만약 胃火가 일어나면 氣勢가 마치 화로속의 火같아서 전부 타버리지도 않고 꺼지지도 않아 왕왕 熱氣가 하늘로 올라 불꽃이 입에서 나오고 높은 곳에 올라 노래를 부르며 옷을 벗고 달리고 물을 보면 뛰어든다. 진실로 辛涼大寒한 藥으로 구하지 않으면, 곧 發狂하고 亡陽하여 곧 죽게 되므로 이것은 급히 白虎湯을 쓰지 않으면 안 된다. 그러나 石膏는 너무 寒하여 많이 복용하면 胃를 손상시키므로 비록 한번은 급한 것을 구하나 뒷감당을 잘 할 수 없다. 元參은 하늘과 땅의 기운이 서로 합하여 어울리는 것을 다스리고 火를 瀉하는 것이 바로 장점이다. 石膏를 사용한 후에 연달아 元參을 쓰면 곧 陽火는 스스로 평안해지고 陰火도 또한 회복되니 어찌 亡陽에 대한 염려가 생길 수 있겠는가. 이것은 또한 胃火를 다스리는데 필수이다. 그렇지만 물잔으로는 불사르는 불을 구하기 어려우니 오히려 불꽃이 최고조에 이르게 한다. 만약 胃火이면서 陽火이면 반드시 元參을 多用한 후에야 그 氣勢를 막을 수 있고, 腎火이면서 陰火이어도 역시 꼭 元參을 多用한 후에야 그 熾盛하는 氣勢를 그치게 할 수 있다. 하물며 元參이 원래 君藥이어도 多用하여야 비로소 成功하게 되고, 少用하면 도리어 실패하게 되니, 1兩에서 5~6兩 사용하는 것도 무방하며 그로써 勝하는 기묘함이 생긴다. 만일 걱정이 많아 감히 多用하지 못하는 것은 죽기만을 기다려 구하지 못하고 어렵지 않게 넘어가기를 바라는 행동이다. 내가 원하는 바는 醫術을 행하는 자들이 내말을 듣고 元參을 重用하여 胃와 腎의 火를 다스릴 수 있는 것이다.

或問元參以退胃, 腎之火, 既不損胃, 又且滋陰, 但必須多用, 不妨一兩以用至五六兩, 毋乃太多, 恐脾胃難於承[62]受, 萬一變生飽悶, 不欲飲食之症奈何？ 噫！免過慮矣. 夫胃, 腎之火上騰者, 由於下之無水也. 火旺之極, 乃水虧之極, 水不虧, 乃火不旺. 天地之道, 陰陽之道, 陰陽所以相根, 人身之中, 水火原以相召, 有水以制火, 乃火安平, 下焦斷不沸越於上焦也. 故火不得水乃已, 一得水乃相安, 斂戢[63]甚神且速也. 然乃火之騰空, 正望水不可得, 惟恐水之細微, 不足以解其燥烈之炎氛, 豈有得滂沱及厭惡作祟之理. 是以入於胃而胃蘇, 入於脾而脾樂, 況胃, 腎二火炎上, 各經之水皆爍, 水即滂沱, 尚恐分潤之不足, 何至有觸留於補, 胃艱於承受, 致生飽悶不欲食之症哉？ 此必無之事, 可放膽用之. 而吾猶以爲少耳, 更當佐之以麥冬, 益之以生地, 甘菊, 庶幾同群共濟, 有露足之快也.

혹 묻기를 元參이 胃와 腎의 火를 물리치면서도 胃를 손상시키지 않으며 또한 滋陰하는데 다만 반드시 多用하여야하니 1兩부터 5~6兩을 사용해도 무방하다고 하시지만 너무 많아 脾胃가 받아들이기 어려우니, 만일 飽悶하게 되어 음식을 먹지 않고자 하는 증상이 생기면 어떻게 합니까? 애통하도다! 지나치게 근심하지 않아도 된다. 무릇 胃와 腎의 火는 上騰하는데, 下焦에 水가 없기 때문이다. 火가 旺盛한 것이 克하여 곧 水가 虧損됨이 克하니 水가 虧損되지 않으면 곧 火가 旺盛하지 않는다. 天地의 道는 陰陽의 道이며 陰陽은 서로에게 뿌리를 두고, 人身의 水火는 원래 서로를 부르니, 水가 있어서 火를 제어하면 곧 火가 평안해지며 下焦는 결단코 上焦로 沸越하지 않게 된다. 그러므로 火가 水를 얻지 못하면 곧 망하게 되고 水를 一得하면 곧 서로 평안해지니 효과가 심히 神效하고 또 빠르다. 그러므로 곧 火가 허공에 오르면 바로 水를 바라고, 얻지 못하면 오직 水가 細微하여 그 燥가 맹렬한 불꽃을 解消하기에 不足한 것을 두려워해야지, 어찌 비가 퍼붓는다고 일을 망치게 될까 걱정하는 이치가 있겠는가. 이것이 胃에 들어가면 胃가 되살아나고, 脾에 들어가면 脾가 좋아하니, 하물며 胃와 腎의 두 火가 炎上하여도 각 經의 水가 모두 말라버리는데 水가 퍼부어지면 오히려 충분히 적시지 못할까 두려워해하지 어찌 補하는 것이 머무르게 하여 胃가 承受하는 것이 어렵고 飽悶하여

62) 承 原作 "亟", 今據清抄乙本, 何本改.
63) 戢 止息也.

음식을 먹지 않고자 하는 證에 이르겠는가. 이것은 반드시 없는 일이니 대담하게 써도 된다. 그리고 내가 오히려 적다고 여기는 것은 마땅히 麥冬으로 佐하고 生地, 甘菊을 더하는 것을 바꾸면, 거의 한 무리로 함께 도우니 눈 깜짝할 사이에 기쁨이 있다.

或疑元參退浮遊之火, 退上焦之虛火, 非退下焦之虛火. 吾子盛稱其功, 得無錯認腎中之火上遊耶？非錯也. 夫浮遊之火, 正下焦之火, 非上焦之火. 凡火在上焦者, 盛易消；火在下焦者, 炎難息. 元參解下焦之火, 故非多用, 不能成功. 蓋上焦之火, 肺火也, 心火也. 肺火用黃芩, 心火用黃連, 不易之法也. 肺火雖盛, 黃芩用二錢, 無不清涼；心火雖烈, 黃連用三錢[64], 無不消滅. 正以上焦之火, 原易炎上, 又易解故也. 若下焦之火, 非出之於肝木, 即出之於腎水. 肝, 腎之火, 皆龍雷之火也, 忽然上騰, 忽然下降, 其浮遊無定之狀, 實予人難以捉摸, 非大用元參, 乃水不足濟火, 其焚林劈木之威, 有不可言者矣. 人見用元參不能降火, 誰知是少用元參, 不能以益水耶. 總之, 實火可瀉, 而虛火可補. 瀉實火, 可少用寒涼, 而瀉虛火, 必須多用滋潤, 此元參退腎, 肝之虛火, 斷宜多用, 以定浮遊, 切戒少用, 以增其酷烈也.

혹 의심하기를 元參이 浮遊하는 火를 물리치는데, 上焦의 虛火는 물리치고 下焦의 虛火는 물리치지 못한다고 합니다. 선생께서는 그 功效를 盛稱하시니 腎中의 火가 위로 遊하는 것을 잘못 알고 계신 것이 아닙니까? 잘못 안 것이 아니다. 무릇 浮遊하는 火는 바로 下焦의 火이며 上焦의 火가 아니다. 대개 火가 上焦에 있는 것은 旺盛하여 쉽게 사그라지고 火가 下焦에 있는 것은 炎하여 사라지기 어렵다. 元參은 下焦의 火를 흩으므로 多用하지 않으면 成功할 수 없다. 대개 上焦의 火는 肺火와 心火이다. 肺火는 黃芩을 사용하고, 心火는 黃連을 사용하는 것이 변하지 않는 법칙이다. 肺火는 비록 盛하여도 黃芩을 두 錢 쓰면 淸涼해지지 않는 것이 없으며 心火는 비록 기세가 매서워도 黃連을 세 錢 쓰면 消滅되지 않는 것이 없다. 바로 上焦의 火는 원래 쉽게 炎上하고 또 쉽게 解消되는 까닭이다. 만약 下焦의 火가 肝木에서 나오지 않는다면 곧 腎水에서 나온다. 肝과 腎의 火는 모두 龍雷의 火이므로 홀연히 上騰하고 홀연히 下降하여 그것이 浮遊하여 머무르는 것이 없는 狀이니 실로 사람들이 잡기 어려운 것이다. 元參을 많이

64) 三錢 何本作“二錢”.

사용하지 않으면 곧 水가 火를 濟하기에 不足하여 그 수풀을 불사르고 나무가 쪼개어지는 형세가 말할 수 없는 지경에 이르게 된다. 元參이 火를 내리지 못하는 경우를 보고 누가 이것이 元參을 적게 써서 水를 더할 수 없는 것임을 알겠는가. 총괄하면, 實火는 가히 瀉할 수 있고, 虛火는 가히 補할 수 있다. 實火를 瀉하는 것은 寒涼한 것을 적게 사용하는 것으로 가능하고 虛火를 瀉하는 것은 滋潤하는 것을 반드시 다량 사용해야하니 元參을 腎과 肝의 虛火를 쫓는데 결단코 마땅히 多用하여 浮遊하는 것을 안정시키고 少用하여 그렇게 혹렬한 상태가 심해지는 것을 경계하여야 한다.

或疑元參退浮遊之火, 火退又用何藥, 便浮遊之火不再浮遊, 抑仍用元參爲善後之策乎? 夫元參可以退一時之火, 安能退久遠之火. 火性炎上, 非水不足以濟一時之急；火性又善藏, 非水不足以救萬火之炎. 用元參以降火, 隨用肉桂以安火, 大用元參, 而少用肉桂, 或佐之以純補眞陰之藥, 自然火得水以相制, 火得水而潛藏, 又何至再爲浮遊哉.

혹 의심하기를 元參은 浮遊하는 火를 물리치는데 火가 물러난 후 또한 어떤 藥을 써야 곧 浮遊하는 火가 다시 浮遊하지 않게 되고, 元參을 사용한 후에 쓸 수 있는 가장 좋은 방법입니까? 무릇 元參이 가히 한 때의 火를 물리치지만 어찌 능히 久遠한 火를 물리칠 수 있겠는가. 火의 성질은 炎上하고 水가 아니면 一時의 急한 것을 다스리는데 부족하다. 火의 성질은 또한 善藏하므로 水가 아니면 萬火의 炎을 구하기 부족하다. 元參을 사용하여 降火하고 나서 肉桂를 쓰면 火를 안정시키는데 元參을 많이 쓰고 肉桂를 소량 쓰면 혹 眞陰의 藥으로 純補하는 것으로 佐하게 되므로 자연히 火가 水를 얻어 相制하고 火가 水를 얻으면 潛藏하므로 또한 어찌 다시 浮遊하는 것에 이르겠는가.

或疑元參用之於肉桂之中, 恐寒熱之未宜, 此乃未知陰陽之妙矣. 夫陰陽之道, 彼此相根, 無陰, 乃陽從何生；無陽, 乃陰從何長. 元參得肉桂, 乃陰易生；肉桂得元參, 乃陽又易長. 惟陽長而後陰消, 陰消於下, 而火不騰於上矣. 二味合用, 正陰陽之妙用也.

혹 의심하기를 元參을 肉桂의 中에 쓰면 寒熱이 마땅해지지 않을까 두렵습니다. 이것은 곧 陰陽의 妙를 모르는 것이다. 무릇 陰陽의 道는 서로에게 뿌리를 두는 것이니 陰이 없으면 곧 陽이 어찌 生하며, 陽이 없으면 곧 陰이 어찌 자랄 수 있는가. 元參이 肉桂를 얻으면 곧 陰이 쉽게 生하고 肉桂가 元參을 얻으면 곧 陽이 또한 쉽게 자란다. 오직 陽이 커진 이후에 陰이 사그라지니, 陰이 아래에서 사그라지면 火가 위로 오르지 않는다. 두 가지 藥物을 합하여 사용하는 것은 바로 陰陽을 妙하게 활용하는 것이다.

或疑陰陽平而後無病, 今用元參, 肉桂, 一多一少, 吾恐輕重不同, 陰陽不得其平也. 夫陰陽之不平也, 久矣. 誠觀天地, 無不陰多於陽, 群陰之中, 得一陽而安, 倘陽多於陰, 乃成酷烈世界矣. 人一身之中, 五臟六腑, 無非火氣, 然非水氣之溺滿, 乃又成焦 腹體矣. 所以, 補陰之藥不可不多, 而補陽之藥不可不少. 蓋陰旺, 則火[65]旺可以制火 ; 若陽旺, 則乃火旺, 必至爍水矣. 用元參滋補, 必宜多. 肉桂益陽, 必宜少. 二味一多一少, 似乎陰陽之不得其平, 誰知陰多於陽, 正陰陽兩得其平哉.

혹 의심하기를 陰陽이 평안해야 이후에 병이 없다지만 지금 元參, 肉桂를 쓰는데 하나는 많고 하나는 적으니 저는 輕重이 같지 않아 陰陽이 그 균형을 얻지 못할 까 두렵습니다. 무릇 陰陽은 균형을 맞추지 않는 것이 오랜 이론이다. 天地를 보면 陽보다 陰이 많은 것이 없고, 陰의 무리 중에 陽이 하나라도 있어야 평안하니 만일 陰보다 陽이 많으면 곧 매우 혹독한 세계가 된다. 사람의 一身 中에 五臟六腑가 있으니 火氣가 아닌 것이 없지만 水氣가 충분하지 않으면 곧 또한 腹體를 말라버리게 한다. 이른바 陰을 補하는 藥은 많지 않으면 안되고 陽을 補하는 藥은 적지 않으면 안된다. 대개 陰이 旺盛하면 곧 火가 旺盛하여도 火를 제어할 수 있다. 만약 陽이 旺盛하면 곧 火가 旺盛하니 반드시 水를 없애 버린다. 元參을 사용하여 滋補하는 것은 반드시 많이 쓰는 것이 마땅하다. 肉桂로 陽을 더하는 것은 반드시 적게 쓰는 것이 마땅하다. 두 가지 藥味가 하나는 많고 하나는 적으므로 陰陽이 그 균형을 얻지 못한 것 같지만 누가 陰이 陽보다 많은 것이 바로 陰陽이 모두 그 균형을 얻은 것이라는 것을 알겠는가.

65) 禾 義晦, 疑當作 "水".

或疑元參降火, 又要知母, 黃柏之流亞[66]也, 先生戒知母, 黃柏之不宜輕用, 又勸人治浮遊之火者, 多用元參, 何其自相皆謬乎. 非謬也. 元參微寒, 非大寒. 大寒之地, 草木不生, 微寒之地, 草木更茂[67]. 所以棄知母, 黃柏, 而用元參, 地骨也. 況元參, 地骨微寒之中, 又有滋補之味, 異於黃柏, 知母甚遠, 烏可同類而並論哉.

혹 의심하기를 元參이 火를 내리지만 또 知母, 黃柏과 같은 것도 요긴한데 선생께서는 知母와 黃柏을 경계하여 가벼이 사용하는 것이 옳지 않다고 하시고 또 浮遊하는 火를 다스리는 데에는 元參을 다량 사용할 것을 권하시니 어찌 그것들이 서로 모두 다를 수 있습니까? 다른 것이 아니다. 元參은 微寒하지 大寒하지 않다. 大寒한 땅에는 草木이 자라지 않으나 微寒한 땅에는 草木이 우거질 수 있다. 이것이 知母, 黃柏을 버리고 元參과 地骨을 사용한 까닭이다. 하물며 元參과 地骨은 微寒한 중에 또 滋補하는 藥味이므로 黃柏이나 知母와는 매우 많이 다르니 어찌 가히 같은 類로 나란히 논할 수 있겠는가.

或疑寒涼既有損於脾胃, 而微寒之藥豈無損哉. 夫治病去其甚者, 未可一概盡去. 吾患黃柏, 知母過寒涼, 非盡謂寒涼之不可用也. 故倘知母, 黃柏尚稱其功, 以示可用, 豈元參, 地骨微寒之藥, 而反去之乎. 況元參, 地骨治虛火之內熱上遊, 實有殊功, 余又何可不亟爲表揚, 以勸世之必用哉.

혹 의심하기를 寒涼한 것은 곧 脾胃를 損傷시키는데, 微寒한 藥物은 어찌 損傷시키지 않습니까? 무릇 병을 다스리는데 그 심한 것을 제거해야지 한 번에 모두 다 제거할 수는 없다. 나는 黃柏과 知母가 지나치게 寒涼한 것을 우려한 것이지 寒涼한 것을 사용할 수 없다고 말하지는 않았다. 그러므로 만일 知母와 黃柏의 功을 높여서 사용할 수 있다고 하면 어찌 元參과 地骨은 微寒한 약인데 도리어 물리치겠는가. 하물며 元參과 地骨은 虛火의 內熱이 위로 浮遊하는 것을 다스리는데 실로 특별한 功이 있으니 내가 또 어찌 절박하게 드러내어 讚揚하지

66) 流亞 同一類之事物.宋·陸游 《達觀堂詩序》: "朱公之逝甚異, 世以爲與尹先覺, 譙天授, 蘇養直俱解化仙去, 則吾景先亦有流亞歟.
67) 此下何本有 "故可重用元蔘, 而不可重用黃柏也" 十四字.

않을 수 있겠는가. 세상에 권하니 반드시 사용해야 한다.

或問元參微寒, 何以能瀉浮遊之火耶？ 蓋火分虛, 實, 實火宜大寒之品, 以降其炎騰之勢；虛火宜微寒之味, 以引其歸斂之途. 元參瀉中有補, 治虛火實宜, 浮遊之火, 正虛火也, 故亟需之耳.

혹 묻기를 元參은 微寒한데 어찌 능히 浮遊하는 火를 瀉할 수 있습니까? 대개 火는 虛, 實로 나뉘는데, 實火는 마땅히 大寒한 藥物을 써서 그 炎騰하는 기세를 내려야하며, 虛火는 마땅히 微寒한 藥物로써 歸斂하는 길로 끌어당겨야한다. 元參은 瀉하는 中에 補하니, 虛火를 다스리는데 실로 마땅하다. 浮遊하는 火는 바로 虛火이므로 절실하게 필요할 따름이다.

或問玄參何宜於腎？ 曰腎水虛, 則寒而濕, 宜用溫以補之. 腎火虛, 則熱而燥, 宜用涼以補之. 故玄參一味, 特爲腎臟君藥也[68].

혹 묻기를 玄參은 어찌 腎에 마땅합니까. 말하기를 腎水가 虛하면 寒하고 濕하니 마땅히 따뜻한 것으로 補해야 한다. 腎火가 虛하면 熱하고 燥하니 마땅히 서늘한 것으로 補해야 한다. 그러므로 玄參 한 가지 藥物이 특히 腎臟의 君藥이 된다.

26. 沙參

沙參, 味苦而甘, 氣微寒. 無毒. 入肺, 肝二經. 治諸毒, 排膿消硬, 寧五臟, 益肺補肝, 止疝[69]氣絞疼實神, 散淫風瘙癢, 除邪熱, 去驚煩. 可爲君藥, 但其功甚緩, 必須多用分量爲得. 易老用代人參, 乃過矣. 說者論其能安五臟, 與人參同功, 又云人參補五臟之陽, 沙參補五臟之

68) 或問……也 此一段原無, 今據淸抄乙本補.
69) 疝 原作"病", 今據何本改.

陰, 皆不知沙參之功用而私臆之也. 夫沙參止入肺, 肝二經, 諸經不能俱入也. 既不能俱入, 何以《本草》言其能安五臟. 不知人身肺, 肝病, 乃五臟不安矣. 沙參能滋肺氣, 乃上焦寧謐, 而中, 下二焦安有亂動之理. 沙參又能通肝氣, 肝氣通, 乃中, 下二焦之氣又通. 下氣既通, 豈有逆之犯之變哉. 此上[70]焦又安其位, 無浮動之病也. 安五臟之義如此, 古今差會其意, 謂沙參能安五臟, 用之以代人參, 誤矣. 然乃沙參非補陰之物乎？ 沙參不補陰, 何如能入肝, 肺之經. 沙參益肝, 肺二臟之陰, 非補心, 脾, 腎三臟之陰也, 且陰陽之功用不同, 人參補陽, 能回陽於頃刻. 沙參補陰, 乃不能回陽於須臾. 故人參少用, 可以成功； 而沙參非多用, 必難取效. 是沙參不可以代人參, 又明矣.

沙參은 苦, 甘하며, 氣가 微寒하고, 無毒하다. 肺, 肝의 두 經으로 들어간다. 모든 毒을 치료하고, 膿을 배출하고 단단한 덩어리를 사그라뜨리며, 五臟을 편안하게 하고, 肺를 돕고 肝을 補하며, 疝氣로 뒤틀리는 통증을 그치게 하는데 실로 神과 같고, 淫風의 가려움증을 흩고, 邪熱을 제거하며, 驚과 煩을 없앤다. 君藥으로 삼을 수 있으나, 다만 그 작용이 매우 완만하여, 반드시 많은 분량을 사용하여야 효과를 거둘 수 있다. 쉽게 노인들이 人參을 대신하여 사용하지만, 곧 잘못된 것이다. 설명하는 자가 말하기를 그것이 五臟을 편안하게 할 수 있는 것이, 人參과 더불어 작용이 같다고 하며, 또한 이르기를 人參이 五臟의 陽을 補하고, 沙參을 五臟의 陰을 補한다고 하였는데, 모두가 沙參의 功用을 모르고 사사로이 억측한 것이다. 무릇 沙參은 단지 肺, 肝의 두 經으로만 들어가지, 모든 經으로 다 들어가지는 못한다. 모두 다 들어갈 수 없다고 하셨는데 어찌하여《本草》에서는 그것이 五臟을 편안하게 한다고 하였습니까? 이는 사람 몸의 肺와 肝이 병들면, 곧 五臟이 편안하지 않을 것이라는 것을 알지 못하는 것이다. 沙參은 肺氣를 자양할 수 있어서, 이에 上焦가 편안하고 고요해지면, 또한 中, 下의 二焦에 어찌 어지러이 움직이는 이치가 있겠는가. 沙參은 또한 肝氣를 통하게 할 수 있으니, 肝氣가 통하면 곧 中, 下의 二焦의 氣 역시 통하게 된다. 下氣가 이미 통하였는데, 어찌 거슬러 범하는 변화가 있겠는가? 이에 上焦가 또한 그 자리에 편안해 하면, 이에 떠서 움직이는 병이 없을 것이다. 五臟을 편안케 한다는 의미가 이와 같은 것이거늘, 예나 지금이나 그 뜻을 牽强附

70) 上 何本作下.

會하여 이르기를, 沙參이 五臟을 편안케 한다고 하고, 그것을 사용하여 人參을 대신하였으니, 잘못된 것이다. 그렇다면 沙參이 陰을 補하는 약물이 아닌 것입니까? 沙參이 補陰하지 않으면 어찌 肝, 肺의 經으로 들어가겠는가. 沙參은 肝, 肺 두 臟의 陰을 補하고, 心, 脾, 腎 세 臟의 陰을 補하지는 않는다. 또한 陰陽의 功用이 같지 않으니, 人參은 陽을 補하여서, 빠른 시간 내에 回陽시킬 수 있다. 沙參은 陰을 補하므로, 이에 잠깐 동안에 回陽시킬 수 없다. 따라서 人參은 조금 사용하여도 가히 공을 이룰 수 있고 沙參은 많이 사용하지 않으면 반드시 효과를 거두기 어렵다. 이에 沙參이 人參을 대신할 수 없음이 또한 명백할 것이다.

或問沙參益陰, 何以能治疝氣? 前人但言其功, 未彰其義也. 夫沙參治疝, 此繆仲醇之言也. 其所以能治之故, 仲醇又未明言, 余當暢其故. 凡疝病, 成於濕者居其六, 成於房勞而得[71]風者居其三, 成於胎氣者居其一, 然皆陰虛邪中之也. 沙參補陰, 陰足, 邪自難留. 況沙參又善消諸硬, 疝症之不能久愈者, 正以腹中有硬也. 沙參消硬, 而疝無巢穴, 不攻自散矣. 沙參治疝之義如此, 而余更有說焉. 沙參治疝, 必須多用以益陰, 少加野杜若根佐之, 乃奏功更神. 有沙參補陰爲君, 又得杜若根攻邪爲佐, 乃攻補並用, 又何各疝病之不盡拔其根株哉.

혹 묻기를, 沙參이 陰을 더하는데, 어찌 疝氣를 치료할 수 있습니까? 옛 사람들이 단지 그 작용만을 말하고, 그 의미를 밝히지 않았습니다. 무릇 沙參이 疝을 치료한다는 것은, 繆仲醇의 말이다. 그것이 疝氣를 치료할 수 있는 까닭은 仲醇 또한 밝혀서 말하지 않았으니, 내가 마땅히 그 까닭을 밝히겠다. 무릇 疝病은 濕에서 이루어지는 것이 여섯이고, 房勞하였는데 風을 얻어 이루어지는 것이 셋이며, 胎氣에서 이루어지는 것이 하나인데, 모두가 陰이 虛한 상태에서 邪가 그에 적중한 것이다. 沙參은 陰을 補하는데, 陰이 충분하면 邪가 자연히 머무르기 어려워진다. 하물며 沙參이 또한 모든 단단한 것을 잘 사그라뜨리는데, 疝症이 오래도록 낫지 못하는 경우가, 바로 뱃속에 단단한 덩어리가 있는 것이다. 沙參이 뭉친 것을 풀어주면, 疝이 보금자리가 없어져서, 공격하지 않아도 자연히 흩어질 것이다. 沙參이 疝을 치료하는 의미가 이와 같음을 내가 거듭 여기서 설명하였다. 沙參이 疝을 치료할 때 반드시 많이 사용하여

71) 得 原作"獨", 今據何本改.

陰을 더하여야 하고, 야생 杜若의 뿌리를 조금 더하여 그것을 보좌하면, 이에 효과를 얻음이 神과 같다. 沙參이 補陰함을 두어 君으로 삼고, 또한 杜若根이 邪를 공격하는 것을 얻어 佐로 삼으면, 이에 攻과 補가 함께 작용하니, 또한 어찌 각 疝病에 그 뿌리와 줄기가 모두 다 뽑히지 않겠는가.

或疑沙參益陰, 爲補陰聖藥, 何以仲景張公不入之於地黃丸中? 夫地黃丸中之若幹藥, 皆並 入陰之中, 沙參止補肝, 肺之陰, 所以仲景夫子不取也. 雖肺爲腎之母, 肝爲腎之子, 子母 可以同治. 然而既欲獨補腎, 又顧母補肺, 又顧子而補肝, 膽, 於子母之間, 補腎功力反分紛而不全, 故棄不用也. 倘或肺氣大虛, 不妨加沙參, 同麥冬, 五味, 入之丸中, 爲肺腎之兩治; 倘或肝氣大傷, 不妨加沙參, 同芍藥, 當歸, 入之丸中, 爲肝腎之雙療也.

혹 의심하기를, 沙參이 陰을 더하므로 補陰하는 聖藥으로 삼는데, 어찌 仲景張公이 그것을 地黃丸 가운데 넣지 않았습니까? 무릇 地黃丸 가운데의 몇몇 약은, 모두 함께 陰 가운데로 들어가는데, 沙參은 단지 肝, 肺의 陰만을 補하기 때문에, 仲景선생께서 취하지 않은 것이다. 비록 肺는 腎의 母이고, 肝은 腎의 子이니, 子母를 함께 치료할 수 있을 것이나, 이미 유독 腎을 補하고자 하는데, 또한 母를 돌아보아 肺를 補하고, 또한 子를 돌아보아 肝, 膽을 補한다면, 子母의 사이에서 腎을 補하는 효력이 도리어 나뉘어 어지러워져 온전하지 못하게 되기 때문에 버리고 쓰지 않는 것이다. 만약 혹시 肺氣가 매우 虛한 경우에는, 沙參을 麥冬, 五味와 함께 가미하여 그것을 丸 가운데 넣어서, 肺와 腎을 함께 치료하여도 무방하고 만약 혹시 肝氣가 크게 傷한 경우에는, 沙參을 芍藥, 當歸와 함께 가미하여 그것을 丸 가운데 넣어서, 肝과 腎을 함께 치료하여도 무방하다.

或問沙參補五臟之陰, 先生謂只補肺, 肝之二臟, 與前人之論大殊, 何也? 曰沙參固能補 五臟之陰, 何以治肺, 肝乃效, 而治心, 脾, 腎則不效. 安與補, 各有義也. 安者, 寧靜之辭; 補者, 滋潤之謂. 用沙參五臟寧靜者, 連心, 脾, 腎言. 用沙參而滋潤者, 主肺, 肝而 言之也. 用藥先不知五臟之所益, 何以治病哉.

혹 묻기를, 沙參이 五臟의 陰을 補하는데, 선생께서는 단지 肺, 肝의 두 臟만을 補한다고 말씀하시니, 옛사람들의 이론과 매우 다른 까닭이 무엇입니까? 말하기를 沙參이 진실로 五臟의 陰을 補할 수 있다면, 어찌 肺, 肝을 치료하는 데에는 효과가 있고, 心, 脾, 腎을 치료하는 데에는 효과가 없겠는가. '安'과 '補'는 각각 그 의미가 있다. '安'은 편안히 하고 고요하게 하는 것을 일컬으며 '補'는 자양하고 윤택하게 하는 것을 일컫는다. 沙參을 사용해서 五臟이 편안하고 고요하게 되는 것은, 心, 脾, 腎까지 연관하여 말한 것이다. 沙參을 사용해서 자양하고 윤택하게 하는 것은, 肺, 肝을 주로 하여 말한 것이다. 약을 사용함에 있어 먼저 五臟을 보익하는 바를 알지 못하면, 어떻게 병을 치료하겠는가.

或疑沙參補陰, 不必論其補臟也. 嗟乎. 用藥不知臟腑, 又何以用藥乎. 知臟腑而用藥, 尚 有不能取勝之時, 況不知是補何臟之藥, 而昧昧從事, 毋怪其用藥之無功也[72].

혹 의심하기를 沙參이 陰을 補하는데, 그 補하는 臟을 반드시 논할 필요는 없습니다. 안타깝구나! 약을 사용함에 臟腑를 알지 못하면, 또한 어떻게 약을 사용하겠는가. 臟腑를 알고 약을 써도, 오히려 승리를 취할 수 없는 때가 있거늘, 하물며 이것이 어떤 臟을 補하는 약인지도 알지 못하고서, 더듬더듬 닥치는 상황에만 따른다면, 그 약을 씀에 효과가 없음을 이상하다 여기지 말라.

27. 地栗粉

地栗粉, 即荸薺, 又名烏芋. 切片, 曬乾入藥. 最消痞積, 與鱉甲同用最佳, 又不耗人真氣. 近人未知之, 余故時表出之. 地栗有家種, 野產之分, 用藥宜野產爲佳. 然無野產, 即揀家種之佳者, 切片, 連皮曬乾用之, 不特消痞積, 更能辟瘴氣也.

72) 或疑……也 此一段原無, 今據淸抄乙本補.

地栗粉은 곧 荸薺(올방개)이니, 또한 烏芋라고 부른다. 절편하여 햇볕에 말려 약에 넣는다. 痞積을 가장 잘 사그라뜨리며, 鱉甲과 함께 더불어 사용하면 가장 좋고, 또한 사람의 眞氣를 소모시키지 않는다. 요즘 사람들이 아직 그것을 잘 모르므로, 내가 때맞춰 그것을 드러내려 한다. 地栗은 집에서 씨뿌려 기른 것과 야생에서 나오는 것의 구분이 있는데, 약으로 쓸 때는 마땅히 野產이 좋다. 그러나 野產이 없으면, 곧 집에서 기른 것 중 좋은 것을 가려내어, 절편하여 껍질째 햇볕에 말려 사용하면, 단지 痞積을 사그라뜨릴 뿐만이 아니라, 또한 瘴氣를 물리칠 수 있다.

或問荸薺, 吳越人喜啖, 而吳越人最多痞積, 似乎荸薺非攻消之品也, 且其味甘甜, 宜帶補性. 不知荸薺獨用, 乃消腎氣者, 瀉無補. 與鱉甲, 神曲, 白術, 茯苓, 枳殼之類並投, 乃能健脾去積, 有補兼攻. 所以單食乃無功, 而同用乃有益也.

혹 묻기를, 荸薺는 吳越人이 씹기 좋아하는 것인데, 吳越人은 가장 痞積이 많으니, 마치 荸薺가 攻消하는 약물이 아닌 것 같습니다. 또한 그 맛이 달아서 補하는 성질을 지니고 있음이 마땅합니다. 이는 荸薺를 홀로 사용하면 곧 腎氣를 사그라뜨리며, 瀉하기만 하고 補함이 없으며, 鱉甲, 神曲, 白術, 茯苓, 枳殼 등의 종류와 함께 투여해야 이에 능히 健脾하고 積을 없애, 攻과 겸하여 補함이 있음을 알지 못하는 것이다. 이것이 한 가지만 먹으면 곧 효과가 없고 함께 사용하여야 유익한 이유이다.

28. 丹參

丹參, 味苦, 氣微寒, 無毒. 入心, 脾二經. 專調經脈, 理骨筋酸痛, 生新血, 去惡血, 落死胎, 安生胎, 破積聚癥堅, 止血崩帶下. 腳痺軟能健, 眼赤腫可消. 辟精魅鬼祟, 養正祛邪, 治腸鳴亦效. 僅可佐使, 非君臣之藥, 用之補則補[73], 用之攻乃攻, 藥籠中所不可缺也. 其功效全在

73) 則補 原無, 今據何本補.

胎產之前後, 大約產前可多加, 產後宜少用, 自然成功多, 而取敗少也.

丹參은 苦하고, 氣가 微寒하며, 無毒하다. 心, 脾 두 經으로 들어간다. 오직 경맥을 조절하고, 뼈와 근육의 酸痛을 다스리며, 새로운 血을 만들고, 惡血을 제거하며, 死胎를 떨어뜨리고, 生胎를 안정시키며, 積聚의 症이 견고한 것을 깨트리며, 血崩과 帶下를 그치게 한다. 다리가 저리고 약한 것을 능히 건실하게 하고, 눈이 붉고 부은 것을 없앤다. 귀신으로 인한 병증을 물리치고, 正氣를 기르고 邪氣를 제거하며, 腸鳴을 치료하는데 역시 효과가 있다. 단지 佐使약은 될 수 있으나, 君臣의 약은 될 수 없으며, 補하는데 쓰면 補하고, 攻하는데 쓰면 攻하니, 약장에 꼭 필요한 약재이다. 그 功效는 모두 임신과 출산 前後에 있는데, 대략 출산 전에는 많이 넣고, 출산 후에는 마땅히 조금만 쓰게 되면, 자연히 功을 이루는 게 많고, 실패하는 것이 적다.

或問丹參世所共用, 吾子又亟稱之, 吾恐損胃傷脾不少也. 是言何變余之深也. 雖然余譽丹參, 一乃曰僅可佐使, 再乃曰產後多用取敗, 非戒之辭乎. 可用而用, 非教人不可用而又用也.

혹 묻기를 丹參은 세간에서 일반적으로 쓰이는데, 선생님께서 다시 매우 칭찬을 하시나, 저는 丹參이 胃를 손상시키고 脾를 상하게 함이 적지 않음이 두렵습니다. 나의 뜻을 어찌 이리 심하게 변질시키는가. 비록 나는 丹參을 예찬하지만, 첫째로, 단지 佐使약으로 사용해야 하며, 둘째로는, 산후에 많은 양을 쓰면 해를 끼친다고 경계해서 말하지 않았던가. 쓸 수 있는 곳에 쓰라는 것이지, 쓸 수 없는 곳에 쓰라고 가르치는 것이 아니다.

29. 白薇

白薇, 味苦, 鹹, 氣平, 大寒, 無毒. 入心, 脾二經. 主中風身熱腹滿, 忽忽不知人事. 療溫瘧, 寒熱酸疼灑灑, 發作有時. 狂惑鬼邪堪卻, 傷中淋露可除. 利氣益精, 下水滲濕. 此 佐使要藥, 非君臣主藥也. 用之必須用參, 苓, 柴[74], 朮, 始可奏功. 然又不可出二錢之外, 以其大寒損胃也.

白薇는 苦, 鹹하며, 氣平하며, 大寒하며, 無毒하다. 心, 脾 두 經으로 들어간다. 中風으로 身熱腹滿하며, 갑자기 人事를 알지 못하는 증을 다스린다. 溫瘧으로 寒熱酸疼으로 인해 때때로 오들오들 떨며 발작하는 것을 치료한다. 미쳐서 鬼邪에 현혹된 증상을 견뎌내어 물리치게 하고, 구슬땀이 나는 것을 그치게 할 수 있다. 氣를 이롭게 하고 精을 더하며, 水를 아래로 흘려보내고 濕을 스며나가게 한다. 이는 佐使의 要藥으로 君臣의 主藥이 아니다. 사용함에 반드시 모름지기 人蔘, 茯苓, 柴胡, 白朮을 써야 비로소 功을 이룰 수 있다. 그러나 또한 2錢 이상 쓰면 안 되는데, 大寒하여 胃를 손상시키기 때문이다.

或問白薇 卻邪定神, 是有益於正氣之藥, 多用何傷？ 夫邪病多熱, 白薇寒以解熱而卻邪, 非補正消邪也. 大寒之物, 多乃損胃, 所以戒之也.

혹 묻기를 白薇가 邪를 물리치고 神을 안정시키니, 이는 正氣에 유익한 약인데, 많이 쓰면 어찌 傷하게 하는 것입니까? 무릇 邪病은 熱이 많은데, 白薇는 寒하여 그것으로써 熱을 풀어 邪를 물리치니, 正을 補하는게 아니라 邪를 소멸시키는 것이다. 大寒한 약물로, 많이 쓰면 곧 胃를 손상시키니, 경계하는 까닭이다.

或問白薇功用止此乎？ 夫白薇功用不止此, 而其尤效者, 善能殺蟲. 用之於補陰之中, 乃能殺勞瘵之蟲也. 用之健脾開胃之中, 乃能殺寸白蛔蟲也. 以火焚之, 可以辟蠅斷虱；以酒[75]敷之, 可以愈疥而斂瘡也.

혹 묻기를 白薇의 功效가 단지 이것 뿐 입니까? 무릇 白薇의 功效는 이 뿐만이 아니며,

74) 柴 清抄乙本作 "芪".
75) 酒 原作 "求", 今據何本改.

더욱 효과가 있는 것은 殺蟲에 매우 능한 것이다. 補陰하는 데에 사용하면 마침내 勞瘵의 蟲을 죽일 수 있다. 健脾開胃하는 데 사용하면 곧 촌충을 죽일 수 있다. 불에 태우면 파리와 이를 퇴치할 수 있다. 술로 법제하여 펴 바르면 옴을 낫게 하고, 종기를 없앤다.

30. 茵陳

茵陳, 味苦, 辛, 氣微寒[76], 陰中微陽, 無毒. 入足太陽, 少陽之經. 專治癉症發黃, 非黃症, 斷不可用. 果是真黃病, 可用之爲君. 但黃症又不同, 有陰黃, 陽黃, 有熱黃, 寒黃, 燥 黃, 有血黃, 氣黃之殊, 不可不辨. 世人一見發黃, 全不分別, 俱用茵陳, 無引經之品, 共相佐使, 所以有效有不效也, 謹細陳之.

茵陳은 苦, 辛하고, 氣가 微寒하며, 陰중의 微陽이며 無毒하다. 足太陽, 少陽의 經으로 들어간다. 오직 癉症에 發黃하는 것을 치료하고, 황달이 아니면 절대 쓸 수 없다. 정말로 真黃病이어야, 가히 사용함에 君으로 삼을 수 있다. 단 황달은 또한 같지가 않아 陰黃, 陽黃, 熱黃, 寒黃, 燥黃, 血黃, 氣黃으로 다르니 구별하지 않을 수 없다. 세상 사람은 發黃하는 것을 한 번 보고 완전히 분별하지 못한 채, 모두 茵陳을 引經하는 약물 없이 佐使藥과 함께 사용하여 효과가 있기도 하고 없기도 하기 때문에 삼가 세밀하게 진술한다.

陰黃之病, 其濕不甚, 黃色又不深, 下體黃, 上身不黃者也, 夜間反覺不安, 小便反澀, 日間小便反利, 轉覺安寧. 治法宜用茵陳爲君, 佐之茯苓, 澤瀉, 薏苡仁之類, 或加之五苓散又妙. 茵陳可用至三錢至五錢, 不可越五錢之外, 連服數劑, 黃可盡退也.

陰黃의 병은 濕이 심하지 않아, 黃色 또한 심하지 않고, 하체는 黃色이고, 상체는 黃色이 아니며, 야간에는 도리어 불안함을 느끼고, 소변은 도리어 澀하고, 낮에는 소변이 도리어

76) 微寒 何本作 "平".

시원하게 나오고 도리어 안정되고 편안함을 느낀다. 治法은 마땅히 茵陳을 君藥으로 쓰고, 茯苓, 澤瀉, 薏苡仁의 종류를 佐藥으로 삼는데, 혹 五苓散을 加하면 또한 妙하다. 茵陳은 3錢에서 5錢까지 쓸 수 있으며, 5錢 이상을 넘기면 안 되고, 연달아 여러 제를 복용하면 황달이 모두 물러난다.

陽黃之病, 其濕又不太甚, 但黃色如金, 上身眼目盡黃, 而下體乃不黃者是也, 日間小便艱澀, 或痛或不痛, 夜則安然自利. 治法宜用茵陳爲君, 而佐之升麻, 桔梗, 茯苓, 天花粉, 麻黃, 黃芩之類, 數服即愈, 茵陳必須多加[77]五, 六錢也.

陽黃의 病은 그 濕이 또한 크게 심하지 않은데, 단 黃色이 황금색 같고, 상체와 눈이 진한 黃色이며, 하체는 그 정도로 黃色은 아니다. 낮에는 소변보기가 힘들고 澀하여, 혹 통증 있다가 없다가 하며, 밤에는 안정되어 잘 본다. 治法은 마땅히 茵陳을 君藥으로 쓰고 升麻, 桔梗, 茯苓, 天花粉, 麻黃, 黃芩의 종류를 佐藥으로 삼아 여러 차례 복용하면 낫는데, 茵陳은 반드시 모름지기 많이 써서 5, 6錢을 加한다.

熱黃之病, 口必大渴, 然多飮反覺不快, 一身上下俱黃, 眼目反覺色淡, 小便時急數疼痛, 其溺必如黃汗, 蓋熱結膀胱而不得出耳. 法又用茵陳爲君, 大約必須五錢爲止, 佐之龍膽草, 炒梔子, 芍藥, 茯苓, 豬苓, 澤瀉之類, 則火熱瀉而黃又愈也.

熱黃의 병은 입에서 반드시 크게 갈증이 있으나, 많이 마시면 도리어 불쾌감을 느끼고, 몸이 上下 모두 黃色이고, 눈은 도리어 색이 옅은 느낌이 있으며, 소변 볼 때는 급박하고 빠르게 보며 동통이 있고, 떨어지는 것이 반드시 黃汗과 같으며, 대개 熱이 膀胱에 응결되어 나오지 않을 따름이다. 치료법은 또한 茵陳을 君藥으로 쓰고 대략 반드시 5錢에 그치고, 龍膽草, 炒梔子, 芍藥, 茯苓, 豬苓, 澤瀉의 종류를 佐藥으로 삼으면 곧 火熱이 꺼지고 黃疸 또한 낫는다.

---

77) 多加 何本作 "加至".

寒黃之病，一見水，則大吐不已，畏寒怕冷，腹中時痛，手按之始安，一身上下又黃，眼目自白，小便清長，夜間尤利，蓋寒結於膀胱，命門無火以通，則水氣流入於脾，而脾又寒虛，乃滲走於皮毛而爲黃，其黃色必如秋葵之色者也．雖乂用茵陳爲君，但只可用至一錢，切戒多用，必須佐之白朮，茯苓，山藥 ，芡實，薏仁，少用附子數分以溫補其命門之火，不須十劑，則全愈矣．

寒黃의 병은 물을 보면 크게 吐하면서 그치지 않고, 寒을 싫어하고 추위에 약하며, 배가 때때로 아프고, 손으로 누르면 비로소 안정되며, 몸이 上下 모두 黃色이며, 눈은 원래대로 白色이고, 소변은 淸長하며, 야간에 더욱 잘 본다. 대개 寒이 膀胱에 응결되면 命門에 통하게 할 火가 없어 水氣가 脾로 흘러 들어가면, 脾가 더욱 寒하고 虛해지니, 이에 皮毛로 스며들어가 黃色이 되고, 그 黃色은 반드시 가을 해바라기 같은 색이다. 비록 또한 茵陳을 君藥으로 쓰되 단지 1錢까지 사용하며 절대로 많이 쓰는 것은 경계해야 하며, 반드시 모름지기 白朮, 茯苓, 山藥, 芡實, 薏仁의 종류를 佐藥으로 삼고, 附子 몇 分을 조금 사용하여 命門의 火를 溫補해주면 마침내 十劑가 아니어도 완전히 낫는다.

濕黃之病，全是水濕之氣也，雖黃症俱是水濕，而濕黃之水濕更甚，一身上下，眼目，手足盡黃，俱身必浮腫，按之如泥，又用茵陳四五錢，加入升麻，甘遂，牽牛，車前，澤瀉之類，少升其氣，使水盡從大，小便出，一劑水濕減去大半，而黃盡退矣，斷不可服三劑．蓋牽牛，甘遂性悍，多服恐傷人元氣耳．

濕黃의 병은 완전히 水濕의 氣이며, 비록 황달은 모두 水濕을 갖고 있지만, 濕黃의 水濕은 더욱 심한 것으로 몸의 上下, 눈, 手足이 모두 黃色이며, 모두 몸이 반드시 붓고, 누르면 진흙과 같고, 또한 茵陳을 4~5錢 쓰면서, 升麻, 甘遂, 牽牛, 車前, 澤瀉의 종류를 加해서 써서, 그 氣를 약간 올려주면, 물이 대소변으로 모두 나가게 하여 一劑면 水濕이 감소하고 없어지는 것이 대부분이며, 황달이 거의 물러가므로, 절대 3劑를 먹지 않아야 한다. 대개 牽牛, 甘遂는 性이 사나워서 많이 먹으면 사람의 元氣를 상할까 두렵다.

燥黃之病, 全非水濕, 其外現之症, 不過胸前之皮肉少黃, 而一身上下, 眼目不黃, 此肺金燥極, 黃發於胸前, 乃假象也. 然旣已發黃, 茵陳又不可全然不用, 可用七, 八分, 加入麥冬, 梔子, 芍藥, 陳皮, 天門冬, 元參, 天花粉, 白芥子之類, 久服自愈 , 肺經不燥, 而胸黃自除也. 血黃之症, 上下一身, 眼目俱黃, 身必發熱, 胸必煩悶[78], 腹必疼痛, 此血瘀於腹中胸下, 故變爲發黃, 傷寒症中, 最多此病, 論理可遵仲景夫子之方, 照症分治. 而餘又酌定一方, 以便世之辨用. 茵陳爲君, 加丹皮, 牛膝, 當歸, 梔子, 川芎, 大黃之品, 一服而疼痛煩悶除, 其黃必漸愈. 苟或服藥, 仍然悶痛, 必須加入水蛭一錢, 其瘀血始解, 發黃盡退也. 氣黃之病, 身不發熱, 又無飽悶煩燥之狀, 但頭面發黃如淡金之色, 飮食知味少, 若行動, 便覺氣怯不能動履, 小便不數, 大便反燥, 然又不結, 此氣虛不能運此水濕之氣, 以成黃病者也. 可用茵陳一二錢, 加入人參, 白朮, 黃芪, 茯苓, 車前子, 大劑煎飮, 自然氣旺, 黃色全消矣. 居言至此, 雖不敢謂黃症治法全備, 然分病旣清, 用藥無誤, 要不能越此範圍. 願人之臨症之時, 細察而分治之可耳.

燥黃의 病은 전적으로 水濕에 의한 것이 아니며, 겉으로 드러나는 증상은 흉곽 앞부분 피부가 약간 노랗게 됨에 지나지 않고, 상, 하 전신이나 눈이 노랗게 되지는 않으니, 이는 肺金의 燥함이 極하여 노란색이 흉곽 앞부분에 나타난 것으로, 오히려 거짓된 모습이다. 그러나 이미 노란색이 나타났으면, 茵陳을 또한 전혀 쓰지 않는 것은 옳지 않고, 7, 8分 사용하되, 麥門冬, 梔子, 芍藥, 陳皮, 天門冬, 元參, 天花粉, 白芥子의 무리를 더하여 오래 복용하면 저절로 나으며, 肺經은 燥하지 않게 되어 가슴의 노란색이 저절로 없어진다. 血黃의 症은, 상하 전신과 눈이 모두 노랗게 되며, 몸에 필히 열이 나고, 가슴이 반드시 煩悶하며, 배가 반드시 아프니, 이는 血이 腹中과 胸下에 뭉쳐서 변하여 發黃한 것이다. 傷寒의 症 가운데 가장 이 병이 많으니, 이치를 논함에 가히 仲景선생의 처방을 존중하여 증상을 밝혀 가려내어 치료하여야 할 것인데, 이에 내가 또한 처방 하나를 함께 정하여 사용하니 세상에서 변별하여 쓰기 편하게 하였다. 茵陳을 君藥으로 삼고, 牧丹皮, 牛膝, 當歸, 梔子, 川芎, 大黃의 약재를 가하여, 한번 복용하면 우리하게 아픈 것과 번민함이 사라지고, 그 황색이 반드시 점차적으로 나을 것이다. 실제로 혹시 약을 복용하고도 여전히 번민과 통증이 있다면, 반드시 水蛭 한 錢을

78) 腹 原作 "脹", 今據何本改.

가할 것이니, 그 瘀血이 풀리기 시작하면 發黃한 것이 모조리 물러날 것이다. 氣黃의 病은, 몸에 열이 나지 않으며, 또한 배부르고 불안하며 煩燥한 양상이 없으니, 단지 머리와 얼굴에 發黃함에 말간 금빛과 같은 것으로, 먹고 마심에 맛을 아는 것이 적고, 행동할 것 같으면 문득 기겁하여 움직여 발을 딛을 수 없음을 깨닫게 되며, 小便을 자주 보지 않는데도 大便이 燥하나 그럼에도 또한 結하지 않으니, 이는 氣가 虛하여 이 水濕의 氣를 능히 運行하지 못하는 것으로써 黃病을 이룬 것이다. 茵陳 한, 두 錢에 人參, 白朮, 黃芪, 茯苓, 車前子를 가하여 大劑를 달여 마시면, 자연스레 氣가 旺盛해지고, 노란색이 온전히 사라질 것이다. 말을 여기까지 하였고, 비록 감히 黃症의 治法 전체를 갖추었다고는 할 수 없지만, 그러나 병을 나눔이 이미 분명하고, 약을 사용함에 어긋남이 없으니, 이 범위를 넘지는 못할 것이다. 원컨대 사람이 증상에 임할 때에 세밀히 살피고 분별하여 치료하길 바랄 뿐이다.

或問子論黃病, 實發天地之奇, 黃病豈盡於此乎? 曰更有一種, 身不黃, 足反黃, 此濕熱壅閉於中焦, 乃脾胃之虛, 不能化水也. 又用茵陳加白朮, 茯苓, 陳皮, 甘草, 白芥子, 枳殼, 檳榔, 白芍之類治之, 則水漸利而黃漸去. 倘身黃, 而手足反不黃者, 乃不治之症也.

혹 묻기를 선생이 黃病을 논함에, 실로 天地에 奇異한 것을 나타내었으니, 黃病이 어찌 여기서 다하겠습니까? 말하기를 다시금 한 종류가 있어, 몸이 노랗지 않고 도리어 발이 노랗게 되니 이는 濕熱이 中焦에서 막힌 것으로, 이에 脾胃가 虛하여 능히 水를 변화할 수 없는 것이다. 또한 茵陳에 白朮, 茯苓, 陳皮, 甘草, 白芥子, 枳殼, 檳榔, 白芍의 무리를 사용하여 치료하면, 水가 점차 배출되게 되며 황색이 점차 사라지게 된다. 만일 몸이 노랗고 손발이 노랗지 않은 것은 치료할 수 없는 증상이다.

31. 青蒿

青蒿, 味苦, 氣寒, 無毒. 入胃, 肝, 心, 腎四經. 專解骨蒸勞熱, 尤能瀉暑熱之火, 愈風瘙癢, 止虛煩盜汗, 開胃, 安心痛, 明目辟邪, 養脾氣, 此藥最佳. 蓋青蒿瀉火熱, 又不耗傷氣血, 用之以佐氣血之藥, 大建奇功. 可君可臣, 而又可佐使, 無往不宜也. 但必須多用. 因其體既輕, 而性兼補陰, 少用轉不得力. 夫人身最嫌火盛, 瀉火之藥動必傷陰, 欲其瀉火不損陰者, 原無多味, 烏可置青蒿於無用之地耶. 人身不離陰陽, 火盛則陰不生, 陽不長, 陰陽既不生長, 勢必陰陽不交而身病矣. 倘不平其火, 而徒補其陽, 則火盛而陽益旺；不平其火, 徒補其陰, 則水燥而陰愈衰. 故無論補陰補陽, 總以平火爲先務. 然火又宜養, 而不宜平. 火過旺, 則陰陽不生；過衰, 則陰陽又不長. 必寓補於平之中, 而後陽得之安, 陰得之而泰也. 青蒿平火而又補水, 此陰陽所以兩宜之也.

青蒿는 苦하고 寒하며 無毒하다. 胃, 肝, 心, 腎의 네 經으로 들어간다. 骨蒸勞熱을 특별히 해결하고, 暑熱의 火를 瀉하는데 더욱 능하며, 風으로 가려운 것을 낫게 하고, 虛煩과 盜汗을 그치며, 胃를 열고, 心痛을 안정시키며, 눈을 밝게 하고 邪氣를 물리치며, 脾氣를 기르는 데에 이 藥이 가장 좋다. 대개 青蒿는 火熱을 瀉하면서도 또한 氣血을 소모하고 손상시키지 않으니, 氣血의 藥에 佐藥으로 사용하면 기이한 공효를 크게 세운다. 君藥도 臣藥도 가하며, 또한 佐使藥도 가하니, 마땅치 않음이 없다. 다만 반드시 다량 사용하여야 한다. 그 體가 가볍고 겸하여 補陰하는 성질 때문에 적은 양을 사용하면 도리어 힘을 얻지 못한다. 무릇 사람은 火가 盛해짐을 가장 꺼리는데, 火를 瀉하는 藥이 움직이면 반드시 陰이 손상되니, 火를 瀉하면서도 陰을 손상시키지 않고자 할 때, 원래 쓸 약이 많지 않으나, 쓸 것이 없는 경우에 青蒿를 쓸 수가 있다. 사람의 몸은 陰陽을 벗어나지 않으니, 火가 盛하면 陰이 생겨나지 않고, 陽이 자라지 않으며, 陰陽이 이미 生長하지 않으면, 반드시 陰陽이 사귀지 못하는 기세가 되어 몸이 병들게 된다. 혹시 그 火를 평정하지 못하고, 다만 그 陽을 補하면, 곧 火가 盛해지고 陽이 더욱 旺盛해진다. 그 火를 평정하지 않고, 다만 그 陰을 補하면, 곧 水가 燥해지고 陰이 더욱

衰해진다. 그러므로 補陰補陽을 막론하고, 모두 火를 평정하는 것이 우선할 일이다. 그러나 火는 기르는 것이 마땅하고, 평정하는 것은 마땅치 않다. 火가 지나치게 旺盛해지면, 곧 陰陽이 생겨나지 않고, 衰함이 지나치면 곧 陰陽이 자라지 않는다. 반드시 평정된 가운데 補함을 둔 후에야 陽이 안정되고 陰이 태평할 것이다. 靑蒿는 火를 평정하고 水를 補하니, 이것이 陰陽이 모두 마땅한 까닭이다.

或問靑蒿退暑則有之, 退虛熱則未也, 何以先之以其有臭氣, 必然散氣故耳. 是未知蒿者也. 靑蒿生於火道之旁, 常夏日之炎蒸, 而色更靑翠, 其得至陰之氣者多矣. 況氣臭入腎, 靑蒿爲補陰之藥無疑, 而疑其不能退虛熱乎. 夫陽藥補陽, 陰藥補陰. 靑蒿既得至陰之氣, 其非陽藥可知. 既非陽藥, 而謂不能退虛火也, 此則所不信也.

혹 묻기를 靑蒿가 暑를 물리치는 경우는 있지만, 虛熱을 물리치는 경우는 없으니, 어찌 그 臭氣가 있다고 하여 우선하십니까? 반드시 散氣시키는 까닭일 뿐입니다. 이는 靑蒿를 알지 못한 탓이다. 靑蒿는 더운 여름날의 길가에서 생겨나니, 보통 여름날의 찌는 더위가 色을 더욱 푸른 비취색으로 바꾸니, 그 至陰의 氣를 얻음이 많다. 하물며 氣臭가 腎으로 들어가니, 靑蒿가 補陰하는 藥이 됨에 의혹이 없으니, 그 虛熱을 물리치지 못함을 의심하겠는가. 무릇 陽藥은 陽을 補하고, 陰藥은 陰을 補한다. 靑蒿는 이미 至陰의 氣를 얻었으니, 陽藥이 아님을 알 수 있다. 이미 陽藥이 아닌데, 虛火를 물리칠 수 없다고 하니, 이는 곧 믿지 못할 바이다.

或疑靑蒿至賤, 而吾子譽之如神, 眞所謂臭腐而出神奇矣. 顧靑蒿何嘗臭腐哉. 以靑蒿爲臭者, 薄之辭也. 餘嘗行田野間, 往往有一種國氣親人, 不見之, 知氣從靑蒿中出, 是靑蒿氣香, 非臭也. 且其氣能辟蠅虱, 凡案間有靑蒿, 蠅不集也, 夫蠅逐腐, 畏靑蒿而不集, 其非腐可知. 惜其叢生至多, 人皆賤之, 倘或爲鮮產之物, 吾不知若何珍之矣. 靑蒿實有至補之功, 以臭腐輕之惜矣.

혹 의심하기를 靑蒿는 지극히 賤한데 선생께서 신묘한 것처럼 예찬하시니, 진실로 이른바 썩은 냄새에서 신묘한 효과가 나타나는 것입니까? 靑蒿를 보고 어찌 썩은 냄새가 난다고 하는가. 靑蒿에서 냄새가 난다고 하는 것은 얄팍한 말이다. 내가 일찍이 밭과 들 사이로 다닐 때, 종종 어떤 國氣親人은, 보지 않고도 靑蒿에서 氣가 나오는 것을 알았으니, 이것이 靑蒿의 氣와 香이며, 臭가 아닌 것이다. 또 그 氣는 능히 파리와 이를 쫓으니, 무릇 책상 속에 靑蒿가 있으면 파리가 모이지 않는다. 무릇 파리는 썩은 것을 쫓아가나, 靑蒿를 두려워하여 모여들지 않으니, 그 썩지 않았음을 가히 알 수 있다. 애석하게도 그 무더기로 자라서 많기 때문에, 사람들이 다 賤히 여기니, 혹시 신선한 것이 있다면 나는 그것이 얼마나 진귀할지 알지 못하겠다. 靑蒿는 실로 지극히 補하는 功이 있으나, 썩은 냄새로써 가벼이 여겨짐이 안타깝다.

或問靑蒿退陰火至速, 何以前人並未用之, 而吾子盛稱其功效, 亦又有所試而云然乎? 曰靑蒿退骨蒸勞熱, 前人既言之, 寧得不用之, 何必余試而後信靑蒿之退陰火, 退骨中之火也. 然不獨退骨中之火, 即肌膚之火, 未嘗不其瀉之也. 故陰虛而又感邪者, 最宜用耳.

혹 묻기를 靑蒿가 陰火를 물리침이 지극히 빠른데, 어찌 옛 사람들은 함께 쓰지 않았으며, 선생님은 그 功效를 칭송하시니, 역시 또한 시험한 바가 있어서 말씀하시는 것입니까? 말하기를 靑蒿가 骨蒸勞熱을 물리친다는 것은 옛 사람들이 이미 말했는데 설마 사용하지 않았을 것이며, 어찌 반드시 내가 시험해보고 나서야 靑蒿가 陰火를 물리치고 骨中의 火를 물리침을 믿겠는가. 그러나 유독 骨中의 火만 물리칠 뿐 아니라, 肌膚의 火도 일찍이 瀉하지 않음이 없으므로 陰虛하고도 邪에 感한 자에게 가장 마땅히 사용할 따름이다.

或問陰虛火盛者, 用沙參, 地骨皮, 自是正法, 今先生言靑蒿退陰火, 則用靑蒿, 可不必又用沙參, 地骨皮矣? 曰是又不然. 靑蒿最宜與沙參, 地骨皮共用, 則瀉陰火更捷. 靑蒿能別骨中之火行於皮膚, 而沙參, 地骨皮只能涼骨中之火, 而不能外泄也.

혹 묻기를 陰虛하고 火가 盛한 자는 沙參, 地骨皮를 쓰는 것이 바른 법도이나, 지금 선생께서는 靑蒿로 陰火를 물리친다 하시니, 즉 靑蒿를 사용하면 반드시 沙參, 地骨皮를 사용하지 않아도 되는 것입니까? 말하기를 이는 또한 그렇지 않다. 青蒿는 沙參, 地骨皮와 함께 사용함이 가장 마땅하고 곧 陰火를 瀉함이 더욱 민첩하다. 青蒿는 骨中의 火를 분별하여 皮膚로 다니게 할 수 있으나, 沙參, 地骨皮는 단지 骨中의 火를 서늘하게 할 수 있을 뿐이며, 밖으로 배설하지는 못한다.

32. 仙茅

仙茅, 味辛, 氣溫, 有毒. 入腎. 治心腹冷氣, 療腰膝攣痹, 不能行走, 男子虛損[79]勞傷, 老人失溺, 無子, 益肌膚, 明耳目, 助陽道, 長精神, 久服通神强記. 中仙茅毒者, 含大黃一片即解, 不須多用大黃也.

仙茅는 辛하며 氣溫하고 有毒하며 腎으로 들어간다. 心腹의 冷氣를 치료하고, 허리와 무릎에 痙攣과 痹症이 있어 걷거나 달리지 못하는 것과 남자가 虛損, 勞傷한 것과, 노인이 失禁하는 것, 자식이 없는 것을 치료하고, 살과 피부를 기르며, 귀와 눈을 밝게 하고 陽道를 돕고 精神을 기른다. 오래 복용하면 神이 통하고, 기억력이 좋아진다. 仙茅의 毒에 중독되었을 때는 大黃 1조각을 머금으면 곧 풀린다고 하나 모름지기 大黃을 많이 사용해서는 안 된다.

此種藥近人最喜用之, 以《本草》載其能助陽也. 然全然不能興陽. 蓋仙茅氣溫, 而又入腎, 且能去陰寒之氣, 以止老人之失溺, 苟非助陽, 焉能如此. 而子獨謂全不興陽者, 以仙茅之性, 與附子, 肉桂迥異. 仙茅雖溫, 而無發揚之氣, 長於閉精, 而短於動火. 閉精, 則精不易泄, 止溺, 則氣不外走, 無子者自然有子, 非因其興陽善戰, 而始能種玉也. 子辨明其故, 使世之欲閉其精者, 用之以固守其精. 而元陽衰憊, 痿弱而不舉者, 不可惑於助陽之說, 錯用仙茅, 歸咎於藥之不靈也.

79) 虛損 何本作 "腎虛".

이런 종류의 약을 요즘 사람들은 《本草》에 기재된 것에 따라 陽를 돕는 데에 가장 즐겨 사용한다. 그러나 전혀 陽을 흥하게 하지 못하니, 대개 仙茅는 氣가 溫하고 腎으로 들어가서 단지 陰의 寒氣를 제거하여 노인의 失禁을 그치게 할 뿐이며 진실로 陽을 돕는 것은 아니니 공능이 이와 같다. 그래서 나 혼자서 전혀 陽을 흥하지 못한다고 이르는 것이니, 仙茅의 性은 附子나 肉桂와는 거리가 멀고 다르다. 仙茅는 비록 溫하나 氣를 發하여 퍼뜨림이 없으며, 精을 잘 閉하며, 火가 동하는 것은 작다. 閉精은 곧 精이 쉽게 새어나오지 않는 것이고, 失禁을 그친다는 것은 곧 氣가 바깥으로 달려 나가지 않는 것이다. 자식이 없는 사람이 자연히 자식이 생기는 것은 仙茅가 陽을 흥하게 하여 일을 잘 치르게 하여서가 아니며 능히 씨를 잘 기르기 시작하는 것이다. 내가 변별하여 그 까닭을 명확히 하니, 세상의 精을 閉하고자 하는 자로 하여금 사용하여 精을 견고히 하고 지키도록 하라. 元陽이 쇠하고 고달프며 마르고 약하여 발기가 되지 않는 경우에 陽을 기른다는 말로 미혹되어 仙茅를 잘못 사용하고서 藥이 靈驗하지 못하다고 허물을 돌려서는 안 될 것이다.

或問仙茅閉精, 而不能興陽, 其說甚創, 然子論之甚辨, 豈亦有試之而云然乎? 曰余論其性耳, 何試爲然, 而余亦曾自試之矣. 予平日之陽, 亦未甚衰也, 服仙茅半年, 全然如故. 余不得其意, 後遇岐天師之指示, 而始爽然自失也. 仙茅閉精, 而不興陽, 實身試而有驗, 乃閱曆之語, 非猜度之辭也[80].

혹 묻기를 仙茅가 閉精하나 陽을 흥하지는 못한다고 하시니 그 말씀이 심히 새롭습니다. 선생의 말씀에 심히 변별됨 있는데 어찌 또한 그것을 시험하고 그러하다고 하시는 것인지요? 말하기를 내가 그 性을 논하였을 따름이니 어찌 시험하고 이른 것이겠는가? 그러나 내가 또한 일찍이 스스로 시험해 보았다. 나는 평소 陽氣가 심하게 쇠하지는 않았는데 仙茅를 반 년간 복용하였는데도 그냥 예전과 같았다. 내가 그 뜻을 얻지 못하였는데, 후에 기백의 가르침을 얻어 비로소 멍하니 얼이 빠질 정도였다. 仙茅가 閉精하나 陽氣를 흥하지 않는다는 것은 실제 몸에 시험하여 효험이 있는 것이니 겪어보고 하는 말이지 추측한 말이 아니다.

80) 或問……也 此一段原無, 今據淸抄乙本補.

33. 附子[81]

附子, 味辛, 氣溫, 大熱, 浮也, 陽中之陽, 有大毒. 大者爲天雄, 小者爲川烏. 天雄過熱, 不可用；川烏熱太劣, 不若附子之適於用也. 制法每個用甘草五錢[82], 煮水一碗, 將附子泡透, 不必去皮臍尖子, 正要全用爲佳. 取甘草至仁, 以制不仁也. 無經不達, 走而不守, 但可爲臣使, 佐群藥通行諸經, 以斬關奪門, 而不可恃之安撫鎮靜也. 去四肢厥逆, 祛五臟陰寒, 暖腳膝而健筋骨, 溫脾胃而通腰腎, 真奪命之靈丹, 回春之仙藥也.

附子는 辛하고 氣溫하며 大熱하고 浮한다. 陽中의 陽이며 大毒하다. 큰 것은 天雄이며, 작은 것은 川烏이다. 天雄은 매우 熱하여 쓸 수 없다. 川烏의 熱은 매우 약하여서 附子를 적당히 사용함만 같지 못하다. 포제하는 방법은 한 개마다 甘草 5錢을 끓인 물 한 주발에 附子를 담근 뒤 거품을 제거한다. 껍질과 꼭지를 제거할 필요 없이 바로 전부 다 온전히 쓰는 것이 좋다. 甘草는 제일 속 부분을 사용하고 속 부분이 아닌 것은 제거한다. 도달하지 않는 經이 없어서 날쌔며 지킴이 없고 무릇 臣使藥으로만 쓸 수 있으니 다른 약들에 佐藥으로 사용하여도 모든 經에 通하고 行하여 關門을 끊고 탈취하므로 안정되거나 진정될 것으로 믿어서는 안된다. 四肢의 厥逆을 제거하고 五臟의 陰과 寒을 없앤다. 다리와 무릎을 부드럽게 하며 筋骨을 튼튼하게 한다. 脾胃를 따뜻하게 하고 허리와 腎臟을 通하게 한다. 목숨이 위험한 때에 神靈한 丹藥이며, 回春하는 仙藥이다.

用之當, 則立刻重生；用之不當, 則片時可死. 畏之而不敢用, 因循觀望, 必有失救之悲；輕之而敢於用, 孟浪狂妄, 又有誤殺之歎. 要在人辨寒熱陰陽, 而慎用之也. 夫附子, 陽藥也, 以陽治陰, 最爲相宜, 以陽治陽, 自然相惡. 陽主熱, 而陰主寒, 有如冰炭, 何至錯誤. 惟陽似陰, 而陰似陽, 以假亂真, 往往殺人, 慘於刀刃也. 我今辨陰陽寒熱之殊, 使用附子者盡生人, 而不再誤殺人也.

81) 此下何本有 "天雄, 川烏" 四字.

82) 五錢 何本作 "一錢".

마땅한 데에 사용하면 즉시 거듭 살아나고, 마땅하지 않은 데에 사용하면 잠깐에도 죽을 수 있다. 두려워하여 감히 쓰지 못해 증상을 따라가며 관망하면 반드시 생명을 구하지 못해 슬프게 되며, 가벼이 여겨 함부로 사용하면 허망하고 걷잡을 수 없이 망령되게 되어서 또한 잘못 사용하여 죽인 후 탄식하게 된다. 반드시 사람의 寒熱陰陽을 辨別하여 신중하게 사용해야 한다. 무릇 附子는 陽藥이다. 陽으로써 陰을 치료하는 것은 가장 서로 마땅한 것이며, 陽으로써 陽을 치료하는 것은 자연히 서로 싫어하는 것이다. 陽은 熱을 주관하며 陰은 寒을 주관하여 얼음과 숯이 있는 것과 같으니 어찌 착오가 있겠는가. 그러나 陽이 陰을 닮고, 陰이 陽을 닮아서 거짓이 진실을 혼란스럽게 하여 종종 사람을 죽이는 것이 칼보다 참혹하다. 내가 지금 陰陽寒熱의 다름을 변별하여 附子를 쓰는 자로 하여금 사람을 살리고, 다시는 실수하여 사람을 죽이지 않게 할 것이다.

陰熱之症, 乃腎水之耗, 而腎守之火不能下安於腎宮, 上衝於咽喉口齒之間, 其舌必滑者也. 論理大補其真陰之水, 水旺而火又不歸. 然而, 徒補其水, 火雖少衰, 終不能一時驟降, 少用附子, 同肉桂入於六味地黃湯中, 大劑冷服, 下喉而火即消, 歸下腎內, 上焦之熱, 盡化爲清涼矣, 此用附子以治陰熱之秘法也,

陰熱의 症은 腎水가 耗損되어 腎을 지키는 火가 腎宮에 내려가 안정되어 있지 못하고 咽喉口齒의 사이로 上衝하는 것이니 혀가 반드시 滑하게 된다. 이치대로 말하자면 眞陰의 水를 크게 補하면 水가 왕성해져서 火가 또한 돌아가지 못하게 된다. 그런데 헛되이 그 水를 보하게 되면 단지 火가 조금 쇠약해져서 결국에는 한번에 내려가지 못하게 되지만, 六味地黃湯에 附子와 肉桂를 같이 조금 사용하여 大劑로 차갑게 복용하면 목구멍으로 넘기자마자 火가 곧 꺼지고 아래로 돌아가 腎臟 안으로 가니 上焦의 熱이 다하여 맑고 시원하게 된다. 이것이 附子를 사용하여 陰熱을 치료하는 비법이다.

陽熱之症, 乃心火之盛, 移於其熱胃中, 發狂而大叫, 或失神而譫語, 手足反現冰冷, 而胸前膈上多有發斑者, 必大渴呼水, 而舌苔或紅, 或黃, 或灰黑, 必燥而峭, 開裂成綾者也. 論理不必

從治, 竟用三黃石膏直治其火, 火瀉而腎水不乾, 可免亡陽禍. 然火過於旺盛, 用大寒之藥, 恐致格拒, 尚不入加附子一片, 重一分, 入於三黃石膏湯中, 以火從火, 引苦寒之藥下行, 而不相背, 熱性過而寒性發, 自能瀉火邪於頃刻矣, 此用附子以治陽熱之秘法也.

陽熱의 症은 心火가 盛하여 그 熱이 胃中으로 간 것으로 發狂하고 크게 부르짖으니, 혹 실신하거나 헛소리를 한다. 손발은 도리어 얼음같이 차갑게 되고 가슴 앞과 膈膜의 위는 반점이 많으니 반드시 심하게 목말라 물을 찾으며, 舌苔가 혹 붉거나 혹 노랗거나 혹 탄 것 같이 검으며 반드시 건조함이 심하여, 갈라져 벌어진 것이 무늬 있는 비단을 이룬다. 이치대로 말하자면 從治를 해서는 안 되며 끝내 三黃과 石膏로 그 火를 直治해야 하니 火를 瀉하면 腎水가 마르지 않아 가히 亡陽의 재앙을 면할 수 있다. 그러나 火가 지나치게 왕성할 경우에는 大寒한 藥을 사용하되 陰陽이 서로 밀어낼까 걱정되면 오히려 附子 1조각을 넣지 않고 1分을 三黃石膏湯에 더하여 火로써 火를 따르게 하면 쓰고 찬 약을 아래로 끌고 내려가서 서로 등지지 않으니, 熱性이 통하고 寒性이 發하면 자연히 火邪가 짧은 시간에 사라진다. 이것이 附子를 사용하여 陽熱을 치료하는 비법이다.

陰寒之病, 乃寒邪直中於腎經, 此傷寒之卒病也. 腎受寒邪, 命門之火自不能藏, 欲遁出於軀殼之外, 而寒乘勝追逐, 犯於脾則腹痛, 犯於肝乃脅痛, 犯於心則心痛, 或手足青者有之, 或筋骨拘攣者有之, 或嘔或吐, 或瀉或利, 甚則身青袋縮, 死生懸於反掌, 真危急存亡之秋也. 探其舌必滑, 急用附子二三錢, 人參五六錢或一二兩, 白朮一二兩, 乾薑二錢, 同煎服之, 下喉而陽回寒散矣, 此陰寒用附子之法有如此,

陰寒의 病은 寒邪가 腎經에 直中한 것이니 이것은 寒邪에 상하여 갑자기 병든 것이다. 腎이 寒邪를 받아서 命門의 火를 스스로 간직할 수 없게 되어 바깥으로 돌아 나오고자 하지만 寒이 乘勝하여 쫓아버리니 脾를 범한 즉 배가 아프고, 肝을 범한 즉 옆구리가 아프고, 心을 범한 즉 心痛이 오고 혹 손과 발이 푸르기도 하며, 혹 筋骨에 拘攣이 있기도 하고, 혹 구역질이나 토하기도 하고, 혹 설사나 이질이 있기도 하다. 심하면 몸이 파래지고 음낭이 오그라드는 듯

하여 생사가 손바닥 뒤집기에 달려 있게 되니, 살지 죽을지 위급한 것이다. 혀를 살펴 반드시 滑한 경우에는 급히 附子 2-3錢, 人蔘 5-6錢 혹은 1-2兩, 白朮 1-2兩, 乾薑 2錢을 같이 끓여 복용하면 목으로 넘어가면서 陽이 돌아오고 寒이 흩어진다. 이렇게 陰寒에 附子를 사용하는 법이 이와 같다.

陽[83]寒之病, 平素傷其脾胃之氣, 不能榮衛於一身, 以致風寒但犯, 發熱惡寒, 喜臥而不喜語言, 喜靜而不喜紛擾, 與之飲食, 又能知味, 身雖熱, 而神思甚清, 脈必細微, 氣必甚怯, 此陽氣不足, 而邪乃中之也, 其舌雖乾而必滑, 急用理中湯加附子一錢治之, 正氣足而邪自散矣. 甘溫除大熱, 非此之謂歟. 陽[84]寒用附子之法, 又如此. 知此四治, 觸類旁通, 斷無誤用之失矣.

陽寒의 病은 평소에 脾胃의 氣가 傷하여 몸을 榮衛하지 못해 風寒이 거리낌 없이 침범함에 이른 것으로, 熱이 나고 추위를 느끼며 눕기를 좋아하고 말하기를 좋아하지 않으며, 가만히 있는 것을 좋아하고 시끌벅적한 것을 좋아하지 않는다. 음식을 먹이면 또한 맛은 능히 알며, 몸이 비록 熱하나 정신과 사고는 심히 맑다. 脈은 반드시 細微하여 氣가 반드시 심히 약하니 이것이 陽氣가 부족한 것으로 邪氣가 이에 적중한 것이다. 혀가 비록 마르지만 반드시 滑하니 급히 理中湯에 附子를 1錢 가하여 치료에 사용하여야 한다. 正氣가 충분하면 邪氣도 자연히 흩어진다. 달고 온한 것이 大熱을 제거한다는 것을 이르는 것이 아니겠는가. 陽寒에 附子를 쓰는 법은 또한 이와 같다. 이것을 알고, 네 가지 치법을 비슷한 것끼리 엮어 널리 알아서 잘못 쓰는 실수가 절대 없어야 한다.

或問附子有毒, 用之得當, 可以一服卽回陽, 有毒者固如是乎? 附子之妙, 正取其有毒也. 斬關而入, 奪門而進, 非藉其剛烈之毒氣, 何能祛除陰寒之毒哉. 夫天下至熱者, 陽毒也, 至寒者, 陰毒也. 人感陰寒之氣, 往往至手足一身之青黑而死, 正感陰毒之深也. 陰毒非陽毒不能祛, 而陽毒非附子不勝任. 以毒治毒, 而毒不留, 故一祛寒而陽回, 是附子正有毒以 祛毒, 非無毒以治有毒也.

83) 陽 原作"傷", 今據何本改.
84) 陽 原作"傷", 今據何本改.

혹 묻기를 附子가 有毒한데 그것을 이치에 맞게 써서 한번 복용으로 가히 回陽한다고 하니 有毒한 것이 진실로 이와 같습니까? 附子의 오묘함은 바로 그 有毒함을 취하는 것이다. 빗장을 베고 들어가 문을 빼앗아 나아가니 강렬한 毒氣에 의지하지 않고 어찌 능히 陰寒한 毒을 없애겠는가. 무릇 천하에 지극한 熱은 陽毒이고 지극한 寒은 陰毒이다. 사람이 陰寒之氣에 感하여 때때로 몸의 手足이 청흑색에 이르러 죽는데 바로 陰毒이 깊게 感한 때문이다. 陰毒은 陽毒이 아니면 제거할 수 없으며 陽毒은 附子가 아니면 그 일을 맡길 수 없다. 毒으로써 毒을 치료하여 毒이 머무르지 않는 고로 한번에 寒을 제거하고 回陽하는 것이며 이 附子가 바로 有毒함으로써 毒을 제거하는 것이지 無毒함으로는 有毒함을 치료할 수 없다.

或問附子入之於三生飮中, 救中風之垂絕, 何以必生用之乎? 此實有妙義存焉. 夫中風, 非風也, 乃氣虛而痰塞[85]於心中, 故一時卒中, 有似乎風之吹倒也. 若作風治, 十死九矣. 必須用人蔘爲君, 附子爲佐, 加之生南星, 生半夏, 生薑, 而後可以開其心竅, 祛逐其痰涎, 使死者重生也. 世人皆以爲人蔘之功也. 苟非附子, 何以推蕩而奠寧哉? 然此時用熟附子, 正恐未必神效, 往往有緩不濟事之憂. 必生用之者, 取其無所牽制, 則斬關突圍而入, 自能破勁敵於須臾也. 藥中用霸氣而成功者, 此類是歟.

혹 묻기를 附子가 三生飮중에 들어가 中風에 생명이 끊어지려함을 구하는데 어찌 반드시 그것을 生用해야 합니까? 이것은 실로 오묘한 뜻이 있을 따름이다. 무릇 中風은 風이 아니고 오히려 氣가 虛하여 痰이 心中에 막힌 고로 갑자기 쓰러지는 것으로 바람이 불어 쓰러뜨림과 유사함이 있다. 만약 風을 치료하듯 하면 열 중에 아홉이 죽는다. 반드시 모름지기 人蔘을 君으로 삼고 附子는 佐로 삼으며 生南星, 生半夏, 生薑을 가한 이후에 가히 그 心竅를 열 수 있고 그 痰涎을 몰아내어 죽은 자를 다시 살아나게 할 수 있다. 세상 사람들이 모두 人蔘의 功이라 한다. 진실로 附子가 아니었다면 어찌 邪氣를 쫓아 씻어내어 편안해질 수 있었겠는가. 그러나 이때 熟附子를 사용하면 바로 반드시 神效하지 않음이 걱정스럽고 때때로 느슨하여 일을 처리하지 못하는 근심이 있다. 반드시 生으로 쓰는 것은 그 견제하는바가 없어서 곧

85) 塞 原作 "寒".字誤, 玆改.

빗장을 베고 포위를 뚫고 들어가 짧은 시간에 스스로 능히 단단한 적을 깰 수 있다. 약 중에 覇氣로서 공을 이루는 것이 이런 무리가 아니겠는가.

或問蔘附湯之治陰寒直中, 又救一時之垂絕者, 何以又不用生附子耶? 夫熟附子之治直中陰寒也, 欲救其回陽也. 陰[86]寒入於至陰之腎中, 祛命門之火出外, 而不敢歸宮, 真火越出, 而陰寒乘勢祛逐, 元陽幾無可藏之地, 此時而不大用人蔘, 則元陽飛出於軀殼之外矣. 然而徒用人蔘, 不佐之以附子, 則陰寒大盛, 人參何能直入於腹中, 以生元陽於無何有之鄉? 既用附子, 而不制其猛悍之氣, 則過逐陰寒, 一往罔顧, 未必乘勝長驅, 隨陰寒而盡散熱, 必元陽無可歸, 而氣又遽亡. 故必須用熟者, 同入於人參之中. 既能逐陰寒之外出, 又且引元陽之內歸, 得附子之益, 去附子之損, 所謂大勇而成其大仁也. 或問附子陽藥, 宜隨陽藥以祛除, 何以偏用之陰藥以滋補乎? 蓋附子大熱之品也, 入於陽藥之中者, 所以救一時之急; 入於陰藥之中者, 所以治久滯之. 凡陽虛之症, 宜用陽藥救之, 故附子可多用以出奇; 陰虛之病, 宜用陽藥養之, 故附子可少用以濟勝. 陽得陰而功速, 陰得陽而功遲, 各有妙用也.

혹 묻기를 蔘附湯이 陰寒이 直中한 것과 갑자기 쓰러진 것을 치료하는데 왜 다시 生附子를 쓰지 않는가? 무릇 熟附子가 直中한 陰寒을 치료하는 것은 그 回陽을 구하고자 함이다. 陰寒이 至陰의 腎中에 들어 命門의 火를 밖으로 몰아내어 감히 宮으로 돌아가지 못해 眞火가 쫓겨나니 陰寒이 기세를 타고 몰아내므로 元陽이 가히 머무를 곳이 없게 되는데 이때에 人蔘을 크게 쓰지 않으면 곧 元陽이 몸뚱이 밖으로 떨어져 나가게 된다. 그러나 人蔘만을 사용하고 附子로써 보좌하지 않으면 곧 陰寒이 크게 성하게 되니 人蔘이 어찌 능히 腹中으로 곧장 들어가 氣가 극도로 허하여 어찌할 수 없는 상태에서 元陽을 生하겠는가? 이미 附子를 썼는데도 그 거칠고 사나운 기운을 제어하지 못하는 것은 곧 陰寒을 과하게 쫓아 오로지 가기만 하고 돌아봄이 없어 기세를 타고 멀리까지 쫓지 않아도 되는 것을 陰寒을 따르다가 흩어진 熱이 다하여 元陽이 필히 돌아갈 수 없게 되어 氣가 또한 급히 없어진다. 그러므로 반드시 熟附子는 人蔘과 함께 써야 한다. 이리하여 능히 陰寒을 쫓아 밖으로 몰아내고 또한 元陽을 끌어 안으로

86) 救其回陽也.陰 此七字原無.今據何本.

돌릴 수 있게 되며 附子의 유익함을 얻고 附子의 손상시킴을 없애 이른바 크게 용맹하여 크게 어짊을 이룬다. 혹 묻기를 附子가 陽藥이니 마땅히 陽藥을 보좌하여 祛除해야 하는데 어찌 陰藥에 치우쳐 滋補합니까? 대개 附子는 大熱한 약으로 陽藥과 함께 들어가서 순간의 급함을 구하고, 陰藥의 가운데 들어가면 이른바 오래된 체함을 치료한다. 무릇 陽虛의 症에 마땅히 陽藥을 써서 그것을 구하기 때문에 附子를 가히 많이 써서 뛰어난 효과를 보이며, 陰虛의 병에는 마땅히 陽藥을 써서 그것을 기르기 때문에 附子를 조금만 써도 그 뛰어남을 돕는다. 陽이 陰을 얻으면 효과가 빠르며 陰이 陽을 얻으면 효과가 느린데 각기 오묘한 쓰임이 있다.

或疑附子之功, 有以少而成功者, 又是何故？ 夫急症宜多, 而緩症宜少, 此用附子之法也. 但古人有用附子只一片而成功, 非藉其斬關奪門之神也. 蓋附子無經不達, 得其氣而不必得其味, 入於經而不必留於臟, 轉能補氣以生氣, 助補血而生血, 而不至有增火增熱之虞, 反成其健土關胃之效也.

혹 의심하기를 附子의 功은 적게 써서 공을 이룸이 있으니 또한 어찌 된 것입니까? 무릇 급한 증세에는 많이 쓰고 완만한 증세에는 적게 쓰는데 이것이 附子의 용법이다. 다만 옛 사람들이 附子를 단지 한 조각 써서 공을 이룬 것은 그 빗장을 베고 문을 뺏는 신묘함에 의지한 것이 아니다. 대개 附子는 도달하지 않는 經이 없으며 그 氣를 취하여 쓰되 味를 반드시 취하지는 않고 經絡에 들어가며 五臟에 반드시 들어가지 않으며 오로지 補氣함으로써 生氣하고 補血을 도와 生血하여 火가 늘고 熱이 느는 근심에 이르지 않고 도리어 土를 굳건히 하고 胃를 통하게 하는 효과를 이룬다.

或問附子何以必得人蔘以成功, 豈他藥獨不可制之乎？ 夫人蔘得附子則直前, 無堅不破；附子得人蔘則功成, 血脈不傷. 至於他藥, 未嘗不可兼投. 然終不知人蔘與附子, 實有水乳之合也.

혹 묻기를 附子는 어찌 반드시 人蔘을 얻음으로써 功을 이루고 다른 약은 유독 그것을 제어하지 못합니까? 무릇 人蔘이 附子를 얻은 즉 곧게 나아가며 깨지 못할 단단함이 없고,

附子가 人蔘을 얻은 즉 功을 이루고 血脈을 傷하지 않는다. 다른 약에 이르러서 겸하여 투약하는 것이 결코 不可하지 않다. 그러나 人蔘과 附子는 물과 젖처럼 서로 잘 어울림이 있음을 몰라서는 안 된다.

或問繆仲醇論附子之害, 其言又可采否? 噫. 仲醇之心則仁矣, 而論證尚未盡善也. 如言外寒, 脾陰不足, 以致飲食無味, 喜飲冷漿及鮮果, 血虛腹痛, 按之即止, 火炎欲嘔, 或乾霍亂, 或大瘧寒熱並盛, 老人精絕, 陽痿, 少年縱欲傷精, 陰精不守, 精滑, 腦漏, 婦人血枯無子, 血枯經閉, 腎虛小便餘瀝, 夢寐紛紜, 行履重滯, 痹症, 中風僵仆不語, 中風口眼歪斜, 中風言語蹇澀, 中風半身不遂, 中風痰多神昏, 陰症癰疽未潰, 其三十一症, 皆必須附子, 十補陰, 三補陽, 始能奪命奏功. 仲醇一概戒人勿用, 庸醫執滯不通, 堅信不用附子以回陽, 又何以生陰以續命乎? 雖仲醇過於謹慎, 與其亂用殺人於頃刻, 不若煩用以聽其自生. 然病實可生, 任其悠忽, 因循失救, 而奄奄坐已, 又行醫之過也. 鐸所以將仲醇所忌七十二症之中, 摘其宜用附子者, 表而出之, 以亦其救病之延生, 勿坐視聽死也.

혹 묻기를 繆仲醇이 附子의 해악을 논하니 이 말이 또한 가히 취할만하지 않습니까? 안타깝구나! 仲醇의 마음이 어질지만 證을 논함에 그 善을 다하지 못하였구나. 이 말을 따른다면 外寒하고 脾陰이 부족하여 飲食無味한데 이르고 찬 음료와 신선한 과일을 좋아하고 血虛로 배가 아프나 누르면 멈추고 火가 炎上하여 구역질이 나고 혹은 乾霍亂, 혹은 大瘧하여 寒熱이 모두 盛하고 노인이 精이 끊어지며, 陽痿하고 소년은 방종한 욕구로 精을 상하고 陰精을 지키지 못해 精이 滑하고 콧물이 나며 婦人은 血이 말라 임신하지 못하고 월경이 막히며 腎虛하여 소변이 시원치 않고 잠자리가 어지럽고 어떤 일을 행함에 자주 막히고 저린 증상이 있고 中風으로 넘어지고 엎어져 말을 하지 못하며 口眼喎斜가 오고 말이 어눌해지며 半身不遂가 되고 痰이 많아 정신이 혼미하고 陰症에 癰疽가 없어지지 않는 이러한 서른 한 가지 증상에 반드시 附子가 필요한데 十은 補陰하고 三은 補陽하여 비로소 생명을 결정할 수 있는 큰 功이 있다. 仲醇이 무조건 사람들에게 쓰지 않을 것을 경계하니 용렬한 의사가 막히고 구애되어 통하지 않아 附子를 쓰지 않고도 回陽한다고 굳게 믿으니 어찌 또한 生陰하여 命을 이어가겠는가? 비록 仲醇은 삼가고 지나치게 조심하였지만 어지럽게 써서 짧은 시간에 사람을 죽이는 것 보다는 번잡하게 써서 스스로 生함을 기다리는 것이 낫다. 그리하여 病이 실로 가히 生할 수 있는데도 유유자적 임하고 주저하다가 구할 시기를 놓쳐 이미 숨이 끊어질 듯 앉은 채로 있는 것 또한 의술을 행함에 잘못이다. 陳士鐸은 그리하여 仲醇이 禁하도록 한 일흔 두 가지 증상 가운데 마땅히 附子를 써야 하는 경우를 들추어 밖으로 나타냄으로써 또한 그 병을 구하여 생명을 맞이하고 죽음을 앉아서 보고 듣도록 하지 않았다.

或問繆仲醇之過慎, 未必非全生之道, 吾子以其所忌者, 摘出以交之, 必自萬一殺人, 過不在子乎? 嗟乎! 仲醇之所慎者, 正病所不必慎者也. 豈獨不必慎, 實症之不可慎者也. 宜慎而不慎, 與不可慎而又慎者, 非至中之道也.

혹 묻기를 繆仲醇이 지나치게 삼가는 것이 반드시 생명을 온전히 하지 못하게 함은 아닌데 선생께서 그 금하는 바로써 들춰내어 비교하니 만에 하나 스스로 사람을 죽이게 되면 선생께서는 잘못이 없습니까? 안타깝구나! 仲醇이 삼가는 바는 바로 病에 반드시 삼가지 않아도 되는 바이다. 어찌 유독 반드시 삼가지 않아도 되는 것이 실로 삼가면 안되는 증상이겠는가. 마땅히 삼가야 하는 것을 삼가지 않는 것과 삼가면 안되는 것을 삼가는 것 모두 중용의 道에 이르지 못한 것이다.

34. 天南星

天南星, 味苦, 辛, 氣平, 可升可降, 陰中陽也, 有毒. 入脾, 肺, 心三經. 善能化痰, 利膈下氣, 散瘀[87]血, 墜胎, 破堅積, 消癰腫, 治中風不語, 極能開關, 兼治破傷風. 又斬關奪之將, 可一用, 而不可再用也. 三生飮用之, 佐附子以出奇, 祛痰而化滯, 非借其清[88]肺而安心, 故只

87) 瘀 原作"痰", 今據何本改.
88) 清 原作"消", 今據何本改.

可暫用耳. 雖然三生飮中, 若無人參爲君, 則附子, 南星皆無用矣. 即一三生飮, 可以悟用藥之妙也.

天南星은 苦, 辛하며 氣平하여 升降이 가능하니 陰중의 陽이며 有毒하다. 脾, 肺, 心의 세 經으로 들어간다. 化痰을 잘하고 胸膈을 잘 통하게 하며 氣를 내리고 瘀血을 흩어주며 墜胎하고 견고한 積聚를 깨고 癰腫을 제거하며, 중풍으로 말하지 못하는 것을 치료하고 막힌 것을 잘 열며 겸하여 파상풍을 치료한다. 적장을 베어 관문을 빼앗는 장수이므로 한 번 쓰는 것은 가하나 두 번 쓰는 것은 불가하다. 三生飮에서 天南星은 附子를 도와 기묘한 효과가 나타나니 痰을 제거하고 막힘을 뚫어내는 것이지, 肺를 맑게 하고 心을 안정시키는 약효를 빌린 것은 아니다. 따라서 단지 잠깐만 사용할 뿐이다. 만일 三生飮 중 人蔘을 君藥으로 하지 않았다면 즉, 附子, 南星 모두 무용지물일 것이다. 즉, 一三生飮이라, 가히 약을 쓰는 기묘함을 알겠구나.

或問天南星消頑痰以開關, 破積堅搗阝孛[89], 其勇往之氣, 實又藉附子以鼓勇, 無附子, 恐不能如是之猛矣. 或三生飮不可常用, 在他方或可以常用乎? 蓋消痰之藥, 未有如南星峻猛者也. 中風閉關, 不得不用之斬關直入. 若其他痰病, 原未有關之堅閉, 又何必用南星哉.

혹 묻기를 天南星은 완고한 痰을 삭힘으로써 관문을 열어 견고한 積聚를 깨는데, 그 용맹한 기운이 실제로 또한 附子에 힘입어 용맹을 떨치는 것이니, 附子 없이 이와 같이 맹렬하지 못할까 두렵습니다. 혹 三生飮을 항상 사용하기는 불가하니 다른 처방 혹은 상용 가능한 처방이 있습니까? 대개 痰을 삭히는 약은 맹렬함이 南星만 같지 못하다. 중풍에 閉關일 경우 복용하여 關門에 바로 들어가게 하지 아니 할 수 없다. 만약 기타 痰病에 원래 關이 견고하여 닫히지 않았는데, 또한 어찌 반드시 南星만을 쓰겠는가.

89) 阝孛 或作 士孛. 《說文. 邑部》: "地之起者曰士孛".

35. 半夏

半夏, 味辛, 微苦, 氣平, 生寒, 熟溫, 沉而降, 陰中陽也. 入膽, 脾, 胃三經. 硏末, 每一兩, 用入枯礬二錢, 薑汁一合, 捏餠, 楮葉包裹, 陰乾, 又名半夏曲也. 片則力峻, 曲則力柔, 統治痰涎甚驗. 無論火痰, 寒痰, 濕痰, 老痰與痰飮, 痰核, 痰涎, 痰結, 痰迷, 俱可用, 但不可治陰火之痰. 孕婦勿用, 恐墜胎元. 然有不可不用之時, 暫用亦無礙. 吐血家亦不可用, 恐性愈動火也. 片半夏爲末, 吹鼻中, 可救五絕, 並産後血暈甚效[90].

半夏는 辛, 微苦하며, 氣平하고, 생 것은 寒하며, 익힌 것은 溫하고, 沈降하니 陰中의 陽이다. 膽, 脾, 胃 세 經으로 들어간다. 가루내어 매번 1兩을 枯礬 2錢, 生薑汁 1合에 넣고, 반죽하여 餠을 만들어 楮葉(닥나무 잎)으로 싸서 陰乾하여 또한 이름 하길 半夏曲(麴)이라 한다. 조각내면 맹렬하고 曲(麴)은 부드러우니 痰涎을 통치하는데 심히 효험이 있다. 火痰, 寒痰, 濕痰, 老痰, 痰飮, 痰核, 痰涎, 痰結, 痰迷를 막론하고 모두 쓰지만, 陰火로 인한 痰은 치료할 수 없다. 임산부는 사용하지 말 것이니 태아가 떨어질 것이 두렵기 때문이다. 그러나 사용하지 않으면 안 되는 때에는 잠깐 사용하는 것은 또한 의심할 것 없다. 吐血하는 자는 또한 사용이 불가하니 성질이 오로지 火를 動할까 두렵다. 片半夏는 가루 내어 코 안으로 불어 넣어 가히 五絶을 구하며 아울러 産後 血暈에 심히 효험이 있다.

人身原無痰也, 飮食入胃, 化精而不化痰. 惟腎中真火虛, 則火沸爲痰, 亦腎之真水虛, 則水泛爲痰矣. 火沸爲痰與水泛爲痰, 雖原於腎, 而痰乃留於脾也. 半夏既治痰, 豈難消化, 況痰已入脾中, 安在不能化之. 然而終不能消者, 以其能消已入脾中之痰, 而不能斷其將入脾中之痰也. 蓋腎中之痰也, 必須腎氣丸, 始得逐之, 非半夏所能袪也, 半夏泄痰之標, 不能治痰之本. 半夏性沉而降, 似乎能入至陰之中, 然而陽多於陰, 止可淺入脾陰, 而不能深入腎陰也. 況半夏瀉陰而不補陰, 而腎又可補而不可瀉, 半夏欲入於腎, 而腎所以不受也. 半夏既不能入腎之內, 又何

90) 半夏……甚效 此一段原無, 今據何本補.

以化腎中之痰哉. 可見痰在脾爲標, 痰在腎爲本, 以脾之痰出於腎也. 消脾之痰, 不可以見標本之異哉[91].

사람의 몸은 원래 痰이 없으며 음식이 입으로 들어가 精으로 변하며 痰으로 변하지 않는다. 오직 腎중의 眞火가 虛하면 火가 끓어 痰이 되며, 또한 腎中의 眞水가 虛하면 즉 水氣가 범람하여 痰이 된다. 火가 끌어서 痰이 되는 것과 水氣가 범람하여 痰이 되는 것은 비록 근원은 腎에 있지만 痰이 머무는 곳은 脾이다. 半夏가 痰을 치료하니 어찌 소화가 어렵고, 더구나 痰이 이미 脾 속에 있으니 어찌 변하지 않겠는가? 그러나 끝내 소화가 되지 않는 까닭은 이미 脾 속에 들어간 痰은 없앨 수 있지만 脾 속으로 들어가려는 痰은 없앨 수 없기 때문이다. 腎속의 痰은 반드시 腎氣丸이 있어야 비로소 몰아낼 수 있으며 半夏가 없앨 수 있는 것이 아니니, 半夏는 痰의 標를 없앨 수 있으나 痰의 本을 치료할 수 없다. 半夏의 성질은 沈降하여 至陰으로 들어갈 수 있는 것 같지만 陽的인 성질이 陰的인 성질보다 많아서 단지 脾陰으로 얕게 들어갈 뿐이지 腎陰으로 깊게 들어가지 못한다. 더구나 半夏는 陰을 瀉하되 補하지 않으며, 腎 또한 補하는 것은 가능하나 瀉할 수 없으므로 半夏는 腎으로 들어가려 하나 腎이 받아들이지 않는 것이다. 半夏가 이미 腎 속으로 들어갈 수 없으니 어찌 腎 속의 痰을 변화시킬 수 있겠는가? 脾에 있는 痰은 標이고 腎에 있는 痰은 本이므로, 脾의 痰은 腎에서 나온 것임을 알 수 있다. 脾의 痰을 삭히려면 標와 本의 차이를 보지 않을 수 없다.

腎氣丸治痰, 是擇其本也. 水不上泛爲痰, 何必更消其痰 ; 火不上沸爲痰, 何必再清其痰. 用腎氣丸而痰已絕. 用半夏以治標, 恐及動其袪痰也[92]. 半夏燥氣之藥, 再耗腎中之氣, 氣一耗, 則火動水燥, 不生精而生痰, 勢所必至, 不特無益, 反害之矣. 故既治本, 不必更治標也.

腎氣丸으로 痰을 치료하는 것은 本을 택한 것이다. 水氣가 상부로 넘쳐서 痰이 생기지 않았는데 어찌 그 痰을 다시금 없앨 필요가 있겠으며 火가 상부로 끓어서 痰이 되지 않으면

91) 人身……哉 此一段原無, 今據何本補.
92) 腎氣丸……恐及動其袪痰也 此五十五字原無, 今據何本補.

어찌 다시금 그 痰을 맑게 해야 하겠는가. 腎氣丸을 써서 痰이 없어졌는데 半夏로 標를 치료하여 그 祛痰시키는 작용을 흔들까 염려된다. 半夏는 燥氣시키는 약이므로 재차 腎 속의 氣를 소모시킨다. 氣가 한번 소모되면 火가 발동되고 水가 말라서 精이 생겨나지 않고 痰이 생기니, 기세가 이 지경에 이르면 무익할 뿐만 아니라 도리어 해가 된다. 그러므로 이미 本을 치료했으면 다시 標를 치료할 필요가 없다.

或疑半夏性燥, 故便子治濕痰也, 不識用何藥以制其燥, 並可以治熱痰乎? 夫燥濕之性各殊, 雖制之得宜, 只可去其大過, 而不能移其性也. 然而未制其燥, 與已制其燥, 自然少異. 鐸有制法, 並傳於此. 用半夏一斤, 生薑片四兩, 先煮數沸, 取起曬幹. 用桑葉一百片, 水十碗, 煎汁二碗, 將半夏泡透, 又曬幹. 複用鹽一兩, 滾水一碗[93], 又泡透, 切片用之, 則燥性去其六, 濕之性得其四. 寒熱之痰, 與水火泛沸之痰, 俱可少用, 以爲權宜之計矣. 然又只可暫用, 而不可據之爲久治也.

혹 의심하기를 半夏의 성질이 燥하여 濕痰을 치료하기에 알맞으므로, 어떤 약을 써서 半夏의 燥한 성질을 제어하고 아울러 熱痰을 치료할 수 있는지 알지 못하겠습니다. 무릇 燥와 濕의 성질은 각기 달라 비록 알맞게 제어하더라도 다만 그 크게 지나친 성질만 제거할 수 있을 뿐이지 그 성질 자체를 바꿀 수는 없다. 그러나 그 燥한 성질을 제어하지 않은 것과 그 燥한 성질을 제어한 것과는 당연히 조그마한 차이가 있다. 나에게 성질을 제어하는 방법이 있으니 아울러 여기에서 전하겠다. 半夏 1斤, 生薑片 4兩을 먼저 몇 번 끓인 뒤 꺼내어 햇볕에 말린다. 桑葉 100片을 물 10사발에 2사발이 남을 정도로 달인 물에 半夏를 푹 담근 뒤 꺼내어 또 햇볕에 말린다. 다시 소금 1兩을 끓는 물 1사발에 넣은 것에 또 푹 담근다. 이렇게 한 것을 꺼내어 조각내어 쓰면, 燥한 성질은 10분의 6만큼 없어지고 濕한 성질은 10분의 4만큼 얻어진다. 寒熱의 痰과 水火가 넘치고 끓어서 생긴 痰에 모두 조금 쓰는데 때에 맞추어 적당히 쓴다. 그러나 잠시 써야지 오랫동안 치료해서는 안 된다.

93) 一碗 何本作"二碗".

或疑制半夏, 以治燥熱之痰妙矣, 恐反不宜於寒濕之痰, 奈何? 此則無容慮也. 半夏燥, 治寒濕之痰正宜, 制過燥, 而無傷氣之憂與損肺之失, 可用之而無恐也.

혹 의심하기를 製半夏는 燥熱의 痰을 치료하는데 묘한 효과가 있는 것이어서 반대로 寒濕의 痰에는 맞지 않는 것으로 생각되는데 어떠합니까? 이것은 염려할 필요가 없다. 半夏의 성질이 燥하니 寒濕의 痰을 치료하는 데는 적합하며, 지나치게 燥한 성질을 제어하였으므로 氣를 상하거나 肺를 손상시킬 염려가 없으므로 두려움 없이 쓸 수 있다.

或疑半夏治濕痰, 而不可治燥痰; 治寒痰, 而不可治熱痰, 俱聞命矣. 痰之中更有吐黑痰者, 其故何也? 吾觀其人則甚健, 謂是火而口不渴, 謂是虛而腎不虧, 又可以半夏治之乎? 此乃邪結於腎[94]之中, 非痰塞於肺之竅也. 此症本起於久曠之夫, 思女色而不可得, 又不敢禦外色以泄精, 於是邪入於腎中, 精即化痰, 而若吐有如墨之黑者矣. 宜用於降火之藥, 佐之白芥子以消痰, 而更用於荊芥之類, 以散其火於血分之中. 否則, 必有失血之患, 溫瘧[95]之苦矣. 數劑之後, 身必畏寒, 然後用於加味[96]逍遙散, 大用於半夏[97], 以清於其表裏之邪, 則寒熱乃除去, 而黑痰又乃以漸愈矣也. 此等之病症, 嘗實親試之, 而往往有效驗也, 故敢論之於書也.

혹 의심하기를 半夏가 濕痰은 치료하고 燥痰은 치료하지 못하며, 寒痰은 치료하고 熱痰은 치료하지 못한다는 말씀을 모두 들었습니다. 痰 중에, 또한 黑痰을 토하는 것이 있는데, 그 까닭은 무엇입니까? 내 생각에 그 사람은 아주 강건하니 火라고 말하자니 입이 마르지 않고, 虛라고 말하자니 腎이 사그라지지 않았는데 半夏로 치료할 수 있겠는가? 이것은 邪氣가 腎 속에 맺힌 것이지 痰이 肺竅를 막은 것이 아니다 이 症은 본래 홀아비가 女色을 생각하나 뜻을 이루지 못하고, 또 外色을 제어하지 못하여 精이 새기 때문이니, 이것은 邪氣가 腎 속으로 들어가서 精이 痰으로 변하여 먹물처럼 검은 것을 토한 것이다. 이때는 당연히 火를 내리는

94) 腎 原作 "時", 今據何本改.
95) 溫瘧 何本作 "溫病".
96) 加味 何本無.
97) 半夏 何本作 "半夏厚朴湯".

약을 쓰고 佐藥으로 白芥子를 써서 痰을 없애고, 다시 荊芥 같은 약을 써서 血分 속에 있는 火를 흩어야 한다. 그렇지 않으면 반드시 失血이나 溫瘧이 생길 것이다. 몇 제를 복용한 후 반드시 심하게 惡寒이 들 것이니, 그 후에 加味逍遙散을 쓰고 半夏를 많이 써서 그 表裏의 邪氣를 맑히면 寒熱이 제거되고 黑痰이 점차 나을 것이다. 이러한 병증은 직접 시험해 보면 종종 효험이 있었다. 그러므로 여기에서 논하였다.

36. 蓬莪茂

蓬莪茂, 味苦, 辛, 氣[98]溫, 無毒. 入肝, 脾二經, 血分中藥也. 專破氣中之血, 痃癖可去, 止心疼, 通月經, 消瘀血, 治霍亂, 瀉積聚, 理中氣. 乃攻堅之藥, 可爲佐使, 而不可久用. 專入於氣分之中以破血, 雖破血, 然不傷氣也. 蓬莪茂與京三棱, 同是攻堅之藥, 余舍三棱而取者, 以蓬莪破血, 三棱破氣也. 夫血乃有形之物, 破血而氣猶不傷；氣乃無形之物, 破氣而血必難複. 氣不傷, 易於生血. 氣不復, 艱於生氣耳.

蓬莪茂의 苦, 辛하며, 氣溫하고, 無毒하다. 肝, 脾의 두 經에 들어가며, 血分의 약이다. 오로지 氣 중의 血을 破하여 痃癖을 제거할 수 있고, 心疼을 그치게 하고 月經을 통하게 하며, 瘀血을 없애며, 霍亂을 치료하고 積聚를 瀉하며 中氣를 다스린다. 이에 견고한 것을 치료하는 약으로서 佐使藥이 되니 오랫동안 사용해서는 안된다. 오로지 氣分之中으로 들어가 破血하는데, 비록 破血하더라도 氣를 상하게 하지 않는다. 蓬莪茂은 京三棱과 더불어 견고한 것을 치료하는 약이지만, 三棱을 쓰지 않고 莪茂을 쓰는 이유는 莪茂이 破血하고 三棱이 破氣하기 때문이다. 대저 血은 有形의 물질이므로, 破血을 하더라도 氣는 傷하지 않는데, 氣는 無形의 물질로서, 破氣하면 血은 반드시 회복되기 어렵다. 氣가 傷하지 않으면 血이 생겨나기 쉽다. 氣가 회복되지 않으면, 氣가 생겨나기 어렵다.

98) 此下何本有“微”.

或問蓬莪茂入於氣分之中以破血, 吾疑血破而氣亦破矣. 夫入氣以破血, 又賢於入血以破氣乎. 蓬莪茂入氣以破血, 三棱入血以破[99]氣. 雖氣血俱不可傷, 而血鬱於氣之中, 不得不消血也. 然而, 消藥必傷氣血, 與其消氣, 不若消血, 況原病於血之瘀也. 蓬莪茂專消氣中之血, 但破血而不破氣. 血有可破而破之, 氣無壅滯, 無可破也, 又寧破氣哉.

혹 묻기를, 莪茂이 氣分之中으로 들어가 破血하는데, 나는 血이 破하면 氣 역시 破할 것으로 의심됩니다. 대저 氣에 들어가 破血하면 또한 쉽게 血에 들어가 破氣하지 않겠습니까? 莪茂은 氣에 들어가 破血하고, 三稜은 血에 들어가 破氣한다. 비록 氣血이 모두 함께 傷해서는 안되지만, 血이 氣 중에서 鬱하면 부득이하게 血을 消해야 한다. 하지만 消 하는 藥은 반드시 氣血을 傷하는데 消氣와 消血은 같지 않으니, 하물며 病의 근원이 瘀血에 있는 경우는 어떻겠는가. 莪茂은 오로지 氣中의 血을 消하니, 단지 破血하고 破氣하지는 않는다. 血은 破할 수 있을 때에 破할 수 있으나, 氣는 壅滯되지 않으면 破할 수 없으니 또한 어찌 破氣하겠는가.

37. 骨碎補

骨碎補, 味苦, 氣溫, 無毒. 入骨,. 用之以補接傷碎最神. 療風血積疼, 破血有功, 止血亦效. 同補血藥用之尤良, 其功用眞有不可思議之妙 ; 同補腎藥用之, 可以固齒 ; 同失血藥用之, 可以塡竅, 不止祛風接骨獨有奇功也.

骨碎補는 苦하고 氣溫하며 無毒하다. 骨에 들어가니, 손상 받고 깨진 것을 補하고 이어주는 데에 쓰면 효과가 가장 좋다. 風血積疼을 치료하며, 破血에 功이 있고, 止血에도 역시 효과가 있다. 補血藥과 함께 쓰면 더욱 효능이 좋아서, 그 功用은 진실로 불가사의한 기묘함이 있다. 補腎藥과 함께 쓰면 치아를 견고하게 할 수 있으며, 失血藥과 함께 쓰면 출혈이 일어나는 곳을 메울 수 있으니, 유독 祛風接骨에만 기묘한 효능이 그치는 것이 아니다.

99) 蓬莪茂入氣以破血, 三棱入血以破氣 此十五字 原無, 今據何本補.

或問骨碎補入骨，且能接續於損傷，不知亦可用之以補腎乎？骨碎補雖能入腎，而不能益腎也. 夫骨者，乃腎之餘，接骨卽補腎也，何在腎之不能益乎. 雖然腎中之水，無形之水，腎中之火，亦無形之火也. 骨碎補但能補有形之齒骨，不能補無形之水火. 然而，有形之齒骨乃無形之水火所生，卽謂骨碎補之能益補也，又何獨不可哉.

혹 묻기를, 骨碎補는 骨에 들어가며 또한 損傷을 접속할 수 있으나, 또한 補腎하는 약으로도 쓸 수 있는지는 모르십니까? 骨碎補는 비록 腎에 들어갈 수는 있으나 腎을 補益하지는 못한다. 대저 骨은 腎之餘로, 接骨은 곧 補腎하는 것이니 어찌 腎을 補益할 수 없겠는가. 비록 그렇다 하여도 腎中之水는 無形之水이고, 腎中之火 역시 無形之火이다. 骨碎補는 단지 有形의 치아와 뼈를 補할 수 있고, 無形의 水火는 補할 수 없다. 그러나 有形의 치아와 뼈도 無形의 水火에서 生하는 것이므로, 즉 骨碎補가 益補할 수 있다고 이르는 것이니 또한 어찌 홀로 불가하다 하는가.

38. 澤漆

澤漆，大戟之苗也. 味辛，氣寒，陰中微陽也. 退皮膚邪熱，却面目浮腫，尤消水氣.

澤漆은 大戟의 苗이다. 辛하고, 氣寒하며, 陰 중의 微陽이다. 皮膚의 邪熱을 물리치고, 面目의 浮腫을 제거하며, 특히 水氣를 잘 없앤다.

或問澤漆，氣味與大戟同，旣刪大戟，又取澤漆，豈玉樞丹中可不用大戟，而用澤漆乎. 玉樞丹若改大戟爲澤漆，則其功效更神，惟其用大戟，而不用澤漆，故止可祛邪，不可調和正氣. 然則，何不添入澤漆. 不知只用大戟，尙有正氣大傷之虛，烏可增其黨羽以損乎.

혹 묻기를, 澤漆은 氣味가 大戟과 같아, 大戟을 버리고 澤漆을 취하니, 어찌 玉樞丹에

大戟을 쓰지 않고 澤漆을 쓸 수 있는 것입니까? 玉樞丹에서 만일 大戟 대신 澤漆을 쓰면 즉 그 효과가 더욱 좋지만 大戟만 쓰고 澤漆을 쓰지 않음으로써, 邪氣를 몰아낼 수는 있으나, 正氣를 조화시키지는 못한다. 그러하니 어찌 澤漆을 더하지 않겠는가. 단지 大戟만 써서 正氣가 大傷하여 虛해진 것을 알지 못하고 어찌 大戟을 써서 더욱 손상을 입히는 것인가.

39. 三七根

三七根, 味甘, 辛, 氣微寒, 入五臟之經. 最止諸血, 外血可遏, 內血可禁, 崩漏可除. 世人不知其功, 余用之治吐血, 衄血, 咯血, 與臍上出血, 毛孔滲血, 無不神效. 然皆用之於補血藥[100]之中, 而收功獨捷. 大約每用必須三錢, 研爲細末, 將湯劑煎成, 調三七根末於其中飮之. 若減至二錢, 與切片煎藥, 皆不能取效.

三七根은 甘, 辛하며, 氣는 微寒하고, 五臟의 經에 들어간다. 모든 血과 관련된 증상을 그치게 하는 것이 뛰어나, 外出血을 막고, 內出血을 멎게 하며, 崩漏를 제거한다. 사람들은 그 功을 알지 못하지만, 나는 그것으로 피를 토하는 것, 코피를 흘리는 것, 혈액 섞인 기침을 하는 것과 더불어 배꼽부위 출혈, 모공에서 피가 스며 나오는 것을 치료하는데, 신묘한 효험이 있었다. 그러나 모두 補血藥 중에 사용하였을 때에 그 효과가 더욱 좋다. 대개 매번 반드시 三錢을 사용하여 細末로 갈고, 장차 湯劑를 달여 三七根末을 그 중에 섞어 마시도록 한다. 만약 二錢으로 줄이거나, 절편으로 탕전한다면 모두 그 효과를 거둘 수가 없다.

三七根, 止血神藥也, 無論上, 中, 下之血, 凡有外越者, 一味獨用亦效, 加入於補血補氣 之中則更神. 蓋止藥得補[101], 而無沸騰之患. 補藥得止[102], 而有安靜之休也.

100) 藥 原無, 今據何本補.
101) 止藥得補 何本作 "止血藥得補藥".
102) 補藥得止 何本作 "補藥得止血藥".

三七根은 止血의 효과가 좋은 약으로, 상, 중, 하부의 血症을 막론하며, 모든 바깥으로 넘쳐 흐르는 증상에 한 가지만 홀로 사용하여도 역시 효과가 있고, 補血補氣藥에 더하여 쓰면 더욱 효과가 있다. 대개 止血하는 약이 補하는 효과를 얻으면 끓어오르는 患이 없고, 補益하는 약이 止血의 효과를 얻으면 안정되는 편안함이 있다.

三七根, 各處皆産, 皆可用. 惟西粤者尤妙, 以其味初上口時, 絕似人參, 少頃味則異於人參耳, 故止血而又兼補. 他處味不能如此, 然以治止血, 正無不宜也.

三七根은 각처에서 나며, 모두 사용할 수 있지만 西粤에서 나는 것이 더욱 효과가 좋은데, 그 맛이 처음에는 마치 人蔘과 유사하나 조금 있으면 人蔘과 다르니, 고로 止血과 더불어 補益하는 효과를 겸하고 있는 것이다. 다른 곳에서 나는 것의 맛은 이와 같을 수 없지만, 치료로서 止血하는 것에는 마땅하지 않은 것이 없다.

40. 萬年青

萬年青, 味苦澀, 氣微寒. 入腎經, 專通任, 督之脈. 亦能入肺殺癆蟲, 治屍氣, 尤善黑鬚发, 入之烏芝痲, 山藥, 熟地, 何首烏, 小黃米, 白糖之中極效. 但最難乾, 必人身懷之三日, 方可磨爲粉, 入煎藥內. 惟是性寒, 忌多用, 多用則損氣. 大約烏芝痲前藥各用一斤, 萬年青只可用十片, 斷斷莫多用也.

萬年青은 苦澀하며 氣는 微寒하다. 腎經으로 들어간다. 오로지 任, 督脈을 통하게 한다. 또한 肺로 들어가 癆蟲을 죽이는데 능하고 屍氣를 다스리며 수염과 머리카락을 검게 하는 것 또한 뛰어나니 烏芝痲, 山藥, 熟地黃, 何首烏, 小黃米, 白糖과 함께 넣으면 가장 효과가 좋다. 단 건조하기 매우 어려우니 반드시 사람이 3일간 몸에 간직하고 나서 바야흐로 갈아서 가루로 만들어 약 안에 넣어 끓일 수가 있다. 오직 성질이 寒하므로 多用을 忌하는데 多用하면 氣를 손상시킨다. 요지는 烏芝麻 등 앞서 나온 약은 각각 1斤씩, 萬年青은 단지 10片만 쓸 수 있으니, 절대 多用하여서는 안 된다는 것이다.

萬年青, 最能殺蟲於無形之中, 然多用, 則殺蟲於頃刻, 必須吐而出, 未免大傷肺氣, 反有性命之憂. 不若用之於補陰之內, 潛移默奪, 正既無傷, 而蟲又盡殺無遺也.

萬年青은 無形의 가운데에서 殺蟲하는데 최고로 능하나 多用하면 殺蟲하는 시간은 짧고 반드시 모름지기 吐하고 出하는데, 肺氣가 크게 손상당하는 것을 피하지 못하여 반대로 생명을 잃는 憂가 있다. 補陰하는 약 중에 사용하는 것이 좋으니 모르는 사이에 점점 빼앗겨 正氣가 이미 상함이 없으면서 蟲이 또한 모두 죽어 남음이 없게 된다.

萬年青之子, 更佳於葉, 凡葉用三片者, 子只消用一粒. 其功用與葉相同, 亦烏鬚黑发, 殺癆蟲解屍氣也. 人家種此花, 更能辟祟.

萬年青의 씨는 잎에 비해서 더 좋으니, 무릇 잎을 3片 사용하는 것 비해 씨는 단지 1알 만을 쓴다. 그 공능과 쓰임이 잎과 더불어 서로 같으니 또한 수염과 머리카락을 검게하고 癆蟲을 죽이고 屍氣를 해소한다. 집에 이 꽃을 심으면 곧 능히 재앙을 피할 수 있다.

或疑萬年青, 古人並未有言及烏鬚者, 子何足征乎? 鐸實聞諸異人之言, 至於殺癆蟲, 又實親試而驗者也. 嘗遊楚寓漢口, 有舟咸舟差[103]主人患久嗽, 說胸中微癢, 則嗽不能止, 若痛則必吐血矣. 問何以得此. 雲因泊舟潯江, 偶颶風夜起, 呼舵工整備蓬纜, 一時驟雨至, 灑熱背, 覺寒甚, 自此便嗽至今. 初嗽時, 無癢痛之症, 自癢而痛, 自痛而吐血. 余曰此寒雨透入於肺俞, 必肺生蟲矣. 渠[104]不信, 未幾而胸痛, 曰必吐血矣, 奈何? 余曰急服烏梅則可止. 乃服之而安. 渠問故. 余曰此權宜之法, 以試蟲之有無也. 蟲得酸則伏, 今飲烏梅湯而痛定, 非蟲而何. 渠乃信服. 余用萬年青搗汁, 用酒沖一碗, 候胸中痛時急服. 至夜分, 胸果痛, 乃服萬年青, 服下疼甚, 幾不

103) 舟咸舟差 小船.
104) 渠 代詞, 他也.

欲生, 欲飲茶, 予禁不與, 渴甚, 勸其再服萬年青, 不聽, 余固請飲之, 而痛益加, 喉中癢甚. 余曰此蟲欲出也, 急再飮萬年青汁. 又飮之, 乃吐血, 而蟲隨湧出, 長二寸半, 大如指, 形如促織長, 腿如螳螂, 其色純紫, 燈下視之如火有焰, 額上有鬚二條長寸許, 背上有翅尙未長, 而腹尙未全生, 仍如大指大一血塊. 倘羽毛豐滿, 身腹俱全, 豈肯久安於人膈乎. 一之人, 無不驚歎爲神醫也. 病者見之, 暈絶. 余曰今後不必再憂死亡矣. 乃用人參, 麥冬, 當歸, 熟地滋陰之藥十劑, 又用健脾補氣之藥十劑, 調理而愈. 前後用萬年青, 不過一株也. 嗚呼! 異哉. 使余不遵異人之教, 必不知萬年青之殺癆蟲也. 然非生人確信吾言, 亦不能奏功之神如此. 其蟲數日尙活, 客有勸主人 火以服之, 謂能複還從前氣血. 余曰不可. 主人狐疑不決. 余曰蟲得人之靈氣, 以生於胸中, 安知不如蠍蝗水蛭, 見水而再生乎. 主人聞之色怯. 余乃用火燒死, 而埋之江邊. 萬年青殺蟲之疑驗, 如此之神, 而言烏鬚之效, 又可比類而共信矣.

혹자가 의심하기를 萬年青을 옛 사람들이 모두 수염을 검게 한다고 언급한 일이 없는데 선생께서는 어떻게 충분히 증명하실 수 있습니까? 나는 실로 다른 사람들이 말하는 것을 들었으며 癆蟲을 죽이는데 이르러서는 또한 실제로 친히 시험하여 경험한 것이다. 일찍이 초나라를 떠돌다 漢口[105]에 머물렀는데 작은 배의 주인이 久嗽를 앓으면서 胸中이 조금 가려우면 기침이 그치지 않고, 만약 아프면 반드시 피를 토한다고 말하였다. 어떻게 이 병을 얻게 되었는지 물었다. 말하기를 潯江[106]에 배를 대고, 센 바람을 맞이하여 밤에 일어나서 키잡이를 불러 돛대와 닻을 정비하는데 그 때 소나기가 와서 더운 등짝으로 비가 내리쳐 추위를 심하게 느꼈는데 이때부터 문득 기침이 생겨 지금에 이르렀다. 처음에 기침이 날 때에는 가려움과 아픈 것은 없었는데 가렵다가 아프고 아프다가 피를 토하였다. 나는 그 차가운 비가 肺兪로 스며들어가 반드시 폐에 蟲이 생긴 것이라 말했다. 그 사람이 믿지 못하였으나 오래 지나지 않아 가슴이 아파서 말하기를 피를 토하는데 어떻게 해야 합니까? 나는 급히 烏梅를 복용하면 그칠 수 있다고 말했다. 이에 烏梅를 복용하여 편안해졌다. 그가 이유를 물었다. 나는 "이것은 임시방편으로 蟲의 有無를 시험한 것이다. 蟲이 신맛을 얻으면 숨는데 지금 烏梅湯을

105) 湖北省 내 지역명.
106) 光西 지역의 강 이름.

마셔서 아픈 것이 안정되니 蟲이 아니라면 무엇이겠는가" 라고 말하였다. 그가 이에 믿고서 복용하였다. 내가 萬年青 찧은 즙을 사용하고 술을 사용하여 1사발로 섞어서 胸中이 아플 때를 살펴 급히 복용하게 했다. 밤중이 되어 가슴이 과연 아파서 이에 萬年青을 복용하였는데 삼키자 疼痛이 심하여지며 기미가 살고자 하지 않으며 차를 마시려고 하였으나, 내가 마시는 것을 금하였고, 갈증이 심하여 萬年青을 다시 복용토록 권하였는데 말을 듣지 않아 내가 굳이 명하여 그것을 마시게 하였더니 아픈 것이 더욱 심해지고 목구멍에 가려움이 심해졌다. 내가 말하기를 이것은 蟲이 나오려고 하는 것이니, 급히 萬年青汁을 다시 마셔야 한다하여 다시 그것을 마셨다. 이에 피를 토하였으며 蟲이 따라 솟아나왔는데 길이가 2寸 반이며 크기는 손가락만하고 형태는 귀뚜라미와 같고 다리는 사마귀와 같고 그 색은 순전히 자줏빛을 띄고 등불아래서 보면 불 같이 빛나며 이마 위에는 두 가닥의 수염이 있는데 길이는 1寸정도이고 등위에는 날개가 있는데 오히려 길지 않으며 배는 오히려 완전히 생겨나지 않았는데 이로 인하여 엄지손가락 크기만 한 血塊와 같았다. 만일 날개와 털이 풍성하고 가득하며, 몸과 배가 갖추어 온전하였다면 어찌 사람의 가슴에서 기꺼이 오랫동안 편안할 수 있겠는가? 한사람도 神醫라고 경탄하지 않는 사람이 없었다. 병자가 그것을 보고 어지러워 혼절하였다. 내가 말하기를 오늘 이후에는 다시금 죽는 것을 걱정할 필요가 없다. 이에 人參, 麥門冬, 當歸, 熟地黄의 滋陰하는 藥 10劑를 사용하고, 또한 健脾補氣하는 藥 10劑를 사용하여 조리하여 나았다. 전후로 사용한 萬年青이 1그루를 넘지 않았다. 참으로 기이하구나! 만일 내가 다른 사람의 가르침을 존중하지 않았다면 반드시 萬年青이 癆蟲을 죽이는 것을 알지 못했을 것이다. 그러나 내말을 확실히 신뢰하는 사람이 생기지 아니하였다면, 또한 공을 세우는 신묘함이 이와 같지 못하였을 것이다. 蟲이 수일 후에 도리어 살아나서 한 손님이 주인에게 불태워 그것을 복용하기를 권하면서 종전의 氣血로 다시 돌아갈 수 있을 것이라 말했다. 나는 불가하다고 말했다. 주인은 의심이 많아 결정을 내리지 못하였다. 내가 말하기를 蟲이 사람의 靈氣를 얻으면 胸中에서 생하니 거머리가 물을 보면 다시 살아나는 것과 같지 않다는 것을 어찌 알겠는가 주인이 그것을 듣고 얼굴에 두려움이 비쳤다. 나는 이에 불을 사용하여 태워 죽이고 강변에 묻었다. 萬年青이 蟲을 죽이는 미혹스러운 경험이 이와 같이 신묘한데 수염을 검게 하는 효능을 말하자면 또한 비유하여 함께 믿을 수 있을 것이다.

41. 兩頭尖

兩頭尖, 味甘, 氣溫, 無毒. 入脾, 胃, 大腸之經. 尤善降氣化食, 尤善化痞結癥瘕. 近人 錯認鼠糞爲兩頭尖, 誰知是草木之藥, 生在隴右. 土人以之治小兒食積. 神效. 妙在攻堅又不耗氣也[107].

兩頭尖은 甘하고 氣는 溫하며 無毒하다. 脾, 胃, 大腸의 經으로 들어간다. 또한 氣를 내려 음식물을 소화시키는 것이 뛰어나고, 또한 痞가 結한 것과 癥瘕를 없애는 것이 뛰어나다. 요즘 사람들이 쥐의 똥을 兩頭尖이라고 잘못 인식하는데 누가 이것이 草木의 藥이며, 隴右[108]에서 生한다는 것을 알겠는가? 토착민들이 이를 써 소아의 食積을 치료한다. 신기한 효과가 있다. 신묘함은 氣를 소모시키지 않으면서도 단단한 것을 공격하는데 있다.

兩頭尖, 治痞最神. 余在通渭, 親見此草. 其根絶似麥冬, 但(그러나)色帶丹, 氣亦香, 考之《縣志》, 俱載之. 可見兩頭尖非鼠糞也.

兩頭尖은 痞症을 치료하는데 최고로 신묘하다. 내가 通渭에 있을 때 직접 그 풀을 본 적이 있다. 그 뿌리는 麥門冬과 매우 유사하나, 색은 붉은색을 띄고 있고 또한 향기로워 이를 헤아려 《縣志》에는 모두 兩頭尖을 싣고 있다. 兩頭尖이 쥐의 똥이 아님을 알 수 있다.

42. 柘木枝[109]

柘木, 即柞木也. 柞木, 苦平[110]. 最消酒毒, 一缸佳釀, 只消一枝柘木入之, 即變爲水.

107) 此下何本有 "治小儿痞積最神" 七字.
108) 甘肅省 내 지역명.
109) 柘 何本作 "柞".
110) 作木苦平 原無, 今據何本補.

尤能 開產門交骨, 同人參, 當歸, 川芎服下, 少刻即骨響, 而兒門大開, 兒隨之而下矣. 此物必須兒頭在產門邊始可用, 否則, 先開交骨, 又變生不測矣.

柘木[111]는 柞木[112]이다. 柞木은 맛이 쓰고 平하다. 酒毒을 해소하는데 최고로, 한 항아리의 훌륭한 술에 단지 柘木 한 가지만 넣으면 변하여 물이 된다. 또한 능히 產門과 交骨을 열게 하는데 人蔘, 當歸, 川芎과 함께 복용하여 짧은 시간이면 뼈가 울리며 兒門이 크게 열리고 아이가 이를 따라서 내려온다. 이 약은 반드시 모름지기 아이의 머리가 產門 가장자리에 이르러 비로소 쓰는 것이 가능하며, 아니면 먼저 交骨이 열리고 또한 變生[113]을 예측할 수 없다.

柘木枝, 開產門交骨尤神, 下喉不須一時立開, 余親試而奏效者也. 但服後斷須安眠, 則骨開自易. 三吳臨產之時, 每教產婦繞室而走, 走則骨堅, 轉難開矣, 非柘木之不效也.

柘木枝는 產門과 交骨을 여는 것이 또한 신묘하여 복용하고 1시간을 기다리지 않고 바로 열리니 내가 직접 시험하여 효과를 말하는 것이다. 단 복용한 후에 절대 모름지기 편안히 잠을 자야 뼈가 열리는 것이 자연히 쉬워진다. 三吳[114]지역에서는 출산에 임하는 때에 매번 산모에게 방 주변을 달리라고 가르치는데 달리면 뼈가 단단해져서 도리어 열리기 힘들어지는 것이지 柘木이 효과가 없는 것이 아니다.

或柘木枝, 既是開產門交骨神藥, 則交骨一開, 兒即易生, 又何必諄諄致戒於兒首之到 門哉? 不知難產之病, 非交骨之不開也, 兒未轉身, 則兒頭斷不至門也. 蓋生產必兒轉身而始產, 兒不轉身, 斷不即產. 兒不欲產, 而先開產門, 則風易入也. 風入, 不特母病於須臾, 而亦必變生於意外, 非生下有臍口之驚, 必產後有牽搐之苦. 故必問兒首到門, 而後用柘木以開關, 既慶生餘, 又無後患也.

111) 꾸지뽕나무. Cudrania tricuspidata 뽕나무과.
112) 흔히 柞木이라 하면 떡갈나무를 의미한다. 단, 柘木은 떡갈나무가 아니므로 A=B이다 라는 서술에 맞지 않는다. 《南通的民門家具》에서도 柘木, 不是柞木이라고 하고 있어 논란이 있다. 柞은 조롱나무 작 이라는 뜻도 있으나 柘木, 即柞木也를 해석하기에는 어떤 의미로도 뜻이 잘 통하지 않는다.
113) 난산
114) 吳興郡 지역명

혹자가 말하기를 柘木가지가 이미 產門과 交骨을 여는 신묘한 약이라면, 交骨이 한번에 열리면 아이는 태어나기 쉬울텐데 또한 어찌 반드시 거듭 타일러 아이의 머리가 문에 도달함을 면면히 경계하십니까? 난산의 병을 알지 못하는 것이니 交骨이 열리지 않음이 아니다. 아이가 몸을 돌리지 아니하면 아이의 머리가 절대 문에 이르지 않는다. 대개 출산은 반드시 아이가 몸을 돌려야 출산이 시작되는데 아이가 몸을 돌리지 않으면 절대로 곧 출산이 이루어지지 않는다. 아이가 태어나려하지 않는데 먼저 產門을 열면 風이 쉽게 들어간다. 風이 들어가면 잠깐 동안에 특별히 산모는 병을 앓지 않지만 또한 반드시 뜻밖의 變生이 있어서 출생 후에 배꼽의 입구에 驚病이 있는 것이 아니더라도 반드시 산후에 끌고 당기는 고통이 있다. 그러므로 반드시 아이의 머리가 문에 이르렀는지 확인한 후에 柘木을 사용함으로써 관문을 여는데 이미 경사스러운 경험이 넘치니 또한 후에 근심이 없다.

43. 蜀漆

蜀漆, 常山之苗也. 常山不可用, 而苗則可取. 味苦, 純陰. 散火邪錯逆, 破癰瘕癥堅, 除痞結積凝, 辟蠱毒鬼疰, 久瘧兼治, 咳逆且調.

蜀漆은 常山의 苗다. 常山은 쓸 수 없으나 苗는 쓸 수 있다. 苦하고 純陰이다. 火邪가 어지러이 거스르는 것을 흩고, 癰瘕와 癥堅을 깨트리며, 痞하여 맺히고 積凝한 것을 제거한다. 蠱毒[115]과 鬼疰[116]를 없애며, 오래된 瘧을 兼治하고, 또한 咳逆을 조절한다.

或問蜀漆, 即常山之苗, 子刪常山而取其苗, 何謂也? 蓋常山性烈而功峻, 雖取效甚速, 而敗壞元氣亦最深. 世人往往用常山治瘧, 一劑即愈, 而身體野狼狽, 將息半載, 尚未還元. 設再不慎, 疾一朝重犯, 得免於死亡幸也. 其不可輕用, 亦明矣. 蜀漆雖是常山之苗, 不比根之猛烈.

115) 뱀, 지네, 두꺼비 따위의 독.
116) 헛것에 들려 흉복부나 아랫배가 아픔. 귀신들림.

蓋苗發於春, 其性輕揚, 且得春氣之發生, 散邪既速, 而破氣亦輕, 可借之以攻堅, 不必慮其損內. 此所以舍常山而登蜀漆也.

혹 묻기를 蜀漆은 常山의 苗인데 선생께서는 常山은 깎아내리고 그 苗는 취한다고 하시니 무슨 말씀이십니까? 대개 常山의 性은 극렬하고 功效가 맹준하니 아무리 매우 신속하게 효과를 얻을 수 있다고 해도 元氣를 무너뜨림 또한 매우 심하다. 세상 사람들이 때때로 常山을 사용하여 瘧을 치료하고자 하는데, 한 劑면 낫기는 하나 身體가 거칠어져서 낭패를 보게 되니 휴식을 취함이 반년이 지나도 미처 본디 상태로 돌아가지 못하게 된다. 가령 재차 삼가지 않는다면, 질병이 하루아침에 중험해져서 겨우 죽음은 면하게 될 것이다. 그것을 가볍게 쓰면 안되는 것이 또한 명확하다. 蜀漆은 비록 常山의 苗이나 根의 猛烈함에 비할 바가 못된다. 대개 苗는 봄에 나오는데 그것의 性이 가볍고 위로 오르기 쉬운데다가 또 春氣의 發生하는 바를 얻으면, 邪를 흩음이 이미 빠르고 氣를 破하는 것 역시 가벼이 하게 되니, 의지하여 堅한 것을 攻할 수 있으면서 속을 손상시킬 염려를 할 필요가 없다. 이것이 常山을 버리고 蜀漆을 취하는 까닭이다.

44. 白頭翁

白頭翁, 味苦, 氣溫, 可升可降, 陰中陽也. 無毒. 一云味甘, 苦, 有小毒者, 非. 主溫瘧, 陽狂, 寒熱, 治癥瘕積聚, 逐血[117], 愈金瘡, 祛風暖腰, 療血衄疝腫, 並療百節骨疼痛. 赤毒之痢, 所必用也.

白頭翁은 苦하고 氣는 溫하여 升하거나 降할 수 있으며 陰中의 陽이다. 無毒하다. 일부에서 말하기를 甘, 苦하며 小毒하다고 하는 것은 잘못되었다. 溫瘧과 陽狂, 寒熱을 주로 다스리며 癥瘕와 積聚을 치료하며 逐血하고, 金瘡을 낫게 하고, 風을 제거하고 腰를 부드럽게 하고, 血

117) 此下何本有 "痹" 字.

衄과 疝腫을 치료하며 그와 더불어 百節骨疼痛을 치료한다. 赤毒으로 인한 痢에는 반드시 사용해야 한다.

或問白頭翁, 人多錯認是鳥名, 誰知是《本草》之藥耶. 《本草》言其功效頗多, 皆不足深信. 惟傷寒中之下利, 乃熱毒也, 芩, 連, 梔子[118]不足以解其毒, 必用白頭翁, 以化大腸之熱, 而又不損脾氣之陰, 逐瘀積而留津液, 實有奇功也. 若胃虛寒, 不思食, 及下利完穀不化, 不由於濕毒者, 俱宜忌之也.

或 묻기를 白頭翁을 사람들이 종종 새이름으로 오인하는데 누가 이를 《本草》의 藥으로 알겠습니까? 《本草》에 그 功效가 자못 많다고 이르지만 모두 깊게 믿기에는 부족하다. 오직 傷寒에 걸려서 下利가 있으면 곧 熱毒으로 인한 것인데, 芩, 連, 梔子 등은 그 毒을 풀기에 부족하니 반드시 白頭翁을 써야 大腸의 熱을 化하고 脾氣의 陰은 손상시키지 않으면서 瘀積을 쫓고 津液은 유지하는 실로 기이한 功이 있다. 만약 胃가 虛寒하여 음식 생각이 없는데 下利하고 完穀이 不化됨에 이르면 濕毒으로 말미암은 것이 아니므로 모두 마땅히 써서는 안된다.

45. 牡丹皮

牡丹皮, 味辛, 苦, 氣微寒, 陰中微陽, 無毒. 種分赤, 白, 性味 各同. 入腎, 肝二經, 兼入心包絡. 凉骨蒸之熱, 止吐血, 衄血, 嘔血, 咯血, 兼消瘀血, 除癥堅, 定神志, 更善調經, 止驚搐, 療癰腫, 排膿住痛. 亦臣, 佐, 使之藥, 而不可爲君也. 仲景張夫子入之八味丸中, 所以治漢武帝[119]消渴之症也. 消渴, 本是熱症, 方中加入桂, 附, 以火治火, 奇矣. 蓋此火乃相火, 而非火. 相火者, 虛火也. 實火可瀉, 虛火必須滋補. 陽火可以水折, 陰火必須火引. 地黃湯中既用熟地,

118) 芩連梔子 何本作 "黃連".
119) 漢武帝 何本無.

山藥以滋陰, 不用桂, 附以引火, 則火不歸源, 而渴終不可止. 但既用桂, 附以引火, 而火歸於下焦, 而上焦餘熱, 何能頓清. 吾恐命門之火已歸於腎宮, 心包之火仍炎於心位, 熱必餘焰尚存, 而渴仍不止也. 故方中又加入牡丹皮, 調和於心, 肝, 腎之際, 滋腎而清其肝中之木, 使木不助心包之火. 而牡丹皮又自能直入於膻中, 以凉其熱, 下火既安, 而上火亦靜, 火宅之中, 不成爲清凉之境乎. 此仲景夫子制方之神, 而亦牡丹皮之功, 實有如是者也. 不特此也, 牡丹皮在六味地黃丸中, 更有奇議. 腎有補無瀉, 用熟地, 山藥以補腎, 又何必用牡丹皮以滋其骨中之髓耶. 若云瀉火, 則已有澤瀉矣 ; 若云健脾, 則已用茯苓矣. 若云澀精, 則已用山萸[120]矣. 然則何所取, 而又用牡丹皮哉? 不知牡丹皮, 所以佐五味之不足也. 補陰之藥過於寒, 則陰不能生, 而過於熱, 則陰亦不能生. 六味丸中不寒不熱, 全賴牡丹皮之力, 調和於心[121], 肝, 脾, 腎之中, 使骨中之髓溫和, 而後精閉於腎內, 火瀉於膀胱, 水濕化於小便, 肺氣清肅, 脾氣健旺, 而陰愈生矣.

牡丹皮는 辛, 苦하며 氣는 微寒하다. 陰中의 微陽이며 無毒하다. 종류는 赤牡丹皮와 白牡丹皮로 나뉘나 性味는 서로 같다. 腎과 肝의 二經으로 들어가며 心包絡으로도 함께 들어간다. 骨蒸의 熱을 끄고, 吐血, 衄血, 嘔血, 咯血을 멎게 하고 瘀血을 함께 제거한다. 癥堅을 없애고 神志를 안정시키며 또한 調經하는 데에도 좋다. 驚搐을 멈추게 하고 癰腫을 치료하며 排膿하고 아픈 것을 그치게 한다. 臣, 佐, 使藥이나 君藥은 될 수 없다. 仲景 선생께서는 八味丸 中에 넣어 漢武帝의 消渴症을 치료하였다. 消渴은 원래 熱症인데 方中에 桂, 附를 넣어 火로써 火를 다스릴 수 있으니 기묘할 따름이다. 대개 이 火는 곧 相火이지 實火가 아니다. 相火는 虛火이다. 實火는 瀉함이 가능하나 虛火는 반드시 滋補하여야 한다. 陽火는 水로써 꺾을 수 있으나 陰火는 반드시 火로 이끌어줘야 한다. 地黃湯 中에 이미 熟地, 山藥을 사용하여 滋陰하는데, 桂, 附을 써서 引火하지 않으면 火가 根源으로 돌아갈 수 없어서 消渴이 끝내 그칠 수 없게 된다. 다만 이미 桂, 附를 써서 引火하여 火가 下焦에 돌아가고 上焦에는 熱이 有餘한다면 어찌 淸하지 못하겠는가. 나는 命門의 火가 腎宮으로 돌아갔는데 心包의 火가 오히려 心位에 炎하면 熱이 필히 餘焰하여 아직 남게 되니 그로 인해 고갈됨이 그치지 않을까

120) 山萸 原作 "山藥", 今據何本改.
121) 心 原作 "以", 今據何本改.

걱정스럽다. 그러므로 方中에 또 牡丹皮를 넣으면 心, 肝, 腎의 사이에서 調和하여 滋腎하며 清肝하여 木으로 하여금 心包의 火를 조장하지 않도록 한다. 牡丹皮는 또한 스스로 곧바로 膻中으로 들어가 그 熱을 凉하므로 下火가 이미 편안해지고 上火 또한 靜하게 되니, 火宅의 가운데에 清凉한 곳을 이룰 수 있지 않겠는가. 이는 仲景 선생이 制方하심의 神妙함이며 또한 牡丹皮의 功이 실로 이와 같은 것이다. 이 뿐만 아니라 牡丹皮는 六味地黃丸 中에도 있으니 이것이 도리어 기이하다고 할 수 있다. 腎에는 補함만 있고 瀉함은 없는데, 熟地, 山藥을 써서 腎을 補했는데 또 어찌 반드시 牡丹皮를 써서 骨中의 髓를 滋해야 합니까? 만약 火를 瀉한다고 한다면 이미 澤瀉가 있고, 만약 健脾한다면 이미 茯苓을 쓰며, 만약 澀精해야 한다면 山萸를 이미 쓰는데 어찌 또 牡丹皮를 써야합니까? 牡丹皮가 五味의 不足함을 佐하는 것을 모르는 까닭이다. 補陰하는 藥의 寒함이 過하면 陰이 生할 수 없고, 熱함이 過하면 陰이 역시 生할 수 없다. 六味丸 中에 不寒하고 不熱하여 전적으로 의지할 수 있는 것은 牡丹皮의 힘으로 心, 肝, 脾, 腎의 가운데에서 調和케 하고 骨中의 髓를 溫和하게 하며 이후에 精은 腎內에 감추어지게 하고, 膀胱의 火를 瀉하고 水濕을 小便으로 化하며 肺氣는 清肅하고 脾氣는 健旺하게 하여 陰이 점차 生하도록 한다.

或問地骨皮治有汗之骨蒸, 牡丹皮治無汗之骨蒸, 此前人之成說, 吾子何略而不談? 豈牡丹皮非治無汗之骨蒸耶, 鐸所亟欲辨者也. 夫地骨皮未嘗不治無汗之骨蒸, 牡丹皮未嘗不治有汗之骨蒸也. 元素將二藥分有汗, 無汗, 爲骨蒸之法, 余不知其何所見而分. 據其論, 牡丹皮牡而不牝, 其色丹, 象離陽中之火, 能瀉, 似乎牡丹皮乃陽中之陰, 亦宜治有汗之骨蒸, 而不宜治無汗之骨蒸矣. 總之, 牡丹皮乃治骨蒸之聖藥, 原不必分有汗, 無汗也.

혹 묻기를 地骨皮는 有汗한 骨蒸을 치료하고, 牡丹皮는 無汗한 骨蒸을 치료하니 이는 前人이 말한 바인데, 선생께서는 어찌 생략하여 말씀하지 않으십니까? 그 牡丹皮가 無汗한 骨蒸을 다스리지 않는다는 것을 내가 삼가 분별하고자 한다. 무릇 地骨皮는 바로 無汗한 骨蒸을 다스리고, 牡丹皮는 바로 有汗한 骨蒸을 다스린다. 元素가 무릇 두 가지 藥을 有汗과 無汗으로 나누어 骨蒸의 法으로 삼았는데, 나는 어찌 보고 분류한 것인지 모르겠다. 그 이론에 근거하면

牡丹皮는 牡(陽)이되 牝(陰)은 아니며 그 色은 丹하고 象은 離를 본따 陽中의 火이므로 瀉한다. 그러므로 牡丹皮는 陽中의 陰으로써 有汗의 骨蒸을 다스리는 것은 마땅하고 無汗의 骨蒸을 다스리는 것은 마땅치 않아 보인다. 총괄하면, 牡丹皮는 骨蒸의 聖藥으로 원래 有汗과 無汗을 나눌 필요가 없다.

或問仲景張公制八味丸, 經吾子之闡發奇矣, 不知更有異聞乎? 曰醫道何盡, 請於前論而再窮其義. 夫火有上, 下之分. 下火非補不能歸, 其在上之火, 非凉不能息. 補其在下之火, 則火安而上不炎; 凉其在上之火, 則火靜而下亦戢. 雖然牡丹皮補腎水, 而不補腎火, 似乎 下火之炎上, 不能使其歸於下也. 然而, 牡丹皮雖不能補腎中之火, 實能補腎中之水, 補水 之不足, 即能制火之有餘. 火有所制, 自然不敢沸騰, 然後用附子, 肉桂, 引其下伏, 則火 藏於至陰之腎矣. 牡丹皮亦補腎以益心, 而不能補腎以克心者也, 似乎上火趨下, 不能使其 靜於上也. 然牡丹皮雖不能補腎水克心, 實能補腎水以益心氣之不足. 即能制心氣之有餘, 必有所養, 自然常能寧定. 然後用附子, 肉桂, 導其上通, 則暗交於至陰之心矣. 此前論所未及者, 而闡發其奇又如此矣.

혹 묻기를, 張仲景 선생께서 八味丸을 만드시고, 이어서 선생께서 그 기이함을 밝혀 알리셨는데, 이에 다시금 특별한 깨달음이 있는 것인지는 잘 모르겠습니다. 말하기를 醫道에 어찌 다함이 있겠는가마는, 이전의 이론에 기대어 그 뜻을 재차 밝힌 것이다. 무릇 火에는 上下의 구분이 있다. 아래의 火는 보하는 것이 아니면 돌아가게 할 수 없고, 그 위에 있는 火는 서늘하게 하지 않으면 안정시킬 수 없다. 그 아래에 있는 火를 보하면 곧 火가 편안해져서 위에서도 타오르지 않으며 그 위에 있는 火를 서늘하게 하면 곧 火가 안정되어서 아래 또한 거두어 진다. 비록 그러하나 牡丹皮는 腎水를 보하지 腎火를 보하지는 않아서, 마치 아래의 火가 위로 타오르게 되고 그것을 아래로 돌아가게 할 수 없는 것처럼 보인다. 그렇지만 牡丹皮가 비록 腎中의 火를 보할 수는 없지만, 실제로는 腎中의 水를 보할 수 있어서 水의 부족을 보함으로써 火의 유여함을 제어할 수가 있다. 火가 제어되는 바가 있어서 자연히 함부로 타오르지 않게 된 연후에 附子, 肉桂를 써서 그것을 이끌어 아래로 내리면 곧 火가 至陰之腎에 감추어 질 것이다. 또한 牡丹皮는 補腎함으로써 益心하는 것이지 補腎함으로써 克心할 수 있는 것은 아니라서, 마치 위의 火가 아래로 달아나게 되고 그것을 위에서 안정되게 할 수 없는 것처럼 보인다. 그렇지만 牡丹皮가 비록 腎水를 보함으로써 克心할 수는 없지만, 실제로는 腎水를 보함으로써 心氣의 부족을 더할 수 있다. 그러면 心氣의 유여함을 제어할 수가 있어서 반드시 길러지는 바가 있어서 자연히 항상 편안하게 된다. 그러한 연후에 附子, 肉桂를 써서 그것을 이끌어 위로 통하게 하면 곧 至陰之心에 깊숙이 오가게 될 것이다. 이것이 이전의 이론에서 미치지 못한 바라, 그 기이함을 밝혀 알렸으니 또한 이와 같을 따름이다.

或又問仲景張公八味丸, 已發異論, 不識六味丸亦有異論乎? 曰六味丸中, 別有微義也. 牡丹皮用之於六味丸中, 豈獨涼骨中之髓, 以生陰水哉. 夫獨陰不生, 獨陽不長. 六味丸中, 乃純陰之藥也, 苟不用陰中微陽之藥, 入於群陰之內, 雖以水濟火, 似亦爲陰虛者之所喜, 然而孤陰無陽, 僅能制火之有餘, 不能生水之不足. 丹皮雖亦是陰藥, 入於腎經, 但性帶微陽, 入於六味丸, 使陽氣通於陰之中, 而性亦微寒, 但助陰以生水, 而不助陽以動火. 此仲 景夫子立方之本意, 鐸實有以窺其微而盡發之也.

혹 또한 묻기를, 張仲景 선생의 八味丸에 대해서는 이미 특별한 이론을 펼치셨는데, 六味丸에 대해서도 역시 특별한 이론이 있으신지 모르겠습니다. 말하기를 六味丸 가운데는 별도로 숨은 뜻이 있다. 牡丹皮는 그것을 六味丸 가운데 사용한다고 해서 어찌 유독 骨中의 髓를 서늘하게 하여 陰水를 生하겠는가. 무릇 홀로 陰이 生하지 않으며, 홀로 陽이 長하지 않는다. 六味丸 가운데는 곧 純陰의 약이라서 만약 陰 가운데 微陽의 약을 사용하여서 陰의 무리 속에 넣지 않으면, 비록 水로써 火를 도와서 마치 또한 陰虛한 것에 이로움이 되는 것처럼 보이지만, 陰만 있고 陽은 없어서 간신히 火의 유여는 제어할 수 있으나 水의 부족은 生할 수 없다. 丹皮는 이 역시 비록 陰藥으로 腎經으로 들어가지만, 다만 性이 微陽을 지니고 있어 六味丸에 넣으면 陰 가운데에서 陽氣를 통하게 하며, 또한 性이 微寒하여 陰을 도와 水를 生하지만 陽을 도와 火를 動하게 하지는 않는다. 이것이 仲景 선생께서 方을 세우신 본뜻이며, 陳士鐸은 실제로 있는 것으로 써 그 숨은 뜻을 규명하여 그것을 다 밝힌 것이다.

或問牡丹皮陰中微陽, 又入於群陰之內, 恐陽氣更微, 雖各藥亦有兼於陽者, 畢竟陰重而陽微也. 不知他藥如茯苓, 澤瀉, 山藥之類, 入於群陰之中, 全忘乎其爲陽矣. 惟牡丹皮雖在 陰藥之中, 而陽之氣不絕, 子試將六味丸嗅之, 牡丹皮之氣未嘗全消, 不可以悟其微陽之獨 存, 不爲群陰所奪之明驗乎. 惟牡丹皮於群陰之中, 獨全其微, 且能使茯苓, 澤瀉, 山茱萸, 熟地, 山藥之陽氣不散, 以助其生陰之速. 故牡丹皮用之於地黃丸中, 尤非無意也.

혹 묻기를 牡丹皮는 陰 가운데 微陽인데 또 陰의 무리 안에 넣으면 陽氣가 더욱 미미해져서 비록 각각의 약 역시 陽을 겸하고 있기는 하지만 끝내는 陰은 거듭되고, 陽은 미미해질까 걱정됩니다. 茯苓, 澤瀉, 山藥의 부류와 같은 다른 약들은 陰의 무리 가운데 넣으면 그 陽이 됨을 완전히 잃게 될지도 모르겠다. 다만 牡丹皮는 비록 陰藥 가운데 있어도 陽의 氣가 끊어지지 않는데, 당신이 시험 삼아 六味丸을 취하여 그 냄새를 맡아 보면 牡丹皮의 氣가 아직 다 없어지지 않았을 것이니, 그 微陽이 홀로 보존되어 陰의 무리에 빼앗김이 없다는 명확한 증거를 깨닫지 않을 수 있으리오. 오직 牡丹皮는 陰의 무리 가운데서 홀로 그 미미함을 온전히 하고, 또한 茯苓, 澤瀉, 山茱萸, 熟地, 山藥의 陽氣가 흩어지지 않게 할 수 있어서 이로써 그 陰을 生함이 빠르다. 그러므로 牡丹皮를 地黃丸 가운데 사용하는 것은 한층 더 의미가 있는 것이다.

或問牡丹皮能退骨蒸之虛熱, 是亦地骨皮之流亞也, 乃先生譽地骨皮之解骨蒸, 而不及牡丹皮, 豈別有意歟? 夫牡丹皮之解骨蒸, 雖同於地骨皮而微有異者, 非解有汗與無汗也. 牡丹皮之解骨蒸, 解骨中之髓熱也; 地骨皮之解骨蒸, 解骨中之血熱也. 骨中不止髓, 髓之外必 有血以裹之. 骨中之髓熱, 必耗其骨中之血矣; 骨外之血熱, 必爍其骨中之髓矣. 故治骨蒸者, 二味必須兼用, 不可以有汗用地骨皮, 無汗用牡丹皮也. 此等論, 實前人所未談, 言之 必驚世人, 然予實聞之吾師, 非鑿空而論也. 髓中有血, 斯亦何奇. 余嘗見人骨折者, 骨中 流血, 與髓俱出, 非明驗乎. 獨是地骨皮凉骨中之血, 牡丹皮凉骨中之髓, 無人證吾言耳.

혹 묻기를 牡丹皮가 骨蒸의 虛熱을 없앨 수 있으니 이 역시 地骨皮와 같은 무리인데,

선생께서는 地骨皮가 骨蒸을 흩는 것은 인정하지만 또한 牡丹皮와는 다르다고 하시니 별도로 어떤 의미가 있습니까? 무릇 牡丹皮가 骨蒸을 흩는 것이 비록 地骨皮와 같지만 또 미미한 차이가 있다는 것은 有汗과 無汗을 나누어 흩는다는 말은 아니다. 牡丹皮가 骨蒸을 흩는 것은 骨中의 髓熱을 흩는 것이고 地骨皮가 骨蒸을 흩는 것은 骨中의 血熱을 흩는 것이다. 骨中에는 髓가 그치지 않으며 髓의 겉에는 반드시 血이 있어서 그것을 감싸고 있다. 骨中의 髓熱은 반드시 그 骨中의 血을 소모시키고 骨外의 血熱은 반드시 그 骨中의 髓를 소모시키게 된다. 그러므로 骨蒸을 치료할 때에는 두 가지 약을 반드시 함께 사용해야 하는 것이지, 有汗이면 地骨皮를 쓰고 無汗이면 牡丹皮를 쓰는 것은 아니다. 이러한 부류의 이론은 실제로 이전 사람들이 말하지 않은 바로 그것을 말하면 반드시 세상 사람들을 놀라게 할 것이나, 나는 실제로 그것을 내 스승으로부터 들은 것이지 없는 말을 지어서 하는 것이 아니다. 髓中에 血이 있다니 이 또한 어찌나 기이한가. 내가 일찍이 사람이 뼈가 부러진 것을 보았는데 骨中에 血이 흘러 髓와 함께 같이 나왔으니 명백한 증거가 아니겠는가. 다만 이 地骨皮는 骨中의 血을 서늘하게 하고 牡丹皮는 骨中의 髓를 서늘하게 한다는 것은 다른 사람이 밝힌 것 없이 내가 말한 것일 따름이다.

46. 大薊, 小薊

大, 小薊, 味甘, 苦, 氣凉, 無毒. 入肺, 脾二經. 破血止血甚奇, 消腫安崩亦效, 去毒亦神, 但用於初起之血症, 大得奇功, 而不能治久傷之血症也. 蓋性過於涼, 非胃所喜, 可以 降火, 而不可以培土故耳.

大薊, 小薊는 甘, 苦하며, 氣가 서늘하고, 無毒하다. 肺, 脾의 두 가지 經으로 들어간다. 破血, 止血에 매우 뛰어나며, 종기를 없애고 崩을 그치게 하는 것 역시 효과가 있으며, 毒을 제거하는 데도 탁월한데, 다만 初起의 血症에 사용하여야 매우 우수한 효과를 얻을 수 있고 久傷의 血症은 치료할 수 없다. 대개 性이 지나치게 涼하여 胃에 이로운 바가 아니며, 이로써

火를 내릴 수는 있으나 土를 북돋을 수는 없기 때문이다.

或問大, 小薊, 皆是止血聖藥, 一時急症, 用鮮尤佳. 倘無鮮者, 幹者亦可用乎? 夫鮮者難遽得, 勢必用幹者矣. 但必須將大, 小薊用水先煎取汁, 然後煎補血, 生血, 止血之藥, 同飮才妙, 不比鮮者, 搗汁即可用也.

혹 묻기를 大薊, 小薊는 모두가 止血의 聖藥으로 일시적인 急症에 말리지 않은 그대로를 사용하면 더욱 좋습니다. 만일 생것이 없을 경우, 말린 것을 사용할 수도 있습니까? 무릇 말리지 않은 그대로의 것은 갑자기 구하기 어려우니, 그 때에는 반드시 말린 것을 사용해야 할 것이다. 다만 반드시 모름지기 大薊, 小薊를 취하여 물로 먼저 달여 즙을 낸 연후에 補血, 生血, 止血하는 약을 달여서 함께 마시면 조금 효과가 있으니, 말리지 않은 것에 비할 수는 없지만 즙을 내면 곧 사용할 수 있다.

或問大, 小薊同是血分之品, 畢竟何勝? 二者較優劣, 大薊不如小薊之佳. 小薊用一兩者, 大薊必須加五錢, 其功用實未嘗殊也.

혹 묻기를 大薊, 小薊는 이 모두가 血分의 종류인데 무엇이 더 낫습니까? 두 가지의 우열을 비교하자면, 大薊는 小薊가 뛰어남 만 못하다. 小薊를 한 냥 사용할 때 大薊는 반드시 모름지기 다섯 錢을 더해야 하며, 그 효용이 실제로 일찍이 뛰어난 적이 없었다.

或問大, 小二薊, 北人以之治吐血多功, 南人以之往往鮮效, 何也? 蓋二薊過於寒凉, 北人秉性剛強, 非患熱症, 不易吐血; 南人柔弱, 不必犯熱, 即能吐血也. 故宜北而不宜於南. 然而, 北人不因熱而致吐血者, 服之未必相宜; 南人偶因熱而致吐血者, 服之未必不相宜也.

혹 묻기를 大薊, 小薊는 北人이 그것을 이용해 吐血을 치료하는 데에 많은 효과를 거뒀고 南人은 그것을 이용해 이따금 좋은 효과를 봤는데, 어찌된 것입니까? 대개 二薊는 지나치게

寒凉한데, 北人은 굳세고 강한 性을 지니고 있어 熱症을 앓고 있지 않으면 쉽게 吐血하지 않고 南人은 여리고 약하여 반드시 熱을 만나지 않아도 곧 吐血할 수 있으니, 그러므로 北人에게는 적합하지만 南人에게는 적합하지 않다. 그렇지만 北人이 熱로 인하여 吐血에 이른 것이 아닌 경우에는 그것을 복용하는 것이 반드시 적절하지는 않으며 南人이 마침 熱로 인하여 吐血에 이른 경우에는 그것을 복용하는 것이 반드시 적절하지 않은 것도 아니다.

或問大, 小薊, 即分大小, 畢竟功效亦別, 豈盡同而無異乎? 曰同者止血, 異者止熱也. 大薊止熱, 而小薊則力不勝. 故遇熱症, 不妨用大薊一二錢, 使熱退而不動血耳.

혹 묻기를 大薊, 小薊는 곧 大小로 구분하여 끝내 효과 역시 구별하는데, 어찌 다 같고 다름이 없습니까? 말하기를 같은 점은 止血하는 것이고 다른 점은 止熱하는 것이다. 大薊는 止熱하는데 小薊는 그 효과가 뛰어나지 못하다. 그러므로 熱症을 만나면 거리낌 없이 大薊 한 두 錢을 사용해 熱을 물리치고 血이 動하지 않게 할 따름이다.

47. 劉寄奴

劉寄奴, 味苦, 氣溫, 無毒. 入心, 脾, 膀胱之經. 下氣, 止心腹[122]痛, 下血消腫, 解癰毒, 滅湯火熱瘡, 並治金瘡. 《本草》諸書, 言其能卻產後餘疾, 則誤之甚者也. 寄奴性善走迅, 入膀胱, 專能逐水. 凡白濁之症, 用數錢, 同車前子, 茯苓利水之藥服之, 立時通快, 是走而不守, 產後氣血大虧耶, 有瘀血, 豈可用此迅逐之乎? 夫走而不守之藥, 何以能止金瘡之血. 蓋寄奴非能止血, 能逐血也. 血欲外出, 寄奴逐之, 血不敢外出矣. 此反治之道也.

劉寄奴는 苦하고 氣溫하며 無毒하다. 心, 脾, 膀胱經으로 들어간다. 氣를 내리고 心腹痛을 멈추며 下血消腫하며 癰毒을 풀고 뜨거운 것에 상한 熱瘡을 치료하고 겸하여 금속에 상한

122) 腹 何本作 "急".

상처도 치료한다. 《本草》에서 말하기를 그것이 능히 산후에 남은 병을 물리친다고 하였는데 이는 곧 그르침이 심한 것이다. 劉寄奴의 性은 빠르게 달려 膀胱으로 들어가 오로지 逐水한다. 무릇 白濁의 증상에 몇 錢을 車前子, 茯苓같은 利水藥과 함께 복용하면 곧바로 낫는데 이는 내닫기만 하고 지키지 않는 것이니 산후에는 氣血이 크게 휴손되고 瘀血이 있는데 어찌 그것을 써서 빠르게 몰아내려 하겠는가. 무릇 내닫기만 하고 지키지 않는 약이 어찌 金瘡으로 인한 출혈을 멎게 하겠는가. 대개 劉寄奴는 止血하지 못하며 逐血한다. 血이 밖으로 나가려할 때 劉寄奴가 그것을 뒤쫓으니 血이 감히 밖으로 나가지 못한다. 이는 反治의 道이다.

或問劉寄奴, 以治金瘡得名, 而子謂非治金瘡之藥, 非好異乎? 夫寄奴逐血以止血, 與治金瘡之說, 兩無妨也. 然而以之治金瘡, 未見捷效, 以之治白濁, 實得神效. 吾疑劉寄奴當日 治金瘡, 或別有他藥, 未必不借此惑世, 英雄欺人, 不可全信也.

혹 묻기를 劉寄奴는 金瘡을 치료함으로써 이름을 얻었는데 선생께서는 金瘡을 치료하는 약이 아니라 하시니 남다른 것을 좋아하시는 것이 아닙니까? 대저 劉寄奴는 逐血함으로써 止血하니 金瘡을 치료한다는 說과 함께 양쪽이 모두 무방하다. 그러나 이것으로 金瘡을 치료할 때는 빠른 효과를 볼 수 없으나 이것으로 白濁을 치료할 때는 신묘한 효험을 볼 수 있다. 나는 劉寄奴가 하루 만에 金瘡을 치료한다는 것이 의심스러우니, 혹 다른 약이 따로 있어서 반드시 이것에 의지하여 세상을 미혹하게 하지 않음이 없더라도, 빼어나고 웅장함이 사람을 속이는 것이니, 모두 믿을 수는 없다.

48. 延胡索

延胡索, 味辛, 苦, 氣溫, 無毒. 入肺, 脾二經, 又入肝足厥陰. 調月水氣滯[123]血凝, 止

123) 氣滯 何本作 "瀉".

產後血暈, 跌撲損傷, 下血崩淋, 心腹卒痛, 小腸脹疼, 皆能主治. 及氣血中佐使之品, 可偶[124]用見長者也. 產後亦宜少用, 非曰用之於補氣, 補血之內, 便可肆然多用耳.

玄胡索은 辛, 苦하고 氣溫하다. 肺, 脾 二經으로 들어가며 또한 足厥陰肝經으로 들어간다. 월경에 氣滯血凝한 것을 조절하고 產後血暈을 멈추고 넘어지거나 부딪혀 다친 것, 下血崩淋, 心腹의 갑작스런 통증, 小腸이 脹疼한 것 모두를 치료한다. 氣血藥 속에서 佐使藥이 될 때 짝을 이뤄 좋은 효과를 낸다. 산후에는 마땅히 적게 써야 하며 補氣, 補血하는 중에 거리낌 없이 방자하게 많이 쓸 수 있다는 말이 아니다.

或問延胡索乃婦人所宜用, 而子曰宜慎用者, 何也? 延胡索, 破氣, 破血之藥也. 無氣之滯, 無血之瘀, 用之能安然無恙乎. 用之於補血, 補氣之內, 補血而不能救其破血之傷, 補氣而不能救其破氣之損, 況全無補劑, 其傷損之大, 更何如哉.

혹 묻기를 玄胡索이 婦人에 있어 마땅히 써야할 바인데 선생께서는 마땅히 주의하며 써야 한다고 하시니 어찌된 것입니까? 玄胡索은 破氣하고 破血하는 약이다. 氣의 체함이 없고 血이 뭉침이 없는데 이것을 써서 안정되고 평안함을 이룰 수 있겠는가. 補氣하고 補血하는 중에 이것을 쓰면 補血하되 그 破血의 손상을 구할 수 없고 補氣하되 그 破氣하는 손상을 구할 수 없는데 하물며 補劑가 전혀 없으면 그 손상됨이 크니 이를 또한 어찌하겠는가.

49. 鬱金

鬱金, 味苦, 氣寒, 純陰. 無毒. 入心, 肺, 肝三經. 血家要藥. 又能開鬱通滯氣, 故治鬱需之, 然而, 終不可輕用也. 因其氣味寒涼, 有損胃中生氣, 鬱未必開, 而胃氣先弱, 殊失養生之道矣. 至於破血,禁血,止血, 亦一時權宜之用, 病去即已, 而不可恃之爲家常日用也.

124) 偶 何本作"少".

鬱金을 苦하고 氣는 寒하며 純陰이다. 無毒하다. 心, 肺, 肝 三經으로 들어간다. 血家의 중요한 약이다. 또한 開鬱하고 滯氣를 통하게 할 수 있으므로 鬱을 치료할 때 필요하지만 처음부터 끝까지 가볍게 쓸 수는 없다. 氣味의 寒凉함 때문에 胃中의 生氣를 상하게 함이 있어 반드시 鬱이 풀리지 않았으면 胃氣가 먼저 약해져서 오히려 養生의 道를 잃을 수 있다. 破血하고 禁血하며 止血하는데 이르러 한 때 임시로 쓸 수 있으나 病이 제거되면 바로 끊어야 하며 의사가 이를 의지하여 평상시에 쓰도록 해서는 안 된다.

或問鬱金解鬱, 自然不宜多用, 但入之補劑之內, 不知可常服乎？ 夫鬱金解鬱, 全恃補劑, 無補劑則鬱不能開, 多補劑則鬱且使閉. 故鬱金可暫用於補之中, 而不可久用於補之內.

혹 묻기를 鬱金이 解鬱하는데 순리에 맞도록 하여 마땅히 많이 쓰면 안 되는데 다만 補劑중에 들어가면 가히 常服할 수 있음을 알지 못하십니까? 무릇 鬱金이 解鬱하는 것은 모두 補劑에 의지하니 補劑가 없으면 鬱을 열 수 없고 補劑가 많으면 鬱로 하여금 막히게 한다. 고로 鬱金은 補하는 중에 잠시 써야 하며 補하는 중에 오래 써서는 안 된다.

或問《範石湖文集》云嶺南有采生之害, 於飲食中行厭勝法, 致魚肉生入腹而死脹, 鬱金可解毒得生. 有之乎？ 此李巽岩侍即欺人語, 不足信也. 夫采生, 即蠱毒也. 鬱金並非解毒之藥, 何能消之哉.

혹 묻기를 《範石湖文集》에서 말하기를 嶺南지방에는 날것을 채취하는 해악이 있어 음식 중에 厭勝法을 행하여 물고기가 날것으로 배에 들어가 죽어 붓는데 이르러 鬱金이 가히 해독하여 생명을 얻는다 합니다. 이러한 것이 있습니까? 이는 李巽岩의 시종이 사람을 속이는 말이며 믿기에는 부족하다. 무릇 날것을 채취하는 것은 곧 기생충의 毒이다. 鬱金은 결코 해독하는 약이 아닌데 어찌 이것을 없애겠는가.

或問鬱金爲血家要藥, 而朱丹溪又有治血則誤之語, 何也？ 夫鬱金乃入血分之氣藥, 其治諸血症, 正因血之上行, 皆屬於內熱火炎. 鬱金能降氣, 而火自降矣, 況性又入血分, 故能降下火氣, 則血自安經而不妄動也. 丹溪之論, 唯真正陰虛火動, 以致嘔血, 咳血, 非關氣分之拂逆者, 則宜忌之耳.

혹 묻기를 鬱金이 血家의 중요한 약인데 朱丹溪가 또한 血을 치료함이 있다는 것은 틀린 말이라 하였는데 어찌된 것입니까? 무릇 鬱金이 血分으로 들어가는 氣藥으로 모든 血症을 치료하는데 바로 血의 上行으로 인한 것이며 모두 內熱의 火가 炎上한 것에 속한다. 鬱金이 능히 氣를 내려 火가 스스로 내려가고 더욱이 性이 血分으로 들어가므로 火氣를 내려 보낼 수 있으니 血이 스스로 경락을 안정시키고 망동하지 않는다. 丹溪의 말은 오직 진실로 陰虛火動이 嘔血, 咳血에 이른 것이며 氣分으로 거슬러 오르는 것과 관계가 없는 것인 즉 마땅히 그것을 피해야 할 것이다.

50. 艾葉[125)]

艾葉, 味苦, 氣溫, 陰中之陽, 無毒. 世人俱以蘄艾爲佳[126)]. 然野艾佳於蘄艾. 蓋蘄艾乃九牛草也, 似艾而非艾, 唯香過於艾, 而功用殊不若野艾. 入脾, 腎, 肺三經. 祛寒氣而逐濕痹[127)], 安疼痛而暖關元. 胎漏可止, 胎動可安, 月經可調, 子宮可孕, 且灸經穴, 可愈百病, 無如世人舍近而求遠, 舍賤求貴, 爲可歎耳.

艾葉은 苦하고 氣溫하며 陰中의 陽이고 無毒하다. 세상 사람들이 모두 蘄艾(湖北省 蘄州 지방의 쑥)를 훌륭한 것으로 친다. 그러나 野艾가 蘄艾보다 낫다. 대개 蘄艾는 九牛草이며 艾같으나 艾가 아니다. 오직 향이 艾보다 강하며 그 쓰이는 효능은 野艾만 못하다. 脾, 腎, 肺 三經으로 들어간다. 寒氣를 물리치고 濕痺를 몰아내며 동통을 안정시키고 關元을 따듯하게

125) 艾葉 原缺, 今据目錄及何本補.
126) 艾葉……爲佳 此二十字原無, 今据何本補.
127) 濕痺 何本作“痰濕”.

한다. 胎漏를 멈추게 하고 胎動이 안정되며 월경을 다스리고 자궁은 가히 잉태할 수 있으며 또한 經穴에 뜸을 떠서 백병을 낫게 하는데 유감스럽게도 세상 사람이 가까운 것을 버리고 멀리서 찾으며, 싼 것을 버리고 비싼 것을 추구하니 가히 한탄스럽다.

或問艾葉, 取野而不取蘄, 前人已論之, 但未言野艾之何以佳於蘄艾耳? 夫蘄艾依種而生者, 野艾則天然自長於野者也, 得天地至陽之氣, 故能逐鬼而辟邪, 祛寒而散濕, 其功實勝於蘄艾藥, 何舍此而取彼哉. 十年之疾, 求三年之艾, 大抵即野艾, 非取乎蘄也. 但野艾實妙, 余啟冠而肩膊患風痛, 用野艾而愈[128].

혹 묻기를 艾葉은 野艾를 취하고 蘄艾를 취하지 않으시는데 옛날 사람이 이미 그것을 논하였는데 다만 어찌하여 野艾가 蘄艾보다 나은지에 대해서는 말하지 않으십니까? 무릇 蘄艾는 종자에 의지하여 자라는 것이고 野艾는 곧 자연 그대로 야생에서 자라니 天地의 지극한 陽의 기운을 얻는 고로 능히 귀신을 쫓고 사기를 몰아내며 寒를 제거하고 濕을 흩으며 그 효과가 蘄艾藥보다 우수하니 어찌 野艾를 버리고 蘄艾를 취하겠는가. 십년의 병이 삼년의 뜸으로 낫는데 대부분 野艾이며 蘄艾를 취하지 않는다. 다만 野艾가 실로 오묘하니 내가 갓을 풀 때에 肩膊에 風으로 인한 통증이 있었는데 野艾를 썼더니 나았다.

51. 地榆

地榆, 味苦[129], 酸, 氣微寒, 陰中陽也, 無毒. 止婦人赤帶, 崩下及月經不斷, 卻小兒疳熱, 止熱痢, 下瘀血, 治腸風下血, 愈金瘡. 但治熱而不治寒, 虛寒之人, 不可輕用地榆涼血之品也. 血熱病, 生用之涼血, 正得其宜. 然而血熱則必動, 動則必有散失之虞. 血寒則又凝, 凝則必有積滯之患. 過用地榆以涼血, 則熱變爲涼, 而陰寒結於腸胃, 將腹痛之症生, 反致血崩下血而不

128) 十年……用野艾而愈 此三十八字原無, 今据何本補.
129) 苦 何本作"甘".

可止, 猶以爲地榆之少也, 更佐之以涼血之藥, 熱必至死亡而後已, 良可歎也!

地榆는 苦, 酸하며, 氣는 微寒하고, 陰中의 陽이며, 無毒하다. 婦人에게서 赤帶下가 나오는 것과 崩漏로 下血하는 것과 月經이 그치지 않는 것을 그치게 하고, 小兒에서 疳熱이 나는 것을 물리치며, 熱로 인한 설사를 그치고, 瘀血이 배출되게 하며, 腸風을 지혈시키고, 金瘡을 낫게 한다. 다만 熱은 치료하되 寒은 치료하지 않으므로, 虛寒한 사람에게는 地榆처럼 血을 서늘하게 하는 약을 가벼이 사용해서는 안된다. 血에 熱이 있는 병에는 날것으로 사용하여 血을 서늘하게 하는 것이 바로 그 마땅함을 얻은 것이다. 그러나 血이 熱하면 반드시 요동하고, 요동하면 반드시 흩어져 손실될 우려가 있다. 血이 寒하면 곧 엉기고, 엉기면 반드시 적체의 병이 생긴다. 地榆를 지나치게 사용하여 血을 서늘하게 하면, 熱이 변하여 서늘해지고, 陰寒한 기가 腸胃에 맺혀서, 장차 배가 아픈 증상이 생기고, 도리어 崩漏가 발생하여 그치지 않게 되나, 오히려 地榆의 함량이 적다고 여기어, 다시금 血을 서늘하게 하는 약으로써 보좌하여, 熱證이던 사람이 틀림없이 죽고 난 후에야 그친다면, 진실로 가히 탄식할 일이다!

或問地[130]榆治大腸之血, 實有奇功, 新久皆可用之否? 曰不可也. 大腸有火, 則新舊皆宜; 無火, 則新舊皆忌, 此言其常也. 大腸前有火而後無火, 則前宜而後不宜; 久無火而暫有火, 則久當忌而暫不宜忌, 此言其變也. 審常變而察可否, 豈特用地榆一味爲然哉.

혹 묻기를 地榆는 大腸에서 나타나는 출혈을 치료하는 데에 진실로 기이한 공효가 있다는데, 새 것과 묵은 것에 모두 사용해도 되는 것입니까? 말하기를 안된다. 大腸에 火가 있으면 새 것과 묵은 것 모두 사용할 수 있으나, 火가 없으면 새 것과 묵은 것을 모두 꺼리니, 이는 일정한 상황에 대한 이야기이다. 大腸에 예전에는 火가 있었으나 나중에는 火가 없어진 경우에는, 예전에는 사용할 수 있으나 나중에는 사용할 수 없으며, 오래 전엔 火가 없었다가 잠시 火가 생겨났을 경우에는, 오래 전에는 마땅히 꺼려야 할 것이나 잠시동안은 꺼리는 것이 마땅하지 않으니, 이는 그 변하는 상황에 대한 이야기이다. 일정한 것인지 변하는 것인지를

130) 地 此上何本有 "地榆凉血之功甚多, 要在人善用之耳." 十五字.

살피고 가부를 살펴야 하니, 어찌 특별히 地楡 하나를 쓰는 것에만 해당되는 일이겠는가.

或問地楡涼大腸之血, 單用一味, 往往見功, 而合用他藥, 反致無效, 何也? 蓋單用一味, 則功專而效速, 合用他藥, 未免拘牽矣. 倘所用他藥盡入大腸之經, 則調和於寒熱之間, 贊襄氣血之中, 功既速成, 而身亦甚健. 惟其所用之他藥, 非盡入於大腸經之味, 則彼此異宜, 上下違背, 安能奏功乎. 可見用藥貴純而不貴雜, 不在單用與不單用也.

혹 묻기를 地楡가 大腸의 血을 서늘하게 할 때, 단지 한 종류의 약재만으로도 왕왕 효과를 보이나, 다른 약과 함께 사용할 경우에는 도리어 효과를 내지 못하는 것은 어떤 까닭입니까? 대개 약재 하나만을 사용할 때에는 곧 공능이 집중적이고 효과가 빠르나, 다른 약과 합해서 사용하면 잡혀서 끌려감을 면치 못한다. 만약 다른 약의 쓰일 바를 모조리 大腸의 經으로 들어가지 않는다면, 寒熱之間에 고르고 화목하게 되며, 氣血之中에 서로 돕게 되어, 효능이 이미 빠르게 이룰 것이며, 몸 또한 심히 튼튼해질 것이다. 혹시 그 다른 약의 쓰일 바를 모조리 大腸經으로 가는 약에 들어가게 하지 않는다면, 곧 서로 마땅함이 다르고 위와 아래가 어긋나니, 어찌 공을 모을 수 있겠는가. 약을 사용함에 순수하게 하는 것이 귀하되 잡스럽게 하는 것은 귀하지 않으며, 약을 홀로 쓰는 것과 홀로 쓰지 않는 것에 달려있지 않음을 알 수 있다.

或疑地楡涼血, 何以能止也? 不知地楡亦能補血也, 倘徒涼血, 則血正不能驟止, 惟其涼血又兼補血, 所以單味亦成功耳.

혹 의심하기를 地楡는 血을 서늘하게 하는데, 어떻게 지혈을 할 수 있습니까? 地楡가 또한 補血할 수 있음을 모르는 것이다. 만약 모조리 血을 서늘하게만 한다면, 곧 血이 모여서 멈출 수 없을 것이며, 오직 血을 서늘하게 하는 것과 補血하는 것을 겸하여야, 單味로 사용하여도 또한 효과를 거둘 수 있을 따름이다.

52. 耳實 (卽蒼耳子)

耳實, 味苦, 甘, 氣溫, 葉苦, 辛, 微寒, 俱有小毒. 善解大痲風之毒, 餘病禁用. 各《本草》稱其效, 皆不足信也. 蓋此物最利關節, 凡邪物在臟腑者, 服之無不外出. 大痲風之毒, 正苦其留於臟中, 必借此引出於皮毛. 他病原非臟毒, 何必借重. 況耳子與葉, 散盡真氣, 烏可輕服哉. 若大痲風, 亦畏散其氣, 然受毒甚熾, 有病則病受之, 尚不至十分盡耗, 故用之無妨. 然亦必入之活血, 涼血之藥中始得, 非單用一味可恃之而取效也.

耳實은 味가 苦, 甘하고 氣는 溫하며, 葉은 味가 苦, 辛하고 氣는 微寒하며, 모두 약간의 毒이 있다. 大痲風의 독을 잘 해소하나, 다른 병에는 사용을 금한다. 각《本草》에서 그 효능을 칭찬한 말들은 모두 믿기에 충분하지 않다. 대개 이 약은 관절을 가장 부드럽게 하며, 무릇 邪物이 臟腑에 있는 경우에 복용하면 밖으로 나오지 않음이 없다. 大痲風의 독은 바로 臟中에 머무를 때 가장 괴로우므로, 반드시 이를 빌어 皮毛로 끌어내야 한다. 다른 병은 근원이 臟毒이 아니므로, 어찌 반드시 무거운 약효를 빌리겠는가. 하물며 蒼耳子와 그 잎은 真氣를 흩어 소진시키니, 어찌 가히 가벼이 복용하겠는가. 大痲風의 경우에도 또한 그 氣를 흩어지게 할 것이 두렵지만, 그러나 毒을 얻은 것이 심하게 치열하므로, 병이 있을 경우에는 병이 그것을 받기 때문에 오히려 모두 소모되는 데에는 이르지 않는 연고로 사용하여도 무방하다. 그러나 또한 반드시 活血, 涼血하는 약 가운데 넣어야 비로소 쓸 수 있으니, 약재 하나만을 믿고 효과를 거둘 수 있는 것이 아니다.

或問蒼耳子, 他病亦有用處, 如治汗斑之去風, 腳膝之去濕, 未嘗無效, 而子只言其治大痲風, 毋乃太過乎? 非過也, 蒼耳子實只可治大痲風, 而不可治他病. 如汗斑, 細病也[131], 何必用此以耗元氣. 腳膝, 下病也, 何必用此升散. 舍可用之藥, 而求之不可用之草, 此世用藥之好奇, 非吾論之太過[132]也.

---

131) 細病 猶言小病也.

132) 此不何本有"實止可治大痲風"七字.

혹 묻기를 蒼耳子는 다른 병에도 또한 쓸모가 있어서, 땀띠를 치료할 때 風을 제거하고, 무좀을 치료할 때 습을 제거하는 것처럼, 일찍이 효과가 없는 경우가 없는데, 선생께서는 다만 그 大痲風을 치료하는 것만 말씀하시니, 이에 지나친 것이 아닙니까? 지나치지 않다. 蒼耳子는 실제로 다만 大痲風을 치료할 수 있을 뿐, 다른 병은 치료할 수 없다. 땀띠는 사소한 병이니, 어찌 반드시 이것을 사용하여 元氣를 소모시키겠는가. 무좀은 아래에 있는 병이니, 어찌 반드시 이것을 사용하여 올려 흩어내겠는가. 쓸 수 있는 약을 버리고 쓸 수 없는 풀을 구하는 것은, 세상에서 약을 사용함에 특이한 것을 좋아하는 것이지, 내 말이 지나친 것이 아니다.

53. 茜草

茜草, 味苦, 氣寒, 陰中微陽, 無毒. 入胃[133], 脾二經. 止下血崩漏, 治跌折損傷, 散瘀血. 女子經滯不行, 婦人產後血暈, 體黃成疸, 皆能治之. 但只行血而不補血, 宜同補氣之藥以行血, 不宜同補血之藥以散氣. 至於各書言其能補虛熱, 且治勞傷後, 虛語耳, 吾未見其功也.

茜草는 苦하며 氣가 寒하고 陰中의 微陽이며 無毒하다. 胃, 脾 二經으로 들어간다. 下血과 崩漏를 그치고, 넘어져서 손상된 것을 치료하며, 瘀血을 흩는다. 여자의 월경이 막혀서 진행되지 않으며, 부인이 산후에 血暈이 있는 것과, 몸이 누렇게 변하면서 황달이 되는 것을 모두 능히 치료할 수 있다. 다만 行血하되 補血하지 못하므로, 마땅히 補氣之藥과 함께 사용하여 行血하여야 하며, 補血之藥과 함께 사용하여 氣를 흩어서는 안된다. 각종 서적에서는 능히 虛熱을 보하며, 또 勞傷의 후유증을 치료한다고 하는데, 헛된 말일 따름이니, 내가 아직 그 효과를 보지 못했다.

或問茜草色紅, 何以止血? 夫茜草本行血之藥, 行血而反能止血者, 引血之歸經耳. 當血之逆行也, 少拂其性, 而其勢更逆. 茜草之色與血色相同, 入之血中, 與血相合而同行, 遂能引之

133) 胃 何本作 "肺".

歸經, 而相忘其非類, 此治法之功也. 但既引入於各經, 即當以補陰之藥繼之, 則血安而不再沸. 否則, 血症未嘗有不再發者也.

혹 묻기를 茜草는 색이 붉은데, 어떻게 止血합니까? 무릇 茜草는 본디 行血之藥이나, 行血하면서도 도리어 능히 止血할 수 있는 것은, 血을 끌어다 經으로 되돌리는 것일 따름이다. 血이 逆行하는 경우를 만나면, 그 성을 거꾸로 되돌려, 그 기세를 다시금 거스르게 한다. 茜草의 색은 血의 색과 서로 같아서, 血 가운데로 들어가, 血로 더불어 서로 합하여 함께 다녀서, 마침내 끌어서 經으로 되돌릴 수 있으니, 같은 종류가 아님을 서로 잊은 것으로, 이것이 치법의 공인 것이다. 다만 이미 각 經으로 끌려 들어갔으면, 곧 마땅히 補陰之藥으로 이어야 할 것이니, 그렇게 하면 血이 안정되어 다시 끓어오르지 않는 것이다. 그렇지 않았을 때, 일찍이 血症이 재발하지 않는 경우가 없었다.

54. 夏枯草

夏枯草, 味苦, 氣溫. 曰寒者, 誤. 入肺, 脾, 心三經. 專散痰核鼠瘡, 尤通心氣, 頭目之火可祛, 胸膈之痞可降. 世人棄而不收, 誰知爲藥籠中必需之物乎. 夫肺氣爲邪所壅, 則清肅之令不行, 而痰即結於胸膈之間而不得散. 倘早用夏枯草, 同二陳湯煎服, 何至痰核之生. 心火炎上, 則頭目腫痛, 而痰即結於胸膈而成痞. 早用夏枯草, 入於芩, 連, 天花粉之內, 何至頭痛目腫乎. 蓋夏枯草直入心經, 以通其氣, 而芩, 連, 花粉之類, 得以解炎上之火也. 尤妙心火一平, 引火下生脾土, 則脾氣健旺, 而痰更消亡, 鼠瘡從何而生乎.《本草》只言其破癥堅, 消寒熱, 祛濕痹, 尚未深知夏枯草也.

夏枯草는 苦하고 氣가 溫하다. 寒하다고 하는 것은 잘못된 것이다. 肺, 脾, 心 三經으로 들어간다. 오롯이 痰核과 鼠瘡을 흩으며, 心氣를 더욱 통하게 하고, 머리와 눈의 火를 제거하며, 胸膈의 痞를 내릴 수 있다. 세상 사람들이 버리고 거두지 않았으니, 누가 약장에 반드시 갖춰야

할 물건인 줄 알았겠는가. 무릇 肺氣가 邪로 인해 막히면, 곧 淸肅하는 작용이 이행되지 않아, 痰이 胸膈之間에 맺혀서 흩어지지 못한다. 혹시 夏枯草를 미리 사용하여, 二陳湯과 함께 달여 먹으면, 어찌 痰核이 생기겠는가. 心火가 炎上하면 머리와 눈이 붓고 아프며, 痰이 胸膈에 맺혀서 痞가 된다. 夏枯草를 미리 사용하여, 黃芩, 黃連, 天花粉과 함께 먹으면, 어찌 머리가 아프고 눈이 붓겠는가. 대개 夏枯草는 心經으로 바로 들어가서, 그 氣를 통하게 하고, 黃芩, 黃連, 天花粉의 무리는, 炎上하는 火를 흩을 수 있다. 더욱 기묘한 것은, 心火가 한번 평안해지면, 火를 끌어서 아래로 脾土를 살리고, 곧 脾氣가 건장하고 왕성해지니, 痰이 다시금 삭아 없어지고. 鼠瘡이 어찌 좇아 생겨나겠는가. 《本草》에서 다만 그 癥堅을 깨트리고, 寒熱을 없애며, 濕痹를 제거한다고 한 것은, 오히려 夏枯草를 깊이 알지 못한 탓이다.

或問夏枯草, 近人亦知用之, 但不能入之湯劑之內也, 今欲用之, 不知多寡宜若何耳? 夫夏枯草, 陰藥也, 陰藥宜多用以出奇, 而不可少用以待變也.

혹 묻기를 夏枯草는 최근 사람들도 또한 쓸 줄을 알지만, 다만 湯劑에 넣어서 사용할 수가 없는데, 지금 사용하고자 한다면, 많고 적음의 마땅함이 어떠한지를 모르겠습니다. 무릇 夏枯草는 陰藥으로, 陰藥은 다량 사용해야 기이한 효과를 드러내니, 소량 사용하고도 변화를 기대할 수는 없다.

55. 百部

百部, 味甘, 苦, 氣微溫而寒, 無毒. 專入肺經, 亦入脾, 胃. 止肺熱咳嗽上氣, 治傳屍骨蒸, 殺寸白蛔蟲. 洗衣除虱, 燒湯洗牛馬身, 虱不生; 燒煙薰樹木, 蛀蟲即死; 人家燒燼, 盡逐蠓蠅. 此物殺蟲而不耗氣血, 尤有益於人. 但其力甚微, 用之不妨多也, 然必於參, 茯, 芪, 朮, 歸, 芎同用爲佳. 大約用百部自一錢爲始, 可用至三四錢止, 既益肺, 胃, 脾之氣, 又能殺蟲. 倘癆病有傳屍之蟲者, 須用地骨, 沙參, 丹皮, 熟地, 山藥[134]共用爲妙矣.

百部는 甘, 苦하며, 氣微溫하고 寒하며 無毒하다. 주로 肺經에 들어가지만 또한 脾, 胃로도 들어간다. 肺熱로 인한 咳嗽와 上氣를 그치고, 傳屍로 인한 骨蒸, 寸白蛔蟲을 죽인다. 옷을 이것으로 씻으면 이를 제거하고, 끓인 물로 소와 말의 몸을 씻으면 이가 살지 못한다. 태워서 나온 연기로 수목을 薰蒸하면 蛀蟲이 죽는다. 사람이 사는 집에 태우면 진디등애와 파리를 모두 쫓아낸다. 이 약재는 蟲을 죽이나 氣血을 손상시키지 않으며 오히려 사람에게 유익하다. 다만 그 힘이 너무 미약하여 다량 사용하는 것을 꺼리지 않으니 반드시 人蔘, 茯苓, 黃芪, 白朮, 當歸, 川芎과 같이 쓰는 것이 좋다. 요약하면 百部를 사용할 때는 1錢으로 시작하여 3~4錢까지 사용할 수 있으니 肺, 胃, 脾의 氣를 더하고 또한 蟲을 죽일 수 있다. 만일 癆病으로 屍蟲이 생긴 자에게는 모름지기 地骨皮, 沙蔘, 牡丹皮, 熟地黃, 山藥을 같이 사용하여야 하니 효과가 신묘하다.

或問百部, 殺蟲之藥未有不耗氣血者, 而百部何以獨異乎? 夫百部原非補劑, 不補則攻, 然而, 百部非攻藥也, 乃和解之藥, 而性亦殺蟲, 能入於蟲之內, 而蟲不知其能殺也. 殺蟲之藥, 必與蟲相鬥, 百部不特不鬥, 而並使蟲之相忘其殺也, 又何至有氣血之耗哉.

혹 百部에 대해 묻기를 殺蟲하는 藥은 氣血의 耗損이 없는 것이 아닌데 百部만 어찌 홀로 다릅니까? 무릇 百部는 본디 補藥은 아니며 補하지 않는다는 것은 공격하는 것이지만, 百部는 功하는 약도 아니다. 이는 和解하는 약으로 性이 또한 벌레를 죽이는 것인데, 벌레의 안으로 들어갈 수 있으며, 벌레가 죽이는 것을 알지 못한다. 殺蟲하는 藥은 반드시 벌레와 더불어 서로 싸우나, 百部는 특별히 싸우지 않는 것은 아니나 벌레로 하여금 죽음을 모두 알지 못하게 하니 또한 어찌 氣血이 모손되는 것이 있겠는가?

或疑百部殺蟲, 何能使蟲之不知? 夫百部味甘, 蟲性喜甘, 投其所好, 妄甘味之能殺身也.

134) 山藥 何本作 "山萸".

故食之而不知耳, 及至已食百部, 而蟲之腸胃盡化爲水, 欲作祟而不能, 有不知其何以死而死者矣.

혹 의심하기를 百部가 殺蟲함에 어찌 벌레가 모르게 할 수 있습니까? 무릇 百部의 맛은 단데, 벌레의 性은 단것을 좋아하니 좋아하는 바로 뛰어들어 甘味가 능히 몸을 죽이는데, 그러므로 먹고도 알지 못하는 것이다. 이미 百部를 먹는 데에 이르러 벌레의 腸과 胃가 물과 같이 변하여 해를 끼치고자 하지만 그렇게 하지 못하니 죽게 되는 이유와 죽는 것을 알지 못한다.

56. 百合

百合, 味甘, 氣平, 無毒. 入肺, 脾, 心三經. 安心益志, 定驚悸狂叫之邪, 消浮腫痞滿之氣, 止遍身疼痛, 利大小便, 辟鬼氣時疫, 除咳逆, 殺蟲毒, 治癰疽, 乳腫, 喉痹, 又治傷寒壞症, 兼能補中益氣. 此物和平, 有解紛之功, 扶持弱鋤強, 祛邪助正. 但氣味甚薄, 必須重用, 其功必倍, 是百合可爲君主, 而又可爲佐使者也, 用之可至一二兩[135]. 若止用數錢, 安能定狂定痛, 逐鬼消癰. 倘用之安心益志, 益氣補中, 當與參, 朮同施, 又不必多用也.

百合은 甘하며 氣平하며 無毒하다. 肺, 脾, 心의 三經으로 들어간다. 마음을 안정시키고 益志하며, 놀라서 두근거리는 것과 미쳐서 곡하는 邪氣를 안정시킨다. 浮腫과 痞滿한 기운을 삭히고, 몸 전체에 疼痛이 있는 것을 그친다. 大小便을 원활하게 하고 鬼氣로 인한 전염병을 피한다. 咳逆을 없애고 벌레의 독을 없애며, 癰疽, 乳腫, 喉痺를 치료한다. 또한 傷寒으로 인한 壞症을 치료함과 더불어 中焦를 보하고 氣를 보탠다. 이 약재는 和平하여 다툼을 해결하는 공이 있고, 김매며 피로한 것을 도우며 邪氣를 없애고 正氣를 돕는다. 다만 氣味가 매우 약하여 반드시 많이 사용하여야만 그 功이 반드시 倍가 된다. 이 百合은 君主가 될수 있고 또한 佐使가

135) 一二兩 何本作 "二三兩".

될 수 있으니 2~3兩까지 쓸 수 있다. 만약 여러 錢을 사용하는 것에 그친다면 어찌 능히 狂症과 痛症을 안정시키고 귀신을 쫓고 癥瘕를 삭힐 수 있겠는가? 만일 마음을 안정시키고 益志하며 氣를 보태고 中焦를 補하는데에 사용하려면 마땅히 人蔘, 白朮과 더불어 사용해야 하며, 또한 많은 양을 쓸 필요가 없다.

或問百合能止喘. 百合非止喘之藥也, 但能消痞滿耳. 喘生於痞滿, 痞滿消而喘脹除, 故言痞滿, 而治喘在其中矣也.

혹 묻기를 百合이 喘을 멎게 할 수 있다고 하는데 百合은 喘을 멎게 하는 약이 아니며 다만 痞滿을 삭힐 뿐이지 않습니까? 喘은 痞滿에서 생기니 痞滿이 없어지면 喘과 脹이 제거되니. 고로 痞滿을 말하는 것은 喘을 치료한다는 뜻이 그 가운데에 있는 것이다.

或問傷寒證中有百合病, 特用百合爲湯治之, 而子何以不言耶? 曰傷寒門中之百合病, 即將成之壞證也. 言壞症, 而百合在其內矣. 夫壞症何以用百合. 正取其氣味之和平, 解各經之紛紜, 即定各經之變亂也. 百合有解紛之功, 傷寒之變, 然亦必須以他藥佐之, 未可全恃百合也.

혹 묻기를 傷寒證 중에 百合病이 있으니 특히 百合으로 탕약을 삼아 치료하는 데에 사용하니 선생께선 어찌 언급이 없으십니까? 傷寒門 중의 百合病은 장차 壞證이 될 것이다. 壞證이라고 말하는 것은 百合의 병이 그 안에 있는 것이다. 무릇 壞證에 어떤 이유로 百合을 쓰는가? 바로 그 氣味의 和平함을 취하여 각 經絡의 紛紜이 풀리니 곧 각 經絡의 變亂을 바로잡게 되는 것이다. 百合은 傷寒의 證이 變한 경우 다툼을 해결하는 功이 있으며 또한 반드시 다른 약을 佐해야 하니 오로지 百合만을 의지해서는 안 된다.

57. 旋複花

旋複花, 味酸[136], 甘, 氣溫, 無毒. 一雲冷利, 有小毒. 誤也. 入心, 肝, 大小腸. 治頭風, 明目, 逐水通便, 去心滿, 噫氣, 痞堅, 消胸結痰涎, 定驚怪, 止寒熱. 此物有旋轉乾坤之象, 凡氣逆者, 可使之重安[137], 但只可一用, 而不可再用. 至虛弱之人, 尤不宜輕用也.

旋覆花는 酸, 甘하며, 氣溫하고 無毒하다. 일설에는 차갑고 통하게 하며 약간의 毒이 있다고 하였는데 잘못된 것이다. 心, 肝, 大腸, 小腸으로 들어간다. 頭風을 치료하고 눈을 밝게 하며 逐水시켜 小便을 통하게 한다. 心下部의 痞滿과 트림, 痞堅을 제거한다. 胸部에 痰涎이 맺힌 것을 삭히며, 도깨비를 보고 놀란 것을 바로잡으며 寒熱證을 그친다. 이 약재는 乾坤이 돌아가는 상으로 무릇 氣가 逆한 경우 가히 강하게 안정시키나, 다만 한번 사용하여야 하며 두번 사용해서는 안 된다. 허약한 사람에게는 또한 가볍게 써서도 안 된다.

或問旋複花治氣逆甚神, 爲傷寒要藥, 但不識可於傷寒之外, 而亦治之乎? 夫氣逆之症, 不止傷寒, 旋複花之治氣, 尤於傷寒之外見奇. 但傷寒氣逆, 不必加入人參, 而雜症門中之氣逆, 非人參不能奏功, 必須共用耳.

혹 묻기를 旋覆花가 氣逆을 치료함이 심히 신묘하다고 하여 傷寒의 要藥이 되지만, 단지 傷寒 이외에도 또한 가히 치료할 수 있는 것인지 모르겠습니다. 무릇 氣逆의 症은 傷寒에만 그치지 않으니 旋覆花가 氣를 치료함에 또한 傷寒 이외에도 기묘한 효과를 볼 수 있다. 다만 傷寒의 氣逆에는 人蔘을 가할 필요가 없으며, 雜症門 중의 氣逆에는 人蔘이 아니면 치료하지 못하니 반드시 같이 사용하여야 할 따름이다.

或問旋複花不可獨用見奇功, 有之乎? 旋複花固不可獨用也, 得代赭石, 則能收旋轉之功.

136) 酸 何本作 "咸".
137) 可使之重安 何本作 "可使二錢卽安".

凡逆氣而不能旋轉者, 必須用之, 下喉而氣即轉矣. 二者不止能轉氣, 而且能安氣, 亦必須人參尤奇[138].

혹 묻기를 旋覆花의 기묘한 효과를 보려면 혼자 써서는 안 되는 것입니까? 旋覆花는 당연히 홀로 써서는 안 된다. 代赭石과 함께 써야 旋覆花가 旋轉하는 功能을 거둘 수 있다. 무릇 氣가 逆하면 능히 旋轉하지 못하므로 반드시 사용해야 하며, 삼키면 氣가 곧 돌게 된다. 두 가지 약재는 氣를 돌리는 것에 그치지 않고 또한 氣를 안정시키니, 역시 人蔘과 함께 사용하면 더욱 기묘하다.

或問旋複花謂是走散之藥, 然乎? 夫旋複善轉氣, 非走氣也, 故氣逆者, 得之而順. 豈氣順者, 反用之而散乎.

혹 묻기를 旋覆花를 흔히 走散하는 약이라고 하는데 그러합니까? 무릇 旋覆花는 氣를 돌리는 것을 잘하고 氣를 달리게 하는 것은 아니다. 그러므로 氣逆한 증상에 사용하면 順해진다. 어찌 氣가 順한 것에 도리어 사용하여 散할 수 있겠는가?

58. 大黃

大黃, 味苦, 氣大寒, 陰中之陰, 降也, 無毒. 入胃與大腸. 然有佐使, 各經皆達也. 其性甚速, 走而不守, 善蕩滌積滯, 調中化食, 通利水穀, 推陳致新, 導瘀血, 滾痰涎, 破癥結, 散堅聚, 止疼痛, 敗癰疽熱毒, 消腫脹, 俱各如神. 欲其上升, 須加酒制; 欲其下行, 須入芒硝; 欲其速馳, 生用爲佳; 欲其平調, 熟煎尤妙. 欲其少留, 用甘草能緩也. 此藥有勇往直前之迅利, 有推堅蕩積之神功, 真定安奠亂之品, 祛邪救死之劑也. 但用之必須看症甚清, 而後下藥甚效, 否則, 殺人於眉睫也. 夫大黃, 乃君主之藥, 故號將軍. 然而將軍無參贊之賢, 不剿撫並用, 亦勇而

138) 二者……尤奇 此十九字原無, 今据何本補.

不仁. 所以, 承氣湯中, 必加人參, 當歸以助之, 其他用大黃者, 未有不益之補氣, 補血之味也. 然而, 補氣之藥未可重加, 而補血之藥斷宜大用. 蓋腸胃燥結, 而後瘀滯不行, 徒用大黃以袪除, 而腸中乾涸, 無水以通舟楫. 大黃雖勇, 豈能蕩陸地之舟哉. 故凡有閉結, 必須多用補劑, 使之生血以出陳, 敗瘀以致新也. 至於補氣之藥, 似乎可止, 不知血必得氣而易生, 況大黃以袪除, 未免損傷腸胃之氣. 吾先用參, 以補之, 氣既不傷, 且助大黃之力, 易於推送, 邪去而正又不傷, 不必已下之後, 再去挽回矣. 但氣藥可以少用者, 恐過助其氣, 以固腸胃, 則大黃有掣肘之虞. 然而虛弱氣怯之人, 當大黃必用之時, 萬不可執可用之說, 減去參, 芪, 又虞有氣脫之慮. 總之, 補氣者, 防其氣脫 ; 補血者, 防其亡陰. 要在臨症察之, 而不便先爲懸度[139]之也.

大黃은 苦하고 氣는 大寒하니 陰중의 陰이며 가라앉으며 無毒하다. 胃와 大腸에 들어간다. 그러나 佐使藥이 있으면 各經에 모두 도달한다. 그 性이 매우 빨라 달리되 머무름이 없으니 積滯를 씻어내며, 中을 고르게 하고 먹은 것을 소화시키며, 水穀을 通하게 하며, 묵은 것을 내보내고 새 것을 받아들이며, 瘀血을 이끌어 내며, 痰涎을 흐르게 하며, 癥이 맺힌 것을 깨며, 견고한 聚를 흩어내며, 疼痛을 그치게 하며, 癰疽와 熱毒을 깨뜨리며, 腫脹을 삭히는 것을 잘하니 모두 각각 神效하다. 상승시키고자 하면 모름지기 술을 더하여 法制해야 하며, 하행시키고자 하면 모름지기 芒硝를 넣으며, 빠르게 달리게 하고자 하면 生으로 쓰는 것이 좋으며, 평평하고 고르게 하고자 하면 찌고 달이는 것이 더욱 神妙하다. 조금 머무르고자 하면 甘草를 써서 느리게 할 수 있다. 이 약은 바로 앞까지 용맹히 나아가는 신속한 이로움이 있으며 견고한 것을 밀어내고 쌓인 것을 씻어내는 신묘한 功이 있으니 진실로 편안함을 고르게 하고 전란을 안정시키는 藥物이며, 邪氣를 몰아내 죽음에서 구하는 藥劑이다. 다만, 大黃을 쓸 때 반드시 증상이 심히 분명한 것을 보고 이후에 약을 먹어야 효험이 있으니 그렇지 않으면 눈 깜짝할 사이에 사람을 죽이게 된다. 무릇 大黃은 君主의 藥인 까닭에 將軍이라 부른다. 그러나 將軍이 참모의 현명함이 없다면 벌주고 어루만짐을 竝用하지 못하며 또한 용맹하되 인자하지 못하다. 따라서 承氣湯 중 반드시 人蔘과 當歸를 加하여 도와야 하니, 그 밖에 大黃을 쓰는 경우 補氣 補血의 味를 더하지 않는 것이 없다. 그러나 補氣하는 藥物을 많이 加하는 것은 可하지

139) 懸度 猶言懸斷, 無証据之論斷也.

못하나 補血하는 藥物은 결단코 大用함이 마땅하다. 대개 腸胃가 燥結하여 이후 막히어 행하지 못하는데 한갓 大黃을 써서 제거하면 腸中이 말라 물 없이 배를 띄우는 것과 같다. 大黃이 비록 용맹하나 어찌 육지에서 배를 흔들 수 있겠는가. 그러므로 무릇 瘀血이 막힘이 있으면 반드시 補劑를 많이 사용하여 그로 하여금 血을 生함으로써 묵은 것을 내보내며 막힌 것을 뚫음으로써 새 것을 받아들인다. 補氣하는 藥에 이르러 그칠 수 있을 듯하지만 血은 반드시 氣를 얻어야 쉽게 生함을 알지 못한 것이고 하물며 大黃으로서 제거하면 腸胃의 氣를 손상시키는 것을 피할 수 없다. 나는 먼저 人蔘을 써서 補하여 氣가 이미 상하지 않으면 또한 大黃의 힘을 도와 쉽게 내보내니 邪氣는 제거되나 正氣가 또한 상하지 않아서 불필요하게 瀉下시킨 후라도 다시 만회할 수 있다. 다만 氣藥을 조금 쓰는 것은 그 氣를 돕는 것이 지나쳐 腸胃를 견고하게 하여 大黃을 방해할까 두렵기 때문이다. 그러나 허약하고 氣가 약한 사람에게 마땅히 大黃을 반드시 써야할 때, 결코 쓰는 것이 可하다는 설을 고수하지 못하여 人蔘과 黃芪를 줄이고 빼니 또한 氣脫의 염려가 있을까 우려된다. 총괄하면, 補氣藥은 氣脫을 막고 補血藥은 亡陰을 막는다. 요점은 증상에 임하여 살피되, 선불리 단정하는 것은 마땅하지 않다.

或疑邪盛者宜瀉, 或用大黃至五六錢不瀉者, 又奈之何? 噫! 用大黃又不可拘泥也. 邪輕者, 少用猶須防其更變; 邪重者, 多用亦宜豫爲圖後, 總以制之得宜, 何憂重用乎. 然而少則徐加, 多則難以收拾. 故邪重者, 不妨由少以增多, 斷不可嫌少而驟多也.

혹 의심하기를 邪氣가 성하면 마땅히 瀉해야 하니, 혹 大黃을 五六錢에 이르기까지 써도 瀉하지 못하는 것은 또한 어떤 까닭입니까? 안타깝구나! 大黃을 씀에 또한 얽매이는 것은 옳지 못하다. 邪氣가 輕한 자는 조금 써서 마땅히 다시 변하는 것을 예방해야 하며 邪氣가 重한 자는 많이 써서 또한 마땅히 예방하여 후를 도모해야 하니, 총괄하면 制防에 마땅함을 얻어야 하니 어찌 많이 쓰는 것을 두려워하겠는가. 그러나 조금씩 천천히 늘리고 많으면 수습하기 어렵다. 그러므로 邪氣가 重한자는 소량에서부터 다량으로 늘리는 것을 꺼려서는 안 되며, 결단코 적게 쓰는 것을 고려하지 않고 다량을 갑작스럽게 써서는 안 된다.

或問大黃用之於承氣湯中, 少若差錯, 下喉立亡, 何利而用之乎? 夫承氣湯, 乃奪命之藥也. 不善用之, 奪命變爲喪命矣. 非大黃之過也. 且子亦知大黃之功乎. 當少腹之硬痛也, 求生不得, 求死不能, 一用大黃瀉之, 苦楚之境, 忽易爲快樂之場, 不特腹中安然, 而身軀手足疼痛解熱寃, 其功之大爲何如乎. 倘[140]用芒硝, 厚朴, 枳實, 而不用大黃, 雖亦能逐邪蕩硬, 然必不能如是之功速而效神也. 可疑其無利而不用乎.

혹 묻기를 大黃은 承氣湯 中에 쓰는데 소량이라도 어긋나면 마신 뒤 죽음에 이르게 되니 어찌 이롭게 大黃을 쓸 수 있겠습니까? 무릇 承氣湯은 命을 결정하는 약이다. 大黃을 즐겨 써 명을 결정하는 것이 목숨을 잃는 것으로 변하게 해서는 안 된다. 大黃의 과실이 아니다. 자네는 또한 大黃의 功을 아는가? 마땅히 아랫배가 굳고 아플 때 生을 구해도 얻을 수 없으며 死에서 구할 수 없으니 大黃을 한 번 써서 瀉하면 괴롭고 어려운 지경에서 홀연히 유쾌하고 즐거운 상태로 변하게 되어 뱃속이 편안해질 뿐만 아니라 신체와 수족이 아프고 열나는 것이 풀리니 그 功이 큼이 얼마나 많은가. 만일 芒硝, 厚朴, 枳實을 쓰되 大黃을 쓰지 않으면 비록 또한 邪氣를 몰아내고 굳은 것을 씻어낼 수 있으나 반드시 이와 같이 功이 빠르고 효과가 神妙할 수 없다. 이롭지 않음을 의심하여 사용하지 않을 수 있겠는가.

或疑大黃功多而過亦多, 予終不敢信爲奪命之藥而輕用之也. 夫用大黃治至急之症也, 緩症可以遲用, 而急症斷不宜遲. 逍遙觀望, 因循謹慎, 而殺人者正多. 凡邪入下焦, 而上焦喘滿, 中焦痞悶者, 斷宜速下. 倘手按之痛甚而不可按者, 急下無疑, 庶幾可以奪命. 否則氣逆而死矣. 胡可慮其亡陰之過, 而不收其救陽之功哉.

혹 의심하기를 大黃의 功이 많으나 과실 또한 많으니 저는 끝내 생명을 빼앗는 약임을 믿고 감히 가벼이 쓰지 못하겠습니다. 무릇 大黃을 사용하여 지극히 급한 증상을 치료하는데 쓰니 완만한 증상에는 천천히 쓸 수 있으나 급증에는 결단코 천천히 쓰는 것은 마땅치 않다. 거닐고 돌아다니며 觀望하기만 하고 머뭇거리며 謹愼하다 사람을 죽이는 자 진실로 많다. 무릇 邪氣가

140) 倘 此上何本有 "生死之間, 得大黃則生" 九字.

下焦로 들어가면 上焦는 헐떡이며 가득차고 中焦는 답답하게 되니 결단코 급히 瀉下시킴이 옳다. 만일 손으로 누르면 통증이 심하여 손댈 수 없는 자는 급히 瀉下시킴에 의심할 바 없으니 거의 命을 빼앗긴 것과 같다. 그렇지 않으면 氣가 거슬러 죽게 된다. 어찌 陰을 망하게 하는 과실을 우려하여 陽을 구하는 功을 거두어들이지 않을 수 있겠는가.

或曰用大黃誤下, 往往致不可救, 可不顧其亡陰, 單收其救陽之功乎? 曰亡陰之禍, 乃誤下之過, 非宜下之過也. 宜下而不下, 與不宜下而下, 過正相同. 倘慮誤下, 難於垂援, 先預防而用補劑, 或投而爲佐使, 自無誤下之愆. 即誤下, 而亦無難急之禍, 亦何至有亡陰之失哉.

혹 말하기를 大黃을 사용하여 잘못 瀉下시켜, 때때로 구할 수 없는데 이르게 되니, 陰을 망하게 하는 것을 살피지 않고 단지 陽을 구하는 功만을 거두어들일 수 있습니까? 말하기를 陰을 망하게 하는 禍는 곧, 잘못 瀉下시킨 과실이지 마땅하게 瀉下시킨 과실은 아니다. 마땅히 瀉下시켜야 하는데 瀉下시키지 않는 것과 마땅히 瀉下시키지 않아야 하는데 瀉下시키는 것은 과실이 진실로 서로 같다. 만일 잘못 瀉下시킴을 우려하면 도움을 주기 어려우니 미리 예방하여 補劑를 사용하되 혹 佐使藥으로 투여하면 저절로 잘못 사하시키는 과실이 없게 된다. 곧 잘못 瀉下시켜도 또한 어렵고 급하게 되는 화가 없으니 또한 어찌 陰을 망하게 하는 과실에 이르겠는가.

或疑大黃, 亦斬關奪門之將, 何以又不宜用人參? 大黃亦何嘗不宜人參哉, 第古人用人參於大黃中者絕少. 蓋用大黃之症, 多是下行而不上行. 上行之症, 邪多褁遷之不定; 下行之症, 邪有趨散之無憂. 用大黃以逐邪, 所以止加當歸以助其勢, 而不用人參以防其機也.

혹 의심하길 大黃 또한 빗장을 베고 들어가 문을 빼앗는 장수로, 어찌 또한 人蔘을 쓰는 것이 마땅하지 않습니까? 大黃은 또한 따지고 보면 人蔘과 어울리지 않아 다만 大黃 중에 人蔘을 쓴 옛 사람은 극히 적다. 대개 大黃을 쓰는 증상은 대부분 하행하되 상행하지 않는다. 상행하는 증상은 邪氣가 둘러싸고 옮겨감이 일정치 않은 경우가 많으며 하행하는 증상은

邪氣가 달아나고 흩어질 우려가 없다. 大黃을 써서 邪氣를 몰아내니 오직 當歸를 가하여서 그 기세를 도우는 것이지 人蔘을 써서 그 기전을 예방하는 것이 아니다.

或疑大黃逐瘀, 而氣弱之人, 往往隨下而輒亡, 獨不可用人參以扶其氣乎? 曰吾前言大黃未嘗不宜人參者, 正言氣弱之人也. 邪在於大腸之中, 結燥屎而作痛, 非大黃之猛利, 何以迅逐其邪, 而兼去其燥屎乎. 倘其人爲虛弱之人, 似宜和解爲得. 然而邪已下趨大腸, 和其中焦, 而下焦更爲急迫, 其痛必甚, 勢必下之爲快. 然而下之, 而氣亦隨下而俱脫也. 苟不用人參以急補其氣, 則氣脫又何救乎. 然而與其下之氣脫, 而後救之以人參, 何不先用人參於大黃之中, 未下而先防其脫乎. 況人參, 大黃同用, 則人參助大黃以奏功, 大黃亦得人參而緩力, 但去其燥屎之邪, 而不崩其虛弱之氣, 是兩用之而得宜也.

혹 의심하기를 大黃은 瘀血을 몰아내므로 氣가 약한 사람은 때때로 따라 내려가 갑자기 죽게 되니 어찌 人蔘을 써서 氣를 돕는 것이 불가합니까? 말하기를 내가 앞서 말한, 大黃이 人蔘과 어울리지 않는 것이 항상 그렇지만은 않은 것은 바로 氣가 약한 사람을 두고 말하는 것이다. 邪氣가 大腸 중에 있어 燥屎를 맺어 통증을 일으키니 大黃의 맹렬한 通利가 아니면 어찌 신속히 邪氣를 내보내며 겸하여 燥屎를 내보내겠는가. 만일 그 사람이 허약한 사람이면 화해를 얻음이 마땅할 듯하다. 그러나 邪氣가 이미 아래로 大腸으로 달리면, 中焦를 조화롭게 하여도 下焦는 다시 급박하게 되어 그 통증이 반드시 심하여, 필히 그것을 瀉下시킨 후에야 병세가 좋게 된다. 그러나 그것을 내보내면 氣 또한 따라 내려가 함께 잃게 된다. 만일 人蔘을 써서 氣를 급히 補하지 않으면 곧 氣脫은 또한 어떻게 구하겠는가. 그러나 瀉下시킴과 더불어 氣가 脫한 이후 人蔘으로서 구하는데 왜 人蔘을 大黃 가운데 먼저 사용하여, 瀉下시키지 않고 미리 氣가 脫하는 것을 예방하지 않는가? 다시 말해서 人蔘과 大黃은 함께 사용하면, 곧 人蔘은 大黃을 도와 功이 드러나며 大黃은 또한 人蔘을 얻어 힘을 완화시켜, 단지 燥屎의 邪氣를 내보내되 허약한 氣를 무너지게 하지 않으니 이것이 함께 쓰되 마땅함을 얻은 것이다.

或又問人參用於大黃之中, 萬一補住其邪, 而燥屎不得下, 不因用人參而誤乎? 夫大黃走而不守, 人參安得而留之乎. 況邪又不在上, 中二焦, 而在下焦之大腸. 邪在大腸, 原宜直下, 用大黃者, 不過順以推之, 而非逆以提之也. 順推而用人參, 又安得變順而轉爲逆乎. 故人參用之於大黃之中, 萬無補住其邪之禍者也.

혹 또한 묻기를 大黃에 人蔘을 쓰는데 만에 하나 補하여 그 邪氣를 머무르게 하여 燥屎가 나오지 않는다면 人蔘을 잘못 쓴 것이 아닙니까? 무릇 大黃은 달리되 머무름이 없으니 人蔘이 어찌 머무르게 할 수 있겠는가. 다시 말해서 邪氣는 또한 上, 中 二焦에 있지 않으며 下焦의 大腸에 있다. 邪氣는 大腸에 있어 원래 바로 瀉下시켜야 마땅하니 大黃을 사용하여 순순히 밀어내는 것에 불과하며 거슬러 끌어올리는 것은 아니다. 순순히 밀어내니 人蔘을 써서 또한 어찌 따라감이 변하고 바뀌어 거스르겠는가. 그러므로 大黃 가운데 人蔘을 사용해도, 그 邪氣를 補하여 머무르게 하는 화는 결코 없다.

或疑虛人不可用攻, 古人有先服人參, 後服大黃者, 可乎? 不可乎? 此亦權宜之法, 而不可爲訓也. 愚意不若人參, 大黃同用爲佳. 先服大黃, 恐氣脫而不及救; 先服人參, 恐邪壅而不能攻. 惟同用於一時, 自然相制相宜, 大黃無過攻之虞, 而人參無過補之失也.

혹 의심하기를 虛한 사람은 攻法을 쓰는 것은 불가한데 옛 사람은 먼저 人蔘을 복용하고 이후에 大黃을 복용하였으니 옳습니까 옳지 않습니까? 이는 또한 임시방편이니 준칙이 될 수 없다. 내가 생각하기에 人蔘과 大黃은 함께 쓰는 것이 더욱 좋다. 먼저 大黃을 복용하면 氣가 脫하여 구하지 못할까 두려우며 먼저 人蔘을 복용하면 邪氣가 뭉쳐 공격할 수 없을까 두렵다. 오직 동시에 함께 쓰면 자연히 서로 제약하며 서로 조화롭게 되니 大黃은 지나치게 공격하는 우려가 없으며 人蔘은 지나치게 補하는 과실이 없게 된다.

或問大黃性猛, 過於迅速, 似乎熟用尚非所宜, 何以古人不尚熟而尚生乎? 夫大黃過煮,則氣味全散, 攻毒不勇, 攻邪不急, 有用而化爲無用矣. 大黃之妙, 全在生用爲佳. 將群藥煎成, 再投大黃, 略煎一沸即服, 功速而效大, 正取其迅速之氣而用之也. 不可畏其猛烈, 過煎煮以去其峻利也.

혹 묻기를 大黃은 性이 맹렬하고 지나치게 신속하니 익혀 쓰는 것은 오히려 마땅하지 않다고들 하니, 왜 옛사람들은 오히려 익히지 않고 날 것으로 사용한 것입니까? 무릇 大黃이 지나치게 익으면 곧 氣味가 모두 흩어지니, 毒을 공격함이 용맹치 못하고 邪를 공격함이 급하지 않으니 유용함이 무용함으로 변하게 된다. 大黃의 神妙함은, 오로지 날로 쓰는 것에 좋음이 있다. 여러 약을 달여 완성되려고 하면 다시 大黃을 넣고 대략 달여 한 번 끓으면 곧 복용하니 功이 빠르고 효과가 커 바로 그 신속한 氣를 취하여 사용한 것이다. 그 맹렬함을 두려워해서는 안 되며 지나치게 달이면 강한 예리함이 제거된다.

59. 連翹

連翹, 味苦, 氣平, 微寒, 性輕而浮, 升也, 陽也, 無毒. 入少陰心經, 手足少陽, 陽明[141]. 瀉心中客熱, 脾胃濕熱殊效, 去癰毒, 寸白蛔蟲, 瘡科攸賴. 通月經, 下五淋, 散諸經血凝氣聚. 但可佐使, 非君臣主藥, 可用之以攻邪, 不可恃之以補正, 亦可有可無之品. 近人無論虛實, 一概亂投, 爲可哂焉.

連翹는 苦하고, 氣平하며, 微寒하고, 性은 가볍고 위로 떠서 升하며, 陽이고, 無毒하다. 手少陰心經, 手足少陽經, 陽明經에 들어간다. 心中의 客熱과 脾胃의 濕熱을 瀉하는데 특히 뛰어난 효과가 있으며, 癰毒, 寸白蟲과 蛔蟲을 물리치며, 瘡科의 의지하는 바이다. 月經을 통하게 하며, 五淋을 下하고, 諸經의 血凝, 氣聚를 흩뜨린다. 단지 佐使藥은 될 수 있으나 君臣의 主藥은 될 수 없으며, 連翹를 사용하여 邪氣를 공격할 수는 있으나 連翹에 의지하여 正氣를 보할 수는 없으니 역시 있어도 되고 없어도 되는 약물이다. 최근 사람들은 虛實을 논하지 않고, 일률적으로 어지럽게 투약하기만 하니 비웃음거리가 된다.

或問連翹爲升科要藥, 是亦藥中之甘草也, 吾子以爲可有可無, 何也? 連翹實不足輕重也.

141) 入少陰心經, 手足少陽, 陽明 此十一字, 何本作"入手少陰, 足少陰二經".

蓋敗毒必須用甘草；化毒必須用金銀花；消毒必須用礬石；清毒必須加用芩, 連, 梔子；殺毒必須加用大黃. 是治毒之法, 無一件可勞連翹, 無之不加重, 有之不減輕. 但有之以爲佐使, 則攻邪有力, 又未必無小補也.

혹 묻기를, 連翹는 升科의 요약으로 이는 역시 약중의 감초인데, 선생께서는 있어도 되고 없어도 된다고 이르시니 어찌 그러한 것입니까? 連翹는 실제로 輕重이 부족하다. 대개 敗毒은 반드시 甘草를 써야 하고, 化毒은 반드시 金銀花를 써야 하며, 消毒은 반드시 礬石을 써야 하고, 淸毒은 반드시 黃芩, 黃連, 梔子를 써야 하며, 殺毒은 반드시 大黃을 더해 써야 한다. 이러한 治毒의 법에 한 건도 連翹를 애써 쓰는 것이 없는데, 連翹가 없어도 심해지지 않고, 있어도 가벼워지지 않는다. 다만 있으면 佐使藥이 되어 사기를 공격하는 것이 힘을 얻고, 또한 조금 補하는 것이 반드시 없는 것도 아니다.

60. 射干(射音夜)

射干, 味苦, 氣平, 微溫, 陰中陽也, 無毒. 入肺, 肝, 脾三經. 散結氣, 平癰毒, 逐瘀血, 通月經, 止喉痹氣痛, 祛口熱臭穢, 化濕痰, 濕熱, 平風邪作喘殊效, 仍治胸滿氣脹, 咳嗽氣結. 此物治外感[142)]風火濕熱痰症, 可以爲君, 但可暫用, 而不可久用者也. 久用只可爲佐使矣.

射干은 苦하고, 氣平하고 微溫하며, 陰中의 陽이고, 無毒하다. 肺, 肝, 脾의 三經으로 들어간다. 맺힌 氣를 흩고, 癰毒을 平하게 하며, 瘀血을 쫓아내고, 月經을 通하게 하며, 喉痹氣痛을 그치고, 口熱臭穢를 없애며, 濕痰, 濕熱을 化하고, 風邪로 인한 喘을 平하는데 특히 뛰어난 효과가 있으며, 더 나아가 胸滿氣脹, 咳嗽氣結을 치료한다. 이 약물은 外感으로 인한 風火濕熱痰症을 치료하며 君藥이 될 수 있지만, 단지 잠시만 사용해야 하고, 오래 사용할 수는 없다. 오래 사용하는 것은 단지 佐使藥이 될 때만 가능할 뿐이다.

142) 外感 何本無.

或問射干治外感痰喘, 喉中作水雞聲者, 必用射干湯治之, 是射干必用之需明矣. 但云可暫用而不可久用者, 何也? 夫喘症, 未必有不傷氣者, 肺氣爲邪之所傷, 風痰隨挾之而上沖. 射干入肺, 而能散氣中之結, 故風痰遇之而消. 但有結則散結, 無結則散氣. 肺氣前爲風痰所傷, 複爲射干所損, 勢必實喘而變爲虛喘矣也. 人不悟其故, 以爲從前射干之能定喘也, 更用射干治之, 不益傷肺氣乎. 此予所以謂可暫用, 而不可久用也. 推之他病, 何獨不然矣.

혹 묻기를 射干은 外感痰喘을 치료하여, 喉中에 오리 소리가 나는 자는 반드시 射干湯을 써서 치료한다고 하는데, 이는 射干을 반드시 사용해야 함이 분명한 것입니다. 다만 이르기를 잠시 사용할 수 있고 오래 사용할 수 없다는 것은 어찌하여 그런 것입니까? 무릇 喘症이라는 것은 반드시 氣를 상하는 것이며, 肺氣가 邪氣에 의해 상하면 風痰이 겨드랑이를 따라 上沖한다. 射干은 폐에 들어가 氣中에 結한 것을 흩뜨릴 수 있으므로, 風痰이 射干을 만나 사라지는 것이다. 다만 結이 있으면 結을 흩뜨리고, 結이 없으면 氣를 흩뜨린다. 肺氣가 일전에 風痰으로 인하여 상한 바가 있으면, 다시금 射干을 써서 손상을 받게 되니, 그 기세가 반드시 實한 喘症을 虛한 喘症으로 변하게 한다. 사람들이 그 까닭을 깨닫지 못하고, 射干이 종전에 喘症을 평정할 수 있던 것만을 따라서 다시금 射干을 사용하여 치료를 한다면, 유익한 것이 없고, 肺氣를 상하지 않겠는가. 이것이 내가 射干을 잠시 동안만 사용할 수 있고, 오래 사용할 수 없다고 이른 까닭이다. 다른 병에 짐작해봐도 어찌 유독 그렇지 않겠는가.

61. 苦參

苦參, 味苦, 氣寒, 沉也, 純陰, 無毒. 入心, 肝, 腎, 大腸之經. 治腸風下血, 熱痢刮痛難當, 療狂言心燥, 結胸垂死; 赤癩眉脫者, 祛風有功; 黃疸遺溺者, 逐水立效. 掃遍身癢疹, 止卒暴心疼, 殺疥蟲, 破癥瘕, 散結氣, 明目止淚, 解渴生津, 利九竅, 通大便. 第過於迅利, 宜少用爲佐使, 不宜多用爲君臣. 至稱益腎[143], 安五臟, 定心志, 不可信之辭也.

143) 益腎 何本無.

苦參은 苦하고, 氣寒하며, 가라앉고, 純陰이며 無毒하다. 心, 肝, 腎, 大腸의 經에 들어간다. 腸風下血, 熱痢로 도려내는 듯한 통증이 당해내기 어려운 것을 치료하며, 狂言心燥, 結胸으로 죽음이 드리운 것을 치료한다. 赤癩으로 눈썹이 빠지는 자의 風을 몰아내는 효능이 있고, 황달로 소변이 저절로 나오는 자의 水를 몰아내는 효과가 있다. 전신의 癢疹을 쓸어내며, 갑작스럽고 심한 心疼을 그치고, 疥蟲을 죽이며, 癥瘕를 깨뜨리고, 結氣를 흩뜨리며, 눈을 밝게 하고 눈물을 그치게 하며, 갈증을 풀고 生津하며, 九竅를 잘 통하게 하며, 대변을 통하게 한다. 다만 신속하고 날랜 성질이 지나치므로, 마땅히 적게 사용하여 佐使藥으로 삼아야 하고, 많이 사용하여 君臣약으로 삼아서는 안된다. 과분하게 일컬어 腎을 益하고, 五臟을 편안히 하며, 心志를 안정시킨다는데, 믿을 수 없는 말이다.

或問苦參非益腎之藥, 夫人而知之也, 但未知其所以損腎之故乎? 苦參之不益腎, 豈待問哉. 沉寒敗腎, 必有五更泄利之病; 苦寒瀉腎, 必有少腹作痛之. 苦參味苦而寒, 氣沉而降, 安得不敗腎而瀉腎乎. 而五更泄利, 小腹作痛, 必不能免矣. 敗瀉腎氣, 而反言益腎, 殊不可解, 願吾子勿信也.

혹 묻기를 苦蔘은 腎을 益하는 약이 아니며, 무릇 사람들이 그것을 알고 있으나, 다만 그것이 腎을 손상시키는 것은 아직 알지 못하는 까닭은 무엇입니까? 苦參이 腎을 益하지 않는 것은 어찌 물을 필요가 있겠는가. 가라앉고 차가운 성질이 腎을 敗하면 반드시 五更泄利의 병이 있고, 쓰고 차가운 성질이 腎을 瀉하면 반드시 少腹의 통증이 있다. 苦蔘은 苦寒하며, 氣는 가라앉으니, 어찌 腎을 敗하지 않고서 瀉할 수 있겠는가. 五更泄利와 少腹의 통증을 반드시 피할 수 없다. 腎氣를 敗瀉하거늘, 반대로 益腎한다고 말하는 것을 전혀 이해할 수 없으니, 원컨대 자네는 믿지 않길 바란다.

62. 牽牛

牽牛, 味辛而苦, 氣寒, 有毒. 雖有黑, 白二種, 而功用則一. 入脾與大小腸, 兼通膀胱. 除壅滯氣急, 及 벽蠱毒, 利大小便難, 並脚滿水腫, 極驗. 但迅利之極, 尤耗人元氣, 不可輕用. 雖然不言其所以不可輕用之故, 而概置不用, 亦一偏之辭也. 夫牽牛利下焦之濕, 於血中瀉水, 極爲相宜, 不能瀉上焦之濕. 於氣中瀉水, 未有不損元氣者也. 李東垣辨之至明, 似無容再辨, 但未論及中焦也. 中焦居於氣血之中, 牽牛既利血中之水, 安在中焦不可半利其血中之水乎. 嗟乎! 水濕乃邪也, 牽牛既能利水, 豈分氣血. 但水從下受, 凡濕邪從下受者, 乃外來之水邪, 非內傷之水邪也. 牽牛止能瀉外來之水, 而不能消內傷之濕. 上焦之水腫, 乃氣虛不能化水, 故水入之而作脹, 久則與水腫無異, 故用牽牛, 往往更甚. 下焦之水腫, 若是氣虛, 用牽牛迅逐, 亦每無功, 與上焦正相同. 是真正水邪, 用牽牛利之, 始效驗如響. 可見, 牽牛止可治外來之水, 而不能治內傷之濕也明矣, 非止治血中之水, 而不治氣中之水也. 然則, 外來之水與內傷之水, 何以辨之? 亦辨之於皮內而已. 外邪之水, 手按皮肉必然如泥. 內傷之水, 手按皮肉必隨按隨起, 即或按之不起, 必不如泥而可團撚也, 按之或起或下. 起者又有分別, 按之即起者, 氣虛而猶有命門之火也; 按之久而不起者, 氣虛極而並少命門之火矣. 按之如泥者, 必須用牽牛以瀉水; 按之不如泥, 而或起或不起者, 必須用補腎中先天之氣, 而又加健脾開胃, 以益後天之氣, 始能奏功. 倘亦用牽牛, 豈特耗氣而已, 有隨利水而隨亡者矣, 可不慎乎. 予所以表牽牛之功, 而並辨東垣論藥之誤也.

牽牛는 辛, 苦하며, 氣寒하고 有毒하다. 비록 흑, 백의 두 가지 종류가 있으나 공능과 쓰임은 같다. 脾와 大腸, 小腸經으로 들어가며 겸하여 膀胱에 통하게 한다. 壅滯하여 氣急한 것과 癖蠱毒을 없애고, 大小便의 어려움을 부드럽게 하고 더불어 다리가 水腫으로 부은 것에 매우 효과가 있다. 단 신속하고 날랜 것이 지극하여 특히 元氣를 소모시키므로 가벼이 쓸 수 없다. 비록 가벼이 쓸 수 없다는 연유를 말하지 않더라도 대개 버려두고서 사용하지 않는데, 또한 한 쪽으로 치우친 말이다. 무릇 牽牛는 下焦의 濕을 부드럽게 하고 血中에서는 水를 瀉하는데 매우 적합하며, 上焦의 濕을 瀉할 수는 없다. 氣中의 水를 瀉할 때는 元氣를 손상시키지 않음이 없다. 李東垣이 이를 분별해 지극히 밝혀서 마치 다시 분별할 필요가 없는 듯 하지만 단, 中焦에 대하여는 논하지 않았다. 中焦는 氣血의 가운데에 있는데 牽牛가 이미 血中의 水를 瀉하니 中焦에서 血中의 水를 반도 빼내지 못한다는 말이 어디 있는가? 안타깝구나! 水濕이란 邪氣인데 牽牛가 이미 利水할 수 있으니 어찌 氣血을 나눌 것인가? 단 水는 아래로부터 받는 것이고, 무릇 濕邪를 아래로부터 받는다는 것은 곧 외부로부터 水邪를 받은 것이지 內傷의 水邪가 아닌 것이다. 牽牛는 단지 외부에서 받은 水를 瀉할 수 있을 따름이지 內傷의 濕을 없앨 수 없다. 上焦의 水腫은 곧 氣虛하여 水를 化할 수 없는 까닭으로 水가 上焦로 들어가 脹을 만드는 것인데 오래되면 水腫과 더불어 차이가 없어 牽牛를 사용하게 되는데 때때로 더욱 심해진다. 下焦의 水腫은 만약 이것이 氣虛라면 牽牛를 사용하여 빠르게 몰아내어도 또한 매번 功을 인정받지 못하는 것은 上焦와 더불어 곧 서로 같다. 이런 眞正한 水邪에 牽牛를 사용하여 부드럽게 해야 비로소 효험을 떨친다. 牽牛가 단지 외부에서 온 水를 다스릴 수 있는데 그치고 內傷의 濕을 다스리지 못한다는 것을 밝혔다는 것은 血中의 水를 다스리는 것에 그쳐 氣中의 水를 다스리지 못한다는 것이 아니다. 그렇다면 외부에서 온 水와 內傷의 水를 어찌 분별할 것인가? 역시 이를 분별하는 것은 皮內에 있을 따름이다. 外邪의 水는 皮肉을 손으로 눌렀을 때 반드시 진흙과 같다. 內傷의 水는 皮肉을 손으로 누르면 반드시 누르자마자 올라오는 것으로, 혹 눌렀는데 올라오지 않는데 반드시 진흙 같지는 않지만 뭉쳐서 비틀 수 있으니, 누르면 혹 올라오거나 혹 꺼진다. 올라오는 것에도 또한 분별이 있으니 눌러서 올라오는 것은 氣虛하지만 오히려 命門의 火가 있는 것이고 ; 눌렀는데 오랫동안 올라오지 않는 것은 氣虛가 절정이면서 더불어 命門의 火도 적은 것이다. 눌렀을 때 진흙과 같은 것은 반드시 모름지기 牽牛를 써서 水를 瀉해야 한다. ; 눌렀을 때 진흙과 같지 않아서 혹 올라오기도 하고 혹 올라오지 않기도 하는 것은 반드시 腎中의 先天之氣를 補하고 또한 健脾開胃하는 약물을 가미하여 後天之氣를 도와야 비로소 좋은 효능이 있다. 만일 牽牛를 사용하여 氣만 특별히 소모시킬 뿐 利水하자마자 죽게 되니 어찌 신중히 하지 않겠는가? 내가 牽牛의 功을 나타내었고 더불어 동원 선생께서 藥을 논한 내용의 오류를 분별하였다.

牽牛治外來之水, 而不治內傷之濕, 余已明辨之矣. 然而牽牛治外來之水, 又各有異. 夫外來之水, 有從下而外入者, 有從中而外入者. 從下而外入者, 乃從腳而入也 ; 從中而外入者, 乃從腰臍而入也. 世人止知外邪之水, 從脚而入, 未知從腰臍入也. 從腳入者, 其腳先腫, 人易識 ; 從腰臍入者, 其腰重而臍腫, 人難識也. 水腫不分腳與腰臍, 而概以牽牛瀉水之濕, 毋怪其有不效也. 然則用牽牛之法, 又烏可不分別之乎. 凡治水從腳入者, 用牽牛, 甘遂以消之. 若水從腰臍入者, 用牽牛於白朮之中, 一劑而腰重除而臍腫平, 三劑而腰臍俱利矣.

牽牛는 외부에서 온 水를 다스리고 內傷의 濕은 다스리지 않는다고 내가 이미 분명히 분별하였다. 그러나 牽牛가 외부에서 온 水를 다스림에도 또한 각각 차이가 있다. 무릇 외부에서 온 水는 아래에서부터 들어오는 것이 있고 가운데에서부터 들어오는 것이 있다. 아래에서부터 들어오는 것은 곧 다리로부터 들어오는 것이다. 가운데에서부터 들어오는 것은 곧 허리, 배꼽으로부터 오는 것이다. 세상 사람들은 단지 外邪의 水는 다리로부터 들어오는 것만을 알고서 허리, 배꼽으로부터 들어오는 것은 알지 못한다. 다리로부터 들어오는 것은 그 다리가 먼저 부으며 사람이 알기가 쉽다. 허리, 배꼽으로부터 들어오는 것은 그 허리가 무겁고 배꼽이 붓는데 사람이 알기가 어렵다. 水腫은 다리와 허리, 배꼽을 나누지 않으니 일률적으로 牽牛를 사용하여 水의 濕을 瀉하면 효과가 없는 것이 이상한 것이 아니다. 그리하니 牽牛의 용법 또한 어찌 그것을 분별하지 않을 수 있겠는가? 무릇 다리로부터 들어오는 水腫의 치료는 牽牛, 甘遂를 써서 그것을 없앤다. 만약 허리, 배꼽으로부터 들어오는 水腫은 牽牛를 白朮과 함께 써서 한 劑를 쓰면 허리 무거운 것이 없어지고 배꼽 부은 것이 평평해지며 세 劑를 쓰면 허리, 배꼽이 모두 편안해진다.

卷之四 徵集

1. 澤蘭

澤蘭, 味苦, 甘, 曰辛誤, 氣微溫, 無毒. 入肝, 脾二經. 理胎產, 消身面, 四肢浮腫, 破宿血, 去癥瘕, 行瘀血, 療撲損, 散頭風目[1]痛, 逐癰腫瘡膿, 長肉生肌, 利關開竅. 此系女科佳品, 然亦佐使之藥也.《本草》稱其能治百病, 未考爲訓也.

澤蘭은 苦, 甘하다. 辛하다고 하는데 그렇지 않다. 氣는 微溫하고 無毒하다. 肝과 脾 二經으로 들어간다. 胎產을 다스리고 身, 面과 四肢의 浮腫을 없애며 宿血을 破하고 癥瘕를 제거하고 瘀血을 行하게 하고 撲損을 치료한다. 頭風目痛을 흩고, 癰腫瘡膿을 쫓고, 肉을 기르고 肌를 生한다. 關을 부드럽게 하고 開竅한다. 이 계통은 女科의 佳品이나 다만 佐使의 藥일 뿐이다.《本草》에서는 이것이 百病을 다스릴 수 있다고 하였는데 검증되지 않은 가르침이다.

---

1) 目 何本作 "止".

或問澤蘭每每用之婦人, 而不用於男子, 豈亦有說乎? 夫男女之病, 本無分別, 而藥味又何須分別. 惟是女子善懷, 一不得志, 而閨中怨憂無以解其鬱, 鬱無聊之氣, 而經血不行, 行經作痛, 千般怪病, 後此生焉. 澤蘭氣味和平, 又善於解鬱, 尤宜於婦人, 故爲婦科妙藥, 非單宜婦人, 而不宜於男子也.

혹 묻기를 澤蘭을 매번 婦人에게만 쓰고, 男子에게는 쓰지 않으니 또한 어떻게 설명할 수 있습니까? 무릇 男女의 病은 본래 分別이 없는데 藥味를 또 어찌 모름지기 分別해야 하겠는가. 다만 女子는 쉽게 생각에 잠겨서 한 번 뜻하는 대로 되지 않으면 閨中의 怨憂로 그 쌓인 것을 풀지 못하니 무료한 기운이 엉켜서 經血이 不行하여 月經하면 아프고 천 가지 怪病이 그 후에 발생한다. 澤蘭은 氣味가 和平하고 또 엉킨 것을 잘 풀어서 婦人에게 더욱 마땅하므로 婦科의 妙藥이다. 오직 婦人에게 마땅하고, 男子에게는 마땅하지 않은 것은 아니다.

或問澤蘭, 吾於解鬱而世人未知, 豈前人未嘗用之乎? 曰澤蘭解鬱, 前人多用之, 近人不知者, 以其辨之不眞耳. 世以澤蘭爲澤草, 誰知澤蘭別是一種草藥, 非蘭蕙馨香之藥也. 生於楚地, 無花, 而葉似蘭, 而根則宛如蘭也. 蘭生於山, 而澤蘭發生於水澤, 故不曰蘭, 而曰澤蘭也.

혹 묻기를 澤蘭을 선생께서는 解鬱한다고 하시나 세상 사람들은 아직 알지 못합니다. 어찌 옛날 사람들은 일찍이 쓰지 않았습니까? 말하기를 澤蘭이 解鬱하여 옛날 사람들이 多用하였는데 요즘 사람들이 알지 못하는 것으로 그것을 분별하니 사실이 아닐 뿐이다. 세간에서 澤蘭을 澤草라고 하는데, 누가 澤蘭이 일종의 다른 草藥이지 蘭의 이름을 가진 꽃향기가 나는 藥이 아닌 것을 알겠는가. 楚地에서 나고 꽃이 없으며 葉이 蘭과 유사하며 根은 蘭처럼 굽었다. 蘭은 山에서 나고, 澤蘭은 연못에서 나는 까닭에 蘭이라 하지 않고 澤蘭이라 이른다.

2. 萆薢

萆薢, 味苦, 甘, 氣平, 無毒. 俗呼爲土茯苓. 入腎, 肝二經. 善治痺症, 祛風寒濕痺, 腰背冷痛, 止筋骨掣疼, 縮小便明目, 逐關節久結, 能消楊梅瘡毒. 此物敗毒祛邪, 不傷元氣, 但功用甚緩, 可治緩病, 而不可治急症者也. 近人以之治輕粉結毒, 正取其緩消, 而不損傷元氣故耳. 然而, 經年累月殊無功效者, 單藉一味以作湯, 而不加補氣血之味也. 苟用補氣血之藥, 加人參, 芪, 朮, 茯苓, 麥冬, 熟地, 山藥[2], 元參, 地骨皮, 沙參之類, 用草精數兩[3], 先煮湯以煎藥, 不須十劑, 而輕粉之毒全消, 楊梅之毒亦散矣.

萆薢는 苦, 甘하며 氣平하고 無毒하다. 세간에서 土茯苓으로 불린다. 腎, 肝의 二經으로 들어간다. 痺症을 잘 치료하며, 風寒濕痺와 腰背冷痛을 제거한다. 筋骨掣疼을 그치게 하고 小便을 縮하고 明目한다. 關節久結을 쫓고 楊梅瘡毒을 제거할 수 있다. 이 약재는 敗毒하고 祛邪하나 元氣를 상하게 하지 않는데 단지 功用이 심히 느려서 緩病만을 치료할 수 있고, 急症은 다스릴 수 없다. 요즘 사람들이 輕粉結毒을 다스리는 것은 바로 그것이 완만하게 消하는 것은 取하고 元氣를 손상시키지 않기 때문일 따름이다. 이렇게 하고도 해가 지나고 여러 달이 되어도 유달리 功效가 없는 것은 단지 한 가지 藥味에 의지하여 湯을 짓고 補氣血하는 藥味를 加하지 않아서이다. 만약 補氣血하는 藥을 쓰고, 人參, 芪, 朮, 茯苓, 麥冬, 熟地, 山藥, 元參, 地骨皮, 沙參 등의 類를 加하여 草精을 여러 兩을 사용하여 먼저 삶고 나서 藥을 달이면, 十劑를 마땅히 다하지 않아도 輕粉의 毒이 완전히 消할 것이고, 楊梅의 毒 또한 흩어질 것이다.

或問萆薢非土茯苓, 別一種也, 萆薢生於川蜀, 而土茯苓處處有之, 未可以二物而合爲一也. 曰萆薢, 即土茯苓也, 豈特一特而兩名之, 一曰拔葜, 一曰冷飯塊, 一曰岐良, 是一物而五名. 生於川蜀者曰萆薢, 其生於他處者, 隨俗名之, 正不止四名已也. 大約川蜀所產爲第一, 他處用一兩者, 川蜀止消用五錢, 故古人取川中萆薢, 而不取他處也. 然而, 生他處者, 未嘗不可解楊梅結

2) 山藥 何本作 "山萸".
3) 草精數兩 何本作 "萆薢四兩".

毒, 要之地產雖殊, 而秉性無各別耳.

혹 묻기를 萆薢는 土茯苓이 아니라 다른 種이며 萆薢는 川蜀에서 나고, 土茯苓은 곳곳에 있는데, 두 가지 物을 合하여 하나로 볼 수 없지 않습니까? 말하기를 萆薢는 土茯苓이다. 어찌 특별히 하나에 단지 두 가지 이름만 있겠는가. 한편으로는 拔葜라 하고, 한편으로 말하기는 冷飯塊라 하고 또 岐良라고도 하니 이 한 약물에 다섯 개의 이름이 있다. 川蜀에서 나는 것을 萆薢라고 하고 그것이 他處에서 나는 것은 그 지방에서 부르는 대로 따르니 바로 이름 네 개에 그치지 않을 따름이다. 대략 川蜀에서 난 것이 第一이므로 他處에서 난 것을 一兩 쓸 때 川蜀 것은 단지 五錢만 쓰면 되는 까닭에 古人이 川中의 萆薢를 쓰고 他處의 것을 취하지 않았다. 그러므로 他處에서 난 것도 楊梅結毒을 풀지 못한 적이 없으니, 요컨대 생산지가 비록 다르다고 해도 가지고 있는 천성은 각기 다르지 않을 따름이다.

3. 豨簽

豨簽, 味苦, 氣寒, 有小毒. 一云性[4]熱, 無毒非. 入腎. 療暴中風邪, 口眼喎斜, 治久濕濕痺, 腰脚酸痛, 主熱匿煩滿. 然散人之眞氣, 尤不宜服, 不宜用, 而入之玆編者何也? 蓋腎經之藥, 藥品[5]中尤少, 腎犯風邪濕氣, 又尤難治, 姑存之, 以治腎中風濕之病. 不知何故, 古人盡稱此品, 近人亦多樂用之, 且有贊其百服則耳目聰明, 千服則鬚髮烏黑, 追風逐濕.

豨簽은 苦하고 氣寒하며 有小毒하다. 일설에 性은 熱하고 無毒하다고 하는 것은 잘못되었다. 腎에 들어간다. 갑자기 風邪에 걸린 것과 口眼喎斜를 치료하고, 久濕濕痺와 腰脚酸痛을 다스리며 熱이 감추어진 煩滿을 책임진다. 그런데 사람의 眞氣를 흩어서 오히려 복용해서도 안되고 사용해서도 안되는데 이 編에 들어간 것은 어떤 까닭입니까? 대개

4) 性 原作 "去", 今据何本改.
5) 品 原作 "方", 今据何本改.

腎經의 藥은 藥品 中에 도리어 적고, 腎에 風邪濕氣가 범하면 또 더욱 치료하기 어려우니 일단 잠시 사용하여 腎中의 風濕之病을 다스린다. 어떤 이유로 옛 사람들이 다만 이것을 칭찬하고, 요즘 사람들은 또한 많이 즐겨 써서 또 그것을 百服하면 耳目이 聰明해지고 千服하면 수염과 머리털이 烏黑해지고 追風하고 逐濕한다고 칭찬하는지 모르겠다.

猶作泛等閑語, 此眞殺人之語也. 余客閩, 有一貴人卒然中風, 余切其脈, 絕無浮象, 甚微細欲絕. 余曰此眞氣虛絕將脫之症. 急用參, 芪, 熟地, 山茱, 麥冬, 五味[6]之藥, 大劑投之, 一劑而神思清, 再劑而語音出. 余咎其平日之縱欲也. 貴人曰余已絕欲數年矣, 尙恐欠健, 日服補劑, 病乃中風. 而先生絕不治風, 竟用大補血氣, 塡益精髓之品, 以救吾命, 此仆所不解也. 余問所用是何補藥. 曰客有勸余服丸者, 服之已一年矣. 余曰是矣. 豨簽耗人眞氣, 豈可常服. 曰然. 余服之, 久不見功效, 心竊疑之, 今聞先生之教, 乃恍然大悟, 瓶中餘藥, 呼兒盡棄之. 恪遵吾方而全愈. 嗟乎！ 貴人幸遇吾, 得不死. 此吾所見治而知豨簽之殺人也. 而余所不及是聞者, 不甚多乎. 雖然豨簽亦非能殺人, 不善用之, 多致殺人耳. 而善用之若何. 中風之症, 必問其腰間素有水濕之癖否. 有水濕之癖, 又必問其腎囊之乾濕若何. 腎中有風, 其人必然腰痛而重；腎中有濕, 其人必然囊破而瘡[7]. 即用簽, 亦必與人參, 白朮大劑共用, 又何至誤殺人乎. 至於濕痺腰脚酸疼之症, 又必加入薏仁, 茯苓, 黃芪, 芡實同施, 始萬全也.

오히려 대충 지어낸 것 같은 실없는 말이고, 이것은 진실로 殺人하는 말이다. 내가 福建省에 머물렀는데 한 貴人이 卒然히 風에 맞아 내가 그 脈을 짚어보았더니 浮象이 전혀 없으며 심히 微細하여 끊어질 것 같았다. 내가 이르기를 이는 眞氣가 虛絕하여 장차 脫할 症이라고 하였다. 급히 參, 芪, 熟地, 山茱, 麥冬, 五味의 藥을 써서 大劑를 투약하여 한 劑를 복용하니 정신이 맑아지고 다시 한 劑를 복용하니 말을 할 수 있었다. 내가 평소에 방종한 것을 꾸짖었더니 貴人이 말하기를 제가 이미 絕欲한지 數年이 되었는데 오히려 건강에 부족함이 있을까 걱정하여 매일 補劑를 복용하였지만 病이 들어 도리어 風에 걸렸습니다. 그런데도 先生은 결코

6) 熟地,山茱,麥冬,五味 何本無.

7) 瘡 何本作"痒".

風을 치료하지 않고 도리어 大補血氣하고 塡益精髓하는 것을 써서 제 생명을 구하시니 저는 이를 이해하지 못하겠습니다 라고 하였다. 내가 묻기를 사용한 것이 어떤 補藥인가라고 하니, 이르길 客이 권하여 丸을 복용하여 복용한 지가 이미 一年이 되었다고 하였다. 내가 말하기를 바로 이것이다. 豨簽은 사람의 眞氣를 耗하는데 어찌 常服할 수 있겠는가라고 하였다. 貴人이 말하기를 그러합니다. 제가 복용하고 오래되도록 功效를 볼 수 없어 마음속으로 의심하였는데 오늘 先生의 가르침을 들으니 이에 황홀한 큰 깨달음이 있으므로 瓶에 남은 藥은 아이를 불러다 버리라고 할 것입니다 라고 하였다. 내 방법을 정성껏 따라서 완전히 나았다. 아아! 貴人은 다행히 나를 만나 죽지 않았다. 이것은 내가 보아서 치료하고 豨簽이 살인하는 것을 알게 된 것인데, 내가 듣지 못한 것도 심히 많지 않겠는가. 비록 豨簽이 또한 殺人할 수는 없다고 해도 잘 쓰지 않으면 종종 殺人에 이를 따름이다. 잘 쓰는 것은 어떤 것인가. 中風의 症은 반드시 腰間에 평소 水濕으로 인한 癬이 없는지를 물어봐야한다. 水濕으로 인한 癬이 있으면 또 반드시 腎囊의 乾濕이 어떠한지를 물어야한다. 腎中에 風이 있으면, 그 사람은 반드시 허리가 아프고 무거울 것이고 腎中에 濕이 있으면, 그 사람은 반드시 囊이 破하고 瘡할 것이므로 곧 簽을 쓰고, 또 반드시 人參, 白朮를 大劑로 하여 함께 사용하면 또 어찌 잘못 殺人하는데 이르겠는가. 濕痺腰脚酸疼의 症에 이르게 되면 또한 반드시 薏仁, 茯苓, 黃芪, 芡實을 더하여 함께 쓰면 비로소 완전하게 된다.

或問爲擧世嘉尙, 而先生棄之至此乎. 夫豨簽未嘗無功, 余慮人誤認補味, 而常用之耳. 風濕入腎者尤難治, 存豨簽而不刪去者, 正備妙用耳. 不然, 防己可祛腎內之風濕, 存防己可, 必複取豨簽, 正以豨簽功用勝防己, 其耗散精血, 亦遜於防己. 所以, 存防己而仍存豨簽. 蓋防己治腎內之風濕, 止可一用以出奇, 不可再用以貽害. 若豨簽則不妨一用, 而至於再用, 但不可久用耳.

혹 묻기를 온 세상이 귀하게 여기어 칭찬하는데 先生께서는 물리치는 것이 이와 같습니까? 무릇 豨簽은 일찍이 功이 없지는 않았으나 나는 사람들이 補味로 잘못알고 항상 쓸 것을 우려할 뿐이다. 風濕이 腎에 들어간 것은 더욱 치료하기 어려운데 豨簽을 남기고 빼지 않는 것은 바로 갖추어 묘하게 쓰는 것일 뿐이다. 그렇지 아니하면, 防己는 腎內의 風濕을 제거할 수 있으므로, 防己를 쓰는 것이 가능하나 반드시 다시 豨簽을 취하여야하니, 곧 豨簽의 功用은 防己보다 낫고 그것의 精血을 耗散하는 것은 또 防己보다 덜하다. 이른바 防己를 쓴다면 곧 豨簽를 쓸 수 있다. 대개 防己는 腎內의 風濕을 다스리는데, 한번 쓰면 기묘함이 나올 수 있으나 다시 쓰는 것은 不可하니 害를 끼친다. 만약 豨簽이면 한번 쓰는 것은 무방하고 또 쓸 수도 있으나 단지 오래 쓰는 것은 不可하다.

4. 海藻

海藻, 味苦, 鹹, 氣寒, 無毒. 云有毒者, 非. 反[8]甘草. 入脾. 治項間瘰, 頸下癭囊, 利水[9]道, 通癃閉成淋, 瀉水氣, 除脹滿作腫, 辟百邪鬼魅, 止偏墜疝疼[10]. 此物專能消堅硬之病, 蓋鹹能軟堅也. 然而單用此一味, 正未能取效, 隨所生之病, 加入引經之品, 則無堅不散矣.

海藻는 苦, 鹹하며, 氣寒하고, 無毒하다. 毒이 있다고 말하는데 그렇지 않다. 甘草와 反한다. 脾로 들어간다. 項 사이의 瘰와 頸 아래의 癭囊을 치료하고, 水道를 이롭게 하며, 癃閉로 淋이 된 것을 통하게 하고, 水氣를 瀉하며, 脹滿으로 腫이 생긴 것을 없애고, 偏墜疝疼을 그치게 한다. 이 약물은 오로지 굳고 단단한 병을 없앨 수 있는데, 대개 鹹味는 軟堅하게 할 수 있기 때문이다. 그렇지만 단지 이 한 가지 약만 사용하면 바로 효과를 거둘 수 없으니, 所生病에 따라서 引經하는 약을 더 넣으면, 곧 단단한 것이 흩어지지 않음이 없을 것이다.

或問海藻消堅致效, 亦有試而言之乎? 夫藥必有試而言之, 則神農氏又將何試哉. 雖然言而未試, 不若試而後言之爲驗. 予遊燕趙, 遇中表[11]之子, 談及伊芳母生癭, 求於余. 余用海藻五錢[12], 茯

8) 相反 – 2종 이상의 약물을 동시에 사용하면 유해한 부작용이 생김. 18反으로 알려짐.
감초 – 감수, 대극, 원화, 해조, 여로– 인삼, 사삼, 고삼, 단삼, 세신, 작약, 오두(부자)–반하, 괄루, 패모, 백렴, 백급
9) 水 原作 "火", 今据何本改.
10) 偏墜疝疼 – 고환이 한 쪽만 빠져 아랫배가 시리고 아픔.
11) 中表 – (친척 관계로서의) 내종, 외종, 이종.
12) 五錢 何本作 "錢半".

苓五錢[13], 半夏一錢, 白朮五錢, 甘草一錢, 陳皮五分, 白芥子一錢[14], 桔梗一錢[15], 水煎服, 四劑而癭減半, 再服四劑, 而癭盡消, 海藻治癭之驗如此, 其他攻堅, 不因此而可信乎.

혹 묻기를 海藻가 단단한 것을 없애는 데 효과가 있다는 것 또한 경험한 것을 말씀하시는 것입니까? 무릇 약을 반드시 경험하고 나서 말해야 한다면, 神農氏는 또한 어찌 모두 경험을 했겠는가. 비록 그렇지만, 말만 하고 경험하지 아니한 것은, 경험하고 나서 말하는 것이 증험이 됨만 못하다. 내가 燕, 趙를 여행할 때 사촌의 아들을 만났는데, 대화를 나누다 伊芳의 어머니에게 癭이 생겼다는 이야기에 이르러 나에게 도움을 청했다. 내가 海藻 5錢, 茯苓 5錢, 半夏 1錢, 白朮 5錢, 甘草 1錢, 陳皮 5分, 白芥子 1錢, 桔梗 1錢을 사용해 물에 달여 복용하도록 하였더니, 4劑 이후 癭이 반으로 줄었고, 다시 4劑를 먹으니 癭이 다 없어졌는데, 海藻가 癭을 치료한다는 증거가 이와 같으니, 그 누가 단단한 것을 다스리는 데 이것으로 하지 않았다면 믿을 수 있겠는가.

5. 甘遂

甘遂, 味苦, 甘[16], 氣大寒, 有毒, 反甘草. 入胃, 脾, 膀胱, 大小腸五經. 破癥堅積聚如神, 退面目浮腫, 祛胸[17]中水結, 尤能利水. 此物逐水濕而功緩, 牽牛逐水濕而功速, 二味相配, 則緩者不緩, 而速者不速矣. 然而甘遂亦不可輕用也. 甘遂只能利真濕之病, 不能利假濕之病, 水自下而侵上者, 濕之真者也；水自上而侵下者, 濕之假者也. 真濕可用甘遂, 以開其水道假濕不可用甘遂, 以決其上泄. 真濕爲水邪之實, 假濕乃元氣之虛. 虛症而用實治之法, 不犯虛虛之戒乎. 故一決而旋亡也, 可不慎哉！

13) 茯苓五錢 何本無.
14) 一錢 何本作“二錢”.
15) 一錢 何本作“二錢”.
16) 甘 何本無.
17) 胸 原作“胃”, 今据何本改.

甘遂는 苦, 甘하며, 大寒하고, 有毒하며, 甘草와 反한다. 胃, 脾, 膀胱, 大腸, 小腸의 다섯 가지 經으로 들어간다. 癥堅積聚를 깨뜨리는 데 뛰어나고, 얼굴과 눈의 부종을 없애며, 胸中水結을 쫓고, 특히 利水에 능하다. 이 약은 逐水濕하면서 효과가 느리고 牽牛는 逐水濕하면서 효과가 빨라서, 두 가지 약을 서로 배합하면 곧 느린 것은 느리지 않게 되고 또 빠른 것은 빠르지 않게 될 것이다. 그렇지만 甘遂 또한 가벼이 사용해서는 안 된다. 甘遂는 단지 眞濕의 병을 다스리고 假濕의 병은 다스리지 못하는데, 水가 아래로부터 위로 침범하는 것은 濕의 眞이고; 水가 위로부터 아래로 침범하는 것은 濕의 假이다. 眞濕에는 甘遂를 사용해서 그 水道를 열 수 있고; 假濕에는 甘遂를 사용해서 그 上泄을 터놓을 수 없다. 眞濕은 水邪가 實한 것이고, 假濕은 곧 元氣가 虛한 것이다. 虛症인데 實治의 방법을 사용하면, 虛한데 더 虛하게 되는 계율을 범하지 않겠는가. 따라서 한 번의 판단으로 죽음에 이를 수도 있으니, 삼가지 않을 수 있겠는가.

或問牽牛, 甘遂, 仲景張公合而成方, 以治水腫鼓脹者, 神效無比. 但牽牛利水, 其功甚捷, 何必又用甘遂, 以牽其時耶？ 嗟乎. 此正張夫子用藥之神, 非淺學人所能窺也. 子不見治河之法乎. 洪水滔天, 九州皆水也, 治水從何處治起, 必從上流而先治之, 上流疏浚而清其源, 則下流無難治也. 倘只開決其下流, 水未嘗不竟精大泄, 然而只能泄其下流之水, 而上流之水, 壅塞保存於州湖者正多, 尾閭[18]氣泄, 而上遊澎湃, 民能寧居乎. 故治水者必統上下而兼治, 人身何獨不然. 仲景夫子因甘遂於牽牛之中者, 正得此意, 而通之以利濕也. 牽牛性迅, 正恐太猛, 瀉水太急, 肢體皮毛之內, 頭面手足之間, 未必腸胃脾內之易於祛逐. 加入甘遂之迂緩, 則寬猛相濟, 緩急得宜, 在上之水既易於分消, 而在下之水又無難於迅決. 於是肢體皮毛, 頭面, 手足之水不能少留, 盡從膀胱而出, 即脾, 胃, 大小腸內之水, 亦無不從大小便而罄下矣. 倘只用牽牛, 不用甘遂, 則過於急迫, 未免下焦乾涸而上焦喘滿, 反成不可救援之病. 倘只用甘遂, 不用牽牛, 則過迂徐, 未免上焦寬快而下焦阻塞, 又成不可收拾之病. 仲景夫子合而成方, 所以取效甚神, 既收其功, 又無其害也.

18) 尾閭 – 강의 하류

혹 묻기를 張仲景 선생께서 牽牛, 甘遂를 합해서 方을 만들어 水腫, 鼓脹을 치료했는데 효과가 비교할 것이 없습니다. 다만 牽牛가 利水하고 그 효과를 나타냄이 매우 빠른데, 하필이면 왜 또 甘遂를 사용해서 그 시간을 늦추는 것입니까? 안타깝구나! 이것이 바로 張仲景 선생의 用藥하는 신묘함이며, 얕게 배운 사람이 엿볼 수 있는 바가 아니다. 자네는 강을 다스리는 법을 보지 못하였는가? 홍수가 엄청나게 커서 九州(중국 전체 영토)가 모두 물인데, 물을 다스림에 어디부터 다스려 일으킬까 하면 반드시 상류에서부터 먼저 다스려야 하니, 상류가 깊이 통하고 그 근원이 맑게 되면 곧 하류를 다스리는 데 어려움이 없을 것이다. 만약 단지 그 하류를 터서 열어 주기만 하면, 물이 아닌 게 아니라 끝내는 매우 크게 흘러나오게 될 것이며, 혹 단지 그 하류의 물만을 흘려보낼 수 있다 하더라도 그렇게 되면 상류의 물은 마을의 호수에 옹색하게 보존되어 있는 것이 실제로 많을 터이니, 尾閭의 氣는 새고 상류에 머무르는 물은 팽배하면 백성들이 편안하게 살 수 있겠는가? 그러므로 물을 다스림에도 반드시 위아래를 합하여 아울러 다스려야 하니, 사람의 몸은 어찌 더욱 그러하지 않겠는가. 仲景 선생께서 甘遂를 牽牛 가운데 둔 까닭은 바로 이런 의미를 가진 것이니, 그것을 통해 利濕하고자 한 것이다. 牽牛는 性이 빠르니, 혹시라도 너무 날래어서 肢體皮毛 속과 頭面手足 사이에서 水를 瀉함이 매우 급하여 腸胃脾 속까지는 반드시 쉽게 좇지 못할까봐 두렵다. 甘遂의 굽어 가는 완만함을 더해 넣으면 寬猛이 서로 구제하고 緩急이 마땅함을 얻어서, 위에 있는 물이 이미 나누어 사그라뜨리기 쉽게 되면 아래에 있는 물 또한 빠르게 열기에 어려움이 없을 것이다. 이에 肢體皮毛, 頭面, 手足의 물이 조금도 머무르지 못하고 다 膀胱을 따라 나오면, 곧 脾, 胃, 大小腸 속의 물 또한 대소변을 따라 다 내려오지 않는 것이 없을 것이다. 만약 단지 牽牛만 쓰고 甘遂를 쓰지 않으면, 급박함이 지나쳐 下焦는 물이 마르고 上焦는 숨이 그득해져서 도리어 구원할 수 없는 병을 만들어 내는 것을 면치 못하게 된다. 만약 단지 甘遂만 쓰고 牽牛를 쓰지 않으면, 완만함이 지나쳐 上焦는 넓고 편안하지만 下焦는 막히게 되어서 또한 수습할 수 없는 병을 만들어 내는 것을 면치 못하게 된다. 仲景 선생께서 합해서 方을 만들어 이른바 효과를 거둠이 매우 신묘하니, 이미 그 효과를 거두었고 또한 그 해로움이 없었다.

或問牽牛性急, 甘遂性緩, 故合而成功. 吾子只言其上, 下二焦之利益, 尚未言及中焦也, 得毋二味合用, 可不利於中焦乎? 夫牽牛, 甘遂合而用之, 使上, 下二焦之利益者, 正所以顧中焦也. 下焦阻塞, 水必返於中焦而成壅閉矣. 上焦喘滿, 水必流於中焦而成痞脹矣. 今 用牽牛, 並用甘遂, 則上, 下二焦均利, 而中焦有不安然者乎.

혹 묻기를 牽牛는 性이 급하고 甘遂는 性이 완만한 까닭에 합해서 효과를 나타냅니다. 선생께서는 단지 그 上下 二焦의 이익에 대해서만 말씀하시고, 오히려 中焦는 언급하지 않으셨는데 두 약을 함께 사용하지 않으면 中焦에 불리할 수도 있습니까? 무릇 牽牛, 甘遂를 합해서 사용하여 上下 二焦에 이익이 되게 하는 것이, 바로 이른바 中焦를 돌아보는 것이다. 下焦가 막히면 물이 반드시 中焦로 되돌아와 壅閉를 이루게 될 것이다. 上焦가 숨이 그득해지면 물이 반드시 中焦로 흘러가 痞脹을 이루게 될 것이다. 이에 牽牛를 사용함에 甘遂를 함께 사용하면 곧 上下 二焦가 고르게 이롭게 되니 中焦가 편안하지 않을 수 있겠는가?

或疑甘雖遂性緩, 然袪逐水濕, 未嘗不峻烈也, 或用牽牛, 又用甘遂, 不更助其虐乎? 夫甘逐真正之水濕, 何患其虐. 若非水濕之症, 單用甘遂, 尚且不可, 況益之以牽牛乎. 惟其真 是水濕, 故並用而不相悖也.

혹 의심하기를, 甘遂가 비록 性이 완만하나 水濕을 몰아내는 데 있어서는 아닌 게 아니라 매우 강해서, 혹시라도 牽牛를 사용함에 甘遂를 함께 사용함으로써 다시금 그 강함을 더하게 할 수도 있지 않겠습니까? 무릇 甘遂가 진짜 水濕을 몰아낸다면, 어찌 그 강함을 걱정하겠는가. 만약 水濕의 症이 아니라면 甘遂를 하나만 사용하는 것도 오히려 또한 불가하니, 하물며 牽牛로써 그것을 더하겠는가? 오직 그 水濕이 진짜인 고로 함께 사용함에 서로 거스름이 없는 것이다.

或問筆峰雜興載治轉脬, 用甘遂末一錢, 豬苓湯調下立通, 可以爲訓乎? 不可爲訓乎? 夫轉脬多由於火, 而甘遂大寒, 泄之似乎相宜. 不知轉脬之火, 乃腎中之火不通於膀胱, 虛火遏抑而不得通, 非脬之真轉也. 人之脬轉立死矣, 安能久活哉.

혹 묻기를《筆峰雜興》에 실려 있기를 轉脬를 치료하는 데 甘遂 가루 한 錢을 豬苓湯에 섞어 먹게 하니 곧 통하였다고 하는데 가르침으로 삼을 만합니까? 인정할 만하지 않습니까? 무릇 轉脬는 火에서 말미암는 경우가 많은데 甘遂는 大寒하여 그것을 泄하니 마치 서로 적합한 것처럼 보인다. 轉脬의 火는 곧 腎中의 火가 膀胱에 통하지 않아 虛火가 억눌려 통하지 못하는 것이지, 脬가 실제로 구부러지는 것이 아님을 모르는 것이다. 사람의 脬가 구부러지면 곧 죽을 것이니, 어찌 오래 살 수 있겠는가.

6. 白芨

白芨, 味苦, 辛, 氣平, 微寒, 陽中之陰也. 入肺經. 功專收斂, 亦能止血. 敗症潰瘍, 死肌腐肉, 皆能去之. 敷山根[19], 止衄血. 塗疥癬, 殺蟲. 此物近人皆用之外治, 殊不知其內治更神, 用之以止血者, 非外治也. 將白芨研末, 調入於人參, 歸, 芎, 黃芪之內, 一同呑服, 其止血實神. 夫吐血未有不傷胃者也, 胃傷則血不藏而上吐矣. 然而胃中原無血也, 血在胃之外, 傷胃則胃不能障血, 而血入於胃中, 胃不藏而上吐. 白芨善能收斂, 同參, 芪, 歸, 芎直入胃中, 將胃中之竅斂塞, 竅閉則血從何來, 此血之所以能止也. 況白芨又不止治胃中之血, 凡有空隙, 皆能補塞. 烏可徒借外治, 而不亟用以內治乎.

白芨은 苦, 辛하며, 氣平하고 微寒하며, 陽中의 陰이다. 肺經으로 들어간다. 효과는 오로지 수렴하고, 또한 능히 止血한다. 敗症潰瘍과 死肌腐肉에 모두 능히 그것을 없앤다. 콧잔등에 바르면, 코피를 멎게 한다. 疥癬을 없애고, 殺蟲한다. 이 약은 근래 사람들이 모두 그것을 사용해서 外治를 하는데, 모름지기 그 內治하는 것이 더욱 신묘하다는 것을 알지 못한다. 그것을 사용하여 止血할 때에는 外治하는 것이 아니다. 白芨을 취하여 가루 내어 人參, 當歸, 川芎, 黃芪의 가운데 섞어 넣고 한 번에 함께 삼켜 먹으면 그 止血함이 매우 신묘하다. 무릇 吐血하는 것은 胃를 상하지 않은 경우가 없는데, 胃가 상하면 곧 血이 감춰지지 못하고 위로

19) 山根 – 콧마루와 두 눈썹 사이

吐하게 되는 것이다. 그러나 胃 속에는 원래 血이 없고, 血은 胃의 바깥에 있는데 胃를 상하면 곧 胃가 血을 막지 못해서 血이 胃 속으로 들어오게 되고 胃가 품지 못하니 위로 吐하게 된다. 白芨은 수렴에 매우 능하여서 人參, 黃芪, 當歸, 川芎과 함께 곧바로 胃 속으로 들어가면, 장차 胃 속의 구멍이 막히게 되고 구멍이 닫히게 되니 곧 血이 어디로 나오겠는가. 이것이 血이 그치게 되는 이유이다. 하물며 白芨은 또한 胃中의 血을 치료하는 데 그치지 않고 무릇 빈틈이 있는 곳은 모두 막히게 할 수 있다. 어찌 단지 外治에만 기대고 또한 內治에는 자주 사용하지 않을 수 있겠는가.

或問白芨能填補肺中之損, 聞昔年有賊犯受傷, 曾服白芨得愈, 後賊被殺, 開其胸膛, 見白芨填塞於所傷之處, 果有之乎？ 此前人已驗之方也, 何必再疑. 白芨實能走肺, 填塞於所傷 之外. 但所言只用一味服之, 此則失傳之誤也. 予見野史載此, 則又不如此, 史言受刑時, 自云我服白芨散五年, 得以再生, 不意又死於此. 人問其方, 賊曰我遇雲遊道士, 自稱 越人, 傳我一方白芨一斤, 人參一兩, 麥冬半斤, 教我研末, 每日饑[20]服三錢, 吐血症全愈. 然曾誡我云我救汝命, 汝宜改過, 否則, 必死於刑, 不意今死於此, 悔不聽道士之言也. 我傳方於世, 庶不沒道士之恩也. 野史所載如此. 方用麥冬爲佐以養肺, 用人參爲使以益氣, 則白芨填補肺中之傷, 自易奏功, 立方甚妙. 惜道士失載其姓名. 所謂越人, 意者即扁鵲公之化身也.

혹 묻기를 白芨이 능히 肺中의 損을 메워 보탤 수 있는데, 옛날에 도적 죄인이 상처를 입어서 일찍이 白芨을 복용했더니 나았고, 그 후에 죄인이 죽임을 당한 다음 그 가슴을 열어 보니 白芨이 상처 입은 부위를 메워 막은 것을 보았다고 들었는데, 실제로 그런 일이 있습니까? 이는 예전 사람이 이미 경험한 방법인데, 어찌 반드시 다시금 의심하는가. 白芨은 실제로 능히 肺로 달려가서 손상된 바깥 부위를 메꿔 준다. 다만 말한 바에서 단지 한 가지 약만 사용해서 복용하였다고 하였는데, 이는 전해지는 중에 착오가 생긴 것이다. 내가 野史에 이것이 실린 것을 보았는데 또한 이와 같지 않았으니, 史에서 이야기하기는, 刑을 받을 때 본인이 말하기를 나는 白芨散을 5년 동안 먹어서 다시 삶을 얻었는데, 뜻밖에 또 여기서 죽는구나. 사람들이 그

20) 飢 何本作 "頓".

方을 물었더니, 도적이 말하기를 내가 雲遊道士를 만났는데 스스로 越人이라 칭하면서 나에게 한 가지 方을 전해 주었다. 白芨 한 斤, 人參 한 兩, 麥冬 반 斤을 가루 내어 매일 공복에 3錢을 복용하면 吐血症이 다 나을 것이라고 나에게 가르쳐 주었다. 그러나 일찍이 나를 경계하여 말하기를: 내가 너의 생명을 구해주면 너는 마땅히 잘못 들어선 길을 버려야 하며, 그렇지 않으면 반드시 刑을 받아 죽게 될 것이다. 뜻밖에 지금 여기서 죽게 되니, 道士의 말을 듣지 않은 것을 후회한다. 내가 세상에 方을 전하니, 바라건대 道士의 은혜를 헛되이 하지 말라. 野史에 실린 바가 이와 같다. 方에서 麥冬을 사용해서 養肺를 佐하고, 人參을 사용해서 益氣를 使하니 곧 白芨이 肺中의 손상을 메워 보태는데 자연히 쉽게 효과가 모이니, 方을 세움이 매우 신묘하다. 道士가 그 성명을 잘못 실은 것이 애석하다. 이른바 越人의 뜻은 곧 扁鵲 선생의 化身이다.

7. 白附子

白附子, 味甘, 辛, 氣溫, 純陽, 無毒. 云有小毒者, 非. 此物善行諸氣[21]之藥, 可恃之爲舟楫者也. 用於人蔘之中, 可開中風之失音；用於茯苓, 薏苡仁中, 可去寒濕之痹症；用於當歸, 川芎之中, 可通枯血之經脈；用於大黃中, 可以去滯而逐瘀. 近人未知, 只用之外治以滅瘢, 下治以收囊濕, 爲可惜也. 再其性甚燥, 凡氣血枯槁, 雖有風, 似不可用. 即痰壅塞, 而若系有火之症, 亦非所宜也.

白附子는 甘, 辛하고 氣溫하고 純陽이며 無毒하다. 小毒하다고 하는 사람이 있는데 그렇지 않다. 이 약물은 모든 氣를 선행시키는 약이니 가히 이것을 의지하므로 배를 젓는 노가 된다. 人蔘의 가운데 쓰면 中風의 失音을 열고, 茯笭, 薏苡仁 가운데 쓰면 寒濕의 痺症을 없애며, 當歸나 川芎의 가운데 쓰면 枯血의 經脈을 통하게 하고, 大黃의 가운데 쓰면 체한 것을 없애고 瘀血을 몰아낸다. 근래 사람들이 알지 못하고 단지 外治하여 흉터를 줄이는 것과 下治하여

21) 行諸氣 何本作 "引諸藥".

囊濕을 거두는데 쓰니 참으로 애석하다. 또한 그 性이 매우 燥하므로 무릇 氣血이 마르고 야윈 데는 비록 風이 있더라도 사용할 수 없다. 즉 痰涎이 壅塞한데 만약 火가 있는 증상과 관련이 있다면 또한 맞지 않는 바이다.

8. 王不留行

王不留行, 味苦, 甘, 氣平, 陽中之陰. 無毒. 主金瘡, 止血逐痛, 催生調經, 除風痹, 風症, 內寒, 消乳癰, 背癰, 下乳止衄, 袪煩, 尤利小便, 乃利藥也. 其性甚急, 下行而不上 行者也, 凡病逆而上沖者, 用之可降, 故可恃之以作臣使之用也. 但其性過速, 宜暫而不宜久, 又不可不知也.

王不留行은 苦, 甘하며 氣平하고 陽中의 陰이다. 無毒하다. 金瘡을 주로 치료하고 止血하며 痛症을 몰아내고 분만을 촉진하고 월경을 고르게 하며 風痹와 風症과 內寒을 없애고 乳癰과 背癰을 삭히며 젖을 내리고 코피를 멈추며 煩을 없애고 특히 소변을 잘 통하게 하니 곧 利藥이다. 그 性은 매우 급하고 下行하며 上行하지 않으니 무릇 병이 역행하여 상충하는 경우 써서 내릴 수 있는 고로 이것에 의지하여 臣使의 쓰임을 만들 수 있다. 단지 그 性이 매우 빨라 마땅히 잠시 써야하며 오래 쓰면 안되니 또한 반드시 알아야 한다.

或問王不留行止可下乳, 是上亦可行之物也？ 不知乳不能下而下之, 畢竟是下行, 而非上行也. 上, 中焦有可下者, 皆可下通, 非下行於下焦, 而不行於上焦也.

혹 묻기를 王不留行은 단지 下乳하는데 이는 또한 위로 행할 수 있습니까? 젖이 나오지 않는 것을 나오게 하는 것은 필경 下行하는 것이며 上行이 아니라는 것을 모르는 것이다. 上, 中焦의 내릴 수 있는 것은 모두 아래로 통할 수 있으나 下焦로 下行 하는 것이 아니며 上焦로 행하는 것도 아니다.

9. 蒲公英

蒲公英, 味苦, 氣平, 無毒. 入陽明, 太陰. 潰堅腫, 消結核, 解食毒, 散滯氣. 至賤而有大功, 惜世人不知用之. 陽明之火每至燎原, 用白虎湯以瀉火, 未免大傷胃氣. 蓋胃中之火盛, 由於胃中之土衰也, 瀉火而土愈寒矣. 故用白虎湯以瀉胃火, 乃一時之權宜, 而不恃之爲經久也.

蒲公英은 苦하고 氣平하며 無毒하다. 陽明, 太陰經으로 들어간다. 단단한 종기를 흩뜨리고 結核을 없애며 食毒을 풀고 滯氣를 흩는다. 지극히 흔하지만 큰 功이 있는데 애석하게도 世人들이 그 쓰임을 알지 못한다. 陽明의 火가 매번 燎原에 이를 때 白虎湯을 써서 瀉火하면 胃氣를 크게 상함을 면치 못한다. 대개 胃中의 火가 성하면 이로 말미암아 胃中의 土가 쇠하고 瀉火하면 土가 더욱 차가워진다. 고로 白虎湯을 써서 胃火를 瀉하는 것은 일시의 임시적 방편이며 그것에 의지하여 오래 써서는 안된다.

蒲公英, 亦瀉胃火之藥, 但其氣甚平, 既能瀉火, 又不損土, 可以長服, 久服無礙. 凡系陽明之火起者, 俱可大劑服之, 火退而胃氣自生. 試看北地婦女, 當饑饉之時, 三五成群, 采蒲公英以充食, 而人不傷者, 正因其瀉火以生土也. 夫饑餓之人, 未有不胃火沸騰者, 用之實有相宜. 不可以悟蒲公英之有益而無損乎. 但其瀉火之力甚微, 必須多用一兩, 少亦五錢, 始可散邪補正耳.

蒲公英은 또한 胃火를 瀉하는 藥이면서도 다만 그 氣가 매우 平하여 瀉火하면서도 土를 손상시키지 않으니 길게 복용할 수 있고 오래 복용하여도 거리낄 것이 없다. 대체로 陽明의 火가 일어난 자가 모두 용량을 많이 해서 복용하면 火가 물러나고 胃氣가 스스로 生할 수 있다. 北地의 婦女를 살펴 보건대 기근의 때를 당하여 삼삼오오 무리를 이루어 蒲公英을 채집하여 식량을 보충하는데 사람이 상하지 않는 것은 바로 瀉火하여 土를 生하였기 때문이다. 무릇 굶주린 사람은 胃火가 끓어오르지 않음이 없으니 이것을 사용함이 마땅하다. 蒲公英의 유익하고 無損함을 깨달을 수 없겠는가. 다만 그 瀉火하는 힘이 매우 미약하여 반드시 많이 써한 兩을 써야 하며 적어도 다섯 錢은 써야 비로소 邪氣를 흩고 正氣를 補할 수 있을 따름이다.

或問蒲公英既有大功, 自宜多用, 以敗毒去火, 但其體甚輕, 不識可煎膏以入於藥籠之中乎? 夫蒲公英煎膏, 實可出奇, 尤勝於生用也. 而煎膏之法若何? 每次必須百斤, 石臼內搗爛, 鐵鍋內用水煎之, 一鍋水煎至七分, 將渣濾起不用, 止用汁, 盛於布袋之內濾取清汁. 每大鍋可煮十斤, 十次煮完, 俱取清汁, 入於大鍋內, 再煎至濃汁. 然後取入砂瓶內盛之, 再用重湯煮之, 俟其汁如蜜, 將汁傾在盆內, 牛皮膏化開入之, 攪均爲膏, 曬之自乾矣. 大約濃汁一斤, 入牛皮膏[22]一兩, 便可成膏而切片矣. 一百斤蒲公英, 可取膏七斤, 存之藥籠中, 以治瘡毒, 火毒, 尤妙, 凡前藥內該用草一兩者, 止消用二錢, 尤簡妙法也. 無鮮草, 可用乾草, 乾則不必百斤, 三十斤便可熬膏取七斤也.

혹 묻기를 蒲公英이 큰 효과가 있어 마땅히 많이 써서 毒을 물리치고 火를 제거하는데 다만 그 體가 매우 가벼운데 膏의 형태로 끓여 약장에 넣을 수 있음을 알지 못하십니까? 무릇 蒲公英을 끓여 膏로 만든 것은 실로 기이한 효과를 내며 生用하는 것보다 더욱 나은데 膏를 끓이는 방법은 매번 백 斤이 필요하니 맷돌 안에서 찧은 뒤 쇠솥에서 물로 끓이며 한 솥의 물이 십 분의 칠이 될 때까지 끓이고 장차 찌꺼기가 스며 나오는 것은 제거하여 쓰지 않고 단지 즙만을 쓰며 포대 안에 스미는 맑은 즙만을 취해서 만든다. 각 큰 솥은 열 斤을 끓일 수 있는데 열 번에 걸쳐 끓이면 완성되며 모든 맑은 즙을 취하여 큰 솥 안에 넣고 다시 끓여 濃汁에 이르게 한다. 그러한 후에 병속에 넣고 다시 중탕하여 끓이고 그 즙이 꿀처럼 될 때까지 기다려 장차 즙을 동이에 따르고 牛皮膏를 녹여서 넣고 고르게 반죽하여 膏로 만들어 볕에 쪼이면 자연히 마른다. 대략 濃汁 한 근에 牛皮膏를 한 兩 넣으며 만들어진 膏는 얇게 썬다. 백 斤의 蒲公英으로 일곱 斤의 膏를 얻을 수 있고 약장 중에 두어 瘡毒과 火毒을 치료하는데 더욱 신묘하며 무릇 이전 약에서는 草 한 兩을 써야 했던 것을 단지 두 錢 만 사용하여도 되니 더욱 간소하며 신묘하게 되는 방법이다. 신선한 草가 없다면 마른 草를 사용해도 되며 마른 것은 백 斤이 필요치 않고 삼십 斤으로 일곱 斤의 끓인 膏를 얻을 수 있다.

22) 膏 原無, 今据何本補.

或問蒲公英只可治瘡毒, 而先生謂可瀉火, 豈瀉火即所以治瘡毒乎? 此又不盡然也. 夫瘡毒雖多成於火, 而火症不盡生瘡癰. 蒲公英妙在善能消瘡毒, 而又善於消火, 故可兩用之也.

혹 묻기를 蒲公英이 단지 瘡毒을 치료하는데 선생께서는 瀉火한다고 하시니 어찌 瀉火하면서 瘡毒을 치료하는 것입니까? 이는 또한 진실로 그러한 것이 아니다. 무릇 瘡毒은 비록 火에서 많이 만들어지니 火症이 다하지 않으면 瘡癰이 생긴다. 蒲公英의 신묘함이 瘡毒을 없애는데 있고 또한 火를 없애는데 있으니 고로 양쪽에 다 쓸 수 있다.

或問蒲公英瀉火, 只瀉陽明之火, 不識各經之火, 亦可盡消之乎? 曰火之最烈者, 無過陽明之焰. 陽明之火降, 而各經餘火無不盡消. 蒲公英雖非各經之藥, 而各經之火, 見蒲公英則盡伏, 即謂蒲公英能瀉各經之火, 亦無不可也.

혹 묻기를 蒲公英이 瀉火하는데 있어 단지 陽明의 火를 瀉하는데 각 經의 火도 또한 모두 없애는 것인지는 알지 못하십니까? 말하기를 火가 가장 강렬한 것은 陽明의 기세를 넘지 못한다. 陽明의 火가 내리면 각 經의 남은 火는 다하여 제거되지 않음이 없다. 蒲公英이 비록 모든 經의 藥이 아니지만 각 經의 火가 蒲公英을 만나면 진실로 굴복하니 곧 蒲公英이 각 經의 火를 瀉하지 못함이 없다.

或問蒲公英與金銀花, 同是消癰化瘍之物, 二味畢竟孰勝? 夫蒲公英只入陽明, 太陰之二經, 而金銀花則無經不入, 蒲公英不可與金銀花同論功用也. 然金銀花得蒲公英, 而其功更大. 蓋蒲公英攻多於補, 非若金銀花補多於攻也.

혹 묻기를 蒲公英과 金銀花가 함께 消癰하고 化瘍하는데 둘 중 어느 것이 뛰어납니까? 무릇 蒲公英은 단지 陽明, 太陰으로 들어가는데 金銀花는 들어가지 못하는 經絡이 없으니 蒲公英은 金銀花와 같이 효과를 논할 수 없다. 그러나 金銀花가 蒲公英을 얻으면 그 효과가 더욱 크다. 대개 蒲公英은 功이 補함보다 많으니 金銀花가 補함이 功함보다 많음과 같지 않다.

或問《圖經》載治惡刺及狐尿刺, 摘取蒲公英根莖白汁, 塗之立瘥, 果有之乎? 曰此思邈孫真人自言其效, 不出十日全愈, 此則可信者也. 但愚見取蒲公英之汁, 以塗瘡口之上, 更須用其根葉一兩煎湯, 內外合治, 更易收功也. 狐刺乃狐所傷, 亦用莖汁塗之, 而更服湯爲妙耳.

혹 묻기를《圖經》에 惡刺와 狐尿刺를 치료하는데 있어 蒲公英 根莖의 하얀 즙을 바르면 즉시 낫는다고 되어있는데 과연 그러한 것이 있습니까? 말하기를 이는 孫思邈 진인이 스스로 그 효과를 말한 것으로 열흘이 지나기 전에 나으니 이는 곧 가히 믿을 만한 것이다. 단지 어리석은 생각으로는 蒲公英의 즙을 취하여 瘡口의 위에 바르고 재차 반드시 그 根葉 한 냥을 달여 사용하여 內外를 함께 치료하면 더욱 쉽게 효과를 얻을 수 있다. 狐刺는 狐에 상한 바로 줄기의 즙을 바르고 탕약을 복용하면 신묘할 따름이다.

或問蒲公英北地甚多, 野人取以作菜, 未見不生瘡毒也. 嗟乎. 瘡毒之成, 成於旦夕. 野人作羹, 能日日用之哉? 野人采取之時, 半在春間, 而瘡毒之成, 又在夏秋之際, 安知春間之毒, 不因食此而消乎.

혹 묻기를 蒲公英은 北地에 매우 많아 野人이 취하여 반찬을 만드는데 瘡毒이 생하지 않음을 보지 못하였습니다. 안타깝구나! 瘡毒이 생기는 것은 짧은 시간에 생긴다. 野人은 국을 만드는데 매일 쓸 수 있겠는가? 野人이 채취하는 시기의 반은 봄철에 있고 瘡毒이 이루어지는 것은 여름과 가을의 즈음에 있으니 어찌 봄철의 독이 이것을 먹음으로써 없어진 것이 아니라고 하겠는가.

10. 旱蓮草

旱蓮草, 一名鱧腸.[23] 味甘, 酸, 氣平, 無毒. 入腎. 能烏鬚鬢, 止赤痢, 治火瘡. 雖能烏

23) 此下何本有"草"字.

鬚鬢, 然不與補腎之藥同施, 未見取效之捷. 煎膏染鬚鬢, 亦必同倍子, 明礬[24]爲佳. 世人動欲變白, 而不知其道, 毋怪其不效也. 夫鬚髮之早白也, 雖由於腎水之乾燥, 亦由於任督之空虛. 任督之脈上通於唇口之間, 下入於腰臍之內. 腎虛而任督未虛者, 老年髮白而鬚不白. 中年髮未白, 鬚先白者, 任督之虛也. 欲使已白者, 重變爲烏, 必補任督, 而更補腎也. 然而補任督之藥無多, 仍宜補腎以生任督. 蓋任督原通於腎, 故補腎而任督之氣自生. 旱蓮草只能入腎, 而不能入任督, 又何能上通唇口哉? 所以必宜與補腎之藥同施, 方有濟耳.

旱蓮草는 鱧腸이라고도 한다. 甘, 酸하며 氣平하고 無毒하다. 腎으로 들어간다. 수염과 머리를 검게 하고, 赤痢를 그치게 하며, 火瘡을 치료할 수 있다. 비록 수염과 머리를 검게 할 수 있더라도 補腎하는 약과 함께 투여하지 않으면 빠른 효과를 취할 수 없다. 달여서 고약을 만들어 수염과 머리를 염색할 경우에도 또한 반드시 五倍子, 明礬을 함께 쓰는 것이 좋다. 세상 사람들은 흰 머리가 변하기를 바라는 욕심이 動하면서도 그 방법을 알지 못하니 효과가 없음을 이상하게 여기지는 말 것이다. 무릇 수염과 머리가 일찍 쇠는 것은 비록 腎水가 건조하기 때문이기도 하지만 또한 任督脈이 空虛하기 때문이기도 하다. 任督脈은 위로 唇口之間에 통하며 아래로 腰臍之內에 들어간다. 腎이 虛하되 任督脈이 아직 虛하지 않은 사람은 나이가 들었을 때 머리는 빨리 희게 되지만 수염은 희게 되지 않는다. 중년의 나이에 머리털은 희지 않으면서 수염이 먼저 희어지는 경우는 任督脈이 虛한 것이다. 이미 희어진 사람을 거듭 변하여 검어지게 하려면 반드시 任督脈을 補하고 다시 腎을 補해야 한다. 그러나 任督脈을 補하는 藥은 많지 않으니 때문에 마땅히 腎을 補하여 任督脈을 生해야 한다. 대개 任督脈은 근원이 腎과 통하므로 腎을 補하면 任督脈의 氣가 저절로 생겨난다. 旱蓮草는 다만 腎으로 들어갈 수 있으나 任督脈으로는 들어갈 수 없으니 또한 어찌 위로 唇口에 통할 수 있겠는가? 그러므로 반드시 補腎하는 藥과 함께 써야 처방이 쓸모 있게 된다.

或疑旱蓮草入腎, 故能變白. 今既不能入任督, 何能變白哉? 然而變白之藥, 仍不外旱蓮草也. 是入腎者, 其說正, 而入任督者, 其說非矣. 吾子謂其入腎, 而不入任督, 何也? 夫旱蓮草

24) 明礬 何本無.

之不通任督也, 非私說也, 予實聞之岐天師之訓迪也. 謂旱蓮草性寒, 而任督則喜溫[25]而不喜寒, 故能降腎中之火, 以解其焦枯, 而不能暖任督之髓, 以滋其潤澤也.

혹 의심하기를 旱蓮草는 腎으로 들어가기 때문에 흰 털을 변하게 할 수 있다고 하는데, 지금은 任督脈으로 들어갈 수 없다고 하시니 어떻게 흰 털을 변하게 할 수 있겠습니까? 그런데도 흰 털을 변하게 하는 약에서 旱蓮草를 제외하지 않으셨습니다. 腎으로 들어간다고 하는 것은 그 설이 옳으나 任督脈으로 들어간다고 하는 것은 그 설이 옳지 않다. 선생께서는 腎으로는 들어가지만 任督脈으로는 들어가지 않는다고 하셨는데, 어째서입니까? 무릇 旱蓮草가 任督脈으로 통하지 않는다고 하는 것은 사사로이 하는 말이 아니고 내가 실제로 기백의 가르침을 들은 것이다. 旱蓮草는 性이 寒하며 任督脈은 溫한 것을 좋아하지 寒한 것을 좋아하지 않으므로 腎中의 火를 내리어 그 타고 마르게 하는 것을 해소할 수 있으나 任督脈의 髓를 따뜻하게 하여 그 윤택함을 자양하지는 못한다.

11. 燈心草

燈心草, 味辛, 甘, 氣寒, 無毒. 入心, 小腸, 膀胱經. 通陰竅, 利小便, 除癃閉成淋, 消水濕作腫. 此物用之以引經, 並非佐使之藥也.

燈心草는 辛, 甘하고, 氣寒하며, 無毒하다. 心, 小腸, 膀胱經으로 들어간다. 陰竅를 통하게 하고, 소변이 잘 나오게 하며, 癃閉로 淋病이 된 것을 없애고, 水濕으로 부종이 생긴 것을 없앤다. 이 약물은 引經하는 데 사용되며, 아울러 佐使藥으로는 쓰지 않는다.

或問燈心能除心熱, 而子不言者, 何也? 夫燈心能通心而入小腸, 心與小腸爲表裏, 既通水道, 則小便無壅滯之苦, 小腸既通利, 而心中之熱隨之下行, 入於膀胱, 從前陰而出矣. 其實, 燈

25) 溫 何本作“熱”.

心草不能除心中之熱也.

혹 묻기를 燈心草는 心熱을 없앨 수 있는데, 선생께서 말씀하시지 않은 까닭은 무엇입니까? 무릇 燈心草는 心에 통하며 小腸으로 들어갈 수 있으니 心과 小腸은 더불어 表裏가 되므로 이미 水道가 통했으면 곧 소변이 막히는 고통이 없으며 小腸이 이미 통했으면 心中의 熱이 따라서 아래로 내려가 膀胱으로 들어가서 前陰을 따라 나온다. 실제로는 燈心草는 心中의 熱을 제거하지 못한다.

12. 山慈菇根

山慈菇根, 味辛, 苦, 有小毒. 消癰疽, 無名疔毒, 散隱疹, 惡瘡, 蛇蟲齧傷, 治之並效. 此物玉樞丹中爲君, 可治怪病. 大約怪病多起於痰, 山慈菇正消痰之聖藥, 治痰而怪病自可除也.

山慈菇根은 辛, 苦하고, 有小毒하다. 癰疽, 無名疔毒을 없애고, 隱疹을 흩으며, 惡瘡이나 뱀이나 벌레에 물린 상처를 치료하는 데 아울러 효과가 있다. 이 약물은 玉樞丹(紫金錠 加雄黃 朱砂)의 君藥이 되어, 怪病을 치료할 수 있다. 대체로 怪病은 痰에서 생기는 것이 많고 山慈菇는 바로 痰을 삭히는 聖藥이니 痰을 치료하면 怪病이 저절로 없어질 수 있다.

或疑山慈菇非消痰之藥, 乃散毒之藥也. 不知毒之未成者爲痰, 而痰之已結者爲毒, 是痰與毒, 正未可二視之也.

혹 의심하기를 山慈菇는 痰을 삭히는 약이 아니며 毒을 흩는 약입니다. 毒이 완성되지 않은 것이 痰이며 痰이 맺힌 것이 毒인 줄을 모르는 것이니 痰과 毒은 곧 둘로 볼 수 없는 것이다.

13. 貫衆

貫衆, 味苦, 氣微寒. 有小毒. 入陽明胃經, 亦入心, 入肺. 祛[26]諸毒, 理金瘡惡毒, 殺三蟲, 去寸白蟲, 仍除頭風, 更破癥瘕, 尤祛時氣, 亦止心疼. 此物有毒而能去毒, 所謂以毒攻毒也. 人家小缸內置貫衆一枝, 永無疫癘之侵, 然須三月一易爲妙, 否則, 味散無益耳.

貫衆은 苦하고, 氣가 微寒하다. 有小毒하다. 陽明胃經으로 들어가며, 또한 心, 肺로 들어간다. 온갖 毒을 없애고, 金瘡惡毒을 다스리며, 三蟲(道敎에서 말하는 사람의 몸속에 있으면서 수명, 질병, 욕망 등을 좌우하는 세 마리의 벌레)을 죽이고, 寸白蟲을 없애며, 또 頭風을 없애고, 또한 癥瘕를 깨뜨리며, 時氣를 제거하고, 또한 心疼을 그친다. 이 약물은 毒이 있어서 毒을 제거할 수 있으니, 이른바 毒으로써 毒을 치는 것이다. 집안에 작은 항아리에 貫衆 가지 하나를 담아 두면 오래도록 疫病이 침범하지 않으나, 모름지기 석 달에 한 번 바꿔 주어야 묘한 효과가 있으니 그러지 않으면 味가 흩어져 유익함이 없다.

或曰解毒用貫衆, 不可用貫衆以祛毒, 以貫衆能消毒於毒之未至, 不能逐散於毒之已成也. 是未知貫衆矣. 貫衆實化毒之仙丹, 毒未至, 可以預防；已至, 可以善解；毒已成, 可以速祛, 正不可以前後而異視之. 惟毒來之重, 單用貫衆, 則力薄勢絕, 必須佐之以攻毒之藥, 始易奏功耳.

혹 말하기를 解毒할 때 貫衆을 쓰는데, 貫衆으로써 毒을 제거하지는 못하며, 貫衆은 毒이 도달하기 전에는 없앨 수 있으나 毒이 이미 완성된 뒤에는 쫓아내어 흩지 못한다고 합니다. 이는 貫衆을 알지 못한 것이다. 貫衆은 실제로 毒을 변화시키는 仙丹으로 毒이 도달하기 전에는 예방할 수가 있고, 이미 도달했으면 잘 해소할 수 있으며, 毒이 이미 완성되었으면 빠르게 없앨 수 있으니 곧 전과 후를 따로 보아서는 안된다. 오직 毒이 重하게 왔을 때 貫衆만 홀로 쓰면 곧 힘이 가볍고 기세가 끊어지니, 반드시 毒을 치는 약으로써 보좌해야 비로소 쉽게 좋은 효과를 얻을 수 있다.

26) 此下何本有 "痰熱" 二字.

14. 山豆根

山豆根, 味苦, 氣寒, 無毒. 入肺經. 止咽[27]喉腫痛要藥, 亦治蛇傷蟲咬. 然只能治肺經之火邪, 止咽痛實神. 故治實火之邪則可, 治虛火之邪則不可也. 倘虛火而誤用之, 爲害非淺也.

山豆根은 苦하고, 氣寒하며, 無毒하다. 肺經으로 들어간다. 咽喉腫痛을 그치는 要藥이며, 또한 뱀과 벌레에 물린 것을 치료한다. 그러나 오직 肺經의 火邪를 치료하여 咽痛을 그치는 데 실로 神妙하다. 그러므로 實火의 邪를 치료하는 것은 가능하지만 虛火의 邪를 치료하는 것은 불가하다. 혹시 虛火에 잘못 사용할 경우 해로움이 적지 않다.

或問山豆根瀉喉痺之痛既神, 凡有喉痛而盡治之矣, 而吾子曰宜實火, 而不宜於虛火. 虛實何以辨之乎? 夫虛實亦易分耳. 得於外感者爲實火, 實火者, 邪火之實也; 得於內傷者爲虛火, 虛火者, 相火之虛也. 雖二火同入肺經, 而虛實各異, 實火宜瀉, 用山豆根瀉之, 苦寒以正析之也; 虛火宜補, 亦用山豆根苦寒以瀉其火, 則火且更甚, 壅塞於咽喉之中而不得瀉. 必須用桂, 附甘溫之藥, 引其火以歸源, 下熱而上熱自消也.

혹 묻기를 山豆根은 喉痺의 痛을 없애는 데에 이미 神妙하며, 무릇 喉痛이 있으면 모두 치료할 수 있는데, 선생께서는 實火에는 마땅하나 虛火에는 마땅하지 않다 하시니 虛實을 어떻게 분별합니까? 무릇 虛實 또한 쉽게 구분할 수 있다. 外感으로 얻은 것은 實火이니 實火라는 것은 邪火가 實한 것이다. 內傷으로 얻은 것은 虛火이니 虛火라는 것은 相火가 虛한 것이다. 비록 두 火가 한가지로 肺經으로 들어오지만 虛實이 각각 달라서 實火는 마땅히 瀉해야 하므로 山豆根을 사용하여 瀉하니 苦寒한 것으로 바로 풀어내는 것이다. 虛火는 마땅히 補해야 하는데 또한 山豆根을 사용하여 苦寒한 것으로써 그 火를 瀉하면 곧 火가 더욱 심해져서 咽喉를 막아 瀉할 수 없게 된다. 반드시 桂, 附처럼 甘溫한 藥을 사용하여 그 火를 끌어서 근원으로 되돌려서 하부가 熱해지면 상부의 熱은 저절로 없어지게 된다.

27) 咽 何本作 "喉腫" 二字.

15. 羊躑躅

羊躑躅, 味辛, 氣溫, 有大毒. 入脾經. 主風濕藏肌肉之裏, 識識痹痲. 治賊風在於皮膚之中, 淫淫掣痛. 鬼疰蠱毒瘟瘡[28]惡毒, 並能祛之. 此物必須外邪難外越者, 始可偶爾一用以出奇, 斷不可頻用以眩異也. 近人將此物炒黃爲丸, 以治折傷, 亦建奇功. 然只可用至三分, 重傷者, 斷不可越出一錢之外耳.

羊躑躅은 辛하고, 氣溫하며, 大毒하다. 脾經으로 들어간다. 風濕이 肌肉 속에 감춰져서 종종 痲痹되는 것을 치료한다. 賊風이 皮膚之中에 있어 은은하게 당기고 아픈 것을 치료한다. 鬼疰, 蠱毒, 瘟瘡, 惡毒을 아울러 제거할 수 있다. 이 약물은 반드시 外邪를 밖으로 내보내기 어려운 경우에야 비로소 가히 마침 한 번 사용하여 기이함을 드러낼 수 있는 것이지 결단코 기이함에 현혹되어 자주 사용해서는 안된다. 요즘 사람들은 이 약을 가지고 炒黃하여 丸을 만들어 折傷을 치료하는 데 사용하여 또한 奇異한 功을 세운다. 그러나 다만 세 分까지만 쓸 수 있으며, 重傷일 경우에도 결단코 한 錢을 넘어서는 안 될 따름이다.

或問羊躑躅乃迷心之藥, 何以子取之而治病? 嗟乎! 無病之人, 服羊躑躅則迷心; 有病之人, 服羊躑躅則去疾. 此反用以出奇, 勝於正用之平庸.

혹 묻기를 羊躑躅은 바로 心을 혼미하게 하는 약이라는데, 선생께서는 어째서 그것을 취하여 병을 치료하십니까? 안타깝구나! 병이 없는 사람이 羊躑躅을 먹으면 心이 혼미해지지만, 병이 있는 사람이 羊躑躅을 먹으면 곧 질병이 제거된다. 이것은 반대로 사용하여 奇異함을 나타내는 것이 바로 사용하여 평탄하게 하는 것보다 나은 경우이다.

---

28) 瘡 何本作“虐”.

16. 淫羊藿

淫羊藿, 一名仙靈脾. 味辛, 氣溫, 無毒. 云寒, 誤[29]. 用不[30]必羊脂炒, 亦不必去刺. 入命門治男子絕陽不興, 治婦人絕陽不產, 却老景昏耄[31], 除中年健忘, 益腎固筋, 增力強志. 補命門而又不大熱, 勝於肉桂之功, 近人未知也, 夫男女雖分陰陽, 而五臟六腑正各相同, 並無小異. 男子命門寒則陽不舉, 女子命門寒則陽不容, 非男子絕陽不能生, 女子絕陽尚可產也. 《本草》言女人絕陰不產者, 乃訛寫也. 淫羊藿補陽而不補陰, 取補男女之陽, 則彼此之化生不息. 陰中有陽, 則男子精熱而能施, 女子亦精熱而能受. 倘謂補其陰絕, 則純陰無陽, 何以生育乎? 此等藥, 中年以後之人, 正可朝夕呑服, 庶幾無子者可以有子. 而《本草》又戒久服有損, 想因命門有火而言之也. 命門有火者, 初服即不相宜, 又何待日久始有損哉.

淫羊藿은 일명 仙靈脾라고도 한다. 辛하고, 氣溫하며, 無毒하다. 寒하다고 하는 것은 잘못된 것이다. 양의 기름으로 炒할 필요는 없으며 가시를 제거할 필요도 없다. 命門으로 들어가서 男子의 陽이 끊어져 일어서지 않는 것과 婦人의 陽이 끊어져 출산하지 못하는 것을 치료하며, 나이가 들어 풍경이 흐리게 보이는 것을 물리치고 중년의 나이에 健忘이 생긴 것을 치료하며, 腎을 補益하고 筋을 견고하게 하며 힘을 더하고 뜻을 강하게 한다. 命門을 補하면서도 또한 大熱하지 않아서 肉桂의 효과보다 나으나 요즘 사람들이 미처 알지 못한다. 무릇 남녀는 비록 陰陽을 구분하여야 하지만 五臟六腑가 바로 각각 서로 같아서 아울러 조금의 차이도 없다. 男子의 命門이 寒하면 陽이 일어서지 못하며, 女子의 命門이 寒하면 陽을 받아들이지 못하니, 男子가 陽이 끊어져도 임신시킬 수 없는 게 아니며, 女子가 陽이 끊어져도 출산할 수 있다. 《本草》에서 말하기를 女人의 陰이 끊어져 출산하지 못한다고 하는 것은 이에 잘못 베낀 것이다. 淫羊藿은 陽을 補하되 陰은 補하지 못하니, 취하여 男女의 陽을 補한 즉, 곧 서로 간에 化生함이 멈추지 않을 것이다. 陰中에 陽이 있으니, 곧 男子는 精이 熱해져야 베풀 수가

29) 云寒誤 何本作 "無寒者勿用".

30) 不 何本無.

31) 耄 音帽, 昏亂.

있으며, 女子도 또한 精이 熱해져야 거둘 수가 있다. 혹시 그 陰이 끊어진 것을 補한다면 陰만 있고 陽이 없으니 어떻게 生育할 수 있겠는가? 이와 같은 약은 중년 이후의 사람들이 바로 가히 아침저녁으로 먹을 수 있으니 대개 자식을 보지 못한 사람이 자식을 볼 수 있게 된다. 그러나 《本草》에서는 또한 오래 복용할 경우 손상되는 것이 있음을 경계하였으니 命門에 火가 있는 경우를 생각해서 하는 말이다. 命門에 火가 있을 경우에는 처음 먹을 때부터 마땅치 않으니 또한 어찌 날이 오래어 손상이 시작되기를 기다리겠는가.

或疑淫羊藿, 溫補命門之火, 故能興陽, 然男子有陽道之勢, 服之翹然興擧, 故知其興絕陽也, 若女子, 又從何起驗之乎？ 曰女子亦未嘗不可驗也. 女子無陽, 則小腹寒而痛, 服淫羊藿則不痛矣. 然此又無形, 不足以驗也, 更有有形之物, 可以相驗. 女子無陽, 則玉戶之內有一物如含花之蕊者, 必升擧而不可以手指相探. 服淫羊藿, 則含花之蕊必下降, 而手指可探矣. 此蕊, 即胞胎之門戶, 受精之口也, 寒則縮, 而溫則伸, 猶男子寒則痿, 而溫則堅也. 以此相驗, 斷不爽矣. 而予更有說, 無陽者, 無命門之火也. 夫命門之火, 原在腎之中, 而不在腎外, 淫羊藿補命門之火, 亦在腎之中, 而不在腎之外, 亦何必求驗於男女陰陽之物哉.

혹 의심하기를 淫羊藿이 命門의 火를 溫補하여 陽을 興하게 할 수 있으므로 남자에게 陽道의 기세가 있어 복용하면 치켜 올리고 興하여 일어서므로 陽이 끊어진 것을 興하게 하는 것을 알 수 있는데, 만약 여자의 경우에는 또한 무엇으로부터 효험이 일어납니까? 말하기를 여자도 또한 효험이 있다. 여자에게 陽이 없으면 小腹이 차고 아프지만 淫羊藿을 복용하면 아프지 않게 된다. 그러나 이는 또한 無形이므로 검증이 충분치 않으나, 도리어 有形之物에 있어서는 생김새를 검증할 수 있다. 여자는 陽이 없으면 玉戶之內에 꽃의 꽃술을 머금은 듯한 물건이 반드시 위로 들려있으니 손가락으로 모양을 살필 수 없다. 淫羊藿을 복용하면 꽃술을 머금은 듯한 물건이 반드시 아래로 내려오므로 손가락으로 살필 수 있다. 이러한 꽃술은 곧 胞胎의 門戶로 精을 받는 입구이니, 차가우면 오므라들며, 따뜻하면 늘어나는데 마치 남자가 차가우면 위축되고 따뜻하면 단단해지는 것과 같다. 이런 모양을 살피는 것으로는 결단코 명쾌하지는 않다. 나는 도리어 이 說을 고치니 陽이 없는 것은 命門之火가 없는 것이다. 무릇

命門之火는 원래 腎의 가운데에 있고 腎의 밖에는 없으니, 淫羊藿이 命門之火를 補하는 것도 또한 腎의 가운데에 있고 腎의 밖에는 없으니 또한 어찌 반드시 남녀의 陰陽之物에서 검증을 구하겠는가?

或問補命門之火者, 宜於男子, 而不宜於婦人, 婦人火動, 又安可救乎? 夫婦人之欲火盛, 非命門之火旺, 乃命門之火衰. 命門火衰, 無以安龍雷之火, 而火必越出於肝中, 以助肝木之旺. 肝木旺, 則欲火之心動矣. 木能生火, 又何制哉, 往往有思男子而不可得者矣. 治方瀉肝木之火, 乃一時之權宜也. 肝木既平, 仍宜補命門之火, 龍雷[32]而下安於腎宮, 而火無浮動之虞. 可見婦人亦必須補命門也. 婦人既宜補命門之火, 安在淫羊藿但宜於男子, 而不宜婦人哉. 況淫羊藿婦人用之, 又不止溫補命門也, 更能定小腹之痛, 去陰門之癢, 暖子宮之寒, 止白帶之濕. 豈可疑只利於男子, 而不用之於婦科哉? 凡用藥之權宜, 實非一途可論定也.

혹 묻기를 命門之火를 補하는 것은 남자에게는 마땅하지만 부인에게는 마땅하지 않아서 부인의 火를 動하므로 또한 어떻게 구제할 수 있겠습니까? 무릇 부인의 欲火가 盛하려고 하는 것은 命門의 火가 왕성한 것이 아니라 命門의 火가 쇠약한 것이다. 命門의 火가 쇠약하면 龍雷之火를 안정시킬 수 없기 때문에 火는 반드시 肝속으로 빠져나와 肝木의 왕성함을 돕는다. 肝木이 왕성하면 곧 欲火로 인해 心이 動한다. 木이 火를 生할 수 있으니 또한 어찌 제어할 수 있겠는가. 때때로 남자를 생각하지만 얻지 못하는 경우이다. 肝木의 火를 瀉하여 치료하는 방법은 임기응변의 처치일 뿐이다. 肝木이 이미 平해졌으면 이에 마땅히 命門의 火를 補하여야 하니, 龍雷가 腎宮으로 내려가 안정되게 하면 火가 떠돌아다니는 근심이 없다. 부인도 또한 반드시 命門을 補해야 함을 알 수 있다. 부인에게 命門의 火를 補하는 것이 마땅함을 알았는데, 어찌 淫羊藿이 다만 남자에게만 마땅하고 부인에게는 마땅하지 않은 것이겠는가? 더구나 淫羊藿을 부인에게 사용할 뿐 아니라 또한 命門을 溫補하는 것을 그치지 않아야 小腹의 통증을 안정시키고 陰門의 가려움을 제거하며, 子宮의 차가움을 따뜻하게 하고, 白帶의 濕을 멎게 할 수 있다. 어찌 단지 남자에게만 이롭고 부인병에 사용하지 않는다고 의심할 수 있겠는가? 무릇 약을 쓰는 임시변통 때문이지, 실은 모두 논하여 정할 수 있는 것은 아니다.

32) 龍雷 何本作 "引龍雷之火".

或疑淫羊藿助男子之陽, 多用之於丸內, 未聞用之於湯劑, 不識湯劑中亦可用之乎? 曰凡藥用之於湯者, 即可用於丸, 豈用於丸者, 而獨不可用於湯乎? 世醫之不用於湯劑, 以體輕而不便入箱中. 鐸實有煎膏之法, 備於藥籠中尤便, 因附載之. 用淫羊藿, 每次五斤, 略揉碎, 以滾水泡缸內三日[33], 大鍋煮汁至濃者, 先取起, 又添水煎之, 以色淡爲度. 去滓, 將濃汁再煎如糊, 乃用錫鍋盛之, 再蒸煮如濃糊, 少投鹿角膠, 取其粘也, 候冷切塊, 曬之, 則成膠矣. 入湯劑中調服佳甚, 入丸亦妙也.

혹 의심하기를 淫羊藿이 남자의 陽을 도우므로 丸에 많이 쓰이나 湯劑에 사용하는 것을 들은 바가 없으니, 湯劑 가운데에 또한 사용할 수 있는 것인지 모르겠습니다. 말하기를 무릇 약을 湯에 사용하는 것은 곧 丸으로 사용할 수 있으니 어떻게 丸에 쓰이는 것을 어찌 湯에 사용할 수 없겠는가? 世醫들이 湯劑에 사용하지 않는 것은 약제가 가벼운 까닭에 상자에 넣는 것이 불편하기 때문이다. 나는 실제로 달여서 고약을 만드는 방법이 있어 약장에 갖추어 두니 더욱 편리했기 때문에 첨부하여 싣는다. 淫羊藿을 사용함에 있어 매번 5斤을 약하게 주물러 부순 후, 끓인 물로 항아리에 3일간 담가 두었다가 큰 냄비에 진해질 때까지 끓인 것을 우선 얻어낸 다음, 다시 물을 더한 뒤 끓여 색이 맑아지도록 여러 번 반복한다. 찌꺼기를 제거하고, 진한 즙을 거의 죽같이 되도록 끓인 이후, 주석 냄비에 채워 다시 진한 풀 같이 끓이고, 적은 양의 鹿角膠를 넣어 끈끈하게 한 다음, 서늘한 곳에서 덩어리로 잘라 볕에 말리면 膠를 이룬다. 湯劑에 넣어 조절하여 복용하기가 매우 좋으며, 丸에 넣는 것도 역시 묘하다.

17. 沒食子

沒食子, 一名無食子. 味苦, 氣溫, 無毒. 切忌犯銅, 鐵器. 入骨, 入腎. 益血生精, 安神和氣, 可染鬢髮. 治瘡潰肌肉不生, 主腹冷滑利不禁. 用之以治骨肉虛寒, 實有奇功. 故齒牙之病, 所不可缺也. 其餘功效, 亦多譽言, 然有益無損, 不妨久服也.

---

33) 三日 何本作 "二日".

沒食子는 일명 無食子라고 하며 苦하고 氣溫하며 無毒하다. 銅이나 鐵로 된 그릇을 무척 꺼린다. 骨과 腎으로 들어간다. 益血하고 生精하며, 安神하고 氣를 조화롭게 한다. 수염과 머리카락을 물들일 수 있다. 瘡潰하여 肌肉이 자라나지 않는 것을 치료하며, 배가 차가워 滑利가 멎지 않는 것을 치료한다. 骨肉의 虛寒을 치료하는 데에 사용하여 실로 기묘한 공이 있다. 그러므로 치아의 병에는 빠질 수 없는 것이다. 다른 공효에 대해서도 역시 좋은 평판이 많으니 이처럼 益하되 손실됨이 없어서 오래 복용하여도 무방하다.

或問沒食子有雌, 雄之分, 果有之乎? 曰此好事者言之也, 猶小丁香而曰公, 大丁香而曰母, 其實功用相同, 亦何必多其名目哉.

혹 묻기를 沒食子는 雌雄의 구분이 있다는데 과연 있습니까? 말하기를 이는 꾸미기 좋아하는 사람의 말이다. 마치 작은 丁香을 이르러 수컷이라 하고, 큰 丁香을 이르러 암컷이라고 하는데 그 실제 쓰임은 서로 같으니 또한 여러 가지 이름이 필요하겠는가?

18. 肉桂

肉桂, 味辛, 甘, 香, 辣, 氣大熱, 沉也, 陽中之陰也, 有小毒. 肉桂數種, 卷筒者第一, 平坦者次之, 俱可用也. 入腎, 脾, 膀胱, 心胞, 肝經. 養精神, 和顏色, 興陽耐老, 堅骨節, 通血脈, 療下焦虛寒, 治秋冬腹痛, 泄瀉, 奔豚, 利水道, 溫筋暖臟, 破血通經, 調中益氣, 實衛護營, 安吐逆疼痛. 此肉桂之功用也, 近人亦知用之, 然而肉桂之妙, 不止如斯. 其妙全在引龍雷之火, 下安腎臟. 夫人身原有二火, 一君火, 一相火. 君火者, 心火也; 相火者, 腎火也. 君火旺, 則相火下安於腎; 君火衰, 而相火上居於心. 欲居於心者, 仍下安於腎, 似乎宜補君火矣. 然而君火之衰, 非心之故, 仍腎之故也. 腎氣交於心, 而君火旺.

肉桂는 辛, 甘하며 香이 있고 매우며, 氣는 大熱하고, 沉하다. 陽中之陰이며 小毒이 있다.

肉桂는 여러 종류가 있어 둥글게 말린 것이 제일이고, 평탄한 것이 다음이니 모두 사용할 수 있다. 腎, 脾, 膀胱, 心包, 肝經으로 들어간다. 精神을 기르고, 顔色을 和하게 하고 陽을 興하게 하여 늙는 것을 막는다. 骨節을 튼튼하게 하고 血脈을 通하게 하며 下焦의 虛寒을 치료한다. 가을과 겨울의 腹痛과 泄瀉, 奔豚을 치료하고 소변을 매끄럽게 하고 溫筋하고 臟을 暖한다. 血을 부수어 월경을 통하게 하며 中焦를 조절하여 氣를 돋우고, 衛를 實하게 하고 營을 보호한다. 吐逆하고 疼痛이 있는 것을 안정시킨다. 이것이 肉桂의 功用으로 요즘 사람들 역시 사용하는 것을 알고 있으나, 肉桂의 묘함은 이와 같은 것에 그치지 않는다. 그 묘함은 오로지 龍雷之火를 끌어당기는 것에 있으니, 아래로 내려가 腎臟을 안정시킨다. 무릇 사람의 몸에는 본래 두 개의 火가 있으니, 하나는 君火고, 하나는 相火이다. 君火는 心火이며, 相火는 腎火이다. 君火가 왕성하면 相火가 아래로 내려가 腎을 안정시키며, 君火가 쇠약하면 相火가 위로 올라 心에 있게 된다. 心에 있으려고 하면 곧 아래로 腎을 안정시키는데, 마치 君火를 補하는 것처럼 보인다. 그러나 君火가 쇠약한 것은 心 때문이 아니고 腎 때문이다. 腎氣가 心에 交하면 君火가 왕성해진다.

腎氣離於心, 而君火衰, 故欲補心火者, 仍須補腎火也. 夫腎中之火既旺, 而後龍雷之火沸騰, 不補水以制火, 反補火以助火, 無乃不可乎. 不知腎水非相火不能生, 而腎火非相火不能引. 蓋實火可瀉, 而虛火不可瀉也. 故龍雷之火沸騰, 舍肉桂, 又何以引之於至陰之下乎. 譬猶春夏之間, 地下寒, 而龍雷出於天；秋冬之間, 地下熱, 而龍雷藏於地, 人身何獨不然. 下焦熱, 而上焦自寒；下焦寒, 而上焦自熱, 此必然之理也. 我欲使上焦之熱, 變爲清涼, 必當使下焦之寒, 重爲溫暖. 用肉桂以大熱其命門, 則腎內之陰寒自散, 以火拈火, 而龍雷收藏於頃刻, 有不知其然而然之神. 於是, 心宮寧靜, 火宅倏化爲涼風之天矣. 然而肉桂之妙, 又不止如斯, 其妙更在引龍雷之火, 上交於心宮. 夫心腎, 兩不可離之物也, 腎氣交於心則晝安, 心氣交於腎則夜適. 苟腎離於心, 則曉欲善寢而甚難；心離於腎, 則晚欲酣眠而不得.

腎氣가 心에서 떠나게 되면 君火가 쇠약해지므로 心火를 補하고자 하면 이에 모름지기 腎火를 補해야 한다. 무릇 腎中의 火가 이미 왕성한 연후에 龍雷之火가 끓어오르면 補水로써

制火하지 않고 도리어 補火로써 火를 돕는 것은 不可하지 않습니까? 腎水는 相火가 아니면 生하지 못하고, 腎火는 相火가 아니면 引할 수 없음을 모르는 것이다. 대개 實火는 瀉할 수 있지만, 虛火는 瀉하면 안 된다. 그러므로 龍雷之火가 끓어오르면 肉桂를 버리고서 또한 어찌 至陰의 아래로 引할 수 있겠는가? 비유컨대 마치 春夏에 地下는 차가워도 하늘에서는 龍雷가 나오고, 秋冬의 사이에 地下는 뜨거워도 龍雷가 땅에 숨는데, 사람의 몸이 어찌 홀로 그렇지 않겠는가. 下焦가 뜨거우면 上焦가 자연히 차갑고, 下焦가 차가우면 上焦가 자연히 뜨거우니 이는 필연의 이치이다. 내가 上焦의 熱을 변화시켜 清冷하게 하고 싶으면, 반드시 당연히 下焦의 寒을 거듭 溫暖하게 하여야 한다. 肉桂를 사용하여 命門을 크게 뜨겁게 하면 곧 腎 내부의 陰寒이 스스로 흩어지고, 火로써 火를 잡으니 龍雷가 짧은 시간에 수렴되어 감추어지는데 그 까닭은 모르지만 그렇게 되는 신묘함이 있다. 이에, 心宮이 편안하고 고요해지니 불난 집에 갑자기 시원한 바람이 부는 날씨로 바뀐 것이다. 그러나 肉桂의 묘함은 또한 이와 같은 것에 그치지 않으니 그 묘함은 다시 龍雷之火를 끌어당겨 위로 올라가 心宮과 交하게 되는 것에 있다. 무릇 心腎은 양자가 떨어져서는 안 되는 것이다. 腎氣가 心에 交하면 낮에 안정되고, 心氣가 腎에 交하면 밤에 편안하다. 만일 腎이 心에서 떨어지면 새벽에 잠들고 싶어도 매우 어렵고, 心이 腎에서 떨어지면 밤에 숙면하고자 하나 이루지 못한다.

蓋心中有液, 未嘗不欲交於腎, 腎內有精, 未嘗不欲交於心也, 乃時欲交接, 而終不能交接者, 其故何也？ 一由於君火之上炎, 一由於相火之下伏耳. 試看盛夏之時, 天不與地交, 而天乃熱；隆冬之時, 地不與天交, 而天乃寒. 人身何獨不然？ 君火熱而能寒, 則心自濟於腎；相火寒而能熱, 則腎自濟於心, 亦必然之理也. 我欲使心氣下交於腎, 致夢魂之寧貼, 必先使腎氣上交於心, 致寤寐之恬愉. 用肉桂於黃連之中, 則炎者不炎, 而伏者不伏, 腎內之精自上通於心宮, 心內之液自下通於腎臟, 以火濟水, 而龍雷交接於頃刻, 亦有不知其然而然之神. 於是, 心君快樂, 燥室忽化爲華胥之國[34]矣. 肉桂之妙如此, 其他功用, 亦可因斯一者而旁通之矣.

이는 心 가운데에는 液이 있어 腎과 交하고자 하지 않음이 없고, 腎 안에는 精이 있어

34) 華胥之國 理想中的安樂和平之境.

心과 交하고자 하지 않음이 없으니, 때때로 交接하고자 하나 때에 결국 交接하지 못하는 것은 어떤 까닭입니까? 하나는 君火가 上炎하기 때문이며, 하나는 相火가 아래로 내려가 숨어버린 탓이다. 시험삼아 여름이 한창인 때를 살펴보면, 하늘이 땅과 더불어 교류하지 못하면 날씨가 이에 熱하게 되고, 추위가 지독한 겨울에 땅이 하늘과 더불어 교류하지 못하면 날씨가 이에 寒하게 된다. 사람의 몸이 어찌 홀로 그렇지 아니하겠는가? 君火가 熱하지만 寒해질 수 있으니 心이 腎에 의하여 스스로 도울 수 있고 相火가 寒하지만 熱해질 수 있으니 腎이 心에 의하여 스스로 돕게 되는 것 역시 필연의 이치이다. 내가 心氣를 아래로 腎에 交하게 하여 꿈속의 영혼이 평안함에 이르게 하고자 하려면 반드시 먼저 腎氣로 하여금 위로 心에 交하게 하여 자나 깨나 편안하고 즐거운 데에 이르러야 한다. 肉桂를 黃連과 함께 쓰는 것은 곧 불타는 것을 불타지 않게 하고, 잠복한 것을 잠복하지 못하게 하는 것으로, 腎 안의 精이 스스로 위로 心宮에 통하고, 心 안의 液이 아래로 腎臟에 통하여 火로써 水를 다스리게 되므로 龍雷가 짧은 시간에 交接하게 되니, 또한 그 까닭은 모르지만 그렇게 되는 신묘함이 있다. 이에 心君이 상쾌하고 즐거우니 건조한 방이 갑자기 태평성대한 나라로 변하는 것이다. 肉桂의 묘함은 이와 같으니 다른 功用 역시 이것 하나로 두루 通함이 가능하다.

或問肉桂墮胎, 有之乎? 曰有. 曰有則古人產前間用之, 而胎不墮者, 何也? 曰肉桂 墮胎, 乃單用之爲君, 而又佐之以墮胎行血之藥, 所以墮胎甚速也, 若以肉桂爲佐使, 入於補氣補血之中, 何能墮胎乎? 胎前忌用者, 恐其助胎氣之熱, 未免兒生之日, 有火症之多, 非因其墮胎而切忌之者也.

혹 묻기를 肉桂는 胎兒를 떨어뜨린다고 하는 말이 있습니까? 말하기를 있다. 있다면 옛사람들은 출산 전 간혹 肉桂를 썼는데 胎兒가 떨어지지 않는 것은 어떤 까닭입니까? 말하기를 肉桂가 胎兒를 떨어뜨리는 것은 단지 君藥으로 쓰되 또한 墮胎行血하는 약을 佐藥으로 삼으면 胎兒를 떨어뜨리는 것이 甚히 빠르게 되지만, 만약 肉桂를 補氣補血하는 가운데 佐使藥으로 넣으면 어찌 胎兒를 떨어뜨릴 수 있겠는가? 아이를 갖기 전 사용을 금하는 것은 胎氣의 熱을 도와 胎兒가 나오는 날 火症이 많은 것이 있음을 벗어나지 못할까 두려워서이지 墮胎하는 것 때문에 절대 금한다는 것은 아니다.

或問肉桂溫補命門, 乃腎經之藥, 而君子謂上通於心, 得毋亦心經之藥乎? 肉桂非心經之藥也. 非心經, 何以交接於心宮? 不知心之表, 膻中也, 膻中乃心君之相臣, 心乃君火, 而膻中乃相火也. 相火非君[35]火不生. 肉桂, 補相火之藥. 相代君以出治, 肉桂至膻中以益相火, 而膻中即代肉桂以交接於心. 此肉桂所以能通於心, 而非肉桂之能至於心也.

혹 묻기를 肉桂는 命門을 따뜻하게 補하니 곧 腎經의 약으로, 君子가 이르길 위로 心에 통한다 하니 또한 心經의 약이 아니겠습니까? 肉桂는 心經의 약이 아니다. 心經이 아니면 어찌 心宮에 交接합니까? 心의 表가 膻中임을 알지 못하니 膻中은 곧 心君의 재상으로 心은 곧 君火이며 膻中은 곧 相火이다. 相火는 君火가 아니면 生하지 못한다. 肉桂는 相火를 補하는 약이다. 재상은 임금을 대신하여 나서서 다스리니, 肉桂는 膻中에 이르러 相火를 도우며 膻中은 곧 肉桂를 대신하여 心에 교접한다. 이는 肉桂가 心에 通할 수 있는 까닭이며 肉桂가 心에 도달할 수 있는 것은 아니다.

或疑肉桂用之於六味湯中, 名爲七味湯, 此後世減去附子而名之也, 可爲訓乎? 曰肉桂用之於六味湯中, 暫用則可也, 而久用則不可也. 蓋肉桂溫命門之火, 而又引龍雷之火而下伏也. 暫用之以引雷火, 則火下歸於腎臟. 倘久用之丸中, 則力微而不足以溫補命門之火, 則火仍有奔騰之患. 故必與附子同用於丸中, 而日久吞咽, 則火生而水愈生, 水生而火自安, 而龍雷永藏, 斷無一朝飛越之失者也.

혹 의심하기를 肉桂는 六味湯 가운데 쓰되 이름하여 七味湯이라 하며, 이는 후세에 附子를 줄이거나 빼서 명한 것이니 가르침이 되겠습니까? 말하기를 肉桂를 六味湯 가운데 쓰되, 잠깐 쓰는 것은 옳으나 오래 쓰는 것은 옳지 않다. 대개 肉桂는 命門의 火를 따뜻하게 하며, 또한 龍雷의 火를 이끌어 아래로 감춘다. 잠깐 써서 雷火를 이끌면 곧 火는 아래의 腎臟으로 돌아간다. 만일 丸가운데 오래 쓰면, 곧 힘이 약하여 命門의 火를 따뜻하게 補하는 것이 부족하니 곧 火가 이에 갑자기 오르는 우환이 있다. 따라서 반드시 附子와 더불어 丸가운데 함께 써야 하니

35) 君 原無, 今据何本補.

오래 먹으면, 곧 火가 生하여 水가 점점 生하니, 水가 生하면 火가 자연히 안정되고, 龍雷가 오래도록 갈무리되니 결단코 하루아침에 날아가는 손실은 없다.

或疑肉桂用之於六味丸, 補火之不足, 然則加麥冬, 五味子於其中, 以補肺氣, 勢必至補水之有餘, 似不可以爲訓也. 嗟乎, 六味丸加此三味, 則又甚神, 名爲九味地黃丸[36]. 唯六味地黃丸增肉桂, 五味子, 名爲都氣丸, 非仲景夫子之原方也. 其去附子, 而加北五味子, 實有妙義, 我今更暢發之. 夫都氣丸之用肉桂, 北五味子也, 因五味之酸收, 以佐肉桂之斂虛火也. 肉桂在六味丸中, 僅可以引火之歸元, 而不能生火之益腎, 得北五味子之助, 則龍雷之火有所制伏, 而不敢飛騰於霄漢, 且五味子又自能益精, 水足而無不足. 肉桂既不必引火之歸元, 又不致引火之升上, 則肉桂入於腎中, 欲不生火而不可得矣. 此則都氣丸之所以神也. 至九味地黃丸, 又因都氣丸而加者也, 麥冬補肺金之氣, 與五味子同用於七味地黃丸中, 則五味子又可往來於肺, 腎之中, 既可以助麥冬而生水, 又可以助肉桂而伏火, 上下相資, 彼此俱益. 此又善用地黃丸, 愈變而愈神者也. 又未可疑非仲景夫子之原方, 而輕議之也.

혹 의심하길 肉桂는 六味丸에 쓰는데 補火가 부족하니 그 중에 麥門冬, 五味子를 가함으로써 肺氣를 補하게 되면 勢力이 반드시 水를 補하는 것이 有餘함에 이르게 되니 마치 가르침으로 여길 수 없을 듯 합니다. 안타깝구나! 六味丸에 이 三味를 加하면 또한 더욱 신묘하니 이름하여 九味地黃丸이라 한다. 그러나 六味地黃丸에 肉桂, 五味子만을 더하면 이름하여 都氣丸이라 하니 仲景선생의 原方이 아니다. 附子를 去하고 北五味子[37]를 加하니 실제로 신묘한 뜻이 있어 내가 지금 다시 펼친 것이다. 무릇 都氣丸에 肉桂와 北五味子를 쓰는 것은 五味子의 酸味로

36) 九味地黃丸 何本作 "九味丸". 下同.

37) 오미자: 북오미자 남오미자 흑오미자, 오미자는 북오미자의 열매를 말린 약재로 주로 한국과 중국, 일본 등지에서 생산된다. 중국에서는 북방에서 생산되는 북오미자(北五味子)를 오미자라고 하고, 이와 구별해 남방에서 생산되는 남오미자(南五味子)를 남오미자라는 약재로 별도 사용하고 있다. 국내의 경우 주로 백두대간을 중심으로 한 산간지방에서 생산되는 것이 북오미자이고, 남부 섬이나 해안지방에서 생산되는 것이 남오미자이다. 남오미자 : Kadsura japonica(쌍떡잎식물 이판화군 미나리아재비목 목련과의 상록활엽 덩굴나무.)-한국, 일본, 타이완, 흑오미자 : Schizandra nigra(쌍떡잎식물 미나리아재비목 목련과의 낙엽 덩굴식물)-한국(제주), 일본

收斂시켜 肉桂가 虛火를 收斂시키는 것을 돕기 때문이다. 六味丸 가운데 肉桂는 引火하여 겨우 歸元할 수 있으나 生火하여 腎을 도울 수 없으니 北五味子의 도움을 얻으면 곧 龍雷의 火를 다스리고 감추는 바가 있어 하늘로 감히 날아오르지 못하고 장차 五味子 또한 스스로 精을 더할 수 있으니 水가 충족되며 부족함이 없다. 肉桂는 이미 火가 근원으로 돌아가는 것을 이끌 필요가 없으며 또한 火가 상승하는 것을 이끄는데 도달하지 않으니 곧, 肉桂는 腎 가운데 들어가 火를 生하지 않으려 해도 얻을 수 있지 않겠는가? 이것이 곧 都氣丸이 신묘한 이유이다. 九味地黃丸에 이르면 또한 都氣丸에 肺金의 氣를 補하는 麥門冬을 加한 것이니 五味子와 더불어 七味地黃丸 가운데 함께 사용하면 곧 五味子 또한 肺 腎 가운데 왕래 할 수 있고, 이미 麥門冬을 도와 水를 生할 수 있으며 또한 肉桂를 도와 火를 감출 수 있으니 上下가 서로 도움이 되며 서로 함께 보탬이 된다. 이는 또한 地黃丸을 즐겨 써서 점점 변하여 더욱 신묘한 것이다. 또한, 仲景선생의 原方이 아님을 의심하여 가벼이 논할 수 없다.

或疑肉桂何以必與附子同用於六味地黃丸中, 易之以他藥如破故紙, 沉香之類, 何不可者? 曰肉桂可離附子以成功, 而附子斷不能離肉桂以奏效. 蓋附子之性走而不守, 肉桂之性守而不走也. 雖附子迅烈, 入於群陰之內, 柔緩亦足以濟剛, 然而時時飛越, 無同類之朋相親相愛, 眷戀有情, 未必不上騰於上焦矣. 有肉桂之堅守於命門而不去, 則附子亦安土重遷, 不能飛越. 此八[38]味丸中仲景夫子用附子, 而不得不用肉桂者, 又有此妙義耳. 至於破故, 沉香之類, 雖與附子同性, 或慮過於沉淪, 或少嫌於浮動, 皆不如肉桂不沉不浮之妙也.

혹 의심하길 肉桂는 어찌 반드시 六味地黃丸에 附子와 함께 써야 하며, 破故紙, 沈香과 같은 부류의 다른 약으로 바꿔 쓰는 것은 어째서 不可합니까? 말하기를 肉桂는 附子 없이 효과를 나타내는 것이 가능하나 附子는 결단코 肉桂를 떠나서 효력이 나타나기 어렵다. 대개 附子의 性은 달리되 머물지 않으며, 肉桂의 性은 머물되 달리지 않는다. 비록 附子는 빠르고 맹렬하나 群陰의 안에 들어가 부드럽고 느슨해져도 또한 족히 강함을 이룰 수 있으며 때때로 날아서 오르니 서로 친하고 서로 사랑하는, 그리워하며 정이 있는 같은 무리의 친구가 없이도

38) 八 原作 "六", 今据何本改.

반드시 上焦로 올라가지 못하는 것은 아니다. 肉桂가 命門에서 견고히 지키며 떠나지 않으니, 곧 附子 또한 고향을 떠나기를 좋아하지 않게 되어 날아오를 수 없다. 이것이 八味丸 중 仲景 선생이 附子를 쓰며 어쩔 수 없이 肉桂를 쓴 것이니 또한 이 묘한 뜻이 있을 따름이다. 破故紙, 沈香의 종류에 함께 쓰면 비록 附子와 性은 같더라도 혹 지나치게 가라앉을 것을 우려하거나 혹 떠올라 움직이는 것을 조금 꺼리게 되니 모두 肉桂의 가라앉거나 떠오르지 않는 神妙함만 같지 못하다.

或疑肉桂用之於八味丸中, 經先生之闡揚, 真無微不悉矣. 但肉桂之於金匱腎氣丸, 尚未說破, 豈即八味丸之義耶？ 夫八味丸用肉桂者, 補火以健脾也. 腎氣丸用肉桂者, 補火以通膀胱也. 雖腎氣丸用茯苓至六兩, 未嘗不利水以通於膀胱, 然而膀胱之氣, 必得肉桂而易通, 茯苓得肉桂而氣溫, 而水化矣. 雖丸中用附子, 則腎火亦可通於膀胱, 然而附子之性走而不守, 無肉桂之引經, 未必不遍走一身, 而不能專入膀胱, 以行其利水之功也. 肉桂用於腎氣丸, 其義又如此矣.

혹 의심하길 肉桂는 八味丸 가운데 쓰는데, 선생이 밝혀 퍼뜨린 것은 진실로 조금도 다하지 않음이 없습니다. 다만 金匱腎氣丸에서 肉桂는 오히려 밝히신 것이 없으니 어찌 곧 八味丸의 뜻과 같겠습니까? 무릇 八味丸에 肉桂를 쓰는 것은 火를 補함으로써 健脾하는 것이다. 腎氣丸에 肉桂를 쓰는 것은 火를 補함으로써 膀胱을 통하게 해서이다. 비록 腎氣丸에 茯苓을 六兩에 이르기까지 쓸 수 있지만 바로 利水시킴으로써 膀胱에 通하니 膀胱의 氣는 반드시 肉桂를 얻어서 쉽게 通하며 茯苓은 肉桂를 얻어 氣가 따뜻해지니 水가 化하게 된다. 비록 丸 가운데 附子를 쓰면 곧 腎火 또한 膀胱에 通할 수 있으나 附子의 性은 달리되 머무르지 않으니 肉桂의 引經이 없이는 반드시 一身에 두루 달리지 않음이 없으며 오로지 膀胱으로만 들어가서 利水의 功을 행할 수 없다. 肉桂를 腎氣丸에 쓰는 것은 그 뜻이 또한 이와 같다.

或疑肉桂於都氣丸中, 未必非利小便, 何以治水者不用都氣, 而用腎氣丸乎？ 夫肉桂雖能入膀胱而利水, 不能出膀胱而瀉水也. 都氣丸中以熟地爲君, 而以茯苓爲佐, 是補多於利也；腎氣丸中以茯苓爲君, 而以熟地爲佐使, 是利多於補也. 補多於利, 則肉桂佐熟地而補水, 補先於利, 而利不見其損；利多於補, 則肉桂佐茯苓而利水, 利先於補, 而利實見其益. 故治水者, 必用腎氣丸, 而不用都氣丸也.

혹 의심하길 肉桂는 都氣丸 가운데 반드시 소변을 원활하게 하지 않음이 없는데 어찌하여 水를 치료하는 자가 都氣丸을 쓰지 않고 腎氣丸을 씁니까? 무릇 肉桂는 비록 膀胱에 들어가 利水할 수 있지만 膀胱에서 나와 瀉水할 수는 없다. 都氣丸 가운데 熟地黃을 君으로 삼고 茯苓을 佐로 삼으니 이것은 補함이 利함보다 많다. 腎氣丸 가운데 茯苓을 君으로 삼고 熟地黃을 佐使로 삼으니 이는 利함이 補함보다 많다. 補함이 利함보다 많으면 곧, 肉桂가 熟地黃을 도와 水를 補하게 되니 補함이 利함보다 우선하여 通利하되 손실이 없으며 利함이 補함보다 많으면 곧 肉桂는 茯苓을 도와 利水하게 되니 利함이 補함보다 우선하여 利함이 실로 그 더함을 얻는다. 그러므로 水를 치료하는 자 반드시 腎氣丸을 쓰며 都氣丸을 쓰지 않는다.

或問肉桂用之於黃柏, 知母之中, 東垣治膀胱不通者神效, 則黃柏, 知母前人用之矣, 未可咎丹溪也. 曰膀胱熱結而小水不通, 用黃柏, 知母而加之肉桂者, 此救一時之意也, 用之正見東垣之妙. 若毋論有熱, 無熱, 而概用知母, 黃柏, 減去肉桂, 即膀胱之水且不能通, 又何以補腎哉？ 夫人生於火而死於寒, 命門無火, 則膀胱水凍, 而水不能化矣. 若用黃柏, 知母, 更加寒涼, 則膀胱之中愈添其冰堅之勢, 欲其滴水之出而不可得, 安得不腹痛而死哉. 治法用肉桂五錢[39], 茯苓一兩[40], 乘熱飲之, 下喉而腹痛除, 少頃而便出, 此其故何也？ 蓋膀胱寒極, 得肉桂之熱, 不啻如大寒之得陽和, 溪澗溝渠無非和氣, 而雪消冰泮[41]矣.

혹 묻기를 黃柏, 知母와 함께 肉桂를 써서, 東垣은 膀胱이 통하지 않는 자를 치료하였는데 효과가 신묘하며, 곧 黃柏 知母는 옛 사람들이 사용하였으니 丹溪를 나무랄 수 없습니다. 말하기를 膀胱에 熱이 맺혀 小便이 통하지 않으니 黃柏 知母를 쓰되 肉桂를 加하는 것은 임시방편이나 쓰임에 바로 東垣의 신묘함이 나타난다. 만약 熱이 있고 없고를 논하지 않고

39) 五錢 何本作 "錢半".
40) 一兩 何本作 "二兩".
41) 泮 融解也.

이미 知母 黃柏을 쓰고 肉桂를 줄이거나 빼면 곧 膀胱의 水는 또한 통할 수 없으니 또한 어찌 腎을 補하겠는가. 무릇 사람은 火에서 나서 寒으로 죽으니 命門에 火가 없으면 곧 膀胱은 물이 얼어붙어 물이 化할 수 없다. 만약 黃柏 知母를 쓰되 다시 寒凉한 것을 가하면 곧 膀胱에 얼음이 굳는 기세를 점점 더하게 되어 방울져 나오고자 하나 얻을 수 없으니 어찌 배가 아프며 죽지 않겠는가. 치법으로 肉桂 5錢, 茯苓 1兩을 써서 따뜻하게 마시니 마신 후 복통이 제거되며 잠시 후 변이 나오게 되는데 이는 어떤 까닭이겠는가? 대개 膀胱이 지극히 차되 肉桂의 열을 얻으니 마치 大寒이 陽和를 얻어 시냇물과 물도랑이 氣를 化하지 않음이 없으며 빙판이 녹는 것과 같다.

或問肉桂性熱, 守而不走, 當火可引以歸於命門之中, 但已歸之後, 不識可長用之否？曰 肉桂性雖不走, 補火則火之焰不升. 然過於補火, 則火過旺, 未免有燃燒之禍矣. 大約火衰則益薪, 而火盛宜抽薪也. 又不可因肉桂之守而不走, 但知補火, 而不知損火也.

혹 묻기를 肉桂는 性이 熱하며 지키되 달리지 않아 마땅히 火를 이끌어 命門으로 돌아가게 하니, 다만 이미 돌아간 후 오래 쓸 수 있는지를 알지 못하십니까? 말하기를 肉桂의 性은 비록 달리지 않으나 火를 補하면 곧 火가 타오르되 上升하지 않는다. 그러나 지나치게 火를 補하면 곧 火가 지나치게 왕성하여 燃燒되는 과실을 면하기 어렵다. 요점은 火가 쇠하면 곧 땔감을 더하고 火가 성하면 마땅히 땔감을 거둬야 한다. 또한 肉桂가 지키되 달리지 않는 것으로 인하여 단지 火를 보하는 것만 알고 火를 잃는 것을 알지 못하는 것은 불가하다.

19. 桂枝

桂枝, 味甘, 辛, 氣大熱, 浮也, 陽中之陽, 有小毒. 乃肉桂之梢也, 其條如柳, 故又曰柳桂. 能治上焦頭目[42], 兼行於臂, 調榮血, 和肌表, 止煩出汗, 疏邪散風. 入足太陽之腑, 乃治

42) 此下何本有“舌疾”二字.

傷寒之要藥, 但其中有宜用不宜用之分, 辨之不明, 必至殺人矣. 夫桂枝乃太陽經之藥, 邪入太陽, 則頭痛發熱矣. 凡遇頭痛身熱之症, 桂枝當速用以發汗, 汗出則肌表和矣. 夫人身有榮衛之分, 風入人身, 必先中於衛, 由衛而入營, 由營衛而入腑, 由腑而入臟, 原有次第, 而不可紊也. 太陽病, 頭痛而身熱, 此邪入於衛, 而未入於營, 桂枝雖是太陽經之藥, 但能祛入衛之邪, 不能祛入營之邪也. 凡身熱而無頭疼之症, 即非太陽之症, 不可妄用桂枝. 即初起身熱頭疼, 久則頭不疼, 而身尙熱, 此又已離太陽, 不可妄用桂枝矣. 且桂枝乃發汗之藥也, 有汗宜止, 無汗宜發, 此必然之理也. 然而有有汗之時, 仍可發汗 ; 無汗之時, 不可發汗者, 又不可不辨. 傷寒汗過多者, 乃用他藥以發汗, 以至汗出過多, 而太陽頭痛尙未解, 故不可不仍用桂枝以和解, 非惡桂枝能閉汗也. 傷寒無汗, 正宜發汗, 乃發汗而竟至無汗, 此外邪盡解, 不止太陽之邪亦解也, 故不可輕用桂枝, 以再疏其腠理, 非防桂枝能出汗也. 知其宜汗, 不宜汗之故, 辨其可汗, 不可汗之殊, 用桂枝祛邪, 自無舛錯, 又何至動輒殺人耶.

桂枝는 甘, 辛하며, 氣는 大熱하고 浮하며, 陽中의 陽이고, 有小毒하다. 이는 肉桂의 나뭇가지이며, 그 나뭇가지는 버들과 같아서 또한 柳桂라고도 한다. 上焦 頭目을 치료할 수 있고, 겸하여 臂로도 행하며, 榮血을 조절하고, 肌表를 조화롭게 하며, 煩을 그치고 땀을 나게 하며, 邪氣를 소통시켜 風을 흩트린다. 足太陽의 腑에 들어가서 傷寒을 치료하는 要藥이나, 다만 그 가운데 마땅히 써야할 경우와 쓰지 말아야 할 경우의 구분이 있으니, 분별이 명확하지 않으면 반드시 殺人에 이른다. 대저 桂枝는 太陽經의 약인데, 邪氣가 太陽에 들어가면 頭痛發熱이 있다. 보통 頭痛 身熱의 증상을 만나면 桂枝를 마땅히 빨리 사용하여 땀을 나게 하는데, 땀이 나면 즉 肌表가 和한다. 무릇 사람의 몸에는 榮衛의 구분이 있어서, 風邪가 사람의 몸에 들어오면 먼저 衛分에 적중하고, 衛分으로부터 榮分으로 들어가고, 榮衛로부터 腑로 들어가며, 腑로부터 臟으로 들어가니, 원래 차례가 있어서 문란할 수 없다. 太陽病은 頭痛과 身熱이 있는데, 이는 邪氣가 衛分에 들어가고 아직 榮分으로 들어가지 않은 것으로, 桂枝는 비록 太陽經의 약이지만, 다만 衛分에 들어간 邪氣를 없앨 수 있고, 榮分에 들어간 邪氣를 없앨 수는 없다. 대저 身熱이 있으나 頭疼의 증상이 없다면, 이는 즉 太陽의 증상이 아니므로 망령되게 桂枝를 써서는 안된다. 즉 초기에 身熱 頭痛이 발생하였다가 오래되어 頭疼이 없다면, 身

熱이 아직 있더라도 이는 이미 太陽에서 멀어진 것으로 망령되게 桂枝를 써서는 안된다. 또한 桂枝는 발한시키는 약으로, 땀이 있다면 그치게 하고 땀이 없다면 나게 해야 하니, 이것이 필연의 이치이다. 그러나 땀이 있을 때에 거듭 發汗시킬 수 있고, 땀이 없을 때에 發汗시킬 수 없는 경우가 있으니, 또한 분별하지 않을 수 없다. 傷寒으로 땀이 과다한 자는, 다른 약을 써서 발한시켜서 땀이 과다하게 나는 지경에 이르러도 太陽頭痛이 아직 풀리지 않았다면, 반드시 거듭 桂枝를 써서 和解시키지 않을 수 없으니, 桂枝가 땀을 막는다고 싫어하는 것이 아니다. 傷寒에 땀이 없을 땐 發汗시키는 것이 적당한데, 發汗시켜서 無汗의 상태에 이르렀다면, 이는 外邪는 다 풀렸으나 太陽의 邪氣 역시 풀린 것은 아니므로, 桂枝를 가벼이 써서 다시 그 腠理를 소통시킬 순 없으니, 桂枝로 땀을 낸다고 방비하지 않은 것이다. 마땅히 땀을 내야하는 것과 내지 말아야 하는 까닭을 알고, 땀을 낼 수 있고 내지 못하는 차이를 분별하고 桂枝를 써서 邪氣를 물리친다면 자연히 착오가 없으니, 또한 어찌 자칫 살인에 이르겠는가.

或謂桂枝發汗，亦能亡陽，何故仲景張公全然不顧．凡有表症未散者，須用桂枝湯，吾甚懼之，而不敢多用也．嗟乎！桂枝解表之藥，非亡陽之藥也，用桂枝湯而亡陽者，乃不宜解表，而妄用桂枝以表散，遂至變症蜂起，於桂枝何咎哉．

혹 말하기를 桂枝는 發汗시키므로 역시 亡陽이 될 수 있는데, 어떤 이유로 仲景 선생은 전혀 돌아보지 않으십니까? 무릇 아직 흩어지지 않은 表症이 있으면 모름지기 桂枝湯을 쓰는데, 제가 그것을 심히 두려워하여 감히 多用하지 못하였습니다. 안타깝구나! 桂枝는 解表하는 약이지 亡陽하는 약이 아닌데, 桂枝湯을 써서 亡陽한 자는 解表가 적당하지 않은데 망령되게 桂枝를 써서 表를 흩어서 마침내 變症이 연달아 일어난 것이니, 桂枝를 어찌 책망하겠는가.

或謂桂枝湯，治寒傷衛之聖藥，凡身熱而有頭痛項強之症，用桂枝湯仍然不除，反加沉重者，又何說也？此必多用桂枝以致此也．夫太陽經者，陽經也．桂枝，熱藥也．寒氣初入於太陽，寒猶未甚，少用桂枝以祛邪，則太陽之火自安，而寒邪畏熱而易解；若多用桂枝，則味過於熱，轉動太陽之火，熱以生熱，反助胃火之炎，而寒邪乘機亦入於胃，寒亦變爲熱，而不一解，而太陽之本症仍在也. 故用桂枝者, 斷不可用多以生變, 惟宜少用以祛邪也.

혹 말하기를 桂枝湯은 寒邪가 衛를 傷한 것을 치료하는 聖藥인데, 무릇 身熱과 頭痛項强의 증상이 있을 때 桂枝湯을 썼는데도 제거되지 않고 반대로 沈重[43]해지는 경우는 또한 어떤 까닭입니까? 이는 반드시 桂枝를 多用하여 이 상태에 이른 것이다. 대개 太陽經은 陽經이고, 桂枝는 熱藥이다. 寒氣가 처음에 太陽經에 들어가서 寒氣가 아직 심하지 않을 때에 桂枝를 少用하여 祛邪시키면 太陽의 火가 스스로 안정되고, 寒邪가 熱을 두려워하여 쉽게 풀리게 된다. 만약 桂枝를 多用하면 즉 味가 熱이 지나치게 되어 太陽의 火를 動하여 熱로써 熱이 生하고 반대로 胃火의 炎上을 돕고, 寒邪가 기회를 타서 역시 胃로 들어가서 寒邪가 역시 변하여 熱이 되어 한 번에 풀어지지 않고, 太陽의 本症도 계속 남아있게 된다. 그러므로 桂枝를 쓰는 자는 결단코 多用하여 變症하게 만들지 말고, 오로지 少用하여 邪氣를 쫓아야 한다.

或疑桂枝湯之治傷寒, 以熱散寒也. 以熱散寒, 祛寒出外, 非祛汗出外也, 何以有亡陽之慮? 想非傷寒, 而誤用桂枝也. 夫用桂枝湯, 必須冬日之患傷寒, 而又兼頭痛項強者, 才是寒傷衛之症. 傷寒若不是冬天發熱, 即發熱而不頭痛項強, 皆非傷寒入衛之症, 安得不變爲亡陽之禍, 非桂枝之過也.

혹 의심하기를 桂枝湯은 傷寒을 치료하는데 熱로써 寒을 흩트리는 것입니다. 熱로서 寒을 흩트려 寒을 몰아내 바깥으로 내보내는 것이지, 땀을 내서 바깥으로 내보내는 것이 아닌데, 어찌 亡陽의 우려가 있습니까? 傷寒이 아닌데 桂枝를 잘못 사용한 것을 생각해 보아야 한다. 무릇 桂枝湯을 쓰는 경우는 반드시 모름지기 겨울날에 傷寒을 앓는데, 또한 頭痛 項强의 증상을 겸한 경우로, 바로 寒邪가 衛氣를 傷한 증상이다. 傷寒이 만약 겨울의 날씨에 생긴 發熱이 아니라면, 즉 發熱이 있지만 頭痛項强이 없다면, 모두 傷寒이 衛分에 들어간 증상이 아니니, 어찌 亡陽의 禍로 변하지 않겠으며, 이는 桂枝의 잘못이 아닌 것이다.

43) 성질이 가라앉아서 진득함. 병세가 심각하여 위중함.

或疑桂枝湯, 宜用而不用, 以致傳入於各經, 而頭痛項強如故, 不識桂枝湯仍可用否? 夫寒傷衛, 而不速用桂枝以散表, 致邪入於裏, 自應急攻其裏矣. 但頭痛項強如故, 此邪猶留於衛也, 雖其病症似乎變遷之不定, 然正喜其邪留於太陽之經, 在衛而不盡入於裏, 仍用桂枝湯, 而少輕其分兩, 多加其邪犯何經之藥, 則隨手奏功也. 不可因日數之多, 拘拘而專攻其入裏之一經耳.

혹 의심하기를 桂枝湯을 마땅히 써야하는데 쓰지 않아서 각 經에 들어감에 이르렀는데, 頭痛項强이 원래와 같다면 桂枝湯을 여전히 쓸 수 있는지 아닌지 알 수는 없겠습니까? 무릇 寒邪가 衛分을 傷하였는데 桂枝를 빨리 써서 表를 풀어주지 않아 邪氣가 裏에 들어가기에 이른다면, 자연히 응급히 그 裏를 攻해야 한다. 다만 頭痛項强의 증상이 원래와 같다면, 이는 邪氣가 그대로 衛分에 머무른 것이니, 비록 그 병증이 마치 변하여 정해지지 않은 듯해도, 그 邪氣가 太陽의 經에 머물러서 衛分에 존재하고 裏에는 아직 들어가지 않은 것이니 이를 다행으로 여겨 거듭 桂枝湯을 쓰는데 그 분량을 조금 가볍게 하고, 그 邪氣가 침범한 경락에 약을 많이 가미하니, 손재주에 따라서 좋은 효과가 있다. 시일이 오래된 것에 구애받아 오로지 裏에 들어간 이상 經絡을 한정하여 공격하는 것은 불가할 따름이다.

或疑桂枝性熱, 麻黃性寒, 性同冰炭, 何以解太陽之邪, 而仲景張公且有合用之出奇乎? 曰識得陰陽之顚倒, 寒熱之異同, 始可用藥立方, 以名神醫也. 夫人身榮, 衛之不同也, 邪入衛則寒, 邪入榮則熱, 正不可謂榮, 衛俱屬太陽, 混看而不分別也. 桂枝祛衛中之寒, 麻黃祛營中之熱. 桂枝, 麻黃合用, 祛榮, 衛寒熱之半, 又何疑乎. 惟邪將入於營, 未離於衛, 或寒多而熱少, 或寒少而熱多之間, 倘分解之未精, 治療之不當, 恐不能速於解邪, 轉生他變耳. 然在仲景夫子, 桂枝, 麻黃合用, 立方固未嘗不奇而且神也.

혹 의심하기를 桂枝의 性은 熱하고 麻黃의 性은 寒하여 性이 얼음과 숯 같은데, 어찌하여 太陽의 邪氣를 풀며 仲景선생은 또한 함께 사용하여 기묘한 효과를 내는 것입니까? 말하기를 陰陽이 바뀌어 거꾸로 되는 것과 寒熱의 다르고 같음을 잘 안다면 비로소 약을 사용하고 처방을 세울 수 있으니, 이로써 神醫의 이름을 얻는 것이다. 무릇 사람 몸의 榮衛가 같지 않으니

邪氣가 衛分에 들어오면 寒하고, 邪氣가 榮分에 들어오면 熱하니, 榮衛가 모두 太陽에 속한다고 해서 뒤섞어 보아 분별하지 않을 수 없다. 桂枝는 衛中의 寒을 쫓아 보내고, 麻黃은 榮中의 熱을 쫓아 보낸다. 桂枝와 麻黃을 함께 사용한다면 榮衛의 寒熱의 절반을 쫓아 보내니 또한 어찌 의심하겠는가. 오직 邪氣가 장차 榮分에 들어가는데 아직 衛分에서 떨어지지 않았을 때, 혹 寒이 많고 熱이 적거나 혹 寒이 적고 熱이 많은 그 사이에서, 만일 나누어 푸는 것이 정미롭지 못하고 치료가 적당하지 못하면, 邪氣를 빨리 풀지 못해서 바뀌어 다른 변화가 생기는 것이 두려울 뿐이다. 그래서 仲景선생이 桂枝와 麻黃을 함께 사용하는 처방이 진실로 기묘하고 또한 신묘한 것이다.

或疑桂枝散寒邪, 散衛中之邪也, 一用桂枝, 宜衛中之寒邪盡散矣, 何以又使其入於營中也. 似乎桂枝不能盡散衛中之邪也, 不知可別有他藥, 佐桂枝之不足乎? 曰桂枝散衛中之寒, 吾慮其有餘, 而君慮其不足乎. 用桂枝湯, 而邪入於營者, 非桂枝之不足以散衛中之邪, 乃遲用桂枝, 而邪已先入於榮中, 桂枝將奈何哉. 此傷寒之病, 所以貴療之早也.

혹 의심하기를 桂枝는 寒邪를 흩트리는데 衛中의 邪氣를 흩트리니, 桂枝를 한번 사용하여 마땅히 衛中의 寒邪를 다 흩트리는데 어찌 또 그 邪氣가 榮中에 들어가는 것입니까? 마치 桂枝가 衛中의 邪氣를 다 흩트리지 못하는 것 같은데, 별도로 다른 약이 있어서 桂枝의 부족함을 도와줄 수 있음을 모르십니까? 말하기를 桂枝는 衛中의 寒을 흩트리는데, 나는 그 有餘를 염려하고, 그대는 그 不足을 염려하는구나. 桂枝湯을 쓰는데 邪氣가 榮分에 들어간 것은, 桂枝가 衛中의 邪氣를 흩트림이 부족하기 때문이 아니라, 桂枝를 늦게 사용하여 邪氣가 이미 榮中에 들어간 것이니 桂枝가 장차 어떻게 하겠는가. 이는 傷寒의 병은 치료를 빨리 하는 것이 중요하다고 여기는 이유이다.

或疑桂枝湯, 傷寒症祛邪之先鋒也, 用之當, 則邪易退, 用之不當, 則邪難解. 首先用桂枝湯, 何以使之無不當耶. 夫治傷寒而不知症, 用藥未有不誤者也. 故古人有看症不看脈之論, 然而脈亦未可不講也. 仲景夫子論症, 未嘗不論脈, 而無如世人之昧昧也. 讀仲景夫子傷寒之書,亦何至首先用桂枝湯而有誤者乎. 南昌[44]喻嘉言[45]尙論仲景夫子傷寒之書, 卓識明眼, 超越前人, 近今未有其亞, 但其中少有異同, 鐸不揣再爲辨論, 庶可免舛錯之譏, 則自今以後, 讀傷寒之書, 亦何至於昏昧哉.

혹 의심하기를 桂枝湯은 傷寒症의 邪氣를 몰아내는 先鋒으로, 사용함이 적당하면 곧 邪氣가 쉽게 물러나는데, 사용함이 적당하지 않으면 곧 邪氣가 풀어지기 어렵게 됩니다. 제일 먼저 桂枝湯을 사용하는 것이 어찌 부당하지 않습니까? 무릇 傷寒을 치료하는데 症을 알지 못하면, 藥을 씀에 잘못하지 않음이 없다. 그러므로 옛 사람들은 症을 보고 脈을 보지 않는다는 말씀이 있었으나, 脈 역시 해석할 수 없는 것이 아니다. 仲景선생이 症을 논함에 脈을 논하지 않은 게 아니니, 세상 사람들의 어리석음과 같지 않다. 仲景선생의 傷寒 책을 읽고 역시 제일 먼저 桂枝湯을 사용함에 이르렀는데 어찌 잘못이 있겠는가. 南昌의 喻嘉言이 일찍이 仲景선생의 傷寒 책을 논하였는데 높은 식견과 밝은 안목으로 前人을 초월하였고 최근까지도 그에 버금가는 이가 없으며, 다만 그중에 약간의 다르고 같음이 있으나, 내가 재차 헤아려 論을 분별하지는 않았으니, 바라건대 뜻밖의 실수로 인해 비웃음을 사는 것을 면한다면, 곧 지금 이후로 傷寒 책을 읽고서 또한 어찌 어리석음에 이르겠는가.

20. 柏實 (柏葉)

柏子仁, 甘[46], 辛, 氣平, 無毒. 入心, 肝, 腎, 膀胱四經. 聰耳目, 却風[47]痹, 止疼, 益氣血, 去恍惚虛損, 斂汗. 治腎冷, 腰冷, 膀胱冷. 尤能潤燥, 腰腎身體顏面燥澀者, 皆治之. 興陽道, 殺百蟲, 止驚怪, 安五臟, 頭風眩痛. 亦可煎調, 久服不饑, 增壽耐老, 此藥尤佳, 乃延生之妙品也. 但必須去油用之, 否則過潤, 反動大便. 尤宜與補心, 腎之藥同用, 則功用尤神.

---

44) 난창, 중국 江西省의 省都.
45) 유가언, 중국 淸의 復古波 의사.
46) 甘 何本無.
47) 此下何本有 "寒濕" 二字.

柏子仁은 甘, 辛하며 氣平하고 無毒하다. 心, 肝, 腎, 膀胱의 네 경락으로 들어간다. 耳目을 밝게 하고 風痺를 물리치며 疼痛을 그치게 하고 氣血을 더하며 恍惚虛損한 것을 없애고 汗을 거둔다. 腎冷, 腰冷, 膀胱冷을 치료한다. 또한 潤燥에 능하여 腰腎, 身體, 顔面의 燥澁한 것을 모두 치료한다. 陽道를 興하게 하고 온갖 蟲을 죽이며 괴이한 것에 놀란 것을 그치고 五臟과 頭風으로 아찔하며 아픈 것을 편안케 한다. 또한 끓여서 먹을 수 있으며, 오래 복용하면 배가 고프지 않고 수명을 늘리며 노년을 견디게 하는데 이 약이 더욱 뛰어나므로 이에 생명을 연장하는 묘한 약물이다. 다만 반드시 기름을 제거하고 사용해야 하는데 그렇지 않으면 지나치게 潤하여 반대로 大便을 動하게 한다. 또한 마땅히 補心, 腎하는 藥과 함께 사용하면 공능과 쓰임이 더욱 신묘하다.

柏葉苦澀, 止能斂肺, 遏吐血, 衄血, 亦生鬚髮. 但非補陽要藥, 不可與柏子仁同類而並稱也.

柏葉은 쓰고 떫은데 단지 능히 斂肺하며 吐血, 衄血을 막고 또한 수염과 머리카락을 生하게 한다. 단 補陽의 要藥은 아니니 柏子仁과 같은 종류로서 동등하게 불러서는 안 된다.

或疑柏子仁益心而不益腎, 以其必去油而用之也, 油去則性燥, 心喜燥而腎惡燥, 非明驗耶? 噫! 以此論藥, 失之鑿矣. 夫柏子仁最多油, 去油者, 恐過滑以動便, 非欲其燥以入心, 且柏子仁油去之, 亦不能盡, 腎得之, 未嘗燥也. 凡藥皆宜制其中和, 何獨于柏子仁疑之耶.

혹 의심하기를 柏子仁은 益心하고 益腎하지 않으므로 반드시 기름을 제거하고 사용한다고 하는데, 기름을 제거하면 性이 燥해지니 心이 燥한 것을 좋아하고 腎은 燥한 것을 싫어하는 명백한 증거가 아닙니까? 안타깝구나! 이것으로써 약을 논한다면 잘못이 분명하다. 무릇 柏子仁은 기름이 아주 많은데, 기름을 제거하는 것은 지나치게 滑하여 便을 動하게 할 것을 두려워하는 것이지 그 燥한 성질로써 心으로 들어가게 하려는 것이 아니며 또한 柏子仁의 기름을 제거한다고 하여 또한 다 제거할 수가 없으니 腎이 이를 얻어서 일찍이 燥한 적이 없다. 무릇 약은 모두 마땅히 中和하도록 절제해야 하는 것이지 어찌 柏子仁만 그것을 의심하겠는가?

或疑柏子仁補心之藥, 何以補腎火之藥反用之耶? 夫心腎相通, 心虛而命門之火不能久閉, 所以躍躍欲走也. 用柏子仁以安心君, 心君不動, 而相火奉令惟謹, 何敢輕泄乎. 此補心之妙, 勝於補腎也. 世人但知補腎以興陽, 誰知補心以興陽之更神哉.

혹 의심하기를 柏子仁은 補心하는 약인데 補腎火하는 약으로써 반대로 사용한다는 것은 어떤 까닭입니까? 무릇 心腎은 相通하니 心虛하여 命門의 火가 오랫동안 閉하지 못하면 빠르게 내달리려고 한다. 柏子仁을 사용하여 心君을 안정시켜 心君이 動하지 않으면 相火가 명령을 받들어 오직 삼가하니 어찌 감히 가벼이 泄하겠는가? 이것이 補心의 묘함이니, 補腎보다 뛰어나다. 사람들이 단지 補腎하여 陽道를 興하게 하는 것으로 알고 있으니, 누가 補心하여서 陽道를 興하게 하는 것이 더욱 신묘하다는 것을 알겠는가?

21. 黃柏

黃柏, 味苦, 微辛, 氣寒, 陰中之陰, 降也. 無毒. 乃足少陰妙藥, 又入足太陽. 專能退火解熱, 消渴最效, 去腸風, 止血痢, 逐膀胱結熱, 治赤帶, 瀉腎中相火, 亦能平肝明目, 其餘《本草》所載功效, 俱不可盡信也. 蓋黃柏乃至陰之物, 其性寒冷, 止可暫用以降火, 而不可長用以退熱. 試思陰寒之地, 不生草木, 豈陰寒之藥, 反生精髓. 黃柏有瀉而無補, 此可必信者也. 如遇陰虛火動之人, 用黃柏以瀉火, 不若用元參以降火也. 萬不得已而用黃柏, 亦宜與肉桂同用, 一寒一熱, 水火有相濟之妙, 庶不致爲陰寒之氣所逼, 至於損胃而傷脾也.

黃柏은 苦, 微辛하며 寒하고 陰中之陰이며 내리는 작용을 한다. 無毒하다. 이는 足少陰의 신묘한 약이며 또한 足太陽으로도 들어간다. 오로지 火를 물리쳐 熱을 해소할 수 있으므로 消渴에 가장 효과가 좋으며, 腸風을 제거하여 血痢를 그치게 하며, 膀胱의 뭉친 熱을 몰아내서 赤帶下를 치료한다. 腎中의 相火를 瀉하고 또한 平肝하여 눈을 밝게 하는데 《本草》에 실린 그 나머지 효능들은 모두 다 믿을 수는 없다. 대개 黃柏은 곧 지극한 陰의 성질을 지닌 약물이라 그 성질이 寒冷하여 단지 잠깐 사용하여 火를 내릴 수 있을 뿐이지 오래 사용하여 熱을 물리치면 안 된다. 시험 삼아 생각해보면 陰寒한 땅에서는 나무와 풀이 자라지 못하는데 어찌 陰寒한 약이 반대로 精髓를 生하겠는가. 黃柏은 瀉함만 있고 補함이 없다는 것은 반드시 믿을 수 있는 것이다. 만약 陰이 虛하여 火가 動한 사람을 만났을 때 黃柏을 사용하여 火를 瀉하는 것은 元參을 사용하여 火를 내리는 것만 못하다. 꼭 黃柏을 사용하게 되더라도 또한 반드시 肉桂와 함께 사용하여야 하니 一寒一熱하여 水火가 相濟하는 신묘함이 있으므로 대체로 陰寒의 氣가 핍박하는 바가 胃를 손상시키고 脾를 상하게 하는데 이르지 않을 것이다.

或疑丹溪朱公, 專以陰虛火動立論, 其補陰, 丹溪以黃柏, 肉桂同用, 未嘗教人盡用黃柏, 知母也. 而吾子譏其太過, 毋乃已甚乎? 嗟乎. 人生於火, 原宜培火, 不宜損火也. 火之有餘, 實水之不足. 因水之不足, 乃現火之有餘. 火盛者, 補水而火自息[48], 不必去瀉火也. 自丹溪創陰虛火動之說, 其立論爲千古之不磨, 而其立方不能無弊, 用黃柏, 知母於肉桂之中, 不用熟地, 山茱爲君, 烏可爲訓乎.

혹 의심하기를 朱丹溪 선생께서는 오로지 陰虛火動으로써 의론을 세우셨는데 陰을 補함에 丹溪 선생께서는 黃柏과 肉桂를 함께 사용하였으며 일찍이 사람들에게 黃柏과 知母만을 사용하라고 가르치지는 않았습니다. 그런데 선생님께서 그가 너무 과했다고 나무라시니 너무 심한 것이 아니십니까? 안타깝구나! 사람은 火에서 나기에 원래 火를 북돋는 것이 마땅하며 火를 손상시켜서는 안 된다. 火에 남음이 있는 것은 실제로 水의 부족이다. 水의 부족으로 인하여 이에 火가 남는 것처럼 보인다. 火가 왕성해질 때 水를 補하면 火가 스스로 꺼지는 것이지 火를 꼭 제거하거나 瀉할 필요가 없다. 朱丹溪가 陰虛火動의 학설을 만들었을 때부터 의론을 세운 것이 오랜 세월동안 다듬어지지 않아서 처방을 세운 것은 폐단이 없을 수 없으니 黃柏과 知母를 肉桂와 함께 사용하면서 熟地黃, 山茱萸를 君藥으로 사용하지 않는 것이 어찌 가르침이 될 수 있을 것인가!

48) 補水而火自息 此六子原無, 今据何本補.

或疑黃柏苦寒瀉火, 是瀉火有餘, 而補水不足, 入於大補陰之內, 少用之, 以退陰虛之火, 不識亦可乎? 曰不可也. 黃柏瀉火而不補水也. 惟是陰虛火大動, 用黃柏於大補真陰之藥, 如熟地, 山茱萸, 北五味之類, 可暫用以退火. 倘陰虛而火微動者, 亦斷不可用. 蓋陰火之大盛者, 退火而火少息; 陰火之微動者, 退火而火愈起. 總之, 虛火旺宜瀉, 而虛火衰宜補也.

혹 의심하기를 黃柏은 쓰고 성질이 차서 火를 내리니, 火를 내리는 작용은 남음이 있고 水를 補하는 작용은 부족하므로 陰을 크게 補하는 약물 중에 조금씩 사용하면 陰이 虛하여 생긴 火를 물리칠 수 있는 것이 역시 가능함을 모르십니까? 말하기를 그렇지 않다. 黃柏은 火를 내리지 水를 補하지는 않는다. 오직 陰이 虛하여 火가 크게 움직일 때 熟地黃, 山茱萸, 北五味子와 같은 종류의 眞陰을 크게 補하는 약 중에 黃柏을 잠깐 사용해서 火를 물리칠 수는 있다. 만일 陰이 虛하여 火가 약간 움직이는 경우에는 역시 결단코 사용할 수가 없다. 대개 陰火가 크게 융성한 것은 火를 물리치면 火가 약간 사그라지지만, 陰虛하여 火가 약간 움직인 것에 火를 물리치면 火가 더욱 일어난다. 총괄하면 虛火가 왕성한 것은 마땅히 瀉하며, 虛火가 衰弱한 것은 마땅히 補해야 한다.

或問知母, 黃柏, 同是苦寒之藥, 用一味以瀉虛火, 未必無功, 必要加用二味, 與仲景張公並駕齊驅, 反致誤事, 使後人譏之, 是則丹溪之失也. 嗟乎! 虛火之沸騰, 乃真水之虧損, 用六味以生水制火, 尚恐水不能以遽生, 而火不可遽制. 況用苦寒之黃柏, 知母, 使水之不生, 又何以制火哉. 在丹溪欲制火以生水, 誰知制火而水愈不生耶. 用知母, 黃柏之一味, 似乎輕於二味並用, 然而, 水一遇寒涼即不生, 正不必二味之兼用也.

혹 묻기를 知母와 黃柏은 모두 苦寒한 약으로 한 가지 약만을 사용하여 虛火를 瀉하는 것은 반드시 功이 없다 할 것은 아니지만, 반드시 두 약물을 더하여 사용하는 것이 필요하다고 하면서 張仲景 선생과 같은 지위에 올라 오히려 잘못됨에 이르러 후세 사람들로 하여금 이를 나무라게 했으니 이는 朱丹溪의 잘못입니다. 안타깝구나! 虛火가 끓어오르는 것은 곧 眞水가 虧損한 것이므로 六味地黃丸을 사용하여 水를 生하고 火를 제어해도 오히려 水가 빨리 生하지 않아 火가 급히 제어되지 못할 것이 두려운 상황에 하물며 쓰고 차가운 知母, 黃柏을 사용하여 水가 生하지도 못하게 하면 또한 어찌 火를 제어하겠는가? 朱丹溪가 火를 제어하여 水를 生하고자 하는 것을 보고서 누가 火를 제어하면 水가 더욱 生하지 않는다는 것을 알겠는가? 知母, 黃柏 중에 한 가지 약만을 사용하는 것이 마치 두 가지 약물을 함께 사용하는 것보다 가벼워 보이지만 水가 하나의 寒冷한 약을 만나도 生하지 못하니, 진실로 두 가지 약물을 겸용할 필요는 없다.

22. 楮實子

楮實子, 味甘, 氣微寒, 無毒. 入腎, 肝二經. 陰痿能強, 水腫可退, 充肌膚, 助腰膝, 益氣力, 補虛勞, 悅顏色, 輕身壯筋骨, 明目, 久服滑腸. 此物補陰妙品, 益髓神藥. 世人棄而不用者, 因久服滑腸之語也. 凡藥俱有偏勝, 要在制之得宜. 楮實滑腸者, 因其潤澤之故, 非嫌其下行之速也. 防其滑, 而先用茯苓, 薏苡仁, 山藥同施, 何懼其滑乎.

楮實子는 甘하고 氣는 微寒하며 無毒하다. 腎, 肝 두 經으로 들어간다. 陰痿를 强하게 할 수 있으며 水腫을 물리치고 살과 피부를 충실히하며 허리와 무릎을 돕고 氣力을 더하며 虛勞를 補하고 안색을 기쁘게 하고 몸을 가볍게 하며 筋骨을 단단하게 하며 눈을 밝히는데 오래 복용하면 腸을 滑하게 한다. 이 약물은 陰을 補하는 묘한 약물이며 腦髓를 더하는 신기한 약물이다. 요즘 사람들이 버려두고 사용하지 않는 것은 오래 복용하면 설사하게 된다는 말 때문이다. 무릇 藥이란 모두 한쪽으로 勝한 기운이 있으므로 이를 제어하여 적절함을 얻어야 한다. 楮實이 腸을 滑하는 것은 그것이 윤기가 있기 때문이지, 아래로 나아가는 것이 빠르기 때문이라고 혼동하면 안 된다. 滑하는 것을 방지하고자 먼저 茯苓, 薏苡仁, 山藥과 함께 사용하면 되는데 어찌 그 滑하는 것을 두려워하는가?

或問楮實子入於打老之丸, 自是延年之物, 何獨不言其益算耶? 曰延年益壽, 亦在人之服藥何如耳. 吞添精塡髓之神丹, 而肆然縱欲, 欲其周花甲之年而不得, 況楮實子庸庸者乎. 苟節房幃而慎起居, 損飮食而戒氣惱, 即不用楮實, 亦可長年. 余所以略而不談也.

혹 묻기를 楮實子가 노화를 막는 丸藥에 들어가는 것은 이것이 수명을 연장시키는 약이기 때문인데 어찌 수명을 더하는 것에 대해서는 말씀하시지 않으십니까? 말하기를 생명을 연장하고 수명을 더하는 것은 역시 사람이 복약을 어떻게 하는지에 달려있을 뿐이다. 精을 더하고 髓를 채울 수 있는 신묘한 丹을 복용하고서 방자하여 욕구를 멋대로 푸니 그 욕구가 회갑에 이르러서도 채워지지 않는데 하물며 楮實子는 보잘 것 없지 않겠는가! 진실로 色慾을 절제하고 생활을 신중히 하며 음식을 줄이고 번뇌함을 경계하면 楮實子를 쓰지 않더라도 또한 오래 살 수 있다. 내가 그런 까닭에 생략하여 말하지 않았다.

23. 淡竹葉

淡竹葉, 味甘, 淡, 氣平寒, 陰中微陽, 無毒, 入心, 脾, 肺[49], 胃. 逐上氣咳喘, 散陽明之邪熱, 亦退虛熱煩燥不眠, 專凉心經, 尤祛風痙. 竹茹, 主胃熱呃逆, 療噎膈嘔噦, 尤止心煩. 竹瀝, 却陰虛發熱, 理中風噤口. 小兒天吊驚癎, 入口便定. 婦人胎產悶暈, 下喉卽蘇. 止驚怪却痰. 痰在手足四肢, 非此不達 ; 痰在皮裏膜外, 非此不却;. 世俗以大寒置之. 不知竹瀝系火燒出瀝, 佐之薑汁, 水火相宜, 又何寒哉. 以上三味, 總皆清痰瀉火之藥, 因其氣味寒[50], 不傷元氣, 可多用, 以佐參, 苓, 芪, 朮健脾開胃也.

淡竹葉은 甘, 淡하며, 氣平寒하고 陰 안에 작은 陽이 있는 양상의 작용을 하며 無毒하다. 心, 脾, 肺, 胃로 들어간다. 氣가 상충하고 기침과 천식을 없애고 陽明의 邪熱을 흩는다. 그리고 虛熱로 인해 답답하고 조급해지면서 잠을 못 자는 것을 물리친다. 특별히 心經을 서늘하게 하며

49) 肺 何本無.
50) 氣味寒 何本作 "味甘寒".

또한 風痓을 치료한다. 竹茹는 胃熱로 인한 딸꾹질을 주관하고 噎膈과 구역질이 나는 것을 치료하고 또한 가슴이 답답한 것을 그치게 한다. 竹瀝은 陰이 虛하여 나는 열을 내리게 하고 中風으로 인해 입이 다물어져 벌려지지 않는 증상을 풀어준다. 소아가 경련을 일으키고 발작을 일으키는 경우에 입에 넣어주면 곧 안정된다. 부녀자가 임신을 하였을 때 가슴이 답답하고 어지러운 경우에 목구멍에 넣어주면 곧 멎는다. 驚怪을 그치게 하고 痰을 물리친다. 痰이 손, 발, 四肢에 있는 경우는 이것이 아니면 이르지 않고, 痰이 피부 안쪽과 膜의 바깥에 있는 경우도 이것이 아니면 물리치지 않는다. 세상 사람들은 이를 大寒한 약으로 분류를 하는데 竹瀝을 불에 매달아 달구어 즙을 내어 만들며, 生薑汁으로 보좌하면 水와 火가 서로 화목한 것이니 또 어찌 차다 하겠는가? 이 세 가지 약은 통틀어 모두 痰을 맑게 하고 火를 내리는 약인데 그 氣味가 찬 것으로 인해 元氣를 상하게 하지 않으니 人蔘, 茯苓, 黃芪, 白朮로 이를 보좌하면 脾를 굳건히 하고 胃를 소통시키는데 많이 사용할 수 있다.

或疑竹葉, 竹茹, 竹瀝, 同一物也, 何必强分其功效? 不知有不可不分者在也. 竹葉輕于竹茹, 雖凉心而淸肺 ; 竹茹輕于竹瀝, 雖淸心而淸胃 ; 若竹瀝則重于竹葉, 竹茹, 雖淸心而兼補陰也.

혹 묻기를 竹葉, 竹茹, 竹瀝은 같은 하나의 사물인데 왜 하필 그 功과 효과를 일부러 나누십니까? 이를 나누지 않으면 안 되는 까닭이 있는지 알지 못하겠습니다. 竹葉은 竹茹에 비해 가벼워 心을 서늘하게 하면서도 肺를 맑게 하며, 竹茹는 竹瀝에 비해 가벼워 心을 맑게 하면서도 胃를 맑게 한다. 마찬가지로 竹瀝이 竹葉과 竹茹에 비해 무거워 心을 맑게 하면서도 겸하여 陰을 補한다.

或問古人以竹瀝治中風, 似于中風皆痰也, 痰生於風乎? 曰: 中風未有不成于痰者也, 非痰成之于風也. 使果成于風, 似外邪之中矣, 古人何以複用此甘寒滑利之竹瀝, 以化消其痰哉

혹 묻기를 옛 사람들이 竹瀝으로써 中風을 치료한 것으로 미루어 볼 때 中風이 모두 痰에서 생기는 것 같으니, 痰이 風으로부터 생기는 것입니까? 말하기를 中風은 痰으로부터 생기지 않는 것이 없지만 痰이 風에서 생기는 것은 아니다. 만약 風에서 생겨 흡사 外邪에 적중된 것과 같다면 옛 사람들은 어찌 이런 甘寒하고 滑利한 竹瀝을 사용하여 痰을 없애는데 사용했겠는가?

或問淡竹葉世疑是草本, 是耶非耶? 曰卽竹葉耳, 但不可用苗竹, 紫竹之葉. 蓋二葉之味多苦, 不堪入藥, 其餘諸竹之葉, 味皆淡者也, 故以淡名之, 非草本之葉也. 若草本之葉, 非是竹葉, 乃俗名暢脚者也, 其性雖寒, 能止咳嗽, 然而終不能入心以消痰也.

혹 묻기를 세상 사람들이 淡竹葉이 草本이 아닌지 의심하는데 맞는 것입니까 틀린 것입니까? 말하기를 대나무의 잎일 뿐이나 단지 苗竹이나 紫竹의 잎을 사용할 수 없을 뿐이다. 이 두 가지 잎의 맛은 쓴 경우가 많아 감히 약에 넣을 수 없고 그 외에 모든 대나무의 잎은 맛이 모두 담담하여 淡이라는 이름을 붙인 것이지 풀잎은 아니다. 만약 풀잎이라면 竹葉이 아니라 사람들이 暢脚이라 이르는 것이니 그 성질은 차고 능히 기침을 멈출 수 있지만 끝내 心으로 들어가 痰을 해소시키지는 못한다.

24. 茯苓 (茯神)

茯苓, 味甘, 淡, 氣平, 降也, 陽中陰也, 無毒. 有赤, 白二種, 白者佳, 亦可用入心, 脾, 肺, 肝, 腎五臟, 兼入膀胱, 大小腸, 膻中, 胃經. 助陽, 利竅通便, 不走精氣, 利血僅在腰臍, 除濕行水, 養神益智, 生津液, 暖脾, 去痰火, 益肺, 和魂練魄, 開胃濃腸, 卻驚癇, 安胎孕, 久服耐老延年.

茯苓은 甘, 淡하며 氣平하고 가라앉는다. 陽중의 陰이며 無毒하다. 적색과 백색의 두 종류가 있으나 백색인 것이 더 좋다. 心, 脾, 肺, 肝, 腎의 五臟에 들어가도록 사용할 수 있고, 겸하여 膀胱, 大小腸, 膻中, 胃經에 들어갈 수 있다. 陽을 도와 대소변을 통하게 해주면서도

精氣가 달리지 않게 하고 다만 腰臍에서 血을 부드럽게 해주며 濕을 제거하고 水를 행하게 하며 神을 기르고 智를 도우며 津液을 생성하고 脾를 따뜻하게 하며 痰火를 제거하고 肺를 도와 魂을 순하게 하고 魄을 단련하며 胃를 열고 腸은 깊이를 주어 곧 驚癎을 물리치고 임신을 편안하게 하며 오래 복용하면 나이가 들면서 견디게 해주고 수명을 연장해준다.

茯神, 即茯苓之一種. 但茯神抱松木之根而生者也, 猶有顧本之義, 故善補心氣, 止恍惚驚悸, 尤治善忘, 其餘功用, 與茯苓相同, 此二種, 利中有補, 久暫俱可用也, 可君可臣, 而又可佐使. 惟輕重之宜分, 無損益之可論. 或汗多而陰虛者宜忌, 少用之何損哉. 或言小便素利者勿服, 恐助燥損陰, 微用之何妨. 初病與久病相殊, 而健脾正宜於久病, 何必盡去夫茯苓也. 丹溪曰茯苓有行水之能, 久服損人. 八味丸用之, 亦不過接引諸藥, 歸就腎經, 去胞中積陳, 而以爲搬運之功也. 夫八味丸有桂, 附, 熟地, 山萸[51]之直入於腎, 何藉茯苓之引經耶. 仲景張夫子用茯苓於八味丸中, 大有深意. 以熟地純陰, 而性過於膩滯, 雖澤瀉利水, 熟地之滋潤已足相制, 然而澤瀉過於利水, 未必健脾以去濕. 故亦用茯苓以佐之, 利腰[52]臍而又不走氣, 使澤瀉亦不過於滲泄, 則瀉中有補, 助熟地, 山藥, 山茱速於生陰, 實非徒爲接引而用之也.

茯神은 茯苓의 한 종류이다. 다만 茯神은 소나무 뿌리를 품고서 생겨난다. 뿌리를 돌보는 것과 같이 心氣를 잘 補하니 恍惚과 驚悸를 그치게 하고 더욱이 善忘을 치료하며 기타 작용들은 茯苓과 더불어 서로 같다. 이 두 종류는 利하는 가운데 補하는 작용이 있어 장기간 사용하여도 되고, 단기간 사용하여도 되며, 君藥이 될 수도 있고, 臣藥이 될 수도 있으며, 또한 佐藥이나 使藥이 될 수도 있다. 오직 가벼운지 무거운지를 분별하는 것이 마땅하고 損益은 논하지 않아도 된다. 땀이 많아서 陰虛한 경우에는 마땅히 사용하지 말라고 하나 소량을 사용하는 것은 어찌 해가 되겠는가. 평소에 소변을 자주 보는 자는 복용하지 말라고 하니 이는 건조하게 하여 陰을 손상키기는 것을 우려한 것이나, 미량을 사용하는 것은 어찌 방해가 되겠는가. 병의 초기와 오래된 병은 서로 다르니, 오래된 병에는 마땅히 脾를 굳세게 하는

51) 山萸 原作 "山藥", 今据何本改.
52) 腰 原作 "腹", 今据何本改.

것이 옳으니 어찌 茯苓을 전부 빼겠는가. 丹溪가 말하기를 茯苓은 水를 움직이는 능력이 있으니 오래 복용하면 사람을 상하게 한다. 八味丸에 사용됨에 있어서 또한 단지 다른 약제들을 인도하여 腎經으로 들어가, 胞中의 오래 쌓인 것을 제거하여 운반하는 효능이 있다. 八味丸에는 肉桂, 附子, 熟地黃, 山茱萸가 있어 腎으로 직접 들어가는데 어찌 茯苓의 引經을 빌리는 것입니까? 張仲景이 八味丸 중에 茯苓을 사용한 데에는 크고 깊은 뜻이 있다. 熟地黃은 純陰으로 膩滯하는 성질이 지나치나 澤瀉가 水를 통하게 하니 熟地黃의 滋潤한 성질을 제어하기에 족하다. 그러나 澤瀉가 水를 통하게 하는 작용이 지나쳐서 健脾함으로써 濕을 제거할 수가 없다. 그러므로 茯苓을 사용하여 보좌함으로써 腰臍를 통하게 하면서도 氣는 또한 달리지 않게 하니 澤瀉가 滲泄하는 작용이 지나치지 않게 된다. 즉, 瀉하는 가운데 補하여 熟地黃, 山藥, 山茱萸가 신속하게 陰을 생성하는 것을 돕는 것이니 실제로 같은 무리는 아니지만 인경약으로 사용하는 것이다.

或問茯苓健脾, 而張仲景公用之益腎, 意者脾腎同治耶? 夫茯苓雖亦入脾, 而張夫子用之全非取其健脾, 止取其益腎耳, 夫腎惡燥, 而亦惡濕, 過燥則水干, 而火易熾, 過濕則邪住, 而精難生. 用茯苓於六味丸中, 瀉腎中之邪水, 以補腎中之眞水也, 故與健脾之意全不相幹, 勿認作脾腎同治也.

혹 묻기를 茯苓의 健脾작용을 張仲景은 腎을 이롭게 하는 데에 함께 사용하였으니 脾와 腎을 함께 치료하고자 한 의도입니까? 茯苓은 비록 脾로 들어가나 張仲景은 그 健脾하는 작용을 취한 것은 아니며, 단지 그 腎을 이롭게 하는 작용을 취하여 사용하였을 따름이다. 腎은 건조한 것을 싫어하고 또한 濕한 것도 싫어하니, 건조한 것이 과하면 곧 水를 범하여 火가 왕성해지고, 濕이 과하면 곧 邪가 머물러 精이 생겨나기 어렵다. 六味丸에서 茯苓을 사용한 것은 腎에 있는 邪水를 瀉하여 이로써 腎에 있는 眞水를 補하려는 것이다. 그러므로 健脾하는 의미와 완전히 일관되지 않으니 脾와 腎을 함께 치료하는 것이라고 인식해서는 안된다.

或問茯苓不健脾而益腎, 而茯苓實健脾之物也, 意者腎健而脾亦健乎? 夫腎健而脾亦健, 此 六味湯之功用也. 茯苓只能益腎以通胃耳, 胃爲腎之關門, 腎氣足而關門旺, 不可單歸功於茯苓也. 然而, 茯苓之氣實先通於胃. 夫茯苓下利之物, 如何能上行於胃. 不知茯苓尤通上 下之竅, 而胃亦是水穀之海, 利水而水不入海, 將何注乎. 故下通膀胱, 而上通於胃, 胃氣得腎氣之升騰, 而胃氣有不更開, 飮食有不更進乎. 似乎脾健而能容, 實亦胃健而能受焉也.

혹 묻기를 茯苓은 健脾하지는 않고 腎을 이롭게 한다고 하셨는데 茯苓이 실제로는 脾를 건강하게 해주는 약재이니 腎을 건강하게 하여 脾 또한 건강하게 한다는 뜻입니까? 腎을 건강하게 하면 脾 또한 건강해지니 이것이 六味湯의 효과이다. 茯苓은 단지 腎을 이롭게 하여 이로써 胃를 통하게 할 수 있을 따름이다. 胃는 腎의 關門으로 腎氣가 충족되면 關門이 왕성해지니 단지 茯苓의 공으로만 돌릴 수는 없다. 그러나 茯苓의 氣는 실제로 胃에서 잘 통한다. 茯苓은 아래로 통하게 하는 약재인데 어떻게 胃로 올라 행할 수 있습니까? 茯苓이 오히려 上下의 구멍을 통하게 하는 것을 알지 못하는 것이니 胃 또한 水穀의 바다인데 물이 나가기만 하고 물이 바다로 들어가지 못한다면 장차 어떻게 물을 대겠는가. 그러므로 아래로는 膀胱으로 통하고 위로는 胃로 통하여 胃氣가 腎氣의 升騰을 얻었는데도 胃氣가 더 열리지 못하거나 음식이 더 나아가지 못함이 있겠는가. 脾가 건강해야 받아들일 수 있는 것처럼 실제로는 胃 또한 건강해야 받아들일 수 있다.

或疑茯苓, 澤瀉, 同是利水之物, 而或言過於利水, 或言未能健脾, 皆是與人相反, 謂先生不好奇得乎? 曰非好奇也. 二味實各有功用, 不得不分言之耳. 澤瀉, 瀉之中有補, 表其補之功, 則其瀉正可用也; 茯苓, 補中有瀉, 論其瀉之益, 則其補亦可用也. 凡藥有功有過, 明辨功過於胸中, 自然臨症無差也.

혹 의심하기를 茯苓과 澤瀉가 모두 水를 통하게 하는 약재이거늘 혹 말씀하시기를 水를 통하게 하는 작용이 너무 지나치다고 하시고 혹 말씀하시기를 脾를 건강하게 하지 못한다고 하여 이에 있어서는 사람들과 서로 상반되니 선생께서 특이한 것을 좋아하는 것이 아니라고 할 수 있겠습니까? 말하기를 특이한 것을 좋아하는 것이 아니다. 이 두 약재는 실제로 각각 작용함이 있으니 어쩔 수 없이 나누어 말한 것이다. 澤瀉는 瀉하는 가운데 補하는 작용이 있어 표면적으로 補하는 작용이 나타나나 그 瀉하는 작용으로 사용될 수 있다. 茯苓은 補하는 가운데 瀉하는 작용이 있어 瀉하는 데 이롭다고 논하여지나 그 또한 補하는 작용으로 사용될 수 있다. 무릇 藥은 공로가 있고 과실이 있으니, 공로와 과실을 마음속에서 분명히 구별하여 자연스럽게 병에 사용됨에 어긋남이 없도록 해야 한다.

或問六味丸中闡發已盡, 不識茯苓於前說之外, 尙有異論乎? 前說不足以盡茯苓之義也. 仲景夫子用茯苓於六味丸中也, 豈特瀉腎中之邪水, 以補腎中之眞水哉. 茯苓更能入腎, 以通腎中之火氣. 腎中火氣, 上通胃而下通膀胱二經. 苟無腎火之氣以相通, 則上水不能入, 而下水不能出矣. 上水不能入者, 非不能飮也, 飮水而水之氣不消; 下水不能出者, 非不能容, 而水之氣不泄不消, 而水勢必奔迫於中焦, 而不能化矣, 惟有火氣以相通, 而上下之水始周流而無滯. 六味補腎中之水, 而不補腎中之火[53], 則火不能自通於胃與膀胱矣. 得茯苓代爲宣化, 而上下之水得行, 何致有不消不泄之慮哉. 茯苓用之於六味丸中者, 尙有如此妙義也.

혹 묻기를 六味丸에서 모두 밝혔으나 茯苓에 대한 이전의 설명 이외에는 알지 못하겠습니다. 혹시 다른 이론이 있습니까? 이전의 설명으로는 茯苓의 의미를 다 설명하기에는 부족합니다. 張仲景이 六味丸 중에 茯苓을 사용한 것은 특별히 腎에 있는 邪水를 瀉하여 이로써 腎에 있는 眞水를 補한 것이다. 茯苓은 또한 腎으로 들어갈 수 있어서 腎에 있는 火氣를 통하게 한다. 腎에 있는 火氣는 위로 胃와 아래로는 膀胱의 두 經으로 통한다. 만약 腎의 火氣가 서로 통하지 못한다면 곧 위로 水가 들어오지 못할 것이고 아래로 水가 나가지 못할 것이다. 위로 水가 들어오지 못한다는 것은 마시지 못한다는 것이 아니다. 물을 마셔도 水氣를 소화시키지 못하는 것이다. 아래로 水가 나가지 못한다는 것은 음식을 먹지 못한다는 것이 아니다. 水의 氣를 내보내지도 못하고 소화하지도 못하여 水의 기세가 中焦에서 급박하여 소화되지 못하는 것이다. 오직 火氣가 서로 통해야 上下의 水가 두루 흐르기 시작하여 막힘이 없다. 六味丸은

53) 火 原作 "水", 今据何本改.

腎의 水를 補하나 腎의 火를 補하지 못하므로 火가 胃와 膀胱에서 스스로 통할 수 없다. 茯苓을 얻으면 대신하여 널리 化하여 上下의 水가 行하게 되니 소화시키지 못하고 내보내지 못함에 이를 것을 근심하겠는가. 六味丸 중에 茯苓을 사용하는 것은 또한 이와 같은 기묘한 의미가 있다.

又問茯苓用之於六味丸中, 奇義如此, 而用之於八味丸中, 亦別有意義乎? 曰有. 茯苓瀉水, 亦能瀉火. 瀉水者瀉腎中之邪水, 則瀉火者獨不瀉腎中之邪火乎. 八味丸用桂, 附以補火者, 補腎中之真火也. 然補腎中之真火, 而腎中之邪火不去, 則真火不生, 反助邪火而上升矣. 仲景夫子用茯苓於八味丸中, 正取其瀉邪火以補真火也. 桂, 附得茯苓之助, 無邪火之相干, 自然真火之速長. 於是火生而脾土得其益, 受水穀而能容, 胃土得其益, 進飲食而無礙, 肺氣調, 而心氣降, 肝氣平矣.

또한 묻기를 茯苓을 六味丸 중에 사용함에 있어 이와 같이 기묘한 의미가 있으니 八味丸 중에 사용함에 있어서도 또한 구별되는 의미가 있습니까? 말하기를 있다. 茯苓은 水를 瀉하며 또한 火를 瀉할 수 있다. 水를 瀉하는 것은 腎에 있는 邪水를 瀉하는 것이니 火를 瀉하는 것은 어찌 腎에 있는 邪火를 瀉하는 것이 아니겠는가. 八味丸에서 肉桂, 附子를 사용하여 火를 補하는 것은 腎에 있는 眞火를 補하는 것이다. 그러나 腎에 있는 眞火를 補하는 것으로 腎에 있는 邪火를 제거할 수는 없으니 그러한 즉 眞火가 생기지 못하고 도리어 邪火가 상승하는 것을 도울 뿐이다. 張仲景은 八味丸에 茯苓을 사용하여 그 邪火를 瀉하여 이로써 眞火를 補하는 방법을 바르게 취하였다. 肉桂와 附子가 茯苓의 도움을 받으면 邪火의 간섭 없이 眞火가 자연스럽게 빠르게 자란다. 이로 인해 火가 자라나고 脾土가 그 도움을 얻어 水穀을 받아들일 수 있고 胃土가 그 도움을 얻어 문제없이 飲食을 소화시킬 수 있으니 肺氣가 고르게 되고 心氣가 하강하며 肝氣가 가지런하게 된다.

又問茯苓用之四君子湯與六君子湯, 似非盡利水也, 何獨不言其奇乎? 夫茯苓用之於陰藥之內, 可以出奇. 茯苓用之於陽藥之間, 無以顯異, 不過佐人參, 白朮, 分消其水濕, 以固其脾土而開胃氣也.

또한 묻기를 四君子湯과 六君子湯에서의 茯苓의 작용은 오로지 水를 통하게 하는 것은 아닐 것이니 어찌하여 유독 그 기이한 작용에 대해서는 말씀하시지 않으십니까? 무릇 복령을 陰藥 안에서 사용하는 것은 기이한 작용이 나타날 수 있다. 茯苓을 陽藥 사이에서 사용하는 것에서는 기이함이 나타날 수 없다. 人蔘과 白朮이 그 水濕을 삭여 그 脾土를 견고하게 하고 胃氣를 열어주는 것을 돕는데 불과하다.

又問茯苓用之於都氣丸中, 亦未見出奇, 必得肉桂, 而後瀉水, 安在入腎氣丸中即能出奇乎? 曰腎氣丸之妙, 全在茯苓. 茯苓利水, 人人知之. 利水之中, 得群陰之助, 更能於補水中, 以行其利水之權 ; 得二陽之助, 更能於補火之中, 以全其化水之神. 止利其邪水, 而不使波濤泛溢, 又不損其真水, 而轉使熱氣薰蒸, 通上下三焦, 消內外二濕, 皆茯苓爲君之功也. 倘以茯苓爲臣, 而君以熟地, 勢必中焦阻滯, 水積於皮膚而不得直入於膀胱矣, 又何以瀉之哉.

또한 묻기를 都氣丸에서 茯苓을 사용함에 역시 기이한 작용이 드러나지 않지만, 반드시 肉桂의 작용을 얻은 이후에야 水를 瀉하니 어찌 腎氣丸에 넣어서는 곧 기이한 작용이 나타나는 것입니까? 말하기를 腎氣丸의 신묘함은 전부 茯苓에 있다. 茯苓이 水를 통하게 하는 것은 많은 사람들이 알고 있다. 水를 통하게 하는 중에 陰藥들의 도움을 얻으면 또한 水를 補하는 가운데 利水하는 작용을 행한다. 두 陽藥의 도움을 얻으면 또한 火를 補하는 가운데 그 水를 化하는 신묘함이 갖추어진다. 그 邪水를 나가게 하는데 그치니 파도가 넘치지 않게 하는 것이고, 또한 그 眞水를 손상시키지 않으니 熱氣가 훈증하게 될 정도로 옮겨가지 않게 하는 것이다. 上下三焦를 통하게 하여 內外의 濕을 없애니 모두 茯苓이 君藥으로 하는 작용이다. 만일 茯苓이 臣藥이 되고 熟地黃이 君藥이 되면 반드시 中焦가 막히는 형세가 되며 水가 피부에 쌓여 膀胱으로 직접 들어가지 못하게 될 뿐이니 또한 어떻게 瀉하겠는가.

或問夏子益[54]集奇異治病之方, 有人十指節斷壞, 惟有筋連無節肉, 蟲出如燈心, 長數寸,

54) 夏子益 人名.《四庫全書總目. 醫家類》:“《衛生十全方》 一卷,《奇疾方》 一卷. 宋, 夏德撰. 德, 字子益, 其理貫始末未詳.”

遍身綠毛, 以茯苓, 胡黃連, 煎飮而愈, 豈亦有義乎? 曰是濕熱出蟲耳. 茯苓以去濕, 黃連以解熱, 濕熱散而蟲自死矣. 惟是蟲身長綠毛, 實有秘義. 此人必手弄靑蛙, 戲於池塘之中, 綠毛之龜在池內, 欲呑之而不可得, 故氣沖而手, 久之而手爛, 得至陰之毒而不散, 故皮爛而肉腐, 生長蟲綠毛也. 惜吾發異議, 無人證之耳.

혹 묻기를 夏子益은 기이하게 병을 치료하는 처방들을 모았습니다. 어떤 사람이 열 손가락 마디가 썩어 절단되고 오직 힘줄만 이어져 있고 관절과 살은 없으면서 燈心처럼 길이가 수촌이며 한쪽에 푸른 털이 있는 벌레가 나오는 데에 茯苓, 胡黃蓮을 달여 마시게 하고 나았다고 하는데 그 처방에 어떤 뜻이 있습니까? 말하기를 이는 濕熱로 인해 벌레가 나온 것일 뿐이다. 茯笭은 濕을 제거하고 胡黃蓮은 熱을 풀어주어 濕熱이 흩어지면 벌레는 자연스럽게 죽게 된다. 오직 이 벌레의 몸에 푸른 털이 자라는 것에 실제로 심오한 뜻이 있다. 이는 그 사람이 반드시 손으로 청개구리를 가지고 장난치고 연못 가운데에서 놀다가 못 안에 있던 푸른 털을 가진 거북이가 손을 삼키고자 하였으나 그리하지 못한 것이다. 그리하여 그 기운에 찔린 손이 오래되어 문드러진 것이니 至陰의 毒을 얻어 이를 흩어버리지 못하고 피부가 문드러지고 살이 부패하여 푸른 털의 벌레들이 생겨 자란 것이다. 내가 색다른 주장을 펼쳤으나 증명할 사람이 없어 아쉬울 따름이다.

或問今人用茯苓, 多用人乳浸泡, 久制則白色變紅, 其有益於人乎? 夫補藥而用茯苓者, 恐純補之臟滯, 故用之通達, 使于瀉之中, 以助其補之力也, 若過用乳制, 則通利之性全失, 一味呆補, 反不能佐補藥以成功. 此近人不知用藥之功, 而妄爲制變, 不可以爲法也.

혹 묻기를 지금 사람들이 茯苓을 사용할 때 人乳에 담가 사용하는 경우가 많아 오래 포제하면 백색이 붉은색으로 변하니 이것이 사람들에게 유익한 것이 있습니까? 補藥에 茯苓을 쓰는 것은 순전히 補하는 것이 臟을 막히게 할까 두려워 통하게 하고자 사용한 것이니 瀉하는 작용으로 補하는 작용을 돕고자 한 것이다. 만약 人乳에 포제하는 것이 지나치면 通하고 부드럽게 하는 성질을 전부 잃어버리게 될 것이니 한 가지 약제로만 어리석게 補하면 오히려 補藥의 작용을 보좌할 수 없게 된다. 이것은 요즘 사람들이 용약하는 방법을 알지 못하고 망령되이 법제하여 변하게 한 것이니 옳은 방법으로 삼을 수 없다.

25. 槐實 (槐米, 槐花)

槐實, 味苦, 辛, 鹹, 氣寒, 無毒. 入大腸. 止涎唾, 補絶傷, 涼大腸之火, 消乳瘕, 除男子陰瘡濕癢, 卻女人產戶痛癢, 仍理火瘡, 且墮胎孕, 酒吞七[55]粒, 催產尤良. 大約槐樹枝, 葉, 花, 根, 共同治療而子尤佳. 然只可暫用爲佐使, 而不可久服, 久服[56]則大腸過寒, 轉添泄利之苦矣.

槐實은 苦, 辛, 鹹하며, 氣寒하고 無毒하다. 大腸에 들어간다. 涎唾를 멎게 하며, 끊어지고 다친 것을 補하며, 大腸의 火를 식혀주고, 乳瘕를 없애주고, 남자 음부가 헐고 진물이 나는 것을 없애며, 여성의 產戶가 아프고 가려운 것을 물리치며, 여전히 火瘡을 다스리며, 또 墮胎시키고, 술과 함께 7알을 삼키면 催產시키는 효과가 우수하다. 槐나무의 가지, 잎, 꽃, 뿌리가 모두 치료하는 데에 쓰이지만 특히 열매의 효과가 우수하다. 그러나 다만 佐使약으로써 잠시 사용하는 것이 가능할 뿐, 오래 복용하면 안되고, 오래 복용하게 되면 大腸이 過寒하게 되어 도리어 설사하는 괴로움에 이르게 된다.

或問槐實與槐米之功效何如？ 夫槐米, 即花未開之蕊也, 其氣味與槐子正同, 但子味太重, 槐米輕清, 入湯劑似勝於槐實, 若用入丸藥之中, 槐蕊不若槐實也.

혹 묻기를 槐實과 槐米의 功效는 어떻습니까? 무릇 槐米는 꽃이 피기 전의 꽃술이며, 그 氣와 맛이 槐의 열매와 정확히 일치하지만, 열매의 味는 아주 무거우며, 槐米의 味는 가볍고 맑으니, 탕제에 들어가게 되면 槐實과 비슷하거나 槐實보다 오히려 뛰어나지만, 丸藥에 사용하게 되면 槐의 꽃술은 槐實만 같지 못할 것이다.

---

55) 此下何本有 "或十" 二子.
56) 久服 原無, 今据何本補.

或問《太清草木方》中載槐應虛星之精，以十月上已日采子服之，去百病，長生通神．而《梁書》亦言，庾肩吾常服槐實，年七旬餘，髮鬢皆黑，目看細字，非通神之驗耶？嗟乎．槐實非長生之藥，其性苦寒而屬陰，久服則傷脾胃．庾肩吾服之而有效者，必陽旺而非陰虛，實熱而非虛熱也．

혹 묻기를 《太清草木方》 중에 기록되길 槐가 虛星의 精에 응하므로, 10월의 첫 巳日에 열매를 채취해 복용하면, 百病이 사라지고 장수하는 것이 신통하다고 하였습니다. 또한《梁書》에도 말하기를, 庾肩吾가 槐實을 常服하여, 칠순이 지나도 머리와 수염이 모두 검고, 눈으로 작은 글자도 알아볼 수 있으니, 신통한 효험이 아니겠는가? 라고 하였습니다. 안타깝구나! 槐實은 장수하는 약이 아니며, 그 성질이 苦寒하니 陰에 속하며, 오래 복용하게 되면 脾胃를 상한다. 庾肩吾가 복용하여 효과가 있었다고 한 것은, 반드시 陽이 왕성하고 陰이 虛한 것이 아니며, 實熱이었고 虛熱이 아니었던 것이다.

26. 枳實

枳實，味苦，酸，氣寒，陰中微陽，無毒．枳實，本與枳殼同爲一種，但枳實夏收，枳殼秋采．枳殼性緩而治高，高者主氣，治在胸膈．枳實性速而治下，下者主血，治在心腹．故胸中痞，肺氣結也，用枳殼於桔梗之中，使之升提而上消．心下痞，脾血積也，用枳實於白朮之內，使之蕩滌而下化．總之，二物俱有流通破結之功，倒壁推牆之用．凡有積滯壅塞，痰結瘕痞，必須用之，俱須分在上，在下．上用枳殼緩治，下用枳實急治，斷斷無差也．然而切不可單用，必附之補氣，補血之藥，則破氣而氣不耗，攻邪而正不傷，逐血而血不損，尤爲萬全耳．

枳實은 苦，酸하고，氣寒하고，陰중의 微陽이며 無毒하다. 枳實은 枳殼과 함께 본래 한가지이며, 다만 枳實은 여름에 거두는 것이며 枳殼은 가을에 채취하는 것이다. 枳殼은 성질이 완만하고 높은 곳을 치료하는데, 높은 곳은 氣를 책임지고 胸膈에서 치료한다. 枳實은 성질이 빠르고 낮은 곳을 치료하는데, 낮은 곳은 血을 책임지고 心腹에서 치료한다. 그러므로

胸中痞는 肺氣가 맺힌 것이니 枳殼을 桔梗과 함께 사용하여 升提시켜서 위로 흩어버린다. 心下痞는 脾血이 쌓인 것이니, 枳實을 白朮과 사용하여 깨끗이 씻어내고 아래로 없앤다. 총괄하면 이 두 가지는 모두 流通시키고 結한 것을 파괴하는 효능이 있으며, 벽을 뒤집고 담장을 밀어버리는 쓰임이 있는 것이다. 대개 積滯와 壅塞, 痰結, 瘕痞 등이 있으면 반드시 사용해야 하며 반드시 上下를 구분해야 한다. 上에는 枳殼으로 완만하게 치료하며, 下에는 枳實로써 급하게 치료하니 결단코 착오가 없어야 한다. 그러나 절대 단독으로 써서는 안되며 반드시 補氣, 補血하는 약과 함께 하면, 氣를 흩뜨리되 소모시키지 않으며, 邪를 공격하되 正이 상하지 않게 하고, 血을 쫓아내되 줄어들지 않게 하므로 더욱 완전해질 뿐이다.

或問枳殼, 枳實同是一種, 枳殼乃秋收之物, 其味之重, 宜濃於枳實, 何以不下沉而反上浮也？ 不知枳殼之性, 愈熟則愈浮. 枳殼收金之氣, 故能散肺金之結氣, 非枳殼性緩而留中也.

혹 묻기를 枳殼과 枳實이 모두 한가지라 하였는데, 枳殼은 가을에 거두는 것이고 그 맛은 무겁고 枳實보다 진한데, 어찌하여 아래로 가라앉지 않고 반대로 위로 떠오르는 것입니까? 枳殼의 성질은, 익으면 익을수록 더욱 위로 떠오르는 것임을 알지 못하는 것이다. 枳殼은 움츠리는 金의 기운이므로, 肺金의 맺힌 氣를 능히 흩뜨릴 수 있는 것이지, 枳殼의 성질이 완만하여 가운데 머무는 것이 아니다.

或問枳實收於夏, 其性輕, 宜薄於枳殼, 何以反峻烈於枳殼, 量其未熟而然乎？ 曰枳實之性, 小而猛, 大而弱, 收於夏, 得夏令之威也. 脾乃土臟也, 宜於夏氣, 故能下行, 而推蕩其脾中之積滯, 非枳實性急而速行也.

혹 묻기를 枳實이 여름에 거두는 것이라, 그 성질이 가볍고, 枳殼에 비해 마땅히 薄하거늘, 오히려 枳殼보다 성질이 峻烈한 것은 추측컨대 덜 익었기 때문입니까? 말하기를 枳實의 성질이 작은 것은 맹렬하고, 큰 것은 약하니, 여름에 거두어 여름의 기운을 얻은 것이다. 脾는 곧 土의 臟이니 夏氣에 적합하고, 따라서 능히 下行하여 脾 중의 積滯를 밀어 씻어낼 수 있는 것이니,

枳實의 성질이 급하고 빠른 것이 아니다.

或問枳實過於迅利, 病宜消導者, 何不用枳殼之爲善乎? 夫枳殼與枳實, 不可同用, 一治上而一治下. 枳殼之功, 不如枳實之大. 枳實攻堅, 佐大黃以取勝, 實爲破敵之先鋒, 非若枳殼居中調劑, 僅可以攻城內之狐鼠也.

혹 묻기를 枳實은 신속하게 작용하는 것이 지나친데, 病이 마땅히 消導해야 하는 경우 왜 枳殼을 쓰지 않는 것이 좋다고 하십니까? 무릇 枳殼과 枳實은 함께 사용하지 못하니, 하나는 上을 치료하고 다른 하나는 下를 치료하기 때문이다. 枳殼의 효능은 枳實만큼 크지 않다. 枳實은 굳어진 것을 공격하는 것이며, 大黃을 돕는 효능을 발휘하고, 실로 적을 파괴하는 선봉이 되는 것으로써, 枳殼이 조제된 약 사이에 머물며 겨우 城 안의 狐鼠를 공격하는 것과는 다르다.

或問枳實無堅不破, 佐之大黃, 則袪除蕩積之功更神, 以之治急, 何不可者, 而必戒之 諄諄乎? 夫看症既清, 用藥之更當, 何必顧瞻而不用. 惟是病有變遷之不同, 人有虛實之各異, 苟辨之不確, 而妄用枳實, 不幾殺人乎. 我有一辨之之法, 腹中疼痛, 而不可手按者, 可用無疑. 倘按之不疼痛, 而確是有堅積者, 又將何法辨之? 辨之於口中之舌, 如有紅黑者, 即用無疑. 如此, 則何至有失乎.

혹 묻기를 枳實은 굳어진 것을 파괴하지 못함이 없으며, 大黃을 도와 쌓인 것을 씻어 없애는 효능이 신묘한데, 급하게 치료하고자 하는 것은 不可하니 반드시 조심하라고 간곡하게 말하십니까? 무릇 증상을 보면 분명하고 약을 쓰는 것은 더욱 마땅하다면, 왜 반드시 뒤돌아보고 사용하지 않겠는가? 생각건대 病은 변천이 있어 같지 않으며 사람에게는 虛實이 서로 다름이 있거늘, 단지 불명확하게 판별하여 枳實을 잘못 사용하고 거의 사람을 죽이는 것이 아니겠는가? 나에게는 한 가지 변별하는 방법이 있는데, 腹 중에 疼痛이 있어 손도 대지 못하는 사람에게는 의심 없이 사용할 수 있다. 만약 손을 대도 아프지 않지만 확실히 굳어지고 쌓인 것이 있는 경우에는 어떤 방법으로 변별합니까? 이럴 때 변별하는 방법은, 입 속의 혀를 살펴보아 붉고 검은 것이 보이면 의심 없이 사용할 수 있다. 이와 같이 하면 어찌 실수에 이르겠는가?

或問枳殼治胎氣不安, 古人入於瘦胎藥中, 以防難產, 何子不言及耶? 曰婦人懷孕, 全藉氣血以養胎, 氣血足而易產, 氣血虧而難產. 用枳殼以安胎, 必至胎動不安, 而生產之時, 亦必艱澀. 是枳殼非安胎之藥, 乃損胎之藥, 非易產之劑, 乃難產之劑也. 況古人瘦胎飲, 爲湖陽公主而設, 以彼生長皇家, 奉養太過, 其氣必實, 不得已而損其有餘, 則胎易養也. 豈執之而概治膏梁之婦乎. 膏梁之婦, 既不可用枳殼以安胎, 況荊布之家, 原非豐厚, 又胡可損其不足哉, 余所以略而不談也.

혹 묻기를 枳殼이 胎氣가 不安한 것을 치료하고, 옛 사람들은 瘦胎藥 중에 넣어서 難產을 방지했는데 왜 선생님은 말씀이 없으십니까? 말하기를 부인이 임신하면 모두 氣血에 의존하여 태아를 기르고, 氣血이 충분하면 쉽게 출산하며 氣血이 모자라면 출산이 어렵다. 枳殼을 사용하여 安胎시키면 반드시 胎動이 不安해지고 출산할 때도 역시 반드시 어려움이 있다. 이것이 바로 枳殼이 安胎하는 약이 아니고 損胎하는 약이며, 易產하는 약재가 아니라 難產하는 약재인 이유이다. 하물며 옛 사람이 瘦胎飲을 湖陽 공주를 위하여 만든 것은, 황실에서 낳고 자랐으며 봉양이 크게 지나쳐서 그 氣가 반드시 實하므로, 부득이하게 그 有餘한 것을 소모시켜서 태아가 쉽게 자라난 것이다. 어찌 이를 고수하여 모든 잘먹고 자란 부인들을 치료한다 하겠는가? 잘 자란 부인이라 하여 枳殼으로 安胎시키면 안되거늘, 하물며 가난한 집안은 원래 풍부하지 못한데 그 부족함을 다시 손상할 수 있는 것이니, 나머지는 생략하고 말하지 않겠다.

或問枳殼治心下痞滿與心中痞痛, 何也? 蓋胃之上口, 名曰賁門. 賁門與心相連[57], 胃氣壅住, 則心下亦急而不舒, 故痞滿也. 邪塞於中焦, 則欲升不能, 欲降不可, 必然氣逆而上沖, 而肝經本鬱, 又不能條達而開暢, 則脅亦脹滿, 而心中痞痛矣. 得枳殼之破散消導, 而痞滿, 痞病盡去也.

57) 連 何本作 "近".

혹 묻기를 枳殼이 心下痞滿과 心中痞痛을 치료한다는 것은 어떤 것입니까? 대개 胃의 상부 구멍을 賁門이라고 칭한다. 賁門은 心과 더불어 이어져 있으며, 胃氣가 막혀 머무르게 되면 心下 또한 급하고 펼쳐지지 못하게 되어 痞滿하게 되는 것이다. 邪가 中焦에 머물게 되면 升하고자 하지만 할 수 없으며, 降하고자 하지만 할 수 없어서, 반드시 그 氣가 거슬러 上沖하여 肝經이 울체하게 되어 조리정연하게 펼쳐질 수 없으므로, 옆구리가 또한 脹滿하고 心中痞痛하게 되는 것이다. 枳殼의 파괴하고 흩뜨리고 消導하는 효능을 얻게 되면 痞滿과 痞病이 모두 사라지게 된다.

27. 女貞實[58)]

女貞子, 味苦, 甘, 氣平, 無毒, 入腎經. 黑鬚烏髮, 壯筋強力, 安五臟, 補中氣, 除百病 養精神. 多服, 補血祛風, 健身不老. 近人多用之, 然其力甚微, 可入丸以補虛, 不便入湯以滋益. 與熟地, 枸杞, 南燭[59)], 麥冬, 首烏, 旱蓮草, 烏芝麻, 山藥, 桑椹, 茄花, 杜仲, 白朮同用, 真變白之神[60)]丹也. 然又爲丸則驗, 不可責其近效也.

女貞子는 苦, 甘하고 氣平하고 無毒하며 腎經으로 들어간다. 수염과 머리를 검게 하며, 근육을 굳건히 하고 힘을 강하게 하며, 五臟을 편안히 하고 中氣를 補하며, 모든 병을 제거하고 精과 神을 기른다. 많이 복용하면 血을 補하고 風을 제거하여 몸을 튼튼하게 하고 늙지 않게 한다. 최근 사람들이 많이 이용하지만 그 힘이 매우 약하여 丸藥에 넣어 虛함을 補할 수는 있어도 湯藥에 넣어 기르고 더하는 작용을 하기엔 불편하다. 熟地黃, 枸杞子, 南燭, 麥門冬, 何首烏, 旱蓮草, 烏芝麻, 山藥, 桑椹, 茄花, 杜沖, 白朮과 함께 사용하면 진실로 백발을 검게 하는 신묘한 丹인 것이다. 그러나 또한 丸으로 먹어야 효과가 있다고 해서 그 효과가 넓지 않음을 탓할 수는 없다.

58) 實 何本作 "子".
59) 南燭 何本作 "南天竹"
60) 神 原無, 今据何本補

或問女貞既善黑鬚，又有諸益，自宜入湯劑中，以收其功，何以不宜乎？夫女貞子功緩，入在湯劑中，實無關于重輕，無之不見損，有之不見益．若必欲入湯劑，非加入一兩不可，然而過多，則又與胃不相宜．蓋女貞少用則氣平，多用則氣浮也．

혹 묻기를 女貞子가 이미 수염을 검게 할 수 있고 또한 여러 이익이 있으므로 스스로 마땅히 湯劑 중에 넣어 그 효과를 거둘 수 있을 텐데 어찌 그리할 수 없다 하십니까? 무릇 女貞子는 그 효과가 완만하여 湯劑 중에 넣으면 실제로는 많이 넣든 적게 넣든 상관없이 안 넣어도 손해가 없고 넣어도 이득이 없다. 만약 꼭 湯劑에 넣어야겠다면 한 냥을 넣을 것이 아니면 불가하나, 그 이상을 넣으면 또한 胃에 서로 맞지 않게 된다. 대개 女貞子는 적게 사용하면 氣가 平하고 많이 사용하면 氣가 浮하게 된다.

女貞子，非冬青也．冬青子大，而女貞子小；冬青子長，而女貞子圓也．若用冬青更爲寒涼，尤無功效，未可因《本草》言是一種，而采家園之冬青子以入藥也．

女貞子는 冬青子가 아니다. 冬青子는 크고 女貞子는 작으며, 冬青子는 긴 모양이고 女貞子는 둥근 모양이다. 만약 冬青子를 쓰면 도리어 차고 서늘하고 또한 효과도 없어서 《本草》에서 이들을 하나의 種으로 써 놓은 것으로 인해 밭의 冬青子를 캐어 약으로 쓸 수는 없다.

或疑女貞子爲長生之藥，而子以爲無足重輕，何以又譽之爲變白之神丹乎？曰余前言其有功者，附之于諸補陰藥中爲丸，以變白也，後言其無足重輕者，欲單恃之作湯，難速效也．女貞子緩則有功，而速則寡效，故用之速，實不能取勝于一時；而用之緩，實能延生于永久，亦在人用之得宜耳．

혹 의심하기를 女貞子는 기르고 살리는 약인데 선생님께서 많이 넣든 적게 넣든 충분함이 없다고 하시면서도 어찌 또한 백발을 변하게 하는 신묘한 丹이라고 높이십니까? 말하기를 내가 앞에서 그것이 효과가 있다고 한 것은 모든 補陰藥에 더불어 丸으로 만들어 쓸 경우에 백발을 변하게 하는 것이고, 뒤에 많이 넣든 적게 넣든 충분함이 없다고 한 것은 단지 湯藥을 만드는 것에만 의지해서는 빠른 효과를 보기 힘들다는 것이었다. 女貞子는 완만하게 사용하면 효과가 있고 빠른 효과를 기대하면 효과가 적다. 빠른 효과를 기대하여 사용하면 진실로 한 번에 효과를 얻을 수 없을 것이고, 완만하게 사용하면 진실로 생명을 영구토록 연장할 수 있고 또한 사람에게 있어 그것을 사용함에 마땅함을 얻을 수 있을 것이다.

28. 厚朴

厚朴, 味甘, 辛, 氣大溫, 陰中之陽, 可升可降, 無毒. 入脾, 胃, 大腸. 主中風寒熱, 治霍亂轉筋, 止嘔逆吐酸, 禁瀉利淋露, 消痰下氣. 乃佐使之藥, 不可爲君臣. 蓋攻而不補, 有損無益之味也, 然而善用之, 收功正多, 未可棄而不用. 大約宜與諸藥同用, 同大黃, 枳實, 則瀉實滿矣 ; 同人參, 蒼朮, 陳皮, 則瀉濕滿矣 ; 同桂枝, 則傷寒之頭痛可除 ; 同檳榔, 枳實, 則痢疾之穢物可去. 同苦藥則瀉, 同溫藥則補, 同和藥則止痛, 同攻藥則除痞, 亦在人善用之. 倘錯認爲補益, 虛人用之, 脫元氣矣.

厚朴은 甘, 辛하며, 氣가 大溫하고, 陰中之陽의 성질을 갖고 있어 오르기도 하고 내려가기도 한다. 無毒하다. 脾, 胃, 大腸으로 들어간다. 風邪에 적중하여 寒熱이 있는 것을 주관하고, 霍亂病에 의해 근육이 뒤틀리는 것을 치료하고, 구역질을 하는 것과 신물을 토하는 것을 그치게 하고, 설사가 찔끔찔끔 나오는 것을 막고, 痰을 삭히고 氣를 내린다. 이는 佐使藥으로 쓰는 것이고 君藥이나 臣藥으로 쓸 수는 없다. 대개 邪氣를 치는 효과를 내는데 補하는 효과는 없고 깎음은 있어도 더하는 것은 없는 약이다. 그러나 잘 사용하면 거둘 공이 정말 많으니 이를 버려 사용하지 않을 수가 없다. 크게 요약하면 마땅히 모든 약과 함께 사용할 수 있는데, 大黃, 枳實과 함께 사용하면 實하여 그득한 것을 瀉할 수 있고, 人蔘, 蒼朮, 陳皮와 함께 사용하면 濕하여 그득한 것을 瀉할 수 있고, 桂枝와 함께 사용하면 寒邪에 傷하여 머리가 아픈 것을 제거할 수 있고, 檳榔, 枳實과 함께 사용하면 痢疾의 나쁜 물질을 나가게 할 수 있다. 쓴 맛의 약과 함께 사용하면 瀉하는 작용이 있고, 따뜻한 약과 함께 사용하면 補하는 성질이 있고, 화평하게 하는 약과 함께 사용하면 통증을 그치게 하고, 邪氣를 공격하는 약과 함께 사용하면 답답한 것을 제거하니 또한 사람에게 있어 좋게 사용된다. 만약 補하고 더하는 약으로 오인하여 虛한 사람에게 사용하면 元氣를 빼앗기게 될 것이다.

或問厚朴收功甚多, 不補而能之乎? 夫疑厚朴爲補, 固不可. 然而, 厚朴實攻藥, 能於 攻處見補[61], 此厚朴之奇也. 若論其性, 實非補劑也.

혹 묻기를 厚朴은 거둘 수 있는 효과가 매우 많은데 補하지 않으면서 그것이 가능하겠습니까? 무릇 厚朴이 補하는 작용이 있다고 의심하는 것은 진실로 불가하다. 그러나 厚朴이 실제로는 공격하는 약인데 공격할 수 있는 곳에서 補함을 나타내는 이것이 厚朴의 기묘한 점이다. 만약 그 성질로만 이야기 한다면 실제로는 補하는 약이 아니다.

或問厚朴能升淸降濁, 有之乎? 曰厚朴可升可降, 非自能升淸而降濁也. 用之補氣之中, 則淸氣能升. 用之於補血之中, 則濁氣能降. 升降全恃乎氣血之藥, 與厚朴何所與哉.

혹 묻기를 厚朴이 맑은 것은 올리고 탁한 것은 내리는 작용이 있습니까? 말하기를 厚朴은 올리기도 하고 내리기도 하지만, 그것이 스스로 맑은 것을 올리고 탁한 것을 내리는 작용을 하는 것은 아니다. 氣를 補하는 약 중에 사용하면 맑은 氣를 올릴 수 있고, 血을 補하는 약 중에 사용하면 탁한 氣를 내릴 수 있다. 올리고 내리는 것은 오로지 氣血의 약이 厚朴과 어떻게 함께 사용되느냐에 달려 있다.

或問厚朴佐大黃以攻堅, 仲景張公入於承氣湯中, 有奇義乎? 曰承氣湯中用大黃者, 以邪結於大腸也. 大黃迅拂之速, 何藉於厚朴. 不知大黃走而不守, 而厚朴降中有升, 留大黃而不驟

61) 見補 原無, 今据何本補.

降, 則消導祛除, 合而成功, 自然根株務絕, 無有少留. 此厚朴入之大承氣湯, 佐大黃之義也.

혹 묻기를 厚朴이 大黃을 보좌하여 굳은 것을 공격하니 張仲景 선생이 承氣湯에 넣은 것은 기묘한 뜻이 있습니까? 말하기를 承氣湯에 大黃을 넣은 것은 邪氣가 大腸에 뭉쳐있기 때문이다. 大黃이 빠르게 떨쳐버리는 속도로 어찌 厚朴에 기대는가. 大黃이 달리기만 하고 머물지는 않으며 厚朴이 내리는 중에 올리는 작용도 있음을 모르니, 大黃을 머무르게 하여 빠르게 내려가지 않게 하면 邪氣를 삭히고 이끌어 내려 제거함이 합쳐져서 효과를 이루니 이로 말미암아 근본까지 모두 없어져 조금도 남아 있음이 없게 된다. 이것이 厚朴을 大承氣湯에 넣어 大黃을 보좌하게 한 뜻이다.

或問厚朴入於平胃散中, 以平胃氣, 似厚朴乃益胃之品, 而非損胃之藥. 然平胃散, 非益胃之品也. 彼其命名之意, 謂胃之不平者而平之也, 是瀉胃氣之有餘, 非補胃氣之不足. 胃氣既無所補, 又何所益乎. 平胃散用厚朴, 瀉胃實而不補[62]胃虛, 人奈何錯認爲益胃之品哉.

혹 묻기를 厚朴을 平胃散에 넣어 胃氣를 고르게 하니 이는 마치 厚朴이 胃를 더하는 약물인 것 같고 胃를 깎는 약이 아닌 것 같습니다. 그러나 平胃散은 胃를 더하는 약이 아니다. 이것이 이름을 얻게 된 뜻은 胃가 고르지 않은 것을 고르게 한다는 것이니, 이는 胃氣의 남음을 瀉하는 것이고 胃氣의 부족함을 補하는 것이 아니다. 胃氣에는 이미 補하는 바가 없는데 또 어찌 보탠다고 하겠는가? 平胃散에 厚朴을 사용한 것은 胃가 實한 것을 瀉하는 것이지 胃가 虛함을 補하는 것이 아닌데 사람들이 어찌 잘못 인식하여 胃를 보태주는 약이라 하는가!

29. 桑白皮 (桑葉, 桑椹)

桑白皮, 味甘而辛, 氣寒, 可升可降, 陽中陰也[63]. 入手太陰肺臟[64]. 助元氣, 補勞怯虛

62) 補 原作 "瀉", 義晦.玆改.
63) 此不何本有 "無毒" 二字.
64) 臟 何本作 "經".

羸, 瀉火邪, 止喘嗽唾血, 利水消腫, 解渴[65]祛痰. 刀刃傷, 作線縫之, 熱雞血塗合可愈.

桑白皮는 甘, 辛하고, 氣寒하다. 오를 수도 있고 내려갈 수도 있으며 陽中에 陰이다. 手太陰肺經으로 들어간다. 元氣를 도와 힘을 많이 써서 虛하고 초췌해진 것을 補하고, 火의 邪氣를 瀉하여 숨이 차고 기침을 하면서 피를 뱉는 것을 그치게 하며, 물을 잘 흐르게 하여 부종을 가라앉히고 갈증을 풀며 痰을 없앤다. 칼에 베인 상처에 실로 만들어 봉합하고 뜨거운 닭의 피를 바르면 나을 수 있다.

桑葉之功, 更佳於桑皮, 最善補骨中之髓, 添腎中之精, 止身中之汗, 填腦明目, 活血生津, 種子安胎, 調和血脈, 通利關節, 止霍亂吐瀉, 除風濕寒痹, 消水腫腳浮, 老男人可以扶衰卻老, 老婦人可以還少生兒.

桑葉의 효과는 桑白皮 보다 더 나아서 뼈 속에 골수를 補하고 腎 속에 精을 더하여 몸에 땀을 그치게 하고, 뇌를 채워 눈을 밝게 하고, 피를 잘 흐르게 하고 津液을 만들어 자녀를 갖고 태아를 안정시키며 血脈을 조절하여 화평하게 하며 관절이 잘 움직이게 하고, 霍亂으로 인해 토하고 설사하는 것을 그치게 하고, 風寒濕에 의한 痺證을 제거하고, 다리가 부은 것을 내리는데 가장 좋다. 늙은 남성은 쇠약함을 도와 노화를 물리치고 늙은 여성은 젊은 때로 돌아가 자녀를 낳을 수 있게 한다.

桑椹, 專黑髭鬚, 尤能止渴潤燥, 添精益腦. 此三品相較, 皮不如椹, 而椹更不如葉也. 前人未及分晰, 世人不知, 余得岐伯天師親講, 老人男女之不能生子者, 制桑葉爲方, 使老男年過八八之數, 老女年過七七之數者, 服之尚可得子, 始知桑葉之妙, 爲諸補真陰者之所不及. 所用桑葉, 必須頭次爲妙, 采後再生者, 功力減半矣.

桑椹子는 오로지 수염을 검게 하고 또한 갈증을 멈추고 마른 것은 윤기있게 하고 精을 더하여 腦髓를 더한다. 이 세 가지를 서로 비교하면 桑白皮가 桑椹子만 못하고, 桑椹子가 또

65) 渴 原無, 今据何本補

桑葉만 못하다. 옛 사람들이 아직 분별하여 밝히지 못하여 세상 사람들이 알지 못하는 것을 내가 岐伯이라는 하늘의 스승께 친히 배워 알게 되었다. 노인이 된 남성, 여성이 자녀를 낳을 수 없게 된 경우 桑葉을 조제하여 처방을 만들어 늙은 남성이 64세가 넘고, 늙은 여성이 49세가 넘어도 이 처방을 복용하면 오히려 자녀를 얻을 수 있을 것이니 桑葉의 오묘함이 모든 眞陰을 補하는 약이 미치지 못하는 바임을 알게 될 것이다. 桑葉을 사용하는 경우엔 반드시 모름지기 끝에 있는 것부터 써야 오묘한 효과를 내는데 채집한 후에 다시 난 잎은 그 효과가 반으로 줄어든다.

或疑桑椹乃桑樹之精華, 其功自勝於葉, 而吾子謂椹不如葉, 意者桑葉四季皆可采用, 而桑椹必須四月采之爲艱乎? 曰椹與葉, 功用實同. 因椹艱於四季之采用, 且制之不得法, 功 遜於葉多矣. 我今備傳方法, 使人盡知可也. 四月采桑椹數斗, 飯鍋蒸熟, 曬乾即可爲末. 桑椹不蒸熟, 斷不肯乾, 即乾而味已盡散無用, 且尤惡鐵器. 然在飲鍋內蒸熟, 雖鐵鍋而無 礙也, 此皆岐天師傳余之秘. 同熟地, 山茱萸, 五味子, 人參同用, 實益算仙丹, 誠恐世人 不知制法, 所以單言桑葉之奇. 蓋無椹用葉, 功實相同耳. 桑椹紫者爲第一, 紅者次之, 青則不可用. 桑葉采葉如茶, 種大者第一, 再大者次之, 再小者又次之. 與其小, 無寧大也. 過大, 則止可煎湯以入藥, 不堪爲丸散矣. 洗目, 宜取老桑葉[66], 自落者無用矣.

혹 의심하기를 桑椹子는 뽕나무의 精華라 그 효과가 잎보다 나은데 선생께서 桑椹子가 桑葉에 미치지 못한다 하시니, 제가 생각하기에 桑葉은 사계절 언제나 채집하여 사용할 수 있고 桑椹子는 꼭 4월에만 채집할 수 있는 어려움 때문입니까? 말하기를 桑椹子와 桑葉은 그 효과가 실제로는 같다. 桑椹子가 사계절 내내 채집하여 사용하는 데 어려움이 있고 또한 법제하는데 올바른 방법으로 하지 않으면 효과가 잎에 비해 떨어짐이 많다. 내가 지금 법제하는 방법을 갖추어 전하여 사람들로 하여금 완벽히 알게 하는 것이 좋겠다. 4월에 桑椹子 여러 말을 채집하여 밥솥에 씬 후 햇볕에 말리면 가루를 낼 수 있다. 桑椹子는 찌지 않으면 말리기 어렵고 마른 다음에도 맛이 이미 모두 흩어져 쓸모가 없으며 또 철 그릇에 담으면 안 된다. 그러나 밥솥

66) 宜取老桑葉 何本作 "則宜老".

안에 넣고 찔 때는 비록 철 솥으로 해도 상관은 없다. 이는 모두 岐伯이라는 하늘의 스승이 나에게 전해준 비법이다. 熟地黃, 山茱萸, 五味子, 人蔘과 함께 사용하면 실로 수명을 더하는 신령한 약인데 세상 사람들이 법제하는 방법을 몰라 桑葉의 기묘한 효과만 이야기하는 것이 참으로 두렵다. 대개 桑椹子가 없으면 桑葉을 쓰는데 실제로는 효과가 서로 같다. 桑椹子는 보라색일 때를 제일로 치고 붉을 때가 그 다음이며 푸른색일 때는 쓸 수 없다. 桑葉은 茶처럼 잎사귀를 채취하는데 열매 크기가 제일 좋고, 그것보다 클 때가 그 다음으로 좋고, 그것보다 작을 때가 그 다음으로 좋다. 작은 것이 큰 것만 못하다. 지나치게 큰 것은 단지 湯으로 끓여 약에 넣어야지 감히 丸이나 散으로 만들 수는 없다. 눈을 씻는 데에는 마땅히 다 큰 桑葉을 취하는데 저절로 떨어진 것은 소용이 없다.

30. 山梔子

山梔子, 味苦, 氣寒, 可升可降, 陰中陽也, 無毒. 入於肝, 肺, 亦能入心. 有佐使之藥, 諸經皆可入之. 專瀉肝中之火, 其餘瀉火, 必借他藥引經而後瀉之也. 止心脅疼痛, 瀉上焦火邪, 祛濕中之熱, 消五痹黃病, 止霍亂轉筋赤痢. 用之吐則吐, 用之利則利. 可爲臣[67]佐之藥, 而不可以爲君. 雖然山梔未嘗不可爲君也. 當兩脅大痛之時, 心君拂亂之後, 苟不用山梔爲君, 則拂逆急迫, 其變有不可言者矣, 用山梔三五錢, 附之以甘草, 白芥子, 白芍, 蒼朮, 貫衆之類, 下喉而痛立止, 亂即定, 其神速之效, 有不可思議者. 然則山梔又似君臣佐使而無不宜者, 要在人善用之, 而非可拘泥也.

山梔子는 苦하고 氣寒하며 오르기도 하고 내리기도 하며 陰 중의 陽이다. 無毒하다. 肝, 肺로 들어가며 또한 心으로도 들어갈 수 있다. 佐藥이나 使藥이 있으면 다른 모든 經으로도 들어갈 수 있다. 오로지 肝 중의 火를 瀉하며 다른 經의 火는 반드시 다른 藥의 引經을 빌린 이후에 瀉할 수 있다. 心脅의 동통을 그치게 하고 上焦의 邪火를 瀉하며 濕 중의 熱을 제거하고

67) 此下何本有 "使"字.

五痹와 黃病을 없애며 霍亂, 轉筋, 赤痢를 그치게 한다. 토하게 하는 용도로 사용하면 토하게 하고 부드럽게 하는 용도로 사용하면 부드럽게 한다. 臣藥이나 佐藥은 될 수 있으나 君藥이 될 수는 없다. 설령 그렇더라도 山梔子가 결코 君藥이 될 수 없었던 적은 없다. 양 옆구리에 통증이 심하여 心君이 어지러워진 이후에 만약 山梔子를 君藥으로 사용하지 않으면 어긋나고 급박하여 생긴 변화가 말로 형언할 수 없다. 山梔子 3~5錢을 甘草, 白芥子, 白芍藥, 蒼朮, 貫衆의 종류를 더하여 사용하면 인후로 삼키면서 통증이 즉시 그치고 어지러움이 안정되는 불가사의함이 있다. 그렇지만 山梔子가 또한 君藥, 臣藥, 佐藥, 使藥에 알맞지 않은 경우가 없는 것처럼 보이나 요점은 사람이 알맞게 사용하여 얽매임이 없게 하는 것이다.

或問山梔子能解六經之鬱火, 子何以未言, 豈謂其性寒不宜解鬱乎? 曰山梔子非解鬱之藥, 非因其性寒而略之也. 夫鬱病非火也, 鬱之久, 斯生火矣. 不用香附, 柴胡, 白芍, 川芎之解鬱, 而遽投山梔子以瀉火, 則火不能散, 而鬱氣更結矣. 然則謂山梔子之解鬱尙不可, 況謂解六經之鬱火乎. 獨是山梔實瀉火之藥, 安在鬱中之火獨不降之. 然而止可謂是瀉火, 而終不可謂是解鬱也.

혹 묻기를 山梔子가 六經의 鬱火를 풀어줄 수 있는데 선생께서는 왜 말씀하지 않으시고 어찌 그 성질이 차갑다고 하여 鬱을 풀어주는데 마땅하지 않다고 하십니까? 말하기를 山梔子는 鬱을 풀어주는 약재가 아니며 그 성질이 찬 것 때문에 생략한 것이 아니다. 무릇 鬱病은 火가 아니며 鬱이 오래되면 이것이 火를 생성할 뿐이다. 香附子, 柴胡, 白芍藥, 川芎의 鬱을 풀어주는 작용을 사용하지 않고 성급하게 山梔子를 사용하여 火를 瀉하면 火가 흩어질 수 없고 鬱氣가 다시 모이게 된다. 그러니 山梔子가 鬱을 풀어주는 것조차 하지 못한다고 하면서 하물며 六經의 鬱火를 풀어준다고 말하겠는가. 다만 山梔子는 실제로 瀉火하는 약인데 어떻게 鬱한 가운데 火만 유독 안 내려가겠는가. 그러므로 단지 火를 瀉한다고 말할 수 있고 결국 鬱을 풀어준다고는 말할 수 없다.

或問山梔子消火, 消肝中之火也, 何以各經之火俱能消之? 曰山梔子, 非盡能消各經之火也. 人身之火, 止肝中之火有長生之氣, 肝火不清, 則諸火不息 ; 肝火一平, 則諸火無不平矣. 故瀉肝火, 即所以瀉各經之火也. 況又有引經之藥, 引入於各經之中, 火安得而不平哉 ?

혹 묻기를 山梔子가 火를 없애는 것은 肝 중의 火를 없애는 것인데 어찌하여 각 經의 火가 모두 없어지는 것입니까? 말하기를 山梔子는 각 經의 火를 다 없애는 것이 아니다. 사람의 몸에서 火는 단지 肝 중의 火만 크고 자라나는 기운이 있으며 肝火가 맑지 않으면 모든 火가 그치지 않는다. 肝火가 일단 고르면 모든 火가 고르지 않을 수 없다. 그러므로 肝火를 瀉하면 곧 각 經의 火를 瀉하는 것이다. 하물며 또한 引經하는 약재가 있으면 각 經으로 인도하여 들어가니 火가 어찌 받아들이고서 고르게 되지 않겠는가?

或問山梔子瀉火, 能瀉膻中之火, 膻中, 相火也. 既瀉膻中之火, 則腎中之相火無難瀉矣. 乃用山梔子瀉膻中之火而不傷, 瀉腎中之火而不入, 何也 ? 曰山梔子入肝, 瀉肝火即瀉腎火也. 夫肝爲腎之子, 子虛則母亦虛, 子衰則母亦衰, 瀉肝火即瀉腎火, 則山梔子乃腎之仇. 見仇而肯納仇乎, 此腎之所以不受也. 若膻中, 乃肝之子也, 山梔子瀉肝, 則肝母之火必遁入于膻中之子矣. 膻中驚肝母之受傷, 火自不散升泄, 母衰而子亦衰, 此膻中之所以無傷也.

혹 묻기를 山梔子가 火를 瀉하여 膻中의 火를 瀉할 수 있는데 膻中은 相火입니다. 곧 膻中의 火를 瀉하면 곧 腎 중의 相火를 瀉하는 데에 어려움이 없을 것입니다. 이에 山梔子는 膻中의 火를 瀉하는데 사용하여도 이를 상하지 않게 하며 腎 중의 火를 瀉하면서도 腎에 들어가지는 않는 것은 어떤 까닭입니까? 말하기를 山梔子는 肝으로 들어가 肝火를 瀉하여 곧 腎 중의 火를 瀉한다. 무릇 肝은 腎의 子이니 子가 虛하면 母 또한 虛하여지고 子가 衰하면 母 또한 衰하여지는 것이니 肝火를 瀉하면 곧 腎火를 瀉하게 되니 山梔子는 곧 腎의 원수가 된다. 원수를 바라보기는 하여도 원수를 기꺼이 받아들이겠는가. 이것이 腎이 받아들이지 않는 까닭이다. 膻中은 곧 肝의 子이니 山梔子가 肝을 瀉하면 곧 肝母의 火가 반드시 子인 膻中으로 숨어 들어간다. 膻中이 母인 肝이 손상을 받는 데 놀라 火가 자연히 흩어지지 않고 올라가 없어지니 母가 衰하면 子 또한 衰하니 이것이 膻中이 손상을 받지 않는 까닭이다.

或問山梔子每用於傷寒湯中，以之爲吐藥，仲景張公亦有秘義乎？曰梔子味苦而瀉火，傷寒火旺上焦，用苦寒以瀉火，則火性炎上，反擊動其火勢之騰天，不若因勢而上越，隨火之氣，一湧而出之爲得．梔子性本可升，同瓜蒂散用之，則尤善於升[68]，故下喉即吐，火出而邪亦出．因其可吐而吐之也，仲景夫子豈好爲吐哉．

혹 묻기를 山梔子가 傷寒方에서는 매번 吐劑로 사용되니 張仲景의 심오한 뜻이 있는 것입니까? 말하기를 山梔子는 맛이 써서 火를 瀉하는데 傷寒의 火가 上焦에서 왕성할 때 쓰고 차가운 성질을 이용하여 火를 瀉하면 곧 火의 성질은 炎上하여 도리어 火의 기세가 하늘로 올라가 擊動하니, 그 기세 때문에 위로 토하게 하여 火의 氣를 따라서 한 번에 솟아 나오도록 하는 것이 낫다. 山梔子는 본래 성질이 오르는 것이니 瓜蔕散과 함께 사용하면 올리는 작용에 있어서는 더욱 좋다. 그러므로 인후로 넘기자마자 곧 토하여 火가 나오면서 邪 또한 나오게 된다. 토하도록 하기 때문에 토하는 것이지 張仲景이 어찌 토하게 하는 것을 선호하였겠는가.

或問梔子亦寒涼之藥，子何以不辟之而稱道之耶？嗟乎．余非盡惡寒涼也，惡錯用寒涼者耳．醫道寒熱並用，攻補兼施，倘單喜用熱而不喜用寒，只取用補而不用攻，亦一偏之醫，何足重哉．吾所尚者，宜用熱，則附子，肉桂而亟投；宜用寒，則黃柏，知母而急救；宜用補，則人參，熟地而多加．宜用攻，則大黃，石膏而無忌．庶幾危者可以複安，死者可以重生，必如此，而醫道始爲中和之無弊也．

혹 묻기를 山梔子 또한 寒涼한 약이거늘 선생님께서는 어찌하여 물리치지 않고 칭찬하십니까? 안타깝구나! 내가 寒涼한 것을 모두 싫어하는 것은 아니다. 寒涼한 약제를 잘못 사용하는 것을 싫어할 따름이다. 의사의 도리는 차고 뜨거운 약제를 함께 사용하고, 공격하고 돕는 것을 겸하여 베풀어야 하니, 만일 오직 뜨거운 약제를 사용하는 것만 좋아하고 차가운 약제를 사용하는 것을 좋아하지 않으며, 단지 돕는 작용을 취하여 사용하고 공격하는 작용을 사용하지 않는다면 역시 의사가 한쪽으로 치우친 것이니 어찌 충분히 조심한 것이겠는가. 내가

68) 升 原作"外"，今据何本改.

중시하는 것은 마땅히 뜨거운 약제를 사용해야 할 때 附子, 肉桂를 급하게 사용하고, 마땅히 차가운 약제를 사용해야 할 때 黃柏, 知母로 급하게 구하며, 마땅히 돕는 약제를 사용해야 할 때 人蔘, 熟地黃으로 많은 것을 더하고, 마땅히 공격하는 약제를 사용해야 할 때 大黃, 石膏로 거리낌이 없는 것이다. 바라건대 위급한 자를 거듭 편안하게 할 수 있고 죽어가는 자를 거듭 살아나게 할 수 있게 하는 것이니 반드시 이와 같아야 의사의 도리가 비로소 중용을 잃지 않고 폐단이 없는 것이다.

31. 枸杞子, 地骨皮

枸杞子, 味甘, 苦, 氣微溫, 無毒. 甘肅者佳. 入腎, 肝二經. 明耳目, 安神, 耐寒暑, 延壽, 添精固髓, 健骨強筋. 滋陰不致陰衰, 興陽常使陽舉. 更止消渴, 尤補勞傷.

枸杞子는 甘, 苦하며 氣微溫하고 無毒하다. 甘하고 가지런한 것이 좋다. 腎과 肝의 두 經으로 들어간다. 귀와 눈을 밝히고 神을 편안하게 하며 추위와 더위를 견디게 해주고 수명을 늘려주며 精을 더하고 髓를 굳건히 해주며 骨을 굳세게 해주고 筋을 강하게 해준다. 陰을 증가시켜서 陰이 쇠함에 이르지 않게 하고 陽을 일으켜서 항상 陽을 들어올린다. 또한 消渴을 그치게 하며 특히 勞傷을 돕는다.

地骨皮, 即枸杞之根也. 性甚寒涼, 入少陰腎臟, 並入手少陽三焦. 解傳尸[69]有汗肌熱骨蒸, 療在表無汗風濕風痹, 去五內邪熱, 利大, 小二便, 強陰強筋, 涼血涼骨. 二藥同是一本所出, 而溫寒各異, 治療亦殊者, 何也? 蓋枸杞秉陰陽之氣而生. 親於地者, 得陰之氣; 親於天者, 得陽之氣也. 得陽氣者益陽, 得陰氣者益陰, 又何疑乎? 惟是陽之中又益陰, 而陰之中不益陽者, 天能兼地, 地不能包天, 故枸杞子益陽而兼益陰, 地骨益陰而不能益陽也. 然而, 二物均非君藥, 可爲褊裨之將. 枸杞佐陽藥以興陽, 地骨皮佐陰藥以平陰也.

69) 解傳尸 何本無.

地骨皮는 枸杞子의 뿌리이다. 성질이 심히 寒涼하여 足少陰腎으로 들어가며 手少陽三焦로도 함께 들어간다. 癆瘵에서 有汗, 肌熱, 骨蒸을 풀고 表에 있는 無汗, 風濕, 風痹를 치료하며, 五臟 안의 邪熱을 제거하고, 대소변을 통하게 하고, 陰과 筋을 강하게 해주고 血과 骨을 서늘하게 해준다. 두 약재가 본디 하나에서 함께 나온 것인데 따뜻하고 차가운 것이 각각 다르고 치료하는 것 또한 다르니 어떤 까닭입니까? 대개 枸杞子는 陰陽의 氣를 취하여 생겨난다. 땅과 가까운 것은 陰의 기운을 얻고, 하늘과 가까운 것은 陽의 기운을 얻는다. 陽氣를 얻은 것은 陽을 더하고 陰氣를 얻은 것은 陰을 더하거늘 또한 무엇을 의심하겠는가. 오직 陽 안에서는 또한 陰을 도울 수 있으나 陰 안에서는 陽을 도울 수 없으며, 하늘은 땅을 겸할 수 있으나 땅은 하늘을 감쌀 수 없으니, 그러므로 枸杞子는 陽을 보태면서도 겸하여 陰을 보탤 수 있고 地骨皮는 陰을 보태지만 陽은 보탤 수 없다. 그러나 이 두 약재는 모두 君藥이 될 수는 없으며 한쪽으로 도움을 주는 장수는 될 수 있다. 枸杞子는 陽藥을 보좌하여 陽을 일으키며 地骨皮는 陰藥을 보좌하여 陰을 고르게 한다.

或疑枸杞陽衰者, 尤宜用之, 以其能助陽也. 然吾獨用一味煎湯服之, 絕不見陽興者, 何故? 恐枸杞乃地骨皮所生, 益陰而非益陽也. 曰興陽亦不同也. 陽衰而不至大虧者, 服枸杞則陽生. 古人云離家千里, 莫服枸杞. 正因其久離女色, 則其陽不衰, 若再服枸杞, 必致陽舉而不肯痿, 故戒之也. 否則, 何不戒在家之人, 而必戒遠行之客, 其意可知矣. 然則吾子服枸杞而陽不興者, 乃陽衰之極也. 枸杞力微, 安得有效乎.

혹 의심하기를 枸杞子는 陽이 쇠한 것에 오히려 사용해야 陽을 도울 수 있다고 합니다. 그러나 제가 이 한 가지 약재만 煎湯하여 복용하였는데 陽이 일으켜지는 것이 전혀 보이지 않았으니 어떤 까닭입니까? 아마도 枸杞子는 곧 地骨皮에서 난 것이니 陰은 도우나 陽은 돕지 못하는 것 같습니다. 말하기를 陽을 일으키는 작용이 또한 같지 않다. 陽이 쇠하였으나 크게 부족함에 이르지 아니한 것은 枸杞子를 복용하여 陽을 기를 수 있다. 옛 사람들이 말하기를 집을 멀리 떠나면 枸杞子를 복용하지 말라고 하였다. 오랫동안 女色을 멀리했기 때문에 그

陽이 쇠약하지 않는데 枸杞子를 다시 복용하면 반드시 陽이 들리고 약해지지 않음에 이르기 때문에 경계해야 한다. 그렇지 않다면 어찌 집안에 있는 사람은 경계하지 않아도 되지만 멀리서 여행하는 사람은 반드시 경계해야 한다고 했는지 그 의미를 알 수 있겠는가. 그러니 우리가 枸杞子를 복용하였어도 陽이 일으켜지지 않았다면 이는 陽이 극히 쇠약한 것이다. 枸杞子는 힘이 미약한데 어찌 효과가 있겠는가.

或問地骨皮治骨蒸之熱, 用之不見效者, 何也? 夫骨蒸之熱, 熱在骨髓之中, 其熱甚深, 深則涼亦宜深, 豈輕劑便可取效乎, 勢必多用爲佳. 世人知地骨皮之可以退熱, 而不知多用, 故見功實少耳. 曰黃柏, 知母, 亦涼骨中之熱也, 辟黃柏, 知母, 而勸多用地骨皮, 何也? 不知地骨皮非黃柏, 知母之可比, 地骨皮雖入腎而不涼腎, 止入腎而涼骨耳. 涼腎必至瀉腎而傷胃; 涼骨反能益骨而生髓. 黃柏, 知母瀉腎傷胃, 故斷不可多用以取敗. 地骨皮益腎生髓, 不可少用而圖功. 欲退陰虛火動, 骨蒸勞熱之症, 用補陰之藥, 加地骨皮或五錢[70]或一兩, 始能涼骨中之髓, 而去腎中之熱也.

혹 묻기를 地骨皮는 骨蒸熱을 치료한다고 하나 사용하여도 그 효과를 보지 못하였으니 어떤 까닭입니까? 무릇 骨蒸熱은 熱이 骨髓의 안에 있는 것이니 그 열이 매우 깊이 있어 서늘함도 마땅히 깊어야 하거늘 어찌 가벼운 약재를 사용하여 즉시 효과를 얻겠는가. 기세는 반드시 많은 양을 사용하여야 훌륭하다. 세상 사람들이 地骨皮가 熱을 물리칠 수 있다는 것은 알고 있지만 많은 양을 사용해야 한다는 것은 알지 못하기 때문에 효과를 보는 것이 실제로 적을 뿐이다. 말하기를 黃柏, 知母 또한 骨 중의 熱을 서늘하게 하지만 하나 黃柏, 知母를 피하고 地骨皮를 많이 사용할 것을 권장하시니 어떤 까닭입니까? 地骨皮가 黃柏, 知母와 비교될 수 없다는 것을 알지 못한 것이니 地骨皮는 비록 腎으로 들어가나 腎을 서늘하게 하지는 않으며, 단지 腎으로 들어가 骨을 서늘하게 할뿐이다. 腎을 서늘하게 하면 반드시 腎을 瀉하고 胃를 상함에 이르지만 骨을 서늘하게 하면 도리어 骨을 돕고 髓를 기를 수 있다. 黃柏, 知母는 腎을 瀉하고 胃를 상하게 하니 결코 많이 사용하여 실패를 취하지 않도록 해야 한다. 地骨皮는

70) 五錢 何本作 "八錢".

腎을 돕고 髓를 기르니 조금만 사용하고서 성공을 꾀하지 말아야 한다. 陰虛火動과 骨蒸勞熱의 증상을 물리치고자 할 때에는 補陰하는 약에 地骨皮 5錢이나 1兩 추가하고 사용해야 비로소 骨 안의 髓를 서늘하게 하여 腎 중의 熱을 제거할 수 있다.

或問地骨皮用至五錢足矣, 加至一兩, 毋乃太多乎, 恐未必有益於陰虛內熱之人耳? 不知地骨皮, 非大寒之藥也, 而其味又輕清, 如用之少, 則不能入骨髓之中而涼其骨. 大寒恐其傷胃, 微寒正足以養胃也. 吾言用一兩, 猶少之辭, 蓋既有益於胃, 自有益於陰矣.

혹 문기를 地骨皮를 5錢까지 사용하면 충분한데 1兩까지 가하는 것은 곧 너무 많은 것이 아닙니까? 陰虛하여 안에 熱이 있는 사람에게 반드시 도움이 되지 않을 것이 염려되어서 입니까? 地骨皮가 大寒한 약제가 아님을 알지 못한 것이니 그 맛이 또한 가볍고 맑아 만약 적은 양을 사용하면 骨髓 안으로 들어가서 그 骨을 서늘하게 할 수 없다. 大寒한 것은 그 胃를 상할 것이 염려되지만 微寒한 것은 충분히 胃를 기를 수 있다. 내가 1兩을 사용하라고 말한 것은 오히려 적은 양을 말한 것이니 대게 胃에 유익할 뿐만 아니라 당연히 陰에도 유익할 따름이다.

32. 辛夷

辛夷, 味辛, 氣溫, 無毒. 入肺, 膽二經. 止腦內風疼, 面腫引齒痛眩目, 除身體寒熱, 通鼻塞, 止鼻淵清涕, 生鬚髮. 此物通竅, 而上走於腦, 舍鼻塞, 鼻淵之症, 無他用, 存之以備用可耳. 且辛散之物多用, 則真氣有傷, 亦可暫用而不可久服. 總之, 去病即已, 不可因其效甚而縱用之, 非獨辛夷之爲然也.

辛夷는 辛하고, 氣溫하고 無毒하다. 肺와 膽으로 들어간다. 腦 안의 風疼으로 얼굴이 붓고 치통과 눈이 어지러운 것을 그치게 하며, 惡寒과 發熱을 없애며, 코가 막힌 것을 뚫어주며, 맑은 콧물이 흐르는 것을 멈추게 하고, 머리와 수염이 자라게 한다. 辛夷는 通竅하고 腦를 향해 위로 향하므로, 코가 막히고 콧물이 흐르는 증상을 제외한 다른 쓰임은 없으므로, 준비하여 보관해두고 쓰는 것이 옳다. 또한 辛散한 약을 多用하게 되면 眞氣가 상하게 되니, 잠시 사용하고 오래 복용하여서는 안된다. 총괄하자면, 병을 물리치면 사용을 멈추고, 그 효과를 지나치게 맹신하여 멋대로 사용하는 것은 불가하니, 단지 辛夷만 그러한 것은 아니다.

33. 酸棗仁

酸棗仁, 味酸, 氣平, 無毒. 入心, 肝, 膽與胞絡四經. 寧心志, 益肝膽, 補中, 斂虛汗, 祛煩止渴, 安五臟, 止手足酸痛, 且健筋骨, 久服多壽. 以上治療, 俱宜炒用, 惟夜不能眠者, 必須生用, 或神思昏倦, 久苦夢遺者, 亦宜生用. 可爲臣佐, 多用尤佳, 常服亦妙也.

酸棗仁은 酸하고, 氣는 平하고 無毒하다. 心, 肝, 膽, 胞絡의 네 經으로 들어간다. 마음을 편안하게 하며, 肝膽을 보태주고, 속을 보하며, 虛汗을 그치게 하며, 煩과 渴을 멈추게 하며, 五臟을 편안하게 하며, 손발이 시큰거리고 아픈 것을 없애주며, 筋骨을 강건하게 하며, 오래 복용하면 장수하게 된다. 이상의 치료들은 모두 마땅히 炒해서 사용해야 하며, 오직 밤에 잠들지 못하는 경우에는 반드시 生用해야 하고, 정신이 혼미하고 생각이 많거나 자면서 정액이 흐르는 것이 오래된 경우 또한 마땅히 生用해야 한다. 臣佐약으로 사용할 수 있으며, 많이 사용하면 더욱 좋고, 꾸준히 복용해도 또한 신묘하다.

或問酸棗仁只能益心, 何以補腎之藥, 古人往往用之乎? 蓋心腎原不可兩治也. 因世人貪色者多, 仲景夫子所以只立六味, 八味, 以補腎中之水火宜. 然而腎[71]火原通於胞絡, 而腎水原通於心, 補心未嘗不能益腎, 古人所以用棗仁以安心, 即安腎也. 且世人入房而強戰者, 心君不動, 而相火乃克其力以用命. 心君一移, 而相火即懈, 精即下泄, 可見補心所以補腎, 心氣足而腎氣更堅, 不信然哉.

71) 腎 此上何本有 "酸棗仁乃心經之聖藥, 而心包, 肝, 膽得之以滋益者原輕, 然安心非離三經能安也." 三十二字.

혹 묻기를 酸棗仁이 단지 心을 보태준다고 하였는데, 어찌하여 옛 사람들이 腎을 보태주는 약으로 종종 썼던 것입니까? 대개 心과 腎은 원래 따로 나누어 치료할 수가 없다. 세상 사람들이 色을 탐하는 자가 많은 까닭에, 張仲景 선생이 다만 六味와 八味로써 腎 중의 水火를 補하였던 것이 마땅한 것이다. 그런데 腎의 火는 원래 胞絡과 통하며 腎의 水는 원래 心과 통하였기 때문에, 心을 보태어 腎을 보탤 수 없다고 할 수 없으므로, 옛 사람들은 酸棗仁으로 心을 안정시켜서 腎을 안정시켰다. 게다가 세상 사람들이 入房하여 무리하면, 心의 君은 움직이지 않고 相火가 명령에 따라서 겨우 그 힘을 이겨낸다. 心의 君이 한번 움직이면 相火가 해이해져서 精이 아래로 배출되니 心을 補함으로써 腎을 補할 수 있으며 心氣가 충족되면 腎氣가 더욱 견고해지는 것을 볼 수 있으니 믿지 않을 수 있겠는가.

或問酸棗仁之治心也, 不寐則宜炒, 多寐則宜生, 又云夜不能寐者, 必須生用. 何其自相背謬耶? 不知此實用藥之機權也. 夫人不寐, 乃心氣之不安也, 酸棗仁安心, 宜用之以治不寐矣. 然何以炒用棗仁則補心也? 夫人多寐, 乃心氣之大昏也. 炒用, 則補心氣而愈昏; 生用, 則心清而不寐耳. 夜不能寐者, 乃心氣不交於腎也; 日不能寐者, 乃腎氣不交於心也. 腎氣不交於心, 宜補其腎; 心氣不交於腎, 宜補其心. 用棗仁正所以補心也. 補心宜炒用矣, 何以又生用. 不知夜之不寐, 正心氣之有餘, 清其心, 則心氣定[72], 而腎氣亦定[73]矣, 此所以必須生用. 若日夜不寐, 正宜用炒, 而不宜用生矣.

혹 묻기를 酸棗仁이 心을 치료한다고 하였는데, 잠을 자지 못하면 炒하여 사용하고 잠을 너무 많이 자면 生으로 사용한다고 해놓고, 또한 밤에 잠들지 못 할 때 반드시 生으로 사용한다고 합니다. 왜 이렇게 서로 배치되는 것입니까? 이는 실로 약을 쓰는 기교를 모르는 것이다. 무릇 사람이 잠을 못자는 것은 心氣가 불안한 것이며, 酸棗仁이 心을 편안히 하기 때문에 잠을 못자는 것에 마땅히 사용하여 치료하는 것이다. 그러나 酸棗仁을 炒하고 사용하면 어떻게 心을 補하겠는가? 무릇 사람이 잠을 많이 자는 것은 心氣가 크게 혼미한 것이다.

72) 定 原作 "不足", 今据何本改.
73) 亦定 原作 "乘之", 今据何本改.

炒하여 사용하면 心氣를 補하여 더욱 혼미해지고, 生으로 사용하면 心이 맑아져 잠을 자지 않게 되는 따름이다. 밤에 잠들지 못하는 것은 心氣가 腎과 서로 交通하지 못하는 것이고, 낮에 잠들지 못하는 것은 腎氣가 心과 서로 交通하지 못하는 것이다. 腎氣가 心과 서로 交通하지 못하면 腎을 마땅히 補해야 하며, 心氣가 腎과 서로 交通하지 못하면 心을 마땅히 補해야 한다. 酸棗仁을 사용하는 것은 곧 心을 補하는 바이다. 心을 補하려면 마땅히 炒해야 하는데 어찌 또 生으로 사용하겠는가. 밤에 잠을 자지 못하는 것은 곧 心氣가 남아도는 것이니 心을 맑게 하면 心氣가 안정됨으로써 腎氣도 안정되는 것임을 알지 못하는 것이니, 이것이 바로 生으로 사용해야 하는 까닭이다. 만약 밤낮으로 잠을 자지 못하면 마땅히 炒해서 사용하고 生으로 사용하는 것은 마땅하지 않다.

或疑棗仁安心, 人人知之, 安心而能安腎, 此則人未知也. 曰棗仁豈特安心以安腎而已乎, 更能安五臟之氣. 蓋心腎安, 而五臟有不安者乎, 不必其入脾, 入肺, 入肝而後能安也.

혹 의심하기를 酸棗仁이 心을 편안히 한다는 것은 모든 사람들이 아는 바이나, 心을 편안히 함으로써 腎을 편안히 할 수 있다는 것은 사람들이 알지 못합니다. 말하기를 어찌 酸棗仁이 특별히 心을 편안히 함으로써 腎을 편안히 할 뿐이겠는가, 또한 五臟의 氣를 편안하게 한다. 대개 心과 腎이 편안하거늘 五臟에 불안함이 있겠는가, 脾, 肺, 肝에 들어간 다음에 편안해질 필요가 없다.

34. 杜仲

杜仲, 味辛, 甘, 氣平溫, 降也, 陽也, 無毒. 入腎經, 補中強志, 益腎添精, 尤治腰痛不能屈伸者神效, 亦能治足, 陰囊濕癢, 止小水夢遺. 此物可以爲君, 而又善爲臣使, 但嫌過燥, 與熟地同用, 則燥濕相宜, 自然無火動之憂也.

杜仲은 辛, 甘하며, 氣는 平溫하고, 아래로 내려주며 陽이고 無毒하다. 腎으로 들어가 속을 補하고 뜻을 강하게 하며, 腎을 보태주고 精을 더해주고, 특히 腰痛으로 굽혔다 폈다 할 수 없는 것을 치료하는 것이 신통하고, 더불어 발과 陰囊에 진물이 흐르고 가려운 것을 치료하고, 자면서 정액이 흐르거나 소변을 보는 것을 멈춰준다. 杜仲은 君藥으로써 사용할 수 있으며, 臣使藥으로 사용하는 것도 좋고, 다만 지나치게 燥해지는 것을 싫어하므로 熟地黃을 함께 사용하면 燥와 濕이 서로 마땅하여, 자연히 火가 망동하는 염려는 없을 것이다.

或問腎惡燥, 而杜仲性燥, 何以入腎以健腰? 吾子加熟地尤宜, 然亦似熟地之滋腎, 終非杜仲之益腎矣. 曰補腎原不必熟地, 余用熟地者, 不過取其相得益彰也. 夫腎雖惡燥, 而濕氣侵之, 腰即重著而不可俯仰, 是腎又未嘗不惡濕也. 杜仲性燥, 燥腎中之邪水, 而非爍腎中之真水也. 去熟地而腎中之燥不相妨, 用熟地而腎中之濕亦無礙, 蓋杜仲自能補腎, 而非借重於熟地之助也.

혹 묻기를 腎이 燥하기를 싫어하며 杜仲의 성질이 燥한데 어찌하여 腎으로 들어가 허리를 강건하게 하는 것입니까? 熟地黃을 더하는 것이 더욱 마땅하지만, 熟地黃이 腎을 자양함과 같이 杜仲이 腎을 보태어 주는 것은 아니다. 말하기를 腎을 補하는 데 원래 반드시 熟地黃일 필요는 없지만 내가 熟地黃을 사용하는 것은, 그 서로 이익을 크게 얻고자 하는 것에 불과하다. 무릇 腎이 비록 燥함을 싫어하지만, 濕氣가 침범하면 허리가 무겁고 굽혔다 폈다 할 수 없는 것이니, 이것은 腎이 濕 또한 싫어하는 것을 미처 알지 못한 것이다. 杜仲의 성질이 燥하지만 腎 중의 邪水를 말리는 것일 뿐, 腎 중의 眞水를 말리는 것이 아니다. 熟地黃을 제거해도 腎 중의 燥함이 방해되지 않게 하고, 熟地黃을 사용해도 腎 중의 濕이 또한 방해됨이 없으면, 대개 杜仲은 스스로 腎을 補할 수 있으며 熟地黃의 도움에 크게 신세지는 것은 아니다.

或問杜仲非燥藥也, 而吾子謂是燥藥, 何據而云然乎? 曰論杜仲之有絲, 其非燥藥也. 然而杜仲之燥, 正有有絲之不肯斷. 夫太剛則折, 大柔則不肯折矣. 杜仲之絲, 經火炒則斷, 其中之柔軟爲何如, 而獨謂其性燥者, 別有義也. 杜仲不經火則濕, 經火則燥. 不斷之絲, 非火炒至無絲, 則不可爲未非受火氣迫急而爲燥乎. 腎惡燥. 而以燥投燥, 遽入往往動火, 我所以教人與熟地同用也. 至於腎經中濕, 不特宜同熟地並施, 且宜生用爲妙, 並不可火炒. 蓋腎既有濕, 得熟地則增潤, 反牽制杜仲. 一加火, 則失其本性, 但補而不攻, 而濕邪反不得遽散. 夫杜仲不炒則濕, 何反宜於治濕. 蓋杜仲燥中有濕, 濕非水氣之謂也. 邪濕得真水而化, 生用, 正存其真氣耳.

혹 묻기를 杜仲이 燥한 약이 아닌데, 燥하다고 하는 것은 어떤 근거로 말하는 것입니까? 말하기를 杜仲은 실이 있어 燥한 약이 아니다. 그러나 杜仲의 燥한 것은 바로 실이 잘 끊어지지 않는데 있다. 무릇 너무 강하면 부러지기 쉬우며 너무 부드러우면 잘 부러지지 않는다. 杜仲의 실은 불로 볶아 다스리면 끊어지며, 그 속의 유연한 것이 이와 같은데 홀로 그 성질이 燥하다고 한 것은 별도의 뜻이 있는 것이다. 杜仲을 불로 다스리지 않으면 濕하고 불로 다스리면 燥하다. 끊어지지 않는 실을 실이 없어질 때까지 불로 볶지 않으면, 급박한 불의 기운을 받지 않으니 燥해질 수 없다. 腎은 燥하기를 싫어한다. 燥한 것으로 燥하게 만들면 황급히 들어가 종종 火를 움직이므로, 내가 사람들에게 熟地黃과 함께 사용하라고 한 이유이다. 腎의 경락이 濕에 적중함에 이르면 특별히 熟地黃과 함께 사용하지 말아야 하며, 生으로 사용하는 것이 또한 신묘하고 불로 볶으면 안된다. 대개 腎에 이미 濕이 있을 때는 熟地黃을 사용하게 되면 윤기가 증가되어 오히려 杜仲을 견제한다. 불을 가하게 되면 그 본성을 잃어 다만 補할 뿐이고 공격하지 않게 되니 濕邪가 도리어 부득이하게 흩어진다. 무릇 杜仲을 불로 볶지 않으면 濕하게 되니 어찌 濕을 치료하는데 마땅하겠는가. 대개 杜仲은 燥한 가운데 濕이 있으며, 濕이라 함은 水氣를 이르는 것이 아니다. 그릇된 濕은 眞水를 얻어서 변하니 生으로 사용함은 바로 眞氣를 지키는 것이다.

或問杜仲補腎, 仲景公何故不采入八味丸中? 不知杜仲補腎中之火, 而有動腎氣, 動則桂, 附不安於腎宮, 恐有飛越之虞, 故用桂, 附, 而不用杜仲. 然則固不可用乎, 腎中有濕氣, 正宜加用於八味丸中, 取其動而能散濕也, 又不可拘執不用而盡棄之耳.

혹 묻기를 杜仲이 腎을 補하는데, 仲景선생은 어떤 이유로 八味丸 중에 채택하지 않았습니까? 杜仲이 腎 중의 火를 補하여 腎氣를 움직이게 함을 알지 못한 것이니, 움직이게 하면 肉桂와 附子가 腎宮에서 안정되지 못하고 날뛰는 염려가 있음을 두려워하여, 肉桂와 附子를 사용하면서 杜仲은 사용하지 않았다. 그러한 즉 사용함이 절대 불가하나, 腎 중에 濕氣가 있으면 八味丸 중에 마땅히 더하여 사용하는 것이 올바른 것이니, 그 움직이게 함을 취하여 濕을 흩뜨릴 수 있으니, 고집스럽게 사용하지 않고 모두 내던지는 것은 불가하다.

或問杜仲補腎, 世人竟以破古紙佐之, 毋乃太燥乎? 杜仲得破古紙, 而其功始大, 古人嫌其太燥, 益胡桃仁潤之, 有魚水之喻. 其實, 杜仲得破古紙, 正不必胡桃仁之潤也. 蓋破古紙溫補命門之火, 而杜仲則滋益腎中之水, 水火有既濟[74]之美, 又何必胡桃仁之潤哉. 雖杜仲得胡桃仁之相助, 亦無礙其益腎之功. 然而, 杜仲實無借於胡桃仁也. 或云胡桃仁滋破古紙之燥也. 夫破古紙用之於他藥之中, 未見用胡桃仁之助, 何獨入於杜仲之中而加胡桃仁也. 謂非因杜仲而入之, 吾不信也.

혹 묻기를 杜仲이 腎을 補하는데 세상 사람들이 뜻밖에도 破古紙로써 보좌하니, 이렇게 되면 지나치게 燥해지는 것이 아닙니까? 杜仲이 破古紙를 얻으면 그 효과가 비로소 커지는데, 옛사람들이 그 지나치게 燥해지는 것을 두려워하여 胡桃仁을 보태어 潤하게 하니 물고기와 물에 비유할 수 있다. 하지만 실제로는 杜仲이 破古紙를 얻을 때 胡桃仁의 潤함이 꼭 필요하지는 않다. 대개 破古紙는 命門의 火를 따뜻이 補하고, 杜仲은 腎 중의 水를 보태줌으로써 水火가 既濟하는 조화가 있게 되는 것인데, 어찌 또 胡桃仁의 潤함이 필요하겠는가. 비록 杜仲이 胡桃仁의 도움을 얻더라도, 역시 腎을 보태주는 효과에는 장애가 없다. 그러한 연유로 杜仲은 실로 胡桃仁에 의지하지 않는다. 혹 이르기를 胡桃仁이 破古紙의 燥함을 증가시킨다고 한다. 무릇 破古紙가 다른 약 중에 쓰이는 것을 살펴보면 胡桃仁의 도움을 받는 것을 보지 못하였는데, 왜 유독 杜仲과 함께 쓰면서 胡桃仁을 보태겠는가. 杜仲 때문에 넣는 것이 아니라고 하는데, 나는 믿지 못하겠다.

74) 此下原有“之火”二字, 今据何本刪.

35. 使君子

使君子, 味甘, 氣溫, 無毒. 入脾, 胃, 大腸. 去白濁, 除五疳, 殺蛔蟲, 止瀉痢. 用之以治小兒傷食生蟲者實妙, 以其不耗氣也. 然而大人用, 未嘗不佳. 但宜用鮮, 而不宜用陳, 用熟而不宜用生. 入藥之時, 宜現煨熟, 去殼口嚼咽下, 以湯藥送之, 始能奏功也. 或問使君子殺蟲, 小兒食之, 往往蟲從口出, 殺蟲者固如是乎? 曰蟲在上焦, 則蟲犯使君子之氣味, 必上竄而越出. 蟲從口出, 正殺蟲之驗也, 奈何疑之乎. 夫殺蟲分上, 中, 下也. 蟲在上焦者則吐, 蟲在中焦者則和, 蟲在下焦者則瀉焉也.

使君子는 甘하고 氣溫하고 無毒하다. 脾, 胃, 大腸으로 들어간다. 白濁을 고치고 다섯 가지 疳病을 제거하며 회충을 죽이고 설사와 이질을 멈추게 한다. 氣를 소모하지 않기 때문에 소아가 음식에 傷하여 蟲이 생긴 경우에 사용하면 실로 묘한 효과를 낸다. 그러나 성인에게 사용하여도 효과가 있지 않았던 적은 없다. 오직 갓 채취한 것을 사용해야지 오래 묵은 것을 사용하면 안 되고, 익혀서 사용해야지 익히지 않은 것을 사용하면 안 된다. 약에 넣을 때 꼭 그 자리에서 불에 구워 익힌 뒤 껍질을 제거하여 입에 넣고 씹다가 탕약과 함께 삼켜 넘기면 비로소 효과를 낼 수 있다. 혹 묻기를 使君子는 蟲을 죽인다 하는데, 소아가 복용하면 때로 蟲이 입에서 나올 때가 있으니 蟲을 죽인다는 것이 원래 이런 것입니까? 말하기를 蟲이 上焦에 있으면 蟲이 使君子의 氣味를 침범하여 반드시 위로 도망하여 넘어 나오게 된다. 蟲이 입에서 나오는 것이 참으로 蟲을 죽인다는 증거인데 어찌하여 이를 의심하는가? 무릇 蟲을 죽인다는 것은 上, 中, 下로 나눌 수 있다. 蟲이 上焦에 있으면 토해 내고, 蟲이 中焦에 있으면 온순하게 되고, 蟲이 下焦에 있으면 설사로 나가게 된다.

36. 山茱萸

山茱萸, 味酸澀, 氣平, 微溫, 無毒. 入腎, 肝二經. 溫肝經之血, 補腎臟之精, 興陽道以長陰莖, 暖腰膝而助陽氣, 經候可調, 小便能縮, 通水竅, 去三蟲, 強力延年, 輕身明目.

山茱萸는 酸澀하며, 氣平하면서 微溫하며, 無毒하다. 腎과 肝 두 經脈으로 들어간다. 肝經의 血을 따뜻하게 하고, 腎臟의 精을 補하여, 陽의 道를 일으켜서 陰莖을 크게 하고, 허리와 무릎을 따뜻하게 하면서 陽氣를 돕고, 調經할 수 있고, 소변이 새는 것을 막을 수 있으며 소변을 통하게 할 수 있고, 三蟲(道敎에서 말하는 사람의 몸속에 있으면서 수명, 질병, 욕망 등을 좌우하는 세 마리의 벌레)을 물리칠 수 있고, 힘을 강하게 하여 생명을 연장시키고, 몸을 가볍게 하면서 눈을 밝게 한다.

其核勿用, 用則滑精難收, 實益陰之聖丹, 補髓之神藥. 仲景夫子所以采入於八味丸中, 取其固精而生水也.《本經》謂其九竅堪通, 而世人疑之者, 以其味過於澀, 則竅閉而不能開, 恐難以通之也. 予以爲不然. 夫人五臟安, 則九竅自利, 而五臟之內, 一臟不安, 則四臟因之不安矣. 所謂一臟者何? 即腎臟也. 腎爲四臟之本, 腎安而四臟俱安. 安四臟而利九竅, 又何疑乎. 山茱萸佐八味以補腎, 正安腎以安五臟之藥也. 五臟既安, 而謂九竅之不能利乎. 且山茱萸不止利九竅也. 三焦七腑, 無不藉其庇蔭, 受其滋益. 此八味湯中之所必用, 而岐伯天師新立補腎諸方, 無不用之以救垂絕之症也.

그 씨앗은 사용하면 안 되는데 사용하면 정액이 새어나와 거두기가 어려운데, 실제로는 陰을 더하는 신성한 丹이며 骨髓를 補하는 신묘한 약이다. 張仲景 선생이 이것을 채취하여 八味丸에 넣은 것은 이것이 精을 지켜 水를 생성하는 작용을 취한 것이다.《本經》에 이것이 九竅를 통하게 할 수 있다고 적혀 있는 것을 세상 사람들이 의심하는데, 그 맛이 지나치게 떫어서 九竅가 막혀 열릴 수 없게 되어 九竅를 통하게 하기 어려울 것을 염려하는 것이지만

나는 그렇지 않다고 본다. 대개 사람의 五臟이 편안하면 九竅가 잘 통하고, 五臟 중에서 한 가지 臟이 불안해지면 다른 네 곳의 臟이 그로 인해 불안해질 것이다. 그 한 가지 臟이란 것이 무엇인가? 바로 腎臟이다. 腎은 다른 네 곳의 臟의 근본이라 腎이 편안해지면 나머지 네 곳의 臟이 모두 편안해진다. 네 곳의 臟이 편안해지면 九竅가 잘 통할 것을 또 어찌 의심하겠는가! 山茱萸가 八味丸을 보좌하여 腎을 補하니 참으로 腎을 편안히 함으로써 五臟을 편안히 하는 약인 것이다. 五臟이 이미 편안해졌는데 九竅가 잘 통할 수 없다 말할 수 있겠는가! 또한 山茱萸는 九竅를 잘 통하게 하기만 하는 것이 아니다. 三焦와 七府가 이것의 보호를 받지 않는 것이 없고 滋養을 받는다. 이것은 八味湯에 꼭 사용해야만 하는 약이며, 岐伯이라는 하늘의 스승이 腎을 補하는 모든 처방을 새로 만드는데 이것을 모든 경우에 사용하여 거의 죽어가는 병자를 구하였다.

或問山茱萸入六味丸中, 不過佐熟地之生精耳, 先生謂其能利九竅, 毋乃誇乎？ 非誇也. 熟地得山茱萸, 則功始大；山茱萸得熟地, 則其益始弘. 蓋兩相須而兩相成也. 有此二品, 則生精而人生. 無此二品, 則不能生精而人死. 山茱萸關人之死生, 豈特利九竅而已哉.

혹 묻기를 山茱萸는 六味丸에 들어가 熟地黃을 보좌하여 精을 만드는 작용을 하는데 불과하거늘, 선생님께서 이것이 九竅를 잘 통하게 할 수 있다고 하시니 이것은 과장이 아니겠습니까? 과장이 아니다. 熟地黃이 山茱萸와 함께 사용되면 그 효과가 비로소 커지고, 山茱萸가 熟地黃과 함께 사용되면 그 더하는 작용이 비로소 넓어진다. 대개 두 가지가 서로 돕고 서로 이루게 한다. 이 두 약이 있으면 精을 만들어 사람을 살리고, 이 두 약이 없으면 精을 만들 수가 없어 사람이 죽는다. 山茱萸는 사람이 죽고 사는 것과 관계된 약인데, 어찌 九竅를 잘 통하게 할 뿐이겠는가!

或問補陰之藥甚多, 何必用山茱萸以佐熟地乎？ 曰補陰之藥, 未有不偏勝者也. 獨山茱萸大補肝腎, 性專而不雜, 既無寒熱之偏, 又無陰陽之背, 實爲諸補陰之冠. 此仲景夫子所以采入於六味丸中, 以爲救命之藥也.

혹 묻기를 陰을 補하는 약은 정말 많은데 왜 꼭 山茱萸를 사용하여 熟地黃을 보좌해야 합니까? 말하기를 陰을 補하는 약은 성질이 한쪽으로 치우쳐 있지 않은 것이 없다. 오로지 山茱萸만 肝과 腎을 크게 補하면서 성질이 일관되고 섞여 있지 않으니, 곧 차갑거나 뜨거운 쪽으로 편중됨이 없고 또 陰과 陽이 서로 등지는 것이 없어 참으로 모든 陰을 補하는 약 중에서도 으뜸이다. 이것이 張仲景 선생이 이를 채취하여 六味丸에 넣어 생명을 구하는 약으로 삼은 까닭이다.

或問山茱萸爲救命之藥, 所救者何病乎? 吁! 天下之死於病者, 半好色之徒也. 好色者, 泄精必多, 精泄則髓空, 精泄則神散. 非用九味地黃湯, 以大填補其精, 則髓空者何以再滿而能步履, 神散者何以再返而能摻哉. 雖六味丸中之功效, 不止山茱萸之一味, 然舍山茱萸之佐熟地, 又何生精之速, 添髓而益神乎. 所謂救命之藥, 真非虛語耳.

혹 묻기를 山茱萸가 생명을 구하는 약이면 이것이 치료하는 것은 어떤 병입니까? 안타깝구나! 세상에 병으로 죽는 사람 중에 반은 色을 즐기는 무리들이다. 色을 즐기는 사람은 精이 새어 나감이 반드시 많고, 精이 새어 나가면 골수가 비게 되고, 精이 새어 나가면 神이 흩어진다. 九味地黃湯을 사용하여 그 精을 크게 채워 補하지 않으면, 골수가 비게 된 사람이 어떻게 다시 채워져 걸을 수 있을 것이며, 神이 흩어진 사람이 어떻게 다시 되돌려 잡을 수 있겠는가. 비록 六味丸의 효과가 단지 山茱萸 한 가지로 인한 것은 아니지만 山茱萸가 熟地黃을 보좌하는 것을 버린다면 또한 어찌 精을 빨리 만들고 골수를 더하며 神을 더할 수 있겠는가. 생명을 구하는 약이라고 하는 것은 참으로 헛된 말이 아니다.

或問六味丸之妙義, 已將各藥闡發無遺, 不知山茱萸亦可再爲宣揚乎? 曰山茱萸乃六味丸中之臣藥也, 其功必大中諸藥, 是以仲景公用之耳. 山茱萸補腎中之水, 而又有澀[75]精之妙, 精澀則氣不走而水愈生, 更使利者不至於全利, 而瀉者不至於全瀉也. 雖六味丸中如茯苓, 澤瀉, 亦非利瀉之藥, 然補中有利瀉之功, 未必利瀉無補益之失. 得山茱萸之澀精, 則所瀉所利, 去腎

75) 澀 原作"澁", 今据何本改.

中之邪，而不損腎中之正，故能佐熟地，山藥，以濟其塡精增髓之神功也.

혹 묻기를 六味丸의 묘한 뜻은 이미 앞의 각 藥에서 모두 밝히셨는데 山茱萸을 또 다시 높일 수 있는지 알지 못하겠습니다. 말하기를 山茱萸는 六味丸에서 臣藥에 해당하며 그 효과가 다른 모든 약 중에서 크기 때문에 張仲景 선생이 이를 사용하였을 뿐이다. 山茱萸는 腎의 水을 補하면서 또한 精을 새지 않게 하는 묘함도 있는데 精이 새어나가지 않으면 氣가 달아나지 않아서 水가 더 잘 생기고, 또한 나가게 하는 약으로 하여금 완전히 나가게 하지 않고, 瀉하는 약으로 하여금 완전히 瀉하게 하지 않는다. 비록 六味丸의 茯苓과 澤瀉 같은 약이 利瀉하는 약은 아니지만, 補하는 중에 利瀉하는 효과가 있어서, 利瀉하면서 補益하는 작용은 없는 과실이 결코 없다. 精을 새어 나가지 않게 하는 山茱萸의 작용을 얻으면 利瀉하는 작용은 腎의 邪氣를 제거하면서 腎의 正氣는 손상시키지 않으므로 熟地黃, 山藥을 보좌하여 精을 채우고 골수를 증가시키는 신묘한 효과를 낼 수 있다.

或又問子既闡山茱萸用於八味丸中者，非僅補水以制火，實補水以養火也. 腎中之火，非水不能生，亦非水不能養. 火生於水之中，則火不絕. 火養於水之內，則火不飛. 山茱萸補而且澀，補精則精盛而水增，澀精則精閉而水靜，自然火生而無寒弱之虞，火養而無炎騰之禍，助熟地，山藥而成既濟之功，輔附子，肉桂而無亢陽之失矣.

혹 다시 묻기를 선생께서 이미 山茱萸를 八味丸에 사용하는 것이 단지 水를 補하여 火를 제어하는 것이 아니고 실제로는 水를 補하여 火를 기르는 것이라고 밝히셨습니다. 腎 속의 火는 水가 없으면 생길 수 없고, 또한 水가 없으면 기를 수가 없다. 火가 水 속에서 생기면 火가 끊어지지 않는다. 火가 水의 속에서 길러지면 火가 떠다니지 않는다. 山茱萸가 補하면서 또한 매끄럽지 않아서, 精을 補하면 精이 풍부해지면서 水가 증가하고, 精을 매끄럽지 않게 하면 精이 가둬지고 水는 고요해지니, 자연스럽게 火가 생겨 차고 약해질 염려가 없게 되며 火가 길러져 타오르는 재앙이 없게 되어, 熟地黃과 山藥을 도와 水火既濟의 효과를 이루고 附子와 肉桂를 보필하여 陽이 항진되는 오류가 없게 된다.

或問山茱萸用於六味, 八味, 妙義如此, 未知舍二方之外, 亦可獨用以出奇乎? 曰人有五更泄瀉, 用山茱萸二兩爲末, 米飯爲丸, 臨睡之時一次服盡, 即用飯壓之, 戒飮酒, 行房三日, 而泄瀉自愈. 蓋五更泄瀉, 乃腎氣之虛, 則水不行於膀胱, 而盡入於大腸矣. 五更亥子之時也, 正腎水主事, 腎氣行於此時, 則腎不能司其權而瀉作. 山茱萸補腎水, 而性又兼澀, 一物二用而成功也, 非單用之以出奇乎. 推之而精滑可止也, 小便可縮也, 三蟲可殺也. 單用奏效, 又烏能盡宣其義哉.

혹 묻기를 山茱萸를 六味와 八味에 사용한 묘한 뜻이 이와 같은데 이 두 처방 이외의 것에 대해서는 알지 못하겠으니, 단독으로 사용하여도 기묘한 효과를 낼 수 있습니까? 말하기를 사람이 五更에 설사하는 증상이 있을 때 山茱萸 두 兩을 가루내고, 쌀밥으로 丸을 지어 잠자리에 들 때에 한 번에 다 먹은 다음 곧 밥으로 진정 시키고, 술 마시는 것과 성관계를 3일 간 삼가하면 설사가 나을 것이다. 대개 五更에 설사하는 것은 腎氣가 虛하여 水를 膀胱으로 내보내지 못하고 모두 大腸으로 들어가는 것이다. 五更은 亥子時(21시-1시)라 바로 腎水가 주관하는 시기라서 腎氣가 이때 작용하니, 腎이 그 능력을 행하지 않으면 설사를 일으킨다. 山茱萸가 腎水를 補하며 또한 매끄럽지 않은 성질을 겸하고 있어 하나의 약이 두 가지 작용을 하여 효과를 이루니 단독으로 사용함으로써 기묘한 효과를 내는 것 아니겠는가. 미루어 생각하면 정액이 새어 나가는 것을 그치게 할 수 있고, 소변이 새는 것을 막을 수 있으며, 三蟲을 죽일 수도 있는 것이다. 단독으로 사용하여 효과를 내는 것을 또 어찌 그 뜻을 다 나타낼 수 있겠는가.

或疑山茱萸過於澀精, 多服有精不出而內敗之虞. 嗟乎. 此猶臨飯而防其不能嚥也. 山茱萸澀精, 又不閉精, 爲補精之獨絕, 仲景夫子所以用之於地黃丸中. 若精不出而內敗者, 乃人入房精欲泄而強閉, 或有老人與大虛之人, 見色而畏怯而不敢戰, 而心又怦怦動也. 相火內炎, 而遊精暗出於腎宮, 亦能精不出而內敗. 服山茱萸, 正足以治之焉. 有精閉而內敗之虞, 彼不出而內敗者, 乃不服山茱萸, 致大小便牽痛, 欲便不能, 不便不可, 愈痛則愈便, 愈便則愈痛. 服山茱萸, 而痛與便立愈矣. 可見, 山茱萸乃治精不出而內敗之神藥, 如之何其反疑之乎.

혹 의심하기를 山茱萸가 精을 과도하게 막으니, 많이 복용하면 精이 나가지 않아 속에서 썩을 염려가 있지 않겠습니까. 안타깝구나! 이는 마치 밥을 먹을 때 삼키지 못한다고 못 먹게 하는 것과 같다. 山茱萸가 精을 잘 안 나가게 하면서도 精을 가두지는 않으므로 精을 補하는 것의 으뜸이니, 張仲景 선생이 이를 地黃丸에 사용한 까닭이다. 만약 精이 나가지 않아 속에서 썩는 것은, 사람이 성관계를 하여 사정을 하고 싶을 때 강제로 막는 경우이니 만약 노인이나 크게 虛한 사람이 있다면, 女色을 보았을 때 두렵고 겁이 나 감히 동요하지 않으려 하면서도 마음은 또한 두근두근 거린다. 相火가 속에서 타 올라 떠돌던 精이 모르는 새에 腎宮에서 나와도 精이 밖으로 나올 수가 없어 속에서 썩는다. 山茱萸를 복용하면 참으로 이를 치료하는데 적당할 것이다. 精이 막혀 속에서 썩을 염려가 있는데 이들이 나가지 않아서 속에서 썩은 경우 山茱萸를 복용하지 않으면 大小便을 볼 때 당기면서 아프게 되어, 便을 보려고 해도 볼 수 없고 便을 안 볼 수도 없으니 더욱 아프게 되어 더 便을 보려고 하고, 더 便을 보려고 하면 더더욱 아프다. 山茱萸를 복용하면 통증과 便의 문제가 곧 낫게 될 것이다. 山茱萸가 精이 나가지 않아 속에서 썩은 경우를 치료하는 신묘한 약임을 알 수 있는데 이와 같이 어떻게 반대로 의심을 하는가?

或疑山茱萸性溫, 陰虛火動者, 不宜多服. 夫陰虛火動, 非山茱萸又何以益陰生水, 止其龍雷之虛火哉. 凡火動起於水虛, 補其水則火自降, 溫其水則火自安. 倘不用山茱萸之益精溫腎, 而改用黃柏, 知母瀉水寒腎, 吾恐水愈乾而火愈燥, 腎愈寒而火愈多, 勢必至下敗其脾, 而上絕其肺. 脾肺兩壞, 人有生氣乎, 故山茱萸正治陰虛火動之神藥, 不可疑其性溫而反助火也.

혹 의심하기를 山茱萸는 성질이 따뜻하여 陰이 虛하여 火가 動한 경우에는 많이 복용하면 안될 것 같습니다. 대개 陰이 虛하여 火가 動한 경우는 山茱萸가 아니면 또 어떻게 陰을 더하고 水를 만들어서 龍雷와 같은 虛火를 그치게 할 수 있겠는가. 무릇 火가 움직이는 것은 水가 虛한 것에서 시작하니, 水를 補하면 火가 저절로 내려가며 水를 따뜻하게 하면 火가 저절로 편안해진다. 만약 山茱萸로 精을 더하고 腎을 따뜻하게 하지 않고, 黃柏, 知母로 바꿔 사용하여 水를 瀉하고 腎을 차게 하면 水가 더욱 마르고 火는 더욱 건조해지며, 腎은 더욱 차갑게 되고 火는 더욱 많아져 그 세력이 반드시 아래로는 脾를 해치고, 위로는 肺를 끊어버릴까 염려된다.

脾와 肺가 모두 허물어지면 사람에게 生氣가 있겠는가. 따라서 山茱萸는 참으로 陰이 虛하여 火가 動하는 경우를 치료하는 신묘한 약이니 그 성질이 따뜻해서 반대로 火를 조장하지 않을까 의심할 수 없다.

或又疑山茱萸性溫動火, 不宜於火動夢遺之症. 夫夢遺之症, 愈寒而愈遺, 何忌於山茱萸乎. 山茱萸性澀精, 安有澀精而反致遺精乎. 蓋夢遺而至玉關不閉, 正因於腎火之衰也. 腎火衰, 則火不能通於膀胱, 而膀胱之水道閉矣. 水道閉而水竅塞, 水竅塞而精竅反不能塞也, 於是, 日遺精而不止. 然則欲止其精, 舍溫腎又何以止之乎. 人以爲山茱萸性溫動火, 恐不可以治遺精之病. 吾以爲山茱萸之性, 僅溫尙不足以助火, 恐未能竟治遺精之病也.

혹 다시 의심하기를 山茱萸가 성질이 따뜻하여 火를 움직이게 하므로 火가 움직여 자는 중에 정액이 새어 나오는 증상에는 적절치 않겠습니다. 대개 자는 중에 정액이 새어 나오는 증상은 차가워지면 차가워질수록 더욱 정액이 새어 나오니 어찌 山茱萸를 꺼리겠는가. 山茱萸는 성질이 澀精하는데 어떻게 澀精하는데 반대로 정액이 새어나오게 하겠는가. 대개 자는 중에 정액이 흘러나와서 정관이 닫히지 않음에 이르는 것은 참으로 腎火가 쇠약해진 탓이다. 腎火가 쇠약해지면 火가 膀胱으로 통할 수가 없어 膀胱의 물길이 닫힐 것이다. 물길이 닫혀서 물이 나오는 구멍이 막히고, 물이 나오는 구멍이 막히면 정액이 나오는 구멍은 반대로 막을 수가 없게 되므로 매일 정액이 새어 나와 그치지 않는 것이다. 그러므로 정액이 새는 것을 그치게 하고 싶으면 腎을 따뜻하게 하는 것을 하지 않고 어떻게 그치게 하겠는가. 사람들은 山茱萸가 성질이 따뜻하여 火를 動하게 할 것으로 여겨 정액이 새어 나오는 병을 고칠 수 없지 않을까 두려워한다. 나는 山茱萸의 따뜻한 성질이 오히려 火를 돕기에 충분하지 못해 정액이 흘러나오는 병을 완전히 고치지 못할까 염려스럽다.

或問繆仲醇闢山茱萸之誤, 云命門火熾, 陽強不痿, 忌用茱萸, 而先生所談六味, 八味, 又似命門火熾者服之無礙, 然則仲醇非歟? 曰是仲醇過慎藥餌之失也. 命門火熾, 非山茱萸純陰之藥, 又何以制之. 既不敢輕用山茱萸, 又不能舍山茱萸而他用制火之藥, 又云當與黃柏同加, 則惑矣也.

혹 묻기를 繆仲醇이 山茱萸의 주의할 점에 대해 밝혀 말하기를 命門의 火가 타올라 발기가 되어 작아지지 않는 경우에 山茱萸를 사용하면 안 된다고 하였는데, 선생께서는 六味나 八味가 마치 命門의 火가 타오르는 사람이 복용하기에 장애가 없다고 하시는 것 같은데, 그렇다면 繆仲醇이 틀린 것입니까? 말하기를 이는 繆仲醇이 지나치게 신중히 약을 사용하면서 일으킨 잘못이다. 命門의 火가 타오르는 것을 山茱萸 같은 純陰의 약이 아니면 또 어떻게 제어할 수 있겠는가. 이미 山茱萸를 경솔하게 쓸 용기도 없으면서, 또한 山茱萸를 버리지도 못하고 다른 이가 火를 제어하는 약을 사용할 때는 마땅히 黃柏과 함께 써야 한다고 현혹시키는 것이다.

37. 接骨木

接骨木, 味苦, 辛[76], 氣平, 有小毒, 入骨節, 專續筋接骨, 易起死回生. 折傷呑酒, 風癢湯浴. 只用之以接續骨節, 產前, 產後皆不用. 存之以備折傷之需. 生接骨木獨用之, 接骨固奇. 然用之生血, 活血藥中, 其接骨尤奇. 但宜生用爲佳, 至干木用之, 其力減半, 炒用又減半也. 蓋取其生氣則神而已矣.

接骨木은 苦, 辛하며 氣는 平하고 有小毒하다. 骨과 節로 들어가 오로지 筋과 骨을 이어주어 용이하게 起死回生 시킨다. 折傷에는 술로 삼키고, 風으로 인한 가려움증에는 끓여서 몸을 씻는다. 단지 骨折을 이을 때 사용하고 출산 전이나 후에는 모두 사용할 수 없다. 갖추어두고 折傷에 필요할 때를 준비한다. 生 接骨木을 단독으로 사용하면 骨을 이어주는 작용이 단단하고 기이하다. 그러나 生血藥, 活血藥 중에 사용할 때는 骨을 이어주는 작용이 더욱 기이하다. 다만 마땅히 接骨木을 生으로 사용하는 것이 좋으며, 말려서 사용하면 그 작용이 반으로 감소하고, 볶아서 사용해도 또한 작용이 반으로 감소한다. 대개 그 살아있는 기운을 취한 것만이 신묘할 따름이다.

76) 辛 何本作“甘”.

38. 蔓荊子

蔓荊子, 味苦, 辛, 甘, 氣溫, 微寒, 陽中之陰, 無毒. 入太陽經. 主筋骨寒熱, 濕痹拘攣, 本經頭痛, 頭沉昏悶, 利關節, 長[77]髮, 通九竅, 去蟲, 散風淫, 明目, 耳鳴乃止, 齒動尤堅. 此物散而不補, 何能輕身耐老. 胃虛因不可用, 氣血弱衰者, 尤不可頻用也.

蔓荊子는 苦, 辛, 甘하며 氣溫하고 微寒하며 陽 중의 陰이며 無毒하다. 太陽經으로 들어간다. 筋骨寒熱, 濕痹拘攣, 本經頭痛, 頭沉昏悶을 주로 치료하고 關節을 부드럽게 하며 머리가 자라게 하고 九竅를 통하게 하며 蟲을 제거하고 風淫을 흩어내며 눈을 밝게 하고 耳鳴이 곧 그치게 하며 흔들리는 치아를 더욱 단단하게 한다. 이 약재는 흩어버리고 補하지는 않거늘 어떻게 몸을 가볍게 해주고 노화를 견디게 하겠는가. 胃가 虛한 자는 사용할 수 없기 때문에 氣血이 쇠약한 자에게는 더욱 자주 사용할 수 없다.

或問蔓荊子, 止頭痛聖藥, 凡有風邪在頭面者, 俱可用, 而吾子又以爲不可頻用, 謂其攻而不補也. 但藥取其去病, 能去病, 又何慮用之頻與不頻哉. 不知蔓荊子體輕而浮, 雖散氣不至於太甚, 似乎有邪者, 俱可用之. 然而, 虛弱者少有所損, 則氣怯神虛, 而不勝其狼狽矣. 予言不可頻用者, 爲虛者言之也. 若形氣實, 邪塞於上焦, 又安在所禁之內哉.

혹 묻기를 蔓荊子는 頭痛을 그치게 하는 聖藥으로 무릇 風邪가 頭面에 있는 것에는 모두 사용할 수 있다고 하는데 선생께서는 또한 자주 사용하지 말라고 하시며 攻하지만 補하지 않는다고 말씀하십니다. 그러나 藥은 病을 제거할 수 있다면 취하여야 하니 능히 病을 제거할 수 있다면 어찌 자주 사용해야 할 것과 자주 사용하지 말아야 할 것을 분별하십니까? 蔓荊子는 약재의 무게가 가볍고 잘 떠서 아무리 氣를 흩어버리더라도 너무 지나치지는 않으니 만약 邪가 있으면 모두 사용할 수 있다. 그러나 虛한 자는 손상 받는 바가 조금만 있어도 氣가 회피하고

77) 此下何本有 "鬚".

神이 虛해져 이기지 못하여 실패할 따름이다. 내가 자주 사용하지 말라고 말한 것은 虛한 자를 말한 것이다. 만약 形氣가 實하고 邪가 上焦에서 막으면 또한 어찌 금지하는 바가 있겠는가.

蔓荊子佐補藥中, 以治頭痛尤效, 因其體輕力薄, 藉之易於上升也. 倘單恃一味, 欲取勝於頃刻, 則不能也.

蔓荊子는 補藥을 보좌하여 두통을 치료하는 작용이 더욱 효과적이니 그 형체가 가볍고 힘이 적어서 上升시키기 쉽기 때문이다. 만일 단지 이 한 가지 약재에만 의지하여 단번에 성공하는 것은 불가능하다.

或問蔓荊子入太陽經, 能散風邪, 何仲景張公不用之以表太陽之風邪, 得毋非太陽之藥乎? 不知蔓荊子入太陽之營衛, 不能如桂枝單散衛而不散營, 麻黃單散營而不散衛, 各有專功. 傷寒初入之時, 邪未深入, 在衛不可引入營, 在營不可仍散衛. 蔓荊子營衛齊散, 所以不宜矣.

혹 묻기를 蔓荊子는 太陽經으로 들어가 風邪를 흩어낼 수 있는데 어찌하여 張仲景 선생께서는 太陽의 風邪를 발산시키는 것으로써 사용하지 않으셨습니까? 아마도 太陽經 藥이 아닌 것 아니겠습니까? 蔓荊子는 太陽經의 營과 衛로 모두 들어가므로 桂枝가 衛만을 단독으로 흩어내면서 營을 흩어내지 않는 것이나, 麻黃이 營만을 단독으로 흩어내면서 衛는 흩어내지 않아 각각 한쪽으로만 작용하는 것처럼 작용하지 않음을 알지 못한 것이다. 傷寒에서 邪가 처음 들어오는 시기에는 깊이 들어오지 못하거늘, 衛에 있는데 營으로 인도하여 들어가면 안 되고, 營에 있는데 여전히 衛를 흩어내면 안 된다. 蔓荊子는 營衛를 모두 흩어낸다는 점이 적합하지 않은 이유이다.

39. 豬苓

豬苓, 味苦, 甘, 淡, 氣平. 降也, 陽也, 無毒. 入腎與膀胱經. 通淋消腫滿, 除濕利小便滯, 助陽利竅, 功專於行水, 凡水濕在腸胃, 膀胱, 肢體, 皮膚者, 必須豬苓以利之. 然而水濕之症有陽, 有陰, 有虛, 有實, 未可一概利之也. 倘陰虛之症, 輕用豬苓以瀉其水, 水去陰亦消亡, 必有口乾舌燥之症. 況原無水濕之症, 利之則重亡津液, 陰愈虛矣. 甚則有利小便, 欲行點滴而不可得者, 非誤利之明驗乎. 雖然水濕之邪既在人身, 豈可以陰虛難治, 竟置於不治哉? 用豬苓利水之藥, 仍入之陰藥中, 陰既不虛, 而濕亦自利, 安在豬苓之不可用乎.

豬苓은 苦, 甘, 淡하고 氣는 平하다. 내려가고 陽이며 無毒하다. 腎經과 膀胱經으로 들어간다. 淋을 통하게 하고 腫滿을 없애며 濕을 제거하고 소변이 막힌 것을 통하게 하며 陽을 돕고 竅를 통하게 하여 작용이 水를 행하게 하는 데 집중되어 있으니 무릇 水濕이 腸胃, 膀胱, 肢體, 皮膚에 있는 것에는 반드시 豬苓으로 통하게 해야 한다. 그러나 水濕의 증상에는 陽, 陰, 虛, 實한 경우가 있으나 이를 전부 통하게 하지는 못한다. 만일 陰虛의 증상에 가벼이 豬苓을 사용하여 그 水를 瀉하면 水가 제거되면서 陰 또한 소모되어 없어질 것이니 반드시 입이 마르고 혀가 건조한 증상이 있을 것이다. 하물며 원래 水濕의 증상이 없는데 통하게 하면 津液이 심히 없어질 것이니 陰이 점점 虛해질 것이다. 심하면 小便을 볼 때 보고자 하여도 방울만 나오고 보지 못할 것이니 통하게 하는 분명한 효험을 잘못 사용하지 말아야 할 것이다. 그렇지만 水濕의 邪가 이미 몸에 있는데 어찌 陰虛가 치료하기 어렵다 하여 도리어 치료하지 않고 내버려 두겠는가. 豬苓을 利水하는 藥으로 그대로 陰藥 가운데 들어가도록 하여 사용하면 陰이 처음부터 虛하지 않으면서 濕이 또한 자연스럽게 통할 것이니 어찌 豬苓을 사용하지 않으려 하겠는가.

或問豬苓利水, 胡爲利水而水不通, 且多急悶而不可解, 何也? 此火蓄膀胱, 而上焦之氣不升, 肺金淸肅之令不行於下焦之故也. 夫膀胱瀉水也, 然必得肺金之氣淸肅下行, 而乃水走於陰器而出. 豬苓但利水, 而不能升[78]上焦之氣, 上焦有火, 過抑肺金, 淸肅之令不能行於下焦, 不用降火之品, 而唯從事於利水. 所以, 用豬苓而不效, 非豬苓之不能利水也.

78) 升 原無, 今据何本補.

혹 묻기를 豬苓은 水를 내보내는데 水를 내보내고자 하였는데도 水가 통하지 않으며 또한 초조하게 갑갑해하는데도 해소되지 않았다면 왜 그러한 것입니까? 이것은 火가 膀胱에 쌓인 것이니 上焦의 氣가 오르지 못하여 肺金의 淸肅 작용이 下焦에서 行하지 못하게 되었기 때문이다. 무릇 방광이 水를 瀉함에 반드시 肺金의 淸肅下行하는 작용을 얻어야 곧 水가 나아가 陰器에서 배출된다. 豬苓은 다만 水를 내보낼 수는 있으나 上焦의 氣를 상승시키지는 못한다. 上焦에 火가 있어 肺金이 지나치게 억제를 받아 淸肅 작용이 下焦에서 行하지 못하게 된 것인데 火를 내리는 약제를 사용하지 않고 오직 水를 내보내는 데에만 매달린 것이다. 그러므로 豬苓을 사용하여도 효과가 없는 것은 豬苓이 水를 내보낼 수 없기 때문은 아니다.

或問豬苓導水，使火邪從小便而出，是引火邪之下出也，然仲景張公往往用豬苓湯以散邪，何也？ 蓋豬苓之性，不特下走於陰竅，而且兼走於皮毛之竅，仲景夫子用豬苓湯者，惡邪不走膀胱而走皮膚，慮亡陽之症，所以用之，即引火邪從皮毛而外出也. 然則豬苓不特引水下泄，而亦能引火外瀉也.

혹 묻기를 豬苓이 水를 이끄니 火邪가 소변을 따라 나가는데 이것은 火邪를 이끌어 아래로 내보내는 것인데 張仲景 선생께서 이따금 豬苓湯을 사용하여 邪를 흩으신 것은 무엇 때문입니까? 대개 豬苓의 성질은 아래에 있는 陰竅로 내달리게 할 뿐만 아니라 또한 皮毛의 구멍으로 내달리게 하니 張仲景 선생께서 豬苓湯을 사용한 것은 惡邪가 膀胱으로 내려가지 않고 皮膚로 이동하여 亡陽이 될까 우려한 것이니, 이러한 까닭에 곧 火邪를 이끌어 皮毛를 통해 밖으로 내보내는 것이다. 그러므로 豬苓은 水를 이끌어 아래로 빠져나가게 할 뿐만 아니라 또한 火를 이끌어 밖으로 내보낼 수 있다.

或問豬苓利水，何能解口之不渴也？ 夫小便數而口不渴者，火蓄於膀胱也. 火蓄則熬乾其水，水沸而爲熱，所以作渴. 用豬苓以利水，實所以瀉火，火瀉而水獨存，則津液通，而上潤於口舌之間矣. 然則豬苓非利水之藥，乃生津之藥也.

혹 묻기를 豬苓이 水를 내보내는 작용을 하였는데도 입에서 갈증이 나지 않는 것은 어떤 까닭입니까? 무릇 소변을 자주 보게 하였는데도 입에서 갈증이 나지 않는 것은 火가 膀胱에 쌓여 있었던 것이다. 火가 쌓이면 그 水를 태우고 말려 水가 끓어 熱이 되니 이로써 갈증이 나게 된다. 豬苓을 사용하여 水를 내보내면 실제로는 火를 瀉하는 것이 되니 火를 瀉하면 水가 홀로 있게 되어 곧 津液이 통하고 입과 혀 사이까지 위로 적셔줄 수 있게 된다. 그러므로 豬苓은 水를 내보내는 藥이 아니며 津을 기르는 藥이다.

或疑豬苓爲生津之藥, 終不可爲訓. 曰豬苓利水盡, 則口益乾, 而欲其口舌之生津, 難矣. 所謂生津者, 止能生於多水之症, 而不能生於無水之症[79]. 無水之症, 瀉水則水涸而火起；多水之症, 瀉水則火降而水升. 水既升矣, 而津液有不潤於口齒者乎. 是豬苓之生津, 生於利水以去火, 而非概生於利水也.

혹 의심하기를 豬苓이 津을 기르는 藥이라고 하신 것은 결코 준칙으로 삼지 못하겠습니다. 말하기를 豬苓이 水를 내보내는 작용이 극에 달하면 입이 더욱 말라 그 입과 혀의 津이 생기고자 하여도 어렵다. 津이 생기게 함은 단지 水가 많은 症에서만 가능하며 水가 없는 症에서는 생기게 하는 것이 불가능하다. 水가 없는 症에서 水를 瀉하면 水가 마르고 火가 일어나며, 水가 많은 症에서 水를 瀉하면 火가 가라앉고 水가 상승한다. 水가 이미 상승하였는데 津液이 입과 치아를 적셔주지 않는 바가 있겠는가. 豬苓이 津을 생기게 하는 작용은 水를 내보냄으로써 火를 제거하여 생기게 하고, 대개 水를 내보내는 것으로만 생기는 것은 아니다.

或疑豬苓, 澤瀉, 同是利水之物, 而吾子偏分出功用之不同, 非好奇耶？ 曰豬苓, 澤瀉用既不同, 義自各別, 有異言異, 有同言同, 何好奇之有.

혹 의심하기를 豬苓과 澤瀉는 한가지로 水를 통하게 하는 약제인데 선생께서는 구별하여 내보내는 작용이 같지 않다고 하시니 특별한 것을 좋아하시는 것 아닙니까? 말하기를 豬苓과 澤瀉는 사용함에 이미 같지 않아 뜻이 자연스럽게 각각 구별되니 차이점 있어 다르다고 말하고 공통점이 있어 같다고 말한 것이니 어찌 특별한 것을 좋아하는 것이겠는가.

---

79) 無水之症 原無, 今据何本補.

40. 南燭枝葉

南燭, 即烏米飯樹也. 味苦, 氣平, 無毒. 入腎. 治一切風痰, 悅顏色耐老, 堅筋骨健行, 久服, 身輕不饑. 多服, 髮白變黑. 此物草木之王, 專益精而變白, 老人尤宜服之. 味雖苦而不寒, 氣甚平, 有益, 乃續命之津, 延齡之液也. 世人不知用之, 殊可惜. 春間采嫩葉約二十斤, 用蒸籠在飯鍋蒸之, 雖厝鐵器無妨. 否則, 必須砂鍋內蒸熟, 曬乾爲末. 飯鍋不能蒸, 可用米煮粥上蒸之亦妙. 不蒸熟而陰乾者, 無用. 大約一斤南燭葉末[80], 加入桑葉一斤, 熟地二斤, 山茱萸一斤, 白果一斤, 花椒三兩, 白朮二斤, 爲末, 蜜爲丸, 白滾水送下一兩, 每日於早晨服之. 不特變白甚速, 而且助陽補陰, 延年益算. 鄙意加入人參二兩, 尤神之神也. 倘命門寒者, 加入巴戟天一斤, 殊妙.

南燭은 곧 烏米飯나무이다. 苦하고 氣하며 無毒하다. 腎으로 들어간다. 모든 風痰을 치료하고, 안색을 환하게 하며 노화를 늦추고, 筋骨을 단단히 하여 건강하게 하며, 오래 복용하면 몸이 가볍고 배고픔을 느끼지 않게 된다. 많이 먹으면 흰 머리를 검게 만든다. 南燭는 草木의 왕이며 오로지 精을 보태니, 머리가 하얗게 된 노인이 마땅히 복용해야 한다. 비록 맛이 쓰지만 차갑지 않으며, 氣는 심하게 平하여 보태줌이 있어 이에 생명을 잇고 장수하게 하는 진액이 된다. 세상 사람들이 이것을 제대로 사용할 줄 모르니 참으로 애석하다. 봄에 어린 잎을 약 스무개 정도 채집하여 밥을 하는 냄비에 넣고 쪄서 사용하는데, 철기를 사용해도 무방하다. 그러지 못하면 반드시 토기 안에 넣고 쪄내어 햇볕에 말려 가루로 만들어야 한다. 밥 하는 냄비에 찔 수 없으면 쌀을 끓여 죽을 만들어 그 위에서 쪄내는 것 또한 신묘하다. 찌지 않고 그늘에서 말리면 쓸모가 없다. 대략 南燭의 잎 한 근을 가루내서 桑葉 한 斤, 熟地黃 두 斤, 山茱萸 한 斤, 白果 한 斤, 花椒 세 兩, 白朮 두 斤을 모두 가루낸 후 꿀로 丸을 만들어, 끓인 맹물 한 냥과 더불어 매일 이른 아침에 복용한다. 그러면 특별히 흰 머리를 검게 하는 속도가 빠르진 않지만 陽을 돕고 陰을 보하여 장수하게 될 것이다. 짧은 내 생각으로는 人參 두 兩을 더하게 되면 더욱 신통한 효험이 있을 것이다. 命門이 차가운 자는 巴戟天 한 근을 넣으면 더욱

80) 末 何本無.

좋을 것이다.

南燭葉固[81]佳，而南燭子尤佳，深秋結實，先紅後紫，其味甘而酸，入腎，肝二經，勝於南燭之葉．添精益髓，舒筋明目，久服延年．余更有一方，用南燭子者二斤，搗爛，入白果[82]去殼四兩，同搗，入山藥末一斤，茯苓四兩，芡實半斤[83]，同搗爲餅，火焙乾，爲末．入枸杞子一斤，熟地一斤，山茱萸一斤，桑葉末一斤，嫩葉爲妙，巨勝子半斤，共爲末，蜜爲丸．每日早晨，老酒送下五錢，一月白髮變黑矣，且能顏色如童子．此方不寒不熱，自是生精聖方，修服必有利益也．

南燭 잎은 진실로 뛰어나지만 南燭의 열매는 더욱 뛰어나니, 깊은 가을에 열매를 맺고 처음엔 붉었다가 이후에 자주색이 되고, 그 맛이 달고 시며 腎과 肝으로 들어가니 南燭의 잎보다 훌륭하다. 精과 髓를 보태주고 筋을 이완시키고 눈을 밝게 하며, 오래 복용하면 장수할 수 있다. 내가 한 가지 처방을 알고 있는데, 南燭의 열매 두 斤을 찧어 문드러지게 한 후, 껍질을 제거한 白果 네 兩을 찧고, 山藥을 가루 내어 한 斤, 茯苓 네 兩과 芡實 반 斤을 찧어 떡으로 만들어 불로 가열하여 건조시킨 후 가루를 만든다. 枸杞子 한 斤, 熟地黃 한 斤, 山茱萸 한 斤, 가루낸 桑葉 한 斤, 巨勝子 반 斤을 모두 가루내어 꿀로 丸을 만든다. 매일 이른 아침 오래된 술 다섯 兩과 함께 한 달을 복용하면 흰 머리가 검게 되고, 또한 안색이 소년처럼 젊어지게 될 것이다. 이 처방은 차갑지도 않고 뜨겁지도 않아 精을 생성하는 성스러운 처방이며, 열심히 복용하면 반드시 이득이 있을 것이다.

或問變白藥多，何吾子獨稱南燭之子？蓋烏鬚藥，多是氣苦寒，恐有礙於脾胃．惟南燭氣味和平，而子尤加甘溫，益腎之餘，更能開胃健脾，真變白之神品，滋顏之妙藥．牧童采食，輒止饑，此非明驗歟．

혹 묻기를 흰 머리를 검게 하는 약이 많지만 어찌 선생님은 유독 南燭의 열매를 칭송하는 것입니까? 대개 수염을 검게 하는 약은 그 氣가 쓰고 차가운 것이 많아서 脾胃를 방해하는

81) 固 原作 "肉", 今据何本改.
82) 白果 何本作 "豆蔻"
83) 熟地一斤 何本無.

두려움이 있다. 하지만 오로지 南燭의 氣와 맛이 和平하고, 더욱이 열매는 달고 따뜻하니 腎을 보태주는 외에도 脾胃를 열어주고 건강하게 하니, 진실로 흰 머리를 검게 하고 안색을 젊게 하는 신묘한 약이다. 목동이 채집하여 먹어 배고픔을 잊게 되었으니 참으로 확실한 효험이 아니겠는가.

或問南燭之黑鬚, 吾子大肆闡揚, 然未見子之自驗也. 曰吾尚論《本草》, 實欲闡發各藥之微. 南燭黑鬚, 古人有服之而驗者, 不必鐸之自驗也. 江南人多采之以煮飯, 白米輒變爲黑, 故俗名"烏米飯", 非有據之談乎.

혹 묻기를 南燭이 수염을 검게 하는 것은 선생께서 익히 경험하여 밝히고 널리 알렸으나, 그 열매가 효험이 있다는 것은 들어보지 못하였습니다. 말하기를 내가 일찍이 《本草》를 논해왔지만, 진실로 각 약들의 미묘함을 밝혀 알리고자 한다. 南燭이 수염을 검게 하는 것은 옛사람들이 먹어보고 경험한 것이니, 내가 직접 경험한 것을 알릴 필요는 없다. 江南 사람들이 많이 채취하여 밥과 함께 삶아 먹을 때, 흰 쌀이 문득 검게 변하는 고로 속칭 "烏米飯"이라고 한 것이며, 근거를 가지고 말한 것은 아니다.

41. 蜀椒

蜀椒, 味辛, 氣溫, 大熱, 浮也, 陽中之陽, 有毒. 入心, 脾, 腎之經. 卻心腹疼痛[84]及寒濕痹疼, 殺鬼疰蠱毒並蟲魚毒蛇, 除皮膚骨節死肌, 療傷寒溫瘧, 退兩目翳膜, 驅六腑沉寒, 通氣脈, 開鬼門, 乃調關節, 堅齒髮, 暖腰膝[85], 尤縮小便, 理風邪, 禁咳逆之邪, 治噫氣, 養中和之氣, 消水腫, 黃疸, 止腸癖, 痢紅. 多食乏氣失明[86], 久服黑髮耐老. 功用實多, 不只書上所載. 然而少用則益, 多用則轉損. 入於補陰之藥, 可以久服 ; 入於補陽之劑, 未可常施也.

84) 疼 何本作 "冷".
85) 膝 何本作 "臍".
86) 乏氣失明 何本作 "脾氣興旺".

蜀椒는 辛하고, 氣溫하고 大熱하며 떠오르는 성질로, 陽중의 陽이며 有毒하다. 心, 脾, 腎의 경락에 들어간다. 心腹의 疼痛, 寒溫, 痹疼을 물리치며, 鬼疰, 뱀독과 벌레와 물고기, 독사를 죽이며, 피부와 뼈마디의 죽은 살점을 탈락시키며, 傷寒과 溫瘧을 치료하며, 양 눈의 翳膜을 벗겨내며, 六腑의 沉寒을 내쫓고, 氣脈을 통하게 하고, 鬼門을 열어 관절을 조화롭게 하고, 치아와 머리를 튼튼하게 하고, 허리와 무릎을 따뜻이 하고, 소변을 바르게 하고, 風邪를 다스리며, 딸꾹질을 멈추고, 트림이 나오는 것을 치료하고, 中和의 기운을 길러주고 水腫과 黃疸을 없애주고, 腸澼과 이질로 출혈하는 것을 멈춘다. 많이 복용하게 되면 기운이 없어지고 실명하게 되며, 오래 복용하면 검은 머리가 이내 백발이 된다. 그 효능과 쓰임이 진실로 많으며, 다만 글로써 알려진 효능이 전부가 아니다. 하지만 용량을 적게 사용하여야 이득이 있으며, 다량으로 사용하게 되면 오히려 해를 끼친다. 補陰하는 약과 함께 쓰면 오랫동안 복용할 수 있지만, 補陽하는 약과 함께 쓰는 것은 일반적인 방법이 될 수 없다.

按蜀椒功用實勝於近處所産, 以蜀椒味輕, 轉有益也. 土産之椒, 其辛香倍於蜀産, 雖功用少薄, 未嘗不可用也. 大約蜀椒用一兩者, 土産必須一兩二錢, 何必專覓蜀椒哉.

살펴보건데, 蜀椒의 효능과 쓰임은 근처에서 생산된 것보다 진실로 뛰어난데, 이는 蜀椒의 맛이 가벼워서 이득이 있는 것이다. 이 지역에서 생산된 椒는 蜀椒보다 매운 향이 훨씬 강하지만 도리어 효능은 다소 약한데, 쓰는 것이 결코 불가한 것은 아니다. 蜀椒를 한 兩 쓰는 경우 이 지역에서 생산된 椒는 반드시 한 兩 두 錢을 사용하면 되는 것이니, 어찌 반드시 蜀椒만을 고집하여 사용할 필요가 있겠는가.

或問蜀椒可以烏鬚, 而烏鬚之方似可用之也？ 夫蜀椒未能烏鬚也, 取其引烏鬚之藥, 入任, 督之路耳, 大約烏鬚藥多寒, 而蜀椒性熱, 相伴同用, 尤能制陰寒之氣, 所以易於奏功, 而變黑甚速也. 但熱藥宜少用, 不可多用耳.

혹 묻기를 蜀椒가 수염을 검게 한다고 하는데, 수염을 검게 하는 처방에 사용하는 것이

가능한 것입니까? 무릇 蜀椒는 수염을 검게 하는 것이 아니며, 수염을 검게 하는 약들을 이끌고 任, 督脈의 경로로 들어가게 할 따름이며, 수염을 검게 하는 약들은 성질이 차가운 약들이 많은데 蜀椒의 성질은 뜨겁기 때문에 이러한 약들과 함께 사용해서 陰寒의 기운을 제어함으로써, 그 효과가 쉽게 발휘될 수 있게 하여 수염이 검게 되는 속도를 빠르게 하는 것이다. 다만 뜨거운 약은 소량만 사용해야 하며 다량으로 사용할 수는 없다.

42. 吳茱萸

吳茱萸, 味辛, 苦, 氣溫, 大熱, 可升可降, 陽中陰也, 有小毒. 入肝, 脾, 腎之經. 主咽塞氣不通[87], 散氣膈冷氣窒塞, 驅脾胃停寒, 臍腹成陣絞痛, 逐膀胱受濕, 陰囊作疝剜痛, 開腠理, 解風邪, 止嘔逆, 除霍亂. 因順折肝木之性, 治吞吐酸水如神. 厥陰頭疼, 引經必用. 氣猛, 不宜多食, 令人目瞪口開. 久服亦損元氣, 腸虛泄者尤忌. 可逆用之以祛寒, 複可順用之以解熱. 大約祛寒可以多用, 而解熱難以多投也.

吳茱萸는 辛, 苦하며, 氣溫하고 大熱하며, 오르기도 하고 내리기도 할 수 있으며, 陽 중의 陰이고 有小毒하다. 肝, 脾, 腎의 經에 들어간다. 목구멍이 막혀 氣가 통하지 않는 것을 치료하여 가슴에 冷氣가 가득 차 막혀있는 것을 흩어주며, 脾胃에 寒氣가 정체되어 臍腹에 陣絞痛이 발생하는 것을 몰아내고, 膀胱이 濕에 상하여 陰囊에 疝剜痛이 발생하는 것을 쫓아내고, 腠理를 열어 風邪를 몰아내고, 嘔逆과 霍亂을 없애준다. 肝木의 성질을 꺾어냄에 따라 신물이 역류하고 토하는 것을 치료하는 효능이 신통하다. 厥陰 頭痛을 치료할 때 引經약으로써 반드시 사용해야 한다. 氣가 맹렬하기 때문에 많이 복용하게 되면 눈이 부릅떠지고 입이 벌어지게 되기 때문에 조심해야 한다. 또한 오래 복용하게 되면 元氣를 손상하고 腸이 허하여 설사하는 자는 특히 조심해야 한다. 逆治法을 사용하면 祛寒할 수 있고, 또한 順治法을 사용하면 解熱할 수 있다. 대개 祛寒하고자 할 때는 다량으로 사용할 수 있지만, 解熱하고자 할 때는 다량으로

87) 咽塞氣不通 何本作 "陰寒氣塞不通".

사용할 수 없다.

按吳萸入四神丸中, 以治腎泄, 非用之以祛寒耶. 然而, 四神丸中用吳茱萸者, 非盡去寒也, 亦借其性燥以去濕耳. 夫腎惡燥, 而瀉久則腎正苦濕也. 吳茱萸正喜其燥, 以投腎之歡, 入諸腎臟之逐其水而外走於膀胱, 不走於大腸也.

살펴보건데, 吳茱萸는 四神丸에 들어가 腎泄을 치료하는데, 祛寒하고자 하는 목적으로 쓰이는 것이 아니다. 四神丸 중에 吳茱萸를 사용하는 것은 오로지 寒을 몰아내고자 하는 것이 아니라, 그 燥한 성질로 말미암아 濕을 몰아내고자 할 따름이다. 무릇 腎은 燥하기를 싫어하는데, 설사가 오래되는 것은 腎이 濕으로 인해 괴로운 상황인 것이다. 吳茱萸는 본래 燥하기를 좋아하여 腎으로 들어가 작용하며, 腎의 水를 몰아내어 膀胱으로 이끌어 가고 大腸으로는 가지 않게 한다.

或疑吳茱萸性熱祛寒, 恐不可用之以解熱. 不知從治之道, 宜順而不宜逆. 逆其性, 致有相格之憂; 順其性, 始有相投之慶也.

혹 의심하기를 吳茱萸는 성질이 뜨거워 寒을 제거하는데, 解熱하는 데 쓰지 못할까 염려됩니다. 從治法을 모르는 것이니, 順治法이 마땅하고 逆治法은 마땅하지 않다. 그 성질을 거스르면 서로 맞서게 되는 근심에 이르게 되고, 성질을 따르면 서로 의지하게 되는 기쁨이 있게 되는 것이다.

43. 鉤藤

鉤藤, 味甘, 苦, 氣微寒, 無毒. 入肝經. 治寒熱驚癇, 手足瘈彎, 胎風客忤, 口眼抽搐. 此物去風甚速, 有風症者, 必宜用之. 然尤能盜氣, 虛者勿投.

鉤藤은 甘, 苦하며, 氣는 微寒하며 無毒하다. 肝으로 들어간다. 寒熱이 왕래하는 간질이 발생하는 것을 치료하고 손발의 경련과 胎風과 客忤, 눈과 입이 경련하는 것을 치료한다. 이 약은 風을 제거하는 것이 아주 빨라 風의 증상이 있는 사람에게는 반드시 사용해야 한다. 그러나 또한 氣를 소모하므로 虛한 사람에게는 사용해서는 안 된다.

或問鉤藤爲手少陰, 足厥陰要藥. 少陰主火, 厥陰主風, 風火相搏, 故寒熱驚癎之症生. 但風火之生, 多因於腎水之不足, 以致木燥火炎, 於補陰藥中少用鉤藤, 則風火易散. 倘全不補陰, 純用鉤藤以祛風散火, 則風不能息, 而火且愈熾矣.

혹 묻기를 鉤藤은 手少陰과 足厥陰의 要藥이라고 합니다. 少陰은 火를 주관하고 厥陰은 風을 주관하니, 風火가 서로 부딪혀 寒熱이 왕래하는 간질의 증상이 발생하는 것이다. 다만 風火가 발생하는 것은, 腎水가 부족하여 나무가 마르고 불이 불타오르는 지경에 이르게 된 원인이 많으며, 補陰하는 약 중에 鉤藤을 조금 사용하면 風火가 쉽게 흩어진다. 만일 전혀 補陰하는 약 없이 순전히 鉤藤만 사용하여 風火를 흩어버리고자 한다면, 風은 없어지지 않고 火는 오히려 더욱 심해질 것이다.

44. 大腹皮

大腹皮, 味辛, 苦, 氣微溫, 降也, 無毒. 入肺, 脾, 胃三經. 主冷熱諸氣, 通大, 小二腸, 止霍亂痰隔醋心, 攻心腹大腸壅毒, 消浮腫. 亦佐使之藥. 若望其一味以攻邪, 則單寒力薄, 必至覆亡矣.

大腹皮는 辛, 苦하며, 氣는 微溫하며, 내리는 성질이 있으며 無毒하다. 肺, 脾, 胃의 세 경락으로 들어간다. 차갑고 뜨거운 모든 기운을 주관하며, 大腸과 小腸을 통하게 하며 霍亂과 痰이 心을 가로막은 것을 그치게 하며, 心腹과 大腸의 막힌 毒을 공격하며, 부종을 가라앉혀준다. 또한 佐使약으로써 쓰인다. 만약 이 한가지로 邪氣를 몰아내고자 한다면 寒을 몰아내는 힘이 부족하게 되어 반드시 실패하게 될 것이다.

或問大腹皮, 即檳榔之外皮也, 繆仲醇謂氣味所主與檳榔同. 而實不同也, 大腹皮之功, 尤薏苡, 茯苓, 車前, 桑白皮[88], 人參同用, 始有功耳.

혹 묻기를 大腹皮는 檳榔의 바깥 껍질인데, 繆仲醇는 檳榔과 더불어 氣味가 주관하는 바가 동일하다고 일컬은 것입니까? 진실로 전혀 동일하지 않으며, 大腹皮의 효능은 오히려 薏苡仁, 茯苓, 車前子, 桑白皮, 人參과 함께 사용되어야 비로소 효능이 발휘될 따름이다.

45. 檳榔

檳榔, 味辛, 苦, 氣溫, 降, 陰中陽也, 無毒. 入脾, 胃[89], 大腸, 肺四經. 消水穀, 除痰癖, 止心痛, 殺三蟲, 治後重如神, 墜諸氣極下[90], 專破滯氣下行. 若服之過多, 反瀉胸中至高之氣. 善消瘴氣, 兩粵人至今噬之如始. 古人疑其耗損真氣, 勸人調胃, 而戒食檳榔. 此亦有見之言, 然而非通論也. 嶺南煙瘴之地, 其蛇蟲毒氣, 借炎蒸勢氛, 吞吐於山巔水溪, 而山嵐水瘴之氣, 合而侵人, 有立時而飽悶暈眩者. 非檳榔口噬, 又何以迅解乎. 天地之道, 有一毒, 必生一物以相救. 檳榔感天地至正之氣, 即生於兩粵之間, 原所以救兩粵之人也. 況此物降而不升, 雖能散氣, 亦不甚升, 但散邪而不散正, 此兩粵之人所以長服而無傷. 至身離粵地, 即不宜長服, 無邪可散, 自必損傷正氣矣.

檳榔은 辛, 苦하며, 氣溫하고, 降하며 無毒하다. 脾, 胃, 大腸, 肺 네 經으로 들어간다. 음식을 소화시키고, 痰이 쌓인 積聚를 제거하고, 가슴이 아픈 것을 멈추고, 三蟲을 죽이고, 대변

88) 胃 何本作"腎".
89) 桑白皮 何本無.
90) 墜諸氣極下 何本無.

본 후 뒤가 무지근한 것을 치료하는 것에 매우 뛰어나며, 모든 氣를 맨 아래까지 떨어뜨리고 특별히 막힌 氣를 깨서 아래로 내린다. 만약 너무 많이 복용하면 반대로 가슴 속 가장 높은 곳에 있는 氣를 瀉한다. 瘴氣를 잘 없애니, 兩粵 지역 사람들은 지금도 씹어 먹는다. 옛 사람들은 이것이 眞氣를 소모시킬까 두려워하여 사람들에게 권하여 胃를 조리하려면 檳榔을 먹는 것을 경계해야한다고 하였다. 이는 물론 일리가 있는 말이나 일반적인 이론은 아니다. 영남지역 풍토병이 있는 땅에 뱀이나 벌레들의 毒氣가 푹푹 찌는 기운을 빌어 산과 강에서 드나들다가 산 속에 서려 있는 풍토병의 기운과 합쳐져 사람을 침입하여 곧바로 답답하고 어지러운 증상이 나타난 경우 檳榔을 씹지 않으면 또 어떻게 빠르게 고칠 수 있겠는가. 하늘과 땅의 道는 한 가지 독이 있으면 반드시 다른 물체를 만들어 서로 구하도록 한다. 檳榔이 하늘과 땅의 지극히 바른 氣에 감응하여 兩粵 지역에서 났으니, 본래 兩粵 지역의 사람들을 구하기 위함이다. 게다가 이 약물은 내려가면서도 오르지는 않고, 비록 氣를 흩지만 또한 심하게 오르지는 않으므로, 단지 邪氣만 흩고 正氣를 흩지 않아서 兩粵 지역 사람들이 오래 복용하여도 傷함이 없다. 兩粵 지역을 벗어난 사람에게는 오래 복용하면 안 되는데, 흩을 수 있는 邪氣가 없어서 이것이 반드시 正氣를 흩어버릴 것이다.

或問檳榔乃消瘴之物, 似宜止治瘴氣, 何以治痢必須? 曰檳榔雖可治痢, 亦只宜於初起, 而不宜於久痢也. 痢無止法, 用檳榔, 所以下其積穢也, 故初起之痢斷須用之. 痢久則腸中無積穢之存, 若仍如初痢之治法, 則虛者益虛, 而痢者益痢矣, 是久痢斷不可用檳榔也. 然吾以爲初痢亦不可純用檳榔, 用當歸, 白芍爲君, 而佐之檳榔, 則痢疾易痊, 而正氣又複不損, 實可爲治痢之權衡也.

혹 묻기를 檳榔이 곧 瘴氣를 해소시키는 약물이라 마치 단지 瘴氣를 치료해야할 것 같은데, 왜 痢疾을 치료하는데 반드시 사용합니까? 말하기를 檳榔이 비록 痢疾을 치료할 수 있어도 단지 초기에만 적절하지 오랜 痢疾에는 적절치 않다. 痢疾을 그치는 방법이 없을 때 檳榔을 사용하는 것은 쌓여 있는 더러운 것을 내려 보내기 위함이므로 반드시 초기 痢疾에만 사용해야 한다. 痢疾이 오래되면 腸 속에 쌓여 있는 더러운 것들이 남아 있지 않아서 만약 초기 痢疾에 대한 치료법대로 하면 虛한 자는 더욱 虛하게 되고 痢疾은 더욱 심해질 것이니, 이는 오랜 痢疾에 결단코 檳榔을 사용할 수 없음이다. 그러나 나는 초기 痢疾에 檳榔만을 쓸 수는 없다고 생각하는데 當歸, 白芍藥을 君藥으로 사용하고 檳榔으로 보좌하게 하면, 痢疾이 쉽게 나으면서 正氣는 다시 손상 받지 않아서 실로 痢疾을 치료하는 기준이 된다.

或疑檳榔去積滯, 即宜獨用之, 何以反佐之以當歸? 當歸雖補猶滑, 以助其攻也. 何以更用白芍之酸收, 偏能奏功哉. 不知檳榔必得補以行其攻也. 夫積滯之不行也. 由於氣血之乾涸. 倘徒用檳榔以攻其積滯, 則氣血愈傷, 而瘀穢愈阻而不通, 故必須當歸以生氣血, 則大腸自潤, 有可通之機. 然而, 肝木克脾, 木旺則火旺, 火旺必爍乾氣血. 當歸所生, 不足以濟其所克, 故必須益之芍藥以平肝, 則肝不克脾, 而芍藥酸中又能生血, 以助當歸之潤, 故同群共濟, 以成檳榔之功, 然則收之, 正所以能其攻也.

혹 의심하기를 檳榔이 쌓이고 막힌 것을 제거하므로 마땅히 단독으로 사용해야 하는데 왜 반대로 當歸로 보좌해야 합니까? 當歸가 비록 補하지만 또한 매끄럽게도 하여 그 攻하는 성질을 돕는다. 왜 또 白芍藥의 酸味로 수렴하는 성질을 얻어야 공교롭게도 효과를 내는 것입니까? 檳榔은 반드시 補하는 효과를 얻어야 그 攻하는 효과를 낼 수 있음을 모르는 것이다. 대개 쌓이고 막힌 것이 통하지 않는 것은 氣血이 말라버렸기 때문이다. 만약 사람들이 檳榔으로 쌓이고 막힌 것을 공격하면 氣血이 더욱 傷하게 되고 쌓인 더러운 것들은 더욱 막혀서 통하지 않게 되므로, 반드시 當歸로써 氣血을 만들어야 大腸이 적셔져 통하게 할 수 있는 효과가 있다. 그러나 肝木이 脾를 克하니, 木이 왕성하면 火가 왕성해지고, 火가 왕성해지면 반드시 氣血을 태워 말려버린다. 當歸가 만드는 것이 肝木이 克하는 것을 구제하기엔 충분하지 않으므로, 반드시 芍藥을 더함으로써 肝을 평정해야 肝이 脾를 克하지 않는다. 芍藥은 酸味 中에서도 血을 만들 수 있어서 當歸의 적시는 효과를 도우므로 같이 모여 함께 구제함으로써 檳榔의 효과를 완성한다. 그러므로 수렴하는 작용이 참으로 그 공격하는 효과를 가능하게 한다.

46. 五倍子

五倍子, 一名文蛤. 味辛, 酸, 氣平, 無毒. 入腎經. 療齒宣疳䘌, 及小兒面鼻疳瘡, 治風癬痒瘡, 並治大人五痔下血. 洗目消赤腫, 止疼痛. 染鬚髭變黑. 專爲收斂之劑, 又禁瀉痢腸虛[91], 解消渴, 生津, 卻頑疼, 去熱. 百藥煎, 亦此造成. 此藥外治之功居多, 內治之功甚少, 存之以備瘡毒之用耳.

五倍子는 다른 말로 文蛤이라 한다. 辛, 酸하고, 氣는 平하고 無毒하다. 腎經으로 들어간다. 이가 드러나는 疳䘌瘡과 小兒의 얼굴과 코에 疳瘡이 생긴 것을 치료하고, 風癬痒瘡을 치료하며, 더불어 어른들이 五痔로 피가 나오는 것을 치료한다. 눈을 씻으면 붉게 부은 것을 가라앉게 하고 통증을 멈추게 한다. 수염을 검게 염색한다. 오직 수렴하는 약이어서 또한 痢疾, 泄瀉로 腸이 虛해진 것을 막고, 消渴을 해소하면서 津液을 만들고, 완고한 통증을 물리치며, 熱을 없앤다. 百藥煎에도 이를 넣어 짓는다. 이 약은 외용제의 효과가 크고, 내복약으로의 효과는 매우 적어서 갖추어 놓고 瘡毒에 대비하여 쓸 뿐이다.

或問五倍子乃收斂之藥, 用之外治更宜, 然而內治以固滑瀉, 未嘗不佳, 何子著《本草》, 單爲外治留之乎? 曰痢無止法, 用澀藥以止痢, 前人所戒. 況五倍子止痢, 乃不得已而用之, 止痢之品甚多, 何必借此不可用之藥. 此鐸所以止取外治, 而不取內治.

혹 묻기를 五倍子가 곧 수렴하는 약이라 외용약으로 사용하는 것은 재차 마땅하지만 내복약으로 사용하여도 泄瀉가 줄줄 나오는 것을 막는 것에 좋지 않았던 적이 없는데 어찌 선생님께서는 《本草》에 단지 외용약으로만 분류하였습니까? 말하기를 痢疾을 그치게 하는 방법은 없으며 澀한 藥을 써서 痢疾을 그치게 하는 것은 옛 사람들이 경계하는 것이었다. 더군다나 痢疾을 멈추게 하려고 五倍子를 부득이하게 사용하였는데, 痢疾을 그치게 하는

91) 腸虛 原作 "陽虛", 今据何本改.

약물이 매우 많은데 왜 하필 쓸 수 없는 약에 기대는가? 이는 내가 단지 외용약의 효과를 취하고 내복약으로의 효과를 취하지 않은 까닭이다.

47. 皂莢

皂莢, 味辛, 鹹, 氣溫, 有小毒. 入足厥陰, 手少陰, 手太陰三經. 理氣疏風, 搐鼻噴嚏, 可救五絕痰迷, 中風不語諸症. 敷腫痛即除, 吐風痰, 殺癆蟲精物, 起風痹, 治死肌, 利竅開關, 破墮孕. 此物備急用之藥, 藥籠中不可無者也.

皂莢은 辛, 鹹하며 氣溫하며 有小毒하다. 足厥陰, 手少陰, 手太陰 세 經脈으로 들어간다. 氣가 잘 흐르게 하여 風을 소통시키고, 코에 불어 넣어 재채기를 시키면 五絕과 痰으로 혼미한 것과 中風으로 말이 안 나오는 모든 증상을 구할 수 있다. 붓고 아픈 곳에 붙이면 즉시 제거되고, 風痰을 토해내게 하며, 癆蟲精物을 죽이고, 風痹를 고치고, 죽은 살을 다스리고, 九竅을 잘 통하게 하여 몸의 관문들을 열고, 태아를 쳐서 떨어뜨린다. 이 약은 준비해 두고 급히 쓰는 약으로 약장 안에 없어서는 안 된다.

或問皂莢開關之藥, 單用以取捷乎? 夫皂莢之功用, 不止此也. 凡心疼之病, 隨愈而隨發者, 必用皂莢, 始可除根, 此《本草》所未言也. 張夫子曾傳余治心痛之方, 實有皂莢火炒一兩, 炒梔子一兩, 炙甘草五錢[92], 白芍二兩, 廣木香三錢, 爲細末. 老黃米煮粥爲丸, 如米大, 滾水送下即愈, 永不再發. 是皂莢又可以治心疼也. 然而, 皂莢非治心疼之藥, 借其開竅引入於心之中, 使諸藥直攻其邪也.

혹 묻기를 皂莢이 몸의 관문을 여는 약인데, 단지 빠른 성질을 취한 것입니까? 무릇 皂莢의 효과와 쓰임은 단지 이것만이 아니다. 대개 가슴이 아픈 병이 나앗다가 곧 발병하는 경우에

92) 五錢 何本作 "錢半".

반드시 皂莢을 사용해야 비로소 뿌리를 제거할 수 있다. 이는《本草》에 언급되지 않은 것이다. 張仲景 선생이 일찍이 나에게 가슴이 아픈 데 쓰는 처방을 전해주시어, 실제로 皂莢을 불에 볶은 것 한 兩, 볶은 梔子 한 兩, 구운 甘草 다섯 錢, 白芍藥 두 兩, 廣木香 세 錢을 가늘게 가루 내어, 묵은 黃米로 죽을 끓이고 쌀알 크기의 丸으로 만들어 물로 삼켜 내려 보내면 곧 나아 다시는 재발하지 않게 되는 경우가 있다. 이는 皂莢이 역시 가슴이 아픈 병을 치료할 수 있다는 것이다. 그러나 皂莢은 가슴이 아픈 것을 다스리는 약은 아니고, 竅를 열어 心으로 이끌고 가기에 다른 약들로 하여금 邪氣를 직접 공격하게 한다.

或問皂莢生用乎, 抑熟用之乎? 皂莢熟用則無益矣, 必生用爲佳. 然而, 生用切不可用蛀者. 蓋皂莢蟲尤細, 凡研末之時, 蛀蟲乘開關之際, 直入肺中, 反成大害. 故必須揀不蛀者, 研爲細末, 即包在紙包之內, 亦必須常取出經風, 以防其再蛀. 我有一方, 制之最佳, 用麝香同包, 斷無再蛀之理, 且又可借麝香之香, 引入鼻竅, 而開關更靈[93]也.

혹 묻기를 皂莢은 生으로 사용합니까 익혀서 사용합니까? 皂莢을 익혀 사용하면 이익이 없고, 반드시 生으로 사용해야 좋다. 그러나 生으로 사용할 때 반드시 벌레 먹은 것은 사용할 수 없다. 대개 皂莢의 벌레는 매우 작아서, 가루로 갈 때 관문을 여는 작용을 하는 사이를 틈타 벌레가 肺 안으로 바로 들어가 오히려 큰 피해를 만든다. 따라서 반드시 벌레 먹지 않은 것을 골라내어 갈아서 가늘게 가루내고, 곧 종이 주머니 안에 감싸는데, 또한 반드시 항상 꺼내어 놓아 바람이 통하게 하여 다시 벌레가 생기는 것을 방지한다. 내가 갖고 있는 한 방법으로 만들면 가장 좋은데, 麝香을 사용하여 함께 포장해두면 절대 다시 벌레가 드는 법은 없고, 또한 麝香의 향을 빌어 콧구멍으로 이끌고 들어가 관문을 여는 효과가 더욱 영험해진다.

或問用皂莢末以治中風, 吐其痰而不愈, 反成偏枯之症, 何也? 曰皂莢用末以吹鼻, 使中風之人關開, 實治方之功也. 若入於稀涎散中吐之, 非治也. 蓋近來中風者, 皆非真中風, 盡由於陰陽水火之虛, 或陰虛火炎, 煎熬津液, 結而爲痰, 熱極生風, 猝然仆厥. 使更吐痰, 則愈損其津液

93) 開關更靈 原作"閉關更虛", 今据何本改.

矣. 津液重傷, 經絡無水以相養, 或氣虛而無以相通, 安得不變爲拘攣偏廢之症哉.

혹 묻기를 皂莢 가루로 中風을 치료하는데, 痰을 토해내도 낫지 않고 도리어 한쪽이 마비되는 증상이 나타나는 것은 왜 그렇습니까? 말하기를 皂莢은 가루를 사용하여 코로 불어 넣어 中風에 걸린 사람의 관문을 여는 것이 실제로 치료하는 효과이다. 稀涎散 속에 넣어 토하게 하는 것은 바른 치법이 아니다. 대개 최근 中風이라는 것은 모두 眞中風이 아니고 모두 陰陽水火가 虛해지거나, 陰虛로 火가 타올라 津液을 졸여 뭉쳐져 痰을 생성하고 熱이 최대에 이르러 風을 생성하므로 갑자기 쓰러지는 것이다. 그로 하여금 다시 痰을 토하게 하면 더욱 津液을 손상시킬 것이다. 津液이 더욱 傷하게 되면, 經絡엔 물이 없어 서로 기르지 못하거나 氣가 虛해져 서로 통하게 하는 것이 없게 되니, 어찌 능히 변하여 손발이 굳어지고 한쪽이 마비되는 증상이 되지 않겠는가.

或疑神仙傳載崔言逢異人傳皂莢刺三斤燒灰, 調大黃末, 以治大痲風, 雖將死尚可救. 何子注《本草》略之乎? 曰皂角刺安能救大痲風哉, 此誤傳也. 用此方以救之, 是速之死耳.

혹 의심하기를 神仙이 책에 실어 전하기를, 崔言이 비범한 이를 만나 皂莢刺 세 斤을 불에 태우고 大黃 가루와 함께 복용함으로써 大痲風을 치료하여 비록 장차 죽을 이라도 오히려 구할 수 있다고 전하였는데 왜 선생께서 주석을 다신 《本草》에는 생략하셨습니까? 말하기를 皂莢刺가 어떻게 大痲風을 구할 수 있겠는가? 그것은 잘못 전해진 것이다. 그 처방을 사용함으로써 구하고자 하면 이는 죽음을 재촉할 뿐이다.

48. 烏藥

烏藥, 味辛, 氣溫, 陽也, 無毒, 入足少陰腎經及陽明胃腑. 性多走泄, 不甚剛強, 諸冷能除. 凡氣堪順, 止翻胃, 消積食作脹, 縮小便, 逐氣衝致疼, 辟疫瘴[94]時行, 解蠱毒卒中, 攻女人滯凝血氣, 去小兒積聚蛔蟲. 此品功多而效少, 蓋佐使之至微者也. 力微似可多用, 然而多用反不見佳. 不若少用之, 以佐君臣之用耳.

烏藥은 辛하고 氣溫하며 陽이고 無毒하다. 足少陰腎經과 陽明胃腑로 들어간다. 성질이 달리고 내보내는 것이 많은데, 매우 강하지는 않고 모든 찬 것을 제거할 수 있다. 무릇 氣를 순조롭게 할 수 있어 翻胃를 그치고, 食積으로 脹滿이 된 것을 해소하고, 잦은 小便을 줄이고, 氣가 上衝하여 아픈 것을 축출해내고, 전염병이 도는 것을 피할 수 있게 하고, 기생충의 독에 갑자기 중독된 것을 해독하고, 여자의 血氣가 막혀 응체된 것을 공격하고, 소아의 積聚와 회충을 제거한다. 이 약은 효능의 종류는 많으나 효과는 적어서 대개 佐使약에서도 지극히 미미한 것이다. 능력이 미미하여 마치 많이 사용할 수 있을 것 같지만, 많이 사용하면 도리어 효과를 보지 못한다. 적게 사용하여 君臣약의 쓰임을 보좌하는 것만 못하다.

烏藥無關輕重, 其實過多功少, 近人未知耳. 產婦虛而胎氣不順者, 切不可用, 用則胎立墮. 人以爲順氣用之, 誰知烏藥能順胎氣[95]之實, 而不能順胎氣之虛乎. 不獨胎氣, 凡氣虛者, 俱不能順. 惟氣血虛而帶鬱滯者宜之耳.

烏藥은 적고 많음에 관계없이 실제로 과하게 사용하면 효과가 적다는 것을 요즘 사람들이 알지 못할 뿐이다. 임신한 여자가 虛하여 胎氣가 순조롭지 못한 경우에는 절대로 사용할 수 없는데, 사용하면 바로 태아가 떨어진다. 사람이 氣를 순조롭게 하는 것으로 여겨 사용하는데, 누가 烏藥이 胎氣가 實한 경우를 순조롭게 할 수 있고, 胎氣가 虛한 경우는 순조롭게 하지 못한다는 것을 알겠는가. 胎氣뿐만이 아니라 모든 氣가 虛한 사람은 모두 순조롭게 할 수 없다. 오직 氣血이 虛하여 帶脈이 울체된 경우에만 적당할 뿐이다.

94) 瘴 原作 "痛" 据何本改.
95) 此下至 "俱不能順" 二十五字, 原无, 今据何本补.

49. 血竭

血竭, 味辛, 鹹, 氣平, 有小毒. 入腎. 治跌打傷損, 消惡毒癰疽, 專破積血, 引膿, 驅邪氣止痛, 外科多用之. 然治諸痛, 內治實神效. 存之以備采用.

血竭은 辛, 鹹하며 氣平하고 有小毒하다. 腎으로 들어간다. 跌打傷損을 치료하고 惡毒癰疽를 없애며 오로지 積血을 깨뜨리고 膿을 끌어내며 邪氣를 몰아내고 통증이 그치게 하여 外科에 많이 사용된다. 그러나 모든 통증을 치료하여 內治에도 실제로 신묘한 효과가 있다. 미리 준비해두었다가 사용한다.

血竭內科可用, 而近人不敢用之. 不知血竭得補氣血之藥, 其功更神. 惜人未諳, 故再表之也.

血竭은 內科에도 사용할 수 있으나 지금 사람들은 구태여 사용하지 않는다. 血竭을 氣血을 補하는 藥과 함께 사용하면 그 작용이 더욱 신묘함을 알지 못한다. 애석하게도 사람들이 기억하지 못하여 다시 밝힌다.

50. 沉香

沉香, 味辛, 氣微溫, 陽也, 無毒. 入命門. 補相火, 抑陰助陽, 養諸氣, 通天徹地, 治吐瀉, 引龍雷之火下藏腎宮, 安嘔逆之氣, 上通於心臟, 乃心腎交接之妙品. 又溫而不熱, 可常用以益陽者也.

沉香은 辛하고 氣微溫하며 陽이다. 無毒하다. 命門으로 들어간다. 相火를 補하여 陰을 억누르고 陽을 도우며 모든 氣를 길러 하늘과 땅으로 통하게 한다. 吐瀉를 치료하는데 龍腦의 火를 인도하여 아래로 腎宮에 저장하고 嘔逆의 기운을 편안하게 하며 위로 心으로 통하여 곧 心과 腎이 교제하도록 하는 신묘한 약재이다. 또한 따뜻하나 뜨겁지는 않아 일상적으로 사용하여 이로써 陽을 보탤 수 있다.

沉香溫腎而又通心. 用黃連, 肉桂以交心腎者, 不若用沉香更爲省事, 一藥而兩用之也. 但用之以交心腎, 須用之一錢爲妙. 不必水磨, 切片爲末, 調入於心腎補藥中, 同服可也.

沉香은 腎을 따뜻하게 하며 또한 心을 통하게 한다. 黃連, 肉桂를 사용하여 心과 腎이 교제하도록 하는 것보다 차라리 沉香으로 바꿔서 일을 줄이는 것이 나으니 한 가지 약재로 두 가지 작용을 하는 것이다. 한 가지 약재만 사용하여 心과 腎이 교제하도록 하면 비록 한 錢을 사용해도 신묘함이 있게 된다. 물을 뿌려 가루로 만들 필요는 없으며 얇게 잘라서 가루를 내어 心腎을 補하는 藥에 넣어 함께 調服할 수 있다.

51. 乳香

乳香, 味辛, 苦, 氣溫, 陽也, 無毒. 入脾, 肺, 心, 肝, 腎五臟. 療諸般惡瘡及風水腫毒, 定諸經卒痛幷心腹急疼. 亦入散膏, 止痛長肉. 更催生產, 且理風邪, 內外科皆可用. 大約內治止痛, 實爲聖藥, 研末調服尤神.

乳香은 辛, 苦하며 氣溫하고 陽이다. 無毒하다. 脾, 肺, 心, 肝, 腎의 五臟으로 들어간다. 모든 惡瘡 및 風水腫의 毒을 치료하고 모든 經의 갑작스러운 통증 및 흉부와 복부의 급한 통증을 안정시킨다. 또한 복용하면 지방을 흩어내고 통증을 그치게 하며 근육이 자라게 한다. 催產하고 또한 風邪를 다스려 內科, 外科에 모두 사용할 수 있다. 대체적인 요점은 內治와 止痛에 실제로 聖藥이라 할 수 있다는 것이며 가루로 갈아 調服하면 더욱 신묘하다.

或問諸痛[96]皆屬於火，而乳香性溫，宜與痛病不相合，何以定諸經之卒痛耶？ 蓋乳香氣雖溫，而味實苦，溫爲熱，苦爲寒．氣溫則先入於火之中，相合而不相礙；味苦則後居於痛之內，相制而不相違．此所以能定諸痛，而無不宜也．

혹 묻기를 모든 통증은 火에 속하나 乳香은 성질이 따뜻하므로 통증의 병리와 서로 부합되지 않는데 어찌하여 모든 經의 갑작스러운 통증을 안정시키는 것입니까? 무릇 乳香의 氣는 비록 따뜻하나 味는 실제로 苦하니, 따뜻함은 熱한 것이나 苦는 寒한 것이다. 氣가 따뜻하므로 火의 가운데로 먼저 들어가면서 서로 만나도 사이에 거리낌이 없다. 苦하므로 통증이 있는 가운데에서 뒤에 자리 잡아 서로 억제해도 서로 어긋남이 없다. 이것이 모든 통증을 안정시킬 수 있는 까닭이니 마땅하지 않음이 없다.

52. 丁香

丁香，有雌，雄之分，其實治病無分彼此．味辛，氣溫，純陽，無毒．入腎，胃二經，又走太陰肺臟．善祛口舌潰爛，伐逆氣殊功．止噫呃氣逆，翻胃嘔吐，霍亂，除心腹冷疼，暖腰膝，壯陽．殺疳，堅齒．治奶頭綻裂，消蟲毒膨脹．亦有旋轉天地之功，直中陰經之病，尤宜可用之，但不可用之於傳經之傷寒也．

丁香은 암수의 구별이 있으나 실제로 병을 치료함에 있어서는 서로 구분이 없다. 辛하고 氣는 溫하며 純陽이다. 無毒하다. 腎과 胃의 두 經으로 들어가며 또한 肺로도 나아간다. 입과 혀의 潰爛을 잘 제거하고 逆氣를 치료하는 데 특별한 작용이 있다. 噫呃氣逆, 反胃의 嘔吐, 霍亂을 그치게 하고 흉부와 복부의 시린 통증을 제거하며 허리와 무릎을 따뜻하게 하고 陽을 굳세게 한다. 疳病을 없애고 치아를 견고하게 한다. 유두가 터지고 찢어진 것을 치료하며 蟲毒과 膨脹을 없앤다. 또한 天地를 선회하는 작용이 있어 直中陰經病에 더욱 적합하게 사용할

96) 痛 原无, 详此下皆言痛病兹之补.

수 있으나 傷寒에서 傳經한 경우에는 사용할 수 없다.

世人重母丁香, 而輕公丁香, 不知何故? 謂母丁香能興陽道也. 夫丁香而曰母, 其屬陰, 可知陰不能助陽, 亦明矣. 丁香公者易得, 而母者難求, 此世所以重母丁香也. 舍易而求難, 世人類如是夫.

세상 사람들이 母丁香은 소중히 여기고 公丁香은 가벼이 여기니 왜 그러한지 알지 못하겠습니다. 母丁香이 陽道를 일으킬 수 있다고 일컬어지나 무릇 丁香에서 母라 일컬어지는 것은 陰에 속하니 陰은 陽을 돕지 못하는 것을 알 수 있을 것이며 또한 분명할 따름이다. 公丁香은 쉽게 얻을 수 있으나 母丁香은 구하기가 어려우니 이것이 세상 사람들이 母丁香을 소중히 여기는 까닭이다. 쉬운 것을 버리고 어려운 것을 찾고자 하니 세상 사람들이 이와 비슷하다.

53. 阿魏

阿魏, 味辛, 氣平, 無毒, 熱. 入脾, 胃, 大腸. 殺蟲下惡氣, 破癥積, 辟瘟禁瘧, 卻鬼祛邪, 蠱毒能消, 傳屍可滅, 乃消毒攻邪之物, 宜於外治, 而不宜於內治者也.

阿魏는 辛하고 氣는 平하며 無毒하고 熱하다. 脾, 胃, 大腸으로 들어간다. 벌레를 죽이고 惡氣를 내리며 癥積을 깨뜨리고 瘟을 피할 수 있게 하고 瘧을 억제하며 귀신을 물리치고 邪氣를 제거하며 蠱毒을 없앨 수 있고 傳屍를 감소시킬 수 있으니 이에 毒을 제거하고 邪를 공격하는 약재이다. 外治에 적합하나 內治에는 적합하지 않다.

阿魏以臭者爲佳, 無臭氣者皆假. 然亦有臭者不可用, 乃取蒜搗爲汁而亂人者也, 然我有辨眞假之法, 臭阿魏投之水中, 半沉半浮者上也, 浮者次之, 沉者假物, 而不堪入藥也.

阿魏는 냄새나는 것이 좋으니 냄새가 없는 것은 모두 가짜이다. 그러나 또한 냄새나는 것도 사용할 수 없는 것이 있으니 바로 마늘을 찧어 낸 즙을 넣은 것은 사람을 혼란스럽게 한다. 그러나 나에게 진품과 가짜를 구별하는 법이 있으니 냄새나는 阿魏를 물속에 넣어 반은 가라앉고 반은 뜨는 것이 上品이고 모두 뜨는 것이 다음이며 모두 가라앉는 것은 가짜 약재로 藥에 넣을 수 없다.

54. 沒藥

沒藥, 味苦, 辛, 氣平, 無毒. 入脾, 腎二經. 消腫突惡瘡, 癧疽潰腐, 破血止痛如神, 療墜墮跌打損傷尤效. 亦內, 外可用之藥, 而外治更奇也.

沒藥은 苦, 辛하며 氣는 平하고 無毒하다. 脾와 腎의 두 經으로 들어간다. 腫突惡瘡, 癧疽潰腐를 없애며 破血하고 止痛하는 작용이 신묘하여 떨어지거나 넘어지거나 맞아서 생긴 손상을 치료하는데 효력이 더욱 좋다. 또한 內治, 外治에 다 사용할 수 있는 약재이나 外治일때 더욱 기이하다.

沒藥亦有贋者, 尤難辨. 辨法亦投之水中, 立時色黯者爲真, 否則假物, 無益於用, 不如勿用也.

沒藥 또한 가짜인 것이 있으니 더욱 구별하기 어렵다. 구별하는 방법은 역시 물속에 넣어봐서 바로 색이 어두워지는 것은 진품이고 그렇지 않으면 가짜 약재이므로 사용하여도 도움이 되지 않아 사용하지 않는 것만 못하다.

55. 雷丸

雷丸, 味苦, 鹹, 氣寒, 有小毒. 入脾, 胃與大腸. 胃熱可解, 力能殺蟲. 不論各蟲, 皆能驅逐. 男婦皆利, 非利男子而不利婦人也. 主癲癇狂走, 墮鬼胎甚速. 遇怪病在腹, 無藥可治者,加入輒應如響. 名曰雷丸者, 言如雷之迅, 如丸之轉也, 走而不留, 堅者能攻, 積者能去, 實至神之品. 但有小毒, 未免損傷胃氣, 去病則已, 不可多服. 宜以之逐邪, 不宜以之耗正也.

雷丸은 苦, 鹹하며 氣寒하고 有小毒하다. 脾, 胃, 大腸으로 들어간다. 胃熱을 없앨 수 있으며 벌레를 죽일 수 있는 효능이 있다. 여러 가지 벌레를 죽일 수 있다고 말할 수는 없으나 모두 몰아서 내쫓을 수는 있다. 남성과 여성에게 모두 이로우니 남성에게 이로우면서 여성에게 이롭지 않은 게 아니다. 癲癎으로 미쳐서 달리는 것을 주로 치료하며 鬼胎를 떨어뜨리는 데에 매우 신속하다. 복부에 괴질을 얻었으나 약 없이도 치료될 수 있는 자에게 첨가하여 넣으면 언제나 메아리처럼 응한다. 이름을 雷丸이라고 한 것은 우뢰와 같이 신속하며 丸과 같이 굴러서 나아가나 머무르지 않음을 말하니, 단단한 것을 공격할 수 있고 쌓인 것을 제거할 수 있어 실제로 신묘함에 이르는 약재이다. 다만, 약한 독이 있어 胃氣가 손상을 입는 것을 면할 수 없으니 병이 제거되면 곧 사용을 중지하여 많이 복용해서는 안 된다. 마땅히 邪氣를 몰아내는 것으로써 사용해야 하며 正氣가 소모되도록 사용해서는 안 된다.

或問聞雷丸善治奇病, 有之乎? 雷丸何能治奇病也, 用之有理則奇, 用之無事則拙. 吾深怪世人, 無理而欲眩異也.

혹 묻기를 雷丸이 奇病을 치료하는 데 좋다고 들은 적이 있으십니까? 雷丸이 어떻게 奇病을 치료할 수 있겠는가. 사용함에 이치가 있으면 곧 기이하고 사용함에 아무 일도 없으면 서투른 것이다. 나는 세상 사람들이 참으로 이상한 것이, 이치가 없으면서 이상한 것에 현혹되려고 한다.

或問雷丸可以逐邪, 亦可以逐鬼乎? 既可逐邪, 獨不可以逐鬼乎. 惟是逐鬼與逐邪少異, 逐邪須用攻邪之藥爲佐, 而逐鬼必須用補正之藥爲君, 未可單用攻劑也.

혹 묻기를 雷丸이 邪氣를 몰아낼 수 있는데 또한 귀신도 몰아낼 수 있습니까? 이미

邪氣를 몰아낼 수 있는데 어찌 귀신을 몰아낼 수 없겠는가. 그러나 무릇 귀신을 몰아내는 것과 邪氣를 몰아내는 것에는 약간 차이가 있으니 邪氣를 몰아내는 경우에는 마땅히 邪氣를 공격하는 藥을 佐藥으로 사용해야 하며 귀신을 몰아내는 경우에는 반드시 正氣를 補하는 藥을 君藥으로 사용해야 하며 공격하는 약재만 단독으로 사용해서는 안 된다.

或問邪與鬼, 何分? 曰寒熱之有常, 此邪氣而非鬼祟也. 寒熱之無常, 此邪祟而非邪氣矣. 然亦不可拘也. 天下有鬼祟憑之而無寒熱者, 亦有寒熱未解, 而鬼祟先去者. 雖曰逐邪用攻邪之藥, 逐鬼用補正之藥, 苟能以補正爲主, 而佐之逐邪, 逐鬼也, 則無往而非宜也.

혹 묻기를 邪氣와 귀신은 어떻게 구별합니까? 말하기를 寒熱에 일정함이 있으면 이것은 邪氣이며 귀신이 아니다. 寒熱에 일정함이 없으면 이것은 귀신이며 邪氣가 아니다. 그러나 또한 이렇게만 한정 지을 수는 없다. 天下에 귀신이 들렸는데도 寒熱이 없는 경우와 또한 寒熱이 아직 풀리지 않았는데 귀신이 먼저 제거된 경우이다. 비록 邪氣를 몰아내는 데에는 邪氣를 공격하는 藥을 사용해야 하고 귀신을 몰아내는 데에는 正氣를 補하는 藥을 사용해야 한다고 말하였으나 우선 正氣를 補하는 것이 위주가 될 수 있으며 邪氣를 몰아내고 귀신을 몰아내는 것으로 보좌해야 하니 이전의 것이 없으면 적절하지 않다.

或問雷丸性至急, 不識可少制而緩之乎? 夫雷丸一制, 則無用矣. 大凡逐邪之藥, 正取其迅速, 制之則失其性, 安能施其功用乎. 設於同群之中, 而佐之和平之味, 則彼此調劑, 自得其宜, 亦不制之制也.

혹 묻기를 雷丸은 성질이 매우 급하니 살짝 법제하여 완만하게 쓸 수 있는지 모르십니까? 무릇 雷丸은 한번 법제하면 곧 쓸모가 없게 될 뿐이다. 대개 邪氣를 몰아내는 약은 바로 그 신속함을 취한 것이고 법제하면 곧 그 성질을 잃어버리니, 어찌 그 작용이 드러날 수 있겠는가. 같은 종류 가운데 배치하고 화평하게 하는 약재로 보좌하면 서로 조절하여 자연스럽게 어울릴 것이니 또한 법제하지 않고도 법제함이다.

56. 麥芽

大麥芽, 味鹹, 氣溫, 無毒. 入脾, 胃二經. 尤化米食, 消痰亦效. 孕婦勿服, 多用恐墮胎元, 若只用一, 二錢, 亦無妨. 惟大麥煎糖, 孕婦切戒. 多食極消腎水, 必損胎元矣.

大麥芽는 鹹하고, 氣溫하며 無毒하다. 脾, 胃의 두 經으로 들어간다. 쌀밥을 소화시키고 또한 痰을 없애는 효능도 있다. 임산부는 복용해선 안되는데, 다량으로 복용하면 낙태하게 되는 두려움이 있으나 만약 단지 한, 두 錢만 사용하면 무방하다. 오직 보리를 끓여 엿으로 만든 것은 임산부가 절대 주의해야 한다. 다량으로 복용하면 腎水를 심하게 소모하여 반드시 胎元을 손상하게 된다.

或問麥芽亦米穀之類, 何以能消米食？ 不知麥芽雖與米穀同類, 而氣味相克, 麥鍾四時之氣, 而尤得夏氣俱多, 米穀則得秋氣者也. 夏氣克秋, 米穀逢麥, 猶秋得夏氣也, 安得不消化乎.

혹 묻기를 麥芽는 쌀과 같은 곡식의 종류인데 어떻게 쌀밥을 소화시키는 것입니까? 麥芽와 쌀이 비록 같은 종류이지만 氣味가 서로 반대되는 것을 알지 못하는 것이니, 麥芽는 사계절의 기운을 모으되 특히 여름의 기운을 얻음이 가장 많으며, 쌀은 가을의 기운을 얻는 것이 많다. 여름의 기운은 가을의 기운을 이기는데, 쌀이 麥芽를 만나는 것은 가을이 여름의 기운을 만나는 것과 같으니, 어찌 소화시키지 못함이 있겠는가.

或問麥芽消食, 亦能消痰, 江北中州之人尤善食麵, 宜痰食之咸化矣, 何以消食多痰之比比乎？ 夫麥芽, 乃大麥之芽, 非小麥之芽也. 大麥與小麥性殊, 而功用各別, 小麥養人而大麥傷人, 且麥芽與未發芽之麥, 功用亦殊也. 未芽之大麥性靜, 已芽之大麥性動, 動則變, 變則化矣. 又何之疑乎.

혹 묻기를 麥芽가 음식을 소화시키면서 또한 痰을 없앤다고 하였는데, 江北의 마을 사람이 밀가루 음식을 잘 먹어 마땅히 痰과 음식이 모두 소화되어야 하는데, 어찌하여 음식은 소화시키고 痰은 많은 일이 흔한 것입니까? 대개 麥芽는 보리의 싹이며 밀의 싹이 아니다. 보리와 밀의 성질은 달라서 그 효능과 쓰임이 서로 다르니 밀이 사람을 기른다면 보리는 사람을 해치며, 또한 麥芽는 발아하지 않은 보리와 비교하여도 그 효능과 쓰임이 다르다. 무릇 발아하지 않은 보리의 성질은 정적이고, 이미 발아한 보리의 성질은 동적이니, 동적이면 변하고 변하면 소화시킨다. 또한 어찌 의심할 수 있겠는가.

或問小麥亦得夏氣, 何以不克米穀？ 不知小麥雖與大麥同類, 而早晩之性實異. 大麥得夏之初氣, 小麥得夏之中氣, 初氣克削, 中氣和平. 故大麥消穀, 而小麥養胃, 且小麥無鬚芒, 房亦易脫, 形體亦甚不同. 試看大麥芒能消無形[97]之水腫, 而小麥之房不能消濕, 非一補一消之明驗乎.

혹 묻기를 밀 또한 여름의 기운을 얻는데 어찌 쌀밥을 소화시키지 못하는 것입니까? 비록 밀과 보리가 같은 종류이지만 이르고 늦음의 성질이 진실로 다름을 알지 못하는 것이다. 보리는 여름 초반의 기운을 얻으며 밀은 여름 중반의 기운을 얻는데, 초반의 기운은 깎아내리고, 중반의 기운은 화평하다. 그러므로 보리는 곡식을 소화시키고 밀은 胃를 기르며, 또한 밀은 수염과 까끄라기가 없으며 꽃송이가 쉽게 벗겨지고 형체가 전혀 다르게 생겼다. 시험해보니 보리의 수염은 형태가 없는 水腫을 없애지만 밀의 꽃송이는 濕을 없애지 못하니, 한 가지는 보해주고 한 가지는 없애주는 뚜렷한 효험이 아니겠는가.

57. 赤小豆

赤小豆, 味辛, 甘, 酸, 氣溫而平, 陰中之陽, 無毒[98]. 入脾經. 下水[99], 治黃爛瘡, 解酒

97) 无形 何本作“妄行”.
98) 无毒, 何本无.
99) 下水 何本作“煖下泻水气”

醉, 燥濕浸手足腫大, 療腳氣入臍高突. 但專利水逐津, 久服令人枯燥, 亦可暫用以利水, 而不可久用以滲濕. 濕症多屬氣虛, 氣虛利水, 轉利轉虛, 而濕愈不能去矣, 況赤小豆專利下體之水, 而不能利上身之濕. 蓋下體之濕, 真濕也, 用之而效. 上身之濕, 虛濕也, 用之而益甚, 不可不辨也.

赤小豆는 辛, 甘, 酸하며, 氣溫하면서 平하고, 陰 중의 陽이며 無毒하다. 脾로 들어간다. 소변을 배출시키며, 黃爛瘡을 치료하고, 술에 취한 것을 풀어주고, 손발에 濕이 침투해 크게 부은 것을 치료하고, 腳氣가 배꼽으로 들어와 높게 돌출된 것을 치료한다. 다만 오로지 利水하며 진액을 배출시키므로 오래 복용하게 되면 사람이 건조하게 되니, 잠시 사용하여 利水하는 것이 가능할 뿐 오래 사용하여 滲濕하는 것은 불가하다. 濕의 증세는 氣虛에 속하는 것이 많으니 氣虛에 利水하게 되면 더욱 虛하게 되어 濕이 오히려 제거되지 못하며, 게다가 赤小豆는 오로지 하체의 水를 배출시킬 뿐이고 상체의 濕은 배출시키지 못한다. 대개 하체의 濕은 虛하지 않은 진정한 濕으로서, 赤小豆를 사용하게 되면 효과가 있다. 상체의 濕은 虛한 濕으로서, 赤小豆를 사용하면 더욱 증세가 심해지니 반드시 변별해서 사용해야 한다.

或問赤小豆, 即家園之紅豆乎? 曰別是一種, 其[100]色如朱而發光, 頭上一點黑如漆. 若家園之紅豆, 名曰紅, 而色實紫, 能療饑, 而不能利水去濕, 多食亦敗血, 功用與赤小豆迥別. 切勿以家園之紅豆, 而錯用之也.

혹 묻기를 赤小豆는 집 앞 밭에 있는 붉은 콩을 이르는 것입니까? 말하기를 이것은 별도의 종이며 그 색이 붉은 빛이며 빛이 나고 꼭대기에는 옻과 같이 검은 점이 하나 있다. 집 앞 밭에 있는 붉은 콩은 붉다고 이르지만 실제로는 자줏빛이며, 배고픔을 달래줄 수 있지만 利水하여 濕을 제거하는 효능은 없으며, 많이 먹게 되면 血을 무너뜨리니 그 효과가 赤小豆와는 판이하게 다르다. 집 앞 밭에 있는 붉은 콩으로써 어긋나게 사용하지 않도록 삼가야 한다.

100) 此下何本有“平”.

58. 白扁豆

白扁豆, 味甘, 氣微溫, 無毒. 入脾, 胃二經. 下氣和中, 除霍亂吐逆, 解河豚酒毒, 善治暑氣. 佐參, 茯, 二朮, 止瀉實神. 但味輕氣薄, 單用無功, 必須同補氣之藥共用爲佳矣.

白扁豆의 甘하고, 氣微溫하며 無毒하다. 脾, 胃 두 經에 들어간다. 氣를 내려주고 속을 편안히 하며, 霍亂으로 吐하는 것을 치료하고, 복어와 술의 독을 해독하며, 여름에 더위 먹은 것을 치료한다. 人參, 茯苓, 白朮, 蒼朮로써 보좌하면 설사를 멎게 하는 효능이 진실로 신통하다. 다만 味가 輕하고 氣가 薄하여 홀로 사용하면 효과가 없으며, 반드시 補氣하는 약제와 함께 사용하면 그 효과가 훌륭하다.

或謂白扁豆非固胎之藥, 前人安胎藥中往往用之, 何故？ 蓋胎之不安者, 由於氣之不安, 白扁豆尤能和中, 故用之以和胎氣耳. 母[101]和而安, 即謂之能安胎也. 亦可但單用此味, 以安驟動之胎, 吾從未見其能安者矣

혹 이르기를 白扁豆는 태아를 굳건히 하는 약이 아닌데, 옛 사람들이 安胎하는 약으로 자주 사용했던 이유는 무엇입니까? 대개 태아가 안정되지 못한 것은 氣가 안정되지 못한 연유이며, 또한 白扁豆가 속을 편안히 하기 때문에 胎氣를 조화롭게 하고자 했을 따름이다. 이로 인해 조화롭고 안정되게 하므로 安胎하는 효능이 있다고 이른 것이다. 또한 白扁豆만을 단독으로 사용하여도 빠르게 움직이는 태아를 안정시킬 수 있다고 하였지만, 나는 그렇게 하여 태아가 안정되는 것을 보지 못하였다.

或問白扁豆氣味涼薄, 亦可有可無之物, 先生刪藥味甚多, 何獨不刪白扁豆？ 夫扁豆乃五穀中最純之味, 淡而不厭, 可以適用者, 不止入湯劑也, 或入於丸劑, 或磨粉而調食, 均能益人.

101) 母 原作 "因", 今据何本改.

況功用不獨安胎, 尤善種子. 凡婦人之不受孕者, 半由於任, 督之傷也, 白扁豆善理任, 督, 又入脾, 胃二經, 同人參, 白朮用之, 引入任, 督之路, 使三經彼此調和, 而子宮胞胎自易容物. 予所以特登此味, 以爲毓麟之資, 豈漫然而收錄乎哉.

혹 묻기를 白扁豆의 氣味가 薄하다고 하며, 또한 있어도 되고 없어도 되는 약이라 하는데, 선생께서는 삭제하고 기록하지 않은 약재가 아주 많으신데, 어찌 유독 白扁豆는 삭제하지 않으셨습니까? 무릇 白扁豆는 五穀 중에서 가장 온화한 맛을 가지고 담백하여 물리지 않으므로 마땅히 사용할 수 있다고 한 것은, 탕제에 들어갈 뿐만 아니라 혹은 환제에도 사용할 수 있고, 가루로 갈아서 調服할 수도 있으니, 모두 사람에게 이롭게 사용할 수 있다. 게다가 그 효능과 쓰임이 단지 安胎만 하는 것이 아니며, 자식을 기르는데 더욱 좋다. 대개 부인이 임신하지 못하는 원인의 절반은 任, 督脈이 손상받은 것에 있으며, 白扁豆가 任, 督脈을 조화롭게 다스리며 脾, 胃 두 經에 들어가고, 人參, 白朮과 함께 사용하게 되면 任, 督脈의 경로로 이끌고 들어가 세 經이 서로 조화롭게 되어 子宮과 胞胎가 용이하게 받아들인다. 내가 특별히 이 약재를 등재하여 출산의 도움을 주고자 하였거늘 어찌 되는대로 막연하게 기록했겠는가.

59. 烏芝麻

烏芝麻, 味甘, 氣溫, 無毒, 入腎經, 並通任, 督之脈. 功擅黑鬚,《圖經》未載, 故近人無知之者. 凡黑鬚髭之藥, 缺烏芝麻則不成功. 蓋諸藥只能補腎, 而[102]不能通任督之路也. 唇口之間, 正在任督之路, 烏芝麻通任督而又補腎, 且其汁又黑, 所以取神效也. 但功力甚薄, 非久服多服, 益之以補精之味, 未易奏功也.

烏芝麻는 甘하고, 氣溫하며 無毒하다. 腎으로 들어가며 또한 任, 督脈으로도 통한다. 효과는 오로지 수염을 검게 하며,《圖經》에 실려 있지 않아 요즘 사람들이 잘 알지 못하는

102) 此下至“而又补肾”二十五字, 原无, 今据何本补.

것이다. 대개 수염을 검게 하는 약에 烏芝麻를 빠뜨리면 효과를 거둘 수 없다. 대개 腎을 보하는 여러 약들이 다만 腎을 보할 뿐이고 任, 督脈의 경로로 통하지는 못한다. 입술과 입의 사이에 바로 任, 督脈의 경로가 위치하며, 烏芝麻는 任, 督脈을 통하게 하면서 腎을 보하고, 또한 그 즙도 색이 검기 때문에, 사용하면 효과가 신통하다. 다만 효과가 아주 薄하기 때문에, 오래 복용하고 다량으로 복용하지 않거나 精을 보하는 약재를 보태지 않으면, 쉽게 그 효과를 거두지 못한다.

或問烏芝麻黑鬚髭, 神農未書, 《本草》不志, 何吾子創言之哉? 曰烏芝麻變白, 予親試而驗者. 乃不慎色故, 餘年四十早衰, 鬚髯半白, 服烏芝麻重黑, 後因變亂, 不慎酒色複白. 可見, 服烏鬚藥, 必須斷欲, 不可歸咎烏芝麻之無效驗焉哉.

혹 묻기를 烏芝麻가 수염을 검게 한다고 하는데, 神農은 기록하지 않았으며 《本草》에도 기록되지 않았으니, 어찌 선생님이 만들어서 그것을 말할 수 있습니까? 말하기를 烏芝麻가 흰 수염을 변하게 하는 것은 내가 친히 시험하여 효험을 본 것이다. 단지 色을 삼가고 조심하지 않은 연유로 약 40세에 일찍 쇠약하여 수염과 머리 절반이 하얗게 되었는데, 烏芝麻를 복용하여 다시 검게 되었으나, 나중에 멋대로 행동해서 술과 여자를 경계하지 않으니 다시 하얗게 되었다. 수염을 검게 하는 약을 복용하면 반드시 욕구를 절제해야 하니, 烏芝麻가 효험이 없다고 탓해서는 안된다는 것을 알 수 있지 않겠는가.

或疑烏芝麻即白芝麻同類, 未聞白芝麻之潤腎, 烏芝麻之變白, 恐亦好事者之言. 不知烏芝麻之變白, 實有義也. 芝麻性潤而汁烏, 烏自入腎, 既入腎, 自能潤髭矣, 況又通任督之脈乎. 然而, 烏芝麻之義, 又不止此, 烏芝麻更能上潤於心, 使心火不炎, 不燒任督之路, 引補腎之藥至於唇口, 故能變白也.

혹 의심하기를 烏芝麻는 白芝麻와 같은 종류인데 白芝麻는 腎을 滋潤한다는 얘기는 듣지 못했으니, 烏芝麻가 흰 수염을 검게 한다는 말이 호사가의 말에 지나지 않을까 두렵습니다.

烏芝麻가 흰 수염을 검게 한다는 말이 진실로 뜻이 있음을 알지 못한 것이다. 烏芝麻의 성질은 潤하며 그 즙이 검은 색이니, 검은 색은 腎으로 들어가게 되고, 腎으로 들어가게 되면 자연히 수염을 潤하게 만드는 것인데, 게다가 任, 督脈과 통하게 하지 않는가? 그러나 烏芝麻의 뜻은 다만 이것에 그치는 것이 아니며, 烏芝麻는 다시 위로 心을 潤하게 하여 心火로 하여금 불타오르지 않게 하여 任, 督脈의 경로를 불태우지 못하게 하며, 腎을 보하는 약들을 이끌고 입술과 입으로 이르게 하니, 고로 능히 흰 수염을 검게 하는 것이다.

60. 巨勝子

巨勝子, 非胡麻也. 味甘, 氣溫[103]平, 無毒. 丹溪盛稱之, 原有功益也. 入心, 腎二經. 補虛羸, 耐饑渴寒暑, 填堅髓骨, 益氣力, 長肌膚, 明目輕身, 延年不老, 益元陽, 興陰莖, 尤生津液, 入口即生, 與人參相同. 其補益之功, 不可思議. 惟其體尤輕, 內實者正無多也, 亦不必盡是內實者始可用, 亦不必盡去其殼, 但投之水中, 半沉半浮者即可用, 將浮者棄去, 取出沉與半沉者, 用地黃汁泡之一日, 曬乾, 磨末用爲妙. 此藥宜入丸, 而不宜煎湯, 煎則味不能出也.

巨勝子는 胡麻子가 아니다. 甘하고 氣溫하고 平하면서 無毒하다. 朱丹溪가 몹시 칭찬했는데 원래 功益이 있다. 心, 腎 두 經脈으로 들어간다. 虛하여 파리한 것을 補하여 배고픔, 갈증, 추위, 더위를 견디게 하고, 골수와 뼈를 채우고 단단하게 하고, 氣力을 더하고, 肌肉과 피부를 기르고, 눈을 밝히고 몸을 가볍게 하고, 수명을 연장시켜 늙지 않게 하고, 元陽을 더하여 陰莖을 일으키고, 또 津液을 만들어서, 입에 들어가면 곧 살리니 人蔘과 서로 효능이 같다. 그 補하고 더하는 효능은 생각하고 헤아릴 수 없다. 생각건대 그 형체가 오히려 가볍고 속은 차 있는 것은 참으로 많지 않으나 꼭 완전히 속이 차 있어야 비로소 사용할 수 있는 것은 아니고, 또 그 껍질을 다 제거할 필요가 없다. 단지 물속에 넣어 반 정도 떠 있는 것은 사용할 수 있고, 만약 떠 있는 것은 버려 제거한다. 가라앉은 것과 반 정도 가라앉은 것을 취하고, 地黃汁에 하루

103) 溫 何本无.

담가놨다가, 햇볕에 말리고 갈아 가루로 만들어 사용하면 묘한 효과를 낸다. 이 약은 마땅히 丸에 넣어야지 煎湯하여서는 안 되는데, 끓이면 맛이 추출되지 못한다.

或問巨勝子胡僧用入桑葉中爲丸, 果有益乎? 此奇方也. 先君曾服之, 年逾六十, 鬚髯未白, 後不服此藥即白, 可見此方之奇. 蓋巨勝子得桑葉更神者.

혹 묻기를 巨勝子는 胡族 승려가 桑葉에 넣어 丸으로 만들어 사용하였는데 정말 유익함이 있습니까? 이는 기묘한 처방이다. 先君께서 일찍이 복용하였는데 나이가 육십이 넘어서도 수염이 아직 희게 되지 않았고, 후에 이 약을 먹지 않으니까 곧 희게 되었으니 이 처방의 기묘함을 볼 수 있었다. 대개 巨勝子는 桑葉을 만나면 더욱 신묘하다.

或問巨勝子載之《參同契》書中, 謂是長生之藥. 但不知何法服食便可長生? 嗟乎! 長生, 即不死之謂也. 世人安有服草木之味, 而即能長生者乎. 夫欲求長生, 舍金丹之法, 無他藥也. 雖然金丹不可得, 而巨勝子則易得, 胡僧之方雖佳, 尚未盡妙. 鐸有一方, 名延景丸, 用巨勝子二斤, 熟地一斤, 山藥一斤, 桑葉乾者二斤[104], 三月盡采之, 曬乾爲末者佳, 老葉不可用, 茯苓三兩, 薏苡仁三兩[105], 芡實三兩, 淫羊藿半斤, 巴戟天一斤, 山茱萸半斤, 北五味三兩, 菟絲子一斤, 各爲末, 蜜爲丸. 每日白滾水送下五錢, 長年可服, 如脾氣欠健, 加白朮一斤. 氣虛, 加人參六兩[106], 黃芪一斤. 陽道欠舉, 加肉桂三兩. 此方不寒不熱, 實延齡妙法, 雖治百歲外, 尚可服也. 是乃南嶽道士所傳, 謂鐸最宜服, 可登百歲外. 鐸用是公之天下, 願共珍之.

혹 묻기를 巨勝子가 參同契란 책에 수명을 늘리는 약이라고 되어 있는데, 다만 어떤 방법으로 먹어야 수명을 늘릴 수 있는지를 모르겠습니다. 안타깝구나! 수명을 연장시킨다는 것은 곧 죽지 않는다는 이야기이다. 세상 사람들이 어찌 草木의 약을 복용하여 곧 능히 수명을 연장시키려는 자가 있는가. 대개 수명을 늘리고자 한다면 金丹의 방법을 말고는 다른 약이

104) 二斤 何本作 "一斤".
105) 三兩 何本作 "二兩".
106) 六兩 何本作 "二兩".

없다. 비록 金丹은 구할 수가 없더라도 巨勝子는 쉽게 구할 수 있는데, 胡僧의 처방이 비록 좋다고는 하나 아직 완전히 묘한 효과를 내는 것은 아니다. 陳士鐸에게 처방이 하나 있어서 延景丸이라 이름 지으니, 巨勝子 두 斤, 熟地黃 한 斤, 山藥 한 斤, 桑葉 마른 것 두 斤을 사용하되 桑葉은 3월에 모두 채취하여 햇볕에 말려 가루로 만든 것이 좋고 다 큰 것은 사용하면 안 되며, 茯苓 세 兩, 薏苡仁 세 兩, 芡實 세 兩, 淫羊藿 반 斤, 巴戟天 한 斤, 山茱萸 반 斤, 北五味子 세 兩, 免絲子 한 斤을 각각 가루 내어 꿀로 丸을 만든다. 매일 끓인 물에 다섯 錢을 삼키면 생명을 늘리는 것으로 복용할 수 있다. 만약 脾氣가 부족하면 白朮 한 斤을 더한다. 氣가 虛하면 人蔘 여섯 兩, 黃芪 한 斤을 더한다. 발기가 되지 않는 경우에는 肉桂 세 兩을 더한다. 이 처방은 차지도 않고 뜨겁지도 않으면서 실로 생명을 연장시키는 묘한 방법이니 백 살이 넘은 자를 치료할 때도 복용할 수 있다. 이는 南嶽道士가 전하고 陳士鐸이 가장 복용할만한 것이라 말한 것으로 백세를 넘길 수 있다. 이 때문에 陳士鐸이 세상에 공개하여 귀한 것을 공유하길 바란 것이다.

61. 火麻子

火麻子, 味甘, 氣平, 無毒. 入陽明大腸經及足太陰脾臟. 益氣補中, 催生下乳, 去中風汗出, 皮膚頑痹, 潤大腸風熱結澀便難, 止消渴而小水能行, 破精血而血脈可復. 產逆橫生易順, 沐髮可潤. 此物性過於潤, 凡燥結者, 可借之以潤腸, 而脾氣虛者, 斷難多服. 至於吞之可以見魅, 祝之可以辟瘟, 俱非近理之談, 而不老神仙尤爲荒誕. 產後宜戒, 愼勿輕投之也.

火麻子는 甘하고 氣平하며 無毒하다. 手陽明大腸經 및 足太陰脾臟으로 들어간다. 氣를 더하고 中氣를 補하며, 催生하면서 下乳하며, 中風에 땀이 나는 것과 皮膚의 완고한 痺症을 제거하며, 大腸에 風熱이 뭉쳐 깔끄럽게 되어 대변보기가 어려운 것을 매끄럽게 하며, 消渴을 그치게 하면서 소변이 잘 흐르게 하며, 精血을 깨어서 血脈이 회복될 수 있다. 출산 시 태아가 뒤집어져 있거나 비스듬하게 있는 것을 쉽게 순조롭게 할 수 있으며, 머리털을 씻으면 윤기를 낼 수 있다. 이 약은 성질이 지나치게 매끄러워 마르고 뭉친 경우에는 이 성질을 빌어 腸을 매끄럽게 할 수 있는데, 脾氣가 虛한 자에게는 결단코 많이 먹이기가 어렵다. 이를 삼키면 도깨비를 볼 수 있다든지 주문을 외우면 전염병을 피할 수 있다든지 하는 것에 대해선 모두 이치에 가깝지 않은 이야기들이고 늙지 않는 神仙이 된다는 건 허망한 이야기이다. 출산 후에는 마땅히 경계하고 삼가서 경솔하게 투여하지 말도록 해야 한다.

或問火麻子宜於大便燥結之人,《本草》所載其功用, 亦果多乎? 夫火麻子實有功用, 但宜於實症, 而不宜於虛症而已.

혹 묻기를 火麻子는 大便이 마르고 뭉친 사람에게 적당한데《本草》에 이런 효능과 쓰임이 실린 것이 또한 참으로 많습니까? 대개 火麻子는 단지 實症에 적당하고 虛症에는 적당하지 않을 뿐이다.

62.神麯

神麯, 味甘, 氣平, 無毒. 入脾, 胃二經. 下氣調中. 止瀉[107], 開胃, 化水穀, 消宿食, 破結, 逐積痰, 療婦人胎動不安, 治小兒胸腹堅滿. 行而不損, 與健脾胃之藥同用, 多寡勿忌. 但世人所造神麯之法, 欠妙. 予師傳制法擇六月六日, 用白麵三斤, 蒼甘草搗爛取汁一合, 以井水[108]調匀, 又桑葉十斤, 搗研爛, 取布瀝出汁, 再用赤小豆一升磨末, 拌麵匀, 以前二汁拌之成餅, 以野蓼蓋之十四日, 取出紙包之, 懸於風處陰乾. 臨時用最佳. 由二, 三分用至二錢, 其效如響也.

神麯은 甘하고 氣는 平하면서 無毒하다. 脾, 胃 두 經脈으로 들어간다. 氣를 내리고 中宮을 조절한다. 설사를 그치게 하고, 胃를 열고, 水穀을 소화시키며 宿食을 소화시키고, 뭉친 것을

107) 止瀉 何本作 "止渴".
108) 井水 何本作 "開水"

깨며 積痰을 축출하고, 婦人이 胎動이 불안한 것을 치료하고, 小兒가 가슴과 배가 굳으면서 그득한 것을 치료한다. 흐르게 하지만 손상시키지 않아서 脾胃를 굳세게 하는 약과 함께 사용하면 많고 적은 것을 가리지 않는다. 단지 세상 사람들이 神麯을 만드는 방법에 신묘함이 떨어진다. 내 스승이 만드는 방법을 전하겠다. 6월 6일을 택하여 밀가루 세 斤근, 蒼耳子와 甘草를 갈아 으깨어 취한 즙 1홉을 우물물로 균일하게 섞고, 桑葉 열 斤을 갈아 으깨어 보자기로 걸러서 즙을 내고, 다시 赤小豆 한 되를 이용하여 갈아 가루를 내고 밀가루와 균일하게 섞고, 앞에서 만든 두 즙과 섞어 떡을 만들어서 野蓼로 14일간 덮어두었다가 꺼내어 종이로 싼 것을 바람이 통하는 그늘진 곳에 매달아서 말린다. 때가 되어 사용하면 제일 좋다. 두 세 分에서 두 錢까지 사용하면 그 효과가 메아리와 같을 것이다.

或疑制法異於前人, 不可爲訓. 不知前人之方過於刻削, 惟此方和平, 可爲攻補之佐使也.

혹 의심하기를 만드는 방법이 옛 사람들과 다르니 가르침이 될 수 없습니다. 옛 사람들의 방법은 지나치게 깎아내는 것이라는 것을 모르는 것이고 오직 이 방법은 和平하여 공격하는 약이나 補하는 약에 佐使藥이 될 수 있다.

63. 酒

酒, 味苦, 甘, 辛, 氣大熱, 有毒. 無經不達, 能引經藥, 勢尤捷速, 通行一身之表, 高中下皆可至也. 少飮有節, 養脾扶肝, 駐顔色, 榮肌膚, 通血脈, 厚腸胃, 御露霧瘴氣, 敵風雪寒威, 諸惡立驅, 百邪竟辟, 消愁遣興, 揚意宣言, 此酒之功也. 若恣飮助火, 則亂性損身, 爛胃腐腸, 蒸筋潰髓, 傷生減壽, 此酒之過也. 嗟乎. 酒何過哉. 知酒之功受其益, 知酒之過而防其損, 何害於人. 況酒又實能愈人之病乎.

술은 苦, 甘, 辛하며 氣는 大熱하고, 有毒하다. 닿지 않는 經脈이 없어서 引經藥이 될 수 있고, 세력이 매우 빨라 온 몸의 표면까지 통하고, 높은 곳, 중간, 아래 모두 이를 수 있다. 적게 마셔 절도가 있으면 脾를 기르고 肝을 도우며, 안색이 늙지 않게 하고, 살과 피부가 영화롭게 되고, 血脈을 통하게 하고, 胃腸을 두텁게 하고, 露霧瘴氣를 막고, 바람과 눈과 추위의 위엄에 맞서게 하고, 모든 나쁜 것들을 바로 쫓아내고, 모든 邪氣를 마침내 피하게 하고, 슬픔을 없애고 흥겨움을 남기고, 뜻을 드높여 말을 선포하게 하니 이것이 술의 효과이다. 만약 방자하게 마셔 火를 도우면 생명을 어지럽히며 몸을 손상시키고, 胃를 짓무르게 하며 腸을 썩게 하고, 근육을 찌우고 골수를 무너뜨려 생명을 손상시켜 수명을 줄이니 이는 술의 부작용이다. 안타깝구나! 술을 어찌 과하게 마시는가! 술의 효과를 알고 그 이로움을 받으며, 술의 부작용을 알고 그 손상시킴을 방지하면 어찌 사람에게 해가 되겠는가. 하물며 술이 또한 참으로 사람의 병을 낫게 할 수도 있는 것이다.

或問酒味甘者多熱, 味苦者多寒. 仲景張公用苦酒, 以治咽喉之腫痛與黃汗之淋漓, 似乎飮甘香, 不若飮苦辣, 不致燒腸腐胃耳.

혹 묻기를 술의 맛이 단 것은 熱이 많은 것이고, 맛이 쓴 것은 寒이 많은 것입니까? 張仲景 선생이 苦酒를 사용하여 咽喉가 붓고 아픈 것과 누런 땀이 줄줄 나는 것을 치료한 것은 마치 달고 향기로운 것을 마시는 것이 쓰고 매운 것을 마시는 것만 못한 것 같지만, 腸을 태우고 胃를 썩게 하는데 이르지 않게 했을 뿐이다.

64. 醋

醋[109], 味酸, 寒[110], 氣溫, 無毒. 入胃, 大腸, 尤走肝臟. 散水氣, 殺邪毒, 消癰腫, 斂咽

---

109) 此下何本有 "又名苦酒" 四字.
110) 寒 此下何本有 "甘"字.

瘡, 袪胃脘氣疼並堅積癥塊, 治產後血暈及傷損金瘡.

醋는 酸하고, 寒甘하며 氣溫하고 無毒하다. 胃, 大腸으로 들어가고 또한 肝臟으로도 간다. 水氣를 흩고, 邪毒을 죽이고, 癰腫을 가라앉히고 咽喉의 瘡을 수렴시키고, 胃脘의 氣疼과 더불어 굳게 쌓인 癥塊를 제거하고, 출산 후에 출혈이 많아 생긴 어지러움과 금속에 손상된 瘡을 치료한다.

按醋乃食物中必需, 用之入藥絶少. 然亦有不得不用之時, 其功用必宜知也. 故存之以備稽考矣.

醋를 살펴보면 음식에는 반드시 사용하지만 약에 넣어 사용하는 경우는 매우 적다. 그러나 이를 사용하지 않을 수 없을 때가 있으니, 그 효과와 쓰임을 반드시 알아야 한다. 따라서 이를 실어서 갖추어 헤아려보는 것이다.

或問米醋可以入藥, 不是米醋, 亦可入藥否? 夫醋必米造, 始得溫熱之氣, 否則, 味過於酸, 入肝不能收斂, 及走筋而縮澀矣, 故入藥必取米醋. 凡吐血, 與肢體肚臍出血, 與毛孔標血者, 用醋二升煮滾, 傾在盆內, 以雙足心泡之, 少頃即止血. 此則不必米醋, 凡米醋皆可用, 正取其過酸, 易於斂澀而寧謐耳.

혹 묻기를 쌀로 만든 醋는 약에 넣을 수 있는데, 쌀로 만든 醋가 아니어도 약에 넣을 수 있는 것 아닙니까? 대개 醋는 반드시 쌀로 지어야 비로소 溫熱의 氣를 얻는데, 그렇지 않으면 맛이 지나치게 시어서, 肝으로 들어가도 수렴할 수 없으며 筋으로 달려가 뭉치고 껄끄럽게 할 것이다. 따라서 약에 넣을 때엔 반드시 쌀로 만든 醋를 취한다. 무릇 피를 토하는 것과 肢體와 배와 배꼽에서 피가 나는 것과 毛孔에 피가 비치는 경우에 醋 두 되를 끓여 그릇에 붓고 양 발바닥을 담그면 잠시 후 곧 피가 멎는다. 이 경우는 꼭 쌀로 만든 醋일 필요는 없지만 대개 쌀로 만든 醋는 모두 사용할 수 있으니 바로 그 지나치게 신 성질을 취하여 수렴하여 안정시키기 쉽게 한 것일 뿐이다.

65. 冬葵子

冬葵子, 味甘, 氣寒, 性滑利, 無毒. 主五臟六腑寒熱, 羸瘦五癃, 利小便, 療婦人乳難內閉. 久服, 堅骨長肌肉. 冬葵子本非佳品, 然藥籠中必備者, 以其能順胎也. 橫生難產, 子死腹中, 必借此以滑之也.

冬葵子는 甘하고 氣는 寒하며 성질이 滑利하고 無毒하다. 五臟六腑의 寒熱, 羸瘦한 것, 五癃을 주로 치료하고 소변이 통하게 하며 婦人의 젖이 안에서 막혀 나오기 어려운 것을 치료한다. 오래 복용하면 骨을 견고하게 하고 肌肉이 자라게 한다. 冬葵子는 본래 좋은 약재는 아니지만 약장 안에 반드시 구비하는 것은 이것이 순산할 수 있게 하기 때문이다. 橫生, 難產, 태아가 腹中에서 사망한 경우 반드시 이를 빌려 매끄럽게 나오게 해야 한다.

或問冬葵子治難產, 未見神效, 何子獨取之? 曰冬葵子治難產, 亦要人必用之耳. 當橫生難產之時, 或卻一足下而一足不下, 或於一臂伸而一臂不伸, 欲開產門而兒頭未順也, 不可遽用柞木枝以先啟產戶, 以針利之而兒已死, 疾痛不知, 徒刺無益. 若不用冬葵子以助其胞胎之順利, 又何以救危亡於頃刻乎. 然而, 徒用冬葵子, 不知加入人參, 當歸, 川芎之類, 補氣血以生水, 則胞胎乾涸. 亦本能活利順生, 變危爲安也.

혹 묻기를 冬葵子가 難產을 치료한다고 하나 아직 신통한 효험을 보지 못하였습니다. 선생께서는 어찌 유독 이것을 취하십니까? 말하기를 冬葵子로 難產을 치료할 때 역시 필요한 사람에게 사용했을 따름이다. 橫生이나 難產일 때, 한쪽 발은 내려왔으나 다른 한쪽 발은 내려오지 않았을 때, 팔 한쪽은 폈으나 다른 한쪽 팔은 펴지 않았을 때, 산도가 열리고자 하나 태아의 머리가 아직 그 방향으로 향하지 않았을 때에 적합하다. 급하게 떡갈나무 가지를 사용하여 산도를 먼저 열어서는 안 되는데, 날카로운 부분으로 찔러 태아가 이미 죽었다면 통증을 알지 못하더라도 공연히 찌르는 것이 이로울 것이 없다. 만약 胞胎가 매끄럽게 나오도록 돕는 데에 冬葵子를 사용하지 않는다면 또한 어떻게 순식간에 죽을 위기에서 구하겠는가. 그러나 단지 冬葵子만 사용하고 人參, 當歸, 川芎과 같은 종류의 약재를 더하여 사용하여 氣血을 補함으로써 水를 길러야 함을 알지 못한다면 胞胎가 말라버린다. 또한 본래 부드럽게 순산하도록 해줄 수 있으니 위태로움을 변화시켜 편안하게 한다.

66. 生薑

生薑, 味辛, 辣, 大熱. 通暢神明, 辟疫癧, 且助生發之氣, 能祛風邪. 薑通神明, 古志之矣. 然徒用一二片, 欲遽通神明, 亦必不得之數. 或用人參, 或用白朮, 或用石菖蒲, 或用丹砂, 彼此相濟, 而後神明可通, 邪氣可辟也.

生薑은 辛, 辣하고 大熱하다. 神明을 통하게 하고 疫癧를 피하게 하며 또한 기르고 펴는 기운을 돕고 風邪를 제거할 수 있다. 生薑이 神明을 통하게 하는 것은 오래전부터 기록된 것이다. 그러나 겨우 한두 쪽만을 사용하여 급히 神明을 통하게 하고자 하는 것은 또한 반드시 효과를 얻을 수 없는 방법이다. 혹 人參을 사용하거나, 白朮을 사용하거나 石菖蒲를 사용하거나 丹砂를 사용하면 서로 도와줘서 神明이 통할 수 있고 邪氣를 물리칠 수 있다.

生薑性散, 能散風邪, 傷風小恙, 何必用桂枝. 用生薑三錢[111], 搗碎, 加薄荷二錢, 滾水沖服, 邪即時解散, 真神妙方也.

生薑은 성질이 흩어지게 하는 것으로 風邪를 흩어지게 할 수 있으니 風에 상하여 생긴 사소한 병들에 어찌하여 반드시 桂枝를 사용해야 하겠는가. 生薑 세 錢을 찧고 부수어 薄荷 두 錢을 더하여 끓인 물로 沖服하여 사용하면 邪가 즉시 흩어질 것이니 진정 신묘한 처방이다.

或問生薑發汗, 不宜常服, 有之乎? 曰生薑四時皆可服, 但不宜多服, 多服散氣, 豈特發汗哉.

111) 三錢, 何本作 "三片"

혹 묻기를 生薑이 땀을 내므로 일상적으로 복용하는데 적절치 않음이 있습니까? 말하기를 生薑은 사계절 동안 모두 복용할 수 있다. 다만 많은 양을 복용하는 것은 적절하지 않다. 많은 양을 복용하면 氣가 흩어지게 하니 어찌 단지 發汗 뿐이겠는가.

或問生薑辛散, 既能散氣, 似不宜常服, 然而多服則正氣受傷, 少服則正氣無害, 又不可過於避忌, 坐視而不收其功也. 至於偶受陰[112]寒, 如手足厥逆, 腹痛繞腹而不可止, 不妨多用生薑, 搗碎炒熱, 慰於心腹之外, 以祛其內寒也.

혹 묻기를 生薑의 맵고 흩어지게 하는 성질은 곧 氣가 흩어지게 할 수 있으니 일상적으로 복용하기에는 적절하지 않은 것 같습니다. 그러나 많은 양을 복용할 경우에 正氣가 손상을 받으며 적은 양을 복용하면 正氣에 해가 없을 것이니, 또한 지나치게 꺼리지 말아야 하며 좌시하면 그 효능을 얻지 못합니다. 우연히 陰寒을 받은 지경이 되어 만약 手足이 厥逆하게 되고 腹痛이 복부를 맴돌며 그치지 않으면 많은 양의 生薑을 사용하는 것을 막지 말아야 하니, 찧고 부수어 炒하여 열을 가한 뒤 가슴과 배의 바깥을 찜질해주면 그 안의 寒을 제거해 준다.

67. 乾薑 (炮薑)

乾薑味辛, 炮薑味苦, 皆氣溫大熱, 半浮半沉, 陽中陰也. 解散風寒濕痹, 鼻塞[113]頭痛, 發熱之邪者, 乾薑也 ; 調理痼冷沉寒, 霍亂腹痛吐瀉之疾者, 炮薑也. 蓋乾薑治表, 而炮薑溫中. 其所以治表者, 乾薑走而不收, 能散邪於外也 ; 其所以溫中者, 炮薑止而不動, 能固正於內也. 雖然薑性大熱而辛散, 俱能散邪補正, 安在炮制而異宜. 乾薑散邪之中, 未嘗無溫中之益. 炮薑固正之內, 未嘗無治表之功. 但乾薑散多於溫[114], 而炮薑固多於散耳.

112) 陰 原作 "隱" 据何本改.
113) 鼻塞 何本無.
114) 溫 何本作 "固"

乾薑은 辛하고 炮薑은 苦하지만 모두 氣溫하고 大熱하면서 반은 뜨고 반은 가라앉으니 陽 중의 陰이다. 風寒濕의 痹, 鼻塞, 頭痛, 熱을 내는 邪를 흩어지게 하는 것은 乾薑이다. 沉寒痼冷症, 霍亂의 腹痛과 吐瀉로 인한 痰의 증상에 조리하도록 하는 것은 炮薑이다. 대게 乾薑은 表를 치료하고 炮薑은 안을 따뜻하게 한다. 乾薑이 表를 치료하는 이유는 나아가지만 거두어들이지 않으니 밖의 邪氣를 흩어지게 할 수 있기 때문이다. 炮薑이 안을 따뜻하게 할 수 있는 이유는 멈추고 움직이지 않으니 正氣를 안에서 견고하게 할 수 있기 때문이다. 비록 薑의 성질이 매우 뜨겁고 매우며 흩어지게 하지만 邪氣를 흩어내고 正氣를 補함을 함께 할 수 있으니 어찌 炮制하여도 적절함에 차이가 있겠는가. 乾薑은 邪氣 가운데에서 흩어지게 하나 안을 따뜻하게 하는 유익함이 없었던 적은 없다. 炮薑은 正氣 가운데에서 견고하게 하나 表를 치료하는 작용이 없었던 적은 없다. 단지 乾薑은 따뜻하게 하는 작용보다 흩어지게 하는 작용이 많고 炮薑은 흩어지게 하는 작용보다 견고하게 하는 작용이 많을 뿐이다.

或問乾薑用之於理中湯中, 佐附子以成功, 豈有妙義乎？曰無妙義, 仲景夫子不用之矣. 理中湯, 理中焦也. 雖有白朮是理中焦之藥, 然氣味與附子溫熱之性尚不相同, 故入用乾薑之辛熱, 與附子同性, 專顧中焦, 則附子亦顧戀同氣而不上越, 共逐中焦之寒, 以成其健脾還陽之功也.

혹 묻기를 理中湯에서 乾薑을 사용하는 것은 附子를 도움으로써 작용을 이루는 것인데 어찌하여 신묘한 뜻이 있는 것입니까? 말하기를 신묘한 뜻이 없었다면 張仲景 선생께서 사용하지 않으셨을 것이다. 理中湯은 中焦를 다스린다. 비록 白朮이 中焦를 다스리는 藥이나 氣와 맛이 附子의 溫熱한 성질과는 여전히 같을 수 없으니, 그러므로 乾薑의 辛熱한 성질을 사용하여 附子와 더불어 같은 성질로 오로지 中焦를 돌보면 附子 또한 같은 기운을 당겨 위로 넘지 않고 함께 中焦의 寒을 몰아낼 것이니 이로써 그 脾를 굳세게 하고 陽이 돌아오도록 하는 작용을 이룬다.

或問傷寒門中有薑附湯, 其用乾薑之義, 想亦與理中湯同意？曰薑附湯中用人參, 似與理中湯相同, 而孰知別有意義. 理中湯, 理中焦；薑附湯, 治下焦也. 附子領人參直入於至陰之中,專祛腹中之寒, 而軀外皮膚之寒邪, 則未遑驅逐. 加乾薑走而不守, 如大將親搗巢穴, 而偏裨旁掠於外, 自然內外整肅, 遠近安奠也. 倘只用附子, 人參, 未嘗不可奏功, 然而攻彼失此, 仲景夫子所以必加入乾薑, 使同隊而並逐也.

혹 묻기를 傷寒論에 있는 薑附湯에서 乾薑을 사용한 의미는 또한 理中湯에서와 의미가 같다고 생각하십니까? 말하기를 薑附湯에서 人蔘을 사용하여 理中湯과 유사해 보이지만 다른 뜻이 있음을 어찌 알겠는가. 理中湯은 中焦를 다스리고 薑附湯은 下焦를 치료한다. 附子는 人蔘을 거느려 지극히 陰한 가운데로 직접 들어가 오로지 복부 안의 寒邪를 제거하나 체외의 皮膚 寒邪는 몰아서 내쫓을 여유는 없다. 乾薑을 더하여 나아가되 머무르지 않게 하는 것은 대장이 은신처를 직접 교란할 때 부장이 밖에서 곁을 쳐서 자연스럽게 안팎으로 정숙하게 하고, 멀고 가까운 곳을 안전하게 하는 것과 같다. 만일 단지 附子, 人蔘만을 사용하여서 일찍이 효과를 거두지 못한 적은 없으나, 저곳을 공격하면서 이곳을 잃게 되니 張仲景 선생께서 반드시 乾薑을 더하여 넣으신 까닭은 같이 무리지어서 함께 쫓아내고자 하신 것이다.

或問四逆湯亦用乾薑, 其義豈有異乎? 夫四逆湯之用乾薑, 又非前二條之意. 四逆湯, 乃救逆也. 救氣之逆, 必須同群共濟, 故用附子, 肉桂爲君, 必用乾薑爲副, 否則, 氣逆而不能遽轉矣.

혹 묻기를 四逆湯 역시 乾薑을 사용하였으니 그 의미는 어떠한 차이가 있습니까? 무릇 四逆湯에 乾薑을 사용한 것은 앞의 두 조문에서와 같은 의미가 아니다. 四逆湯은 곧 逆을 구제한다. 氣의 逆을 구제할 때는 반드시 같은 무리가 함께 도와야 하므로 附子, 肉桂를 君藥으로 사용하고 반드시 乾薑을 보조로 사용해야 하며 그렇게 하지 않으면 氣가 거스르므로 급히 돌릴 수 없다.

或問乾薑用之白通湯中以通脈, 吾懼其散氣, 則脈隨氣而散矣, 又何以通脈哉? 嗟乎! 脈非氣通, 又用何物以通之. 乾薑原非通脈之藥, 正取其通氣耳, 氣通則脈通矣. 夫脈之不通者, 乃寒凝而不通, 非氣絕而不通也. 用乾薑以散寒, 寒氣散, 脈氣有不通乎.

혹 묻기를 乾薑을 白通湯에 사용하여 脈을 통하게 하는데 저는 그 氣가 흩어지면서 脈도 氣를 따라 흩어질 것이 염려되니 또한 어떻게 脈을 통하게 할 수 있습니까? 안타깝구나! 脈은 氣를 통하게 하는 것이 아니면 또한 어떠한 약재를 사용하여 통하게 할 수 있겠는가. 乾薑은 원래 脈을 통하게 하는 藥이 아니고 단지 그 氣를 통하게 하는 작용을 취했을 뿐이지만 氣가 통하면 곧 脈이 통하게 된다. 무릇 脈이 통하지 않는 것은 곧 寒이 응체되어 통하지 않는 것이지 氣가 끊어져서 통하지 않는 것이 아니다. 乾薑을 사용하여 寒을 흩어내니, 寒氣가 흩어지면 脈氣가 통하지 못하는 바가 있겠는가.

或問乾薑既能通氣, 用乾薑足矣, 何以又用蔥耶? 曰蔥性亦散氣者也. 單用乾薑, 恐通氣有餘而通脈則不足, 單用蔥, 恐通脈有餘, 而通氣又不足. 合而用之, 氣通又不傷脈, 脈通又不傷氣, 兩相濟而成功, 何傷氣之足憂乎.

혹 묻기를 乾薑이 이미 氣를 통하게 할 수 있어 乾薑을 사용하는 것으로 충분하거늘 어찌하여 蔥을 또한 사용하였습니까? 말하기를 蔥의 성질 또한 氣를 흩어내는 것이다. 단지 乾薑만을 사용하면 氣를 통하게 하는 작용은 남음이 있으나 脈을 통하게 하는 작용은 부족할 것이 염려되고, 단지 蔥만을 사용하면 脈을 통하게 하는 작용은 남음이 있으나 氣를 통하게 하는 작용은 또한 부족할 것이 염려된다. 함께 사용하면 氣가 통하면서 또한 脈이 상하지 않고, 脈이 통하면서 또한 氣가 상하지 않으니 양쪽이 서로 도움을 얻어 목적을 이룰 것이니 어찌하여 氣가 상할 것을 지나치게 걱정하겠는가.

或問乾薑炒熟入於健脾藥中, 謂能補脾以生氣, 然乎? 曰乾薑溫熱, 原有益於脾氣, 何在炒熟始能補土以生氣. 但乾薑性走, 脾氣不獨受其惠. 一經炮制, 則乾薑守而不走, 獨留於脾中, 諸經不得而奪之, 自然較生用更效也.

혹 묻기를 乾薑을 炒하고 익혀 健脾藥 가운데에 넣어서 脾를 補함으로써 氣를 기를 수 있다고 하는데 그러합니까? 말하기를 乾薑은 溫熱하여 원래 脾氣를 더하는 바가 있는데 어찌하여 볶고 익히는 과정이 있어야 비로소 土를 補하여 이로써 氣를 기를 수 있겠는가. 단지 乾薑의 성질은 내달리는 것이므로 脾氣 혼자서 그 혜택을 받지는 않는다. 炮制를 한번 거치면 乾薑이 머무르면서 내달리지 않고 오직 脾 안에서만 머물기 때문에 다른 모든 經이 빼앗기지 않아 자연히 生으로 사용한 것보다 더욱 효과적인 것이다.

68. 白芥子

白芥子, 味辛, 氣溫, 無毒. 入肝, 脾, 肺, 胃, 心與胞絡[115)]之經. 能去冷氣, 安五臟, 逐膜膈之痰, 辟鬼祟之氣, 消癖化瘧[116)], 降息定喘, 利竅明目, 逐瘀止疼, 俱能奏效. 能消能降, 能補能升, 助諸補藥, 尤善收功. 近人不知用白芥以化痰, 而頻用半夏, 南星以耗氣, 所不解也.

白芥子는 辛하고, 氣溫하며 無毒하다. 肝, 脾, 肺, 胃, 心, 胞絡의 經으로 들어간다. 冷氣를 제거할 수 있으며, 五臟을 편안히 하며 膜膈의 痰을 없애주며, 귀신의 기운을 피하고, 積聚와 瘧疾을 없애주며, 호흡을 차분히 하고 기침을 멎게 하며, 구멍을 통하게 하고 눈을 밝게 하며, 瘀血을 풀어주고 疼痛을 그치게 하니, 모두 효과를 볼 수 있다. 없애주고 내려주고 補해주고 올려줄 수 있으니, 모든 補해주는 약을 도와줄 때 그 공을 더 잘 거둘 수 있다. 요즘 사람들은 白芥子로써 痰을 없앨 줄 모르고 半夏와 南星을 자주 사용함으로써 氣를 소모하니, 이해할 수 없는 바이다.

白芥子善化痰涎, 皮裏膜外之痰無不消去, 實勝於半夏, 南星. 半夏性燥而爍陰, 南星味重而損胃. 獨白芥子消化痰涎, 又不耗損肺, 胃, 肝, 心[117)]之氣, 入於氣分而實宜, 即用於血分而亦當者也.

白芥子는 痰涎을 잘 없애며, 피부 속과 膜의 바깥에 있는 痰을 없애지 못하는 것이

115) 心與胞絡 何本作 "心包".
116) 瘧 何本作 "堅".
117) 肝心, 何本無.

없으니, 진실로 半夏와 南星보다 뛰어난 약재이다. 半夏의 성질은 건조하여 陰을 태워버리고, 南星의 맛은 무거워 胃를 손상시킨다. 오직 白芥子만이 痰涎을 없애면서 肺, 胃, 肝, 心의 氣를 소모시키지 않으니, 氣分에 사용하는 것이 진실로 마땅하며 血分에 사용하여도 역시 마땅하다.

或疑白芥子止能消膜膈之痰, 而不能消胃肺之痰, 似乎消肺之痰必須貝母, 消胃之痰必須半夏也. 而誰知不然. 夫膜膈之痰, 統胃, 肺而言之也. 胃, 肺中之膜膈, 尤善藏痰者也. 白芥子消膜膈之痰, 是有痰之處無不盡消, 況且肺, 胃淺近之間, 豈有反不能消之理. 試看瘧疾, 正痰藏於膜膈之中也. 用白芥子一兩, 炒爲末, 米飮爲丸, 一日服盡, 而久瘧頓止, 非消痰之明驗乎. 瘧止之後, 神氣不倦, 非消痰而不耗氣之明驗乎. 故白芥子消痰, 實勝於貝母, 半夏, 誰謂肺, 胃之痰不能消也.

혹 의심하기를 白芥子는 膜膈의 痰을 없앨 수 있을 뿐이며 胃, 肺의 痰은 없애지 못한다고 하는데, 마치 肺의 痰을 없애는 데는 貝母를 사용해야 하며, 胃의 痰을 없애는 데는 半夏를 사용해야 하는 것 같습니다. 누가 그렇지 않다고 생각하겠습니까? 무릇 膜膈의 痰이라 함은 胃, 肺를 총괄해서 말한 것이다. 胃, 肺 중의 膜膈은 痰을 잘 감추는 곳이다. 白芥子가 膜膈의 痰을 없앤다고 한 것은 痰이 있는 곳에서는 痰을 모두 없애버린다는 것인데, 하물며 肺, 胃의 얕고 가까운 곳 사이에 위치한 痰을 없애지 못하는 이치가 있겠는가. 瘧疾을 살펴보면, 痰이 膜膈 속에 감추어져 있다. 白芥子 한 兩을 불에 볶아 가루로 만든 후 쌀로 만든 죽으로 丸을 만들어, 단 하루만 복용해도 효과가 발휘되어 오래된 瘧疾이 물러나게 되니 痰을 없애는 뚜렷한 효험이 아니겠는가. 瘧疾이 물러난 후에 神氣가 명료하게 되니 痰을 없애고 氣는 손상시키지 않는 뚜렷한 효험이 아니겠는가. 따라서 白芥子가 痰을 없애는 효능은 진실로 貝母, 半夏보다 뛰어난 것인데, 누가 肺, 胃의 痰을 없애지 못한다고 이르겠는가.

或謂白芥子雖消膜膈之痰, 未必氣之不耗, 天下安有消痰之藥而不耗氣者乎？ 曰白芥子實不耗氣, 能安五臟. 耗氣則五臟不安矣, 豈有五臟安而耗氣者乎. 其餘消痰之藥, 或安肺而不安胃, 或安胃而不安肺, 總不如白芥子之能安五臟也. 此所以實勝於各消痰之藥耳.

혹 이르기를 白芥子가 비록 膜膈의 痰을 없앤다고 하지만 氣가 반드시 소모되지 않는 것은 아닌데, 천하에 어찌 痰을 없애는 약이 氣를 소모시키지 않을 수가 있다는 것입니까? 말하기를 白芥子는 진실로 氣를 소모시키지 않고 五臟을 편안히 할 수 있다. 氣를 소모시키게 되면 五臟이 불안해지는데, 어찌 五臟을 편안히 하면서 氣를 소모시킬 수 있다는 것인가. 그 나머지 痰을 없애는 약들은, 혹자는 肺는 안정시키지만 胃는 안정시키지 못하고, 혹자는 胃는 안정시키지만 肺는 안정시키지 못하는 것이니, 모두 白芥子가 五臟을 모두 안정시키는 것과는 같지 않다. 이것이 진실로 痰을 없애는 다른 약들보다 뛰어난 이유이다.

或疑白芥子消痰而不耗氣, 然用之而痰仍未消, 是消膜膈之痰, 未可全信也. 曰白芥子只可消膜膈之痰, 而腎中之痰, 不能消也. 服白芥子而仍有痰者, 宜補其腎, 腎足而痰自化, 何疑白芥子非消膜膈之痰乎.

혹 의심하기를 白芥子는 痰을 없애면서 氣를 소모하지 않는다고 하지만, 사용하여 痰이 없어지지 않은 연유로, 膜膈의 痰을 없앤다고 하는 말을 온전히 믿을 수 없습니다. 말하기를 白芥子는 다만 膜膈의 痰을 없앨 수 있지만, 腎 중의 痰은 없애지 못하는 것이다. 白芥子를 복용하고도 痰이 남아있는 것은 마땅히 그 腎을 補하여 腎이 충족되면 痰이 스스로 없어지니, 어찌 白芥子가 膜膈의 痰을 없애지 못한다고 의심할 수 있겠는가.

或疑白芥子消陰分之痰, 不消陽分之痰, 然乎? 曰非也. 芥子陰分, 陽分之痰, 無不盡消, 不必分陰陽也. 但腎經水泛火沸之痰不能化, 餘則盡消而無疑矣.

혹 의심하기를 白芥子는 陰分의 痰은 없앨 수 있지만 陽分의 痰은 없애지 못한다고 하는데, 그러합니까? 말하기를 그렇지 않다. 白芥子는 陰分과 陽分의 痰 모두 없애지 못하는 바가 없으니 陰陽을 가릴 필요가 없다. 다만 腎經의 水가 넘쳐나고 火가 들끓는 痰은 없애지 못하고, 나머지는 모두 없앨 수 있으니 의심할 것이 없다.

或問白芥子即芥菜之子, 人食芥菜, 覺消食之甚多, 是白芥子大能消食, 似未可多食也. 誰知芥菜消食, 而芥子消痰, 各不相同, 不可疑其菜, 而戒其子也[118].

혹 묻기를 白芥子는 갓의 씨앗이며, 사람이 갓을 먹고 음식을 소화시키는 효능이 많음을 깨달았으니, 이는 白芥子가 음식을 소화시킬 수 있는 효과가 큰 것인데, 왜 많이 먹어선 안 된다고 하는 것입니까? 누구나 갓이 음식을 소화시키고 白芥子는 痰을 삭히는데 서로 다름을 알고 있으니, 그 갓나물이 의심스럽다고 그 씨앗을 경계할 수는 없다.

或疑白芥子消膜膈之痰而不耗氣, 發明幾無遺議, 但不知膜膈之痰在於何處? 曰在胃脘之上下之中, 而不在胃脘上下之外. 雖痰分五臟六腑, 要皆存於胃脘膜膈之中. 白芥子善消膜膈之痰, 亦於胃脘中消之, 豈各入五臟六腑而後消之乎.

혹 의심하기를 白芥子가 膜膈의 痰을 없애고 氣를 소모하지 않는다고 하는 것에 대해 소상히 밝혀 더 이상 의심할 여지가 없지만, 다만 膜膈의 痰이 어느 곳에 위치해 있는지 모르지 않습니까? 말하기를 胃脘의 위아래 사이에 위치해 있으며, 胃脘의 위아래 이외에 위치해 있지는 않다. 비록 痰을 五臟과 六腑에 따라서 나누었지만 중요한 것은, 결국 모두 胃脘과 膜膈의 사이에 있는 것이다. 白芥子는 膜膈의 痰뿐 아니라 胃脘 중에 있는 것도 잘 없애니, 어찌 각기 五臟과 六腑로 들어간 이후에 없애겠는가?

69. 萊菔子 (即蘿蔔子)

蘿蔔子, 味辛, 辣, 氣溫, 無毒. 入胃, 脾二經. 卻喘咳下氣甚神, 解麵食至效. 治風痰, 消惡瘡, 善止久痢, 除脹滿亦奇, 但宜少少用之. 補氣之藥得之, 而無大過之憂. 利濕之劑入之, 而有善全之妙. 多服則損氣, 久服則傷陰也.

118) 此下何本有 "且芥菜亦不耗氣." 七字.

蘿蔔子는 辛, 辣하고 氣溫하며 無毒하다. 胃, 脾의 두 經으로 들어간다. 기침을 없애주고 氣를 내리는 효과가 신통하며, 밀가루 음식을 소화시키는 효과가 뛰어나다. 風痰을 치료하고, 惡瘡을 없애주고, 오래된 이질을 잘 없애주며, 脹滿을 없애는 효과 또한 뛰어나지만, 다만 조금씩 사용하는 것이 마땅하다. 氣를 補하는 약을 얻으면 큰 잘못에 대한 우려가 없게 된다. 濕을 다스리는 약제를 함께 사용하면 효능을 온전히 발휘하는 신묘함이 있다. 많이 복용하면 氣를 소모하며, 오래 복용하면 陰을 상하게 된다.

或疑蘿蔔子能治喘脹, 然古人用之於人參之中, 反奏功如神. 人參原是除喘消脹之藥, 萊菔子最解人參, 何以同用而奏功乎？夫人參之除喘消脹, 乃治虛喘虛脹也. 虛症反現假實之象, 人參遽然投之, 直至其喘脹之所未能驟受, 往往服之而愈喘愈服[119]者有之. 雖所增之喘脹, 乃一時之假象, 少頃自然平復, 然終非治之之善. 少加蘿蔔子以制人參, 則喘脹不敢增, 而反得消喘消脹之益, 此所謂相制而相成也.

혹 의심하기를 蘿蔔子는 능히 喘脹을 치료하므로, 옛 사람들이 人參과 함께 사용하여 그 효과를 신통하게 발휘했다고 합니다. 人參은 원래 喘脹을 없애주는 약이고 萊菔子는 人參을 분해하는 것 중 가장 뛰어난 것인데, 어찌 함께 사용하여 효능을 발휘한다는 것입니까? 무릇 人參이 喘脹을 없애준다고 한 것은 虛喘과 虛脹을 없애주는 것이다. 虛症인데도 오히려 거짓으로 實症의 형상을 나타낼 때, 人參을 급히 사용하면 喘脹이 있는 곳으로 바로 들어가 재빨리 받아들일 수 없으니, 종종 복용하면 복용할수록 기침이 심해지는 자가 있다. 비록 기침과 脹滿이 증가하게 되지만, 이것은 일시적인 거짓의 형상이며 잠시 뒤에는 자연히 평안한 상태를 회복하게 되지만, 그러나 종국에는 그것을 잘 치료해내는 것이 아니었다. 蘿蔔子를 조금 가함으로써 人參을 제어하게 되면, 喘脹이 증가하지 않으면서 도리어 喘脹을 없애주는 이로움을 얻게 되니, 이것이 이른바 서로 제어하면서 서로 이뤄나가는 것이다.

或問蘿蔔子專解人參, 用人參而一用蘿蔔子, 則人參無益矣. 此不知蘿蔔子, 而並不知人參

119) 愈喘愈服 何本作 "不愈者".

者也. 人參得蘿葍子, 其功更補. 蓋人參補氣, 驟服, 氣必難受, 非止喘脹之症也, 然得蘿葍子, 以行其補中之利氣, 則氣平而易受. 是蘿葍子平氣之有餘, 非損氣之不足, 實制人參以平其氣, 非制人參以傷其氣也. 世人動謂蘿葍子解人參, 誤也.

혹 묻기를 蘿葍子가 오로지 人參을 풀어주는데, 人參을 사용하고서 다시 蘿葍子를 사용하면 人參의 이로움은 없는 것입니까? 이것은 蘿葍子를 알지 못할 뿐 아니라 人參에 대해서도 알지 못하는 것이다. 人參이 蘿葍子를 얻게 되면 그 효과가 더욱 補하게 된다. 대개 人參이 氣를 補하는 것은, 갑자기 복용하면 氣가 반드시 받아들여지기 어려운 점이 있는 것이 단지 喘脹의 증상에만 국한되지 않으며, 蘿葍子를 얻게 되면 그 補하는 중에 利氣함이 있게 되어 氣가 평안해지고 받아들이기 용이해진다. 이것이 蘿葍子가 氣를 평안히 하는 여유로움이며, 氣를 소모시키는 부족함이 아니니, 진실로 人參을 제어하며 그 氣를 평안히 하는 것이며, 人參을 제어함으로써 그 氣를 상하게 하는 것이 아니다. 세상 사람들이 어지러이 이르기를 蘿葍子가 人參을 분해한다고 하는데, 이는 잘못된 것이다.

70. 瓜蒂

瓜蒂, 味苦, 性寒, 有小毒. 凡邪在上焦, 致頭目, 四肢, 面上浮腫, 與胸中積滯, 並下部有脈, 上部無脈者, 皆宜用瓜蒂以吐之也.

瓜蒂는 苦하고 성질이 寒하며, 有小毒하다. 무릇 邪가 上焦에 있어, 머리와 눈, 팔 다리로 이르러 얼굴이 부은 것과, 胸 중에 積滯가 있는 것에 더불어, 하부에는 脈이 있지만 상부에는 脈이 없는 것 모두 마땅히 瓜蒂를 사용하여 吐하게 해야 한다.

或問瓜蒂可療黃疸, 吾子略而不言, 何也? 夫黃疸之症, 多從下受, 用瓜蒂吐之, 是從上療之也, 似乎相宜. 然而, 黃疸乃濕熱壅於上, 中, 下三焦, 下病而止治上[120], 將置中焦於不問乎, 此瓜蒂不可治黃疸亦明矣. 余所以作缺疑之論矣也.

혹 묻기를 瓜蒂가 黃疸을 치료할 수 있다고 하는데, 선생께선 생략하고 말씀하지 않으셨는데 어떤 까닭입니까? 무릇 黃疸의 증상은 아래로부터 들어온 것이 많은데, 瓜蒂를 사용하여 吐하게 하는 것은 위쪽으로 치료하는 것이니 마치 서로 마땅한 것처럼 보인다. 그러나 黃疸은 濕熱이 上, 中, 下의 三焦에 모두 막혀 있는 것인데, 아래가 병들었는데 다만 위를 치료하고 또한 中焦는 묻지도 않고 내버려 두는 것이니, 瓜蒂로써 黃疸을 치료할 수 없는 것은 당연한 것이 아니겠는가. 내가 미혹되는 바를 없애고자 하는 말이다.

或問瓜蒂能去鼻中息肉, 子亦不論, 是何說乎? 曰鼻中生息肉者, 因肺中之熱也. 用瓜蒂以吐去痰涎, 則肺熱除, 而鼻火亦泄, 似乎相宜. 然而, 肺熱雖移熱於鼻, 上吐以泄鼻中之火, 勢必中傷肺中之氣. 肺氣旣傷, 胃氣自逆, 肺心反動其火, 火動鼻中, 更添熱氣, 前之息肉未消, 而後之息肉又長矣. 予所以削而不道也. 至於瓜蒂性易上湧, 不宜輕用, 不獨鼻中生息肉也. 若胸中無寒, 胃家無食, 皮中無水, 心中無邪, 以致諸虛各症, 均宜愼用. 誤用, 則禍不旋踵矣也.

혹 묻기를 瓜蒂가 贅肉(콧속의 군살)을 없앨 수 있다고 하는데, 선생께서 역시 논하지 않으시니 어떻게 설명할 수 있습니까? 말하기를 贅肉이 생기는 것은 肺 속의 熱 때문이다. 瓜蒂를 사용하여 吐하게 하여 痰涎을 없애면, 肺의 熱이 제거되고 코의 火 또한 배출되어 마치 마땅한 것처럼 보인다. 하지만 肺의 熱은 다만 熱을 코로 옮기는데, 위로 吐함으로써 코의 火를 배출시키면 그 기세가 반드시 肺 중의 氣를 상하게 한다. 肺의 氣는 상하고 胃의 氣는 스스로 거스르게 되어, 肺와 心은 오히려 그 火를 동요시키고, 火는 코 속에서 동요하여 도리어 熱氣를 더하게 되니, 이전의 贅肉이 없어지지 않을 뿐더러 贅肉이 더욱 자라나게 된다. 이것이 바로 내가 깎아내리고 가르치지 않은 바이다. 瓜蒂의 성질이 쉽게 위로 솟아나기 때문에 가볍게 여겨 사용해서는 안 되며, 비단 贅肉을 생기게 할 뿐만이 아니다. 만약 胸 중에 寒이 없거나, 胃에

120) 上 原作 "土", 叉晦. 玆改.

먹은 것이 없거나, 피부에 水가 없거나, 心 중에 邪가 없거나, 모든 각 虛症에 있어서는, 모두 마땅히 신중히 사용해야 한다. 잘못 사용하게 되면 재앙이 끊이지 않을 것이다.

71. 葱

葱, 味辛, 氣溫, 升也, 陽也, 無毒. 入足陽明胃經, 及手太陰肺脈. 疏通關節, 袪逐風邪[121], 理霍亂轉筋, 治傷寒頭痛, 殺魚肉之毒, 通大小腸, 散面目腫浮, 止心腹急痛, 去喉痹, 愈金瘡折傷血出疼, 搗爛炒熱, 傅之血止. 安娠妊, 塞衄血, 除脚氣奔豚之邪, 療蛇傷蚯蚓之毒, 功專發散, 食多神昏. 病屬氣虛, 尤勿沾口. 可爲佐使, 而亦可爲君臣. 大約爲佐使者內治也, 爲君臣者外治也. 外治宜多, 內治宜少也.

葱은 辛하고 氣溫하며 올라가고 陽의 성질이며 無毒하다. 足陽明胃經과 手太陰肺脈으로 들어간다. 關節을 소통시키고, 風邪를 제거하며 축출해내고, 霍亂으로 근육이 뒤틀리는 것을 부드럽게 해주고, 傷寒으로 머리가 아픈 것을 치료하고, 물고기의 독을 죽이고, 大腸과 小腸을 통하게 하고, 얼굴과 눈이 붓는 것을 흩고, 가슴과 배가 갑자기 아픈 것을 그치게 하고, 喉痺를 제거하고, 금속에 상처가 나거나 잘려서 상한 경우에 피가 나고 아플 때, 짓이겨 熱에 볶아 붙이면 피가 그친다. 임신을 안정시키고, 코피를 막고, 脚氣와 奔豚의 邪氣를 제거하고, 뱀에 물린 것과 지렁이의 독을 치료하는데, 효과는 오로지 발산하니 많이 먹으면 정신이 혼미해진다. 病이 氣虛에 속하는 경우에는 더욱 입에 대어서는 안 된다. 佐使藥으로 사용할 수 있으며, 또한 君臣藥으로도 쓸 수 있다. 대략 佐使藥으로 사용하는 것은 내복약으로 사용하는 것이고, 君臣藥으로 사용하는 것은 외용약으로 사용하는 것이다. 외용약으로 사용할 땐 마땅히 많이 쓰고, 내복약으로 사용할 땐 마땅히 조금 쓴다.

葱有益而亦有損. 益者, 通氣而散邪. 損者, 昏目而神奪也. 北人喜食葱, 往往壞目, 習俗使

121) 風 原作 "肝", 今据何本改.

然, 不能禁耳. 葱善通脈, 仲景夫子所以製通脈湯也. 蓋葱空中而善通氣, 通氣即通脈也. 溫其裏之寒, 解其表之熱, 故脈之不通者即通. 世人疑用葱以散邪, 則失用葱之意矣.

葱은 이로움이 있고 또한 손해도 있다. 이로운 것은 氣를 소통시키고 邪氣를 흩는 점이다. 손해는 눈이 혼미해지고 神이 없어진다는 점이다. 北人들이 파를 잘 먹는데 간혹 눈이 망가지는 것은 풍속이 그러하니 막을 수 없을 뿐이다. 파는 脈을 잘 소통시켜서 張仲景 선생이 通脈湯을 만든 까닭이다. 대개 파는 속이 비어있어 氣를 잘 소통시키고, 氣를 잘 소통시키면 곧 脈이 통한다. 裏寒을 따뜻하게 하고, 表熱을 해소하므로 脈이 통하지 않으면 곧 통하게 한다. 세상 사람들이 파를 사용하여 邪氣를 흩는 것을 의심하여 파를 사용하는 뜻을 잃어버렸다.

72. 韭(韭子)

韭, 味辛微散, 氣溫性急. 溫中下氣, 歸心益陽, 暖膝脛, 和臟腑, 除胸腹 痃癖痼冷, 止莖管白濁遺精, 活血解毒. 少用則有益於腎, 多食則有損於心, 蜜食殺人, 不可不戒. 韭子善止遺精, 功勝於葉, 然亦不可多用也.

韭는 辛, 微散하며, 氣溫하고 성질이 急하다. 中宮을 따뜻하게 하며 氣를 내리고, 心으로 돌아가게 하며 陽을 돋구고, 무릎과 정강이를 따뜻하게 하고, 臟腑를 화평하게 하고, 가슴과 배에 痃癖痼冷을 제거하고, 음경에서 하얗게 정액이 새어나오는 것을 그치게 하고, 血을 잘 흐르게 하면서 해독하는 작용을 한다. 적게 사용하면 腎에 유익함이 있으며, 많이 먹으면 心에 손상이 있고, 꿀과 먹으면 사람을 죽이니 경계하지 않을 수 없다. 韭의 씨앗은 정액이 새어나오는 것을 잘 그치고 효과가 잎보다 낫지만 마찬가지로 많이 사용할 수는 없다.

或問《神農本草》云病患可久服韭, 而吾子曰不可多食, 豈神農非歟? 嗟乎. 《神農本草》因傳世既久, 遠落誤傳耳. 夫韭性辛溫, 尤善通利. 雖曰益腎, 未免消多於補, 多食能令人神昏, 正傷心之明驗. 此予所以戒之也.

혹 묻기를 《神農本草》에서 말하기를 병에 걸린 환자가 부추를 오래 복용할 수 있다고 하였는데, 선생께서는 많이 먹을 수 없다고 하시니 어찌 神農이 틀렸다 하십니까? 안타깝구나! 《神農本草》는 세상에 전해진 것이 이미 오래라, 멀어지고 탈락하여 잘못 전해졌을 뿐이다. 대개 부추는 성질이 맵고 따뜻하여 더욱 잘 통하게 한다. 비록 腎을 補하나 깎는 것이 補하는 것에 비해 많음을 면하지 못하니, 많이 먹으면 사람으로 하여금 정신을 혼미하게 할 수 있으니 참으로 心을 傷하는 명백한 증거이다. 이것이 내가 경계하는 까닭이다.

73. 蒜

大蒜, 味辛, 氣大溫, 有毒. 入五臟. 解毒去穢, 除瘧辟瘟, 消肉消食, 止吐止瀉. 外治塗足心, 可以止衄. 此物亦可救急, 但不宜多食, 過傷損胃脾之氣耳.

大蒜은 辛하고 氣大溫하며 無毒하다. 五臟으로 들어간다. 해독하는 작용을 하며 더러운 것을 제거하고, 瘧疾을 제거하며 전염병을 피하고, 고기와 음식을 소화시키고, 토하는 것과 설사를 그친다. 외용약으로 발바닥에 바르면 코피를 그치게 할 수 있다. 이 약은 또한 급박한 병을 구할 수 있는데 단지 많이 먹기엔 적절치 않고 많이 먹으면 胃와 脾의 氣를 손상시킬 뿐이다.

古人云 蒜有百益, 其損在目. 然而損不止在目也. 耗肺氣, 傷心氣, 動胃氣, 消脾氣, 伐腎氣, 觸肝氣, 發膽氣, 此人之未知也. 但有損而有益, 祛寒氣, 辟臭氣, 止逆氣, 解毒氣, 除瘧氣, 消肉氣, 此則人之所知也. 兩相較之, 損多而益少, 未可謂益百而損一也.

옛 사람들이 말하기를 마늘은 백가지 이익이 있으나 눈에 손해가 있다고 한다. 그러나 손해는 눈에만 있지 않다. 肺氣를 소모하고, 心氣를 傷하고, 胃氣를 움직이고, 脾氣를 소모하고, 腎氣를 벌하고, 肝氣를 범하고, 膽氣를 발산시키니 이는 사람들이 알지 못하는 것들이다. 단지 손해가 있으며 이익도 있으니, 寒氣를 제거하고, 더러운 氣를 피하게 하고, 逆氣를 그치고, 毒氣를 해독하고, 瘧氣를 제거하고, 肉氣를 소화시키니 이는 사람들이 알고 있는 것들이다. 둘을 서로 비교해보면 손해는 많고 이익은 적으니, 이익이 백가지인데 손해는 한가지라고 할 수는 없다.

卷之五 羽集

1. 橘皮(陳皮 青皮)

橘皮, 味辛, 苦, 氣溫[1], 沈也, 陰中之陽, 無毒. 陳皮治高, 青皮治低, 亦以功力大小不同也. 入少陽三焦, 膽腑, 又入厥陰肝臟, 太陰脾臟.

橘皮는 辛, 苦하며, 氣溫하고 沈한다. 陰 중의 陽으로 無毒하다. 陳皮는 높은 것을 치료하고, 青皮는 낮은 것을 치료하고 또한 功力의 크고 작음이 같지 않다. 少陽三焦, 膽腑에 들어가며 또한 厥陰肝臟, 太陰脾臟에 들어간다.

青皮, 消堅辟, 消瘟瘧滯氣[2], 尤脅下鬱怒痛[3]甚者須投, 卻疝疏肝, 消食寬胃. 橘紅名陳皮, 氣味相同, 而功用少緩, 和中消痰, 寬脅[4]利膈, 用之補, 則佐補以健脾 ; 用之攻, 則尚攻以損肺.

---

1) 溫 原作 "寒", 今据何本改.
2) 消瘟瘧滯氣 何本作 "淸溫破滯"
3) 尤脅下鬱怒痛 何本作 "左肋上鬱痛"
4) 脅 何本作 "胸"

宜於補藥同行, 忌於攻劑共用. 倘欲一味出奇, 未有不倒戈而自敗者也.

青皮는 단단히 막힌 것을 허물어 없애고, 瘟瘧, 滯氣를 없애며, 더욱이 옆구리 아래에 怒氣가 울체되어 통증이 심한 자에게 마땅히 투여해야 하며, 痁症을 물리치고, 疏肝시키며 飮食을 소화시키고 胃를 편안하게 한다. 橘紅은 陳皮라 이름하는데 氣味는 서로 같으나 功과 쓰임은 조금 완만하며 속을 편안하게 하고 痰을 삭이며, 옆구리를 편안히하고 胸膈을 수월하게 하며 補하는데 사용하면 補하는 것을 도와서 脾를 건강하게 하고, 攻하는데 사용하면 오히려 공격하여 肺를 손상시킨다. 補하는 약과 같이 사용해야 마땅하고 攻하는 약제와 같이 사용하는 것을 꺼린다. 일찍이 한 가지 약재로 기이한 효능을 보고자 하는 사람 중에서 거꾸로 벌하여 스스로 패망하지 않는 경우가 없었다.

或問陳皮留白爲補, 去白爲攻, 然乎？ 此齊東之語也. 陳皮與青皮, 同爲消痰利氣之藥, 但青皮味濃於陳皮, 不可謂陳皮是補而青皮是瀉也.

혹 묻기를 陳皮에 흰 부분을 남기면 補하고, 흰 부분을 제거하면 攻한다고 하는데 그러합니까? 이것은 齊나라 동쪽 시골 사람들의 말이다. 陳皮와 青皮는 모두 痰을 사그라뜨리고 기운을 원활히 하는 약인데 단지 青皮의 맛이 陳皮보다 진할 뿐이니, 陳皮는 補하고 青皮는 瀉한다 일컫는 것은 옳지 않다.

或問陳皮即橘紅也, 子何以取陳皮而不取橘紅？ 夫陳皮之妙, 全在用白, 用白則寬中消, 若去白而用紅, 與青皮何異哉, 此世所以"留白爲補, 去白爲攻"之誤[5]也. 其實, 留白非補, 和解則有之耳.

혹 묻기를 陳皮가 곧 橘紅인데 선생께서는 왜 陳皮는 취하고 橘紅은 취하지 않으십니까? 무릇 陳皮의 오묘함은 온전히 흰 부분을 사용함에 있으니, 흰 부분을 사용하면 편안히 하는 가운데 사그라뜨리니 만약 흰 부분을 제거하고 붉은 부분을 사용하면 青皮와 더불어 무엇이

5) 誤 原作"說", 今据何本改.

다르겠는가. 이는 세상에서 말하는 "흰 부분을 남기면 補하고 흰 부분을 제거하면 攻이 된다."는 말이 잘못된 것이다. 그 실제로는 흰 부분을 남기는 것이 補하는 것은 아니고 和解시키는 작용이 있을 뿐이다.

或問世人竟尚法制陳皮, 不知吾子亦有奇方否? 曰陳皮制之得法, 實可消痰, 兼生津液, 更能順氣以化飮食. 市上貿易者非佳, 惟姑蘇尤勝. 然又過於多制, 惟取生津, 而不能順氣. 余有方更妙, 用陳皮一斤, 切, 不可去白, 淸水淨洗, 去其陳穢即取起. 用生薑一兩, 煎湯一碗, 拌陳皮曬[6]乾. 又用白芥子一兩, 煮湯一碗, 拌陳皮曬乾, 飯鍋蒸熟, 又曬乾. 又用甘草, 薄荷[7]一兩三錢, 煎湯, 拌陳皮, 又曬乾, 又蒸熟曬乾. 又用五味子三錢, 百合一兩, 煎湯二碗, 拌勻又蒸曬. 又用靑鹽五錢, 白礬二錢, 滾水半碗拌勻, 又蒸熟曬乾. 又用人參三錢, 煎湯二碗, 拌勻蒸熟曬乾. 又用麥門冬, 橄欖各一兩煎湯, 照前曬乾, 收藏於磁器內. 此方含在口中, 津液自生, 飮食自化, 氣自平而痰自消, 咳嗽頓除矣. 修合時, 切忌行經婦人矣.

혹 묻기를 세상 사람들이 陳皮를 법제하는데 선생께서도 또한 기이한 방법이 있는지 없는지 모르겠습니다. 말하기를 陳皮를 법제함에 올바른 법을 얻으면, 실로 痰을 사그라뜨리고 겸하여 津液을 生할 수 있으며, 또한 氣를 원활히 하여 음식을 소화시킬 수 있다. 시장에서 사고파는 것은 좋지 않고 오로지 江蘇省의 것이 더욱 뛰어나다. 그러나 또한 지나치게 많이 法制하면 오직 生津작용을 취하고 順氣하지는 못한다. 나에게 더욱 오묘한 방법이 있으니 陳皮 1斤을 사용하여 잘라 흰 부분을 제거하지 않고 깨끗한 물에 씻어서 그 먼지와 오물이 제거되면 건져낸다. 生薑 1兩을 사용하여 1사발로 달여 陳皮를 버무린 후 볕에 쬐어 말린다. 또 白芥子 1兩을 사용하여 1사발로 달여 陳皮를 버무려 볕에 쬐어 말리고, 밥솥에 쪄서 익힌 후 또 볕에 쬐어 말린다. 또한 甘草, 薄荷 1兩 3錢을 사용하여 달여서 陳皮를 버무려 또한 볕에 쬐어 말리고 거듭하여 쪄서 익혀 볕에 쬐어 말린다. 또 五味子 3錢, 百合 1兩을 사용하여 2사발로 달여서 골고루 버무리고 또 쪄서 볕에 쬐어 말린다. 또 靑鹽 5錢, 白礬 2錢을 사용하여

6) 曬 此上何本有"飯鍋蒸熟"四字.
7) 此下何本有"各"字.

흐르는 물 반 사발에 골고루 버무려 또한 쪄서 볕에 쬐어 말린다. 또 人蔘 3錢을 사용하여 2사발로 달여 고르게 섞어 쪄서 볕에 말린다. 또 麥門冬, 橄欖 각 1兩을 달여 볕 아래서 쬐어 말려 거두어 자기그릇 안에 저장한다. 이 처방을 입안에 머금으면 津液이 저절로 생기고 飮食이 저절로 소화되며 氣가 절로 和平해지고 痰이 저절로 소멸되어 咳嗽가 단번에 없어 질 것이다. 修治하고 모을 때, 절대로 월경하는 부인을 피해야 한다.

或問陳皮用之於補中益氣湯中, 前人雖有發明, 然非定論, 不識先生之可發其奇否? 夫補中益氣湯中用陳皮也, 實有妙義, 非取其能寬中也. 氣陷至陰, 得升麻, 柴胡以提之矣. 然提出於至陰[8]之上, 而[9]參, 芪, 歸, 朮, 未免盡助其陽, 而反不能遽受. 得陳皮, 以分消於其間, 則補不絕補, 而氣轉得益. 東垣以益氣名湯者, 謂陳皮而非謂參, 芪, 歸, 朮也.

혹 묻기를 陳皮를 補中益氣湯 안에 사용하는 것은 이전 사람들이 비록 발명하였으나 정해진 이론이 아니니, 선생께서 그 기묘한 이치를 밝히실 수 있을지 없을지 모르겠습니다. 무릇 補中益氣湯 속에 陳皮를 사용함은 실로 묘한 뜻이 있으니 陳皮가 속을 편안하게 할 수 있음을 취한 것이 아니다. 氣가 至陰에 빠진 경우 升麻, 柴胡를 얻으면 끌어 올릴 수 있을 것이다. 그러나 至陰의 위로 끌어올려도, 人蔘, 黃芪, 當歸, 白朮이 모두 그 陽을 돕지만 오히려 급히 거둘 수 없는 상태를 면하지 못한다. 陳皮를 얻어 그 사이에 나누어 사그라트리면 補함에 補함이 막히지 않으니 氣가 도리어 補益함을 얻게 된다. 東垣이 益氣라고 湯에 이름 붙인 것은 陳皮를 말한 것이지 人蔘, 黃芪, 當歸, 白朮을 말한 것이 아니다.

2. 桃核仁[10]

桃仁, 味苦, 甘, 氣平, 苦重於甘, 陰中陽也, 無毒. 入手足厥陰經. 主瘀血血閉[11], 血結

8) 至陰 原作 "至陽", 今据何本改.
9) 此下何本有 "陽".
10) 核 何本無.
11) 血閉 原作 "陽", 今据何本改.

血燥, 癥瘕邪氣, 殺小蟲, 除卒暴, 通潤大便, 活血通經止痛. 苦以破滯血, 甘以生新血. 花味苦, 三月三日采, 陰乾者佳, 然亦不必拘泥. 總以布單盛之自落者俱可用, 花摘者, 轉無功效也. 殺鬼疰, 令人好顏色, 除水腫石淋, 利大小便, 下三蟲. 漬酒服之, 能除百病也.

桃仁의 苦, 甘하고, 平하며, 苦味가 甘味에 비해 강하고, 陰中의 陽이고, 無毒하다. 手足厥陰經으로 들어간다. 瘀血, 血閉와 血結, 血燥, 그리고 癥瘕의 邪氣를 主治한다. 小蟲을 죽이고, 卒暴을 제거하고, 大便을 부드럽게 통하게 하며, 活血하고 通經하며 통증을 그치게 한다. 苦味로써 停滯한 血을 깨트리고, 甘味로써 新血을 만든다. 꽃은 맛이 쓰고, 3월 3일에 채취하여 응달에서 말린 것이 뛰어나지만 또한 구애될 필요는 없다. 포단으로 모아서 저절로 떨어지는 것을 채운 것은 모두 사용할 수 있으나, 꽃을 딴 것은 오히려 아무런 효과가 없다. 鬼疰를 없애며, 사람으로 하여금 안색이 좋게 하고, 水腫과 石淋을 제거하며, 大小便을 순조롭게 하고, 三蟲을 瀉下한다. 술에 담가서 복용하면 百病을 제거할 수 있다.

桃仁, 即能花所結之子, 而攻補實殊, 其故何也? 蓋桃花, 仙種也. 仙者陽之極, 鬼乃陰象, 陽能辟陰, 故能卻鬼. 桃花得仙人之氣而生, 隨風飄墮, 其氣發揚, 故利益之功多. 桃仁則不然, 花辦已謝, 其氣已盡, 樹中津液全注精於桃肉, 所存之仁, 無非陰氣耶. 少有微陽, 僅可自守以傳種, 又何能變攻爲補乎, 故一木而彼此不同. 從來《本草》不言, 而余獨發異議者, 實之本岐天師之教我也. 桃花瓣自落者佳, 然制之不得法, 亦徒然也. 布單盛貯, 須於日下曬乾. 然而一日不能乾也, 必須夜間用扇煽乾爲佳. 蓋花瓣得風則香, 得火則死, 故不可火焙. 若夜間天自有風, 不必扇煽, 第二日再曬, 無不乾者. 乾則用砂瓶盛貯, 俟泡酒時入之佳絶也.

桃仁은 곧 꽃이 결실을 맺은 씨앗이라 할 수 있으나, 그 攻함과 補함이 실로 차이가 있으니, 어떤 까닭입니까? 대개 桃花는 신선의 과실이다. 신선은 陽이 極한 것이요, 귀신은 곧 陰의 형상이니, 陽은 陰을 물리칠 수 있으므로 귀신을 쫓아낼 수 있다. 桃花는 仙人의 氣를 얻어서 생기고 바람을 따라 흩날려 떨어지니, 그 氣가 發揚하므로, 따라서 이로운 작용이 많다. 桃仁은 그렇지 않으니, 꽃잎이 이미 떨어지고, 그 氣가 이미 다하여, 樹木 중의 津液이 모두 그

精을 桃肉으로 흘려보내니, 존재하는 바의 씨앗은 陰氣가 아닌 것이 없다. 조금 미약한 陽이 있으나, 겨우 스스로 지켜서 종자를 전할 수 있을 따름이니, 또한 어찌 攻을 변화시켜 補가 되게 하겠는가, 따라서 한 나무이지만 저것과 이것이 같지 않은 것이다. 종래의《本草》에서는 언급하지 않았으나, 내가 유독 다른 뜻을 전개하는 것은 실제로 岐伯天師가 나에게 가르쳐준 것에 근거한다. 桃花는 꽃잎이 스스로 떨어진 것이 좋은 것이나, 그것을 法制함에 올바른 법도를 얻지 못하면 또한 헛된 것이 된다. 포단에 가득 저장한 것을 반드시 햇볕 아래에서 曬乾하여야 한다. 그러나 하루 만에 건조할 수 없으니 반드시 밤에 부채를 이용하여 말리는 것이 좋다. 대개 꽃잎은 바람을 얻으면 향기가 나고 불을 얻으면 죽게 되므로 그러므로 불에 쪼여서는 안 된다. 만약 밤에 날씨가 자연히 바람이 분다면 부채질을 할 필요는 없으며 다음날 다시 햇볕에 말리면 마르지 않는 경우가 없다. 마르면 곧 사기그릇에 담아 저장하고, 술에 담글 때를 기다려 넣으면 매우 좋다.

或問桃仁用之於承氣湯中, 瀉腸中之血乎, 抑瀉脾中之邪也? 顧桃仁瀉血, 何待問哉. 但謂瀉血而不瀉邪, 則是又不可. 夫血之所以瘀者, 邪瘀之也. 血之所結者, 邪結之也. 瀉血即所以瀉邪, 瀉邪即所以瀉血, 原不可分視之也. 況用之於承氣湯中, 純是散邪之藥, 謂其散血而不散邪, 得乎? 獨是桃仁長於散血, 而短於散邪, 用之於承氣湯中, 畢竟散瘀結之血是其專功也.

혹 묻기를 桃仁을 承氣湯 가운데 사용하면 腸中의 血을 瀉합니까, 아니면 脾中의 邪를 瀉합니까? 桃仁을 살펴보면 血을 瀉하는 것인데 어찌 질문을 하는가. 다만 血을 瀉하고 邪를 瀉하지 않는다고 말하는 것은 이 또한 옳지 않다. 무릇 血이 瘀하는 까닭은 邪가 血을 瘀하게 하는 것이다. 血이 뭉치는 것은 邪가 血을 뭉치게 하는 것이다. 血을 瀉하는 것이 곧 邪를 瀉하는 것이요, 邪를 瀉하는 것이 곧 血을 瀉하는 것임은 원래 구분할 수 없는 것이다. 하물며 承氣湯 가운데 사용하면 오로지 邪를 흩어버리는 藥이 되는데, 그것이 血을 흩어버리지만 邪를 흩어버리지 않는다고 말할 수 있겠는가? 오직 이 桃仁은 血을 흩어버리는데 뛰어나며 邪를 흩어버리는 것에 부족하니, 承氣湯 가운데 사용하면, 결국 瘀結한 血을 흩을 것이니 이것이 그 전적인 작용이다.

或疑桃仁散血而不散邪, 何以邪結之症用之, 奏功如響? 不知瘀血之症, 邪結之也. 桃仁攻堅而散血, 則邪無巢穴, 何以能聚, 故血散而邪亦散. 其實, 桃仁散血而不能散邪也.

혹 의심하기를 桃仁이 血을 흩트리지만 邪를 흩트리지는 않는데 어찌 邪가 結滯한 증상에 桃仁을 사용하여 효과가 나타나는 것이 마치 메아리와 같은 것입니까? 이는 瘀血의 증상이 邪가 結滯한 것임을 모르는 것이다. 桃仁이 견고한 것을 공격하고 血을 흩으면 곧 邪가 머물 소굴이 없어지니, 어찌 모일 수 있겠는가, 따라서 血이 흩어지고 邪 또한 흩어진다. 그러나 실제로는 桃仁은 血을 흩트리나 邪를 흩트리지는 못하는 것이다.

3. 杏仁

杏仁, 味甘, 苦, 氣溫, 可升可降, 陰[12]中陽也, 有小毒. 專入太陰肺經. 乃利下之劑, 除胸中氣逆喘促, 止咳嗽, 墜痰, 潤大腸, 氣閉便難[13], 逐痹散結[14]. 研納女人陰戶, 又治發癢蟲疽. 雖與桃仁同是利氣下血之藥, 其中亦有分別. 東垣分杏仁治氣, 桃仁治血, 似乎明晰, 而不知杏仁未嘗不治血, 桃仁未嘗不治氣也, 如大便閉結, 氣閉者, 桃仁亦能開; 血閉者, 杏仁亦能下. 惟眞陽眞陰虛者, 二物俱不能通. 所謂其陽與陰者, 乃腎中之眞火眞水, 非氣血之謂也. 眞火衰, 則大腸冰凍, 非桂, 附不能溫. 眞水竭, 則大腸枯槁, 非熟地, 山茱不能生. 桃, 杏之仁, 又何能潤澤而下降, 況加陳皮以耗散其氣血乎.

杏仁은 甘, 苦하며, 氣는 溫하니 가히 오르고 내릴 수 있다. 陰中의 陽이며 有小毒하다. 오로지 太陰肺經으로 들어간다. 곧 利下하는 약제로 胸中의 氣가 逆하는 것과 喘促하는 것을 제거하고, 咳嗽를 그치게 하며, 痰을 떨구고, 大腸에 氣가 막혀 便難한 것을 潤하며, 痹를 쫓아내고 結한 것을 흩는다. 갈아서 女人의 陰戶에 넣으면 또한 가려움증과 蟲疽를 치료한다.

12) 陰 何本作 "陽".
13) 氣閉便難 何本無.
14) 此下何本有 "殺蟲" 二字.

비록 桃仁과 더불어 氣를 부드럽게 하고 血을 내리는 藥이지만 그 중에도 또한 分別이 있다. 東垣이 杏仁은 氣를 다스리고 桃仁은 血을 다스린다고 나눈 것이 명확한 것 같으나, 이는 杏仁이 일찍이 血을 다스리지 않음이 없고, 桃仁은 일찍이 氣를 다스리지 않음이 없다는 것을 모른 것이니, 예를 들어 大便이 閉結한데 氣가 막힌 경우에 桃仁이 또한 소통시킬 수 있고, 血이 막힌 경우에 杏仁이 또한 내릴 수 있다. 오직 眞陽과 眞陰이 虛한 경우에는 두 가지 약재로 모두 通하게 할 수 없다. 이른바 그 陽과 陰이라고 한 것은 곧 腎中의 眞火와 眞水이며, 氣血을 이르는 것이 아니다. 眞火가 衰하면 곧 大腸이 얼게 되니 肉桂와 附子가 아니면 따뜻하게 할 수 없다. 眞水가 고갈되면 곧 大腸이 枯槁해지니 熟地黃과 山茱萸가 아니면 生하게 할 수 없다. 복숭아와 살구의 씨가 또 어찌 潤澤하게 하고 下降하게 할 수 있겠는가? 하물며 陳皮를 넣음으로써 그 氣血을 耗散시키겠는가.

或問杏仁利氣而不下血, 而子以爲未嘗不可血, 古人亦曾見之乎? 嗟乎. 杏仁下血, 仲景夫子用杏仁湯非乎. 蓋消血於利氣之中, 實有神功耳.

혹 묻기를 杏仁은 氣를 원활하게 하지만 下血하지는 않는데 선생께서는 오히려 血이 가능하다고 하시니, 옛 사람들이 또한 일찍이 알았던 것입니까? 안타깝구나! 杏仁이 下血하는데, 仲景선생이 杏仁湯을 쓴 것이 잘못된 것이겠는가? 대개 利氣하는 중에 消血하였으니, 실로 신효한 공이 있을 따름이다.

4. 木瓜

木瓜, 味酸, 氣溫, 無毒. 入手太陰, 足厥陰之經. 氣脫能固, 氣滯能和. 平胃以滋脾, 益肺而去濕, 助穀氣, 調榮衛, 除霍亂, 止轉筋, 袪脚氣, 禁水利. 但可臣, 可佐使, 而不可以爲君. 乃入肝益筋之品, 養血衛脈[15]之味, 最宜與參, 朮同施, 歸, 熟並用, 生者可以辟邪也.

15) 脈 原作 "脚", 今据何本改.

木瓜는 酸하고 氣溫하며, 無毒하다. 手太陰과 足厥陰의 經으로 들어간다. 氣가 脫한 것을 굳게 할 수 있고, 氣가 滯한 것을 조화롭게 한다. 胃를 고르게 하여 脾를 자라나게 하고, 益肺하여 濕을 없애며, 穀氣를 돕고, 榮衛를 조화롭게 하며, 霍亂을 제거하고, 轉筋을 멈추게 하며, 脚氣를 없애고, 水利를 멈추게 한다. 단지 臣이 되고, 佐使가 되나 君은 되지 못한다. 곧 肝으로 들어가 筋을 돕는 약이고, 血을 기르고 脈을 보위하는 藥味로, 가장 좋은 것은 人蔘, 白朮과 함께 사용하고, 當歸, 熟地黃과 함께 사용하는 것이 가장 마땅하다. 생것은 邪氣를 물리칠 수 있다.

或疑木瓜可以爲君, 治霍亂轉筋實神. 不知木瓜非君藥, 霍亂, 非香薷不能轉其逆, 木瓜不過助香薷而回筋, 不能助[16]香薷而返氣. 且香薷無參, 朮, 則返逆之氣亦不能驟順[17]也. 誰謂木瓜是君藥哉.

혹 의심하기를 木瓜가 君藥이 되어 霍亂으로 인한 轉筋을 다스리는데 실로 신묘합니다. 이는 木瓜가 君藥이 아닌 것을 모르는 것이다. 霍亂은 香薷가 아니면 그 거스름을 바꿀 수 없으며, 木瓜는 香薷를 도와 筋을 되돌리는데 지나지 않으니, 香薷를 돕지 못하면 返氣하게 된다. 또한 香薷는 人蔘, 白朮이 없으면 즉 返逆하는 氣 또한 順으로 몰아갈 수 없으니 누가 木瓜를 君藥이라 하리오.

或問木瓜利氣, 故能轉逆, 然有用木瓜而不能定逆者, 豈木瓜不能利氣乎? 曰木瓜未嘗不利氣也. 因用之未當耳. 木瓜無君主之藥, 愈利氣而愈無成功. 蓋木瓜宜於補中利氣, 而不宜散中利氣也.

혹 묻기를 木瓜가 利氣하기 때문에 轉逆하는데, 木瓜를 사용해도 逆을 바로 잡을 수 없는 경우가 있으니 어찌 木瓜가 利氣하지 못하는 것입니까? 말하기를 木瓜는 일찍이 氣를 원활하게

16) 助 原作 "去", 今据何本改.
17) 順 原無, 今据何本補.

하지 않음이 없다. 때문에 그것을 사용하는 것이 마땅치 않을 따름이다. 木瓜는 君主의 藥이 아니니, 利氣하면 할수록 공을 이룰 수 없다. 대개 木瓜는 補하는 중에 利氣함이 마땅하며, 흩는 중에 利氣하는 것에는 적절하지 않다.

5. 烏梅

烏梅味酸, 氣平, 可升可降, 陽也, 無毒. 收斂肝氣[18], 固澀大腸, 止血痢, 安蟲痛. 乃止脫之藥, 備之以斂滑脫可也.

烏梅는 酸하고 氣가 平하며 上昇할 수도 있고 下降할 수도 있으며 陽이고, 無毒하다. 肝氣를 수렴하고, 大腸을 굳게 잡아주며, 血痢를 그치게 하고, 蟲痛을 편안하게 한다. 곧 脫을 그치게 하는 약이니, 이것을 준비하여 滑脫을 수렴하여도 좋다.

烏梅止痢斷瘧, 每有速功. 然效速者, 取快於一時, 往往有變生久病而不能愈, 不可不 慎也. 世有夏日將烏梅作湯以止渴者, 腹中無暑邪者, 可以斂肺而止渴. 倘有暑邪未散, 而 結閉於腸胃之中, 及至秋冬, 不變爲痢, 必爲瘧矣. 烏梅治蛔厥, 蛔上入膈, 故煩而嘔, 用之即定矣.

烏梅는 痢를 그치고 瘧을 끊는데 매번 빠른 효과가 있다. 그러나 효과가 빠른 경우에는 일시에 쾌유될 수 있으나, 종종 변하여 오랜 병을 만들어 치유하지 못하는 경우가 있으니 삼가지 않을 수 없다. 세상에서 여름철에 장차 烏梅로 湯을 만들어서 갈증을 그치게 하려는 경우에, 뱃속에 暑邪가 없으면 肺를 수렴하여 갈증을 그칠 수 있다. 하지만 暑邪가 아직 흩어지지 않고, 腸胃 중에 맺혀 막히면 가을 겨울에 이르러 변하여 痢가 되지 않으면, 반드시 瘧이 될 것이다. 烏梅는 蛔厥을 치료하니, 회충이 위로 胸膈에 들어가기 때문에 답답하고 구역질이 나는 것이니, 烏梅를 쓰면 곧 안정될 것이다.

18) 此下何本有 "安心止痛" 四字.

6. 大棗

大棗, 味甘, 氣溫, 無毒, 陽也, 降也. 入五臟. 通九竅, 和百藥, 養肺[19]胃, 益氣, 潤心肺, 生津, 助諸經, 補五臟. 惟中滿及熱疾忌食, 齒疼並風疾禁嘗. 乃調和之品, 非補益之味.《本經》曰其補者, 亦因其調和之故也.

大棗는 甘하고 氣溫하며 無毒하고, 陽이며, 下降한다. 五臟으로 들어간다. 九竅를 통하게 하고, 모든 약을 조화롭게 하며, 肺胃를 기르고, 氣를 더하며, 心肺를 적셔주고, 진액을 만들며, 모든 經을 돕고, 五臟을 補한다. 오직 中滿과 熱疾에는 먹는 것을 꺼리고, 齒疼과 風疾에는 맛보는 것을 금한다. 곧 조화의 약으로, 補益하는 약이 아니다.《本經》에서 그 補한다고 하는 것도 또한 그 조화시키는 까닭에 기인한다.

大棗, 仙人遺種, 故其味獨異於凡棗, 善能調和五臟之氣也. 雖非補益, 要亦無損. 吾浙諸暨, 往往棗實有大如雞蛋者, 真仙種也. 得其解者食之, 實能益暮, 惜不可多得耳.

大棗는 仙人이 남긴 種子이므로 그 性味가 일반적인 棗와는 유독 달라서, 五臟의 氣를 잘 조화시킬 수 있다. 비록 補益하는 것은 아니지만, 요점은 또한 손해가 없다는 것이다. 내가 절강성에 갈 때, 종종 棗가 실로 계란만큼 큰 것이 있는데, 진실로 仙人이 남긴 種이다. 그 떨어진 것을 얻어 그것을 먹으면 진실로 생기 잃은 상태를 더할 수 있는데, 많이 얻지 못하는 것이 애석할 따름이다.

7. 龍眼肉

龍眼肉, 味甘, 氣平, 無毒. 入脾, 心二經. 解毒去蟲, 安志定神, 養肌肉, 美顏色, 除健

19) 肺 何本作 "脾".

忘, 却怔忡. 多服強魂聰明, 久服輕身不老. 此物果中之尤益人者. 入藥, 不過脾, 心二臟. 若泡酒服, 大有補滋之益. 同補氣, 補血之酒, 泡酒爲佳也.

龍眼肉은 甘하고 氣平하며 無毒하다. 脾經과 心經의 두 經絡으로 들어간다. 독을 풀고 蟲을 없애며, 뜻을 편안하게 하고 神을 안정시키며, 肌肉을 기르고, 얼굴색을 아름답게 하며, 健忘을 없애고, 怔忡을 그치게 한다. 많이 복용하면 魂을 강하게 하고 총명케 하며, 오래 복용하면 몸을 가볍게 하고 늙지 않게 한다. 이것은 과일 중에 더욱 사람을 補益하는 것이다. 약이 들어가는 것은, 脾와 心의 두 臟에 불과하다. 만약 술에 담가 복용하면, 크게 補하고 滋養하는 이익이 있다. 氣를 補하고 血을 補하는 술과 함께 泡酒하면 좋다.

或問龍眼肉煎湯服之, 宜食其肉, 恐有滑腸之損? 不知龍眼非滑腸也. 但戒多食, 未免大腸 欠實耳.

혹 묻기를 龍眼肉을 湯으로 달여 복용할 때, 마땅히 그 肉을 먹게 되는데, 滑腸의 해가 있을까 두렵습니다. 龍眼肉이 滑腸하지 않음을 모르는 것이다. 다만 많이 먹는 것을 경계할지니, 大腸의 實함을 이지러뜨림을 면치 못할 따름이다.

或問龍眼肉何以用之於歸脾湯內, 豈以其補脾也? 夫歸脾湯何物, 非健脾之藥, 而必藉龍眼 肉哉. 龍眼肉實能調和諸藥, 使之分送於心, 肝, 脾, 胃之中, 不但專入心, 肝也.

혹 묻기를 龍眼肉을 무엇 때문에 歸脾湯 중에 사용하였습니까? 그것이 脾를 補하기 때문 아닙니까? 대저 歸脾湯의 어떤 약제가 健脾하는 약이 아니라서 반드시 龍眼肉에 의지하겠는가. 龍眼肉은 실로 모든 약을 조화시켜, 그것들로 하여금 心, 肝, 脾, 胃 중으로 나누어 보내주며, 단 오로지 心, 肝으로만 들어가는 것이 아니다.

8. 榧子

榧子, 味甘, 少澀, 氣溫. 入胃, 脾, 大腸之經, 又入肺. 主五痔, 殺三蟲, 堅筋骨. 調榮衛. 藥籠中斷不可缺之品. 殺蛔蟲, 而又不損氣血, 用之實能奏功. 惟有火病腸滑者不宜, 然暫服一二次, 亦復何害.

榧子는 甘하고, 少澀하며, 氣溫하다. 胃, 脾, 大腸의 經으로 들어가며, 또한 肺로 들어간다. 五痔를 主하며, 三蟲을 죽이며, 근골을 견고하게 하고, 榮衛를 조화롭게 한다. 약주머니 속에 결코 없어서는 안되는 약물이다. 회충을 죽이면서도, 또한 기혈을 손상시키지 않으니 사용함에 실로 공을 이룰 수 있다. 오직 火病으로 腸滑이 있는 경우에는 마땅하지 않으나 잠시 한 두 차례 복용하면, 또한 다시금 어찌 해가 되리오.

榧子殺蟲尤勝, 但從未有用入湯藥者, 切片用之至妙. 此物吳越最多. 余用入湯劑, 蟲痛者立時安定. 親試屢驗, 故敢告人共用也.

榧子는 살충하는 것이 더욱 뛰어난데, 다만 종래 탕약 안에 넣어 사용한 경우가 있지 않은 것은 절편해서 사용하는 것이 지극히 오묘하기 때문이다. 이 약물은 吳越 지방에 제일 많다. 내가 탕제에 넣어 사용하니, 蟲痛이 곧바로 안정되었다. 친히 시험할 때마다 매번 효험이 있었으니, 따라서 두 가지 방법을 함께 사용할 것을 사람들에게 감히 고한다.

或疑榧子過於殺蟲, 未有殺蟲之品而不耗氣血者. 吾謂凡殺蟲之物, 多傷氣血, 惟榧子不然. 以榧子殺蟲於無形也. 無形之味, 殺寓於生之中, 蟲不知其殺, 而貪食喪生自死耳, 臟腑正無傷也. 臟腑旣無所傷, 氣血又何傷之有.

혹 의심하기를 榧子가 살충을 지나치게 하는데, 살충하는 약물이 기혈을 모손시키지 않는 경우가 없습니다. 내가 이르기를 무릇 살충하는 약물이, 기혈을 많이 상하게 할지라도, 오직 榧子만은 그렇지 않다. 榧子는 無形으로 살충하기 때문이다. 형이 없는 약미가 생물 중에 기거하는 것을 죽이는데, 蟲이 죽는 것을 알지 못하고, 탐식하여 생명을 손상하여 스스로 죽을 따름이니, 臟腑가 곧 상함이 없다. 臟腑가 이미 상함이 없는데, 기혈에 또한 어찌 상함이 있겠는가.

9. 枇杷葉

枇杷葉, 味苦, 氣平, 無毒. 入肺經, 止咳嗽, 下氣, 除嘔噦不已, 亦解口渴. 用時去毛, 但只用之以止陰虛之咳嗽, 他嗽不可用也. 枇杷葉淩冬不凋, 自是益陰妙藥, 但制之不得法, 反動[20]其嗽. 蓋葉上尤毛多, 必須以水洗去, 不可少帶一毫始妙. 否則, 毛入喉中, 無益轉有害矣.

枇杷葉은 苦하며, 氣平하고, 無毒하다. 肺經으로 들어가 咳嗽를 그치게 하고, 下氣하며 嘔噦이 그치지 않음을 제거하며, 또한 口渴을 풀어준다. 사용할 때는 털을 제거하며, 다만 陰虛로 인한 咳嗽를 그치게 하는 데만 사용해야 하고, 다른 嗽에는 사용할 수 없다. 枇杷葉은 겨울을 지내면서 시들지 않으니, 그 자체로 益陰하는 묘한 약이나, 다만 법제함에 법도를 얻지 못하면, 도리어 그 嗽를 동하게 한다. 대체로 잎 위에 더욱 털이 많으니, 반드시 물로 씻어 제거하여, 터럭 하나라도 조금도 지니고 있지 않아야 비로소 신묘한 약효가 있다. 그렇지 않으면, 털이 인후에 들어가, 유익함 없이 도리어 해가 될 것이다.

10. 郁李仁

郁李仁, 味酸, 苦, 氣平, 降也, 陰中陽也, 無毒. 入肝, 膽二經, 去頭風之痛. 又入脾,

20) 反動 何本作 "助"

止鼻淵之涕. 消浮腫, 利小便, 通關格, 破血潤燥, 又其餘枝. 雖非當施之品, 實爲解急之需也. 關格之症, 最難開關, 鬱李仁善入肝, 以調逆氣, 故能通達上下, 不可不備也.

郁李仁은 酸, 苦하며, 氣平하고, 降하며, 陰중의 陽이며, 無毒하다. 肝과 膽의 二經에 들어가 頭風의 통증을 제거한다. 또한 脾로 들어가 鼻淵으로 인한 涕를 그치게 한다. 부종을 없애고, 소변을 利하며, 關格을 통하게 하고, 破血潤燥하는 것은 또한 그 나머지 것들이다. 비록 마땅히 시술해야 되는 약물은 아닐지라도, 실로 급증을 푸는 역할을 한다. 關格의 증은 關을 여는 것이 제일 어려운데, 郁李仁은 간으로 잘 들어가서, 逆氣를 조절하여, 상하로 통달하니, 준비하지 않을 수 없다.

11. 蓮子(藕花心)

蓮子, 味甘澀, 氣平, 寒, 無毒. 入心, 脾, 肝, 腎四臟, 養神定志, 能交君相二火, 善止泄 精, 淸心氣, 去腰疼, 禁痢疾[21]. 花心, 益腎, 澀精, 固髓. 藕, 甘寒. 主血多驗, 治瘀血, 逐散不凝, 止吐衄溢妄行, 破産後血積煩悶, 解酒卻熱, 治金瘡生肌.

蓮子는 甘澀하고, 氣平하며 寒하고, 無毒하다. 心脾肝腎 네 장부에 들어가 神을 기르고 志을 안정시키며, 능히 君火, 相火를 교통하게 하고, 精을 泄하는 것을 잘 그치게 한다. 心氣를 맑게 하며, 허리가 우리한 것을 제거하고 痢疾을 그치게 한다. 花心은 腎을 이롭게하고, 精을 잡아주고, 髓를 굳게한다. 藕는 甘寒하다. 血을 主하는데 많은 효험이 있으니, 어혈을 치료함에 쫓아내고 흩어 응체되지 않아서, 토혈과 코피가 넘쳐 망령되이 흘러나오는 것을 그치게 하며. 산후 血積으로 인한 煩悶을 깨트리고, 解酒하며 열을 물리치고, 金瘡을 치료하여 새살이 돋게한다.

21) 痢疾 何本作 "淋症".

蓮子, 花, 藕, 俱能益人, 而蓮子之功尤勝. 世人謂蓮子不宜食心, 恐成卒暴霍亂. 不知蓮子去心用之, 全無功效, 其妙全在於心, 不特只産後消渴也. 蓮子之心, 淸心火, 又淸腎火. 二火炎, 則心腎不交. 二火淸, 則心腎自合. 去蓮心, 而只用蓮肉, 徒能養脾胃, 而不益心腎矣.

蓮子, 花, 藕(뿌리)은 모두 사람을 이롭게 할 수 있으나 蓮子의 공이 더욱 우세하다. 세상 사람들이 蓮子는 心을 먹으면 안된다고 이르는 것은, 갑자기 쓰러지거나 곽란이 될까 두려워서이다. 蓮子를 心을 제거하여 사용하면 전혀 공과 효과가 없음을 모르기 때문이니, 그 묘함이 오로지 心에 있다는 것은 단지 산후 消渴에만 국한된 것이 아니다. 蓮子의 心은 心火를 淸하고 또한 腎火를 淸한다. 두 火가 불타오르면 곧 心腎이 교통하지 못한다. 두 火가 淸하면 곧 心腎이 스스로 부합한다. 蓮心을 제거하고 단지 蓮肉만 사용하면, 겨우 비위를 기를 수 있을 뿐이요, 心腎을 이롭게 하지는 못할 것이다.

蓮子心單用入之於參, 苓, 芪, 朮之中, 治夢遺尤神, 取其能交心腎也. 故用蓮子斷不可去心, 一去心, 則神不能養, 而志不能定, 精泄不能止, 而腰痛不能除矣. 或問蓮子淸心湯, 前人用之, 未聞用心也. 曰蓮子而不用心, 此淸心湯之所以不效也. 前人制方, 未必不單用蓮心, 歲久失傳, 人不知用, 致淸心湯神效竟爲無用之方. 此鐸所以三歎也. 原世人用淸心湯者, 用蓮子心一錢以淸心, 未有不效應如響者矣. 石蓮子, 樹上者, 不可入藥也.

蓮子心 한 가지를 參, 苓, 芪, 朮 속에 넣어 사용하면, 夢遺를 치료함에 더욱 신효한데, 이는 心腎을 交通시킬 수 있음을 취한 것이다. 그러므로 蓮子를 사용할 때 결코 心을 제거하고 써서는 안 되니, 한번 心을 제거하면, 神이 영양 받지 못하고, 志가 안정되지 못하며, 精이 새어나가는 것이 그치지 못하고, 요통이 제거되지 못할 것이다. 혹 묻기를 蓮子淸心湯은 옛 사람들이 사용함에 心을 사용했다는 것을 듣지 못했습니다. 말하기를 蓮子를 心을 사용하지 않는데, 이것이 淸心湯이 효과가 없는 이유이다. 옛 사람들이 처방을 만들 때 반드시 蓮心을 단용하지 않음이 없으나, 세월이 오래 지나 전함을 잃어, 사람들이 사용함을 알지 못해, 淸心湯의 神效한 경지가 무용한 처방이 됨에 이르렀다. 이것이 내가 세 번 탄식한 까닭이다.

원래 세상 사람들이 淸心湯을 쓰는 경우에 蓮子心 一錢을 써서 淸心하면, 효과가 응하는 것이 메아리와 같지 않은 경우가 있지 않을 것이다. 石蓮子는 나무 위에 있는 것으로, 약에 넣지 못한다.

12. 芡實

芡實, 味甘, 氣平, 無毒. 入脾, 腎二經. 主濕痹, 止腰膝疼痛, 益精, 令耳目聰明, 強志補中, 除暴疾, 久食延齡益壽. 視之若平常, 用之大有利益. 可君可臣, 而又可佐使者也. 其功全在補腎[22]去濕. 夫補腎之藥, 大都潤澤者居多, 潤澤則未免少濕矣. 芡實補中去濕, 性又不燥, 故能去邪水而補神[23]水, 與諸補陰之藥同用, 尤 能助之以添精, 不慮多投以增濕也.

芡實은 甘하고 氣平하며 無毒하다. 脾, 腎經으로 들어간다. 濕痺를 主하며 腰膝疼痛을 그치게 하고, 精을 더하며 귀와 눈으로 하여금 밝게 하고 의지를 강하게 하고 中焦를 보하며, 갑작스럽게 앓는 급한 병을 없애고 오래 먹으면 수명이 늘어 오래 산다. 보기에는 보통이나 쓰기에는 큰 이득이 있다. 君도 되고 臣도 되며 또한 佐使도 된다. 그 쓰임은 모두 補腎去濕하는데 있다. 무릇 補腎하는 약은 대부분 윤택한 것들이 많고 윤택하면 약간 濕한 것을 피하지 못한다. 芡實은 中焦를 補하고 濕을 제거하며 성질이 또한 燥하지 않으므로 邪水를 제거하고 神水를 補하여 모든 補陰하는 약과 같이 쓰면 또한 補陰하는 약을 도와 그 精을 더할 수 있으니 많이 넣어서 濕이 더해지는 것을 염려하지 않는다.

或問芡實平平無奇, 而子偏譽之爲益精補中之藥, 何也? 曰芡實不特益精, 且能澀精, 補腎至妙藥也, 子不信其功效乎? 夫芡實與山藥並用, 各爲末, 日日米飮調服, 雖遺精至衰憊者, 不旬日而精止神旺矣. 至平之藥, 而實有至奇之功, 非世人所能測也.

---

22) 腎 原作 "骨", 今据何本改.

23) 神 何本作 "眞".

혹 묻기를 芡實이 평범하여 기묘함이 없는데 선생이 精을 더하고 中焦를 補하는 약으로 편들어 칭찬하시는 것은 어떤 까닭입니까? 말하기를 芡實은 益精하는데만 뛰어난 게 아니라 澁精할 수도 있으니 腎을 補하는데 지극히 오묘한 약이거늘 자네는 그 쓰이는 효과를 믿지 못하는 것인가? 무릇 芡實을 山藥과 병용하여 각각 가루로 만들어 미음으로 조복하면 비록 遺精하고 지극히 쇠약하고 고단한 자라도 열흘이 지나기 전에 精이 멈추고 神이 왕성해질 것이다. 지극히 평범한 약이 실제로는 지극히 기묘한 쓰임이 있으니 세상 사람이 헤아릴 수 있는 바가 아니다.

或問芡實性實平淡, 吾子譽其功用, 不識益腎補[24]精之外, 更有何病可大用乎? 曰芡實, 無症[25]不可大用, 而尤可大用者, 開胃氣耳. 胃氣大開, 何病不藉之以得利. 平而實奇, 淡而無厭, 殆芡實之謂乎.

혹 묻기를 芡實이 성질이 실제로 平淡한데 선생께선 그 쓰임을 칭찬하심에 益腎補精하는것 외에 알지 못하니 또한 어떤 병에 크게 쓸 수 있습니까? 말하기를 芡實은 크게 쓰지 못할 증상이 없으나 더욱 크게 쓸 수 있는 경우는 胃氣를 여는 것일 따름이다. 胃氣가 크게 열리면 어떤 병이든 이에 기대어 이득을 얻지 않겠나. 평범하되 실은 기묘하고, 淡하되 꺼릴 것이 없다고 하는 것은 대개 芡實을 말하는 것이다.

或問芡實平淡無奇而益人, 如若[26], 何不日食之作飯乎? 曰芡實雖不可作飯, 然日用之固宜. 我有一方, 在家, 作客, 兩食之而咸宜. 方用芡實二斤, 山藥二斤, 白糯米四斤, 白糖一斤, 花椒二兩, 去核, 各爲末. 每日白滾水沖調服一兩, 最能開胃生精[27], 並無夢遺之病, 可服至百歲也.

혹 묻기를 芡實이 平淡하여 기묘함이 없는데 사람을 이롭게 하는 것이 이와 같다면 어찌 매일 먹는 밥처럼 먹지 않습니까? 말하기를 芡實이 비록 밥처럼 먹을 수는 없으나 매일 쓰는

24) 補 淸抄丙本作 "澀".
25) 症 何本作 "痰".
26) 如若 淸抄丙本作 "若此"
27) 精 何本作 "津".

것이 진실로 마땅하다. 내게 한 가지 처방이 있어 집에서 있을 때나 객지에서 손님 노릇을 할 때나 매한가지로 이것을 먹는다. 처방은 芡實 二斤 山藥 二斤, 白糯米(쌀) 四斤, 白糖 一斤, 씨를 뺀 花椒 二兩을 각각 가루로 만든다. 매일 끓는 물에 담가 一兩을 조복하면 開胃生精할 수 있고 아울러 夢遺의 병을 없애며 복용하면 백세에 이를 수 있다.

或疑芡實但能止精, 而不能益精, 雖精止即是益精, 而終不可謂精得芡實而生也, 曰芡實豈但止精哉. 夫遺精之病, 必能補而後能止. 使芡實不能益精, 又何能止精. 況芡實不但止精, 而亦能生精也. 去脾胃[28]中之濕痰, 即生腎中之真水. 芡實益精, 又何疑乎.

혹 의심하기를 芡實이 단지 精을 멈출 수 있고 精을 보탤 수는 없는데 비록 精이 멈추는 것이 곧 精을 보태는 것이라고 해도 결국 精이 芡實을 얻어 만들어진다고 할 수 없지 않습니까? 말하기를 단지 芡實이 精을 멈추게만 하겠는가. 무릇 遺精하는 병은 반드시 補한 후에 멈출 수 있다. 만일 芡實이 精을 보탤 수 없다면 또한 어찌 精을 멈추게 하겠는가. 이에 芡實은 단지 精을 멈출 뿐만 아니라 精을 만들 수 있다. 脾胃의 濕痰을 제거하면 곧 腎中의 真水를 만든다. 芡實이 精을 보태는 것을 어찌 또 의심할 수 있겠는가.

13. 甘蔗 (砂糖)

甘蔗, 味甘, 氣平, 無毒. 入脾, 肺, 大小腸. 絞汁入藥, 養脾和中, 解酒毒, 止渴, 利大小腸, 益氣, 驅天行熱, 定狂.

甘蔗는 甘하고 氣平하며 無毒하다. 脾, 肺, 大小腸으로 들어간다. 즙을 짜서 약에 넣는데 脾를 기르고 中焦를 조화롭게 하고 酒毒을 풀어주며 갈증을 멈추고 大小腸을 이롭게 하고 氣를 더하며 天行熱을 없애고 狂症을 진정시킨다.

28) 胃 原無, 今据清抄丙本補.

砂糖, 殺疳蟲, 潤肺, 除寒熱, 涼心. 多食傷齒. 二味糖, 不可入諸藥中. 唯蔗可用者, 取其生氣以止熱[29], 自易生津耳.

砂糖은 疳蟲을 죽이고 潤肺하며 한열을 제거하고 凉心한다. 많이 먹으면 치아를 상한다. 두 가지 맛의 설탕은 모든 약 중에 들어갈 수 없다. 오로지 사탕수수만이 쓸 수 있으며, 生氣함으로 熱을 그치게 하는 것을 취하여 스스로 生津을 쉽게 할 따름이다.

蔗漿, 止渴, 亦權宜之法, 多飮又不相宜, 恐過多生痰耳. 甘蔗, 世人皆以爲性熱, 不敢多食. 不知甘蔗甘平而兼微寒, 能瀉火熱, 潤燥之妙品也.

사탕수수 즙은 갈증을 멈추나 임시적인 편의를 위한 방법이며 많이 마시면 마땅하지 않고 과다하여 痰이 생길까 두려워할 따름이다. 甘蔗는 세상 사람들이 모두 그 성질이 熱하다고 하여 감히 많이 먹지 않는다. 이는 甘蔗가 甘平하고 微寒함을 겸하여 火熱을 瀉하고 潤燥하는데 신묘한 약임을 알지 못하는 것이다.

14. 覆盆子

覆盆子, 味甘, 氣平, 微熱, 無毒. 入五臟命門. 拯疴益氣, 溫中補虛, 續絕, 安和五臟, 悅澤肌膚, 療中風發熱成驚[30]. 治腎傷精竭流滑, 明目黑須, 耐老輕身. 男子久服輕身, 女人多服結孕, 益人不淺, 而醫家只入於丸散之中, 而不用於湯劑之內. 誰知覆盆子用之湯劑, 更效應如響, 其功不並於肉桂. 且肉桂過熱, 而覆盆子微熱, 旣無陽旺之虞, 且有陰衰之益. 雖不可全倚之爲君, 而實可大用之爲臣, 不可視爲佐使之具也.

29) 熱 何本作"寒".
30) 成驚 何本作"惑驚恐傷腎".

覆盆子는 甘하고, 氣平하며, 微熱하고 無毒하다. 五臟과 命門에 들어간다. 병을 떨쳐내고 益氣하며, 溫中하고 補虛하며, 끊어진 것을 이어주고, 五臟을 안정시키고 조화롭게 하며, 肌膚를 윤택하게 하고, 中風에 發熱로 驚이 된 증상을 치료한다. 腎이 傷하고 精이 마르고 流滑한 것을 치료하며, 눈을 밝게 하고 머리를 검게 하며, 노화를 막고 몸을 가볍게 한다. 남자가 오래 복용하면 몸이 가벼워지고, 여자가 많이 복용하면 잉태하게 되니, 사람을 이롭게 함이 얕지 않으나, 의사들이 단지 丸劑와 散劑 가운데에만 넣고, 湯劑 안에는 사용하지 않는다. 누가 覆盆子를 湯劑에 사용하면, 다시 효과가 반응함이 메아리 같아서 그 功이 肉桂와 견줄 수 없음을 알겠는가. 또한 肉桂는 지나치게 熱하나, 覆盆子는 조금 熱하여, 이미 陽이 旺盛할 걱정이 없으며, 또한 陰이 衰弱한 것을 보익함이 있다. 비록 전적으로 의지하여 君藥으로 삼을 수는 없지만, 실제로 많은 양을 사용하여서 臣藥으로 삼을 수 있으니, 佐使의 용도로 여길 수 없다.

或疑覆盆子一味爲末, 酒送亦能興陽, 非君藥乎? 曰單味服之, 終覺效輕. 只可與陽微衰者, 爲助陽之湯, 而不可與陽大衰者, 爲起陽之劑, 蓋覆盆子必佐參, 芪, 而效乃大, 必增以桂, 附, 而效乃弘, 實可臣而不可君之品也.

혹 의심하기를 覆盆子 한 가지를 가루 내어 술로 삼키면 또한 陽을 북돋을 수 있는데, 君藥이 아닙니까? 말하기를 單味로 그것을 복용하면, 효과가 輕微함을 결국 알게 된다. 다만 陽이 조금 衰弱한 경우에 투여하면 陽을 돕는 湯劑가 될 수 있지만, 陽이 크게 衰弱한 경우에 써서 陽을 일으키는 湯劑가 될 수는 없으니, 대개 覆盆子는 반드시 人蔘, 黃芪를 도와야 효과가 이에 커지며, 반드시 肉桂, 附子를 더하여야 효과가 이에 넓어지니, 실로 臣藥은 옳지만 君藥은 옳지 않은 藥品이다.

或疑覆盆子亦可爲君, 而子必以爲臣, 然吾見古人有配二, 三味而成功者, 亦獨何歟? 曰覆盆子遇補氣之藥, 不可與人參爭雄; 遇補血之藥, 不可與當歸爭長; 遇補精之藥, 不可與熟地爭驅; 遇補脾之藥, 不可與白朮爭勝. 殆北面之賢臣, 非南面之英主也. 故輔佐贊襄, 必能奏最以垂勳[31), 而不能獨立建績矣.

혹 의심하기를 覆盆子는 또한 君藥으로 삼을 수 있는데, 선생께서는 반드시 臣藥으로 삼아야 한다고 하십니다. 그러나 제가 옛 사람들이 두, 세가지 藥味를 배합하여 공을 이룬 경우를 보았으니, 또한 유독 어떤 까닭입니까? 말하기를 覆盆子가 補氣하는 藥을 만나면 人蔘과 더불어 자웅을 겨룰 수 없고; 補血하는 藥을 만나면, 當歸와 더불어 뛰어남을 겨룰 수 없고; 補精하는 藥을 만나면, 熟地黃과 더불어 앞을 다툴 수 없고; 補脾하는 藥을 만나면 白朮과 더불어 뛰어남을 겨룰 수 없다. 자못 北面하는 어진 신하이지 南面하는 영주는 아니다. 그러므로 보좌하고 찬양하는 것에는 공훈이 가장 잘 드리우는 것으로 볼 수 있으나, 홀로 공적을 쌓을 수는 없을 것이다.

或疑覆盆子興陽實有功, 而吾子必貶之爲臣使之藥, 意謂必與人參同用爲佳, 然天下之人安得盡用人參也? 曰覆盆子何必盡用人參, 歸, 熟, 芪, 朮, 何者不可並用乎.

혹 의심하기를 覆盆子가 陽을 북돋음에 실로 功이 있는데, 선생께서 반드시 그것을 폄하하여 臣使藥으로 삼는다고 하셨으니, 그 뜻은 반드시 人蔘과 함께 사용하여야 좋다고 말씀하신 것입니다. 天下의 사람들이 어찌 모두 人蔘을 사용할 수 있겠습니까? 말하기를 覆盆子가 어찌 반드시 모두 人蔘을 사용하여야 하며, 當歸, 熟地黃, 黃芪, 白朮 그 어떤 것은 함께 사용할 수 없겠는가.

15. 金櫻子

金櫻子, 味甘, 微澀, 氣平, 溫, 無毒. 入腎與膀胱之經. 澀精滑, 止夢遺遺尿, 殺寸白

31) 故輔左贊襄, 必能奏最以垂勳 清抄丙本作 "故只宜贊襄以奏功". 古代考核政績惑軍功的割分的等級, 以上等爲最, 睡虎地秦墓竹簡 ≪孑苑律≫: "有里課之, 最者, 賜田典日旬"

蟲. 此物世人竟采以澀精, 誰知精滑, 非止澀之藥可止也. 遺精夢遺之症, 皆尿竅閉而精竅開. 不兼用利水之藥以開尿竅, 而僅用澀精之味以固精門, 故愈澀而愈遺也. 所以用金櫻子, 必須兼用芡實, 山藥, 蓮子, 薏仁之類, 不單止遺精而精滑反澀. 用澀於利之中, 用補於遺之內, 此用藥之秘, 而實知藥之深也.

金櫻子는 甘, 微澀하며 氣平하고 溫하며 無毒하다. 腎과 膀胱의 經으로 들어간다. 精이 滑한 것을 澁하며, 夢遺와 遺尿를 그치고, 寸白蟲을 죽인다. 이 藥物은 世人들이 뜻밖에도 澁精한다고 뽑아 쓰지만, 누가 精滑을 단지 澁精하는 藥만으로 그칠 수 없다는 것을 알겠는가. 遺精, 夢遺의 症은 대개 尿竅가 닫히고 精竅가 열린 것이다. 利水하는 藥을 함께 사용하여서 尿竅를 열지 않고, 겨우 澀精하는 藥味를 사용하여 精門을 굳게 하기 때문에, 澁하면 할수록 더욱 遺하게 된다. 이것이 金櫻子를 사용함에 반드시 芡實, 山藥, 蓮子, 薏苡仁의 종류를 함께 사용하면 단지 遺精을 그칠 뿐만 아니라 精滑한 것이 도리어 澁하게 되는 까닭이다. 利하는 가운데 澀劑를 사용하고, 遺하는 가운데 補劑를 사용하는 것이 用藥의 신비로움이며, 실로 藥을 이해함의 심오함이다.

或問金櫻子乃澀精之藥, 先生謂澀精而精愈遺, 必加利水之藥同治, 其論實精. 但恐利多而精不能澀, 意者治遺精者, 多用金櫻子爲君, 少用利藥爲佐使乎? 曰利水過多, 亦非治遺之妙法, 必須補多於澀之中, 澀多於利之內, 自然精足而不遺. 尿竅開而精竅閉也. ([批]二語定論.)

혹 묻기를 金櫻子는 곧 澁精하는 藥인데, 선생께서는 澁精하면 精이 더욱 遺하므로, 반드시 利水하는 藥을 더하여 함께 치료해야 한다고 말씀하였으니, 그 이론이 실로 정미롭습니다. 단지 利함이 많으면 精을 澁하지 못할까 두려우며, 그 뜻은 遺精을 치료하는 것으로 金櫻子를 많이 사용하여 君藥으로 삼고 利하는 藥을 조금 사용하여 佐使藥으로 삼는 것입니까? 말하기를 利水를 지나치게 하는 것은 또한 遺精을 치료하는 묘법이 아니니, 반드시 澀하는 가운데에 補함이 많고, 利하는 안에 澀함이 많아야 자연히 精이 충족되고 遺하지 않고, 尿竅가 열리고 精竅가 닫히게 된다. ([批]두 마디로 이론을 확정했다.)

或問金櫻子淩冬而色愈有神, 其得於金氣者深矣. 金能生水, 似能益精而不止澀精也. 不知金櫻子非益精之物, 使金櫻子益精, 則必澀精而無不效矣. 唯其止能澀精, 而不能益精, 所以愈澀而愈遺也. 金櫻子內多毛及子[32], 必去之淨, 方能補腎澀精. 其腹中之子, 偏能滑精, 煎膏不去其子, 全無功效.

혹 묻기를 金櫻子는 겨울을 나면 색이 더욱 신묘함이 있게 되니, 그 金氣에서 얻음이 깊은 것입니다. 金은 水를 生할 수 있으니, 단지 澀精할 뿐만 아니라 益精할 수 있을 것만 같습니다. 이는 金櫻子가 益精하는 藥物이 아님을 모르는 것이니, 金櫻子로 하여금 益精하게 하면, 곧 반드시 澀精하게 되어 효과가 없지는 않을 것이다. 오직 그것이 단지 澀精하고 益精할 수는 없으니, 澀하면 할수록 더욱 遺하는 바이다. 金櫻子 안의 많은 털과 씨앗은 반드시 깨끗이 제거하여야 비로소 補腎澀精할 수 있다. 그 과실 안의 씨앗은 치우치게 精을 滑할 수 있으니, 달여 고약을 만들 때 씨앗을 제거하지 않으면 아무런 효과가 없다.

16. 木通

木通, 即葡萄根也. 味苦澀, 氣微[33]寒. 入膀胱. 逐水氣, 利小便. 亦佐使之藥, 不可不用, 而又不可多用. 多用泄人元氣.

木通은 포도뿌리이다. 맛은 쓰고 떫으며 기운은 약간 차다. 膀胱으로 들어간다. 水氣를 몰아내며 小便을 원활하게 한다. 역시 左使의 藥으로 쓰지 않을 수 없으나 또한 많이 쓸 수 없다. 많이 쓰면 사람의 元氣를 새어 나가게 한다.

或疑木通利水, 去滯氣, 亦有益之品, 何先生謂是泄人元氣? 曰木通利水, 何異於豬苓, 但

32) 及子 何本無.
33) 微 何本無.

嫌其苦寒損胃, 非若淡瀉之無害也. 胃氣既傷, 元氣必耗, 故用之爲佐使, 則有功無過. 倘多用之爲君, 則過於祛逐, 元氣必隨水而走, 安得不耗哉.

혹 의심하기를 木通은 利水하여 滯氣를 없애니 또한 유익한 藥인데 어찌 선생께서는 이것이 사람의 元氣를 새어나가게 한다고 말씀하십니까? 말하기를 木通이 利水하는 것이, 어찌 豬苓과 다르겠는가. 단지 그 쓰고 차가운 성질이 胃를 손상시키는 것이 淡味로 瀉하는 것처럼 해가 없는 것과 같지 않은 것을 꺼려하는 것이다. 胃氣가 이미 상하면 元氣는 반드시 소모될 것이니, 佐, 使藥으로 삼아 사용하게 되면 功은 있고 過는 없을 것이다. 가령 木通을 많이 사용하여 君藥으로 삼으면 지나치게 제거하고 쫓아내게 되어 元氣가 반드시 물을 따라 달아나 버릴 것이니 어찌 소모되지 않겠는가?

17. 山楂

山楂, 味甘辛, 氣平, 無毒. 入脾, 胃二經. 消宿食, 除兒枕痛, 去滯血, 理瘡瘍, 行結氣, 療疝, 健脾胃, 祛臌脹. 煮肉少加, 須臾即爛, 故尤化肉食. 此傷諸肉者, 必用之藥也, 佐使實良.

山查는 甘辛하며, 氣는 平하고 無毒하다. 脾胃 두 經으로 들어간다. 묵은 食滯를 사그러트리고, 兒枕痛을 제거하고, 정체된 血을 제거하고, 瘡瘍을 다스리고, 結氣를 움직이게 하며 疝症을 치료하고, 脾胃를 튼튼하게 하고, 臌脹을 없앤다. 고기를 삶을 때 조금 첨가하면 잠깐 사이에 흐물흐물해지니 따라서 더욱 육식을 잘 소화시킨다. 이에 모든 육식에 상한 경우에 반드시 써야 하는 약으로 佐, 使로 쓰면 실로 뛰어나다.

或問山楂只消肉食, 並治兒枕作痛者神效, 未聞他有功績也. 曰山楂功用, 實不止此. 大約消食理滯, 是其所長, 祛臌脹, 療疝, 是其所短.

혹 묻기를 山査가 다만 肉食을 사그라뜨리고, 아울러 兒枕痛을 치료하는 경우에 신효할 뿐이니, 다른 것에 공적이 있음을 듣지 못했습니다. 말하기를 山査의 효능과 쓰임이 진실로 여기에 그치지 않는다. 대략 宿食은 사그라뜨리고 食滯를 다스리는 것이 그 뛰어난 바이며, 臌脹을 제거하고 疝症을 치료하는 것이 그 부수적인 효과이다.

或疑山楂有功有過, 未可見是傷肉食而概用之也. 曰山楂之功, 全在於消肉物. 使傷肉食者忌用, 又用何物以化之乎? 夫山楂之過, 在於消肉之過傷, 以消其髒腑之氣也. 然能用山楂於補氣, 補血之中, 不特善於消肉, 而更且善於利氣. 是山楂之功過, 全在用之有方與無方耳. 或疑山楂之功過甚輕, 何必危言而戒. 曰山楂之功用雖輕, 然用於氣旺陽健[34]之人, 正不覺其損, 而用之於氣餒血衰[35]之子, 實有見其傷也.

혹 의심하기를 山査에 공과 허물이 있는데 肉食에 상했을 때 대개 山査를 쓰는 것을 볼 수 없었습니다. 말하기를 山査의 공은 육식을 소화함에 있다. 육식에 상한 경우에 쓰기를 기피한다면 또 무슨 약물을 사용하여 소화하겠는가? 무릇 山査의 허물은 고기를 소화시키는 효능이 지나쳐서 傷하여 臟腑의 氣를 사그라뜨리는 것에 있다. 그러나 山査를 補氣, 補血하는 약물 가운데 사용할 수 있으면 고기를 잘 소화시키는데 뛰어날 뿐만이 아니라 또한 잘 利氣할 수 있다. 이에 山査의 공과 허물은 오로지 그것을 사용함에 방법이 있는지 없는지에 달려있을 따름이다.

18. 胡桃肉

胡桃肉, 味甘, 氣溫, 無毒. 入腎經. 潤能生精, 澀能止精, 更益腎火, 兼烏須發, 愈石淋, 實溫補命門之藥, 不必佐之破故紙始愈腰疼. 尤善安氣逆, 佐人參, 熟地, 山藥[36], 麥冬, 牛膝之類, 定喘實神. 世人但知爲食物, 而不知用入於補劑, 其成功更奇也.

34) 陽健 淸抄丙本作 "氣健", 何本作 "健壯"
35) 血衰 淸抄丙本作 "氣衰"
36) 山藥 淸抄丙本作 "山茱萸"

胡桃肉은 甘하고, 氣溫하며 無毒하다. 腎經으로 들어간다. 潤하여 精을 보할 수 있고, 澁하여 精을 그치게 할 수 있으며, 더욱이 腎火를 더하면서, 겸하여 머리과 수염을 검게 하며, 石淋을 치유하니 실로 命門을 溫補하는 藥으로 반드시 破古紙를 보좌하여야 비로소 腰疼을 치유할 수 있는 것은 아니다. 더욱이 氣가 거스르는 것을 잘 안정시키니, 人蔘, 熟地黃, 山藥, 麥門冬, 牛膝 등의 종류로 보좌하면 喘을 안정시키는데 실로 신묘하다. 세인들은 단지 음식으로만 알고 補劑에 넣어 쓰는 것을 모르는데, 그 功을 이룸이 더욱 기묘하다.

胡桃補腎, 盡人知之, 但多食亦能生蟲, 世人不識也. 或謂胡桃殺蟲, 子反謂生蟲, 得無誤耶? 夫胡桃殺蟲, 乃胡桃之油者也. 凡蟲得油即死, 故油胡桃殺蟲. 若胡桃未油者, 烏能殺蟲. 古人取胡桃加硼砂[37], 以治痞瘕者, 非取其殺蟲也, 乃取其引入於下焦至陰之處耳. 若與補藥同施, 則不能生蟲, 而反得其大益矣.

胡桃가 補腎하는 것을 모든 사람이 알고 있는데 다만 많이 먹으면 또한 蟲을 生할 수 있는 것은 世人들이 모르고 있다. 혹 말하기를 胡桃는 殺蟲하는데 선생께서는 반대로 生蟲한다고 말씀하시니 잘못된 것이 아닙니까? 무릇 胡桃가 殺蟲하는 것은 胡桃기름의 작용이다. 무릇 蟲이 기름을 얻으면 죽기 때문에 기름기 많은 胡桃가 蟲을 죽인다. 만약 胡桃에 기름이 없다면 어찌 蟲을 죽일 수 있겠는가? 옛 사람들이 胡桃에 硼砂를 더하는 방법을 취하여 痞瘕를 치료한 것은 그 殺蟲하는 효과를 취한 것이 아니요, 곧 그것이 下焦至陰 자체에 약을 끌어들이는 작용을 취했을 따름이다. 만약 補藥과 함께 사용하면 곧 蟲을 生할 수 없고 도리어 그 큰 이익을 얻을 것이다.

19. 橄欖

橄欖, 味酸, 甘, 氣溫, 無毒. 入肺, 胃, 脾三經. 生津開胃, 消酒, 解魚毒, 化魚鯁, 亦備

37) 硼砂 何本作 "硼酸"

急之需, 藥籠中不可不備者也. 連肉敲碎核, 煎湯用之. 煨灰, 香油調敷, 外傷無痕[38].

橄欖은 酸, 甘하며, 氣溫하고 毒은 없다. 肺, 胃, 脾 세 經으로 들어간다. 生津開胃하고, 酒毒을 제거하며 魚毒을 풀어주고 생선뼈를 녹여서 또한 급할 때 대비할 용도로 약통 중에 준비하지 않을 수 없는 것이다. 과육을 포함하여 과핵을 두드려 파쇄하여 전탕하여 사용한다. 재에 파묻어 煨하여 香油에 섞어 붙이면 외상의 흔적이 없어진다.

或問夢中有神告曰橄欖能治哮病. 可信乎? 不可信乎? 曰餘亦夢內父鄂仍張公告予曰橄欖治哮病最有效, 但用新鮮者搗汁, 飲半甌, 其哮立定, 幹者不能取汁, 煎湯飲之, 則無益矣. 餘試之神效, 後一人患哮症, 無生橄欖, 取幹者煎湯服, 果無功, 亦一奇也. 因附載之.

혹 묻기를 꿈속에 귀신이 나타나 말하기를 橄欖은 哮病을 치료할 수 있다고 하였습니다. 믿을 수 있습니까 없습니까? 말하기를 나도 또한 꿈속에 父鄂가 張公을 의지하여 내게 고하여 가로되 橄欖은 哮病을 치료하는데 가장 효과가 있으니, 다만 신선한 것을 사용하여 찧어서 즙을 내어 반 사발을 마시면 그 哮病이 바로 진정되며, 마른 것은 즙을 낼 수 없으니 달여 마시게 되는데 곧 무익할 것이다. 내가 시험해 보니 신묘한 효능이 있었으니, 후에 한 사람이 哮病에 걸렸는데 싱싱한 橄欖이 없어서 마른 것을 취하여 달여 먹여 보니 과연 효과가 없었으니, 또한 하나의 기이함이라. 이로 인하여 덧붙여 기록한다.

20. 白果

白果, 味甘, 少澀, 氣微寒. 入心經, 通任, 督之脈, 至於脣口. 有毒, 多食至千者死. 治白濁, 清心, 性不能烏鬚髮, 然烏鬚髮必須用之, 引烏黑之汁至於脣口之間以變白也. 此從來《本經》之所未言.

38) 煨灰…外傷無痕 此十字, 原無, 今据何本補.

白果는 甘, 少澀하며, 氣가 微寒하다. 心經으로 들어가며 任, 督脈으로 통하여 입술과 입에 이른다. 毒이 있으며 많이 먹어 千개에 이르면 죽는다. 白濁을 치료하고 淸心하며, 약성이 수염과 머리를 검게 물들일 수 없으나, 수염과 머리를 검게 물들일 때 반드시 그것을 사용하여 검은 즙을 끌어들여 입술과 입 사이에 이르게 하여서 백발을 검게 변화시킨다. 이는 종래에 《本經》에서 말하지 않은 바이다.

白果不可多用, 然小兒又最宜食之. 蓋小兒過餐水果, 必傷任督之脈, 五日內, 與十枚熟食, 永無飽傷之苦, 並不生口瘡之病.

白果는 많이 사용할 수 없으나 소아는 또한 그것을 매우 마땅히 먹어야 한다. 무릇 소아는 과일을 지나치게 먹으면 반드시 任督脈을 傷하는데 5일 내에 白果 10枚를 익혀 먹으면 영구히 배불러 傷하는 괴로움이 없을 것이며 아울러 口瘡病이 생기지 않을 것이다.

或疑白果有損無益, 先生謂能補任督之脈, 此從前注《本草》者並未言及, 何說之創乎? 嗟乎. 神農嘗百草, 安能盡嘗, 則注《本草》者, 何能盡注, 所望於後人之闡發者實多. 況白果補任督, 又鐸聞之於純陽呂祖之教, 以治舍弟選之之子丙郎, 而親效者乎. 蓋丙郎多食水果, 脾胃兩困, 越中兒科治之不效. 適呂祖鸞降, 訓鐸用六君子湯加白果十枚治之, 不旬日全愈. 請問用白果之故. 呂祖曰丙郎乃傷任督脈也, 非白果不效, 故用之耳. 志之以見鐸之立論, 非無本之學也.

혹 의심하기를 白果는 손해는 있고 이익은 없는데, 선생께서는 任督脈을 補할 수 있다고 하시니, 이는 이전부터 《本草》에 주석을 단 사람들도 모두 아직 언급하지 않은 것인데 어찌 새로운 학설을 만드신 것입니까? 안타깝구나! 神農이 수많은 약초를 맛본 것이 어찌 모든 것을 다 맛볼 수 있었겠으며, 《本草》에 주석을 한 사람이 어찌 모두 다 주석할 수가 있었겠는가. 후세 사람들이 밝혀 펼 것을 바라는 경우가 실로 많았다. 하물며 白果가 任督脈을 補함은 또한 純陽子 呂祖洞賓의 가르침을 들어 내 동생 選之의 아들 丙郎을 치료하여 직접 효과를 본 것이다. 아마도 丙郎이 과일을 많이 먹어 脾胃가 모두 곤궁해지고 越땅의 兒科의사들이 그것을 치료하였으나 효과가 없었다. 呂祖가 봉황을 타고 내려오신 것을 만났더니, 나를 가르쳐 六君子湯에 白果 10枚넣은 것을 사용하여 그것을 치료하게 하셨으니 열흘이 안 되어 완전히 나았다. 白果를 사용한 까닭을 청하여 물었더니 呂祖가 말하기를, 丙郎은 곧 任督脈이 상한 것이니 白果가 아니면 효과가 없기 때문에 그것을 사용했을 뿐이라고 하였다. 이것을 알면 내가 이론을 세운 것을 이해할 수 있으니 뿌리 없는 학문이 아니다.

或謂白果小兒最不宜食, 有食之口吐清水而死者. 曰凡物不宜多服, 安能獨咎於白果, 白果, 少用則益於任督, 多用則損於包絡. 口吐清水者, 過清其心也. 包絡爲心之相臣, 包絡損而心亦損矣. 然必心氣原虛, 而又食白果至數百枚者, 始有此禍, 非食數十枚, 便致如此也.

혹 이르길 白果는 소아가 먹는 것이 가장 마땅하지 않으니, 그것을 먹고서 清水를 토하고 죽은 경우가 있었습니다. 말하기를 대개 어떤 식물이건 많이 먹는 것은 마땅하지 않으니, 어찌 유독 白果를 책망할 수 있겠는가. 白果는 적게 사용하면 곧 任督脈에 이롭고, 많이 사용하면 包絡에 손해된다. 입에서 清水를 토한 것은 그 心을 지나치게 맑게 한 것이다. 包絡은 心의 재상과 신하가 되니, 包絡이 손상되면 心 역시 손상될 것이다. 그러나 반드시 心氣가 원래 虛한데 또한 白果를 수백 개에 이르도록 먹은 경우라야 비로소 이러한 禍가 있을 것이니, 수십 개를 먹고 나서 이와 같은 상황에 이르지는 않는다.

或疑白果清心, 多食則過於清心矣, 安得而不傷乎? 然而心不畏清也, 仍是過清包絡耳. 倘包絡火旺者, 食數百[39]枚, 正複相宜. 唯包絡素虛寒者, 實宜戒耳.

혹 의심하기를 白果가 清心하니, 많이 먹으면 지나치게 清心할 것인데 어찌 상하지 않게 합니까? 그러나 心은 清을 두려워하지 않으며 여전히 包絡을 지나치게 맑게 할 뿐이다. 오히려 包絡火가 왕성한 자는 수백 개를 먹어야 서로 마땅함을 회복한다. 오직 包絡은 본래 虛寒한 것이니 진실로 마땅히 경계해야만 한다.

39) 百 何本無.

白果, 方中所用極少, 唯治哮喘方有用白果者, 取其能滌胃中飮食之積也.

白果는 처방 중에 사용하는 바가 극히 적은데, 오직 哮喘을 치료하는 처방에 白果를 사용하는 것은 白果가 胃속에 음식이 쌓인 것을 씻어낼 수 있음을 취한 것이다.

21. 丹砂(水銀輕粉)

丹砂, 味甘, 氣微寒, 生餌無毒, 煉服殺人. 入心經. 鎭養心神, 通調血脈, 殺鬼祟精魅, 掃疥瘡瘍, 止渴除煩惱, 安魂定魄. 水銀, 卽丹砂火煆而出之者也, 只可爲外科之用. 輕粉, 又從水銀而再變者也, 亦外科所需. 此三物, 至毒者水銀, 其次輕粉, 又其次則丹砂也. 蓋水銀, 輕粉經火百煉而成. 丹砂未經火者, 秉南方至精之氣, 可借以安神定魄, 然亦只可少服以獲益也. 輕粉功專收斂, 世人治楊梅風毒, 用之以圖速效, 誰知毒未宣揚, 遽用輕粉以斂毒, 顧目前片刻之快, 變成終身難治之瘡, 鼻落身腐而死, 可不愼哉.

丹砂는 甘하고 氣가 微寒하며 생것으로 먹으면 無毒하고, 제련하여 먹으면 사람을 죽인다. 心經으로 들어간다. 心神을 진정시키고 기르며, 血脈을 소통시키고 조절하여 鬼祟과 精魅를 죽이며, 疥瘡瘍을 소제하며, 갈증을 그치고 번뇌를 없애며, 魂을 편안히 하고, 魄을 안정시킨다. 水銀은 즉 丹砂를 불에 구워 나온 것이니, 단지 외과 용도로 삼을 수 있다. 輕粉은 또한 水銀으로부터 재차 변화된 것인데, 또한 외과에서 구하는 것이다. 이 세 가지에서 가장 독한 것은 水銀이요, 그 다음은 輕粉이요, 또 그 다음은 즉, 丹砂이다. 대개 水銀과 輕粉은 火를 거쳐 백번 제련되어 이뤄진 것이다. 丹砂는 아직 火를 거치지 않은 것으로, 南方의 지극히 精微로운 氣를 품고 있어서 그것에 의지하여 神을 편안히 하고, 魄을 안정시킬 수 있으나, 또한 단지 조금 복용하여서 이로움을 얻을 수 있다. 輕粉은 공이 오로지 수렴하여, 세상 사람들이 楊梅風毒을 치료하는데 그것을 사용하여 빨리 효과 얻기를 도모하니, 누가 독이 아직 펼쳐져 퍼지지 않은 것임을 알겠는가. 황급히 輕粉을 사용하여 毒을 받아들이면 눈앞의 잠깐의 즐거움만 돌아보고,

변하여 종신토록 치료하기 어려운 瘡이 되어, 코가 떨어지고 몸이 썩어 죽으니, 신중하지 않을 수 있겠는가.

或問輕粉之毒, 多成於楊梅瘡, 不識有何藥可救？ 近人多以土茯苓救之, 然未見其收功也. 曰輕粉之毒, 非服丹砂, 則毒不能出. 蓋輕粉即丹砂之子也, 子見母即化矣. ([批]子見母則出, 奇方至理.)但服丹砂則有法, 用丹砂一斤, 切不可火煅, 須覓明亮者, 研末, 水飛過, 用茯苓末二斤, 生甘草三兩, 爲末, 共拌匀. 每日用白滚水調服三錢, 不須一月, 輕粉毒盡散, 而結毒全愈矣.

혹 묻기를 輕粉의 毒이 楊梅瘡에서 많이 이루어지니, 또 어떤 약이 있어서 구할 수 있는지 알지 못하겠습니다. 근래 사람들이 자주 土茯苓으로 그것을 구제하지만, 아직 그 공을 거둔 것을 보지 못했습니다. 말하기를 輕粉의 毒이 丹砂를 먹지 않으면 나가지 못한다. 대개 輕粉은 즉 丹砂의 자식인데, 자식이 어미를 보면 변하게 될 것이다.([批] 자식이 어미를 보면 나가게 되니, 기이한 방법이요, 지극한 이치이다.) 다만, 丹砂를 복용함에 방법이 있는데, 丹砂 1斤을 쓸 때 절대 불로 구울 수 없고, 반드시 밝게 빛나는 것을 선택하여 가루로 갈아서 수비를 거쳐 茯苓末 2斤, 生甘草 3兩을 가루로 만들어 함께 균일하게 섞는다. 매일 끓인 물에 타서 3錢을 복용하면 먹으면 틀림없이 1달이 안되어 輕粉毒이 모두 흩어지고, 맺힌 毒이 전부 나을 것이다.

或問丹砂, 古之眞人每借之飛丹煉石, 引納清和, 配以金鉛, 按之法象, 合成金丹而成變化. 青霞子及太清眞君煉法, 皆載之《丹經》, 而錄之各《本草》也, 先生略而不言, 何也？ 曰丹法難言, 非有形之物也. 古之眞人, 不過托言丹砂, 黑鉛, 以喻其金丹之妙也, 何嘗取丹砂而烹煉之哉. 夫丹砂最惡者火也, 得火則有大毒. 有唐以來, 上而人主, 下而縉紳, 服烹煉丹砂之藥, 未有不爛腸裂膚而死者. 又安能長生變化飛騰升舉哉. 此余所以略而不存也.

혹 묻기를 丹砂는 예전의 眞人이 매번 그것을 사용하여 飛丹, 煉石하고 淸和之氣를 끌어들여 金鉛으로 배합하고 法象을 가지고 합하여 金丹을 만들어서 변화를 완성시켰습니다. 靑霞子와 太淸眞君의 연단법을 모두《丹經》으로 기록하였으며, 각각의《本草》에 기록되었는데 선생께서는 생략하고 언급하지 않으신 것은 어찌된 것입니까? 말하기를 丹法은 말하기 어려우니 有形의 사물이 아니기 때문이다. 과거 眞人은 丹砂, 黑鉛을 가지고 말하여서 그 金丹의 오묘함을 깨우쳐 준 것에 불과하니, 어찌 일찍이 丹砂를 취하여 끓이고 제련하였겠는가? 무릇 丹砂가 가장 싫어하는 것이 火이니 火를 얻으면 大毒이 생긴다. 唐나라 이후로 위로는 임금에서부터 아래로는 고관대작에 이르기까지 丹砂를 제련한 약을 복용하고서 장이 문드러지고 피부가 찢어져 죽지 않는 경우가 없었다. 또한 어찌 오래 살고 변화하여 날아올라 神仙이 되겠는가? 이것이 내가 생략하여 싣지 않은 까닭이다.

或問繆仲醇注疏《本草》, 謂久服水銀, 神仙不死之說, 必得鉛華相合, 乃能收攝眞氣, 凝結爲丹, 即道家所謂"太陽流珠, 常欲去人, 卒得金華, 轉而相合"之旨也, 吾子以爲然乎? 否乎? 曰此繆仲醇不知丹訣而錯認之也. 金丹大道, 豈藉後天有形之物而成哉? 況水銀生用, 煉用, 無非有毒, 大非丹砂可比, 尤不可服, 古今來服水銀而死者比比. 夫水銀入耳[40]則腦爛, 豈入臟腑偏能有益乎. 此不必辨而自明者也.

혹 묻기를 繆仲醇이 《本草》에 注疏하여 이르기를 水銀을 오래 복용하면 神仙이 되어 죽지 않는다는 학설은 반드시 鉛華를 얻어 서로 부합해야 이에 능히 眞氣를 거두어 들여 응결하여 丹이 된다고 하였으니, 이는 道家에서 이른바 "太陽은 구슬처럼 흘러 항상 사람에게서 떠나려고 하나 갑자기 金華를 얻으면 도리어 서로 합쳐진다"는 뜻인데 , 선생께서도 그렇게 여기십니까, 아닙니까? 말하기를 이것은 繆仲醇이 丹訣을 알지 못하고 그것을 잘못 이해한 것이다. 金丹의 大道가 어찌 後天의 有形의 물건에 의지하여 이루어지겠는가? 하물며 水銀은 날로 복용하거나 연단하여 복용해도 유독함이 없는게 아니니 丹砂와는 매우 비교할 수 없으며, 더욱이 복용을 할 수 없으니 고금이래로 水銀을 복용하여 죽은 자가 흔하다. 무릇 水銀이 귀에 들어가면 腦가 문드러지는데 어찌 臟腑로 들어가면 치우쳐 이로움이 있게 할 수 있겠는가? 이것은 반드시 변론하지 않아도 스스로 명백한 것이다.

40) 耳 何本作 "腦".

或問丹砂能消魚, 龍, 蛇, 鱉之毒, 有之乎？ 曰有之. 但生用則不能消毒耳. 蓋魚, 龍, 蛇, 鱉之毒, 中於人身內外者, 用丹砂煮熟作湯, 或火煆爲末服之, 則毒氣盡消. 丹砂生用則無毒, 而熟用則有毒, 以毒攻毒, 故能奏功獨神耳.

혹 묻기를 丹砂가 능히 魚, 龍, 蛇, 鱉의 독을 제거할 수 있다고 하는데 그런 말이 있습니까? 말하기를 그렇다. 다만 날것을 사용하면 毒을 제거할 수 없을 따름이다. 대개 魚, 龍, 蛇, 鱉의 毒이 사람 신체의 내외에 中毒될 경우 丹砂를 사용하여 삶아 익혀서 湯으로 만들거나 혹은 불에 구어 가루로 만들어 복용하면 즉 毒氣가 모두 사라진다. 丹砂를 날로 복용하면 毒이 없고 익혀서 복용하면 毒이 있으니, 毒으로서 毒을 공격하기 때문에 공을 이룸에 유독 신묘할 수 있을 따름이다.

22. 陽起石

陽起石最難得眞, 必得眞者, 依法配合方驗, 非雲母石之根也. 明透者佳. 味甘, 氣平, 有毒. 入命門. 治腎氣乏絶, 陰痿不擧, 破血瘕積凝腹痛, 去陰囊濕癢, 驅子宮冷寒. 此物雖溫補命門, 而制之不得法, 反能動燥, 受害無窮. 金石之藥, 所以不及草木之味. 然亦有時不可不服金石藥者, 乃陰寒無火之人, 又加天厭之客也. 天厭之客, 爲天所厭絕. 吾人行醫, 必欲使其陽道修偉, 不幾受逆天之愆乎. 不知醫道之大, 實能參贊天地之窮. 苟人心悔悟, 上至格天, 而竟無法以挽回, 使其天厭終身, 後嗣絶滅, 亦失愛育之至仁也. 故吾注《本草》, 不得不闡發陽起石之奇, 蓋此物制之得宜, 實可使天厭者重新再造, 非草木之藥可比也. 其法用陽起石一兩, 先用驢鞭肉汁煮三炷香取起, 白炭火燒紅, 即於驢鞭汁淬之七次, 而陽起石可用矣. 同驢肉[41]汁入於人參, 芪, 術, 茯神, 菟絲, 龍骨, 熟地, 枸杞, 山茱萸[42], 杜仲, 破故紙之中, 自然重新長肉, 改換筋膜, 內陽既興, 外陽亦出, 必非從前細小之勢矣. 倘舍驢鞭之汁 煉陽起石, 雖亦能取效, 只可與平常之

41) 肉 何本作 "鞭".
42) 山茱萸 何本作 "山藥"

陽, 不能興天厭之陽也, 且口乾舌燥, 亦所不免, 非瘡瘍生, 即消渴患矣. ([批]遠公存心慈憫, 且欲參贊化育, 發明陽起石之奇, 竟至改造天厭, 再生子嗣, 罔顧及天譴乎. 然而, 天心隨人心爲轉移, 人心善, 則天亦隨人心而變化, 但人宜善承之, 毋負遠公好善之懷也.)

陽起石은 진품을 얻는 것이 가장 어려운데 반드시 진품을 얻은 경우에도 법도에 의거하여 배합해야 바야흐로 효험이 있으니, 雲母石의 根이 아니다. 밝고 투명한 것이 좋다. 甘하고 氣平하며 有毒하다. 命門으로 들어간다. 腎氣가 모자라 끊어지는 것과 陰痿로 서지 않는 것을 치료하고, 血瘕가 쌓이고 뭉친 복통을 깨트리고, 陰囊이 축축하고 가려운 것을 제거하며, 子宮의 冷寒을 제거한다. 이 약물은 비록 命門을 따뜻하게 補하지만 그것을 法制함에 법도를 얻지 못하면 도리어 燥氣함를 움직일 수 있어 해를 받음이 끝이 없게 되니, 金石의 약이 草木의 약에 미치지 못하는 까닭이다. 그러나 어쩔 수 없이 金石의 약을 복용해야 할 때가 있으니, 곧 陰寒하여 火가 없는 사람과 또한 하늘로부터 버림받은 사람이다. 하늘로부터 버림받은 사람이란, 하늘로부터 버림을 받아 자손이 끊어진 것이다. 우리들이 醫術을 함에 반드시 그 陽道로 하여금 단련되고 보호되게 하고자 할 때 하늘을 거스르는 잘못을 책망받기를 몇 번이던가? 이는 醫道가 광대하여 실로 天地의 지극함에 참여할 수 있음을 알지 못하는 것이다. 진실로 사람이 잘못을 깨달아 뉘우쳐 위로 하늘에 닿아도 끝내 만회할 방법이 없어 그로 하여금 하늘이 싫어함이 종신토록 이어져 후사가 끊어져 없어지는 것도 또한 사랑하고 기르는 지극한 어짊을 잃어버리는 것이다. 그러므로 내가《本草》에 주를 달 때 부득이 하게 陽起石의 기묘함을 드러내어 밝힐 수밖에 없었으니, 대개 이 약은 법제함에 마땅함을 얻어야 실로 하늘이 싫어하는 사람으로 하여금 거듭 새롭게 다시 만들어주니, 草木의 약이 비교할 바가 아니다. 그 방법은 陽起石 一兩을 사용하는데 먼저 驢鞭(당나귀 양물) 고기즙을 사용하여 세 번 향이 탈 시간동안 삶아 꺼내고 白炭불에 붉게 달구어 驢鞭즙에 7차례 담금질해야 陽起石을 사용할 수 있을 것이다. 당나귀 고기즙과 같이 人蔘, 黃芪, 白朮, 茯神, 菟絲, 龍骨, 熟地, 枸杞, 山茱萸, 杜仲, 破故紙속에 넣으면 자연히 거듭 새롭게 살을 기르고, 筋膜을 고쳐 바뀌며 내부의 陽이 이미 흥하게 되고 외부의 陽도 또한 돌출되니, 반드시 종전의 가늘고 작은 기세가 아닐 것이다. 만일 驢鞭즙을 버리고 陽起石을 담금질해도 비록 또한 효과를 취할 수 있으나 단지 평상의 陽

氣를 일으킬 수 있을 뿐이고, 하늘이 싫어하는 陽을 일으키지는 못한다. 또한 입이 마르고 혀가 건조한 것을 면할 수 없으니 瘡瘍이 생기지 않으면 消渴을 앓게 될 것이다. ([批]遠公이 자애와 연민에 마음을 두고 또한 化育을 돕는데 참여하고자 하여 陽起石의 기묘함을 발명하였으니 마침내 하늘의 버림을 받은 자도 改造하여 다시 태어나 자식을 있게 하니 하늘의 허물을 돌보는 것이 아니겠는가? 그러나 하늘의 마음은 사람의 마음을 따라서 움직여 옮겨지므로, 사람의 마음이 착하면 하늘 또한 사람의 마음을 좇아서 변화하니 단지 사람들은 遠公의 마음을 선하게 받는 것이 마땅하며, 遠公의 善을 좋아하는 속뜻을 져버리지 말아야 한다.)

或問陽起石, 但知其興陽, 未聞其能改造天厭, 先生之論自應奇絕, 但未知曾有驗之否? 曰天有缺陷, 煉石可以補天, 豈人有缺陷, 煉石獨不可以補人乎. 其有驗有不驗者, 因人有善不善也. 陽起石之能改造天厭, 又何必過疑哉.

혹 묻기를 陽起石이 단지 陽을 일으키는 것만 알고, 그것이 天厭함을 능히 改造할 수 있다고 못했습니다. 선생의 이론은 스스로 응하고 기이함이 절묘하나 다만 일찍이 있는지 없는지 알지 못하겠습니다. 말하기를 天에 결함이 있으면 煉石으로 天을 보할 수 있는데 어찌 사람에게 결함이 있을 때 煉石 하나로 사람을 돕는게 불가능 하겠는가? 그것이 효험이 있거나 효험이 없는 것은 사람이 착하거나 착하지 않기 때문이다. 陽起石의 效能은 天厭을 改造할 수 있는데 어찌하여 반드시 지나치게 의심하겠는가?

或問先生傷人死於貪生, 戒丹砂之不可輕用, 何於陽起石而表揚其奇, 似乎有導淫之失矣. 曰吾尚論《本草》, 功過不掩. 丹砂實有過, 予不敢隱. 陽起石實有功, 予亦不敢沒. 至人之生死, 人自取之, 於余何譏焉.

혹 묻기를 선생께서는 사람들이 生을 탐하다 죽는 것을 마음 아파 하셔서 丹砂를 가벼이 사용할 수 없음을 경계하셨는데 어찌 陽起石에 대해서는 그 기이함을 드러내어 펼치셨습니까? 음탕함으로 이끄는 잘못이 있을 것만 같습니다. 말하기를 내가 일찍이 《本草》를 논함에 공과 허물을 숨기지 않았다. 丹砂는 실로 허물이 있으니 내가 감히 숨기지 못하였다. 陽起石은 실로 공이 있으니 내가 또한 감히 숨기지 못하였다. 사람의 생사에 이르러서는 사람들이 스스로 그것을 취할 것이니, 이것에 대하여 나에게 무슨 책망할 것이 있겠는가?

23. 禹餘糧

禹餘糧, 味甘, 氣寒, 無毒. 入脾, 胃, 大腸. 療血閉瘕症, 止赤白漏下, 除寒熱煩滿, 咳逆邪傷. 經曰重可去怯. 禹餘糧之重, 正鎭固之劑, 可用之止滑也. 但只可暫用以固脫, 不可久服以延年. 《本經》言耐老輕身, 予不敢信.

禹餘糧은 甘하고 氣寒하며, 無毒하다. 脾, 胃, 大腸에 들어간다. 血閉瘕症을 치료하고, 赤白漏下를 그치게 하며, 寒熱, 煩滿, 咳逆과 邪의 傷을 제거한다. 經에 이르기를 무거운 것은 怯을 제거할 수 있다고 하였다. 禹餘糧은 무거우니 바로 鎭固하는 약재로, 그것을 사용하여 滑脫을 그칠 수 있다. 단지 잠시 사용하여서 滑脫을 굳게 할 수 있을 뿐이오, 久服하여 수명을 늘릴 수는 없다. 《本經》에는 노화를 막고 몸을 가볍게 한다고 하였으나, 나는 믿을 수 없다.

或問禹餘糧, 傳大禹治水之時, 棄糧於山中, 乃成此物, 故凶荒之時, 可掘而服食以救饑, 果有之乎? 曰此好事者之言也. 禹餘糧乃山中之土, 異於凡土則有之, 豈能療饑以活命. 夫饑饉之民, 腸胃未有不虛弱者也. 用禹餘糧之重物以充饑, 非充饑也. 正所以速之死耳.

혹 묻기를 禹餘糧은 위대하신 禹임금께서 물을 다스릴 적에 곡식을 山中에 버려두었는데 이에 이 약물이 되었다고 전해지니, 따라서 흉년이 들었을 때 캐내어 먹음으로서 기아를 구제할 수 있을 것이니, 과연 그러합니까? 말하기를 이는 호사가들의 말이다. 禹餘糧은 곧 山中의 흙으로, 일반적인 흙과 다른 점이 있지만, 어찌 기아를 치료하여 목숨을 살릴 수 있겠는가? 무릇 굶주린 백성들은 腸胃가 허약하지 않은 자가 없다. 禹餘糧과 같은 무거운 약물을 사용하여 허기를 채우는 것은 허기를 채우는 것이 아니다. 바로 빨리 죽도록 하는 것일 따름이다.

呂仙曰遠公注《本草》, 憫禹餘糧之不可救荒, 請命於我. 我嘉遠公善心之無窮也, 傳一法以救饑. 遇凶荒之年, 朝東方日出時, 心中注定於太陽, 不必朝對太陽也, 用口開吸太陽之氣, 自覺爲我呑入, 咽下腹中一口, 口中漱津一口, 咽送腹中, 如此七次, 不必再咽. 但飮滾水, 食靑草, 再不死矣. 此救饑之妙法也, 特志之.

呂仙이 말하기를 遠公이 《本草》의 注解를 할 때에, 禹餘糧이 구황하지 못함을 측은하게 여겼으니 청하여 나에게 명하였다. 내가 遠公의 착한 마음씨가 끝이 없음을 기뻐하여, 한 가지 방법을 전하여서 굶주림을 구하겠다. 기근인 해가 되면, 아침에 동쪽에 해가 떠오를 때에 마음속으로 태양에 집중하되, 반드시 아침에 태양을 향해 마주 대할 필요는 없다. 입을 열고서 태양의 氣를 들이마시되, 내가 삼켜 넘김을 인지하면서 한 모금 배속으로 넘기고, 입안에 진액 한 모금으로 양치질하고 배속으로 삼켜 보내는데 이와 같이 일곱 차례 하면 다시 삼킬 필요는 없다. 다만 끓인 물을 마시고, 싱싱한 풀을 먹으면 다시 죽지는 않을 것이다. 이는 기근을 구하는 묘법이니 특별히 마음에 새겨두어야 한다.

24. 石膏

石膏, 味辛, 甘, 氣大寒, 體重而沉降也. 陰中之陽, 無毒. 生用爲佳, 火煅不靈. 入肺, 胃, 三焦. 能出汗解肌, 上理頭痛, 緩脾止渴. 風邪傷陽, 寒邪傷陰, 皆能解肌表而愈. 胃熱多食, 胃熱不食, 唯瀉胃火而痊. 袪痰火之積, 止胃脘之痛, 發狂可安, 譫語可定, 乃降火之神劑, 瀉熱之聖藥也. 仲景張夫子以白虎名之, 明示人以不可輕用, 而非教人之不用也. 乃世人畏之眞如白虎, 竟至不敢一用, 又何以逢死症而重生, 遇危症而重安哉. 夫石膏降火, 乃降胃火, 而非降臟火也；石膏瀉熱, 乃瀉眞熱, 而非瀉假熱也. 辨其胃火眞熱, 用石膏自必無差. 而胃火初起之時, 口必作渴, 呼水飮之必少快, 其汗必如雨, 舌必大峭, 雖飮水而口必燥, 眼必紅, 神必不安. 如見此等之症, 確是胃火而非臟火, 即可用石膏而不必顧忌. 而眞熱者, 舌必生刺, 即不生刺, 舌苔必黃而有裂紋, 大渴呼飮, 飮水至十餘碗而不足, 輕則譫語, 大則罵詈, 見水而入, 棄衣而走, 登高而呼, 發狂不知人, 此眞熱也, 即可用石膏大劑灌之, 不必疑慮. 倘或口雖渴而不甚, 與之水而不飮, 言語雖胡亂而不罵詈, 身雖熱而不躁動, 上身雖畏熱而下體甚寒, 皆假熱之症, 即不可輕用石膏矣. 以此辨火熱, 萬不至殺人, 奚必畏之如虎, 看其死而不救也. 蓋石膏實救死之藥, 因看症不清, 遂至用藥有誤, 救死之藥反變爲傷生之藥矣. 今既辨之明, 自必用之確也.

石膏는 辛, 甘하고, 氣는 大寒하고, 體가 무거워서 沈降한다. 陰中의 陽이며 無毒하다. 生用하는 것이 좋고, 불로 구우면 영험함이 없다. 肺, 胃, 三焦로 들어간다. 땀을 내어 肌膚를 풀고, 위로는 두통을 다스리고, 脾를 느슨하게 하고 갈증을 그치게 할 수 있다. 風邪는 陽을 傷하고 寒邪는 陰을 傷하는데, 모두 肌表를 풀어줄 수 있으면 낫는다. 胃熱로 많이 먹는 것과, 胃熱로 먹지 않는 것은 오직 胃火를 瀉해야 치료된다. 痰火가 쌓인 것을 제거하고 胃脘의 통증을 그치게 하며, 發狂을 안정시킬 수 있고 譫語를 안정시킬 수 있으니, 곧 火를 내리는 神劑이며 熱을 瀉하는 聖藥이다. 張仲景선생께서 白虎라 이름 지으신 것은, 사람들에게 가벼이 사용할 수 없음을 밝혀 보이신 것이요, 사람들이 사용하면 안 된다고 가르치신 것이 아니다. 이에 세상 사람들이 石膏를 두려워하기를 마치 진짜 白虎와 같이 하여, 마침내 감히 한 번도 사용할 수 없는 지경에 이르렀으니, 또한 무엇으로서 邪症을 만나면 다시 살리고, 위험한 증상을 만나면 다시 안정시키겠는가. 무릇 石膏가 火를 내리는 것은 곧 胃火를 내리는 것이요, 臟火를 내리는 것이 아니며; 石膏가 熱을 瀉하는 것은 곧 眞熱을 瀉하는 것이요, 假熱을 瀉하는 것이 아니다. 그 胃火와 眞熱을 분별하면 石膏를 사용함에 저절로 반드시 착오가 없을 것이다. 胃火가 처음 일어날 때에 입에 반드시 갈증이 나타나 물을 찾고 마시면 반드시 조금 나아지며, 그 땀은 반드시 비 오듯 하며, 혀는 반드시 매우 갈라지고, 비록 물을 마셔도 입안이 반드시 마르고, 눈은 반드시 붉어지고, 정신은 반드시 편안하지 않다. 이러한 여러 증상이 나타나면 확실히 이는 胃火이고 臟火가 아니니, 곧 石膏를 사용할 수 있으며 고심하고 꺼릴 필요가 없다. 그리고 眞熱의 경우에는 혀에 반드시 바늘이 돋으니 설령 바늘이 돋지 않더라도 舌苔가 반드시 黃色이면서 갈라진 무늬가 있고, 심한 갈증으로 물을 찾으며,

물을 마시기를 십여 사발에 이르도록 하여도 부족하고, 가벼우면 譫語하고, 증상이 심하면 욕을 해대고, 물을 보면 뛰어들고, 옷을 벗어던지고 달려가며, 높은 곳으로 올라가 소리치고, 미쳐 날뛰며 사람을 못 알아보는 이것이 眞熱이니, 곧 石膏를 大劑로 사용하여 흘려 넣어줄 수 있으니, 의심하고 걱정할 필요가 없다. 반대로 혹 입안에 비록 갈증이 있으나 심하지 않고 물을 주어도 마시지 않고, 말하는 것이 멋대로 혼란스러우나 욕을 해대지는 않고, 몸에 비록 열이 있으나 날뛰지는 않으며 上體는 비록 더운 것을 두려워하나, 下體는 매우 찬 것은 모두 假熱의 증상이니, 곧 石膏를 가벼이 사용하여서는 안 될 것이다. 이것들로 火熱을 분별하면 만에 하나라도 사람을 죽게 함에 이르지 않을 것이니, 어찌 그것을 범과 같이 두려워하여 그 죽음을 보고서도 구하지 않겠는가. 대개 石膏는 진실로 죽음을 구하는 藥이나, 증상을 살핌이 분명하지 않음으로 인하여 결국 약을 사용함에 오류가 있음에 이르니, 죽음에서 구하는 藥이 도리어 변하여 생명을 손상하는 藥이 될 것이다. 이에 이미 변별함이 명확하니 자연히 반드시 사용해야 함이 확실하다.

或問用石膏以治眞正胃火, 單用石膏可矣, 何以張仲景先生必加入人參, 麥冬者乎? 曰胃火之盛者, 胃土之衰也. 瀉胃火, 未有不傷胃土者也. 傷胃土, 必傷胃氣矣. 加人參於石膏湯中, 非助胃火, 乃顧胃土也. 胃土不傷, 則胃氣不喪, 似乎可罔顧肺氣矣. 然而胃火升騰, 必傷肺金, 用人參以顧胃, 而不用麥冬以養肺, 則胃子必救肺金之母, 以泄胃氣, 則胃氣仍損, 雖用人參, 猶之無用也. ([批]顧胃土, 顧肺金, 闡義實精.)故又加麥冬, 同人參並用, 以助石膏之瀉火, 火瀉而肺金有養, 不耗氣於胃土, 則胃氣更加有養. 此所以既用石膏, 而又加人參, 既用人參, 而又加麥冬也.

혹 묻기를 石膏를 사용하여 진정 胃火를 치료하니, 石膏를 單用하는 것이 옳을 것인데, 어찌 張仲景 선생은 반드시 人蔘, 麥門冬을 더하여 넣은 것입니까? 말하기를 胃火가 旺盛한 것은 胃土가 衰한 것이다. 胃火를 瀉하면 胃土를 손상시키지 않음이 없다. 胃土를 傷하면 반드시 胃氣를 손상할 것이다. 石膏湯에 人蔘을 더하는 것은 胃火를 돕는 것이 아니라 곧 胃土를 돌아보는 것이다. 胃土가 상하지 않으면 곧 胃氣가 손상되지 않아 肺氣를 돌볼 수 있을 것만 같다. 그러나 胃火가 위로 오르면 반드시 肺金을 상하게 되니 人蔘을 사용하여 胃를 돌아보기만 하고, 麥門冬을 사용하여 肺를 기르지 않으면 곧 子인 胃가 반드시 母인 肺金을 구하고자 하여, 胃氣가 새어나가게 되니, 胃氣가 이미 손상되어, 비록 人蔘을 사용하여도 오히려 아무런 소용이 없게 된다. ([批]胃土를 돌아보고 肺金을 돌아보았으니 열어 밝힌 뜻이 실로 정미롭다.) 따라서 다시 麥門冬을 더하여 人蔘과 함께 병용하여서 石膏의 火를 瀉하는 작용을 도우면 火가 瀉해지고 肺金에 기름이 있어 胃土에 氣를 소모함이 없으니, 곧 胃氣를 거듭 길러준다. 이것이 이미 石膏를 사용하고서 또 人蔘을 더하며 이미 人蔘을 사용하고서 또 麥門冬을 더한 까닭이다.

或問石膏瀉胃火, 又加知母以瀉腎火, 何爲耶? 蓋胃火太盛, 爍乾腎水. 用石膏以瀉胃火者, 實所以救腎水也. 然而, 胃火既爍腎水, 腎水若乾, 相火必然助胃火以升騰矣, 胃火得相火而益烈. 單瀉胃火, 而相火不退, 則胃火有源, 未易撲滅, 愈加其焰矣. 瀉胃火, 而即瀉相火, 則胃火失黨, 其火易散, 大雨滂沱, 而龍雷不興, 其炎熱之威自然速解. 此所以用石膏以瀉胃中之火者, 必用知母以瀉腎中之火也. ([批]瀉腎火, 正所以瀉胃火, 妙論出奇.)

혹자가 묻기를 石膏는 胃火를 瀉하는데, 또한 知母를 가하여 腎火를 瀉하는 것은 무엇 때문입니까? 대개 胃火가 太盛하면 腎水를 태워 말린다. 石膏를 사용하여 胃火를 瀉하는 것은 실로 腎水를 구하는 것이다. 그러나 胃火가 이미 腎水를 태워서 腎水가 만약 말랐다면, 相火가 반드시 胃火를 도와서 위로 오를 것이며, 胃火는 相火를 얻어 더욱 극렬해진다. 단지 胃火만 瀉하여서 相火가 물러나지 않으면 胃火에 근원이 남아있어 쉽게 撲滅하지 못하므로 더욱 그 불꽃을 더할 것이다. 胃火를 瀉하고 곧 相火를 瀉하면 胃火가 무리를 잃어 그 火가 쉽게 흩어지니, 큰 비가 세차게 쏟아지면 龍雷가 일어나지 않아서 그 뜨겁게 타오르는 위세가 자연스럽게 신속히 흩어진다. 이것이 石膏를 사용하여 胃中의 火를 瀉하는 경우에 반드시 知母를 써서 腎中의 火를 瀉해야 하는 까닭이다. ([批]腎火를 瀉하는 것이 바로 胃火를 瀉하는 것이니, 묘한 이론으로 기이함을 드러낸다.)

或疑石膏既瀉胃火，又用知母以瀉腎火，用麥冬以安肺火，宜乎火之速退而熱之盡解矣，何以用白虎湯往往有更甚者？曰嗟乎. 此又非白虎湯之故，乃不善用白虎湯之故也. 火勢不同，有燎原之火，有燃燒之火. 燃燒之火，其勢已衰；燎原之火，其勢正熾. 以救燃燒者救燎原，勢必愈爲撲滅，而愈增其光焰矣. 人身之胃火亦不同，有輕有重. 輕者，如燃燒之火，少用白虎湯，即可解其熱；重者，如燎原之火，非多用白虎湯，不足以滅其氛. 倘以治輕者治重，安得不添其火勢之焰天乎，非變爲亡陽，即變爲發狂矣.

혹자가 의심하기를 石膏가 이미 胃火를 瀉하고 또 知母를 사용하여 腎火를 瀉하고, 麥門冬을 사용하여 肺火를 안정시키면 마땅히 火가 신속히 물러나고 열이 모두 흩어질 것인데 어찌 白虎湯을 사용하여 왕왕 도리어 심하게 되는 경우가 있습니까? 말하기를 안타깝구나! 이것은 또한 白虎湯 때문이 아니라 곧 白虎湯을 잘 쓰지 못한 까닭이다. 火의 세력은 같지 않으니, 燎原之火가 있고 燃燒之火가 있다. 燃燒之火는 그 勢가 이미 衰한 것이고, 燎原之火는 그 勢가 바로 치성한 것이다. 燃燒를 구하는 것으로 燎原을 구하면 필히 박멸하고자하면 할수록 더욱 그 光焰을 증가시킬 것이다. 사람 몸의 胃火도 또한 같지 않아서 輕한 것과 重한 것이 있다. 輕한 것은 燃燒之火와 같아서 白虎湯을 조금 사용하면 곧 그 열을 풀 수 있다. 重한 것은 燎原之火와 같아서 白虎湯을 많이 사용하지 않으면 그 기운을 滅하기에 不足하다. 만일 輕한 것을 다스리는 것으로 重한 것을 다스리면, 어찌 그 火의 기세가 하늘로 타오르는 것을 더하지 않을 수 있겠는가. 변하여 亡陽이 되지 않으면 변하여 發狂이 될 것이다.

或疑石膏比爲白虎，明是殺人之物，教人慎用之宜也. 今又云火重者，非多用石膏不可，吾恐又啟天下輕用石膏之禍，未必非救人而反害人也. 曰嗟乎. 論證不可不全，論藥不可不備，天下有此症候，即宜論此治法. 烏可因石膏之猛，避其殺人之威，而不彰其生人之益乎. 石膏實有功過，總在看證之分明，不在石膏之多寡. 若看證之誤，多用固殺人，而少用亦未嘗不殺人. 若看證之確，少用固救人. 而多用亦未嘗不救人. 然則人亦辨證可也，何必忌用石膏哉.

혹 의심하기를 石膏를 비유하여 白虎라고 하니, 명백히 이것은 사람을 죽이는 약물이기 때문에 사람들로 하여금 조심해서 사용함이 마땅함을 가르치는 것입니다. 작금에 또한 이르기를 火가 重한 경우에는 石膏를 많이 사용하지 않는 것이 不可하다 하니, 제가 또한 天下에 石膏를 가벼이 사용하는 禍를 알려도 반드시 사람을 구하지 못하고 도리어 사람을 해칠까 걱정됩니다. 말하기를 안타깝구나! 證을 논함에 온전히 하지 않을 수 없고, 약을 논함에 갖추지 않을 수 없으니, 天下에 이러한 증후가 있으면 마땅히 이러한 치법을 논해야 한다. 어찌 石膏의 맹렬함으로 인하여 그 殺人하는 위험을 피하여서 그 사람을 살리는 유익함을 펼치지 않겠는가. 石膏는 실로 功過가 있으니, 이는 온전히 證을 헤아림의 분명함에 달려 있고, 石膏의 많고 적음에 있지 않다. 만약 證을 헤아림이 그릇되면 많이 사용하여도 진실로 殺人하게 되고, 적게 사용하여도 또한 일찍이 殺人하지 않음이 없었다. 만약 證을 헤아림이 정확하면 적게 사용하여도 진실로 救人하고, 많이 사용하여도 또한 일찌기 救人하지 않음이 없었다. 그러한즉 사람이 또한 證을 분별하는 것이 옳으니 어찌 반드시 石膏를 사용하는 것을 꺼리겠는가.

或又疑石膏可多用以救人之生, 先生不宜從前之過慮矣, 畢竟石膏宜少用而不宜多用也. 曰石膏原不宜多用. 石膏大寒, 戒多用者, 乃論其常；胃火大旺, 戒少用者, 乃論其變. 存不可多用之心, 庶不至輕投以喪命；存不宜少用之心, 庶不至固執以亡軀. 知不宜多用, 而後可多用以出奇, 庶幾變死爲生, 反危爲安也.

혹 또한 의심하기를 石膏를 多用하여야 사람의 생명을 구할 수 있고 선생께서 이전의 지나친 생각을 마땅치 않게 여기셨으니, 필경 石膏는 마땅히 少用해야 하고 多用하는 것은 마땅치 않은 것입니다. 말하기를 石膏는 원래 多用하는 것이 마땅치 않다. 石膏는 大寒하니, 多用하는 것을 경계하는 것은 곧 일반적인 것을 논하는 것이요, 胃火가 크게 왕성할 때 적게 쓰는 것을 경계하는 것은 곧 다른 경우를 논하는 것이다. 多用할 수 없다는 마음을 가지고 있으면, 가벼이 투여하여 생명을 상하게 하는 지경에 이르지는 않을 것이며, 적게 사용하는 것을 마땅히 여기지 않는 마음을 가지고 있으면, 고집하여 몸을 망치는 지경에 이르지 않을 것이다. 多用하는 것이 마땅치 않은 것을 알고 난 후에야 많이 사용하여 기이한 효과를 낼 수 있으니, 거의 죽음을 변화시켜 삶이 되게 하고, 위험을 되돌려 안전하게 할 수 있을 것이다.

或疑石膏瀉燎原之火，自宜多用以瀉火矣，然而過多又恐傷胃，若何而使胃不傷，火又即熄之爲快乎？曰燎原之火，即生於地上，胃中之火，即起於土中. 以石膏而救其胃中之火，即如用水而救其燎原之火也. 然而，燎原之火以水救之，而無傷於地；胃中之火以石膏救之，必有傷於土. 蓋土即胃土也，胃土非火不能生，奈何反用水以滅之乎？然而胃火之盛，非胃中之真火盛，乃胃中之邪火盛也. 邪火，非水不可滅，故不得已大用石膏，以瀉其一時之火也. 又胃火之盛，乃胃土之衰也，胃火既盛，而胃土愈衰，胃土既衰，複用寒涼以瀉火，火衰而胃土更衰矣. 故瀉火之中，即宜補土之爲急，倘徒瀉其火，未有不土崩者矣. 治法宜人參同用於石膏之中，大約用石膏十之七者，人參用十之三，相濟而相施. 火既易熄，而胃土又不傷，斷無有亡陽之禍者也.（〔批〕用石膏以瀉火，即用人參以救土，實妙論妙法也）

혹 의심하기를 石膏는 燎原之火를 瀉하니, 자연히 多用하여 火를 瀉하여야 할 것이나, 과다하면 또한 胃를 상할 것이 두려우니, 어찌하면 胃가 상하지 않게 하고, 火는 또한 신속하게 꺼지겠습니까? 말하기를 燎原之火는 곧 地上에서 生하고 胃中의 火는 곧 土中에서 일어난다. 石膏로 그 胃中의 火를 구하는 것은 곧 물을 사용하여 그 燎原之火를 구하는 것과 같다. 그러나 燎原之火는 물로써 구하여도 땅에 손상됨이 없으나 胃中의 火를 石膏로써 구하면 반드시 土를 상함이 있다. 대개 土는 곧 胃土인데, 胃土는 火가 아니면 生할 수 없으니, 어찌 도리어 물을 사용하여 그것을 없애겠는가? 그러나 胃火가 왕성한 것은 胃中의 真火가 성한 것이 아니라 곧 胃中의 邪火가 성한 것이다. 邪火는 물이 아니면 없앨 수 없기 때문에 부득이하게 石膏를 많이 써서 그 한 때의 火를 瀉하는 것이다. 또한 胃火가 왕성한 것은 곧 胃土가 쇠약한 것인데 胃火가 이미 왕성하면 胃土가 더욱 쇠약해지고, 胃土가 이미 쇠약한 데에 거듭 寒凉한 약을 써서 火를 瀉하면 火가 쇠약해지고 胃土도 거듭 쇠약해질 것이다. 그러므로 火를 瀉하는 가운데 마땅히 급히 土를 補하여야하니 도리어 한갓 그 火를 瀉하기만 하면, 土가 무너지지 않는 경우가 없을 것이다. 治法은 마땅히 石膏를 쓰는 중에 人蔘을 함께 써야 하니, 대략 石膏를 十중에 七정도 쓴다면, 人蔘은 十중에 三정도 쓰면 서로 구제하고 서로 베풀 것이다. 火가 이미 쉽게 꺼지고 胃土도 또한 상하지 않으니, 단연코 亡陽의 禍가 없는 것이다.

(〔批〕石膏를 써서 火를 瀉할 때 人蔘을 써서 土를 구하니 실로 묘한 이론이며 묘한 방법이다.)

或疑石膏瀉胃火, 有用至一兩, 而仍不解, 幾幾有發狂之變, 又將何藥以解之乎？ 曰 舍石膏, 再無別法也. 夫發狂之病, 此胃火熱極, 不可以常法治者也, 必須用石膏至二三兩, 加人參亦必二三兩. 又不可拘於前說, 用石膏十之七, 而人參用十之三也. ([批]知常知變, 才見起死回生手段.)蓋火盛之極者, 土衰之極也, 不用人參以補元氣, 而唯用石膏以救其火炎, 未有不敗者也. 此等之病, 必登高而歌, 棄衣而走, 見水而入, 大罵大叫, 神欲外越, 此呼吸存亡之秋, 不得不以變法治之. 倘服前藥而少安, 便有生機, 否則, 雖多用石膏, 人參, 亦何以救之哉.

혹 의심하기를 石膏로 胃火를 瀉하는데 한 兩까지 사용하여도 이로 인하여 풀어지지 않고 몇몇은 發狂으로 변하기도 하니, 또한 장차 어떤 藥으로 그것을 풀 수 있습니까? 말하기를 石膏를 버리면 또 다른 방법은 없다. 무릇 發狂의 병은 胃火의 熱이 극성한 것이니 평범한 방법으로 치료할 수 없는 것이다. 반드시 石膏를 2~3兩까지 쓰고 人蔘을 또한 반드시 2~3兩 가해야 한다. 또한 이전의 이론에 구애될 수 없으니 石膏는 十중에 七을 쓰고 人蔘은 十중에 三을 사용한다. ([批]常을 알고 變을 아니 재주가 起死回生하는 수단을 드러낸다.) 대개 火가 왕성한 것이 極에 달한 경우는 土가 쇠함이 極에 달한 것이니 人蔘을 써서 元氣를 補하지 않고 오직 石膏만 써서 그 火炎을 구하면 敗하지 않는 경우가 없다. 이런 병은 반드시 높은 곳에 올라가 노래를 부르고, 옷을 벗어 버리고 달리며 물을 보면 들어가고, 큰 소리로 욕하고 울고, 정신이 바깥으로 달려나가고자 하니, 이는 한 呼吸할 시간에 存亡이 걸린 시기여서, 부득이하게 임기응변으로 다스리지 않을 수 없다. 만약 前藥을 복용하고 조금 안정되면 곧 생명의 기틀이 있을 것이요, 그렇지 않으면 비록 石膏와 人蔘을 多用한다고 해도 또한 무엇으로써 그것을 구할 수 있겠는가.

或疑發狂之病, 往往有少用石膏, 多用人參而愈者, 又是何故？ 曰發狂有虛火, 邪火之不同. 邪火之發狂, 必須多用石膏, 人參, 以挽回於俄頃. 虛火之發狂, 又宜專用人參, 以定亂於須臾. 豈特石膏必宜少用, 且斷斷不可共用也. 苟虛實, 邪正之不明, 而用藥一錯, 未有不下喉即殺人者. 而虛實, 邪正, 何以辨之, 要不能舍驗舌之法, 而另求辨症也. 正虛而發狂者神亂, 而舌必潤滑；邪實而發狂者神越, 而舌必紅黃, 且燥極而開裂紋也. 以此辨症, 又何誤乎.

혹 의심하기를 發狂하는 병에 종종 石膏를 조금 쓰고, 人蔘을 많이 써서 낫는 경우가 있으니 이는 또한 무슨 까닭입니까? 말하기를 發狂에는 虛火와 邪火의 같지 않음이 있다. 邪火의 發狂에는 반드시 石膏, 人蔘을 많이 사용하여서 빠른 시간에 되돌려야 한다. 虛火의 發狂에는 또한 오로지 人蔘만을 사용하여서 순식간에 어지러움을 바로잡아야 한다. 石膏를 반드시 적게 써야 할 뿐만 아니라 또한 결코 함께 사용해서는 안 된다. 만약 虛實과 邪正이 명확하지 않아서 약을 씀에 한 번 어긋나면, 일찍이 목구멍을 넘기자마자 사람을 죽이지 아니한 경우가 없었다. 그러면, 虛實과 邪正을 무엇으로써 변별하겠는가? 중요한 것은 혀를 살피는 방법을 버리고서 별도로 症을 변별하기를 구할 수 없다. 正이 虛하여서 發狂하는 경우는 정신이 어지럽고 혀가 반드시 윤기 있고 매끄러울 것이며, 邪가 實하여서 發狂하는 경우는 정신이 넘어가면서 혀가 반드시 붉고 누르며, 또한 건조함이 극심하여 갈라진 무늬가 생긴다. 이것으로 症을 구분하면 또한 어찌 착오가 있겠는가.

或疑石膏定狂, 定胃中之火也, 何以即能定心中之狂乎? 不知心中之狂, 乃起於胃中之火也. 救胃火, 正所以救心狂也. 夫心乃火藏, 胃火宜非所畏. 乃胃火熱而心發狂者, 如本是同舟之人, 一時劫奪, 變出非常. 苟不誅討, 則心宮何安乎, 此救狂必瀉火也.

혹 의심하기를 石膏가 狂症을 안정시키는 것은, 胃中의 火를 진정시키는 것인데, 무엇 때문에 心中의 狂을 안정시킬 수 있습니까? 心中의 狂이 곧 胃中의 火에서 일어나는 것임을 알지 못하는 것이다. 胃火를 구하는 것이, 바로 心의 狂을 구하는 것이다. 무릇 心은 곧 火藏이니, 胃火는 당연히 두려워하는 바가 아니다. 이에 胃火가 뜨거워서 心이 發狂하는 것은 마치 본래는 같은 배를 탄 사람이 갑자기 겁탈하는 것과 같이 평소와 다른 변화가 나타나는 것이다. 진실로 목 베어 토벌하지 않으면 心宮이 어찌 편안할 수 있겠는가. 이것이 狂을 구하는데 반드시 火를 瀉하는 까닭이다.

或疑寒涼之藥多能殺人者, 無過石膏, 即黃柏, 知母, 亦不同其類. 屏黃柏, 知母而不棄石膏, 何也? 曰石膏, 乃救死之藥也. 胃火熱極, 非石膏不能降. 胃火不降, 必變發狂而死 矣, 用石膏救之, 死症立變爲生. 彼用石膏而殺人者, 非胃火而妄用之也. 夫人身之火, 最 烈者, 胃火與腎火也. 胃火宜瀉, 而腎火宜補. 不用石膏以瀉胃火, 而反用石膏以瀉腎火, 安得而不殺人乎. 但腎火與胃火補瀉之不同, 乃宜補而用瀉, 亦因黃柏, 知母降腎火之說而 誤之也. 寒涼之藥, 未嘗不生人, 彼誤用之而殺人, 與石膏何過乎.

혹 의심하기를 寒涼한 약이 많으면 사람을 죽일 수 있는데, 石膏는 허물이 없고 黃柏, 知母는 그렇지 않으니 黃柏, 知母는 꺼리면서 石膏는 버리지 않는 것은 무엇 때문입니까? 말하기를 石膏는 곧 죽음에서 구하는 약이다. 胃의 火熱이 지극하면, 石膏가 아니고서는 내릴 수 없다. 胃火가 내려가지 않으면 반드시 변하여 發狂하여 죽게 될 것이니, 石膏를 사용하여 그것을 구하면 死症이 즉각 변하여 살아나게 된다. 저들이 石膏를 사용하여 사람을 죽인 것은, 胃火가 아닌데 그것을 함부로 사용한 것이다. 무릇 사람 몸의 火에서 가장 극렬한 것이 胃火와 腎火이다. 胃火는 마땅히 瀉해야 하고, 腎火는 반드시 補해야 한다. 石膏를 써서 胃火를 瀉하지 않고, 도리어 石膏를 써서 腎火를 瀉하면, 어찌 사람을 죽이지 않을 수 있겠는가. 다만 腎火와 胃火는 補하고 瀉하는 것이 같지 않으니, 이에 마땅히 補해야 하는데 瀉하는 방법을 사용하는 것은 또한 黃柏, 知母가 腎火를 내린다는 이론으로 인하여 잘못 실행한 것이다. 寒涼한 약이 일찍이 사람을 살린 적이 없는데, 저들이 그것을 잘못 사용하여 사람을 죽이는 것이니, 石膏와 더불어 하는 것이 잘못된 것이겠는가.

或又疑屛黃柏, 知母之並用, 是知母不可助寒涼以殺人矣, 先生偏稱知母助石膏能生人, 抑又何也? 曰胃火之盛, 原宜直降胃火, 用石膏, 不宜再用知母. 然而胃火之所以盛, 由於 腎水之衰, 水虛而不能制火也. 胃火既盛, 勢必爍幹腎水, 水盡而火勢焰天, 人即立亡矣. 用石膏以瀉胃火者, 正所以急救腎水也. 但徒救腎水, 而腎火增熱, 勢必胃火仍旺, 而不遽 熄. 故又用知母, 以暫退其腎中之火, 則胃火無黨, 庶幾易於撲滅也. 此石膏必用知母之相 助, 乃一時權宜之計, 而非永久之圖也.

혹 또한 의심하기를 黃柏, 知母를 함께 사용하는 것을 막는 것은 知母로 寒涼한 약을 도와 사람을 죽일 수 없기 때문인데, 선생께서는 편들어 말씀하시기를 知母가 石膏를 도와 사람을 살릴 수 있다고 하셨으니, 이는 또한 무슨 까닭입니까? 말하기를 胃火가 왕성하면 원래 胃火를 바로 내리는 것이 마땅하므로, 石膏를 사용하고, 知母를 다시 사용하는 것은 마땅하지 않다. 그러나 胃火가 왕성한 까닭은 腎火가 쇠한 것에 말미암으니, 水가 虛하여 火를 제어하지 못하는 것이다. 胃火가 이미 왕성하면, 그 기세가 반드시 腎水를 태워 말리게 되니, 水가 다하고 火의 기세가 하늘까지 타오르면 사람이 곧 바로 죽게 될 것이다. 石膏를 써서 胃火를 瀉하는 것이 바로 腎水를 급히 구하는 것이다. 다만 한갓 腎水만을 구하면, 腎火가 더욱 뜨거워져, 그 기세가 반드시 胃火가 이로 인하여 왕성해져 빨리 꺼지지 않게 된다. 그러므로 또한 知母를 사용하여 그 腎中의 火를 잠시 물러나게 하면 胃火를 편드는 것이 없어, 거의 쉽게 박멸할 수 있다. 이에 石膏는 반드시 知母를 사용하여 서로 도와야 한다는 것은, 곧 일시적인 임기응변의 계략이며, 영구적인 계획이 아니다.

或問石膏能瀉胃火, 胃火既瀉, 何必又用知母? 先生偏譽知母助石膏之有功, 似亦偏說也. 曰石膏瀉胃火以救腎水, 不能瀉胃火以瀉腎火也. 胃爲腎之關門, 胃火息而腎火猶盛, 是關門路平烽熄, 而內火焚燒, 豈是安寧之象. 故瀉胃火, 即宜瀉腎火也, 瀉腎火, 非知母不可, 尤妙知母不唯止瀉腎火, 且能瀉胃火, 所以同石膏用之, 則彼此同心, 顧腎即能顧胃, 不比黃柏專瀉腎而不瀉胃也.

혹 묻기를 石膏가 胃火를 瀉할 수 있으며, 胃火가 이미 瀉하여졌는데 어찌 반드시 또한 知母를 사용하는 것입니까? 선생께서 知母가 石膏를 돕는데 공이 있다고 치우쳐 칭찬하신 것은, 또한 편을 드는 이론 같아 보입니다. 말하기를 石膏가 胃火를 瀉하여 腎水를 구하는 것이지, 胃火를 瀉하여 腎火를 瀉할 수는 없다. 胃는 腎의 관문이니, 胃火가 꺼지면 腎火는 오히려 더욱 왕성해지는 것은, 관문의 도로가 평안하여 봉화가 꺼졌으나, 관내의 火는 불타오르는 것이니 어찌 이것이 안녕한 모습이겠는가. 그러므로 胃火를 瀉할 때 곧 마땅히 腎火를 瀉해야 하는데, 腎火를 瀉하는 것은 知母가 아니면 할 수 없으며, 더욱 묘한 것은 知母가 단지 腎火만 瀉할 뿐만이 아니라, 또한 胃火를 瀉할 수 있다는 것이니 石膏와 함께 그것을 사용하면 곧 이것과 저것이 마음을 합하여, 腎을 돌아보아 곧 胃를 돌아볼 수 있어, 黃柏이 오로지 腎을 瀉하고 胃를 瀉하지 않는 것과는 비교할 수 없다.

或問白虎湯發明真無微不晰, 而石膏用之於大, 小青龍湯中, 尚未議及, 豈白虎能殺人, 而青龍否乎? 曰龍性難馴[43], 用之不當, 其殺人同於白虎. 夫同一石膏也, 何以分稱龍, 虎, 亦在人用之何如耳. 用之於熱散[44]之中, 則名青龍 ; 用之於寒散[45]之中, 則名白虎. 石膏大涼, 用於熱之內, 則能解熱, 而不畏其涼 ; 用於寒之內, 過於大涼, 雖能退熱, 而常生其變. 似乎白虎之湯, 猛於青龍也. 然而, 邪在胃, 非白虎不可解熱 ; 邪未入胃而將入於胃, 非青龍 不可解熱也. 惟是石膏得桂枝, 麻黃, 勢善升騰, 用之青龍湯中, 只可少而不可多, 有異於 白虎湯中, 石膏可以重加也.

혹 묻기를 白虎湯을 밝히신 것은 진실로 조금도 분명하지 않은 점이 없으나, 石膏를 大, 小青龍湯 중에 사용함은 오히려 그 뜻이 미치지 못하는데, 어찌 白虎湯은 사람을 죽일 수 있고, 青龍湯은 그렇지 않은 것입니까? 말하기를 龍의 성질은 길들이기 어려우니, 그것을 사용함이 마땅하지 않으면, 그 사람을 죽이는 것이 白虎와 같다. 무릇 동일한 石膏인데 어찌 나누어 龍, 虎로 칭하는 것인가? 또한 사람이 그것을 어떻게 사용하느냐에 달려 있을 따름이다. 熱로 흩는 가운데 그것을 사용하면 곧 青龍이라 이름하고, 寒으로 흩는 가운데 그것을 사용하면 곧 白虎라 이름 한다. 石膏는 大寒해서 熱藥과 함께 사용하면 곧 熱을 풀어주나, 그 차가움을 두려워하지 않을 수 있고, 寒藥과 함께 사용하면 크게 차가운 것에 지나쳐, 비록 熱을 물리칠 수 있으나 항상 그 변화를 일으키니, 白虎湯이 青龍湯보다 맹렬한 것처럼 보인다. 그러나 邪가 胃에 있으면 白虎가 아니면 熱을 풀 수 없고, 邪가 아직 胃에 들어가지는 않았으나 장차 胃에 들어가려고 할 때 青龍이 아니면 熱을 풀 수 없다. 오직 이 石膏가 桂枝, 麻黃의 힘을 얻으면 기세가 잘 올라갈 수 있으니, 青龍湯 중에 그것을 사용할 때는 단지 조금만 쓸 수 있고, 많이 사용할 수 없으니, 白虎湯 중에 石膏를 많이 넣을 수 있는 것과는 차이가 있다.

43) 此下何本有 大青龍湯而用石膏者, 白虎殺人, 青龍" 十五字.
44) 熱散 何本作 "散寒".
45) 寒散 何本作 "散熱".

或問青龍湯有大, 小之名, 分在石膏之多寡乎? 曰石膏不可多用, 不獨小青龍湯也. 小青龍之別於大青龍者, 以方中用芍藥也. 龍性雖難馴, 得芍藥之酸收, 則石膏不能升騰矣, 蓋芍藥所以制石膏也. 譬如小龍初長頭角, 惟恐傷人, 畏首畏尾, 故以小名之. 世人但知石膏 之猛, 誰知加入芍藥, 則石膏正無足忌乎. 惟小青龍之用石膏, 不得其宜, 亦有禍害, 但不 若大青龍無制之橫耳.

혹 묻기를, 靑龍湯에 大, 小의 이름이 있는데, 구분의 기준이 石膏의 많고 적음에 있습니까? 말하기를 石膏를 많이 쓸 수 없는 것은 유독 小靑龍湯 뿐만이 아니다. 小靑龍湯이 大靑龍湯과 구별되는 점은, 처방 중에 芍藥을 사용하는 것이다. 龍의 성질은 비록 길들이기 어려우나, 芍藥의 酸味로 수렴함을 얻으면 곧 石膏의 기세가 위로 올라갈 수 없을 것이니, 대개 芍藥이 石膏를 제어하기 때문이다. 비유하건대 작은 龍이 처음 頭角을 기를 때, 오직 사람을 상하게 할 것이 두려워 머리와 꼬리를 두려워하는 것과 같으니, 그러므로 小라고 이름 붙인 것이다. 세상 사람들이 단지 石膏의 맹렬함만 알고 있으니, 누가 芍藥을 함께 넣으면 곧 石膏를 진실로 족히 꺼릴 것이 없음을 알겠는가? 다만 小靑龍湯에 石膏를 사용하는 것도 그 마땅함을 얻지 못하면 또한 禍와 해로움이 있으니, 다만 大靑龍이 제어되지 않아 횡행하는 것과는 같지 않을 따름이다.

又問大青龍既然過橫, 何不加入芍藥乎? 曰此又不可也. 邪在榮衛之間, 將趨入於陽明, 非大青龍之急用, 斷不能行雨以散熱. 若加入芍藥之酸收, 則風雲不能際會, 未免收斂有餘, 而優渥[46]不足. 此仲景夫子特制大青龍湯, 雨以沛之, 毋單尚涼風之習習也.

또 묻기를, 大靑龍이 이미 그토록 지나치게 횡행하는데, 어찌 芍藥을 더해 넣지 않습니까? 말하기를 이는 또한 불가하다. 邪가 榮衛의 사이에 있어서 장차 陽明으로 달려 들어가려고 할 때, 大靑龍을 급히 사용하지 않으면, 결코 비를 내려 熱을 흩을 수 없다. 만약 芍藥의 酸味로 수렴함을 더해 넣으면 곧 바람과 구름이 서로 만날 수 없어서, 수렴함은 남고 윤택하게 적시는 것이 부족하게 됨을 면치 못하게 된다. 이에 仲景선생께서 특별히 大靑龍湯을 만들어 비로써 넉넉히 적시게 한 것이니, 단순히 서늘한 바람이 습습하게 부는 것만 숭상하지는 말라.

46) 優渥 霑潤也.

25. 硫黃

硫黃, 味酸, 氣溫[47], 大熱, 有毒. 至陽之精, 入腎. 能化五金奇物, 壯興陽道, 益下焦虛冷, 元氣將絶者甚效. 禁止寒瀉[48](邪), 或脾胃衰微, 垂命欲死者立效. 堅筋骨, 去心腹癖, 卻腳膝冷疼, 仍除格拒之寒. 此物純陽, 專伏純陰之氣, 化魄生魂, 破邪歸正, 其功甚巨, 故有將軍之號.

硫黃은 酸하고, 氣溫하며, 大熱하고, 有毒하다. 至陽의 精으로 腎으로 들어간다. 五金과 기이한 물건을 변화시키고, 陽道를 굳세게 일으키고, 下焦虛冷을 보익하고, 元氣가 장차 끊어지려는 경우에 매우 효과가 있다. 寒邪를 막고, 혹 脾胃가 약해져 목숨이 경각에 달여 죽으려고 하는 경우에 바로 효과가 있다. 筋骨을 단단하게 하고, 心腹의 적취를 제거하고, 다리와 무릎의 冷疼을 없애니, 쫓아낸 寒을 거듭 제거함으로 인하는 것이다. 이 약물은 純陽으로, 오로지 純陰의 氣를 굴복시키고, 魄을 변화시키고 魂을 생하며, 邪를 깨뜨려 바르게 되돌리니 그 공이 심히 큰 까닭으로 장군의 호칭이 있는 것이다.

然而, 其性大熱, 用之不得其宜, 亦必禍生不測, 必須制伏始佳. 此物用寒水石制之大妙, 世人未知也, 硫黃十兩, 研爲末, 加入寒水石一兩, 亦研爲末, 和在一處, 以水化之, 寒水化而硫黃不化也, 候其水幹, 然後取出用之, 自無他患.

그러나 그 性이 大熱하여, 사용함에 그 마땅함을 얻지 못하면, 역시 반드시 재난이 생기는 것을 헤아릴 수 없으니, 반드시 모름지기 법제를 하여 제압해야 비로소 좋다. 이것은 寒水石을 사용하여 법제하는 것이 크게 신묘함을 세상 사람들이 알지 못한다. 硫黃 열 兩을 갈아서 가루로 만들어 寒水石 한 兩을 더 넣고 다시 갈아 가루로 만들어 한곳에 섞어 놓고 물로 녹이면, 寒水石은 녹는데 硫黃은 녹지 않는다. 그 물이 마르기를 기다린 연후에 함께 꺼내어 사용하면 자연히 다른 근심이 없다.

---

47) 溫 何本無.
48) 瀉 何本作 "邪".

或疑硫黃大熱, 寒水大涼, 取之相制, 似乎得宜, 然而用硫黃正取其純陽也, 以寒水制之, 陽不變爲陰乎? 不知寒水制硫黃, 非制其熱, 制其毒也. 去毒則硫黃性純, 但有功而無過, 可用之而得其宜也[49].

혹 의심하기를 硫黃은 大熱하고, 寒水石은 大涼하여 서로 제어함으로 취하면 마땅함을 얻을 것처럼 보이나, 硫黃을 사용하는 것은 바로 그 純陽을 취하는 것이니 寒水石으로써 그것을 제어하면 陽이 변하여 陰이 되지 않겠습니까? 寒水石이 硫黃을 제어하는 것이 그 熱을 제어하는 것이 아니라 그 毒을 제어하는 것임을 모르는 것이다. 毒을 제거하면 硫黃의 性이 純해져 단지 功만 있고 과실이 없으니 그것을 사용함에 그 마땅함을 얻을 수 있다.

26. 赤石脂

赤石脂, 味甘, 酸, 辛[50], 氣溫, 無毒. 入脾與大腸. 凡有潰瘡, 收口長肉甚驗. 能止血歸經, 養心氣, 澀精, 住瀉痢. 此亦止澀之藥, 內外科俱不可缺者也. 赤石脂, 稟土金之氣, 而色赤則象離火, 寒邪之下痢白積者, 似可澀之. 若大熱暴注滯下, 全是濕熱, 似宜祛暑祛積[51], 未可用此以止澀之也. 或問赤石脂酸澀之味, 過於收斂, 似不可輕用? 曰病有泄瀉太滑者, 非此不能止. 有不可不用之時, 亦不宜慎重而失之也.

赤石脂는 甘, 酸, 辛하며, 氣溫하고, 無毒하다. 脾와 大腸으로 들어간다. 무릇 瘡이 潰되었을 때, 瘡口를 수렴하고 새살을 기르는 데 매우 효험이 있다. 血을 그치게 하여 經으로 되돌리고, 心氣를 기르며, 精을 잡아주며 설사와 이질을 멈추게 할 수 있다. 이것은 또한 止澀의 약으로 내과와 외과 모두 없어서는 안 될 약이다. 赤石脂는 土金의 氣를 품고 있으며, 색이 붉으니 곧 離火를 형상하고 있어, 寒邪로 下痢하여 흰 설사가 쌓이는 경우에는 澀할 수

49) 此下何本有 "制其毒便制熱, 故妙. 若硫黃治疥等症, 則不必制用矣" 二十一字.
50) 辛 何本無.
51) 祛暑祛積 何本作 "去水除積".

있을 것 같다. 만약 大熱로 갑자기 쏟아져 내려 아래로 쌓이는 것은 모두 濕熱이니, 마땅히 暑를 제거하고 積을 제거해야 할 것 같으며, 이것을 사용하여서 止澀 할 수 없다. 혹 묻기를 赤石脂는 酸澀한 약물이므로, 지나치게 수렴하니 가볍게 쓸 수 없을 것 같다. 말하기를 병에 설사를 매우 滑하게 하는 경우에는, 이것이 아니면 그치게 할 수 없다. 쓰지 않을 수 없을 때가 있으나, 또한 마땅히 신중하지 아니하여 실수하는 것이다.

27. 寒水石

寒水石, 味辛, 甘, 氣寒, 無毒. 入胃經. 卻胃中大熱, 五臟伏熱亦可袪解, 並解巴豆, 丹石諸毒. 兼治傷寒勞複, 散積聚邪熱, 止煩悶喉痹. 消渴可除, 水腫可去. 此物存之以解熱 毒, 亦藥籠中不可少之味也. 或問寒水石解胃中之大熱, 是其功與石膏正復相同, 何以瀉胃中之熱用石膏, 而不用寒水石乎？ 曰寒水石雖解胃中大熱, 然不可與石膏並論. 寒水石卻胃中大熱, 但能下行, 而不能外散, 若石膏, 則內, 外, 上, 下無不可以瀉火也. ([批]寒水石至陰, 較石膏而更甚.)

寒水石은 辛, 甘하고, 氣寒하며 無毒하다. 胃經으로 들어간다. 胃中의 大熱을 없애고, 五臟에 잠복해 있는 열 또한 제거하여 풀어줄 수 있으며, 아울러 巴豆와 丹石의 여러 독을 풀어준다. 겸하여 傷寒勞複을 치료하며, 積聚邪熱을 흩고, 煩悶과 喉痹를 그치게 한다. 消渴을 제거할 수 있고, 水腫을 없앨 수 있다. 이 약물을 두어 熱毒을 풀어주니, 또한 약장 속에 적게 둘 수 없는 약물이다. 혹 묻기를 寒水石이 胃中의 大熱을 풀어주니, 이는 그 공이 石膏와 더불어 서로 같은데, 어찌하여 胃中의 熱을 瀉할 때 石膏를 사용하고, 寒水石을 쓰지 않는 것입니까? 말하기를 寒水石은 비록 胃中의 大熱을 풀어주지만, 石膏와 함께 논할 수 없다. 寒水石이 胃中大熱을 없애지만, 다만 능히 下行하고 밖으로 흩을 수 없으나, 만약 石膏의 경우에는 內, 外, 上, 下 에 瀉火하지 못함이 없다. ([批]寒水石은 至陰으로, 石膏와 비교하여 더 심하다)

或問寒水石同是解熱之藥, 而謂不可與石膏並論, 豈更有他義耶？ 曰寒水石可以瀉有餘之邪熱, 而不可瀉不足之虛熱, 此則與石膏同也. 更有與石膏異者, 石膏瀉濕熱, 而寒水石止可瀉燥熱耳. 故諸濕腫滿屬脾者, 最宜忌之也. 或問寒水石, 近人用之於藥中者絶少, 似亦可刪之品, 而先生收之, 何也? 曰燥症之不明於天下也, 久矣, 而潤燥之藥, 又幾無多味. 余獨存寒水石者, 所以救燥熱之病也.

혹 묻기를 寒水石은 오로지 解熱의 약인데, 이르기를 石膏와 함께 논할 수 없다고 하시니 다른 뜻이 있습니까? 말하기를 寒水石은 有餘한 邪熱을 瀉할 수 있고, 不足한 虛熱을 瀉하지 못하니 이는 곧 石膏와 더불어 같은 점이다. 다만 石膏와 더불어 다른 것이 있으니, 石膏는 濕熱을 瀉하고 寒水石은 단지 燥熱을 瀉할 수 있을 뿐이다. 따라서 모든 濕으로 붓고 그득한 것이 脾에 속하는 경우에는 가장 마땅히 삼가야 한다. 혹 묻기를 寒水石을 근래의 사람들이 약중에 사용하는 경우는 매우 적으니, 또한 빼버릴 수 있는 약물 같은데 선생께서 그것을 거두신 것은 어째서 입니까? 말하기를 燥症이 세상에 명확하지 않음이 오래 되었으며 潤燥하는 약도 또한 수가 많지 않다. 내가 홀로 寒水石을 남겨 둔 것은 燥熱의 병을 구하려는 것이다.

28. 石鍾乳

石鍾乳, 味甘, 氣溫, 無毒. 主咳逆上氣, 療脚弱冷疼, 安五臟, 百節皆通, 下乳汁, 九竅並利, 解舌[52]痹渴, 補下焦, 止遺精, 益氣強陰, 通聲明目, 久服育子. 亦須制伏, 方可入藥. 雷公之制自佳, 非研萬遍[53], 斷不可輕用.

石鍾乳는 甘하고 氣溫하며 無毒하다. 咳逆上氣를 主하며 다리에 힘이 없고 차갑고 아픈 것을 치료하며 五臟을 편안하게 하고 전신의 관절을 통하게 하며 下乳하고 九竅를 모두 원활히 하며 舌痺와 갈증을 해소하고 下焦를 補하며 遺精을 멈추게 하고 氣를 더하며 陰을 강하게

52) 舌 何本無.
53) 萬遍 何本作 "極細".

하고 목소리를 통하고 눈을 밝게 하며 오래 먹으면 아이를 낳게 한다. 또한 반드시 법제하여 누그러뜨린 후에야 바야흐로 약에 넣을 수 있다. 雷公의 제법이 진실로 훌륭하여 만번을 갈지 않고서 결코 가벼이 써서는 안된다.

鍾乳石專能化精. 凡人精少者, 最宜用之, 然亦必須用之於補藥中, 始能奏效, 否則亦徒然也. 或問鍾乳石得火有大毒, 先生謂入藥必須制伏, 經火耶? 不經火耶? 曰鍾乳石斷不可經火, 研極細末, 另用牡丹皮煮汁泡三日, 去汁用之最佳, 無毒而獲大益.

鍾乳石은 오로지 능히 化精한다. 무릇 사람에게 精이 적은 경우에 가장 마땅히 써야 비로소 효능이 있고 그렇지 않으면 소용이 없다. 혹 묻기를 鍾乳石이 火를 얻으면 大毒이 생기는데 선생께서 이르시길 약에 넣을 때 반드시 制伏한다 하시는데 불을 거칩니까 불을 거치지 않습니까? 말하기를 鍾乳石은 절대로 불을 거치지 않고 극히 잘게 갈아서 따로 牡丹皮 달인 물을 써서 삼일동안 담그고 즙을 제거하고 쓰면 가장 좋아 독이 없고 큰 이익을 얻는다.

或問鍾乳石以明亮者爲佳乎? 抑雜色者皆可用之乎? 曰用鍾乳石, 所以化精也. 化精自取明 亮者, 始能入腎. 其治諸病, 雖雜色亦可用也.

혹 묻기를 鍾乳石은 환하고 밝은 것이 좋습니까? 아니면 잡스런 색인 것도 모두 가히 쓸 수 있습니까? 말하기를 鍾乳石을 쓰는 것은 化精 하는 것이다. 化精 하는 것은 스스로 밝은 것을 취하여야 비로소 腎으로 들어갈 수 있다. 그것이 諸病을 치료하는 데는 비록 잡스런 색이라도 또한 가히 쓸 수 있다.

或問石鍾乳, 其氣剽疾, 令陽氣暴充, 飲食暴進, 世人未免恃之爲淫佚之資. 誰知精氣暗損, 石氣獨存, 孤陽轉肆, 益精之謂何. 李時珍戒人久嗜, 有益於世不淺, 而吾子不言及, 何也? 曰人有強弱之不同. 火衰之人, 必須服鍾乳以益精. 而火盛者, 不特不可久服, 而並且不可暫服也. 時珍備言之矣, 餘何必再宣哉.

혹 묻기를 石鍾乳는 그 기운이 날래고 빨라 陽氣로 하여금 사납게 채우게 하고 음식을 조급히 먹게 하여 세상 사람이 이것에 기대어 음란하고 방탕하게 노는 바탕이 됨을 면치 못한다. 精氣가 남모르게 손상되고 石氣가 홀로 남아 외로운 陽이 맴돌며 방자하는 것을 누가 알겠으며 어찌 益精한다 이르는가. 李時珍은 사람이 오래도록 탐하는 것을 경계하여 세상을 이롭게 함이 적지 않은데 선생께서 언급하지 않음은 어찌된 까닭입니까? 말하기를 사람에게는 강약의 같지 않음이 있다. 火가 쇠한 사람은 반드시 鍾乳를 복용하여서 益精해야 한다. 火가 盛한 사람은 오래 먹을 수 없을 뿐만 아니라 또한 짧게 먹지도 말아야 한다. 時珍이 예비하여 말하였으니 내가 어찌 다시 밝히겠는가.

29. 代赭石

代赭石, 味苦而甘, 氣寒, 無毒. 入少陽三焦及厥陰肝臟. 治女人赤白崩漏帶下, 暨難產胎衣不下, 療小兒疳疾瀉痢驚癇, 並尿血遺溺驚風, 入腹可愈. 經曰怯者, 驚也. 怯則氣浮, 重劑以鎮之, 代赭之重, 以鎮虛逆也. 孕婦忌服, 恐墮胎元. 此物有旋轉乾坤之力, 藥籠中以備急用, 斷難輕置.

代赭石은 苦, 甘하며 氣寒하고 無毒하다. 少陽三焦와 厥陰肝臟까지 들어간다. 부인의 赤白崩漏帶下와 난산과 분만 후 태반이 잘 나오지 않는 것, 소아의 疳疾 瀉痢 驚癇을 치료하며 겸하여 尿血, 遺溺, 驚風에 복용하여 치료할 수 있다. 내경에서 말하기를 怯은 驚이다. 怯하면 氣가 뜨게 되니 무거운 약으로 진정 시켜야 하는데 代赭石의 무거움이 虛逆함을 진정 시킬 수 있다. 임산부는 복용을 금하는데 墮胎시키기 때문이다. 이 물건은 음양의 힘을 돌게 하는데 약장에 급한 용도로 대비하여 두며 결코 가벼이 내버려두기 어렵다.

代赭石雖能旋轉逆氣, 然非旋複花助之, 亦不能成功, 二味必並用爲佳.

代赭石은 비록 逆氣를 돌아가게 하나 旋複花로 돕지 않으면 또한 그 공을 이루지 못하니 두 가지 약물을 반드시 겸하여 쓰는 것이 좋다.

或問代赭石體重以定逆, 何以能轉逆耶？ 曰代赭石非能轉逆也, 旋複花實能轉逆耳. 然則轉逆用旋複花足矣, 何以又用代赭石乎？ 不知旋複花雖能止逆, 而不能定逆. 用旋複花以轉其逆, 複用代赭石以定之, 則所轉之氣, 不至再變爲逆也.

혹 묻기를 代赭石은 體重함으로써 逆한 것을 바로잡는데 어찌 逆함을 돌리는 것입니까? 말하기를 代赭石은 逆한 것을 돌릴 수 없으며 실은 旋複花가 돌리는 것이다. 그렇다면 逆한 것을 돌리는 것은 旋複花를 쓰는 것으로 족한데 어찌 또 代赭石을 쓰겠습니까? 旋複花가 비록 능히 逆한 것을 멈추나 逆함을 바로잡지 못함을 모르는 것이다. 旋複花를 써서 그 逆함을 돌리고 또 代赭石을 써서 그것을 바로 잡으니 곧 돌아선 바의 氣가 다시 변해 逆하지 않는 것이다.

30. 滑石

滑石, 味甘, 氣大寒, 性沉重, 降也, 陰也, 無毒. 入足太陽. 利九竅, 津液頻生. 行六腑, 積滯不阻. 逐瘀血而解煩渴, 分水道以實大腸, 上氣降火, 實有奇功. 此藥功專滑利, 凡有火積在膀胱者, 非此不能除. 故夏月犯暑口渴者, 必須用之以解, 似乎滑石乃止渴之聖藥. 然而, 滑石非止渴之藥也, 藉其利膀胱而去濕熱耳. 夫濕熱積於膀胱, 則火必上升而作渴, 利其濕熱, 則火隨濕解, 而膀胱之氣化自行. 膀胱之氣化既行, 則肺氣清肅, 不生火而生陰, 而津液自潤矣. 此滑石所以利尿而止渴也. 然而渴症不同, 有內火而渴, 有外火而渴. 犯暑而渴者, 乃外來之火, 而濕鬱於膀胱也. 陰虛而渴, 乃內起之火, 而濕流於膀胱也. 倘亦用滑石以利其濕熱, 濕不能去, 而轉添其燥熱矣. 蓋外火可瀉, 而內火宜補, 未可概以滑石而輕利其濕也. 否則, 轉利轉虛, 益犯虛虛之戒, 不可不慎耳.

滑石은 甘하고 氣가 大寒하며 性은 沈重하며 내려가고, 陰이며, 無毒하다. 足太陽으로 들어간다. 九竅를 소통시키고, 津液을 급히 生한다. 六府로 행하여 積滯로 가로막힘이 없다. 瘀血을 물리치고 煩渴을 해소하며, 水道를 분별하여 大腸을 實하게하며, 上氣에서 火를 내리는데 실로 기묘한 효능이 있다. 이 藥의 작용은 오로지 滑利하니, 무릇 火가 膀胱에 쌓인 것이 있는 경우에 이것이 아니면 제거할 수 없다. 그러므로 여름에 暑邪가 침범하여 口渴이 있는 경우에 반드시 그것을 사용하여 해결할 수 있어서 마치 滑石이 곧 渴을 그치는 聖藥인 것 같다. 그러나 滑石은 渴을 그치는 藥이 아니니, 膀胱을 소통시키고 濕熱을 제거할 뿐이다. 무릇 濕熱이 膀胱에 쌓이면 곧 火가 반드시 위로 올라 渴을 이루니, 그 濕熱을 소통시키면 곧 火가 濕을 따라서 해결되며, 膀胱의 氣化가 스스로 行하게 된다. 膀胱의 氣化가 이미 行하게 되면 곧 肺氣가 淸肅하여 火를 生하지 않고 陰을 生하여 津液이 자연히 潤澤하게 될 것이다. 이것이 滑石이 利尿하고 止渴하는 까닭이다. 그러나 渴症은 같지 않으니, 內火로 渴한 것이 있고, 外火로 渴한 것이 있다. 暑邪가 침범하여 渴한 것은 곧 外來의 火로 膀胱에 濕이 鬱滯한 것이다. 陰虛하며 渴한 것은 곧 내부에서 일어난 火로 濕이 膀胱으로 모인 것이다. 오히려 滑石을 사용하여서 그러한 濕熱을 해소하려하면 濕은 제거되지 않고 도리어 그 燥熱을 더하게 된다. 무릇 외부에서 온 火는 瀉할 수 있고, 내부에서 발생한 火는 마땅히 補해야하니, 대개 滑石으로 가벼이 濕을 해소할 수는 없다. 그렇지 않으면, 도리어 利가 虛로 되어, 虛한 것을 더욱 虛하게 하는 지경에 이르게 되니, 조심하지 않으면 안 된다.

或疑滑石性急, 甘草性緩, 相合成散, 緩急得宜, 似乎瀉火至神, 消暑至易矣. 然而有瀉火而火愈增, 消暑而暑益熾者, 何也？ 夫天水, 六一, 本一方也. 然而此方只可瀉火之已燃, 而不能瀉火之未發, 能消暑之既盛, 而不能消暑之將殘. 蓋滑石有形之物, 安能瀉火於無形. 滑石甚重之物, 安能消暑於不重. 各有所長, 即各有所短耳.

혹 의심하기를, 滑石은 性이 急하고, 甘草는 性이 緩하여, 서로 합하여 散을 만들면, 緩急이 마땅함을 얻으니 마치 火를 瀉함이 지극히 신묘하며, 暑邪를 해소함에 지극히 쉬울 것 같습니다. 그러나 火를 瀉함에 火가 더욱 더함이 있고, 暑邪를 해소함에 暑邪가 더욱 熾盛함이 있는 것은 어떤 까닭입니까? 무릇 天水는 六一이니, 본래 한 方이다. 그러나 이 方은 단지 이미 불이 붙은 火를 瀉할 수 있으나, 아직 일어나지 않은 火는 瀉할 수 없으니, 暑邪가 이미 旺盛한 것은 해소할 수 있으나 暑邪가 곧 사그라드는 것은 해소할 수 없다. 대개 滑石은 有形의 사물로, 어찌 無形인 火를 瀉할 수 있겠는가. 滑石은 매우 무거운 사물인데, 어찌 무겁지 않은 暑邪를 해소할 수 있겠는가. 각각 뛰어남이 있으면 곧 각각 부족함이 있을 따름이다.

或疑滑石利水, 何以傷寒熱病亦用之, 而得解其邪? 蓋滑石性速, 最能逐邪從膀胱下泄, 猶恐過於迅速, 佐之以甘草之緩, 使其少遲於逐邪, 反能袪邪之盡出, 從小便而下泄, 水去而火亦去也. 或又問天水散逐邪最速, 何以上焦之邪偏去之遲耶? 曰滑石下行而不上行者也, 雖佐以甘草之緩, 止能少留於中焦, 而不能少留於上焦也. 上焦既不能留, 又何能逐邪哉? 或又問滑石既能利水, 則膀胱之邪必能迅逐之矣, 何以有時逐膀胱之邪, 反成脹滿迫急之病[54]乎? 曰此下焦之虛熱, 膀胱無水而強利之也. 夫膀胱有水, 則滑石利之可也, 無水而強利之, 不猶向無衣者而索衣, 無食者而索食乎, 其窘迫之狀爲何如哉. 蓋滑石只可瀉實火之邪水, 而不可瀉虛火之邪水也.

혹 의심하기를 滑石이 利水하는데 어찌 傷寒熱病에 또한 그것을 사용해서 그 邪를 해소하는 것입니까? 대개 滑石은 性이 빨라서, 邪를 몰아내어 膀胱을 따라서 아래로 배설하는데 매우 뛰어나지만, 오히려 과도하게 신속할까 두려워서, 甘草의 완만함으로서 그것을 도와 조금 느리게 邪를 몰아내도록 하고, 도리어 邪를 모두 소변을 따라서 아래로 배설되어 내보내 제거될 수 있게 하니, 水가 제거되면 火가 또한 제거된다. 혹 또한 묻기를 天水散은 邪를 몰아내는데 매우 빠른데, 어찌하여 上焦의 邪는 유독 제거하는데 늦는 것입니까? 말하기를 滑石은 아래로는 내려가나 위로 올라가지 않는다. 비록 甘草의 완만함으로 보좌하여도 단지 中焦에 조금 머무는 것에 그치며 上焦에는 조금도 머물 수 없다. 上焦에 이미 머물 수 없는데 또한 어찌 邪를 몰아낼 수 있겠는가? 혹 또한 묻기를 滑石은 이미 利水할 수 있다고 하셨으니, 곧 膀胱의 邪는 반드시 빠르게 몰아낼 수 있을 것입니다. 어찌 膀胱에 邪를 몰아낼 때에 도리어 脹滿하고 迫急한 病이 생기는 것입니까? 말하기를 이는 下焦의 虛熱이며, 膀胱에 水가 없는데 억지로

54) 病 何本作 "痛".

利水한 것이다. 무릇 膀胱에 水가 있으면 곧 滑石은 그것을 利水할 수 있다. 水가 없는데 억지로 利水하는 것은, 옷이 없는데 옷을 찾고, 먹을 것이 없는데 먹을 것을 찾는 것이니, 그 곤궁한 모습이 어찌 같지 않겠는가. 대개 滑石은 단지 實火의 邪水를 瀉할 수 있으나, 虛火의 邪水를 瀉할 수는 없다.

31. 樸硝 (芒硝, 皮硝, 玄明粉)

樸硝, 味苦, 辛, 鹹, 氣寒, 降也, 陰也, 有毒. 青白者佳, 黃赤殺人. 諸石藥毒能化, 六腑積聚堪袪. 潤燥糞, 推陳致新. 消癰腫, 排膿散毒, 卻天行疫痢, 破留血閉藏, 傷寒發狂, 停痰作痞. 凡有實熱, 悉可瀉除. 又善墮胎, 孕婦忌用. 芒硝, 即樸硝之再煎者. 消痰癖, 通月經延發[55], 漆瘡可敷, 難產子胞可下, 洗心肝[56]明目, 滌腸胃止疼, 經雲熱淫於內, 治以鹹寒, 佐以苦寒. 仲景夫子所以用大黃, 芒硝相須爲使也. 皮硝, 乃硝皮而出之者也. 只可用之以洗目, 則老眼可複明, 洗陰囊可以去濕, 洗痔瘡可以卻疼, 餘無可用. 玄明粉, 微[57]袪虛熱, 亦消老痰. 以上四味, 除皮硝乃外治之藥, 餘俱內治之藥也. 硝性最緊, 樸硝第一, 芒硝次之, 玄明粉又次之, 俱宜救急而不可救緩, 以之治實病則宜, 以之治虛病則失. 雖玄明粉能退虛熱, 似可治虛, 然亦只可暫治虛熱, 而不可久治虛熱[58]也.

樸硝는 苦, 辛, 鹹하며, 氣寒하고 降하며 陰이며 毒이 있다. 青白色이 좋으며 黃赤色은 사람을 죽인다. 여러 石藥의 毒은 化하여 六腑의 積聚를 제거할 수 있다. 마른 변을 원활하게 하여 묵은 것을 밀어내고 새로운 것이 이르도록 한다. 癰腫을 사그라뜨리고, 膿을 배출시키고 毒을 흩으며 天行疫痢를 물리치고, 留血이 藏을 막은 것과, 傷寒發狂 및 痰이 정체되어 痞가 된 것을 파괴한다. 무릇 實熱이 있으면 모두 瀉下하여 제거할 수 있다. 또한 墮胎하기 쉬우니

55) 月經延發 何本作 "經脈".
56) 洗心肝 何本無
57) 微 何本作 "能"
58) 熱 原作 "寒", 今據何本改.

임신한 여자에게는 사용을 금한다. 芒硝는 樸硝를 재차 탕전한 것이다. 痰癖을 사그라뜨리고 月經이 늦게 발생되는 것을 소통시키며, 옻독 오른 것에 붙일 수 있고, 難產에 태반을 내려줄 수 있으며 心肝을 씻어 눈을 밝게 하고, 腸胃를 씻어 疼痛을 그치게 하니 內經에서 이르길 熱이 안에서 넘쳐나면 鹹寒한 약으로 다스리고 苦寒한 약으로 보좌한다고 하였다. 仲景선생께서 이 때문에 大黃, 芒硝를 사용하여 相須로 쓴 것이다. 皮硝는 곧 硝를 껍질 벗겨낸 것이다. 다만 그것을 사용하여 눈을 씻을 수 있으니, 老眼이 다시 밝아질 수 있고, 陰囊을 씻으면 濕氣를 제거할 수 있으며 痔瘡을 씻으면 疼痛을 제거할 수 있으나 다른 것에는 사용할 수 없다. 玄明粉은 虛熱을 조금 제거하고 또한 老痰을 사그라뜨린다. 위의 네 가지 약재는 皮硝가 곧 外治의 약인 것을 제외하면 나머지는 모두 內治의 약이다. 硝의 性은 가장 緊하니 樸硝가 제일이요, 芒硝가 그 다음이며 玄明粉이 또한 그 다음이니 모두 急症을 구함이 마땅하고 緩症을 구할 수 없으며, 그것으로써 實病을 치료하는 것은 마땅하나 그것으로써 虛病을 치료하면 잃게 된다. 비록 玄明粉이 虛熱을 물리칠 수 있어서 虛症을 치료 할 수 있을 것 같지만, 또한 단지 잠깐 동안만 虛熱을 치료할 수 있으며, 오랫동안 虛熱을 치료할 수는 없다.

或疑樸硝不可用, 用芒硝以佐大黃, 似乎平善矣, 而用之不得當, 往往殺人. 不識單用大黃而不用硝石, 亦可乎? 曰大黃, 下藥也. 用大黃, 似可不用芒硝, 然而傷寒之邪傳在臟中, 常有一刻不可再停之勢. 大黃不得芒硝, 則其勢不速, 非好用芒硝也. 用芒硝以助其迅掃之機, 邪去而正始存, 安可徒用大黃而不用硝石哉.

혹 의심하기를 樸硝를 사용할 수 없는데 芒硝를 사용하여 大黃을 보조하는 것이 무난하여 별문제 없이 괜찮은 것 같습니다만 그것을 사용함에 마땅함을 얻지 못하면 종종 사람을 죽입니다. 大黃을 홀로 사용하고 硝石를 사용하지 않아도 또한 괜찮은지 모르겠습니다. 말하기를 大黃은 瀉下시키는 藥이다. 大黃을 사용하면 芒硝를 사용하지 않아도 좋을 것 같지만 傷寒의 邪氣가 轉變하여 臟 가운데 있으면 항상 一刻이라도 다시 머물게 할 수 없는 기세가 있게 된다. 大黃이 芒硝를 얻지 못하면 그 기세가 빠르지 않게 되니 이는 芒硝를 사용하는 것을 좋아하는 것이 아니다. 芒硝를 사용하여 大黃의 빠르게 쓸어내는 기능을 도우면 邪氣가 제거되고 正氣가 비로소 보존되니 어찌 한껏 大黃만 사용하고 硝石을 사용하지 않을 수 있겠는가.

或問芒硝佐大黃, 其勢更急, 使大黃迅逐趨下, 吾恐邪氣反不盡去也. 曰邪在上焦, 用藥宜緩 ; 邪在下焦, 用藥宜急. 腸中既有硬糞, 不迅逐趨下, 則譫語能定乎? 子疑芒硝佐大黃, 慮其勢甚急, 而余猶恐其不急, 致邪之不去也.

혹 묻기를 芒硝가 大黃을 보좌함에 그 기세가 더욱 急하여져 大黃으로 하여금 빠르게 쫓아 아래로 몰아내게 하니, 저는 邪氣가 오히려 모두 제거되지 않을까 두렵습니다. 말하기를 邪氣가 上焦에 있으면 약을 사용함에 마땅히 완만해야 하고 邪氣가 下焦에 있으면 약을 사용함에 마땅히 급해야 한다. 腸中에 이미 단단한 변이 있을 때 빠르게 쫓아 아래로 몰아내지 않으면 譫語가 진정될 수 있겠는가? 자네가 芒硝가 大黃을 보좌함을 의심하는 것은 그 세력이 심히 급함을 염려하는 것이나 나는 오히려 그것이 급하지 않아서 邪氣가 제거되지 않음에 이를까 걱정된다.

或問芒硝佐大黃, 不過助其急也, 豈別有義乎? 曰芒硝佐大黃, 亦能制大黃之猛. 蓋大黃性速, 而芒硝之性更緊於大黃. 大黃轉不敢恃其威, 而過於逐北, 反有彼此牽制之益, 故功成更神也.

혹 묻기를 芒硝가 大黃을 보좌함은 그 급함을 돕는 것에 불과하니 어찌 따로 다른 의미가 있겠습니까? 말하기를 芒硝는 大黃을 보좌하며 또한 大黃의 맹렬함을 더욱 제어할 수 있다. 대개 大黃의 性은 빠르나 芒硝의 性은 大黃보다 더욱 급박하다. 大黃이 더욱 감히 위세를 의지하여서 쫓아 내달리지 못하고 도리어 피차간에 견제하는 이익이 있으니 그러므로 공이 이루어짐이 더욱 신묘한 것이다.

或問芒硝佐大黃而成功, 豈不能佐大黃而致敗, 何子但言其功, 不言其過乎? 曰嗟乎. 孟賁, 烏獲之將, 驍勇絕倫, 用之不得其宜, 有不跋扈者乎. 唯是宜用而用之耳. 用之得宜, 則成功於掃蕩. 用之不得其宜, 則致敗於崩摧. 誰謂芒硝但有功而無過哉.

혹 묻기를 芒硝가 大黃을 보좌하여 功을 이룬다고 하는데 어찌 大黃을 보좌하지 못하면 실패함에 이르는지요. 어찌 선생께선 그 功을 단언하면서 그 허물은 말하지 않습니까? 말하기를 안타깝구나! 孟賁, 烏獲과 같은 장수가 날래고 용맹함이 월등하여도 그것을 사용함에 그 마땅함을 얻지 못하면 제멋대로 날뛰지 않는 경우가 있겠는가? 오직 이는 사용함이 마땅하여야 그것을 사용할 따름이다. 그것을 사용함에 마땅함을 얻으면 적을 소탕하는 공을 이룰 것이다. 그것을 사용함에 그 마땅함을 얻지 못하면 무너져 꺾여 패배함에 이른다. 누가 芒硝는 단지 功이 있고 허물은 없다고 말하겠는가!

32. 花蕊石

花蕊石, 治諸血證神效, 最化瘀[59]血, 以酒調服, 男女俱同. 止可酒調服一分, 瘀血即化爲黃水, 誠劫藥之至神, 化瘀[60]血之至捷也. 外調亦驗極, 金瘡口敷上即合. 產後血暈, 舐舌即安, 真有不可思議之妙. 故特存之以備急用也. 然用不可過二分, 多則反有害矣. 花蕊石最難制, 非研至無聲, 斷不可輕用. 蓋此物愈細愈妙. 若無瘀血停滯於腹者, 不可服. 不由內傷血凝, 胸膈作痛如一片橫住者, 以致火炎血溢, 因而吐血者, 亦不可輕用之以內治也.

花蕊石은 모든 血證을 치료하는데 신효하고, 瘀血을 가장 잘 변화시키니, 술에 타서 복용하는 것은 남녀가 모두 같다. 단지, 술에 타서 一分만 복용하여도 瘀血이 곧 변화하여 黃水가 되니, 진실로 劫藥의 至神으로 瘀血을 변화시키는 것이 매우 민첩하다. 외용하여도 또한 효험이 지극하니, 金瘡口 위에 바르면 바로 아문다. 출산 후 血暈이 생겼을 때 혀로 핥으면 곧 편안해지니 참으로 불가사의한 오묘함이 있다. 그러므로 특별히 그것을 준비해 두어 급한 경우를 대비하여 사용하는 것이다. 그러나 사용함에 二分을 넘으면 안 되니, 많으면 도리어 해가 있을 것이다. 花蕊石은 가장 법제하기 어려우니, 소리가 나지 않을 때까지 곱게

59) 瘀 原無, 今據何本補.
60) 瘀 原無, 今據何本補.

갈지 않으면 결코 가벼이 사용할 수 없다. 대개 이 약물은 가늘면 가늘수록 더욱 묘하다. 만약 瘀血이 복부에 정체됨이 없는 경우에는 복용할 수 없다. 內傷으로 血이 응체되어 胸膈에 痛症이 나타나는 것이 마치 한 조각이 가로로 놓여 있는 것과 같은 경우로 말미암아 火가 타올라 혈이 끓어 넘침으로 인하여 吐血하는 경우에 이르지 않을 때는 또한 그것을 가볍게 사용하여서 內治할 수 없다.

33. 礬石

礬石, 味酸, 氣寒, 無毒. 去鼻竅之肉, 除骨髓之熱, 劫喉痹, 止目痛, 禁便瀉, 塞齒疼. 洗脫肛而澀腸, 敷膿瘡而收水, 吐風痰而通竅, 平癰腫而護膜. 外治甚效, 而內治亦神, 然可暫而不可常者也.

礬石은 酸하고, 氣寒하며, 無毒하다. 贅肉(콧속의 군살)을 없애고, 骨髓의 熱을 제거하며, 喉痹를 없애고, 눈의 통증을 그치며, 설사를 멈추고, 齒疼을 막고, 탈항된 것을 씻으면 腸을 수렴하고, 고름이 나오는 부스럼에 바르면 진물을 수렴하고, 風痰을 토하게 하여 기도를 소통시키고, 癰腫을 치료하여 膜을 보호한다. 外治에 효과가 크고, 內治에도 신효하지만 잠깐씩 먹는 것은 괜찮으나 常服할 수는 없다.

或疑礬石味酸, 宜斂毒而不宜化毒, 何以癰瘍之症用之, 毒易化耶? 不知礬石之化毒, 正在味酸. 礬石, 有形之物也, 然入之湯藥之中, 則有形化無形矣. 存酸之味於散之中, 即行散於酸之內, 既消毒而又不散氣, 此功效之所以更神也.

혹 의심하기를 礬石은 味酸해서 毒을 수렴하는 것에는 마땅하고, 毒을 풀어주는 것에는 마땅하지 않은데 무엇 때문에 癰瘍의 증세에 그것을 사용하면 毒이 쉽게 풀어지는 것입니까? 이는 礬石이 毒을 풀어주는 것이 바로 味酸에 있음을 모르는 것이다. 礬石은 有形의 물체이지만,

湯藥의 가운데 그것을 넣으면 有形이 변하여 無形이 된다. 흩어주는 처방 속에 味酸한 약재를 두면 味酸 안에서 흩는 작용을 수행하게 되어 毒을 없애고 또한 氣를 흩트리지 않으니, 이에 공효가 더욱 신묘하게 되는 것이다.

或問岐伯有云久服礬石, 必傷人骨. 有之乎？ 曰礬性最急而且燥, 能劫水, 故不利骨與齒耳, 蓋齒亦骨之餘也. 腎水虛者, 斷不可輕用, 恐已耗而又耗也.

혹 묻기를 岐伯께서 이르시기를 礬石을 오래 복용하면 반드시 사람의 뼈를 상한다고 하셨으니 사실입니까? 말하기를 礬의 성질은 가장 급하고 또한 燥하여 水를 빼앗을 수 있어서 骨과 齒에 이롭지 않을 따름이니, 대개 齒 또한 骨의 나머지인 것이다. 腎水가 虛한 경우에는 결단코 가볍게 쓸 수 없으니, 이미 손상된 것이 또 손상될까봐 두렵기 때문이다.

34. 磁石

磁石, 味苦, 鹹, 無毒. 一云平甘, 溫澀. 乃鐵之母也. 火煆七次, 醋淬七次, 研細, 水飛過始可用. 專殺鐵毒, 除大熱煩滿, 去周[61]痹酸疼. 綿裹治耳聾, 藥和點目瞖. 強骨益腎臟, 通骨節, 消癧疽, 逐驚癇風邪, 祛頸核喉痛. 煉水旋飲, 令人有娠. 若誤吞針入喉, 急取系線服下, 引上牽出其針, 殊效. 此物體重, 乃去怯之劑也. 藥籠中亦不可缺, 故存之.

磁石은 苦, 鹹하며 無毒하다. 일설에 따르면 성질이 平하고 甘하며 溫澀하다고 한다. 곧 鐵의 어머니이다. 불에 굽기를 7차례, 醋에 담금질을 7차례하여 미세하게 갈아 水飛를 거쳐야 비로소 쓸 수 있다. 오로지 鐵의 毒을 죽이고, 大熱로 煩滿한 것을 없애고, 온 몸이 저리고 시큰하고 아픈 것을 없앤다. 면 보자기에 넣어 둘러싸면 耳聾을 치료하고, 약에 섞어 눈에 점적한다. 뼈를 강하게 하고, 腎臟을 보익하며 뼈와 마디를 소통시키고 癧疽를 없애며 驚癇의

61) 周 何本作 "痼".

風邪를 몰아내고, 頸核과 喉痛을 없앤다. 담금질한 물을 마시면 사람이 임신하게 된다. 만약 針을 잘못 삼켜 목에 들어가면 급히 자석을 취하여 실로 연결하여 삼켰다가 위로 당기면 그 針을 끌고 나오는데 매우 효과가 있다. 이 약물은 그 체가 무거우니, 곧 怯을 없애는 약제이다. 약장 속에 또한 빠뜨릴 수 없으니 남겨두어야 한다.

磁石能治喉痛者, 以喉乃足少陽, 少陰二經之虛火上沖也. 磁石鹹以入腎, 其性鎮墜而下吸, 則火易歸原矣. 火歸於下, 而上痛自失. 夫腎乃至陰寒水之臟, 磁石色黑而入水, 故能益腎而堅骨, 生精而開竅, 閉氣而固泄也.

磁石이 喉痛을 치료 할 수 있는 것은 喉가 곧 足少陽, 少陰二經의 虛火가 上沖하는 곳이기 때문이다. 磁石은 鹹해서 腎으로 들어가며 그 성질이 아래로 누르고 떨어뜨리니 들이마시면, 火가 쉽게 근원으로 돌아갈 것이다. 火가 아래로 돌아가면 상부의 통증은 자연히 소실된다. 무릇 腎은 곧 至陰寒水의 臟인데, 磁石은 색이 검고 水에 들어가므로 腎을 보익하고 骨을 견고히 하며, 精을 生하고 開竅하며, 氣를 막고 새는 것을 굳게 할 수 있다.

35. 鉛(鉛霜, 黃丹, 自然銅)

鉛, 味甘, 無毒.稟北方壬癸陰極之精, 性懦而滑, 色黑而緇[62]. 鎮心安神, 主鬼疰癭瘤, 止反胃嘔吐.蛇蠍傷毒, 炙熨亦良.

鉛은 甘하며 無毒하다. 北方의 壬癸, 陰極의 精을 타고 나서 부드럽고 매끈한 성질이 있으며, 색깔은 검다. 심신을 안정시키고 鬼疰와 癭瘤를 다스리며 反胃와 嘔吐를 그치게 한다. 뱀과 전갈의 독에 상처를 입었을 때, 따뜻하게 해서 찜질하면 또한 좋은 효과가 있다.

62) 緇 音資, 黑色.

鉛霜, 止驚怪嘔逆, 解酒毒, 消痰, 療胸膈煩悶, 逐中風痰實[63].

鉛霜은 매우 심한 嘔逆을 멎게 하고 酒毒을 풀며 담을 없애고, 가슴이 답답한 것을 치료하며, 中風痰實을 쫓는다.

黃丹, 膏敷金瘡, 生長肌肉住痛. 入藥治癎疾, 收斂神氣, 鎭驚除毒熱, 止反胃吐逆.

黃丹은 膏로 만들어 쇠붙이로 입은 상처에 붙이면 肌肉을 자라게 하고 통증을 멈춘다. 약에 넣으면 간질을 치료하고, 神氣를 수렴하며, 놀란 것을 진정시키고 毒熱을 제거하며, 反胃, 吐逆을 그치게 한다.

自然銅, 亦鉛之類, 未煉礦者也. 火醋淬, 硏細末.治跌損, 接骨續筋, 療折傷, 散血止痛. 熱酒調服, 立建奇功.若非成, 切勿誤服.

自然銅은 鉛과 비슷한 종류이지만, 광물을 제련하지 않은 것이다. 벌겋게 달구어 식초에 담금질하여 가루를 낸다. 넘어져서 다친 것을 치료하고, 뼈를 붙이고 근육을 이으며, 부러진 상처를 고치고, 피를 흩뜨려 통증을 그치게 하며, 뜨거운 술과 함께 복용하면 건강을 회복하는 데 효과가 매우 좋다. 만약 효과가 나타나지 않는다면, 적절한 약제임에 불구하고 그릇되게 복용한 것이다.

以上四種, 用之得宜, 俱可活人, 用之失宜, 均能殺人. 蓋鉛性至寒, 非大熱,實熱之病不可用. 鉛霜更甚於鉛, 尤宜愼用. 黃丹力輕於鉛, 然外科可以多用, 而內治亦不宜多用也. 自然銅, 乃治折傷之神藥, 然而老弱之人, 亦宜少用. 蓋老人孤陽而少精, 弱人氣虛而少血. 跌損之病, 雖尙接續, 然必以生地[64], 當歸,川芎,牛膝之類爲君臣, 少加自然銅爲佐使, 則取效旣捷, 而精血

63) 實 何本作"喘".

64) 生地 何本無.

又複不傷. 倘止投自然銅, 以求速效, 絕不加入補血,補精之味, 則火之物, 其性大燥, 以燥助燥, 必生大熱, 況又是老弱之人, 何能勝此乎? 骨雖接續, 而變病即生, 其禍有不可勝狀者矣.

이상 네 가지 약은 사용을 적절히 하면 모두 사람을 살릴 수 있지만, 적절히 사용하지 못할 경우에는 또한 능히 사람을 죽일 수도 있다. 대개 鉛은 성질이 지극히 차서, 매우 뜨거운 것은 아니지만, 實熱인 病에 사용해서는 안 된다. 鉛霜은 鉛보다 더 심하므로, 더욱 신중하게 사용해야 한다. 黃丹은 성질이 鉛보다는 가볍지만, 외과적으로는 多用이 가능하나 내과적으로는 多用해서는 안 된다. 自然銅은 부러진 상처에 매우 좋은 약이기는 하지만, 노약자에게는 조금만 사용해야 한다. 대개 노인은 孤陽으로 精이 적으며, 약자는 氣가 虛하고 血이 적기 때문이다. 넘어져서 다친 병에는 모름지기 이어 붙어야 하는 것이기는 하지만, 반드시 生地, 當歸, 川芎, 牛膝의 종류를 君臣으로 삼고, 自然銅을 약간 첨가해서 佐使로 삼아야지만 곧 효과가 빠르면서 또한 精血도 상하지 않을 것이다. 만약 단지 自然銅만을 써서 빠른 효과를 보고자 하여 補血, 補精하는 약을 전혀 넣지 않을 경우, 火의 성질을 지닌 약은 그 성질이 또한 매우 燥한데, 燥로써 燥를 돕게 되면 반드시 大熱을 발생시키게 될 터이니, 하물며 그것이 노약자인 경우에는 어찌 능히 이를 이길 수 있겠는가? 뼈가 비록 이어 붙는다 할지라도 부작용이 곧 나타날 것이니, 그 재앙은 이겨낼 수 없을 것이다.

或問繆仲醇疏黑鉛謂"天一生水, 中含生氣, 爲萬物之先, 金丹之母, 八石之祖, 五金之寶. 壬金爲清, 癸水爲濁. 清爲陽氣, 濁爲陰質. 陽氣爲生[65], 陰質有毒. 範以法象, 招攝陰陽, 烹煉得宜, 是成丹藥, 餌之仙去"等語, 是黑鉛煉服, 果可羽化乎? 嗟乎! 此繆仲醇誤讀丹經, 私臆而妄注也. 夫黑鉛性沉, 鎮墜陽氣, 使火入陰分, 或治陽氣垂絕, 陰陽將離等症, 實有奇功. 欲其換骨出神, 飛霄沖漢, 烏可得哉.([批]天元服食, 實有此理, 未可盡非也.)

혹 묻기를 繆仲醇이 黑鉛을 두고 이르기를 "天一生水로 가운데 生氣를 머금고 있으니, 만물의 처음, 金丹의 어머니, 八石의 할아버지, 五金의 보배이다. 壬金은 맑음이 되고, 癸水는

65) 生 原作 "水", 今据何本改.

탁함이 된다. 맑음은 陽氣가 되고, 탁함은 陰質이 된다. 陽氣는 生이 되고, 陰質은 독이 있다. 法象을 본받아 陰陽의 조화를 구하고 제련을 적절히 하면 이로써 丹藥을 만들 수 있으니, 이를 먹으면 날 수 있다"는 등의 말을 했는데, 이는 黑鉛을 제련해서 복용하면, 정말 날아 갈 수 있다는 것입니까? 애석하구나! 이는 繆仲醇이 丹經을 잘못 해석해서 사사로이 억측하여 주를 잘못 단 것이다. 무릇 黑鉛은 성질이 沉하고 陽氣를 진정시켜 火로 하여금 陰分으로 들어가게 하니, 陽氣가 끊어졌거나 陰陽이 장차 분리될 병증 등을 간혹 치료하는데 실제로 기이한 효과가 있다. 환골하여 신선이 되어 하늘을 높이 날고자 한다면 이것이 어찌 가능하겠는가.

(〔批〕天元服食에 실제로 이런 이론이 있으니, 모두 다 아니라고 할 수는 없다.)

36. 鹽[66]

鹽有五色之異, 惟青鹽尤佳. 味鹹, 氣寒, 無毒. 堪洗下部慝瘡, 能吐中焦痰癖, 蘇心腹卒痛, 塞齒縫來紅[67], 驅蚯蚓毒傷, 殺鬼蠱邪疰. 少用, 接藥入腎 ; 過多, 動咳傷金. 走[68]血損筋, 黑膚失色. 水腫宜忌, 咳嗽須禁矣.

鹽은 五色의 차이가 있는데, 青鹽이 유독 좋다. 鹹하며, 氣寒하고, 無毒하다. 하부의 慝瘡을 닦아낼 수 있으며, 中焦의 痰癖을 토해내도록 할 수 있고, 心腹이 갑자기 아픈 환자를 소생시킬 수 있고, 치아의 틈새를 채워 붉은 빛이 돌아오도록 하고, 蚯蚓에 물린 毒瘡을 물리치며, 鬼蠱와 邪疰를 죽인다. 조금 사용하면, 藥과 함께 腎에 들어가지만 ; 과하게 사용하면, 咳嗽를 動하여 金을 상하게 하고 血을 달리게 하며, 筋을 손상시키고, 피부를 검게 하고 색을 잃게 한다. 水腫이 있으면 마땅히 피해야 하며, 咳嗽가 있으면 반드시 禁해야 할 것이다.

---

66) 此下何本有 "青鹽" 二子.
67) 塞齒縫來紅 何本作 "塞溺血吐血".
68) 走 原作 "定", 今據淸抄乙本及何本改.

青鹽益氣[69], 去氣蟲, 明目, 卻目疼, 止吐血, 堅筋骨, 尤勝各鹽. 尤能益人, 以鹹走腎也. 況鹽能軟堅, 故又補而兼攻. 腎有補而無瀉, 故腎虛者不忌鹽. 然水腫之人, 亦腎虛也, 何以忌鹽乎, 似乎鹽亦瀉腎也. 不知水腫之病, 乃土克水也. 土克水, 惟宜惡土, 而何以惡水. 水, 陰物也. 土, 亦陰物也. 鹽補腎必補陰, 故走腎而必兼走脾. 水腫之病, 乃陰虛之至也. 鹽補腎, 自然直入於腎. 然而脾亦欲得鹽以相資, 鹽不得已欲分味以與脾, 而腎又不肯與脾也. 於是, 腎與脾相戰, 而水症不能愈, 即愈者, 必且重發而不可救, 以脾之益怒而不可解也. 然則水腫之忌鹽, 非鹽之瀉腎亦明矣. ([批]此段議論, 前人未言.)

青鹽은 益氣하고, 氣蟲을 제거하며, 눈을 밝게 하고, 눈의 통증을 없애고, 吐血을 그치게 하고, 筋骨을 강하게 하는 것이 또한 다른 鹽보다 우수하다. 鹹味는 腎으로 달려감으로써 사람을 補益할 수 있다. 더욱이 鹽은 軟堅할 수 있으니, 또한 補와 겸하여 攻한다. 腎은 補함은 있으나 瀉함은 없으므로, 腎虛한 경우 鹽을 꺼리지는 않는다. 그런데 水腫이 있는 사람은 또한 腎虛한 것인데 어찌하여 鹽을 피해야 합니까? 마치 鹽이 또한 腎을 瀉하는 것 같습니다. 이는 水腫이란 병이 곧 土克水한 것임을 모르는 것이다. 土克水는 오직 惡土하여야 하며, 어찌 惡水하겠는가. 水는 陰物이다. 土는 또한 陰物이다. 鹽은 腎을 보하고, 반드시 陰을 보하니, 따라서 腎으로 달려가며 반드시 겸하여 脾로 달려간다. 水腫이란 병은 곧 陰虛가 지극한 것이다. 鹽이 腎을 補하면 자연히 바로 腎으로 들어간다. 그러나 脾역시 鹽을 얻으려하여 서로 도움을 주어, 鹽은 부득이하게 味가 나뉘어 脾에 나눠주게 되지만, 腎은 또한 脾를 함께 받아들일 수 없다. 이리하여, 腎과 脾는 서로 다투어, 水症이 나을 수 없게 되고, 나아도 반드시 또다시 발생하여 구할 수가 없으니, 脾가 더욱 怒하게되어 해결할 수 없게 된다. 그러하므로 水腫에 鹽을 피하는 것은, 鹽이 腎을 瀉해서 그렇지 않다는 것 또한 명확한 것이다.

或問《內經》有雲鹽走血, 血病無多食鹽, 多食則脈凝泣而色變. 鹽非鹹乎. 吾子何以未言也? 曰人生斯世, 不能舍五味而資生. 不食鹽, 安能增益腎水乎. 況吐血, 衄血, 便血之後, 所虧者, 正鹹之味也. 使禁之而不食鹹, 又將何物以助其生血, 生精乎. 然則《內經》之言不足盡信

69) 此下何本有"淸熱"二子.

乎? 亦非也. 蓋《內經》言其常, 而餘言其變. 況《內經》亦止教人無多食鹹, 非教人盡忌夫鹽也. 今世醫人, 一見血症, 毋論其虛實初久, 一概禁人不得食鹽, 與水腫禁鹽相同, 往往人益病而血愈多. 此過忌鹽之失, 予所以因問而增入之, 原人勿固執《內經》以治血症也.

혹 묻기를 《內經》에서 말하기를 鹽은 血을 달리게 하여, 血病에는 鹽을 많이 먹어서는 안 되며, 많이 먹으면 脈이 엉기고 색이 변한다고 하였습니다. 鹽은 鹹味가 아닙니까? 선생께서는 어찌 말씀하지 않으십니까? 말하기를 사람이 이 세상을 살아감에, 五味를 버리고서는 살아갈 수가 없다. 鹽을 먹지 않으면 어찌 腎水를 거듭 補益할 수 있겠는가. 하물며 吐血, 衄血, 便血의 후에, 모자란 바가 바로 鹹이라는 味이다. 그런데 그것을 禁하게하고 鹹味를 먹지 않으면, 또한 장차 어떤 물질이 도와서 生血, 生精을 하겠는가. 그렇다면 《內經》에서 말한 것을 다 믿기가 부족하다는 말씀이십니까? 또한 그렇지 않다. 대개 《內經》은 그 법칙을 이야기하나, 그 나머지 변화는 이야기하지 않았다. 하물며, 《內經》에서 사람에게 鹹味를 많이 먹지 말라고 한 것은, 사람들이 모두 鹽을 꺼려야 한다는 것이 아니다. 지금의 의사들은 한번 血症을 보면, 그 虛實과 初久를 막론하고 모두 鹽을 먹지 못하도록 禁하고 水腫과 마찬가지로 鹽을 금하니, 때때로 병을 키우고 血症이 더욱 심해지는 경우가 많다. 이는 과도하게 鹽을 피한 과실로서, 내가 의문을 품고 그것을 더욱 파고든 까닭은 본래 사람들은 《內經》에 구애받지 않고 血症을 치료하였기 때문이다.

37. 虎骨(虎睛, 虎肉, 虎脂)

虎骨, 味辛, 氣微熱, 無毒, 諸骨皆可用, 而脛骨最良. 治風痹, 補膝酸, 殺邪疰, 止上焦 驚悸.

虎骨은 辛, 微熱, 無毒하고 모든 뼈를 다 사용할 수 있지만, 정강이뼈가 최고로 좋다. 風痹를 치료하고 무릎이 신 것을 보하며, 邪疰를 없애고, 上焦의 驚悸를 그치게 한다.

虎睛，能定魂魄.

虎睛은 혼백을 안정시킨다.

虎肉，益力，止嘔惡尤靈.

虎肉은 힘을 보태고, 嘔惡를 그치게 하는 데 뛰어나다.

虎脂，塗發即生，不必豹脂也.

虎脂는 바르면 곧 生하니, 豹脂가 아니어도 지장이 없다.

按虎骨皆能去風健步，不必皆脛骨也. 然而必用脛骨始佳，非因其去風健步也，蓋虎乃至陰之精[70)]，最能補肺金而生氣力. 虎屬金，而肺亦屬金，同氣相感，補肺實有至理. 用虎骨於補陰之中，原能生精添髓，而脛骨尤奇者，虎之全力藏於脛，尤得金之剛氣也.

虎骨은 모두 능히 去風健步할 수 있어서 항상 정강이뼈를 사용할 필요는 없다는 의견도 있다. 하지만 반드시 정강이뼈를 사용해야 비로소 가장 좋은 효과를 내는 것은 그것이 去風健步하는 것 때문만이 아니라, 대개 호랑이는 至陰之精이므로 肺金을 보하고 氣力을 만드는 데 제일 좋기 때문이다. 호랑이는 金에 속하고, 肺 또한 金에 속하여 同氣相感이므로 補肺한다는 것에 실제로 지극한 의미가 있다. 虎骨을 補陰하는 약 중에 넣으면 원래 精을 만들고 髓를 더할 수 있는데 정강이뼈를 넣으면 더욱 좋은 것은 호랑이의 모든 힘이 정강이에 감추어져 있어서 金의 강인한 기운을 더욱 잘 얻을 수 있기 때문이다.

或疑虎骨非健筋骨之藥，不若用虎睛之能定魂魄也. 夫虎骨健骨而不健筋，虎睛定魄而不

70) 虎乃至陰之精 何本作 "虎骨乃骨之精".

定魂, 未可混言之也. 蓋虎之力出於骨, 以健骨補人之弱骨何疑. 虎屬金, 人魄亦屬金, 以金氣定金氣, 又何疑耶. 唯是虎之二物, 單用則全然不效, 必須用之於補氣,補精之中, 始能 收功, 非虎骨不能健骨, 而虎睛不能定魄也.

혹 의심하기를 虎骨은 筋骨을 보하는 약이 아니니, 虎睛을 사용해서 魂魄을 안정시키는 것만 못하지 않습니까. 무릇 虎骨은 骨을 보하지만, 筋을 보하는 것은 아니고, 虎睛은 魄을 안정시키지만 魂을 안정시키는 것은 아니니, 그 두 가지를 혼동해서 말할 수는 없다. 무릇 호랑이의 힘은 뼈에서 나오니, 이를 사용해서 뼈를 건강하게 하고 사람의 약골을 보한다는 것을 어찌 의심하리오. 호랑이는 金에 속하고 사람의 魄 역시 金에 속하니 金으로써 金氣를 안정시킨다는 것을 또한 어찌 의심하리오. 다만 이는 호랑이에서 나온 두 가지 약물일 뿐이니, 홀로 사용하면 전혀 효과가 없고 반드시 이를 補氣,補精하는 약 중에 함께 사용해야 비로소 효과를 거둘 수 있는 것이지, 虎骨이 골을 보할 수 없고, 虎睛이 백을 안정시킬 수 없는 것이 아니다.

尙有虎肚烹制爲君, 治噎如神, 屢試方備載.

일찍이 虎肚를 烹制하여 君으로 삼아 噎을 치료하는 데 매우 효과가 있었으므로 여러 번 시험하여 처방을 갖추어 실는다.

靑皮, 陳皮, 白朮[71], 香附, 南星, 半夏, 砂仁, 大腹皮, 五靈脂, 厚朴, 白茯苓, 蘇子, 白芥子[72],皂角末, 神曲, 川芎, 枳殼, 石膏, 當歸身, 麥門冬, 桑白皮, 桔梗, 木香, 以上各一兩, 沉香, 柴胡,藿香, 五味子各五錢, 丁香, 蒼朮 各三錢, 黃連二錢, 檳榔一個, 共硏末. 先用鮮虎肚一個, 去內垢, 不入水, 老陳酒洗淨, 好米酒糟浸三日, 去糟, 將虎肚入新瓦上下兩片合定, 用緩火焙乾. 和前藥末, 同杵數千[73]極, 神曲糊爲丸, 如梧桐子大. 每服用三十丸,

71) 白朮 何本無.
72) 芥子 何本無.
73) 千 何本作"百".

用蘿蔔子五分[74], 麥芽五分, 同煎湯送下. 此方即名虎肚丸, 專治噎病並翻胃[75]. 諸藥大都行氣, 未免過於迅利, 然而, 噎食由痰固胸膈, 非此不開. 妙在每服只用三十丸爲度, 數甚少, 取其開關神速, 而又不損傷元氣. 所謂有斯病, 服此藥也. 如服後噎病痊, 可即宜改服大補氣血之藥, 而切不可仍服此丸. 是方得自閩中司理葉公, 葉有威[76]衰老病噎, 人言虎肚丸可療, 制服隨愈, 因刻方傳送, 列敘其故. 余兄弟初成此丸時, 業師母虞久噎, 服之尋愈. 其鄰嫗四十餘喪子成噎氣, 與之病已, 且孕生一子. 後余媪亦患此症, 而藥已盡, 偶三伏曝書, 於帽藥中檢丸可兩許, 與服至半, 遂痊. 余家孟制施此丸三十年, 無不神效. 敢附玆論, 以垂永久焉. (金孝芑識.)

靑皮, 陳皮, 白朮, 香附, 南星, 半夏, 砂仁, 大腹皮, 五靈脂, 厚朴, 白茯苓, 蘇子, 白芥子, 皂角末, 神曲, 川芎, 枳殼, 石膏, 當歸身, 麥門冬, 桑白皮, 桔梗, 木香 각 1냥, 沉香, 柴胡, 藿香,五味子 각 5돈, 丁香,蒼朮 각 3돈, 黃連 2돈, 檳榔 1개를 함께 가루 낸다. 먼저 신선한 虎肚 1개를 사용해서 안쪽의 때를 없애는데, 물에 넣지 않고 오래 묵은 술을 사용해서 씻으며, 품질이 좋은 쌀로 만든 술의 찌꺼기에 3일 간 담가두었다가 찌꺼기를 제거한다. 그리고 위와 아래에 새 기와 두 개를 맞대어 준비한 것에 虎肚를 끼워 넣고 약한 불에 굽는다. 앞에서 말한 가루 낸 약과 합해서 함께 수천 번 찧어서 神曲으로 풀을 쑤어 환을 만드는데 梧桐의 씨 크기로 한다. 매번 30환을 蘿蔔子, 麥芽 각 5푼을 함께 전탕한 것과 함께 삼킨다. 이 처방이 곧 이름하야 虎肚丸인데 오로지 噎病과 翻胃를 치료한다. 모든 약이 큰 무리로써 行氣시키므로 너무 급히 통하게 함을 면하기 어렵지만, 그렇더라도 담이 흉격에 굳어서 생긴 噎食은 이 약이 아니면 막힌 것을 뚫을 수 없다. 신묘함은 매번 단지 30환만을 사용하는 것이 원칙이라는 것에 있는데, 개수가 매우 적어서 그 막힌 것을 뚫는 효과는 매우 빠르면서도 원기는 손상시키지 않는다. 이른바 이런 병에는 이 약을 복용하라. 약을 복용 후 噎病이 나으면, 氣血을 크게 보하는 약을 다시 복용하는 것이 마땅하며, 절대로 이 환을 거듭 복용해서는 안 된다. 이 처방은 閩 지방(福建省 지역)의 司理인 葉公으로부터 얻었는데, 葉이 噎病을 앓는 쇠약한 노인이 있어,

74) 五分 何本無.
75) 翻胃 何本作 "胃病".
76) 威 何本作 "盛".

사람들이 虎肚丸으로 치료할 수 있다고 말하는 것을 듣고 만들어 복용시켰더니 곧 나았기에, 방을 새겨 전송하여 널리 알렸던 것이다. 나는 형제가 처음 이 환을 만들었을 때, 스승의 부인이 오랜 噎을 앓다가 그것을 먹고 낫는 것을 보았다. 그 이웃에는 40이 넘은 여자가 아들을 잃고 噎이 생겼는데, 그 약을 줬더니 병이 나았고, 또한 아들 하나를 다시 낳았다. 이후에 나의 할머니 역시 이 병을 앓았는데 약은 다 쓰고 없었는데 우연히 삼복에 책을 볕에 말릴 때, 뚜껑에 있는 약중에 어느 정도 丸을 주워서 절반 정도까지 복용시켰더니 나았다. 우리 집안의 孟이라는 분은 30년 간 이 약을 만들어 치료를 베풀었는데, 효과를 보지 못한 적이 없었다. 감히 여기에 이론을 덧붙여 오래도록 전하고자 할 따름이다. (金孝芑이 밝히다.)

又虎臀[77]大骨髓入藥爲丸，壯陽益精，能使鬚髮黑者不白，白者重黑，名滋陰[78]百補丸.

또 호랑이 엉덩이의 큰 뼈 골수를 약에 넣어 환으로 만들면 陽을 기르고 精을 더하므로, 능히 수염과 머리카락이 검은 사람은 새지 않게 하고, 하얗게 샌 사람은 다시 검게 만들 수 있으니, 滋陰百補丸이라 한다.

大懷生地八兩，醇酒浸透軟，砂鍋內柳枝作甑，上攤生地，下入水酒，蒸一炷長香時，取出曬幹，照前仍浸蒸，曬幹，凡九次；白雲苓去皮，取白肉，水淘浮去赤筋沫，曬幹，又浮汁和成餅，陰幹三兩[79]；用牛膝硬枝者，去蘆，浸酒洗淨，四兩；川杜仲，去粗皮，淨酥油炙斷絲，四兩；西枸杞子，酒淘淨，曬幹，四兩；山茱萸肉，酒洗淨，曬幹，四兩；淮山藥，甘草水浸，曬幹，四兩；北五味子，酒洗淨，曬幹，二兩；南[80]牡丹皮，去骨，酒淘淨，曬幹[81]，三兩；澤瀉，去毛，淨鹽水洗，曬幹，三兩；綿山黃，去頭尾，蜜炙，曬幹，四兩；天花粉，酥油炙，曬幹，二兩．虎尻尾連背正中大骨長髓，用酥油四兩研勻，砂鍋內溶化，後入煉蜜內同

77) 臀 何本作“臂”
78) 陰 何本作“潤”.
79) 三兩 何本無.
80) 南 何本無.
81) 曬幹，原無，今据何本補.

用. 以上諸藥修合, 忌婦人,雞犬, 擇天月德合日, 共爲細末, 重羅羅勻, 煉蜜二斤, 同虎髓, 酥油調勻, 搗數千杵, 丸如桐子大. 每日空心服一錢或錢半[82], 淡鹽湯送下. 是方得之太原範[83]道人. 余弱冠遊三晉相遇時, 年已古稀, 童顔漆髯, 飄飄如仙. 問其所由. 曰凝神導氣其功遲, 節欲服藥其功速. 道人有虎髓丸實佳, 今錄方並藥半料奉贈. 余攜歸會友. 李若霖, 年僅四十, 鬚髯早霜, 即以道人丸轉贈服之, 歲餘 白複變黑. 余奇其方, 又藥皆王道滋補, 盡人固可服也. 因付梓以公同好, 請嘗試之. (金孝芑識.)

大懷生地 8냥을 醇酒에 담가 연하게 하고, 흙으로 만든 냄비에 버들가지를 넣어 시루를 지어서 그 위에는 生地를 펼치고 아래에는 물과 술을 넣어, 긴 향이 한 자루 타도록 끓인 후 꺼내어 햇볕에 말리고, 앞에서처럼 다시 담갔다 끓인 후 햇볕에 말리기를 모두 9번 반복한다 ; 白雲苓은 껍질을 제거하고 흰 과육만 취하여 물에 일어 띄워서 붉은 섬유질 거품을 제거해 햇볕에 말리고, 다시 띄운 즙과 합해서 떡처럼 만들어 3냥을 그늘에 말린다 ; 牛膝의 단단한 가지를 사용할 때는 노두를 제거하고 술에 담가 씻어 4냥을 쓴다 ; 川杜仲은 酥油에 씻고 실이 끊어질 때까지 炙해서 4냥을 쓴다; 西枸杞子는 술에 일어 씻고 햇볕에 말려 4냥을 쓴다 ; 山茱萸의 과육은 술에 씻어 햇볕에 말려 4냥을 쓴다 ; 淮山藥은 甘草 물에 담갔다가 햇볕에 말려 4냥을 쓴다; 北五味子는 술에 씻어서 햇볕에 말려 2냥을 쓴다 ; 南牡丹皮는 骨을 제거하고 술에 일어 씻어서 햇볕에 말려 3냥을 쓴다 ; 澤瀉는 털을 제거하고 소금물에 씻어서 햇볕에 말려 3냥을 쓴다; 綿山黃은 머리와 꼬리를 제거하고 蜜炙해서 햇볕에 말려 4냥을 쓴다 ; 天花粉은 酥油로 炙하고 햇볕에 말려 2냥을 쓴다. 호랑이의 꼬리에서 등으로 이어지는 정 가운데의 큰 뼈는 髓를 기르는데, 酥油를 사용해서 4냥을 고르게 갈고, 흙으로 만든 냄비에 넣어서 녹인 후 정제한 꿀에 넣어 함께 쓴다. 이상의 모든 약을 修合할 때는 부녀자와 짐승을 멀리하고, 하늘의 달과 크게 합하는 날을 택해서, 함께 가루 내어 거듭 체로 치고, 정제한 꿀 2근과 虎髓와 함께 酥油에 섞어 천 번 찧어 桐子 크기로 환을 만든다. 매일 공복에 1돈 혹은 1동 반을 담담한 소금물과 함께 삼킨다. 이 처방은 太原 지역에 範道人으로부터 얻었다. 내 나이 20세 때

82) 一錢或錢半 何本作"五錢".
83) 範 何本作"花".

三晉을 여행하던 중 그를 마주쳤을 때, 나이가 이미 70세인데도 불구하고 얼굴은 어려 보이고 구렛나룻은 새카맣고 마치 신선처럼 나부끼듯 다녔다. 그런 연유를 물어봤다. 말하기를: 神을 모으고 氣를 통하는 것을 그 효과가 느리고, 욕구를 절제하고 약을 복용하는 것은 그 효과가 빠르다. 道人이 虎髓丸으로 실제 효과를 본 바가 있으므로, 지금 처방을 약제와 재료와 함께 기록해서 제공하고자 하는 것이다. 내가 이어서 후에 돌아가 벗을 만났다. 李若霖은 나이가 겨우 40세였는데, 수염은 이미 서리가 내려서, 곧 道人丸을 주어 복용하게 했더니, 1년여 만에 흰 색이 검은 색으로 변했다. 내가 그 처방을 기이하게 여기며, 또한 약이 모두 滋補하는 약의 왕도라서 모든 사람이 진실로 가히 복용할 수 있다. 이런 이유로 책에 실어 함께 좋은 것을 누리고자 하니, 청컨대 체험해 보기를 원한다. (金孝芑이 밝히다.)

余與水部員外心韓張公相友善, 偶談曾在松署得一豹, 闔署共食, 食其頭及髓中髓者, 覺五體發脹. 唯一人食其雙精, 遂致遍身發掙, 不能坐臥, 兩目睁而不合, 雙睛突出, 直瞪欲出眶, 三日而後平複. 可見虎豹之雄健, 至死其肉尤烈. 若識者以之共補藥調劑爲丸, 未必不大生精力, 惜不可多得. 故亦少所試, 《本草》未之言及, 姑存其說, 以待博物之君子也. (金孝芑識.)

내가 水部員外인 心韓張公과 서로 친구로 잘 지냈는데, 마침 松署에 모여 대화를 나누던 중 표범 한 마리를 얻어 관청을 닫고 함께 먹으니, 그 머리부터 髓 중의 髓까지 먹었는데, 五體가 성해지는 것을 느꼈다. 오직 한 사람만 雙精을 먹었는데, 바로 반신이 찌르는 것처럼 아파서 앉거나 누울 수 없고 두 눈은 부릅뜬 채 감지 못하며 양 눈동자가 돌출되어 앞을 바로 주시하면 눈자위가 튀어 나올 것 같더니 3일 이후 에야 평소로 돌아갔다. 호랑이와 표범의 씩씩하고 건강함이 그 죽은 살코기에서도 더욱 맹렬하게 나타나는 것을 볼 수 있다. 만약 이를 아는 자가 그것을 가지고 함께 보약에 섞어 환으로 만든다면 정력을 크게 보태는 것을 보지 못할 수 없을 터인데, 많은 이들이 경험하지 못함이 안타깝다. 그러므로 또한 아는 바가 적어, 《本草》에서 언급되지 않았기에 조금이나마 그 내용을 보전함으로써 약제를 널리 이롭게 할 군자가 나오게 되길 기대한다. (金孝芑이 밝히다.)

38. 象皮

象皮，味甘，氣平，無毒．專能生肌長肉，定狂止嘔吐如神，世人未知也．其皮最難碎，人身懷之三日，研之則如粉矣．世人只用之外科神效，而不知入之內治尤奇也．

象皮는 甘하며 氣平하고 無毒하다. 오로지 능히 肌를 생하고 肉을 기르며, 狂을 진정시키고 嘔吐를 멎게 하는 데 효과가 뛰어난데 세상 사람들이 알지 못한다. 그 껍질은 가장 부수기 어려운데, 사람의 몸 안에 3일을 품었다가 그것을 갈면 곧 가루가 날 것이다. 세상 사람들이 단지 그것을 외과에 사용해야 효과가 있다고 하고, 내복해서 치료하는 것이 더욱 기이한 효과가 있는 것을 알지 못한다.

或問象皮性最易收斂，尤能長肉，爲金瘡之要藥，用之外治宜也，用之內治，恐非所宜，而 子曰定狂止嘔吐，何也？夫象皮氣味和平，調和五臟，實能無迕耳．所以取其性最收斂，尤能長肉，非止外治，實能定狂止嘔也．

혹 묻기를 象皮는 성질이 가장 쉽게 수렴시켜서, 더욱 능히 肉을 기를 수 있어 쇠붙이에 찔린 상처를 치료하는 요약이 되므로, 이를 써서 外治하는 것은 마땅하나, 이것을 가지고 內治하는 것은 마땅한 바가 아닐까 두려운데 선생께서는 狂을 진정시키고 嘔吐를 멎게 한다고 하시니 어찌된 것입니까? 무릇 象皮는 氣味가 和平해서 五臟을 조화롭게 하고 실로 거스름이 없을 따름이다. 이른바 성질이 가장 쉽게 수렴시켜서, 더욱 능히 肉을 기를 수 있으므로 外治에만 그치는 것이 아니라 실로 狂을 진정시키고 嘔를 멎게 할 수도 있는 것이다.

39. 白馬莖

白馬莖，味甘，鹹，氣平，無毒．懸壁陰幹，務過百日．用酒煮幹，曬幹用．專益陽道修偉, 添精益髓, 絕陽可興, 小陽可長, 然必加入人參, 白朮, 山茱萸, 麥冬, 杜仲, 熟地[84], 枸杞, 柏子仁, 淫羊藿, 棗仁, 當歸, 黃芪 , 白芥子[85], 茯神, 牛膝之類, 同用尤靈, 否則平平也. 用之生子則無衍 ; 用[86]之取樂必有禍.

白馬莖은 甘, 鹹하며 氣가 平하며 無毒하다. 벽에 매달아 그늘에서 말리는데 애써 백일을 넘겨야 한다. 술을 사용하여 끓여서 말릴 때는, 햇볕에 쬐어 말려 사용한다. 오로지 陽道를 보익하여 위풍당당하게 해주고, 精을 보태고 髓를 더 해주며, 끊어진 陽氣를 일으킬 수 있고, 작아진 陽氣를 길러 줄 수 있다. 그러나 반드시 人蔘, 白朮, 山茱萸, 麥門冬, 杜冲, 熟地黃, 枸杞子, 柏子仁, 淫羊藿, 酸棗仁, 當歸, 黃芪, 白芥子, 茯神, 牛膝 같은 종류의 약물들을 더해 넣어 함께 사용해야 더욱 영험하며, 그렇지 않으면 평범하다. 이것을 사용하여 자녀를 낳으면 지나침이 없지만, 이것을 사용하여 쾌락을 취하면 반드시 화가 있다.

或疑白馬莖之可以興陽, 已屬怪談, 子又曰長陽, 不更怪乎? 曰嗟乎. 何怪也. 天地生一物, 必供人之取用. 人有一缺陷, 必生一物以補苴. 白馬莖之長陽, 正天生之以補人世之缺陷也. 天下男子不能種子者, 非盡由於命門之寒, 亦非由於腎水之不足, 往往陽小而不足以動婦女之歡心, 而所泄之精, 隔於胞胎之門者甚遠, 不能直射入其中, 則胎不結而無嗣以絕者比比也. 世人不知其故, 徒用補陽之藥, 而陽實未衰也, 徒用補陰之藥, 而陰亦未虧也.

服藥終身, 歎息於無可如何, 不重可悲乎. 鐸親受異人之傳, 不將此等秘旨廣傳人世, 不幾負上天生物生人之至意乎. 故罄加闡揚, 使天下萬世, 無子者盡有子也, 余心乃大慰矣. 然此長陽之說, 爲救無子者也. 倘有子者, 竊鄙人之言, 修合春方, 單以長陽眩奇, 以助人之淫欲, 受天誅擊, 非鐸之咎也. ([批]白馬莖長陽, 前人不敢輕道者, 恐於天譴也. 遠公書言勿隱者, 原人生子也. 世人用之生子則無愆, 用之取樂必有禍.)

혹 의심하기를 白馬莖이 陽氣를 일으킬 수 있다는 것은 이미 괴담에 속하는데, 선생께서

84) 此下至 "止嘔也" 二十二子, 原無, 今据何本補.
85) 此下至 "必有禍" 十四子, 原無, 今據何本補.
86) 此下至 "必有禍" 十四子, 原無, 今據何本補.

또한 말하시기를 陽物을 기른다고 말씀하시니 더욱 괴이하지 않습니까? 말하기를 안타깝구나! 어찌 괴이하겠는가! 천지가 하나의 물체를 生함에, 반드시 사람이 취하여 사용할 것을 제공한다. 사람에게 하나의 결함이 있으면, 반드시 한 가지 물체를 生하여 결점을 보완한다. 白馬莖이 陽物을 기르는 것은, 바로 하늘이 그것을 生하여 인간 세상의 결함을 보완하는 것이다. 천하의 남자 중 자식농사를 지을 수 없는 경우 모두 다 命門의 寒으로 인한 것은 아니요, 또한 腎水의 不足으로 인한 것도 아니며, 종종 陽物이 작아서 부녀의 환심을 움직이기에 부족하고, 배설하는 정액도 胞胎之門에서 거리가 너무 멀어, 그 안으로 곧바로 사정하여 집어 넣을 수 없게 되어 곧 태아가 수정되지 않아 후임자 없이 대가 끊어지는 경우가 자주 있다. 세상 사람들이 그 연유를 알지 못하고 한갖 보양약만 사용하지만 陽은 실제로 쇠한 것은 아니며, 한갖 보음약만 사용하여도 陰 또한 아직 이지러진 것은 아니다. 종신토록 약을 먹으며 어찌할 수 없음을 탄식하니 거듭 슬퍼할 만하지 아니한가? 내가 친히 기이한 사람의 전함을 받았으니 장차 이러한 종류의 비밀스러운 뜻을 인간 세상에 널리 전하지 않는다면, 上天이 만물을 生하고 사람을 生하는 지극한 뜻을 저버리는 것이 아니겠는가? 그러므로 완전하고 명백하게 밝혀서 천하에 대대로 자식이 없는 자들로 하여금 모두 자식을 두게 하였으니, 내 마음이 이에 크게 위안이 된다. 그러하니 이 陽物을 기른다는 이론은 자식이 없는 사람을 구하기 위함이다. 혹시 자식이 있는 자가 비루한 사람의 말을 엿보고 춘방에 배합하여, 오직 陽物을 기르는 기이함에 현혹되어 사람의 음욕을 조장하면 하늘의 징벌을 받게 될 것이니, 나의 잘못이 아니다. ([批]白馬莖이 陽物을 기른다는 것을 옛 사람들이 감히 가벼이 말하지 않은 것은 하늘의 꾸짖음을 두려워했기 때문이다. 遠公이 책에서 말하고 숨기지 않은 것은 사람이 자식을 낳기를 원했기 때문이다. 세상 사람이 그것을 자녀를 낳는데 사용하면 넘침이 없을 것이요, 그것을 사용하여 쾌락을 취하면 반드시 화를 입을 것이다.)

40. 牛黃

牛黃, 味苦, 氣平, 有小毒. 入肝經. 專除筋病, 療小兒諸癇, 驚吊客忤, 口噤不開. 治大人癲狂發痓, 中風痰壅不語, 除邪逐鬼, 定魄安魂, 聰耳明目. 孕婦忌服, 因墮胎元. 蓋性大寒,只可少服, 不宜多用. 宜與人參同用, 以治小兒諸病, 戒獨用牛黄, 反致誤事耳.

牛黄은 苦하고 氣平하며 有小毒하다. 肝經으로 들어간다. 전문적으로 筋病을 제거하고 소아의 여러 癎과, 갑자기 놀라거나, 입을 꽉 다물고 열지 못하는 것을 치료 한다. 어른의 癲狂과 發痓, 중풍으로 담연이 막혀 말을 못하는 것을 치료하며, 邪를 제거하고 귀신을 쫓으며, 혼백을 안정시키고, 눈과 귀를 밝게 한다. 임신한 부녀자는 복용을 꺼리니, 胎元을 떨어뜨리기 때문이다. 대개 성질이 매우 차서, 단지 조금만 먹을 수 있으며, 많이 쓰는 것은 마땅치 않다. 마땅히 인삼과 더불어 사용하여서, 소아의 여러 병을 치료하여야 하며, 홀로 쓰는 것은 경계해야 하니, 도리어 잘못될 뿐이다.

或問中風不宜服牛黄, 恐其引風入臟, 有白面入油之喻, 固可服乎? 曰牛黄治中風, 乃治真正中風也. 世間真正中風者絕少, 此牛黄之所以不可服也. 真中風之病, 其人元氣不虛, 從無痰病, 平素必身健, 且系少年, 一時中風, 乃猝然之症, 非氣血之虛, 風入而生痰也. 其症必眼紅口渴, 吐痰如塊或如敗絮, 其色必黄, 必非清水, 口欲吐而吐不出, 手必撚拳不放, 躁動不安者, 乃真正中風也. 世間真正中風者絕少, 此病萬人中生一二也, 可用牛黄治之. 其餘俱作虛治, 切戒妄用牛黄. 原是寒虛, 又益之以寒藥, 輕則變成半肢之風, 重則痰厥, 喪亡頃刻矣. 是牛黄不可治假中風, 非真中風之不可服也. ([批]真中風之病, 吾從未見, 世人之中, 無非虛症也, 牛黄安可服哉.)

혹 묻기를 中風에는 牛黄을 복용함이 마땅치 않으니, 그것이 風을 끌고 臟으로 들어가는 것이 두려우니 白面入油의 비유가 있거늘 굳이 복용해야 합니까? 말하기를 牛黄이 중풍을 치료하는 것은 이에 眞中風을 치료하는 것이다. 세간에 진정 중풍인 경우는 매우 적으니, 이것이 牛黄을 복용할 수 없는 이유이다. 眞中風의 병은 그 사람이 원기가 허약하지 않고, 종래에 痰病이 없으며 평소에 반드시 몸이 건강하였으며, 또한 나이가 어린데 일시에 風에 맞은 것이니, 곧 갑자기 일어나는 증상으로, 氣血이 허약하여 風이 들어와 痰을 만든 것이 아니다. 그 증상이 반드시 눈이 붉고 입에서 갈증이 나며, 덩어리나 혹은 썩은 솜과 같은 담을 토하는데 그 색이 반드시 누렇고, 맑은 물이 아니며, 입에서 토하려고 해도 토물이 나오지 않고, 손은 반드시 주먹을 쥐고 펴지 못하며, 번잡하게 움직이며 불안해하는 경우가 곧 眞中風이다. 세간에 眞中風이 매우 적으니, 이 병은 만 명 중 한 두 명만 생기며, 牛黃을 사용하여 치료할 수 있다. 그 나머지는 모두 허증으로 여겨 치료해야 되고, 망령되이 牛黃을 사용하는 것을 절대로 경계해야 한다. 원래 이러한 증상은 허한 증인데, 또 차가운 약을 더하게 되면, 가벼우면 변하여 반신불수의 風이 되고 심하면 痰厥로, 죽는 것이 경각지간에 죽게 될 것이다. 이에 牛黃은 假中風은 치료하지 못하니, 眞中風이 아니면 복용할 수 없다.([批]眞中風의 병은 내가 종래에 아직 보지 못하였으니, 세상 사람 중에 허증이 아님이 없는데 牛黃을 어찌 복용할 수 있겠는가)

或疑牛黃丸功效甚多，而其功尤多於治小兒，子謂用牛黃，必須用人參，豈防牛黃之生變乎？曰嗟乎！牛黃丸乃殺小兒之丸，非救小兒之藥也．自錢乙創造牛黃丸，治小兒驚疳吐瀉等症，殺過小兒無算．鐸欲救之，而苦未能也，今幸逢岐天師之教．凡用牛黃一丸，即用人參五分[87]，煎湯共飮．殺人之丸，無不變爲生人之藥．始悟錢君立方之時，原教人用人參送之，後人略去人參，此所以殺人無算也．凡我同志，幸加意於用參，以挽回牛黃之失，則陽德必承陰福，子嗣必昌矣．

혹 의심하기를, 牛黃丸은 효과가 매우 크고 또한 소아를 치료하는 데 있어서는 그 효과가 더욱 큰데, 선생께서는 우황을 사용할 때 반드시 人參을 사용해야 한다고 하시니, 어찌 牛黃이 부작용을 일으키는 것을 막을 수 있겠습니까? 말하기를: 애석하구나! 牛黃丸은 소아를 죽이는 환이지, 소아를 구하는 약이 아니다. 錢乙이 牛黃丸을 처음 만들었을 때부터, 소아의 驚疳吐瀉 등의 병을 치료하면서 소아를 죽일 수 있다는 부분에 대해서는 대책이 없었다. 내가(진사탁이) 이를 해결하려고 하였으나 할 수 없어 괴로워했고, 지금은 다행히 岐天師의 가르침을 받들었다. 무릇 牛黃丸 1개를 사용할 때에 人參 5푼을 달여서 탕으로 만들어 함께 복용하는 것이다. 그러면 사람을 죽이는 환이 사람을 살리는 약으로 변하지 않을 수가 없다. 錢乙이 牛黃丸을 처음 만들었을 때 원래는 人參을 사용해서 삼키라고 사람들을 가르쳤으나, 후에 사람들이 이를

87) 五分 何本作“一錢”.

생략하고 人參을 제거하여, 이로써 이른바 사람을 죽일 수도 있는데 대책이 없다고 하게 된 것을 비로소 깨달았다. 무릇 나의 동지여, 다행히 人參을 사용해서 牛黃의 부작용을 만회하는 것은 곧 陽德이 반드시 陰福을 이기는 의미임을 덧붙였으니, 자네가 이어서 반드시 번성시키길 바란다.

或問牛黃有用之以治水蠱, 可乎? 曰牛黃消痰開竅之物, 非祛濕利水之品也, 似與治水蠱者無涉, 然而亦有用之以成功者. 蓋水入於心胞之宮, 非牛黃不能化, 牛黃專能入於心胞也. 雖然心胞容水, 久必化痰. 牛黃化痰而不化水, 是牛黃乃非利水之藥, 乃消痰之物耳. 治水蠱而效者, 化其心胞之痰也. 心胞痰散, 而心胞外之水自不敢入於心胞之內, 然後以治腎利水之藥治其本源, 則水蠱之症可消也. 然則謂牛黃之能治水蠱, 亦無不可耳.

혹 묻기를, 牛黃을 써서 水蠱를 치료하는 게 있다고 하는데, 가능합니까? 말하기를 : 牛黃은 담을 없애고 開竅하는 약물이지, 祛濕利水하는 약물이 아니라서, 마치 水蠱를 치료하는 것과는 상관이 없을 것처럼 보이지만, 또한 이를 이용해서 효과를 볼 수가 있다. 대개 물이 심포로 들어가면, 牛黃이 아니면 化할 수 없고, 牛黃만이 오로지 능히 심포에 들어갈 수 있다. 비록 그렇지만 심포에 물을 담아 이것이 오래되면 반드시 담으로 변한다. 牛黃은 담을 化하는 것이지 물을 化하는 것이 아니며, 이는 牛黃이 利水하는 약이 아니라 곧 담을 없애는 약일 따름인 것이다. 그런데도 水蠱를 치료하는 데 효과가 있는 것은 그 심포의 담을 化한 것이다. 심포의 담을 흩으면, 심포 바깥의 물이 감히 심포 안으로 들어올 수 없게 되니, 그 후에 腎을 치료하고 利水시키는 약으로 그 근원을 치료하면 곧 水蠱 병증을 없앨 수 있다. 그런 즉 牛黃이 능히 水蠱를 치료할 수 있다고 하는 것 또한 가능하지 않은 것이 아닐 따름이다.

牛肉, 味甘, 性溫. 益養脾胃, 最有益之品也. 後天以脾胃爲主, 而牛肉獨善健脾胃, 安得無益. 但不可食有病之牛也. 水又不若黃牛爲佳[88].

88) 牛肉……爲佳 此一段, 原無, 今拒清抄乙本補.

牛肉은 甘하며 性溫하다. 비위를 더하고 기르며, 가장 유익한 약물이다. 후천은 비위가 主가 되는데, 牛肉이 유독 비위를 잘 보하니, 어찌 무익할 수 있겠는가. 다만 병이 있는 소를 먹어서는 안 된다. 물소는 또한 황소의 효과만 못하다.

牛乳. 味亦甘, 但性少寒.與薑汁同飮, 最能潤肺滋腎, 善治反胃腸結, 但不可與米飯同食, 恐生瘕也[89].

牛乳 또한 甘하지만, 다만 性이 少寒하다. 생강즙과 함께 마시면, 가장 잘 潤肺, 滋腎하며, 反胃와 腸結을 잘 치료한다. 단, 쌀밥과 함께 먹으면 안 되니, 뱃병을 생기게 할까 두렵다.

或問用牛肉煮湯, 爲倒倉之法, 可以爲訓乎? 曰此法創於丹溪. 恐吐傷元氣, 用牛肉湯湧而吐之, 取其吐中有補也, 然亦不可輕用. 病必宜吐, 始可權宜用之. 蓋既吐之後, 必元氣大傷, 牛肉之汁何能補吐傷之胃. 試觀丹溪自言, 必須將養一月, 斷房事半年, 戒牛肉五載, 其損傷脾胃, 亦已甚矣. 一傷, 必有胃腹之痛, 終身食牛肉而輒犯者矣, 可不慎用之乎[90].

혹 묻기를, 牛肉을 삶은 탕을 사용해서 倒倉法을 할 수 있다고 하는데, 가히 가르침으로 삼을 수 있겠습니까? 말하기를: 이 방법은 丹溪가 만든 것이다. 토하는 것이 원기를 상할까 두려운데, 牛肉湯으로 용토시키면 토하는 가운데 보함을 얻을 수 있으나, 또한 가벼이 사용해서는 안 된다. 병이 반드시 토를 시켜야 하는 경우에 비로소 가히 잠시 사용함이 마땅하다. 대개 이미 토한 이후에는 반드시 원기가 크게 상하니, 牛肉의 즙으로 어찌 능히 토해서 상한 위를 보하겠는가. 丹溪가 스스로 말하기를 반드시 그로부터 1개월을 양생하고, 반년 동안 성생활을 끊고, 5년 동안 牛肉을 경계하라고 한 것을 보면 그 비위를 손상시킴이 또한 이미 심할 것이라는 것을 알 수 있다. 한 번만 상해도 곧 복부에 통증이 있는데, 어찌 종신토록 牛肉을 먹고 번번이 범할 수 있으며, 삼가지 않을 수 있겠는가.

---

89) 牛乳……也 此二段, 原無, 今拒淸抄乙本補.
90) 或問……乎 此一段, 原無, 今拒淸抄乙本補.

41. 山羊血

山羊血, 味鹹, 氣寒. 入肺, 心二臟. 專活死血, 故五絶之死可救. 大約只消用一[91]分, 酒化開, 用葱管, 人口吹之, 含藥酒, 乘人氣送下喉中, 少頃即活. 無血, 磨山羊角一分, 亦入酒中, 乘人氣如前法送下, 亦活. 但山羊必須四目者乃真, 真活命仙丹也, 否則, 功減半耳.

山羊血은 鹹하고, 氣寒하다. 肺, 心 두 臟으로 들어간다. 오로지 死血을 회복시키므로 五絶(五絶: 筋, 脈, 肉, 皮, 骨)의 죽음을 구할 수 있다. 대략 단지 一分만 사용하여 술에 섞어, 葱管을 써서 사람 입에 그것을 불어 넣어주면 藥酒를 머금고 있다가 사람이 호흡할 때 기운을 타고 喉中으로 내려가게 되어 조금 지나면 살아난다. 山羊血이 없으면 山羊角을 갈아서 一分을 또한 술 안에 넣어 사람의 기운을 타고 이전의 방법과 같이 아래로 삼키면 또한 살아난다. 단, 山羊은 반드시 四目者(눈이 네 개인 것)가 진품이니, 진실로 목숨을 구하는 신선의 丹이요, 그렇지 않으면 공이 있거나 실패하거나 반반일 따름이다.

或疑山羊血亦羊類也, 何以神效至此？ 夫山羊四目者, 神羊也, 世間最不易得, 用之救死者, 實可重生. 兩廣山羊, 非四目者, 然亦有功於世, 但不能如四目者之更神. 余曾在栝蒼陳使君署中得一羊, 實四目者, 當年未知取血, 取其雙角, 至今在家, 角亦異於凡羊, 磨角救人, 功實神效. 志之以見山羊實有四目云.

혹 의심하기를 山羊血은 또한 羊의 무리인데, 무엇 때문에 이와 같이 신효한 것입니까? 무릇 山羊중에 四目者는 신령한 양이니, 세간에서 가장 쉽게 얻지 못하는 것이라, 그것을 사용하여 죽음을 구하는 경우에는 진실로 거듭 살아나게 할 수 있다. 兩廣(중국 화남지구의 지역)의 山羊은 四目이 아니지만 또한 세상에 공이 있으니, 다만 四目者가 더욱 신효한 것에 비할 수 없다. 내가 일찍이 栝蒼(절강성의 지역) 陳使君 근처에서 실로 四目인 양 한 마리를

91) 此下何本有 "二"子.

얻었는데 그 해에는 血을 취하는 것을 아직 알지 못하고 그 양 뿔을 취하였으니 지금까지 집에 있는데, 뿔 또한 평범한 양들과 달라 뿔을 갈아 사람을 구하니 공이 진실로 신효하였다. 이것을 알았기에 山羊이 실로 四目이 있다고 드러내어 말한 것이다.

42. 驢溺

驢溺, 味辛, 氣寒, 有小毒[92]. 入脾, 胃, 大腸之經. 專能殺蟲, 能治反胃, 然必黑驢之溺始可用, 否則不堪入藥也. 夫反胃,乃腎經之病, 驢溺非補腎之劑, 何以能止反胃? 不知反胃之症不同, 有濕熱鬱於脾胃之間, 上吐而下不瀉, 久則濕熱生蟲, 得食則少減, 失食則必痛, 痛甚則上吐矣. 此等之反胃, 非止腎經之病也, 必須用驢溺順而下之, 則蟲即盡化爲水, 從大腸而化, 所以安然止吐. 反胃定, 仍須用六味地黃湯調理, 則全愈矣. 否則, 腎氣甚衰, 不能潤腸而下達, 大腸細小, 不易傳送, 水穀仍留在脾, 濕熱再積, 複生蟲矣. 其反胃又安能愈哉?

驢溺는 辛하고 氣寒하며, 有小毒하다. 脾, 胃, 大腸經으로 들어간다. 오로지 殺蟲할 수 있고, 反胃를 치료할 수 있으나, 반드시 검은 당나귀의 오줌이라야 비로소 쓸 수 있고, 그렇지 않으면 감히 약에 넣을 수 없다. 무릇 反胃는 腎經의 병이요, 驢溺은 腎을 補하는 약제가 아닌데 무엇 때문에 反胃를 그치게 할 수 있습니까? 反胃의 증세가 같지 않음을 모르는 것이니, 濕熱이 脾胃之間에 울체됨이 있어 위로는 토하는데 아래로는 설사하지 않고 오래되면 濕熱로 蟲을 생기게 하여 음식을 먹으면 조금 줄어들고, 음식을 못 먹으면 반드시 아프게 되니, 통증이 심해지면 곧 위로 토하게 될 것이다. 이러한 부류의 反胃는 단지 腎經의 병만이 아니기 때문에 반드시 이것이 驢溺를 사용하여 순조롭게 아래로 내려 보내면 蟲이 모두 물로 변화되어 大腸을 따라 변화되니, 편안하게 구토를 그치게 하는 이유이다. 反胃가 안정되면 이에 반드시, 六味地黃湯을사용하여조리하면완전히낫게될것이다. 그렇지않으면腎氣가심하게쇠약해져서 腸을 윤택하게 하여 아래로 도달하게 할 수 없게 되니, 大腸이 가늘고 작아 쉽게 전송되지

92) 味辛, 氣寒, 有小毒 此七子原無, 今據何本補.

못하여 水穀이 이에 脾에 머무르게 되어 濕熱이 거듭 쌓여 다시 蟲을 생겨나게 할 것이니 그 反胃가 또 어찌 나을 수 있겠는가?

43. 阿膠

阿膠, 味甘辛[93], 氣平, 微溫, 降也, 陽也, 無毒. 入太陰肺經, 及肝, 腎二臟. 止血止嗽, 止崩止帶, 益氣扶衰, 治勞傷, 利便閉, 禁胎漏, 定喘促, 止瀉痢, 安胎養肝, 堅骨滋腎, 乃益肺之妙劑, 生陰之靈藥, 多用固可奏功, 而少用亦能取效. 唯覓真者爲佳.

阿膠는 甘辛하며, 氣平하고, 微溫하며, 내리는 성질이 있고, 陽이며 無毒하다. 太陰肺經 및 肝, 腎 두 臟으로 들어간다. 출혈, 기침, 血崩, 帶下를 멈추고, 氣를 보익하고, 쇠약한 것을 북돋우어서 勞傷을 치료하고, 便이 막힌 것을 원활히 하고, 胎漏를 막고, 喘促한 것을 안정시키고, 설사와 이질을 그치며, 安胎하고 肝을 기르며, 뼈를 견고히 하고 腎을 자양하니 곧 肺를 보익하는 묘한 약제이며 陰을 生하는 영약이나, 多用하면 진실로 공을 얻을 수 있고, 조금 사용해도 또한 효과를 얻을 수 있다. 오직 진품을 가려 쓰는 것이 좋다.

或疑阿膠煎膏, 必取阿井之水, 黑驢之皮以煎之, 然而安得盡取黑驢之皮, 彼地取雜驢皮以煎膏, 亦可用乎? 曰阿膠原取阿井之水, 非必取黑驢之皮也. 阿井生東方, 取其天一生水, 且其性急而下趨, 清而且重, 乃濟水之所注, 取其去濁以祛逆痰也. 用驢皮者, 驢性最純, 而皮則取其外現於皮膚, 原不必取黑以走腎也. 夫水入於腎, 而皮走於肺, 肺主皮毛, 故用皮也. 前人尚黑驢皮者, 謂黑屬水, 以制其熱則生風之義, 反爲蛇足矣.

혹 의심하기를 阿膠를 달여 膏로 만들 때 끓이면 반드시 阿井之水(阿縣城 북쪽에 있는 우물, 이곳의 이름을 따서 阿膠로 불림)를 취하여, 검은 당나귀의 가죽을 달이는데, 그렇다면

93) 辛 何本無.

어찌 모두 다 검은 당나귀의 가죽만 취할 수 있겠습니까? 다른 지방에서는 다른 당나귀 가죽을 취하여 달여 膏로 만드는데 또한 사용할 수 있겠습니까? 말하기를 阿膠는 원래 阿井之水를 취하는 것이지 반드시 검은 당나귀의 가죽을 취할 필요는 없다. 阿井은 동쪽에서 生하니, 그 天一生水를 취하는 것이요, 또한 그 성질이 급하고, 아래로 내달리며 맑으면서도 또한 무거우니, 이에 여러 물이 모이는 곳에서 그 탁한 것을 제거하는 성질을 취하여 거슬러 오르는 痰을 제거하는 것이다. 당나귀 가죽을 사용하는 것은 당나귀의 성질이 가장 순수한데 가죽은 곧 그 성질이 피부로 밖으로 드러나는 것을 취하는 것이니, 원래 검은 것을 취하여 腎으로 달려가게 할 필요는 없는 것이다. 무릇 水는 腎으로 들어가고, 皮는 肺로 달려가는데, 肺는 皮毛를 주관하므로 가죽을 쓴다. 前人들이 검은 당나귀 가죽을 숭상한 것은 검은색이 水에 속하여 그것이 熱하면 風을 生하는 것을 제어하는 뜻을 이른 것인데 오히려 사족이 될 것이다.

或問阿膠益肺生陰, 安得真者而用之？ 曰阿膠出於東阿者即真, 不必問其真假. 東阿之水, 皆濟水之所注也. ([批]亦是, 然出於阿井者, 更妙.)

혹 묻기를 阿膠는 肺를 보익하고 陰을 生하는데, 어떻게 진품을 얻어서 사용합니까? 말하기를 阿膠는 東阿에서 나온 것이 진품이니, 그 真, 假를 물을 필요가 없다. 東阿의 물은 모두 여러 물이 모이는 곳이다. ([批]또한 이는 阿井에서 나온 것이 더욱 신묘하다.)

或問近人阿膠, 多加藥品同煎, 想更有益乎？ 曰阿膠之妙, 全在濟水. 若加藥味雜之, 更失其義. 本欲加藥味以取益, 誰知反因藥味而失利乎. 世人強不知以爲知, 半是此類也.

혹 묻기를 근래 사람들의 阿膠는 약품을 많이 가해서 함께 끓이는데 도움이 된다고 생각할 수 있습니까? 말하기를 阿膠의 묘함은 오로지 濟水에 있다. 만약 약미를 가하여 섞으면 거듭 그 뜻을 잃게 된다. 본래는 약미를 더하여 이익을 취하고자 하였으나 약미로 인해서 도리어 이로움을 잃은 것을 누가 알겠는가. 세상 사람들 중에 알지 못하는 것을 억지로 안다고 여기는 부류의 반은 이런 종류이다.

44. 熊膽

熊膽, 味極苦. 治男婦時氣熱蒸, 變爲黃膽, 療小兒風痰壅塞, 發出驚癎. 驅五疳殺蟲, 敷惡瘡散毒. 痔漏塗之, 立建奇功. 此物至寒, 能退大熱, 可一用, 而不可再用者也. 存之以治火熱而兼濕病者.

熊膽은 極苦하다. 남녀가 계절에 따라 熱蒸이 변하여 黃膽이 된 것을 치료하고, 小兒가 風痰이 막혀서 驚癎이 발현한 것을 치료한다. 五疳을 몰아내고, 殺蟲하며, 惡瘡에 바르면 독을 흩트린다. 痔漏에 그것을 바르면 선 자리에서 기이한 공을 세운다. 이 약물은 大寒해서, 大熱을 물리칠 수 있으니, 한 번은 쓸 수 있으나 다시 쓸 수는 없다. 그것을 두어 火熱에 濕病이 겸한 것을 치료한다.

熊膽必取人熊者始佳, 人熊之膽長八寸, 余膽不過長五, 六寸耳.

熊膽은 반드시 人熊을 취해야 비로소 좋으니, 人熊의 膽은 길이가 8寸인데, 나의 膽은 5, 6寸에 불과할 따름이다.

昔舍下演戲, 鄰人陳姓子年十三, 側樓觀看, 與同伴揪跌, 誤從樓遮陽墮下石板, 僅聞一聲, 急視之, 則兩目反張出血, 鼻口耳皆振出血. 其父抱歸, 尚有微氣. 有人云得熊膽酒服可治. 余取家藏熊膽五分, 研碎, 調陳酒一大碗灌下, 少頃即蘇. 次日, 跳躍如初. 至今未明其義. 然親試目擊, 因錄之以俟識者也. (金孝芑識)

예전에 집에서 연희를 베풀었는데, 이웃사람 陳씨의 아들이 나이 13세로 누각에서 몸을 기울여 관람하다가 동반자와 함께 넘어졌는데 잘못하여 누각의 차양을 따라 아래의 석판으로 떨어졌다. 겨우 가느다란 소리가 들려서 급히 보니, 양 눈이 뒤집혀서 출혈이 있으며, 코, 입, 귀에서 모두 출혈이 있었다. 그 아비가 안고 돌아가는데, 오히려 미약한 기운이 있었다, 어떤 사람이 이르기를 熊膽을 얻어 술로 복용하면 치료할 수 있다고 하였다. 내가 집에 소장하던 熊膽 5分을 취해서 갈아서 묵은 술에 섞어서 큰 사발 하나를 흘려 넣어 주니 조금 지나자 곧 소생하였다. 다음날, 뛰어다니는 것이 처음과 같았다. 지금까지 그 뜻을 아직 밝히지 못하였다. 하지만 친히 시험하여 목격하였으며, 이로 인하여 그것을 기록하여 아는 사람을 기다린다. (金孝芑이 밝히다.)

45. 鹿茸(鹿角, 鹿膠, 鹿角霜, 鹿腎, 鹿血)

鹿茸, 味甘, 鹹, 苦, 辛, 氣溫, 無毒. 益氣滋陰, 扶肢體羸瘦, 強志堅齒, 止腰膝酸疼, 破留血隱隱作疼, 逐虛勞灑灑如瘧, 治女人崩中漏血, 療小兒寒熱驚癇, 塞溺血泄精, 散石淋癰腫.

鹿茸은 甘, 鹹, 苦, 辛하며, 氣溫하고, 無毒하다. 氣를 보익하고 滋陰하며, 사지와 체간이 여위고 마른 것을 돕고, 뜻을 강하게 하고, 치아를 견고히 하며, 허리와 무릎이 시리고 아픈 것을 그치고, 정체한 血로 인해 은은하게 아픈 것을 깨트리며, 虛勞가 학질처럼 灑灑한 것을 쫓고, 여인의 崩漏를 치료하며, 소아의 寒熱驚癇을 치료하고, 溺血과 泄精을 막고, 石淋과 癰腫을 흩트린다.

鹿角, 味淡, 氣溫. 逐鬼辟邪, 輕身益氣, 續絕傷, 強筋骨, 消癰疽, 愈惡瘡, 止婦人夢與鬼交, 令病者招實鬼話. 鹿膠, 止痛安胎, 大補虛羸, 療跌撲損傷, 治吐衄崩帶. 鹿角霜, 專止滑瀉. 鹿腎, 補中以滋腎元.

鹿角은 淡하고 氣溫하다. 귀신을 몰아내고 邪를 물리치며, 몸을 가볍게 하고, 氣를 보익한다. 부러진 상처를 이어주고, 근골을 강하게 하며, 癰疽를 사그라뜨리고 惡瘡을 낫게 하며, 婦人이 꿈에서 귀신과 만나 病者가 귀신의 말에 홀리지 않도록 한다. 鹿膠는 통증을 그치고, 安胎하며, 허약하고 마른 것을 크게 補하며, 넘어지고 부딪힌 손상을 치료하고, 토혈,

코피와 崩漏, 帶下를 치료한다. 鹿角霜은 오로지 滑瀉를 그치게 한다. 鹿腎은 中氣를 補하여 腎元을 자양한다.

鹿血, 調血脈, 止腰疼. 滾酒調熱服, 生服誤. 鹿一身皆益人者也, 而鹿茸最勝. 凡陽痿而不堅者, 必得茸而始能堅, 非草木興陽之藥可比 , 但必須用茸爲妙. 如不可得茸, 用三寸長之毛角亦佳, 猶勝於鹿角膠也. 夫鹿乃陽獸, 而世人轉譏東坡之誤, 真不善讀書者也.《本經》言麋屬陽者, 乃傳寫之誤也. 麋乃鹿之小者, 鹿乃麋之大者, 亦非也. 麋鹿同形, 而種實各別, 麋小而鹿大者, 尚是從形而分別之也. 麋體生來是小, 而老亦不大, 鹿則老而彌大也. 東坡謂鹿在山而麋在澤, 亦非. 麋實生於山也. 夏至鹿角解, 冬至麋角解, 亦非陽退陰退之義. 鹿, 陽獸也, 夏至則一陰生, 陽得陰而生新, 則舊者自去, 故鹿角至夏至而解也. 麋, 陰獸也, 冬至則一陽生, 陰得陽而生新, 則舊者難留, 故麋角至冬至而解也. 天地之道, 陰陽兩相根也, 陽得陰而陽生, 陰得陽而陰長. 麋, 鹿之角, 亦何獨不然. 只因《本經》傳寫之誤, 以致人錯認鹿爲麋也. 予不得不辨之, 然而人終不信也. 予更有辨麋之法, 麋有四目, 非目在眼上也, 前腿外之間有似目者二處, 有則麋而無則鹿, 至易辨也. 鹿茸益陰, 然亦無大效, 不必取之以入藥. 世人有麋, 鹿合而成膏, 以治陰陽之虛則可耳. 然而用麋, 鹿爲膏, 又不若用鹿胎, 加之人參, 熟地, 山茱, 山藥, 茯苓, 牛膝, 柏子仁, 巴戟天, 肉蓯蓉, 炒棗仁, 甘草, 白朮, 麥冬, 沙參[94], 五味子, 杜仲, 破故紙, 黃芪 , 當歸, 爲全鹿丸之更妙也. 用大鹿爲全鹿丸者, 誤. 鹿胎爲丸, 大能生先天之氣, 益後天之母, 健脾生精, 興陽補火, 至神之丸, 奈世人未識耳.

鹿血은 血脈을 조절하고, 허리 아픈 것을 그친다. 끓는 술에 섞어 뜨겁게 복용하며, 날것으로 복용하는 것은 잘못되었다. 사슴의 몸은 모두 사람을 이롭게 하는 것이나, 鹿茸이 가장 뛰어나다. 대개 陽이 시들시들하여 견고하지 못한 경우에 반드시 茸을 얻어야 비로소 견고해지니, 초목 중에 陽을 일으키는 藥에 비할 바가 아니며, 다만 반드시 茸을 사용하여야 오묘해진다. 만약 茸을 얻지 못하면 3寸길이의 毛角도 좋으니, 오히려 鹿角膠보다 뛰어나다. 무릇 사슴은 곧 陽의 짐승이건만 세상 사람들이 도리어 東坡의 잘못됨을 기억하니 진실로 책을

94) 巴戟天,沙棗仁 何本無.

제대로 읽지 않는 자이다.《本經》에 말하기를 麋가 陽에 속한다고 말한 것은 전하여 베낄 때 생긴 오류이다. 麋(고라니)는 곧 鹿의 작은 것이요, 鹿은 麋의 큰 것이라는 것 또한 잘못되었다. 麋鹿은 形이 같지만, 種은 실제로 각기 다르니, 麋는 작고 鹿은 큰 것이라는 것은 오히려 形을 따라서 분별한 것이다. 麋의 몸체는 태어날 때부터 작고, 늙은 것 또한 크지 않지만, 鹿은 곧 늙은 것이 보통 크다. 東坡가 이르기를 鹿은 산에 있고, 麋는 습지에 서식한다고 말한 것 역시 잘못되었다. 麋는 실제로 산에서 생활한다. 夏至에 鹿角이 떨어지고 冬至에 麋角이 떨어지는 것도 또한 陽이 물러가고 陰이 물러가는 뜻이 아니다. 鹿은 陽의 짐승인데 夏至에는 一陰이 생하여 陽이 陰을 얻어 새로운 것을 생하므로 오래된 것이 자연히 제거되므로 鹿角이 夏至에 이르러 떨어지는 것이다. 麋은 陰의 짐승인데 冬至에는 一陽이 생하여 陰이 陽을 얻어 새로운 것을 생하므로 오래된 것이 머무르기 힘들게 되므로 麋角이 冬至에 이르러 떨어지는 것이다. 천지의 이치가 陰과 陽이 서로 뿌리가 되니, 陽이 陰을 얻으면 陽이 생하고 陰이 陽을 얻으면 陰이 자란다. 麋와 鹿의 뿔도 또한 어찌 홀로 그렇지 않겠는가? 단지《本經》을 베껴 쓸 때의 잘못으로 인하여 사람들로 하여금 鹿을 麋로 오인하게 한 것이다. 내가 부득이하게 그것을 분별하였으나 사람들이 끝끝내 믿지 않았다. 내가 다시 麋를 분별하는 방법을 두었으니, 麋는 四目이 있는데 目이 眼 위에 있는 것이 아니고, 앞다리 외측 사이에 目과 비슷한 것이 두 곳이 있으니, 이것이 있으면 麋이고 없으면 鹿이니, 지극히 쉽게 구분할 수 있다. 鹿茸은 陰을 보익하나 또한 큰 효과가 없어 반드시 그것을 취하여 약에 넣을 필요는 없다. 세상사람 중에 麋, 鹿을 합해서 膏를 만들어서 陰陽이 虛한것을 치료하는 사람이 있으니, 가능할 따름이다. 그러나 麋, 鹿을 써서 膏로 만드는 것은 또한 鹿胎를 쓰는 것만 같지 않으니, 여기에 人參, 熟地, 山茱, 山藥, 茯苓, 牛膝, 柏子仁, 巴戟天, 肉蓯蓉, 炒棗仁, 甘草, 白朮, 麥冬, 沙參, 五味子, 杜仲, 破故紙, 黃芪, 當歸를 더해서 全鹿丸으로 만드는 것이 더욱 신묘하다. 大鹿을 써서 全鹿丸을 만드는 것은 잘못되었다. 鹿胎로 丸을 만들면 先天之氣를 生하고 後天의 母를 보익하며, 脾를 건전히 하여 精을 生하며, 陽을 興하게 하여 火를 補하는데 매우 능하여지니, 지극히 신묘한 丸이지만 세상 사람들이 아직 알지 못할 따름이다.

或疑鹿茸白者, 非鹿茸也, 乃麋茸也, 必以紫者爲佳, 果然乎? 曰鹿茸不論紫白, 大約角上毛短者爲鹿茸, 角上毛長半寸者爲麋茸, 最細而又多毛, 然而天下鹿茸多而麋茸少. 蓋麋種雄最少, 而雌最多, 遇鹿則交, 世人未知, 因識之, 以辨鹿, 麋之分, 最易別也.

혹 의심하기를 鹿茸이 흰 것은 鹿茸이 아니고 麋茸이니, 반드시 자색이 나는 것이 좋다고 하는데 과연 그러합니까? 말하기를 鹿茸은 자색, 흰색을 논하지 않고 대략 뿔 위에 털이 짧은 것이 鹿茸이고, 뿔 위에 털 길이가 半寸인 것이 麋茸으로, 털이 가장 가늘고 또한 털이 많으나 천하에 녹용이 많고 麋茸이 적다. 대개 麋의 종류는 수컷이 가장 적고 암컷이 가장 많아서 鹿과 만나면 교접하니 세상 사람들이 아직 알지 못한다. 이것을 알고 鹿, 麋의 차이를 구별하면 가장 쉽게 구별할 수 있다.

46. 犀角

犀角, 味苦, 酸, 鹹, 氣寒, 無毒. 人身懷之, 爲末. 入陽明. 殺鉤吻, 鴆, 蛇毒, 山瘴溪毒, 百毒皆除. 屍疰, 鬼疰惡邪, 狐魅, 精神諸邪盡遣. 傷寒溫疫, 能解熱煩. 瘡腫, 癰疽, 專破膿血. 鎮肝明目, 定神安心. 孕婦忌服, 恐消胎氣. 此物乃佐使之神藥, 不可不用, 而又不可多用者也. 蓋犀角屬陽, 其性喜走而不喜守, 守者氣存, 走者氣散. 用犀角者, 不過欲其走達陽明之經也. 然而, 犀角不特走陽明也, 如有引經之藥, 各經皆能通達. 倘無邪氣, 孟浪多用, 耗散各臟之氣, 勢所不免. 氣散則血耗, 血耗則火起, 未有不變生他病者矣, 故無邪熱之症, 斷不可多用.

犀角은 苦, 酸, 鹹하고, 氣는 寒하고 無毒하다. 사람의 몸에 그것을 품으며, 가루로 만들어 사용한다. 陽明으로 들어간다. 鉤吻(마전나무과 호만등 Gelsemium elegans benth의 전초, 有毒함), 鴆(짐새:광동성에 사는 毒鳥), 뱀의 독, 山瘴과 溪毒(산과 시내의 풍토로 인한 독)을 없애고 百毒을 모두 제거한다. 시체의 독과, 귀신의 독, 나쁜 사기, 狐魅, 정신의 모든 邪氣를 모두 쫓아낸다. 傷寒溫疫에 熱로 인한 煩을 풀 수 있다. 瘡腫, 癰疽에 전문적으로 膿血을 깨뜨린다. 肝氣를 눌러주어 눈을 밝게 하고, 神을 안정시키고, 心을 편안하게 한다.

임신한 부인은 복용을 금하니, 胎氣를 깎을까 두렵기 때문이다. 이 약물은 곧 佐使의 神藥으로 쓰지 않을 수 없으나, 또한 많이 사용할 수도 없다. 대개 犀角은 陽에 속하여 그 성질은 달리는 것을 좋아하고, 지키는 것을 싫어하니 지키는 경우에는 氣가 보존되고, 달리는 경우에는 氣가 흩어진다. 犀角을 사용하는 것은 그 陽明의 經으로 달려 도달하게 하고자 할 경우에 지나지 않는다. 그러나 犀角은 陽明으로 달려갈 뿐만이 아니라, 만약 引經하는 약이 있으면 각 經絡으로 모두 통달할 수 있다. 만약 邪氣가 없는데, 맹랑하게 많이 사용하면 각 臟의 氣를 耗散시키는 정황을 면할 수 없다. 氣가 흩어지면 곧 血이 소모되어 흩어지고, 血이 흩어지면 火가 일어나서 변하여 다른 병이 생기지 않는 경우가 없을 것이니 그러므로 邪熱의 증상이 없으면 결단코 많이 사용할 수 없다.

或疑犀角入陽明而散熱, 豈入陽明而散氣乎？曰犀角入陽明, 原該散熱, 而不該散氣, 然有熱則散熱, 無熱必散真氣矣. 今真氣既散, 反生內熱矣, 故犀角善用則解熱, 不善用又安能解熱哉.

혹 의심하기를 犀角은 陽明으로 들어가 熱을 흩트리는데, 어찌 陽明에 들어가서 氣를 흩트리겠습니까? 말하기를 犀角이 陽明에 들어가면 원래 熱을 흩트려야 하고 氣를 흩트리면 안 되나, 熱이 있으면 熱을 흩트리고, 熱이 없으면 반드시 真氣를 흩을 것이다. 이제 真氣가 이미 흩어지면 반대로 內熱이 生할 것이니, 그러므로 犀角을 잘 사용하면 熱을 풀어줄 것이요, 잘 사용하지 못하면 또한 어찌 熱을 풀어 줄 수 있겠는가.

或問犀角有通天之功, 信乎？曰謂犀角通天者, 通人之巓頂也. 犀角, 陽明經之藥, 由鼻而升於頭, 而下環於唇口之間, 故凡有頭面之火, 不得不藉之爲使, 令其自下而上也.

혹 묻기를 犀角에 하늘에 통하게 하는 功이 있다는데 믿으십니까? 말하기를 犀角이 하늘에 통한다고 말하는 것은 사람의 정수리에 통한다는 것이다. 犀角은 陽明經의 藥으로, 코로부터 머리로 올라가고 아래로 입술과 입 사이를 돌아가므로 무릇 머리와 얼굴의 火가 있으면 부득이하게 犀角에 의지하여 使藥으로 삼아 스스로 내려가고 올라가게 한다.

47. 羚羊角

羚羊角, 味鹹, 苦, 氣寒, 無毒. 專走肝經. 解傷寒寒熱在肌膚, 散溫風注毒伏於骨內, 安心氣, 除魘寐驚夢狂越, 辟邪氣, 祛惡鬼. 小兒驚癎, 產婦敗血, 皆能治之. 此物亦備用, 以待變者也.

羚羊角은 鹹, 苦하며, 氣寒하고, 無毒하다. 오로지 肝經으로 달린다. 傷寒에 寒熱이 피부에 있는 것을 풀고, 溫風에 注毒이 뼈 속에 잠복되어 있는 것을 흩으며, 心氣를 편안히 하고, 가위눌리고, 자다가 꿈에서 놀라는 것, 미쳐서 날뛰는 것을 없애며, 邪氣를 물리치고, 惡鬼를 없앤다. 小兒의 驚癎과 產婦의 敗血을 모두 치료할 수 있다. 이 약물도 준비하였다가 이상한 변화에 대비한다.

羚羊角, 不可輕用之藥, 宜於治實症, 而不宜於治虛症.

羚羊角은 가볍게 쓸 수 있는 약이 아니니 實症을 치료함에 마땅하고, 虛症을 치료함에는 마땅하지 않다.

或問羚羊角, 別本載久服強筋骨, 輕身, 起陰益氣, 利丈夫, 似乎爲強陽助氣之品. 繆仲醇謂火熱則陰反不能起, 而筋骨軟. 鹹寒入下焦, 除邪熱, 則陰自起, 氣自益, 筋骨強, 身輕也. 仲醇之言, 未嘗非是, 然而羚羊角實不能補虛. 仲醇亦因《本草》載有利益之語, 故曲爲解之云, 久服強筋骨輕身, 起陽益氣, 入下焦除熱, 則陰自起, 氣自益, 筋骨強. 實治邪而不補正氣, 不可誤[95]也. 終不可據之, 以望其滋補也.

혹 묻기를 羚羊角은 別本에 기재되기를 오래 복용하면 筋骨을 강하게 하고, 몸을 가볍게

95) 久腹强筋骨輕身...不可誤也 此三十七字, 原無, 今據何本補.

하고, 陰을 일으키며 氣를 보익하고, 丈夫에게 이롭다고 하니, 陽을 강하게 하고 氣를 돕는 약품인 것 같다. 繆仲醇이 말하기를 火熱하면 도리어 陰이 일어날 수 없고 筋骨이 연해지며, 짜고 찬 것이 下焦로 들어가서 邪熱을 제거하면 陰이 자연히 일어나고, 氣가 저절로 더해지며, 筋骨이 강해지고, 몸이 가벼워진다고 하였다. 仲醇의 말은 옳지 않은 것은 없으나, 羚羊角은 실제로 虛를 補할 수 없다. 仲醇이 또한《本草》에 기재된 이익이 있다는 말로 인하여 완곡하게 풀어서 이른 것이니, 오래 복용하면 筋骨을 강하게 하고 몸을 가볍게 하며, 陽을 일으키고 氣를 돕는다는 것은, 下焦로 들어가 熱을 제거하게 되어 곧, 陰이 자연히 일어나고, 氣가 스스로 더해지고, 근골이 강해지는 것이다. 실제로는 邪를 치료하나 正氣를 補하지는 않으니 그릇될 수 없다. 결국 그것에 근거하여서 그 滋補함을 기대할 수 없다.

48. 麝香

麝香, 味辛, 氣溫, 無毒[96]. 辟蛇虺, 誅蛔蟲, 蠱蠱癇痓, 殺鬼精, 毆疫瘴, 脹急痞滿咸消.催生墮胎, 通關利竅, 除恍惚驚怖[97], 鎮心安神, 療癰腫瘡疽, 蝕膿逐血, 吐風痰, 啟寐魘, 點目去膜止淚. 亦外治居多, 而內治甚少也.

麝香은 辛하고 氣溫하며 無毒하다. 뱀을 물리치고, 蠱蠱와 癇痓를 토벌하고, 鬼精을 죽이고, 疫氣와 瘴氣를 몰아내고 脹急과 痞滿을 감소시킨다. 催生하고 墮胎하며 오관을 소통시켜 孔竅를 원활히 하고, 황홀하고 놀라고 두려운 것을 없애며, 마음을 진정시키고, 神을 편안하게 하며, 癰腫과 瘡疽를 치료하고, 고름을 사그라뜨리고 惡血을 쫓아내며, 風痰을 吐하게 하고, 잠자며 가위눌리는 것을 풀어주고, 눈에 점적하면 膜을 없애고, 눈물을 그친다. 또한 外治가 많이 차지하고 內治하는 경우는 심히 적다.

96) 味辛, 氣溫, 無毒 此六字, 原無, 今據何本補.
97) 怖 何本作 "癇".

或問麝香能消水果之傷, 然乎？ 曰麝香何能消水果, 但能殺果木之蟲耳. 食果過多, 胸中[98] 未有不生蟲者也. 生蟲則必思果, 思果則必多食果矣, 初食之而快, 久食之而悶. 前人用麝香, 而食果之病痊, 遂疑麝香之能消果也, 誰知是殺蟲之效哉. ([批]解前人之惑.)

혹 묻기를 麝香이 과일 먹고 상한 것을 소화시킬 수 있다하니 그러합니까? 말하기를 麝香이 어찌 과일을 소화시킬 수 있겠는가. 단지 과일과 나무의 蟲을 죽일 수 있을 따름이다. 과일을 지나치게 많이 먹으면 胸中에 蟲이 생겨나지 않는 경우가 없다. 蟲이 생겨나면 반드시 과일을 생각하고, 과일을 생각하면 반드시 과일을 많이 먹게 될 것이니, 처음 그것을 먹으면 상쾌하나, 오래 그것을 먹으면 갑갑해진다. 前人들이 麝香을 써서 과일을 먹어 생긴 병이 나았으니, 마침내 麝香이 과일을 소화시킬 수 있음을 전혀 의심하지 않게 되었다. 누가 이것이 殺蟲하는 효과 때문인 것을 알겠는가? ([批]前人의 미혹됨을 풀었다.)

或問近人治風症, 多用麝香以透徹內外, 而吾子不談, 豈治風非歟？ 曰風病不同, 有入於骨者, 有入於皮肉者, 有入於臟腑者, 未可一概用麝香而走竄之也, 蓋風入於骨髓者, 不得已而用麝香, 使攻邪之藥直入於骨髓, 祛風而外出, 此治真正中風也. 其餘風邪不過在臟腑之外, 肌肉之間, 使亦用麝香引風入骨, 反致變生大病而不可救藥矣. 至於世人不知禁忌, 妄用麝香, 以治小兒急, 慢之驚, 往往九死一生, 可不慎哉.

혹 묻기를 근래의 사람들이 風症을 치료하는데 麝香을 많이 써서 안팎을 통하게 하는데 선생께서는 말하지 않으시니 어찌 風을 치료하는 것이 잘못된 것입니까? 말하기를 風病은 같지 않으니, 뼈에 들어가는 것이 있고, 피부와 근육에 들어가는 것이 있고 臟腑에 들어가는 것이 있어 일개 麝香을 써서 走竄(약효가 빠르게 나타남)시킬 수 없다. 대개 風이 골수에 들어간 경우에는 부득이하게 麝香을 사용하여, 邪를 공격하는 약으로 하여금 바로 골수에 들어가게 하여 風을 제거하여 밖으로 나오게 하니 이것이 진정 中風을 치료하는 것이다. 그 나머지는 風邪가 臟腑의 밖, 피부와 근육의 사이에 있는 것에 불과하니 하여금 또한 麝香을 사용하게

98) 胸中 何本無.

하면 風邪를 끌고 뼈로 들어가게 되어 오히려 변하여 큰 병이 생기는데 이르게 하여 약을 구할 수 없을 것이다. 세상 사람들이 금기를 알지 못함에 이르러 麝香을 망령되게 사용하게 되어 소아의 急驚風, 慢驚風을 치료하여 종종 아홉은 죽고 하나는 살아나게 되니 삼가지 않을 수 있겠는가?

或疑麝香既不可以治風病, 而前人用之, 豈皆非歟? 曰前人用麝香以治風症者, 不過借其香竄之氣, 以引入經絡, 開其所閉之關也. 近人不知前人立方本意, 毋論關閉, 關開, 而一概皆用, 以致引風入骨, 使風之不出, 無風而成風症, 爲可憎耳.

혹 의심하기를 麝香은 이미 風病을 치료하지 못한다고 하셨는데, 前人이 麝香을 사용한 것은 모두 잘못된 것입니까? 말하기를 前人이 麝香을 사용하여 風症을 치료한 것은 그 香竄(향기가 은은하게 퍼짐)하는 기운을 빌려서 經絡으로 끌어들여 그 닫힌 바의 關竅를 여는 것에 불과하다. 근래의 사람들이 前人이 처방을 만든 본뜻을 알지 못하고, 關이 열렸는지 닫혔는지를 논하지 않고 한결같이 모두 사용하여 風을 이끌고 뼈로 들어가는 상황을 초래하여 風으로 하여금 나오지 않게 하여 風이 없는데도 風症을 이루게 되니 가증스러울 따름이다.

49. 驢鞭

驢鞭者, 驢之外腎也. 味甘, 氣溫, 無毒. 最能長陽, 然而單服此一味, 絕不效. 蓋驢鞭非長陽之物也, 止能展筋耳. 夫陽道之細小也, 乃人肝膽之不足, 而筋不能舒耳. 驢鞭展筋, 筋展則陽道宜於修偉矣. 然而, 驢鞭止能展身內之筋, 而不能展身外之筋, 必得龍骨, 陽起石合用, 則外之筋乃展. 外筋既展, 而謂陽不能展乎.

驢鞭은 당나귀의 외부 생식기이다. 甘하고 氣溫하며, 無毒하다. 가장 陽을 잘 길러주나, 이 한 가지 약미만 홀로 복용하면 절대 효과가 없다. 대개 驢鞭은 陽을 기르는 약물이 아니라,

단지 筋을 늘일 수 있을 뿐이다. 무릇 陽道가 가늘고 작은 것은 곧 사람의 肝膽이 부족하여 筋이 늘어나지 못 할 따름이다. 驢鞭은 筋을 펴주니, 筋이 펴지면 곧 陽道가 단련되어 늠름하게 됨에 마땅할 것이다. 그러나 驢鞭은 단지 몸 안의 筋을 펼 수 있을 뿐이요, 몸 밖의 筋을 펼 수 없으니 반드시 龍骨, 陽起石을 얻어 함께 사용하여야 곧 밖의 筋이 이에 펴진다. 밖의 筋이 이미 펴졌는데 陽이 펴질 수 없다고 이르겠는가?

或疑驢鞭亦尋常之物, 而稱其功用之奇, 豈因其驢勢之偉長, 因疑可以展陽耶？ 此亦無征不可信之說也. 曰驢鞭不能展陽, 余先言之矣. 因其與龍骨, 陽起石同用, 而有相得之驗也. 夫龍骨得驢鞭而化, 龍骨得陽起石而興, 三者配合, 始建奇功, 缺一而無功也. 雖然舍人參, 芪 , 朮, 菟絲, 熟地補陽補陰[99]之藥, 而唯三者之配合也, 奇功又何以建哉.

혹 의심하기를 驢鞭은 또한 보통의 물건이나 그 공용이 기이하다고 칭송하니 당나귀 양물의 생김새가 늠름하고 긴 것 때문입니까 陽을 펼칠 수 있기 때문입니까? 이것은 또한 증거가 없어 믿지 못하겠다. 말하기를 驢鞭이 陽을 펼 수 없다는 것은 내가 이전에 얘기하였다. 따라서 그것을 龍骨, 陽起石과 함께 사용하면 서로 득이 되는 효험이 있게 된다. 무릇 龍骨은 驢鞭을 얻으면 변화하고, 龍骨이 陽起石을 얻으면 흥하게 되니, 세 가지가 배합되어야 비로소 기이한 공을 세우게 되고, 하나라도 빠지면 공이 없어진다. 비록 그러하나 人參, 芪 , 朮, 菟絲, 熟地의 補陽補陰하는 藥을 버리고 오직 세 가지만 배합한다면 기이한 공이 또한 무엇으로 세워질 것인가?

50. 獺肝

獺肝, 味甘, 平, 鹹, 微熱, 無毒. 疰病傳屍, 一門傳染者悉效. 產勞發熱, 三時虛汗者殊 功. 上氣咳嗽堪除, 鬼毒瘟癘能遣, 療蠱疫, 治冷勞, 卻魚鯁, 消水脹. 乃癆瘵中必需之藥, 不可不先備也. 取得之時, 以酒煮幹焙燥, 藏之磁器中, 經年不壞.

99) 補陰 原無, 今據何本補.

獺肝(수달의 肝)은 甘하고, 平하며 鹹하고 微熱하고 無毒하다. 疰病과 傳屍가 一門에 전염된 경우에 모두 효과가 있다. 產勞發熱과 새벽에 허해서 땀을 흘리는 경우에 특히 공효가 있다. 上氣와 咳嗽를 경감시키고 제거하며, 鬼毒과 瘟癘(염병)를 쫓아낼 수 있으며, 蟲疫을 낫게 하고, 冷勞를 치료하고 생선뼈를 제거하고, 水脹을 사그라뜨린다. 곧 癆瘵병 중의 필수약이니 미리 준비하지 않을 수 없다. 약물을 얻은 때에 술로 삶아서 불에 쪼여 건조시켜서 도자기 속에 저장하면 여러 해가 지나도록 썩지 않는다.

癆瘵之症, 久則生蟲, 用鰻魚之類, 亦可殺蟲, 何以必用獺肝? 蓋癆蟲之種類不同, 而治法之制伏, 亦宜各別. 用獺肝以制蟲者, 其蟲必食魚而得之者也, 其蟲絕似魚類, 故取獺以制魚也. 若鰻魚亦魚類, 安能以魚制魚哉.

癆瘵의 증상이 오래되면 蟲이 생기니 뱀장어 종류를 사용하면 또한 살충할 수 있는데 어찌 반드시 獺肝을 사용합니까? 대개 癆蟲의 종류는 같지 않으니, 굴복시키는 치법 또한 마땅히 각기 다르다. 獺肝을 사용하여 蟲을 제어하는 경우는 그 蟲을 반드시 생선을 먹어 얻은 경우로, 그 蟲이 반드시 어류와 비슷하므로 獺을 취해서 魚를 제어하는 것이다. 뱀장어와 같은 것은 또한 어류인데 어찌 생선으로써 생선을 제어할 수 있겠는가?

或問用獺以制魚類之蟲, 自是確義, 但不知同是癆瘵之症, 何易知其蟲之似魚, 以用獺肝哉? 不知癆蟲不同, 而辨法實易. 凡生魚類之癆蟲者, 遇天雨, 則胸膈間必怦怦自動, 聽水聲則驚, 飲茶水則快, 大便必滑, 日間腸胃必有微動, 而夜則安然者也. 聞魚腥則喜, 看網繒[100]魚笱[101]之類, 必孛然色變. 此等之症, 必須用獺肝入藥, 始可制之, 否則無益. ([批]辨症甚確.)

혹 묻기를 獺을 사용하여 어류의 蟲을 제어하는 것은 마땅함이 명확합니다만, 이와 같이 癆瘵의 증에 그 蟲이 魚와 유사하다는 것을 쉽게 알아내어 獺肝을 사용하는지 알지 못하겠다.

100) 繒 音增 古代絲織品的總稱.
101) 笱 音拘 捕魚的竹籠.

痨蟲이 같지 않으나 변별하는 법은 실로 쉬움을 알지 못하는 것이다. 무릇 魚類의 痨蟲이 생기는 경우에는 하늘에서 비가 오는 날을 만나면 흉격 사이가 반드시 쿵쿵거리며 저절로 움직이고, 물소리를 들으면 놀라며, 찻물을 마시면 상쾌해지고, 대변이 반드시 무르며 낮 동안에 腸胃가 반드시 미약하게 움직이고 밤이 되면 편안해진다. 생선 비린내를 맡으면 좋아하고 그물이나 어구의 종류를 보면 반드시 갑자기 색이 변한다. 이러한 등등의 症에는 반드시 獺肝을 사용하여 약에 넣어야 비로소 그것을 제어할 수 있으며, 그렇지 않으면 이익이 없다. ([批]症을 변별하는 것이 매우 명확하다.)

51. 膃肭臍

膃肭臍, 味鹹, 氣大熱, 無毒. 療痃癖尪羸, 並脾胃勞極, 破宿血結聚及腰膝寒酸, 辟鬼氣, 禁夢與鬼交, 逐魅邪, 止睡被魅魘, 袪冷積, 益元陽, 堅舉陽管不衰, 誠助房術要藥. 因多假, 又雌多於雄, 雌者絶無功效. 雄者固興陽道, 然而不配之參, 朮, 熟地, 山藥, 山茱[102], 杜仲, 肉桂, 巴戟天, 肉蓯蓉之類, 功亦平平無奇. 世人好異, 動言興陽必須膃肭臍, 誰知藥品中多有勝之者, 如鹿茸, 海馬之類, 未嘗不佳.

膃肭臍(海狗腎)는 鹹하며 氣는 大熱하고 無毒하다. 痃癖, 尪羸와 脾胃의 勞極을 치료하고 宿血이 結聚한 것과 腰膝의 차고 시린 증상을 깨트리며 鬼氣를 물리치고 꿈에서 귀신과 더불어 교접하는 것을 금하며 魅邪를 몰아내고, 冷積을 제거하고 元陽을 더하며, 陽管을 단단하게 일으켜 쇠하지 않게 하니 진실로 房術을 돕는 중요한 약이다. 가짜가 많고 또한 수컷보다 암컷이 많으니 암컷은 功效가 절대로 없다. 수컷의 것은 진실로 陽道를 일으키지만, 參, 朮, 熟地, 山藥, 山茱, 杜仲, 肉桂, 巴戟天, 肉蓯蓉의 종류와 배합하지 않으면 效力이 또한 평범하여 기이함이 없다. 세상 사람들은 기이한 것을 좋아하여 陽道를 일으키는데는 膃肭臍가 필수라고 함부로 말하니, 鹿茸, 海馬의 종류와 같은 것이 일찍이 뛰어나지 않은 바가 없는데 누가 藥品

102) 山茱 何本無.

중에 그보다 더 뛰어난 것이 많음을 알겠는가?

膃肭臍, 魚也, 而人誤認海豹爲膃肭臍, 所以興陽無大效, 轉不如鹿茸, 海馬之能取勝也. 膃肭臍, 生於東海之中, 最靈而善藏, 能先知人捕取, 故世人絕無有得之者. 其形並不如狗, 魚首, 身無鱗甲, 尾如魚, 有四掌, 少異於魚. 曰海狗者即海豹, 而掌則與膃肭臍相同. 海豹乃獸身, 毛如豹, 掌有毛, 而膃肭臍無毛也. 膃肭臍眞者, 聞其氣即興陽, 正不必呑服耳. 至海豹性亦淫, 亦能興陽, 故土人以海豹充膃肭, 所以功薄而效輕, 博物君子必有以辨之.

膃肭臍는 물고기인데 사람들이 바다표범을 膃肭臍라고 잘못 알아서 이것이 陽을 일으키는데 큰 효과가 없고 오히려 鹿茸, 海馬의 효능보다 못하다. 膃肭臍는 東海에서 나는데 매우 신령하여 잘 숨기 때문에 먼저 알아차릴 수 있는 사람이라야 잡을 수 있으니 그러므로 세상 사람들 중에 그것을 얻은 사람이 절대로 없었다. 그 형상은 개와 같지 않고 물고기 머리에 몸은 비늘이 없고 꼬리는 물고기 같으며 네 개의 발바닥이 있어 물고기와 약간 다르다. 말하기를 海狗는 곧 海豹이니 발바닥은 膃肭臍와 더불어 서로 같다. 海豹는 곧 짐승의 몸에 털은 표범과 같고 발바닥에 털이 있으나 膃肭臍는 털이 없다. 膃肭臍의 眞品은 그 香氣를 맡으면 곧 陽을 일으키니 곧 삼켜 복용할 필요가 없을 따름이다. 海豹의 性質 또한 淫蕩하여 또한 陽을 일으킬 수 있으므로 토착민이 海豹로서 膃肭臍를 충당하지만 功은 엷고 效果는 경미하니 여러 사물에 능통한 사람은 반드시 그것을 구별하여야 한다.

或問膃肭臍今人並無有見之者, 先生又從何處見之, 而辨且如是之分明耶? 曰古人之書可考也, 何必親見膃肭臍. 余雖未見, 而海豹則數見之. 古人雲膃肭臍, 魚也. 余所見者, 乃獸也. 非海豹而何, 況其身絶似豹乎. 吾故知今之所用者, 皆非真也. 世情好異, 謂不可得之物, 必然功效實奇, 往往棄人參, 鹿茸於不用, 而必欲得膃肭以爲快. 及得僞者, 修合藥餌, 朝夕知服, 未見其奇. 不悟其膃肭之偽, 而自歎其陽道之衰, 雖助之而無用也. 吾深爲世人惜之矣.

혹 묻기를 膃肭臍를 요즈음 사람들 중에 또한 본 사람이 없다는데 선생께서는 또한 어느 곳에서 그것을 보아서, 변별함이 또한 이와 같이 분명한 것입니까? 말하기를 옛 사람들의 서적이 참고할만하니 어찌 반드시 膃肭臍를 친히 보아야 하는가. 내가 비록 아직 보지 못하였으나 海豹는 여러 번 보았다. 옛 사람들이 이르기를 膃肭臍는 물고기라고 하였다. 내가 본 것은 곧 짐승이었다. 海豹가 아니면 무엇이었겠으며 하물며 그 몸의 무늬가 표범과 매우 유사함에야! 내가 그러므로 지금 사용하는 것이 모두 진품이 아님을 알 수 있었다. 세상의 정서가 기이한 것을 좋아하여 얻을 수 없는 물건은 반드시 功效가 실로 기이하다고 말하며 왕왕 人參, 鹿茸을 버려두고 사용하지 않으면서 반드시 膃肭臍를 얻는 것으로 즐거움을 삼고자 한다. 가짜를 가지고는 藥을 修治하고 配合하여 아침저녁으로 복용해도 그 기이함을 얻지 못한다. 그 膃肭臍가 가짜인지 깨닫지 못하고 그 陽道가 쇠약해져서 비록 陽氣를 북돋아도 스스로 쓸모가 없다고 탄식한다. 나는 심히 세상 사람들을 위하여 이것을 애석하게 생각한다.

或疑膃肭臍, 即海豹臍下之勢也, 古人諱言勢而言臍耳. 余以爲不然. 膃肭臍實魚身, 而非獸身也. 東海之濱, 豈無其種, 然而絕無有獲之者, 使吾言無征, 不可慨歎乎. 雖然予之注《本草》也, 辨其理也, 理真而義自確. 百世之下, 倘有人得之, 取吾言而證之不誣, 始信吾先見之明也.

혹 의심하기를 膃肭臍는 곧 海豹의 배꼽 아래 생식기이며, 옛 사람들이 생식기라고 말하는 것을 꺼려 배꼽이라고 말하였을 뿐이지만 나는 그렇지 않다고 생각한다. 膃肭臍는 실로 물고기 몸이지 짐승의 몸이 아니다. 東海의 물가에 어찌 그러한 종이 없겠는가. 그러나 그것을 잡은 경우가 결코 없어 내 말로 하여금 근거가 없게 만드니 한탄스럽다. 비록 그러하나 내가《本草》에 주석을 달 때 그 이치를 분별하였으니 이치가 진실되고 뜻이 자연스럽게 명확하다. 百世 이후에 혹시 그것을 얻는 사람이 있어 내 말을 취하여 증명함에 잘못됨이 없다고 하면 비로소 나의 先見之明을 믿을 것이다.

52. 猬皮

猬皮, 味苦, 氣平, 無毒. 主五痔血流大腸, 理諸疝痛引小腹, 治胃逆, 塞鼻衄, 開胃氣, 消痔, 腹脹痛可止, 陰腫痛能祛, 亦備用之物也.

猬皮(고슴도치 外皮)는苦하고 氣平하며 無毒하다. 五痔로 大腸에서 피가 흐르는 것을 主治하며 모든 疝症에 小腹이 당기면서 아픈 것을 다스리며 胃逆을 치료하고, 鼻衄을 막고, 胃氣를 열며, 痔를 사그라뜨리고 腹脹痛을 멈출 수 있고 陰腫痛을 제거할 수 있으니 또한 준비해 두고 사용해야할 藥物이다.

或問刺猬, 食其肉, 當去骨, 誤食之, 令人瘦劣, 諸節漸小, 有之乎? 曰嗟乎. 凡骨誤食俱瘦人, 不獨猬骨也.

혹 묻기를 猬皮를 먹을 때 마땅히 가시를 제거해야 하는데, 그것을 잘못 먹으면 사람으로 하여금 마르고 왜소하게 하며 모든 관절들이 점점 작아진다고 하니, 이런 일이 있습니까? 말하기를 안타깝구나! 무릇 가시를 잘못 먹으면 모두 사람을 여위게 하니, 유독 고슴도치 가시만 그런 것이 아니다.

53. 雀卵

雀卵, 味酸, 氣溫, 無毒, 益男子陽道, 易致堅強, 常能固閉, 補陰扶陽之妙藥. 然亦必入人參, 白朮, 杜仲, 蛇床子之內則有功, 否則亦平常也.

雀卵(참새 알)은 酸하고 氣溫하며 無毒하며 남자의 陽道를 보익하여 쉽게 단단하고 강하게 되도록 하며 항상 굳게 닫을 수 있게 하니 陰을 보하고 陽을 돕는 묘한 藥이다. 그러나 또한 반드시 人參, 白朮, 杜仲, 蛇床子의 안에 들어가야 功이 있고 그렇지 않으면 또한 평범하다.

雀卵益陽, 取其淫氣也. 然雀卵至小, 多取則傷生, 亦非延生續嗣之道. 不得已則用之, 不可因其興陽固精, 窮日夜之力而頻用之, 亦犯造物之忌也.

雀卵은 陽을 보익함은 그 淫氣를 취하는 것이다. 그러나 雀卵은 아주 작으니 많이 취하게 되면 곧 생명을 해치므로 또한 탄생하여 후사를 잇는 도리가 아니다. 부득이 하면 그것을 사용하지만 그것이 陽을 일으키고 精을 견고하게 할 목적으로 할 수 없으니, 밤낮 지속되는 힘을 찾아서 그것을 빈번하게 사용하면 또한 造物의 금기를 범하는 것이다.

54. 鼠骨 (鼠膽)

鼠骨, 取其脊骨, 燒灰存性, 擦齒可以重生, 然亦必輔之熟地, 楡樹皮, 當歸, 青鹽, 枸杞子, 骨碎補, 細辛, 沒石子之類始效.

鼠骨은 그 척추뼈를 취하여 태워 재를 만들되 性은 남긴 것이니, 이빨에 문지르면 다시 나게 할 수 있으나 또한 반드시 熟地, 楡樹皮, 當歸, 青鹽, 枸杞子, 骨碎補, 細辛, 沒石子의 종류로 보조하여야 비로소 效果가 있다.

鼠膽, 滴耳中, 實效應如響. 然膽最難取, 必將鼠養熟, 乘其不知覺之時, 一旦擊死, 取則有膽, 否則無膽也.

鼠膽을 귀 속으로 조금 떨어트리면 실로 효과가 있다. 그러나 膽은 가장 얻기 어려우니 반드시 장차 鼠를 알맞게 길러서 알아차리지 못할 때를 틈타서 한 번에 쳐서 죽이고 취해야 곧

膽이 있지 그렇게 하지 않으면 膽이 없다.

鼠膽, 治耳聾. 余親見治一小兒, 將膽汁滴入耳, 癢甚, 忽有一蟲走出, 長半寸, 四足, 遍身鱗甲, 色正白也. 此蟲名爲環耳蟲, 專食人髓. (〔批〕此蟲非外入者, 乃內生之蟲耳.)幸小兒速治即愈, 否則蟲入於腦, 則頭痛如破, 終身之病也. 鼠膽治耳聾, 效捷如此, 因志之.

鼠膽은 耳聾을 치료한다. 내가 직접 한 아이를 치료하는 것을 보았는데 장차 膽汁을 떨어뜨려 귀안으로 흘려 넣으니 가려움이 심하다가 홀연히 벌레 한마리가 밖으로 뛰쳐 나오는데 길이는 半寸이고, 다리는 네 개이며 몸 전체에 비늘껍질이 둘러 있고 색은 완전히 흰빛이었다. 이 벌레의 이름은 環耳蟲이라고 하는데 오로지 사람의 골수를 먹는다. (〔批〕이 벌레는 외부에서 들어온 것이 아니니 곧 안에서 생긴 벌레일 따름이다.) 다행히 소아는 빨리 치료하여 낳았으니 그렇지 않았으면 벌레가 뇌에 들어가게 되어 곧 머리가 깨질 것 같이 아픈 것을 죽을 때 까지 앓게 된다. 鼠膽이 耳聾을 치료함이 효과가 빠른 것이 이와 같으니 이로 인하여 그것에 뜻을 둔다.

或問鼠骨生齒, 乃有人試之而不驗, 各《本草》多稱其功, 而吾子亦同聲附和, 何也? 曰鼠骨實能生齒, 但人用之不得法耳. 捕鼠之時, 戒莫出聲, 得鼠之時亦然, 養之數日, 使鼠不懼人, 一時擊死, 亦勿言語, 去其皮而取其骨, 火煅[103]入藥中. 擦齒之時, 亦勿言語, 自然頻擦而頻生也. 咎鼠骨之不生齒, 不其誤乎, 鼠性最怯, 其齧物, 每乘人之不覺, 故其功用, 亦不可使其知也. 且鼠性又最靈, 一聞人聲, 必寂然不動. 齒通於骨, 人語言必啟其齒, 齒動而鼠骨之性不走於齒[104]矣, 又何能生齒哉. (〔批〕此言似迂, 而其理實至也.)

혹 묻기를 鼠骨은 치아를 생기게 한다 하여 이에 사람들이 그것을 시험해도 효험이 없는 경우가 있는데 각각의《本草》에서 그 功을 많이 칭찬하고 선생께서도 소리내어 함께

103) 火煅 何本作 "燒存性".
104) 齒 何本作 "骨".

부화뇌동하는 것은 어떤 까닭입니까? 말하기를 鼠骨은 진실로 치아를 생기게 하는데 단지 사람들이 그것을 사용함에 올바른 방법을 얻지 못하였을 따름이다. 鼠를 잡을 때, 소리가 나지 않게 주의하며 鼠를 얻는 때에도 또한 그렇게 하여, 그것을 수일간 키워 鼠로 하여금 사람을 두려워하지 않게 하고 한 번에 죽일 때도 또한 아무 말 하지 말고 그 껍질을 벗기고 그 骨을 취하여 불에 달구어 약 속에 넣는다. 치아를 문지를 때도 아무 말도 하지 말아야하며 자연히 자주 닦으면 닦을수록 빨리 생긴다. 鼠骨이 치아를 생기게 하지 않는다고 비난하는 것은 그것을 誤用한게 아니겠는가? 鼠의 性은 가장 겁이 많고 그것이 물건을 갉아대는 것도 늘 사람들이 알아차리지 못하는 틈을 타니, 그러므로 그 功과 쓰임이 또한 그로 하여금 알게 할 수 없다. 또한 鼠의 性은 가장 神靈스러워 한번 사람의 음성을 들으면 반드시 숙연하게 움직이지 않는다. 치아는 骨과 통하고 사람의 言語는 반드시 그 치아에서 시작되는데, 치아가 움직이면 鼠骨의 性이 치아로 달려가지 않을 것이니, 또한 어찌 치아를 생기게 할 수 있겠는가? (〔批〕 이 말은 돌려 말한 것 같지만 그 이치는 실로 지극하다.)

55. 伏翼 (夜明砂)

伏翼, 即蝙蝠也, 白者第一, 紅者次之, 灰色者不可用. 逐五淋, 利水道, 明雙目, 撥翳膜. 久服延年無憂, 令人喜樂媚好. 用血點眼, 夜視有光. 夜明砂, 即蝙蝠糞, 炒酒服下, 可下死胎. 蝙蝠得白者, 入之補氣血之藥, 可延年至百歲之外, 無如不可得也. 我識之於書者, 實聞之岐天師之秘傳也. 白蝙蝠不可得, 粤西有紅蝙蝠, 古人取之以作媚藥. 蓋白者延齡, 而紅者反助火也, 助火必至動火, 火動必至精泄. 然則紅蝙蝠, 終非益人之物也.

伏翼은 박쥐이다. 흰 것이 제일이며 붉은 것이 그 다음이고 회색은 사용할 수 없다. 五淋을 좇고 水道를 부드럽게 하고 두 눈을 밝게 하고 翳膜을 뽑아낸다. 오래 복용하면 수명을 늘리고 근심이 없게 하며, 사람으로 하여금 기쁘고 즐거우며 아름답게 해준다. 피를 사용하여 눈에 점안하면 밤에 밝게 볼 수 있다. 夜明砂는 박쥐의 대변으로 술에 볶아 복용하면 죽은 태아를 내릴 수 있다. 흰색 박쥐를 얻어 氣血을 補益하는 약에 넣으면 백세를 넘는 지경에 이르도록 수명을 늘릴 수 있으나 얻지 못할 것 같지는 않다. 내가 책에서 그것을 익힌 것이 실로 岐天師의 秘傳을 들은 것이다. 흰 박쥐를 얻을 수 없으면 粵西에서는 붉은 박쥐가 있으니 옛 사람들이 그것을 취하여 媚藥을 만들었다. 대개 흰 것은 수명을 늘려주나 붉은 것은 오히려 화를 도우니 화를 도우면 반드시 화를 動하게 함에 이르게 되고, 화가 動하면 반드시 精이 새어나가는 상황에 이른다. 따라서 붉은 박쥐는 결국 사람을 補益하는 약물이 아니다.

或問蝙蝠安得白者用之, 即紅蝙蝠亦難得, 不識灰色者, 可權用以修合藥餌乎? 夫蝙蝠歲久, 則得至陰之氣. 彼灰色者, 不過數十年之物耳, 何可合藥. 倘腹下色紅, 則有百歲之久矣, 亦可用之, 然終不如紅者更奇, 而白者更神也. ([批]白蝙蝠稀世之珍, 如何能得之. 得之, 乃天賜也, 岐公之傳, 必非無意.)

혹 묻기를 박쥐를 어떻게 흰색을 얻어서 사용하겠으며 붉은 박쥐도 또한 얻기 어려우니 회색을 임시방편으로 사용하여 藥餌에 수치하고 배합할 수 있을지 알지 못하겠습니까? 무릇 박쥐가 오래 살면 至陰의 氣를 얻는다. 회색을 피하는 것은 수십 년 된 물건에 지나지 않기 때문일 따름이니 어떻게 藥에 합할 수 있겠는가. 만일 배 아래의 색이 붉으면 곧 백세의 오래됨이 있는 것으로 또한 사용할 수 있으나 결국 붉은 것이 더욱 기이하고 흰 것이 더욱 신묘한 것과 같지 않다. ([批]흰 박쥐는 세상에 희귀한 보물이니, 어떻게 그것을 얻을 수 있겠는가. 그것을 얻는 것은 곧 하늘이 내려주는 것이니 岐天師의 전함은 반드시 의미가 없지 않다.)

或疑伏翼非長生之物, 即色白是千歲之品, 無益於補劑, 何足取重? 遠公注《本草》, 故將擧世所絶無者, 特神奇其說, 恐不可信也, 曰白蝙蝠之可以延年, 乃吾師傳鐸自服之方, 余泄之以示世也. 夫伏翼得至陰之氣, 活數百年而不死, 其常也. 凡物長年者, 皆服之延齡, 如鹿龜之類非耶, 何獨於伏翼疑之. 況伏翼至羽毛皆白, 自是千歲之物, 配以藥物, 自可難老, 此理之所必然也. 夫色白者不可得, 而色紅者粵西實有之, 古人曾取爲媚藥, 是補陽之明驗也. 紅者既可以補陽, 豈白者獨不可以補陰乎. 余注《本草》, 何品不可出奇, 而必取伏翼以神其說哉. 雖然白蝙蝠之方, 吾師傳鐸自服, 余自信之, 正不必人之盡信也.

혹 의심하기를 박쥐는 오래 사는 생물이 아니며 색이 흰 것은 千歲를 묵은 약품인데, 補하는 약제에 유익함이 없으니 어찌 중요하게 취급할 수 있겠습니까? 遠公이 《本草》에 주석을 달았으니 그러므로 장차 온 세상에 절대로 없는 것으로 그 설명을 특별히 신기하게 여기고 믿지 못할까 걱정됩니다. 말하기를 흰 박쥐가 수명을 늘릴 수 있다는 것은 곧 나의 스승께서 나에게 스스로 복용했던 방법을 전한 것으로 내가 그것을 누설하여 세상에 드러냈다. 무릇 박쥐는 至陰의 氣를 얻어 수백 년을 활동하고 죽지 않는 것이 일반적이다. 무릇 만물의 오래 산 것은 모두 그것을 복용하면 수명을 늘려주니 예를 들어 사슴, 거북이의 종류 같은 것이 아니겠는가? 하물며 박쥐가 깃털에 이르기까지 모두 흰색이면 당연히 이것이 묵은 물건이니, 약물로써 배합하면 자연히 늙지 않을 수 있는 것은, 이와 같은 이치가 반드시 그러하기 때문이다. 무릇 색이 흰 것을 얻을 수 없지만, 색이 붉은 것은 粵西에 실제로 있어서 옛 사람들이 일찍이 취하여 媚藥을 만들었으니, 이는 陽을 補하는 명백한 증거이다. 붉은 것이 이미 補陽할 수 있는데, 어찌 흰 것만 유독 補陰할 수 없겠는가? 내가 《本草》에 주석을 단 것이 어떤 藥品이 기이한 효능을 내지 못하여 꼭 박쥐를 취하여 그 설명을 신비롭게 하였겠는가? 비록 그렇지만 흰색 박쥐의 처방은 나의 스승이 나에게 스스로 복용한 것을 전한 것으로 나 자신이 그것을 믿으니, 다른 사람들이 반드시 모두 다 믿을 필요는 없는 것이다.

56. 蜂蜜

蜜, 味甘, 氣平, 微溫, 無毒. 益氣溫中, 潤燥解毒, 養脾胃, 卻癎痓, 止腸澼, 除口瘡, 心腹猝痛, 補五臟不足, 通大便久閉. 此采百花而釀成, 自然補益. 但可丸藥中用之, 入湯劑內, 止潤大腸也. 或問蜜有黃, 白之分, 其功用同乎? 曰世人以白蜜爲上. 不知采黃花則蜜黃, 采白花則蜜白. 黃勝於白, 而世人未知也. 蓋花黃者得中州之氣, 花白者得西方之氣耳.

蜜은 甘하고, 氣平하며 微溫하며 無毒하다. 氣를 더하고 속을 따뜻하게 하며, 건조한 것을 매끄럽게 하며, 독을 풀고, 脾胃를 기르며 癎痓을 물리치고 腸癖을 그치게 하며 口瘡과 心腹의 갑작스런 통증을 제거하고 五臟의 부족한 것을 補하고, 大便이 오래 막힌 것을 통하게 한다. 이것은 온갖 꽃에서 채취하여 만들어지며 자연히 補益한다. 다만 丸藥중에 사용할 수 있고 湯劑안에 넣으면 大腸을 윤택하게 하는 작용에 그친다. 혹 묻기를 꿀은 노란색과 흰색의 구분이 있는데 그 功과 쓰임이 같습니까? 말하기를 세상 사람들은 흰 꿀을 上品으로 여긴다. 노란 꽃에서 채취하면 꿀이 노랗게 되고 흰 꽃에서 채취하면 꿀이 흰색이 됨을 알지 못하는 것이다. 노란색이 흰색보다 뛰어나지만 세상 사람들은 알지 못한다. 대개 꽃이 노란 것은 中州의 기운을 얻은 것이요 꽃이 흰 것은 西方의 기운을 얻었을 따름이다.

57. 五靈脂

五靈脂, 味甘, 氣平, 無毒. 功專生血止血, 通經閉, 又治經行不止, 去[105]心疼, 並療血氣刺痛, 袪血痢腸風, 逐心腹冷氣, 定產婦血暈, 除小兒疳蛔, 善殺蟲, 又止蟲牙之痛. 藥籠中亦不可缺也.

五靈脂는 甘하고, 氣平하며 無毒하다. 功은 오로지 生血, 止血하니 月經이 막힌 것을 통하게 하고 또한 月經이 行하여 멈추지 않는 것을 치료하며, 心疼을 제거하고 아울러 血氣로 인한 刺痛을 치료하며, 血痢와 腸風을 제거하고 心腹의 冷氣를 쫓아내며, 산모의 血暈을 안정시키고 小兒의 疳蛔를 제거하며, 蟲을 잘 죽이고 또한 충치로 인한 통증을 멈춘다. 약장 속에 또한 없어서는 안 되는 것이다.

或問五靈脂長於治血, 不識諸血症可統治之乎? 夫五靈脂長於行血, 而短於補血, 故瘀者可通, 虛者難用耳.

105) 此下何本有"急"字.

혹 묻기를 五靈脂는 血을 다스림에 뛰어난데 모든 血症을 統治할 수 있는지 알지 못하겠습니다. 무릇 五靈脂는 血을 움직이게 하는데 뛰어나지만 補血에는 부족하므로 瘀血이 있는 경우 소통시킬 수 있다. 血虛한 경우에는 사용하기 어려울 따름이다.

58. 蟬蛻

蟬蛻, 去目內翳膜, 並侵睛努肉. 小兒痘瘡, 用之以護目, 斷不可少之藥也.

蟬蛻는 눈 안의 翳膜과 아울러 눈동자를 침범하는 군은살을 제거한다. 소아의 痘瘡에 이것을 사용하여 눈을 보호하는데 결단코 적게 사용할 수 없는 약이다.

或問蟬蛻護目, 去目內翳膜, 有之乎? 曰有. 但宜知所以用之. 蟬蛻護目者, 護痘瘡未出之目, 非護痘瘡已壞之目也. 凡痘瘡現頭面甚多者, 須護其目. 先用蟬蛻入於發表之中, 則雙目斷無出痘之理. 若已見點於目中, 又何能救之使消哉.

혹 묻기를 蟬蛻가 눈 안에서 翳膜을 제거한다고 하니 이런 사실이 있습니까? 말하기를 있다. 다만 그것을 사용할 바를 아는 것이 마땅하다. 蟬蛻가 눈을 보호하는 것은 痘瘡에 아직 발진이 나오지 않은 상태의 눈을 보호하는 것이지 痘瘡이 이미 문드러진 눈을 보호하는 것이 아니다. 무릇 痘瘡이 머리와 얼굴에 심히 많이 나타나는 경우에 반드시 그 눈을 보호해야 한다. 먼저 蟬蛻를 사용하여 發表하는 약 가운데에 넣으면 두 눈에 결단코 痘가 나타나는 법이 없다. 만약 이미 눈 가운데에 점이 보인다면 또한 어찌 그것을 구하여 痘疹이 사라지게 할 수 있겠는가?

或問蟬蛻消翳於目中, 宜乎目中之翳無不消之矣, 而謂止能護目, 使翳之不生, 不能消已成之翳, 是蟬蛻非消翳之品乎? 曰蟬蛻消翳, 古人盛稱之, 豈無所驗而雲然. 古人謂消翳者, 消凡目之翳, 非消痘瘡之翳也. 凡目之翳, 可少用之以成功, 痘瘡之翳, 雖多用之亦無益也.

혹 묻기를 蟬蛻가 눈 안에서 翳膜을 제거하니, 눈 안의 翳를 모두 제거하는 것이 마땅할 것인데 단지 눈을 보호하여 翳膜으로 하여금 생기지 않게 하며, 이미 이루어진 翳膜은 제거할 수 없다고 말씀하시니 이는 蟬蛻가 翳膜을 제거하는 약이 아닌 것입니까? 말하기를 蟬蛻가 翳膜을 제거시키는 것을 옛 사람들이 몹시 칭찬하였는데 어찌 효험이 없는 것으로 그렇게 말한 것이겠는가. 옛 사람들이 翳를 제거한다고 말한 것은 보통 눈의 翳를 제거하는 것이지 痘瘡의 翳를 제거하는 것이 아니다. 보통 눈의 翳에는 조금 사용하여 功을 이룰 수 있으나, 痘瘡의 翳에는 비록 많이 사용하여도 또한 이로움이 없다.

59. 蝸牛

蝸牛, 味鹹, 氣寒, 有小毒. 殺蟲, 主賊風口眼喎斜, 治驚癇筋脈拘攣, 收脫肛, 止消渴. 此物治病亦神, 用必須制. 用甘草些須, 同火炒焙乾, 存於藥籠中, 以治前症實奇.

蝸牛(달팽이)는 鹹하며 氣는 寒하고 약간의 毒이 있다. 벌레를 죽이고 賊風과 口眼喎斜를 主治하며 驚癇에 筋脈이 오그라들고 경련하는 것을 치료하며 脫肛을 수렴시키고 消渴을 멈춘다. 이 藥物은 病을 치료함이 또한 神妙하나 사용할 때 반드시 法制하여야 한다. 甘草 약간을 사용하여 반드시 함께 불에 볶아 불에 쬐어 건조하여 약바구니 안에 보관하였다가 앞에 말한 증상들을 치료하면 실로 기묘하다.

蝸牛善殺蟲, 以蝸牛活者投麻油中, 自化爲油, 以油塗蟲瘡, 效如神.

蝸牛는 벌레를 잘 죽이는데 살아있는 蝸牛를 麻油 속에 던져 넣으면 저절로 변하여 기름이 되는데 이 기름을 蟲瘡에 바르면 효과가 神과 같다.

或問蝸牛治楊梅瘡毒有神，何子之不言也？ 曰蝸牛解毒，而氣過寒涼，楊梅熱毒，似乎相宜，然則楊梅熱毒，實出諸腎，用蝸牛未免直入腎中以瀉火，火去而寒留，往往有陽痿不振，不能生子之憂．予所以略而不言也．(〔批〕人但知食蝸牛之解毒，何知有絕嗣之禍哉．)

혹 묻기를 蝸牛가 楊梅瘡毒을 치료함에 신묘함이 있는데 어찌하여 선생께선 말씀하지 않으십니까? 말하기를 蝸牛가 毒을 풀어주지만 氣가 지나치게 寒涼하여 楊梅의 熱毒에 서로 마땅할 것 같으나 楊梅의 熱毒은 실제로는 腎에서 나온 것으로 蝸牛를 사용하면 腎中에 바로 들어가서 火를 꺼버리는 것을 면할 수 없게 되니 火가 물러나고 寒이 남게 되어 왕왕 陽痿로 성기능이 不振하게 됨이 있어 자식을 낳을 수 없는 우려가 있다. 이것이 내가 생략하고 말하지 않은 이유이다. (〔批〕사람들은 단지 蝸牛를 먹으면 毒을 푼다는 것은 알지만 어찌 후사가 끊기는 禍가 있음을 알겠는가.)

60. 蠍

蠍，味甘，辛，有毒．療小兒風癎，手足抽掣，祛大人中風，口眼喎斜，卻風痰耳聾，解風毒癮疹．然不可多服，以其辛而散氣也．少少用之，以治喎斜之症，正相宜耳．蠍毒傷人，每有痛入心者，以蝸牛塗上即安．(〔批〕效極．)或問全蠍可治漏瘡，何子略之？ 夫全蠍何能消漏也．治漏瘡者用之，必藥用蜈蚣，穿山甲，使之相制而相成耳．

蠍(전갈)은 甘，辛하며 有毒하다. 小兒의 風癎으로 손발이 오므라들고 경련하는 것을 치료하며 성인中風의 口眼喎斜를 제거하며 風痰의 耳聾을 제거하고 風毒의 癮疹을 해소한다. 그러나 많이 복용할 수 없으니 그 맛이 매워 氣를 흩어 버리기 때문이다. 조금씩 그것을 사용하여 喎斜의 증상을 치료하는 것이 바로 서로 마땅할 따름이다. 蠍의 毒은 사람을 傷하게 하니 매번 통증이 心으로 들어감이 있는 경우에는 蝸牛를 위에 발라주면 안정된다. (〔批〕효과가 지극하다.) 혹 묻기를 蠍은 漏瘡을 치료할 수 있는데 어찌 선생께서는 그것을 생략하십니까?

무릇 蠍이 어찌 漏瘡를 사그라뜨릴 수 있겠는가? 漏瘡을 치료하는 사람이 그것을 사용할 때는 반드시 蜈蚣, 穿山甲을 사용하여 그것들로 하여금 서로 제어하고 서로 이루도록 할 따름이다.

61. 九香蟲

九香蟲, 味甘, 辛[106], 氣微[107]溫. 入腎經命門. 專興陽益精, 且能安神魄, 亦蟲中之至佳者. 入丸散中, 以扶衰弱最宜, 但不宜入於湯劑, 以其性滑, 恐動大便耳. 九香蟲亦興陽之物, 然外人參, 白朮, 巴戟天, 肉蓯蓉, 破故紙之類, 亦未見其大效也.

九香蟲은 甘, 辛하고 氣는 微溫하다. 腎經, 命門으로 들어간다. 오로지 陽을 일으키고, 精을 더하며 또한 神魄을 안정시킬 수 있으니 또한 벌레 가운데 지극히 좋은 것이다. 丸劑, 散劑 가운데에 넣어 쇠약해진 것을 돕는데 가장 마땅하나 湯劑에는 넣는 것은 마땅치 않으니 그 性이 매끄러워서 大便을 움직일 것이 걱정 될 따름이다. 九香蟲은 또한 興陽하는 藥物이나 人參, 白朮, 巴戟天, 肉蓯蓉, 破故紙의 종류를 제외하면 또한 그것의 큰 효과를 보지 못한다.

或問九香蟲産於西蜀, 得其眞者爲佳, 近人不知眞假, 何能奏效? 曰九香蟲不止西蜀有之, 江南未嘗不生. 但生於江南者, 無香氣耳, 無香氣者即無效.

혹 묻기를 九香蟲은 西蜀에서 생산되는데 그 眞品을 얻는 것이 좋으나 근래의 사람들은 진짜와 가짜를 알지 못하니 어떻게 효과를 거둘 수 있겠습니까? 말하기를 九香蟲은 단지 西蜀에만 있는 것이 아니니 일찍이 江南에서 생산되지 않은 적이 없었다. 단지 江南에서 생산되는 것은 香氣가 없을 따름이니 香氣가 없는 것은 곧 효과가 없는 것이다.

106) 辛 何本無.
107) 微 何本無.

62. 蜚虻

蜚虻, 味苦, 氣微[108]寒, 有毒. 逐瘀血血閉, 寒熱酸. 止兩目赤疼, 眦傷涙出. 通血脈九竅, 治喉痹, 破積血, 症瘕痞堅亦治. 此物視之可憎, 用之以治瘀血之症, 實救命之藥也, 藥籠中斷宜預備.

蜚虻(등에)은 苦하고 氣는 微寒하며 毒이 있다. 瘀血과 血閉를 쫓아내며 寒熱酸. 두 눈이 붉게 충혈되고 아프며 눈동자를 다쳐서 눈물이 나는 것을 멈추게 한다. 血脈과 九竅를 통하게 하며 喉痹를 치료하고 積血 깨트리며 症瘕, 痞堅 또한 치료한다. 이 藥物을 보면 싫어할만 하나 그것을 사용하여 瘀血의 증상을 치료하니 실로 목숨을 구하는 藥으로, 약장 속에 반드시 미리 갖추어야 마땅하다.

畜血之症, 必須水蛭以消之, 否則瘀血硬痛, 必變發黃[109]之症. 今人畏懼水蛭, 謝絶不用. 當以虻蟲代水蛭, 則畜血病可解也.

畜血의 증상은 반드시 水蛭로서 그것을 사그라뜨려야 하니 그러하지 않으면 곧 瘀血로 硬痛한 증상이 반드시 변하여 發黃의 증상이 된다. 지금의 사람들은 水蛭을 두려워하여 사양하고 절대 사용하지 않는다. 마땅히 虻蟲으로 水蛭을 대신해야 畜血病을 해소 할 수 있다.

或問蜚虻食人之血, 何仲景夫子以治傷寒之症? 曰傷寒之變症不同, 失於不汗, 有氣結, 血結之病. 氣結, 可用草木之藥以散氣. 而血結, 必須蜚虻, 水蛭以散血也. 但氣結與血結, 何以辨之? 氣結者, 小便必不利 ; 血結者, 小便必利也.

혹 묻기를 蜚虻은 사람의 피를 먹는데 어떻게 仲景선생께서 그것으로 傷寒의 증상을

108) 微 何本無.
109) 此下何本有 "色枯廋" 三字.

치료하셨는지요? 말하기를 傷寒의 變症은 같지 않으니, 땀을 내지 않음에 실패하여 氣結과 血結의 병이 생긴다. 氣結은 草木의 藥을 사용하여 氣를 풀 수 있다. 그러나 血結은 반드시 蜚虻, 水蛭로 血을 풀어야 한다. 다만 氣結과 血結을 어떻게 구별하겠는가? 氣結의 경우 小便이 반드시 순조롭지 못하며 血結의 경우 小便이 반드시 순조롭다.

又問血結者, 必須用蜚虻矣, 然何以知是血結之病? 曰大約氣結, 血結, 身大熱, 腸中俱有燥屎作痛. 但血結者, 止小便利, 異於氣結也. 舍蜚虻, 又何物以散其瘀血哉.

또한 묻기를 血結은 반드시 蜚虻을 사용해야 하는데 그러면 血結인지를 어떻게 알 수 있습니까? 말하기를 대략 氣結과 血結은 몸에서 큰 熱이 나고 뱃속에 모두 燥屎가 있어 痛症을 만든다. 다만 血結의 경우 小便이 순조로운 것만이 氣結과 다르다. 蜚虻을 버리고 또 어떤 藥物로 그 瘀血을 흩트리겠는가!

63. 僵蠶

僵蠶, 味鹹, 辛, 氣平, 無毒, 升也, 陰中陽也. 逐風濕殊功, 口噤失音者必用, 撥疔毒極效, 腫突幾危者急敷. 主小兒驚癇夜啼, 治婦人崩中赤白, 止陰癢, 去三蟲, 滅黑子及諸瘡瘢痕, 面色令好. 散風痰並結滯痰塊, 喉痹使開, 驅分娩, 罷余疼, 解傷寒後陰易. 功用雖多, 而不宜多服, 少爲佐使可也.

僵蠶은 鹹, 辛하며 氣平하고 無毒하며 上升하니 陰중의 陽이다. 風濕을 쫓아내는데 뛰어난 功이 있어 口噤, 失音하는 경우에 반드시 사용해야 하며 疔毒을 뽑아내는데 지극히 효과가 있어 腫氣가 돌출하여 위급한 경우에 급히 바른다. 小兒의 驚癇과 夜啼를 主治하며, 부인의 崩漏에 赤白帶下를 치료하며 陰部의 가려움을 멈추게 하고 三蟲을 제거하며 기미와 모든 瘡, 瘢, 痕을 제거하며 面色을 좋게 한다. 風痰과 痰塊가 뭉친 것을 흩트리고 喉痹로 하여금 열리게 하고, 분만을 촉진하고, 痃을 제거할 수 있으며 傷寒후의 陰易을 풀어준다. 功과 쓰임이 비록 많으나 多服함은 마땅하지 않으며 조금씩 사용하여 佐使로 삼는 것이 좋다.

或問僵蠶功多, 亦有過乎? 夫僵蠶安得無過. 多服則小腹冷痛, 令人遺溺, 以其性下行, 利多而成寒也.

혹 묻기를 僵蠶의 功이 많은데 또한 허물이 있습니까? 무릇 僵蠶에 어찌 허물이 없을 수 있겠는가? 多服하면 小腹이 차고 아파져서 사람으로 하여금 小便을 흘리게 하니 그 性이 아래로 行하여 원활하게 함이 많아서 寒을 이루기 때문이다.

64. 晩蠶蛾(蠶沙)

晩蠶蛾, 氣溫, 微鹹, 略有小毒. 其性最淫, 強陽道, 交接不倦, 益精氣, 禁固難來. 敷諸瘡滅瘢, 止尿血, 暖腎.

晩蠶蛾는 氣가 溫하고 微鹹하며 대개 有小毒하다. 그 性은 최고로 淫蕩하여 陽道를 강하게 하고 交接을 권태롭지 않게 하며 精氣를 더하고 굳게 지켜 나오기 어렵게 한다. 모든 창상에 펼쳐 바르면 흉터를 없애며 尿血을 그치게 하고 腎을 따뜻하게 한다.

蠶沙, 即晩蠶之屎, 其性亦溫, 治濕痹, 癮疹[110], 癱風, 主腸鳴熱中泄瀉. 按晩蠶蛾勝於春蠶者, 以其性淫也. 務須擇雄者用之, 雌則無效. 蓋雄則氣溫, 勤於交合, 敏於生育故耳. 但亦宜丸散, 而不宜湯劑, 嫌其過於動也.

蠶沙는 晩蠶의 대변으로 그 性이 또한 溫하며 濕痹, 癮疹, 癱風을 치료하고 腸鳴과 熱에

110) 癮疹 何本無.

적중된 泄瀉를 主治한다. 살펴보건대 春蠶보다 晩蠶蛾가 뛰어난 것은 그 性이 淫蕩하기 때문이다. 반드시 수컷을 가려서 사용하도록 힘써야 하니 암컷은 효험이 없다. 대개 수컷은 氣가 溫하고 交合에 힘쓰며 生育이 바르기 때문일 따름이다. 다만 또한 丸劑나 散劑에 마땅하고 湯劑에는 마땅하지 않으니 그 動함이 지나친 것을 싫어하기 때문이다.

晩蠶娥興陽而又不動火, 似可多用, 然亦宜同人參, 白朮, 歸, 芪之類, 用之爲佳. 蓋無陽則氣不能擧, 而氣虛則陽亦不能久振也.

晩蠶娥는 陽을 일으키나 또한 火를 動搖시키지 않아 많이 사용할 수 있을 것 같지만 또한 마땅히 人參, 白朮, 當歸, 黃芪의 종류와 함께 사용하여야 좋다. 대개 陽이 없으면 氣가 올라갈 수 없으며, 氣가 虛하면 陽이 또한 오래도록 興振할 수 없다.

65. 桑螵蛸

桑螵蛸, 味鹹, 甘, 氣平, 無毒. 主女人血閉腰痛, 治男子虛損腎衰, 益精強陰, 補中除疝, 止精泄而愈白濁, 通淋閉以利小便, 又禁小便自遺. 此物最佳, 苦難得真者. 二, 三月間, 自於桑樹間尋之, 見有花斑紋子在樹條上者, 采之, 用微火焙乾, 存之. 若非桑樹上者, 無效. 或雲加桑白皮佐之者, 非.

桑螵蛸는 鹹, 甘하며 氣平하고 無毒하다. 여인의 血閉腰痛을 主治하고 남자의 虛損腎衰를 치료하며 精을 더하고 陰을 강하게 하며, 中氣를 보하여 疝을 제거하며, 精이 새어나가는 것을 그치게 하고 白濁을 치유하며, 淋症으로 막힌 것을 통하게 하여 小便을 원활하게 하며, 또한 小便이 저절로 흘러나오는 것을 멈추게 한다. 이 藥物은 가장 뛰어나지만 眞品을 얻는 것이 매우 어렵다. 2, 3월에 뽕나무 사이에서 그것을 찾는데 花斑 무늬가 있으면서 나뭇가지 위에 있는 것을 보면 그것을 채취하여 약한 불을 사용하여 쬐어 말려 그것을 보존한다. 만약 뽕나무 위에 있는 것이 아니면 효과가 없다. 혹 桑白皮를 더하여 그것을 보좌한다고 이르는 것은 잘못된 것이다.

桑螵蛸, 三吳最多. 土人不知采用, 舍近求遠, 可勝三歎.

桑螵蛸는 三吳지방(吳興, 吳江, 吳縣)에 가장 많다. 그 지방 사람들은 채취하여 사용하는 것을 알지 못하고 가까이 있는 것을 버리고 멀리서 구하려 하니 깊이 탄식할 일이다.

或問桑螵蛸, 乃螳螂之子, 何以異於他樹耶? 不知螳螂食桑葉而生子, 其功自是不同. 此物可種, 采子入於桑樹[111]之間, 每年其子必多, 不數年即繁, 又不壞桑樹, 而又可以采其子, 至便法也. ([批]此物雖益人, 吾終憐其細小, 用藥必多害物命, 可已則已之爲妙, 又何必種植之多事耶.)

혹 묻기를 桑螵蛸는 곧 螳螂(사마귀)의 새끼인데, 어떻게 다른 나무라고 달라질 수 있습니까? 螳螂이 桑葉을 먹고 새끼를 낳으면 그 功이 이로부터 다르게 되는 것을 알지 못하는 것이다. 이 藥物은 기를 수 있으니 새끼를 채집하여 뽕나무 사이에 넣으면 해마다 그 새끼가 반드시 많아져서 수년이 되지 않아 번성하며 또한 桑樹를 파괴하지 않아도 그 새끼를 채집할 수 있으니 지극히 편리한 방법이다. ([批]이 藥物이 비록 사람을 이롭게 하지만 나는 그 가늘고 작은 것이 불쌍하니, 약을 사용함에 반드시 생물의 생명을 많이 해쳐야 할 때 그칠 수 있으면 곧 그치는 것이 妙法이 되는데 또한 어찌 반드시 파종하고 심는 것을 많이 일삼아야 하겠는가?)

66. 白頭蚯蚓

蚯蚓, 味鹹, 氣寒, 有小毒, 頸白者佳, 鹽水洗用. 治溫病大熱狂言, 療傷寒伏熱譫語, 並用搗爛絞汁, 井水調下立瘥. 兼治小水不通, 蠱毒猝中, 殺蛇瘕蛔蟲, 消腎風腳氣, 又療黃疸,

111) 樹 何本作 "葉".

行濕如神. 人或被蛇咬傷, 鹽水浸[112]之即解.

蚯蚓은 鹹하고, 氣寒하며, 한데, 목이 하얀 것이 좋고, 鹽水로 씻어서 사용한다. 溫病으로 크게 열이 나고 헛소리를 하는 것을 치료하고, 傷寒에 伏熱로 譫語가 있는 것을 치료하는데, 찧고 갈아서 즙을 짠 것을 함께 사용하여 우물물로 삼키면 바로 낫는다. 겸하여 小便不通, 갑자기 蠱毒에 傷한 것을 치료하며, 蛇瘕와 蛔蟲을 죽이며, 腎風으로 脚氣가 온 것을 해소하며 또한 黃疸을 치료하는데, 濕을 제거함이 神行과 같다. 사람이 혹 뱀에 물리는 상처를 입었을 때 鹽水에 그것을 담그면 낫는다.

治屎封[113], 悍犬咬毒, 仍出犬毛殊功, 尤治毒瘡. 蚯蚓乃至微之物, 實至神之物也. 大熱發狂之症, 與其用白虎湯以瀉之, 不若用蚯蚓漿水以療之. 蓋石膏雖瀉火, 而能傷胃；蚯蚓既瀉火, 而又不損土. 蚯蚓生於土中, 土爲蚯蚓之母, 子見母而自安故也.

屎封와 사나운 개에게 물린 독을 치료하는데, 개의 털이 빠져나오게 하는데 매우 뛰어나고, 또한 毒瘡을 치료한다. 蚯蚓은 곧 지극히 미천한 것이지만, 실로 지극히 신묘한 약물이다. 大熱로 발광하는 증상에 白虎湯을 주어서 그것을 瀉하는 것은 蚯蚓漿水를 사용하여 치료하는 것만 못하다. 대개 石膏는 비록 火를 瀉하나, 胃를 상할 수 있다；蚯蚓은 이미 火를 瀉하지만 또한 土를 손상시키지 않는다. 蚯蚓은 土 가운데에 生하고, 土는 蚯蚓의 母가 되어, 子가 母를 만나니 자연히 편안해 지는 까닭이다.

或問蚯蚓治發狂如神, 此何故？ 曰蚯蚓善瀉陽明之火, 而又能定心中之亂, 故一物而兩治之也.

혹 묻기를 蚯蚓이 發狂을 치료하는데 神과 같으니, 이것은 어떠한 까닭입니까? 말하기를

112) 此下何本有 "敷" 字.
113) 屎封 何本作 "尿閉".

蚯蚓은 陽明의 火를 잘 瀉하며 또한 心中의 어지러움을 안정시킬 수 있다. 따라서 한 약물로 두 가지를 치료하는 것이다.

又問用蚯蚓, 何故必用地槳以佐之? 蓋地槳取北方至陰之氣, 瀉陽明至陽之氣也. 且蚯蚓得土而性安, 毒以攻熱, 而不毒以生毒, 相制以成奇功也.

또한 묻기를 蚯蚓을 사용함에 어찌 반드시 地槳水를 사용하여 그것을 보좌해야 하는 것입니까? 대개 地槳水는 北方의 至陰의 氣를 취하여서 陽明 至陽의 氣를 瀉한다. 또한 蚯蚓이 土를 얻으면 성질이 안정되니, 毒으로 熱을 공격하고 毒이 아닌 것으로 毒을 생하여 서로 제어하여서 기이한 공을 이루는 것이다.

又問蚯蚓有毒, 以治發狂之症, 萬一毒發, 不益助狂乎? 曰發狂之症, 得毒而轉有生機, 蓋火熱逢寒毒而自化. 用蚯蚓以瀉熱, 正取其毒氣之入心, 而後可以解熱也, 熱解而狂自定, 此巧治之法也.

또한 묻기를 蚯蚓은 독이 있는데 그것으로 발광의 증상을 치료함에 만일 독이 발생한다면 발광을 더욱 조장하지 않습니까? 말하기를 발광의 증상은 독을 얻으면 轉化하여 生機가 있게 되니, 대개 火熱이 寒毒을 만나면 스스로 변화한다. 蚯蚓을 사용하여서 熱을 瀉하는 것은 바로 그 毒氣가 心으로 들어간 후에 熱을 풀 수 있음을 취하는 것으로, 熱이 풀어지면 발광이 자연히 안정되니, 이것이 정교한 치료의 방법이다.

67. 蟾酥

蟾酥, 去毒如神, 以毒制毒也. 消堅破塊, 解瘀化癰. 雖皆外治之功, 而藥籠中斷不可缺. 蟾酥有大毒, 似不宜服, 而諸家皆雲可服, 不可信也. 雖曰以毒攻毒, 亦宜於外治, 而不宜於內治也.

蟾酥(두꺼비의 耳腺과 皮膚腺에서 분비되는 흰 점액)으로는 독을 제거하는데 神과 같으니 독으로서 독을 제어하는 것이다. 단단한 것을 부수고 종괴를 깨트리며, 瘀血을 풀어주고 癰腫을 化한다. 비록 모두 外治의 攻이지만 藥籠에서 결코 빠트릴 수 없다. 蟾酥는 大毒이 있어서 복용하여서는 안 될 것 같은데, 여러 醫家들이 모두 복용할 수 있다고 말하였으니 믿을 수 없다. 비록 독으로서 독을 공격한다고 말하였지만 또한 外治에 있어서 마땅한 것이지 內治에 있어서 마땅한 것이 아니다.

68. 蝌蚪

蝌蚪, 蛤蟆子也. 治火傷與湯火傷, 搗爛敷之即止痛, 如皮破, 且無傷痕, 同桑椹汁染須亦佳, 但必須加入冰片耳.

蝌蚪는 두꺼비 새끼이다. 火傷과 湯火傷을 치료함에, 찧어서 펴 바르면 즉시 통증이 멎으며, 만약 벗겨졌을 때는, 또한 흉터를 남기지 않는데, 桑椹汁으로 물들여서 사용하여도 좋으나, 단지 반드시 氷片을 넣어야 할 따름이다.

69. 白花蛇

白花蛇, 味甘, 鹹, 氣溫[114], 有毒. 蘄州者佳. 止風痛, 如癩痲風, 至鬚髮脫落, 鼻柱將塌者, 必須服之. 其餘如鶴膝雞距, 筋爪拘攣, 肌肉皮毛諸風, 斷不可服. 蓋白花蛇性竄, 上行而不下走, 解上焦之風而不解下焦之風, 解陽分之毒而不解陰分之毒也.

白花蛇는 甘, 鹹하고, 氣溫하며, 有毒하다. 蘄州의 것이 좋다. 風痛을 그치게 하며,

114) 氣溫 何本無.

癩痲瘋으로 鬚髮이 빠지고 코가 장차 주저앉을 지경에 이른 경우에 복용하여야 한다. 그 외에 鶴膝이나 鷄距와 같은 질병과 筋爪가 拘攣하고 肌肉皮毛의 모든 風에는 결코 복용할 수 없다. 대개 白花蛇는 성질이 날래서, 위로 오르지만 아래로는 달리지 않기 때문에, 上焦의 風을 풀어주지만 下焦의 風을 풀어주지는 않고, 陽分의 독을 해소하지만 陰分의 독을 해소하지는 않는다.

或問白花蛇雖異於凡蛇, 然蛇終是毒物, 以毒攻毒, 不畏損傷腸胃乎？曰誠哉是言. 風症盡有祛風之藥, 何必食蛇以去風. 不論是否癩痲風, 俱覓蛇食之, 信邪不信正, 人情大都如斯, 可歎也.

혹 묻기를 白花蛇가 비록 평범한 뱀들과는 다르지만, 뱀은 결국 독이 있는 물건으로, 독으로서 독을 공격하는 것이니 腸胃를 손상시킬 것이 우려되지 않습니까? 말하기를 참으로 진실된 말이다. 風症은 모두 祛風하는 약을 두는데, 어찌 반드시 뱀을 먹어서 祛風하겠는가. 癩痲風 인지 아닌지를 논하지 않고 모두 뱀을 잡아 먹는 것은 사특한 것을 믿고 바른 것을 믿지 않는 것이니, 人情이 대개 이와 같은 것을 탄식할 만하다.

70. 魚鰾

魚鰾, 味甘, 氣溫, 入腎經. 專補精益陰, 更能生子. 近人多用此爲種子之方, 然而過於潤滑, 必須同人參補陽[115]之藥同用爲佳.

魚鰾는 甘하고, 氣溫하며, 腎經으로 들어간다. 오로지 精을 補하고 陰을 기르며, 또한 자식을 얻을 수 있게 한다. 근래의 사람들이 이것을 많이 사용하여 자식을 얻는 처방으로 삼으나, 潤滑함에 지나쳐 반드시 人蔘과 補陽하는 藥을 함께 사용하여야 좋다.

115) 陽 原作 "陰", 今據何本改.

魚鰾膠, 絶似人之精, 其入腎補精, 不待言矣. 恐其性膩滯, 加入人參, 以氣行於其中, 則精更易生, 而無膠結之弊也.

魚鰾膠는 사람의 精과 매우 비슷하니 그것이 腎으로 들어가 精을 보하는 것은 말을 기다리지 않아도 좋을 것이다. 그 성질이 膩滯함을 걱정하여, 人蔘을 더하여 넣어서 氣가 그 中으로 행하게 하면 精이 다시 쉽게 生하고 阿膠처럼 뭉치는 폐단이 없을 것이다.

71. 龜甲(千歲靈龜)

龜甲, 味鹹, 甘, 氣平, 有毒, 陰中陽也. 專補陰衰, 善滋腎損, 複足真元, 漏下崩帶並驅, 癥瘕, 瘧咸卻, 傷寒勞復, 或肌體寒熱欲死者殊功, 腰背酸疼, 及手足重弱難舉者易效, 治小兒囟門不合, 理女子濕癢陰瘡, 逐瘀血積凝, 續筋骨斷絶, 補心輕身, 益氣資智.

龜甲은 鹹, 甘하고, 氣平하며 有毒하고, 陰中의 陽이다. 오로지 陰이 衰한 것을 補하며, 腎이 損傷된 것을 잘 滋養하며, 眞元을 다시 충족하게 하여, 漏下와 崩漏帶下를 아울러 물리치며, 癥瘕과 瘧疾을 모두 물리치며, 傷寒勞復로 혹 肌體에 寒熱이 나타나며 죽을 것 같은 경우에 효과가 있고, 腰背部가 시리고 아픈 것과 手足이 무겁고 약해 들기 어려운 경우에 쉽게 효과가 있으며, 小兒의 囟門이 닫히지 않는 것을 치료하고, 여성들의 濕癢한 陰瘡을 다스리고, 瘀血이 積凝된 것을 쫓아내며, 筋骨이 끊어진 것을 이으며, 心을 보하고 몸을 가볍게 하며, 氣를 더하고 智를 돕는다.

千歲靈龜, 身上五色全具, 額端骨起似角, 和身用之最能延齡. 按龜乃至陰之品, 活用全身, 死用龜板. 用全身而加入參, 朮之中, 則其毒自解. 惟死龜板取之煎膏, 必須用灼過者, 名曰敗龜, 則毒隨火化可用. 倘若用自死者煎膏, 未有不毒者也. 龜年尤長, 何能自死, 非受蛇傷, 必爲毒中. 用之入藥, 得免無損, 幸矣. 安望其補益哉.

천년 묵은 신령스런 거북은 몸 위에 五色이 온전히 갖추어지고, 이마에 뼈가 돋은 것은 뿔과 유사하니, 그 몸체를 잘 변화시켜 사용하면 수명을 늘릴 수 있다. 거북을 살펴보건대 곧 至陰의 藥品이니 살아있을 때는 전신을 사용하고, 죽은 것은 龜板을 사용한다. 전신을 사용할 때 人蔘, 白朮의 가운데에 더해 넣으면, 곧 그 독이 스스로 풀린다. 오직 죽은 거북의 껍질은 그것을 취하여 달여 膏를 만드는데, 반드시 불로 구워내야 하니 이름하여 敗龜라고 부르는데 곧 독이 불을 따라 변화하여 사용할 수 있다. 만약 저절로 죽은 것을 사용하여 달여 膏로 만들면 독이 없는 경우가 없다. 거북은 수명이 매우 긴데, 어찌 스스로 죽을 수 있겠는가, 뱀에게 물린 것이 아니라면 반드시 독에 중독된 것이다. 그것을 사용하여 藥에 넣을 때 손상이 없도록 면할 수 있다면 다행일 것이다. 어찌 그 補益함을 바라겠는가.

千歲靈龜, 何能易見, 非德高道重者, 斷不可得也. 鐸著《本草》, 既知千歲之龜可以延年, 烏敢隱而不告乎, 夫千歲靈龜, 自知趨避, 豈肯輕露於沙洲, 塘渚之間, 以招人之物色, 輕投於鼎鑊之中. 然而天地之大, 實有此種, 使道德之賢, 無心獲之, 而助其益算之丹也. 苟得千歲之龜, 而不知修合之法, 終屬無益. 鐸受異人之傳, 並將制法奇方附後, 方名千歲靈膏. 千歲靈龜一個, 紙包, 用火煨死. 然後, 以桑木用水煮熟, 約一晝, 連身甲搗碎. 入人參一斤, 白術二斤, 熟地二斤, 桑葉二斤, 山茱萸, 薏仁, 茯苓, 巴戟天各一斤, 五味子四兩, 柏子仁六兩, 杜仲半斤, 各爲末, 同龜搗爛, 加蜜爲丸. 每日白滾水服五錢, 服後, 精神還少, 須發重烏, 壽至百歲外, 猶身如少年也.

천년 묵은 신령스런 거북을 어찌 쉽게 발견할 수 있겠는가. 덕이 높고 수양이 무거운 사람이 아니라면 결코 얻을 수 없다. 내가 저술한 《本草》에서 이미 천년 묵은 거북이 수명을 늘릴 수 있음을 이미 알았으니, 어찌 감히 숨기고 알리지 않을 수 있겠는가? 무릇 천년 묵은 신령스런 거북은 스스로 피하여 도망칠 줄을 알고 있는데, 어찌 가벼이 모래사장과 모래톱의 사이에 노출되기를 기꺼이 하여 사람들이 물색함을 초래하여 솥 안으로 던져 넣어 지겠는가?

或問龜至靈, 人有放龜而延齡者, 烏有食龜而延年者乎? 況又是千歲之龜, 其靈更甚, 食之作祟, 未必不反促其壽也. 曰世間安得此千歲之龜哉, 一旦爲人所獲, 此天厭之也. 夫龜壽萬年, 深藏於江湖之內, 原不予人以易得, 況千歲之龜, 尤鍾至靈之氣, 世俗人生之事尚且深知, 豈己身生死反不知之乎. 即數宜爲人所得, 其必有趨避之方, 以脫於難. 然而可以趨避而趨避不能者, 必深獲罪於天而不可逭[116]耳. 夫龜潛於淵, 何罪之有? 不知物性好淫, 淫心一動, 托其至靈之氣, 以迷惑夫男女, 盜人之精氣以私益其軀殼, 或淫極而殺心生, 久耳唯知取樂, 而不知修省, 天安得而不加誅戮哉. 然而上帝好生, 殺長生之物, 置之於無用之地, 何若助修德之士作延齡之丹. 此異人之傳鐸, 而鐸又不敢幸獲, 而公傳之天下, 使道高德重者, 爲益算之資也.

혹 묻기를 거북은 지극히 신령스러워 사람 중에 거북을 放生하여 수명이 늘어난 경우가 있는데, 어찌 거북을 먹어서 수명을 늘리는 경우가 있겠습니까? 하물며 또한 이 천년 묵은 거북은 그 신령함이 더욱 심하니 그것을 먹으면 邪祟이 생겨 반드시 도리어 그 수명을 재촉하지 않음이 없을 것입니다. 말하기를 세상에서 어찌 이 천년 묵은 거북을 얻을 수 있겠는가. 하루아침에 사람에게 포획되는 것은 하늘이 싫어하는 것이다. 무릇 거북은 만년 동안 사는데 강과 호수 안에서 깊이 숨어있어 원래는 사람이 쉽게 얻을 수 없다, 하물며 천년 묵은 거북은 지극히 영험한 기운이 모인 것으로 세속의 인생사들을 오히려 또한 깊이 알고 있는데, 어찌 자신의 몸의 생사를 도리어 알지 못하겠는가? 따라서 매번 사람에게 잡히는 바가 되어야 마땅하나 반드시 도망갈 방법을 두어 어려움에서 벗어나는 것이다. 그러나 도망갈 수 있지만, 도망쳐서 피하지 못하는 경우는 반드시 하늘에 매우 큰 죄를 얻어서 숨지 못하는 것일 따름이다. 무릇 거북은 연못 안에 잠겨 있는데, 무슨 죄가 있겠습니까? 이는 물건의 성질이 음란한 것을 좋아하는 것을 모르는 것으로, 음란한 마음이 한번 動하면 그 지극히 신령한 기운에 의탁하여 뭇 남녀를 미혹하게 하여 사람의 정기를 도둑질 하여서 사사로이 그 몸과 껍질을 이롭게 하거나, 혹 음란함이 극에 달하여 죽이고자 하는 마음이 生하고, 오래되면 오직 쾌락을 취할 줄만 알고 수양과 성찰을 할 줄 모르게 되니 하늘이 어찌 형벌을 내리지 않을 수 있겠는가? 그러나 上帝는 살리는 것을 좋아하니 장수하는 생물을 죽여 쓸모없는 곳에 방치하는 것이 어찌 덕을 닦은 선비를 도와 수명을 늘리는 丸丹을 제작하는 것과 같겠는가? 이에 이인이 내게 전하여 준 것을 내가 또한 감히 요행이 얻은 것으로 여기지 못하고, 천하에 그것을 널리 전하여 도가 높고

116) 逭 音換, 逃也.

덕이 무거운 자로 하여금 수명을 늘리는 것에 도움이 되도록 하였다.

或謂介蟲三百六十, 而龜爲之長, 神靈變化, 凡入藥中, 勿令中濕, 則遂其變化之性, 而成癥瘕於腹中. 先生制龜之方, 乃用水煮, 萬一生癥瘕, 奈何? 曰用滾水煮熟, 安能作祟, 況又用桑柴以制之乎. 然而用龜以補陰者, 正取其有神也, 蓋方中多是補心之藥, 夫心藏神, 而龜性有神, 借其氣以相通, 心腎兩接, 水火有既濟之妙也.

혹 말하기를 介蟲 삼백육십 중에 거북이 우두머리가 되어 신령스럽게 변화하니 무릇 藥中에 넣을 때 하여금 濕에 적중되지 않도록 해야 하니, 곧 그 변화하는 성질을 따라서 腹中에서 癥瘕가 생기게 됩니다. 선생께서 거북을 법제하는 방법은 곧 물을 사용하여 삶는 것이니, 만일 癥瘕가 생기면 어찌합니까? 말하기를 끓인 물을 이용하여 삶아서 익힌다면 어찌 邪祟을 일으킬 수 있겠는가? 하물며 또한 뽕나무 장작을 이용하여서 제조함에랴. 그러나 거북을 사용하여 補陰하는 것은 바로 그 神이 있음을 취하는 것이니, 대개 처방 가운데 많은 약이 心을 보하는 약이다. 무릇 心은 神을 담고 있는데 거북의 성질은 神에 있으니, 그 氣를 빌려서 서로 소통되게 하면 心腎이 서로 만나고, 水火가 既濟됨의 오묘함이 있게 된다.

72. 鱉甲

鱉甲, 味鹹, 氣平, 無毒. 醋炙用之. 散痃癖癥瘕及息肉, 陰蝕, 痔疽, 除痨瘦骨蒸, 並溫瘧往來寒熱, 愈腸癰消腫, 下瘀血墮胎.

鱉甲은 鹹하고, 氣平하며 無毒하다. 醋炙하여 사용한다. 痃癖, 癥瘕 및 息肉, 陰蝕, 痔疽를 흩어뜨리고, 痨瘦, 骨蒸과 아울러 溫瘧으로 往來寒熱하는 것을 제거하며, 腸癰을 낫게 하고, 腫을 사그라뜨리고, 瘀血을 내리고, 墮胎한다.

肉, 性亦不冷, 項下有軟骨, 亦不必檢去. 鱉甲善能攻堅, 又不損氣, 陰陽上下, 有痞滯不除者, 皆宜用之. 但宜研末調服, 世人俱炙片, 入湯藥中煎之, 則不得其功耳.

고기는 성질이 또한 차지 않다. 목 아래에 軟骨이 있는데 또한 찾아서 제거할 필요는 없다. 鱉甲은 단단한 것을 공격하는데 뛰어나며 또한 氣를 손상하지 않아서 陰陽, 上下에 痞滯가 있어 제거되지 않는 경우에 모두 사용하는 것이 마땅하다. 다만 갈아서 가루 내어 調服하여야 마땅한데, 世人들이 모두 구운 조각을 湯藥 속에 넣어서 달이니, 즉 그 功效를 얻을 수 없을 따름이다.

或疑鱉肉補陰, 鱉甲攻堅, 一物而相反, 恐未必然之說也. 夫鱉原陰物, 以陰補陰, 又何疑乎? 君之所疑者, 以鱉甲之攻堅也. 不知鱉性善藏, 凡小有隙地, 鱉必用甲以鑽入之. 是其力全在於甲, 故用甲以攻堅, 原有至理, 非私臆也.

혹 의심하기를 鱉肉은 補陰하고 鱉甲은 功堅하여, 같은 물건이지만 상반되니, 반드시 그러한 것이 아닐까 두렵습니다. 무릇 鱉은 원래 陰物이니 陰으로서 陰을 補하는 것이 또한 어찌 의심스러운가? 자네의 의심스러운 바는 鱉甲의 功堅하는 작용에 대한 것이다. 이는 鱉의 성질이 잘 숨는 것임을 모르는 것이니, 조금이라도 갈라진 땅이 있으면 鱉은 반드시 껍질을 이용하여 그것을 뚫고 들어간다. 이는 그 힘이 온전히 껍질에 있는 것이므로 껍질을 이용하여 견고한 것을 공격하는 것은 원래 지당한 이치가 있는 것이지, 사사로이 억측한 것이 아니다.

或問鱉甲可多用乎? 曰雖其性善攻, 而其味仍補. 但肉則補多而攻少, 甲則攻多而補亦多也.

혹 묻기를 鱉甲은 많이 사용할 수 있습니까? 말하기를 비록 그 성질이 공격을 잘 하나, 그 味는 오히려 補한다. 다만, 고기는 補가 많고 功이 적으며 껍질은 功이 많고 補하는 작용 또한 많다.

或問鱉甲善殺癆蟲, 有之乎? 曰不殺癆蟲, 何以能除癆瘦骨蒸. 骨蒸之病, 何以有蟲乎? 蓋蟲得濕熱而自生, 非盡由於傳染, 因熱而得汗, 因汗而又熱, 絕似潮汐之無差, 陰陽之有准, 安得而不生蟲乎? 且此蟲又不生於腸胃之間, 偏生於骨髓之內, 不用鱉甲, 安得入至陰之中, 引群陰之藥以滋其髓乎? 倘止大補其陰, 而不用殺蟲之味, 則所生之髓, 止足供蟲之用. 然殺蟲之藥又多耗髓, 蟲死而骨髓空虛, 熱仍未去, 熱未去, 而蟲又生, 病終無已時也. 鱉甲殺蟲, 而又補至陰之水, 所以治骨蒸之病最宜.

혹 묻기를 鱉甲은 癆蟲을 잘 죽인다고 하는데 그러합니까? 말하기를 癆蟲을 죽이지 않으면 어찌 癆瘦와 骨蒸을 제거할 수 있겠는가? 骨蒸의 병에 어찌 蟲이 있습니까? 대개 蟲은 濕熱을 얻으면 스스로 생겨나고 모두 다 전염으로 말미암는 것은 아니니 熱로 인하여 汗이 나고, 汗으로 인하여 또한 熱이 나는데, 마치 潮水干滿이 어긋나지 않는 것과 아주 유사하게 陰陽의 정확함이 있는데 어찌 蟲이 생기지 않을 수 있겠는가. 또한 이 蟲은 腸胃의 사이에 생기지 않으며, 骨髓의 안에서 치우쳐 발생하니, 鱉甲을 사용하지 않으면 어찌 至陰의 가운데로 들어가 여러 陰의 藥을 이끌어 骨髓를 자양하겠는가? 오히려 단지 그 陰만을 크게 補하고, 殺蟲하는 藥味를 사용하지 않으면 곧 생겨난 바의 骨髓가 단지 蟲의 사용에만 충분할 정도로 공급될 뿐이다. 그러나 殺蟲하는 약은 또한 骨髓를 耗損함이 많아서 蟲이 죽으나 骨髓는 공허하게 되어, 열이 이로 인해 제거되지 않고 열이 제거되지 않으면 蟲이 다시 발생하여 병이 결국 끝나는 때가 없게 된다. 鱉甲은 殺蟲하며 또한 至陰의 水를 보하니, 骨蒸의 병을 치료하는데 가장 마땅한 까닭이다.

或問鱉甲殺骨中之蟲, 不知助之何藥, 殺蟲而又補髓也? 曰殺骨中之蟲, 只消鱉甲一味足矣, 所佐之補陰者宜商. 鐸受異人之傳, 欲與天下共商之. 方用鱉甲一斤, 醋炙, 益之地骨皮半斤, 丹皮四兩, 熟地一斤, 山茱萸半斤, 地栗粉半斤, 白芍, 白朮, 薏仁各四兩, 玄參三兩, 北五味子二兩, 沙參六兩, 各為末, 山藥一斤, 為糊, 打為丸. 久服蟲盡死, 而骨蒸亦愈. ([批]此方奇甚靈甚, 癆瘵之症, 亟宜服之.) 鐸觀其方, 妙在用鱉甲為君, 地栗粉, 山茱萸為佐使, 以攻殺其內外之蟲. 又妙在群陰之藥不寒不熱, 涼骨中之熱, 即生骨中之精, 補攻兼施, 似可常服而收功者也. 世不少明眼之人, 必能知此方之妙也.

혹 묻기를 鱉甲은 뼈 안의 蟲을 죽이는데 어떤 藥으로 그것을 도와서 殺蟲하고 또한 補髓할지 모르겠습니다. 말하기를 뼈 안의 蟲을 죽이는 것은 鱉甲 一味면 충분 할 것이나 그 補陰을 돕는 것은 마땅히 헤아려 봐야 한다. 내가 이인의 전함을 받았으니, 천하와 더불어 함께 그것을 헤아리고자 한다. 처방은 鱉甲 한 斤을 사용하여 식초로 구운 후 地骨皮 반 斤, 牧丹皮 네 兩, 熟地黃 한 斤, 山茱萸 반 斤, 地栗粉 반 斤, 白灼藥, 白朮, 薏苡仁 각 네 兩, 玄蔘 세 兩, 北五味子 두 兩, 沙蔘 여섯 兩을 각각 가루 내어 더하고, 山藥 한 斤으로 풀을 만들어 두드려 환을 만든다. 久服하면 蟲이 다 죽고 骨蒸 또한 낫는다. ([批]이 처방은 기묘함과 신령함이 매우 크니, 癆瘵의 증상에 조속히 복용하는 것이 마땅하다.) 내가 그 처방을 살펴보니, 鱉甲을 사용하여 君으로 삼고, 地栗粉, 山茱萸를 佐使로 삼아 그 안팎의 蟲을 攻殺함에 오묘함이 있다. 또한 여러 陰의 藥들이 寒하지도 않고, 熱하지도 않아 뼈 속의 熱을 서늘하게 하면 곧 뼈 속의 精이 生하여 功補를 겸하여 펼치는 것에 그 오묘함이 있으니, 常服하여서 효과를 얻을 수 있는 방법인 것 같다. 세상에는 눈이 밝은 사람들이 적지 않으니 반드시 이 처방의 오묘함을 알 수 있을 것이다.

或疑龜甲可以煎膏, 而鱉甲獨無煎膏者, 豈不可爲膏乎. 然而龜, 鱉實皆陰物, 何以古人絕無有論及之者? 曰鱉甲不可作膏, 前人亦嘗論及, 但惜略舉其端而不暢論, 今請大彰其義. 夫龜與鱉, 雖同是陰類, 而性實不同. 龜性喜出, 而鱉性喜入, 龜性靜而不動, 而鱉性動而不靜. 故龜長於補而鱉長於攻, 龜可爲膏以滋陰, 而鱉可爲末以攻堅也. 滋陰者, 可以久服受益, 攻堅者, 可以暫用成功. 雖鱉甲入之補陰之中, 攻堅之內, 未嘗不可久用以滋陰, 而終不可如龜之煎膏單用之而常服, 此古人所以取龜作膏, 而獨棄鱉甲也.

혹 의심하기를 鱉甲은 달여서 膏를 만들 수 있으나 鱉甲은 유독 달여 膏를 만들지 않는 것은 膏로 만들 수 없기 때문입니까? 그러나 거북과 자라는 모두 陰物인데 옛 사람들이 그것을 언급한 경우가 전혀 없는 것은 무슨 까닭입니까? 말하기를 鱉甲은 膏로 만들 수 없으며, 前人들도 또한 일찍이 언급했으나, 다만 아쉽게도 그 실마리를 간략하게 제시하기만 하고 이론을 펼치지 않았으니, 이제 그 뜻을 밝히겠다. 무릇 거북과 자라는 비록 동일하게 陰物의

類이지만 성질은 실로 같지 않다. 거북의 성질은 나오는 것을 좋아하지만 자라의 성질은 들어가는 것을 좋아하며, 거북의 성질은 고요하여 움직이지 않고 자라의 성질은 고요하지 않다. 그러므로 거북은 補하는데 뛰어나지만 자라는 功法에 뛰어나며, 거북은 膏로 만들어 滋陰할 수 있으나, 자라는 가루로 내어 견고한 것을 공격할 수 있다. 滋陰의 경우 오래 복용하여야 이로움을 받을 수 있고, 견고한 것을 공격할 경우 잠시 사용하여도 효과를 볼 수 있다. 비록 鱉甲은 補陰하는 가운데나 견고한 것을 공격하는 처방 안에 넣어서 오래 사용하여 滋陰할 수 있지 않음이 없지만, 결국에는 거북을 끓여 膏로 만들어 한 가지만 사용하여 항상 복용하는 것과 같을 수 없으니, 이것이 옛 사람들이 거북을 취하여 膏를 만들었으나 유독 鱉甲을 버린 까닭이다.

73. 蛤蚧

蛤蚧, 味鹹, 氣平, 有小毒. 主肺虛聲咳無休, 治肺痿, 定喘止嗽, 益精血, 助陽道[117], 血咯不已, 逐傳屍癆瘵, 祛著體邪魅, 仍通月經, 更利水道. 至神功用, 全在於尾, 尾損則無用也. 然亦必得人參, 麥冬, 五味子, 沙參乃奇.

蛤蚧는 鹹하고 氣平하며 有小毒하다. 肺가 虛하여 기침소리가 끊이지 않는 것을 主治하며, 肺痿를 치료하고, 定喘, 止嗽하며, 精血을 보익하고, 陽道를 도우며, 咯血이 그치지 않는 것을 치료하고, 傳屍와 癆瘵를 쫓아내며, 邪魅가 몸에 붙은 것을 제거하며, 또한 月經을 통하게 하고, 아울러 水道를 원활하게 한다. 지극히 신묘한 작용이 모두 꼬리에 있으니, 꼬리가 손상되면 소용이 없다. 그러나 또한 반드시 人蔘, 麥門冬, 五味子, 沙蔘을 얻어야 이에 기묘한 효과가 있다.

蛤蚧生於西粵者佳, 夜間自鳴聲至八九聲者爲最勝. 捕得之須護其尾, 尾傷即有毒, 所斷之尾反可用也.

117) 定喘止嗽, 益精血, 助陽道, 此十字, 原無, 今據何本補.

蛤蚧는 西粤에서 난 것이 좋으며, 야간에 스스로 우는 소리가 여덟아홉 번에 이르는 것이 가장 뛰어나다. 포획할 때는 반드시 꼬리를 얻어야하며, 꼬리가 손상되면 독이 있으나 끊어진 꼬리는 오히려 사용할 수 있다.

蛤蚧, 善能固氣, 含其尾急趨, 多不動喘, 故止喘實神.

蛤蚧는 氣를 굳게 하는데 매우 뛰어나며, 그 꼬리에는 급히 좇는 성질을 품고 있어, 喘을 요동시키지 않으므로 喘을 그치게 하는데 실로 신묘하다.

74. 螻蛄

螻蛄, 即土狗也. 味鹹, 氣寒, 無毒,《本草》言其利水, 宜分上下左右, 然亦不必拘也. 通身用之以利濕, 神效. 此物兼能接續骨傷, 治口瘡乳毒亦效, 但不宜與虛人, 因其性急過利也.

螻蛄는 곧 땅강아지이다. 鹹하고 氣寒하며, 無毒한데,《本草》에서는 그 利水함에 上下, 左右를 나누는 것이 마땅하다고 말하였으나 또한 구애받을 필요는 없다. 몸통 전체를 사용하여 利濕하는 것이 신효하다. 이 藥物은 아울러 뼈의 손상을 이어줄 수 있고, 口瘡, 乳毒을 치료하는데 또한 효과가 있으나, 다만 虛한 사람에게 투여하는 것은 마땅하지 않으니 이는 그 성질이 급하여 과도하게 利하기 때문이다.

75. 鰻魚

鰻魚, 味甘, 氣寒, 有毒. 殺諸蟲, 調五臟, 除五痔, 逐腰背之風濕浸淫, 治男女骨蒸癆瘵, 兼療香港脚, 產戶蟲瘡, 並崩漏不斷者, 多食最效. 骨燒薰床上衣箱, 百蟲皆死. 非補益之藥, 然食之殺蟲, 使屍蟲盡絕. 癆瘵重生, 又不可爲, 非補也. 大約於丸散中, 同補陰藥修合爲佳耳.

鰻魚(장어)는 甘하고, 氣가 寒하며, 有毒하다. 여러 蟲을 죽이며, 五臟을 조리하고, 五痔를 제거하며, 腰背에 風濕이 침입한 것을 몰아내고, 남녀의 骨蒸癆瘵를 치료하며, 겸하여 脚氣를 치료하며 임산부의 陰戶의 蟲瘡과 아울러 崩漏가 그치지 않는 경우에 많이 먹으면 가장 효과가 있다. 뼈를 태워서 침대 위와 옷장을 훈증하면 百蟲이 모두 죽는다. 補益하는 약은 아니지만, 그것을 먹으면 殺蟲하여 屍蟲이 모두 없어지게 한다. 癆瘵가 다시 발생하면 또한 사용할 수 없으니, 補하지 않기 때문이다. 대략 丸散劑 가운데에서 補陰藥과 함께 합한다면 좋을 따름이다.

鰻魚治癆瘵, 自是殺蟲, 然必須淡食爲佳. 蓋鹹則盡入於腎中, 而淡則無經不達也.

鰻魚가 癆瘵를 치료함은 이 殺蟲하기 때문이나, 반드시 淡食하는 것이 좋다. 대개 짠 것은 모두 腎 안으로 들어가며 淡한 것은 도달하지 못하는 經이 없다.

或問鰻魚亦殺癆蟲, 何以不同鱉方共治? 曰鱉與鰻, 雖同是殺蟲之物, 而性各別, 鱉喜攻入, 而鰻喜攻出也. 雖二物亦可同用以出奇, 然用之以治骨蒸, 宜分用而不宜同用. 一欲出一欲入, 兩相拂意, 反相忘其殺蟲矣, 況骨內之蟲, 驅外出而殺之, 不若攻入內而盡誅之也. 故用鰻又不若用鱉之更勝. 倘單用鰻魚作食以殺蟲, 此鱉又不若鰻魚之功也. 蓋鱉肉但補而不攻耳.

혹 묻기를 鰻魚는 또한 癆蟲을 죽이는데 어찌 鱉을 사용하는 처방과 함께 치료하지 않습니까? 말하기를 鱉과 鰻魚는 비록 함께 殺蟲하는 생물이나, 성질은 각각 구별되니, 鱉은 攻入을 잘하지만 鰻魚는 功出을 잘한다. 비록 두 약물이 또한 함께 사용하여 기이함을 나타낼 수 있으나, 그것을 사용하여 骨蒸을 치료할 때는 분리하여 사용하는 것이 마땅하며 함께 사용하는 것은 마땅하지 않다. 하나는 나오려고 하고 하나는 들어가려고 하여 둘이 서로 뜻이 부딪혀 도리어 그 殺蟲함을 서로 잊게 될 것이니, 하물며 뼈 안에 있는 蟲은 몰아내어 밖으로 나오게 하여 죽이는 것이 안으로 공격해 들어가서 죽이는 것만 못한다. 그러므로 鰻魚를 사용하는 것이 또한 鱉을 사용하는 것의 뛰어남만 못하다. 도리어 鰻魚 한 가지만 먹어서 殺蟲한다면 鱉은 또한 鰻魚의 작용만 못하다. 대개 鱉肉은 단순히 補하며 攻하지 않을 뿐이다.

或問鰻魚殺蟲而不補精, 何以能愈骨蒸之病, 豈殺蟲即可以愈骨蒸乎? 曰鰻魚實只殺癆蟲, 而骨蒸之病可全愈者, 必胃健能食, 有滋補之味也. 倘胃氣不開, 又無填精降火之藥, 徒恃鰻魚之殺蟲也, 亦何益乎.

혹 묻기를 鰻魚는 殺蟲하지만 精을 補하지 않는데, 어찌, 骨蒸의 병을 낫게 할 수 있습니까? 어찌 殺蟲하면 곧 骨蒸을 치유할 수 있겠습니까? 말하기를 鰻魚는 실제로 단지 癆蟲을 죽일 뿐이지만 骨蒸의 병을 완전히 낫게 할 수 있는 것은 반드시 胃가 건강하여 滋補하는 약과 음식을 먹을 수 있어야 한다. 오히려 胃氣가 열리지 않으면 도한 精을 채우고 火를 내릴 약이 없어 헛되이 鰻魚의 殺蟲작용을 기다려야 하니 또한 어찌 이롭겠는가?

76. 鱔魚

鱔魚, 味甘, 大溫, 無毒. 入脾, 腎二經. 補中益氣, 且更興陽, 散濕氣, 去胡臭, 又生津止渴生力. 血塗口眼, 能止 斜, 爲急救之需也. 又治火丹赤腫, 出鱔血塗之效.

鱔魚(드렁허리)는 甘하고, 大溫하며, 無毒하다. 脾, 腎 두 經으로 들어간다. 補中益氣하며 또한 아울러 興陽하고, 濕氣를 흩어뜨리고, 胡臭를 없애고, 또한 生津止渴하고 기운을 나게 한다. 그 피를 입과 눈에 바르면 口眼喎斜를 그치게 할 수 있는데 구급방으로 필요하다. 또한 火丹赤腫을 치료하는데 鱔魚의 피를 내어 바르면 효과가 있다.

或問鱔魚與黃芪 同用, 能益氣力, 有之乎? 曰有之. 然必須鱔頭上有冠者用之始效.

혹 묻기를 鱔魚와 黃芪를 함께 사용하면 氣力을 더할 수 있다고 하는데 그러합니까? 말하기를 있다. 그러나 반드시 머리 위에 冠이 있는 鮮魚를 사용하여야 비로소 효과가 있다.

77. 螃蟹

螃蟹, 味鹹, 氣寒, 有毒. 散血解瘀, 益氣養筋. 除胸熱煩悶, 去面腫喎僻, 愈漆[118]瘡. 續筋骨. 夙疾人食之, 其病複發. 懷孕婦食下, 令人橫生. 此物最不利人, 而人最喜噬. 然得此以解散胸熱, 亦有可取. 若入藥, 則只用之於跌損之內也.

螃蟹(방게)는 鹹하고 氣가 寒하며 有毒하다. 散血, 解瘀하며, 益氣, 養筋한다. 胸熱로 煩悶한 것을 제거하며, 面腫喎僻을 제거하며, 漆瘡을 치요한다. 筋骨을 이어준다. 夙疾이 있는 사람이 그것을 먹으면 그 병이 다시 발생한다. 임신한 부녀자가 먹어 삼키면 태아가 옆으로 눕게 한다. 이 약물은 사람에게 가장 이롭지 않으나 사람이 가장 먹기 좋아한다. 그러나 이것을 얻어 胸熱을 흩어 해소한다면 또한 취하는 것도 가능하다. 만약 약에 넣는다면 단지 跌撲으로 인한 손상의 범주에만 사용할 수 있다.

或問蟹爪主破胞墮胎, 豈以其爪性過利乎? 曰蟹性最動, 而爪尤動之至者. 子死腹中, 胞不能破, 用之實神, 正取其動也. ([批]人胞直生, 而蟹爪旁走, 故取而破胞耳, 又不可不知.)

혹 묻기를 蟹爪가 胎胞를 破하고 墮胎를 주로 한다는데, 그 爪의 성질이 과도하게 利하여서 그런 것이 아닙니까? 말하기를 蟹는 성질이 가장 動하는데, 爪는 더욱 動이 지극한 것이다. 아이가 腹中에서 죽었는데 胎胞를 破할 수 없을 때 그것을 사용하면 실로 신묘하니, 바로 그 動을 취한 것이다. ([批]사람의 胎胞는 수직으로 자라는데, 蟹爪는 옆으로 달리므로 그것을 취하여 胎胞를 破하는 것일 뿐이니 또한 몰라서는 안된다.)

118) 漆 何本作"濕".

78. 海馬

海馬, 亦蝦屬也. 入腎經命門. 專善興陽, 功不亞於海狗, 人未知也. 更善墮胎, 故能催生.

海馬는 또한 새우의 종류이다. 腎經, 命門에 들어간다. 興陽하는데 뛰어나니 그 효과가 海狗에 못지 않으나 사람들이 알지 못한다. 또한 墮胎에 뛰어나므로 催生할 수 있다.

海馬之功用, 不亞膃肭臍, 乃人尚膃肭而不尚海馬, 此世人之惑也. 誰知海馬不論雌雄, 皆能勃興陽道. 若膃肭臍, 必須用雄者始效, 貴价而實, 乃是贗物, 何若用海馬之中用在.

海馬의 효능은 膃肭臍 못지않지만, 곧 사람들이 膃肭臍는 중시하나 海馬는 중시하지 않는데, 이는 世人들이 迷惑한 것이다. 누가 海馬가 雌雄을 막론하고 모두 陽道를 勃興할 수 있다는 것을 알겠는가. 膃肭臍의 경우에는 반드시 수컷을 사용하여야 비로소 효과를 볼 수 있어, 귀함이 있어서 곧 위조품이 있으니, 어찌 海馬를 사용하는 것과 같겠는가.

或問海馬以何地生者爲佳? 海馬沿海多生之, 而最能興陽者, 山東第一, 廣東次之. 蓋山東尤得生氣也. 陽氣之生, 尤能種子耳.

혹 묻기를 海馬는 어느 지역에서 나오는 것이 좋습니까? 海馬는 沿海에서 많이 나는데, 興陽하는데 가장 뛰어난 것은 山東의 것이 제일이며, 廣東의 것은 그 다음이다. 대개 山童의 것은 더욱 生氣를 얻는다. 陽氣가 生하면 더욱 자식을 가질 수 있게 될 따름이다.

79. 文蛤

文蛤, 味苦, 鹹, 氣平寒, 無毒. 利水[119]墮痰, 驅脅急腰疼[120], 除喉咳胸痹[121], 收澀崩中帶下, 消平鼠瘻痔瘡. 仲景夫子用之於傷寒方中, 亦取其利水走腎, 墮痰軟堅也.

文蛤은 苦, 鹹하며 氣가 平寒하고 無毒하다. 利水하고, 痰을 떨어뜨리며, 옆구리가 당기고 허리가 아픈 것을 몰아내고, 喉咳, 胸痹를 제거하며, 崩中帶下를 거두어 멎게 하고, 鼠瘻(결핵), 痔瘡을 없애 평안하게 한다. 仲景선생께서 傷寒方 중에 그것을 사용한 것은 또한 그 利水하고 腎으로 달려가며 痰을 떨어뜨리며 軟堅하는 작용을 취한 것이다.

80. 真珠

真珠, 氣寒, 無毒. 鎮心神, 潤顔色. 點目去膜, 塞耳治聾, 治小兒驚癇, 尤堪止渴, 亦能墜痰. 然內治絕少, 存之以爲外治之需. 真珠, 生肌最良, 瘡毒中必用之藥. 然內毒未淨, 遽用真珠以生肌, 轉難收口.

真珠는 寒하고, 無毒하다. 心神을 진정시키며, 안색을 윤택하게 한다. 눈에 떨어뜨리면 翳膜을 제거하고, 귀에 넣으면 聾을 치료하며, 소아의 驚癇을 치료하고, 갈증을 그치게 하는 데 더욱 뛰어나, 또한 痰을 떨어뜨릴 수 있다. 그러나 內治하는 것은 매우 적으니, 그것을 두어 外治의 수요에 대비한다. 真珠는 生肌하는 데 가장 좋으며, 瘡毒에 반드시 사용해야 하는 약이다. 그러나 內毒이 아직 깨끗하지 않은데 한갓 真珠만 사용하여 生肌하면 변하여 瘡口가 수렴되기 어려워진다.

---

119) 水 何本作 "氣".
120) 腰疼 何本作 "脇痛".
121) 胸 原作 "肋", 今據何本改.

81. 牡蠣

牡蠣, 味鹹, 氣平, 微寒, 無毒. 左顧者良, 火煆末用. 入少陰腎經. 軟積癖, 消結核, 去脅下硬, 瀉熱掀腫, 益精, 遺尿可禁, 斂陰汗如神, 摩宿血, 消老痰, 絕鬼交, 收氣滯. 但只可爲佐使. 佐之補則補, 佐之攻則攻, 隨藥轉移, 不能自主也.

牡蠣는 鹹하고 氣平하며, 微寒하고, 無毒하다. 왼쪽을 바라보는 것이 좋으며, 불에 달구어 가루 내어 사용한다. 少陰腎經으로 들어간다. 積癖을 연하게 하고, 결핵을 치료하며, 옆구리 아래가 단단한 것을 없애고, 열을 내리고 붓기를 사그라뜨리며, 精을 더하며, 遺尿를 멈추게 할 수 있고, 陰汗을 거두어들이는 것이 신과 같고, 묵은 피를 갈아내고, 老痰을 없애며, 귀신과 관계하는 것을 끊고, 氣滯를 거둔다. 단지 佐使藥만 될 수 있다. 佐하여 補하면 곧 補가 되고, 佐하여 攻하면 곧 攻이 되어, 약을 따라서 바뀌어 옮겨가고, 스스로 主가 될 수 없다.

或疑牡蠣乃澀精之藥, 先生獨削而不談, 何也? 曰蓋牡蠣澀精, 而精愈遺, 雖非牡蠣之故, 殊不知牡蠣澀精, 而精必利而後可止, 非澀精之可止也.

혹 의심하기를 牡蠣가 곧 澀精하는 약인데, 선생께서 유독 깎아내면서 언급하지 않으시는 것은 어떤 까닭입니까? 말하기를 대개 牡蠣가 澀精하지만 精이 더욱 새어나오니, 비록 牡蠣 때문이 아니라고는 하지만, 牡蠣가 澀精해도 精이 반드시 새어 나온 후에 그칠 수 있는 것이지, 澀精하여 그칠 수 있는 것이 아님을 전혀 알지 못하는 것이다.

或謂牡蠣非澀藥也, 使牡蠣爲止澀之藥, 如何仲景張公傷寒書中載大病瘥後, 腰以下有水氣者, 用牡蠣澤漆散之乎? 曰嗟乎. 大病之後, 水不能下行, 原宜用補以消水. 但傷寒經汗, 吐, 下之餘, 元氣不能驟生, 補之則功緩, 故宜因勢利導, 而用澤瀉. 又恐水勢甚大, 單用澤瀉未免太泄其水, 而元氣隨水而盡泄. 故用牡蠣於利之中以澀之也. 利中帶澀, 則水泄 而元氣無虧, 是泄中有補之道存焉, 真善用利耳. 誰謂牡蠣非澀藥哉.

혹 말하기를 牡蠣가 澀하는 약이 아닌데, 牡蠣로 하여금 止澀하는 약으로 삼으니, 어찌하여 仲景張公은 傷寒書 중에 기재하기를 大病이 나은 후에 허리 아래로 水氣가 있는 경우에는 牡蠣澤漆散을 쓴다고 한 것입니까? 말하기를 안타깝구나! 大病 이후에 水가 下行하지 못하는 것은 본래 마땅히 補法을 사용하여 水를 사그라뜨려야 한다. 다만 傷寒에 汗, 吐, 下法을 겪은 이후에 元氣가 곧 생기지 못하는데, 그것을 補하면 곧 功이 완만해지므로 마땅히 勢를 원활하게 이끌기 위해 澤瀉를 쓴 것이다. 또한 水의 勢가 매우 큰데 澤瀉 한 가지만 사용하면 그 水를 크게 누설함을 면하지 못하고, 元氣가 水를 따라 다 새어 나갈까 두려워하여 利하는 중에 牡蠣를 써서 그것을 붙잡은 것이다. 利하는 중에 澀함을 지니면 곧 水는 빠져 나가되 元氣는 이지러짐이 없으니, 이것이 泄하는 중에 補하는 道가 존재하는 것이며, 진실로 利法을 잘 사용한 것일 따름이다. 누가 牡蠣를 澀藥이 아니라 하겠는가.

或疑牡蠣既可於利中用澀, 安在止精不可與利水並用耶? 曰水可於利中用澀, 而精不可於澀中兼利也. 蓋精愈澀而愈遺, 補精而帶澀, 則徒補無益, 故遺精之病, 斷不可用牡蠣耳. (〔批〕辨澀精反致遺精, 實見到之語.)然亦有用之而效者, 乃玉關大開, 不得已而用之, 以閉精於一時, 而終不可恃之爲長服之劑也.

혹 의심하기를 牡蠣가 이미 利하는 중에 澀할 수 있는데, 어찌 精을 그치게 함에 있어서 利水함과 더불어 사용할 수 없는 것입니까? 말하기를 水는 利하는 중에 澀을 사용할 수 있으나, 精은 澀하는 중에 겸하여 利할 수 없다. 대개 精은 澀하면 할수록 더욱 새고, 補精하면서 澀을 겸하면 곧 한갓 補가 무익할 뿐이니, 遺精하는 병에 결코 牡蠣를 사용할 수 없을 따름이다. (〔批〕澀精하면 도리어 遺精에 이른다고 변론하였으니 실로 식견이 뛰어난 말이다.) 그러나 또한 그것을 사용하여 효과가 있는 경우가 있는 것은, 곧 玉關이 크게 열렸을 때 부득이하게 그것을 사용하여 일시적으로 閉精하는 것이니, 결국 그것을 견지하여 오래 복용하는 약으로 삼을 수 없다.

或問牡蠣之肉, 味甘性溫, 即鮑魚肉也. 牡蠣用之而止夢遺, 若鮑魚多食, 使丈夫無髭須, 何也? 曰牡蠣, 即鮑魚之殼, 二者同氣, 皆止澀之味也. 食之過多, 則任督之路斷, 二經之氣不能上升於唇口, 故須髯漸少. 其實, 多食牡蠣, 亦能令人少髭也[122].

혹 묻기를 牡蠣肉은 甘하고 성질이 溫하니 곧 鮑魚肉입니다. 牡蠣를 사용하여 夢遺를 그치는데, 만약 鮑魚을 많이 먹으면 대장부로 하여금 수염과 머리가 빠지게 하는 것은 무엇 때문입니까? 말하기를 牡蠣는 鮑魚의 껍질인데, 둘은 氣를 함께하니, 모두 止澀하는 藥味이다. 그것을 먹는 것이 과다하면, 곧 任督의 통로가 끊어져 二經의 기운이 唇口로 올라가지 못하기 때문에 수염과 머리가 점점 적어지게 된다. 실제로는 牡蠣를 많이 먹어도 또한 사람으로 하여금 털이 적어지게 할 수 있다.

82. 水蛭

水蛭, 味鹹, 苦, 氣平, 微寒, 有毒. 炒黃黑色用之. 善祛積瘀堅瘕. 仲景夫子用之爲抵當湯丸, 治傷寒之瘀血發黃也. 治折傷, 利水道, 通月信, 墮妊娠, 亦必用之藥. 蓄血不化, 舍此安除乎.

水蛭은 鹹, 苦하며, 氣가 平하고, 微寒하며, 有毒하다. 黃黑色으로 炒하여 사용한다. 쌓인 어혈과 견고한 癥瘕를 잘 없앤다. 仲景선생이 이것을 사용해 抵當湯과 丸을 만들어 傷寒의 瘀血, 發黃을 치료했다. 折傷을 치료하고, 水道를 순조롭게 하며, 월경을 통하게 하고, 墮胎하는데 또한 꼭 써야 할 약이다. 蓄血이 化하지 않았으면, 이것을 버리고 어찌 제거하겠는가.

或問蓄血之症, 何故必用水蛭? 蓄血蓄之症, 與氣結之症不同, 雖同是熱症, 而氣結則熱結於膀胱, 血蓄則熱結於腸胃. 氣結之病, 可用氣藥散之於無形. 血蓄之症, 非用血物不能散 之於有形也. 水蛭正有形之物, 以散其有形之血耳. 何必過懼哉. ([批]血蓄症, 非水蛭, 虻蟲不能消.)

122) 惑問....今人小髭也 此一段原無, 今據淸抄丙本補.

혹 묻기를 蓄血症에 무슨 이유로 반드시 水蛭을 사용해야 합니까? 대개 血이 쌓인 症은 氣가 結한 症과 더불어 같지 않으니, 비록 이것들은 함께 熱症이지만 氣結은 곧 熱이 방광에 맺힌 것이고, 血蓄은 곧 熱이 腸胃에 맺힌 것이다. 氣結病은 氣藥을 사용하여 無形에서 흩을 수 있다. 蓄血症은 血物을 사용하지 않으면 有形에서 그것을 흩을 수 없다. 水蛭은 바로 有形의 物로, 그 有形의 血을 흩는 것일 따름이다. 어찌 반드시 지나치게 두려워하겠는가.
(〔批〕血蓄症은 水蛭, 虻蟲이 아니면 사그라뜨릴 수 없다.)

或問水蛭即水田內之螞蝗, 食人血, 最可惡之物也. 仲景夫子偏用之治傷寒瘀血, 不識有何藥可以代之乎? 曰血瘀蓄而不散, 舍水蛭實無他藥之可代. 水蛭不可得, 必多用虻蟲代之. 然而虻蟲終不及水蛭之神. 今世畏之而不敢用, 誰知此物並不害人耶.

혹 묻기를 水蛭은 곧 水田 안의 말거머리로, 사람의 피를 먹으니 가장 미워할 만한 物이라 할 수 있습니다. 仲景선생이 傷寒瘀血을 치료하는 데 치우쳐 그것을 사용하였는데, 어떤 약으로 가히 그것을 대신할 수 있을지 알지 못하겠습니다. 말하기를 血이 瘀蓄하여 흩어지지 않는 데에, 水蛭을 버리고는, 실로 대신할 만한 다른 약이 없다. 水蛭을 얻을 수 없으면 반드시 虻蟲을 많이 써서 그것을 대신한다. 그러나 虻蟲은 결국 水蛭의 신묘함에 미치지 못한다. 오늘날 그것을 두려워하여 감히 사용하지 못하는데, 이 藥物이 또한 사람을 해롭지 않음을 누가 알겠는가?

或問水蛭至難死, 又善變化, 能一身而化為千萬, 宜世人疑而不敢用也, 先生謂並不害人, 此則難信也. 曰水蛭制之不得法, 則難死而能生; 制之得法, 則不生而永死. 取水蛭之乾 者, 用鐵刀細切如小米大, 文火炒至黃黑色, 有煙起取出, 不可放在地上, 不得土氣, 又安 能重生而變化哉. (〔批〕制水蛭總不可令其得土氣為佳, 然炒熟無生氣, 又安能再生哉.) 故用之同瘀血一團, 從大便中盡出, 得其效最捷, 何至有害乎.

혹 묻기를 水蛭은 쉽게 죽지 않으며, 또한 잘 변화하고, 一身에서 千萬으로 분화할 수 있어, 세상 사람들이 의심하여 감히 사용하지 못하는 것이 마땅한데, 선생께서 또한 사람을 해치지 않는다고 이르시니, 이것은 곧 믿기 어렵습니다. 말하기를 水蛭을 法制하는데 法을 얻지 못하면 곧 쉽게 죽지 않고 살아나며, 法制하는데 法을 얻으면, 곧 살지 못하고 영원히 죽는다. 水蛭을 건조한 것을 취하여 鐵刀로 작은 쌀알만 하게 잘게 자른 다음 文火로 黃黑色이 되도록 炒하여 연기가 나면 꺼내는데, 땅 위에 풀어 놓을 수 없으니, 土氣를 얻지 못하면 또한 어찌 거듭 살아나 변화하겠는가. ([批]水蛭을 法制함에 총괄컨대 그것으로 하여금 土氣를 얻지 못하게 하는 것이 좋으나, 炒熟하면 生氣가 사라지니 또한 어찌 再生하겠는가.) 그리하여 그것을 사용하면 瘀血 한 덩어리와 함께 대변을 따라 모두 나오는데 그 효과를 얻음이 가장 빠른데 어찌 해로움이 있겠는가.

或問炒制水蛭, 萬一不得法, 其性猶存, 則一留腸腹之中, 安得而不害人乎? 曰何畏之極也. 予有解之之法, 用水蛭之湯, 加入黃土二錢同服, 即水蛭不死, 斷亦無害. ([批]又法之巧也.)蓋水蛭以土爲母, 離土則無以爲養. 與土同用, 既善於解瘀血之結, 即隨土而共行, 永無留滯腹腸之虞矣.

혹 묻기를 水蛭을 炒制하는데, 만에 하나라도 法을 얻지 못하면, 그 성질이 오히려 남아 있을 것이니, 곧 腸腹 속에 일단 머무르게 되면 어찌 사람을 해치지 않을 수 있겠습니까? 말하기를 어찌 그렇게 두려워하는가. 나에게 그것을 푸는 방법이 있으니, 水蛭湯에 황토 2錢을 가하여 함께 복용하면 곧 水蛭이 죽지 않아도 절대 또한 해가 없다. ([批]또한 방법이 교묘하다.) 대개 水蛭은 土를 母로 삼으니, 土에서 떨어지면 기를 것이 없다. 土와 더불어 사용하면 瘀血이 맺힌 것을 잘 풀어주며, 곧 土를 따라 함께 행하게 되어, 腹腸에 머물러 정체할 우려가 영원히 없을 것이다.

83. 龍骨(龍齒, 紫稍花)

龍骨, 味甘, 氣微寒, 陽也. 雖有雌雄, 無分功效, 但色黑者不可用. 必須火煅研末, 水飛[123]過, 始可用之. 閉塞滑瀉之大腸, 收斂浮越之正氣, 止腸風下血, 及婦人帶下崩中, 塞夢寐泄精, 並小兒驚癇風熱, 辟鬼疰精物, 除腸癰內疽, 固虛汗, 縮小便, 散堅結, 消癥瘕.

龍骨은 甘하고, 氣가 微寒하며, 陽이다. 비록 자웅이 있으나 효과를 나누지는 않으며, 다만 흑색인 것은 사용할 수 없다. 반드시 火煆하여 가루내어, 水飛를 거쳐야 비로소 사용할 수 있다. 滑瀉하는 大腸을 막고, 浮越한 正氣를 수렴하며, 腸風下血을 그치게 하고, 婦人의 帶下와 崩中에 미치며, 夢寐泄精을 막고, 小兒의 驚癇風熱을 아우르며, 鬼疰精物을 물리치고, 腸癰內疽를 제거하며, 虛汗을 견고히 막고, 小便을 거두며, 堅結을 소산하고, 癥瘕를 없앤다.

龍齒, 定心安魂, 男婦邪夢紛紜者, 尤宜急服.

龍齒는 마음과 혼을 안정시키며, 남자와 부녀가 나쁜 꿈으로 어지러운 경우 더욱 마땅히 급히 복용해야 한다.

紫稍花, 乃龍精而沾於水草而成者, 世無真物, 真則興陽.

紫稍花는 곧 龍精이 水草에 뿌려져 이루어진 것으로 세상에는 진품이 없으니, 진품은 곧 興陽한다.

或問龍善變化, 何以山中往往有龍骨, 任人取携, 血骨淋漓, 絶不見有風雲雷雨之生, 龍不蠢然一物乎? 曰君誤認龍骨爲真乎. 世間所用之龍骨, 乃地氣結成, 非天上行雨之龍也. 夫神龍見尾而不見首, 首且不使人見, 豈有骸聽人之采取乎. 惟龍骨乃地氣所結, 不能變化, 所以取之而無得耳.

혹 묻기를 龍은 변화를 잘 일으키는데, 어찌 산 중에 종종 龍骨이 있어 사람이 마음대로

123) 飛 何本作 "煮".

휴대하며 血骨이 방울져 떨어지는데 절대 風雲雷雨가 생기는 것을 보지 못했으니, 龍을 꿈틀거리는 어떤 물건으로 부르는 것이 아닙니까? 말하기를 자네가 龍骨이 진짜라고 오해한 것이다. 세간에 龍骨이라 하여 사용하는 것은 곧 地氣가 모여서 이뤄진 것이지, 天上에서 비를 내리는 龍이 아니다. 무릇 神龍은 꼬리를 보이지만 머리는 보이지 않고, 머리는 또한 사람으로 하여금 보게 하지도 않는데 어찌 뼈를 두어 사람이 채취함을 듣겠는가. 오직 龍骨은 곧 地氣가 맺힌 것으로, 변화할 수 없으니, 그것을 취해도 변화를 얻지 못하는 까닭일 따름이다.

或又問龍骨既爲地氣所結, 宜得地氣之深, 性當屬陰, 而不當屬陽矣, 何龍齒安魂而不安魄耶？ 曰虎屬陰, 而龍屬陽, 龍爲火, 而虎爲金, 不易之道也. 龍生於地下, 宜爲陰, 則虎 生於地上, 亦可爲陽乎. 萬物皆生於天地之中, 無陰則陽不生, 無陽則陰不長. 虎生於地上, 未嘗不得陽之氣. 龍生於地下, 亦未嘗不得陰之氣也. 然而虎得陽而生, 而虎終不可謂陽之精；龍得陰而生, 而龍終不可謂陰之精也. 夫陽氣者, 生氣也；陰氣者, 殺氣也. 生氣屬木, 而人身之肝氣應之；殺氣屬金, 而人身之肺氣應之. 肺中藏魄, 肝中藏魂. 魂動, 似宜用虎睛以相制；魄飛, 似宜用龍齒以相伏. 何以用虎睛制魂而魂愈動, 用龍齒制魄而魄愈飛也. 蓋魂動者, 陽氣動也, 以陽引陽而魂始歸；魄飛者, 陰氣飛也, 以魄招魄而魄始降. 龍齒正得陽氣, 故能安魂. 虎睛正得陰氣, 故能鎮魄. 誰謂龍骨生於地, 即屬陰物哉.

혹 또한 묻기를 龍骨이 이미 地氣가 맺힌 것이라면, 地氣를 얻음이 깊을 것이 마땅하니, 성질이 당연히 陰에 속하고, 陽에 속하는 것은 마땅치 않을 것인데 어찌 龍齒는 魂은 안정시키고, 魄은 안정시키지 않는 것입니까? 말하기를 虎는 陰에 속하고, 龍은 陽에 속하며, 龍은 火이고, 虎는 金임은 바뀌지 않는 도리이다. 龍이 지하에서 생긴다고 마땅히 陰이 되면, 곧 虎는 지상에서 생기니 또한 陽이 되는 것이 가하지 않은가. 만물이 모두 天地 중에서 生하니 陰이 없으면 陽이 生하지 않고, 陽이 없으면 陰이 자라지 않는다. 虎가 지상에서 生하지만 일찍이 陽의 氣를 얻지 않음이 없다. 龍은 지하에서 生하지만 또한 일찍이 陰의 氣를 얻지 않음이 없다. 그러나 虎가 陽을 얻어 生하지만 결국 陽의 精이라 말할 수는 없으며, 龍이 陰을 얻어 生하지만 결국 陰의 精이라 말할 수 없다. 무릇 陽氣는 生氣이며, 陰氣는 殺氣이다.

生氣는 木에 속하는데, 사람 몸의 肝氣가 그에 응하며, 殺氣는 金에 속하는데, 사람 몸의 肺氣가 그에 응한다. 肺에 魄을 감추며, 肝에 魂을 감춘다. 魂이 動하면, 마땅히 虎睛을 사용해서 서로 제어해야 할 것 같고, 魄이 날아가면, 마땅히 龍齒를 사용해서 서로 눌러야 할 것처럼 보인다. 어찌하여 虎睛을 사용하여 魂을 제어하면 魂이 더욱 동하게 되고, 龍齒를 사용하여 魄을 제어하면 魄이 더욱 날아가는 것인가. 대개 魂이 동하는 것은 陽氣가 동하는 것이니, 陽으로 陽을 이끌어야 魂이 비로소 돌아온다. 魄이 날아가는 것은 陰氣가 날아가는 것이니, 魄으로 魄을 불러야 魄이 비로소 내려온다. 龍齒는 바로 陽氣를 얻었으므로, 능히 魂을 안정시킨다. 虎睛은 바로 陰氣를 얻었으므로, 능히 魄을 진정시킨다. 누가 龍骨이 땅에서 생겼으니 곧 陰物에 속한다고 하겠는가.

或問龍骨制法, 古人有用黑豆煮汁以泡之者, 或用酒浸一宿而用之者, 或用香草湯洗過, 搗粉, 絹袋盛之, 入於燕子腹中, 懸井上一宿而用之者, 或用醋淬而研末用者, 畢竟何法制最佳? 曰皆可用也. 用燕子制者最神. 蓋燕子爲龍之所喜, 龍得燕而動. 龍骨遇燕子, 自然流動, 而無過澀留腸之害矣.

혹 묻기를 龍骨을 制法하는 방법 중에, 옛 사람들이 黑豆煮汁을 사용하여 거품을 내거나, 혹은 술을 사용하여 하룻밤을 담가 두었다가 사용하거나, 혹은 香草湯에 씻어내어 가루를 찧어 명주 주머니에 채워서 燕子 뱃속에 넣어 우물 위에 하룻밤을 매달아 놓았다가 사용하거나, 혹은 식초를 사용하여 淬法(불에 달구었다가 식초에 식히기를 반복하여 가루 내는 방법)으로 가루 내어 사용하는 경우가 있으니, 결국 어떤 法制 방법이 가장 좋습니까? 말하기를 모두 사용할 수 있다. 燕子를 사용하는 제법이 가장 신묘하다. 대개 燕子는 龍이 좋아하는 바이니, 龍이 燕을 얻으면 動한다. 龍骨이 燕子를 만나면, 자연히 유동하여 지나치게 澀하여 腸에 머무는 해가 없을 것이다.

84. 海螵蛸

海螵蛸, 味鹹, 微溫, 無毒[124]. 主女子漏下赤白, 經行血閉, 陰蝕腫痛. 又治婦人寒熱瘕症, 驚風入腹, 環腹痛, 去目腫浮翳, 收瘡口腐膿, 治哮症最神效. 亦藥籠中宜備之物.

海螵蛸는 鹹하고, 微溫하며, 無毒하다. 여자의 漏下赤白과, 經行血閉, 陰蝕腫痛을 주로 치료한다. 또한 부인의 寒熱瘕症, 驚風入腹, 環腹痛을 치료하고, 目腫浮翳를 제거하며, 瘡口腐膿을 수렴하고, 哮症을 치료하는 데 가장 신묘한 효과가 있다. 또한 약장 속에 마땅히 갖추어 놓아야 할 藥物이다.

或問海螵蛸即烏賊魚骨, 他本雲服之令人有子, 先生何不言也? 曰男子腎虛則精涸, 女子肝傷則血枯, 皆非有子之兆. 烏賊魚骨雖入肝腎, 不能大補其精血, 徒借此物, 即終年飽食, 又何能生子哉. ([批]翻前人舊案, 實有至理, 非好辨也.)

혹 묻기를 海螵蛸는 곧 烏賊魚骨이니, 다른 본초서에 이르기를 그것을 복용하면 사람으로 하여금 자식을 갖게 한다고 하는데 선생께서는 어찌 말씀하지 않으십니까? 말하기를 남자가 腎이 虛하면 곧 精이 마르고, 여자가 肝이 傷하면 곧 血이 마르니, 모두 자식이 있을 징조는 아니다. 烏賊魚骨이 비록 肝腎으로 들어가지만 그 精血을 크게 補할 수는 없으니, 한갓 이 藥物에만 의지하여 평생 포식해도 또한 어찌 자식을 생산할 수 있겠는가?

85. 紫河車

紫河車, 味甘, 氣大溫, 無毒. 入五臟六腑. 初產者良, 亦不必盡拘. 焙乾可用, 不可洗

124) 味鹹 微溫, 無毒 此六字原無, 今據何本補.

去筋膜, 洗去反不佳, 以泄其元氣也. 療諸虛百損, 癆瘵傳屍, 治五癆七傷, 骨蒸潮熱, 喉咳喑啞, 體瘦發枯, 吐衄赤紅, 並堪制服, 男女皆益. 世有埋藏地下, 久化爲水, 名曰河車水, 則無功效矣. 祛狂祛疫, 亦虛言也.

紫河車는 甘하고, 氣가 大溫하며, 無毒하다. 五臟과 六腑로 들어간다. 初產한 것이 좋으나, 또한 전적으로 구애될 필요는 없다. 불에 쬐어 말리면 사용할 수 있으나, 筋膜을 씻어 없애는 것은 불가하니, 씻어 없애면 그 원기를 빠져나가게 하므로 오히려 좋지 않다. 모든 虛損과, 癆瘵, 傳屍를 고치고, 五癆七傷, 骨蒸潮熱, 喉咳喑啞, 몸이 말라 수척한 것과 피를 토하거나, 코피 나는 것을 치료하는데, 모두 법제하여 복용할 수 있으니, 남녀 모두 이롭다. 세간에 지하에 매장하고 오래되어 水가 된 것을 일컬어 河車水라 하는 것이 있는데, 이는 곧 아무 효과가 없다. 狂과 疫을 제거한다는 것 또한 근거 없는 말이다.

或問紫河車乃胞衣, 兒已脫離於胞, 則胞中元氣盡泄, 胞宜無用矣, 何以古來《本草》盡稱 其補益, 而神農乃尊之爲上品乎? 曰人之初生, 先生胞而後生人. 及胞之破, 先產人而後下胞, 是胞乃先天之母氣, 亦後天之父氣也. 故兒雖脫離於胞, 而陰陽之氣未散, 仍存於胞 也. 人得此胞而生身體, 自然可得此胞而生氣血也. 或者曰胞在腹中, 則元氣未漓, 胞落 地下則元氣盡失. 總之, 胞是先後天之父母, 又安能生無根之氣血乎? 雖然胞成於陰陽之氣, 是胞即陰陽之根也. 凡花木之根, 得土氣而重生, 人身何獨不然, 胞入於脾胃之中, 自然生氣勃發, 況又益之以補氣, 補血, 補精之品, 則氣得根而再壯, 血得根而再溢, 精得根而再滿矣. 古人所定大造丸, 尚未得天地之奧, 服之效驗亦是平常, 遂疑紫河車非出奇之物, 棄而不用, 爲可惜也. 鐸蒙岐天師秘傳乾坤化育丹, 用熟地, 人參, 白朮爲君, 用當歸, 山茱萸, 巴戟天爲臣, 用茯苓, 莼蓉[125], 枸杞子, 麥冬, 北五味, 山藥, 芡實, 柏子仁, 棗仁, 巨勝子, 牛膝爲佐, 用沙參, 甘菊, 覆盆子, 遠志, 蓮子心, 附子爲使, 以治下寒無火, 元陽不擧之客, 絕非大造丸功效可比. 鐸雖不盡載分兩, 而智者見君臣佐使之分明, 亦可意會而心得之也. (〔批〕紫河車實生人之根, 故用之可以接續命根, 實非虛語. 乾坤化育丹較大造丸, 更奇十倍.)

125) 莼蓉 何本作"大芸".

혹 묻기를, 紫河車는 태반이니, 아이가 이미 胞로부터 떨어져 나가면, 곧 胞 중의 元氣가 다 새어 나가게 되어, 胞는 마땅히 쓸모가 없을 것인데, 어찌하여 예전부터 전해 오는 본초서에서 모두 그 보익함을 칭송하고 神農이 그것을 上品으로 삼은 것입니까? 말하기를 사람이 처음 만들어질 때, 먼저 胞가 생기고, 후에 사람이 생긴다. 胞가 깨어짐에 이르면, 먼저 사람이 태어나고, 후에 胞가 나오니, 이 胞는 곧 先天의 母氣이며, 또한 後天의 父氣이다. 따라서 아이가 비록 胞로부터 떨어져 나가도, 陰陽의 氣는 흩어지지 않고, 胞에 남아 있다. 사람이 이 胞를 얻어서 신체를 生하니, 자연히 이 胞를 얻어 氣血을 生할 수 있다. 혹자가 말하기를, 胞가 腹中에 있으면 元氣가 아직 떨어져 나가지 않고, 胞가 땅 아래로 떨어지면 元氣가 모두 소실된다고 합니다. 정리하자면 胞는 先後天의 父母이거늘, 또한 어찌 無根의 氣血을 生할 수 있겠습니까? 비록 그러하나 胞는 陰陽의 氣에서 이루어지니, 이 胞는 곧 陰陽의 뿌리이다. 무릇 꽃과 나무의 뿌리는 土氣를 얻어 거듭 生하니, 사람의 몸만 어찌 홀로 그러하지 않겠는가? 胞가 脾胃의 속으로 들어가면, 자연히 生氣가 피어나게 되는데, 하물며 補氣, 補血, 補精하는 약재로 그것을 더욱 도와주면 곧 氣가 뿌리를 얻어 거듭 왕성해 지고, 血이 뿌리를 얻어 거듭 넘치며, 精이 뿌리를 얻어 거듭 가득하게 될 것이다. 옛 사람이 만든 大造丸은 오히려 천지의 오묘함을 얻지 못하여 그것을 복용하여도 효험이 또한 평범하여, 마침내 紫河車가 기이함을 내는 약재가 아니라고 의심하여 버리고 사용하지 않았으니 가히 안타까워할 만하다. 내가 岐天師께서 乾坤化育丹을 비밀스럽게 전함을 받았으니, 熟地, 人參, 白朮을 君으로 삼고, 當歸, 山茱萸, 巴戟天을 사용하여 臣으로 삼고, 茯苓, 菟蓉, 枸杞子, 麥冬, 北五味, 山藥, 芡實, 柏子仁, 棗仁, 巨勝子, 牛膝을 사용하여 佐로 삼고, 沙參, 甘菊, 覆盆子, 遠志, 蓮子心, 附子를 사용하여 使로 삼아 아래가 차고 火가 없어 元陽이 오르지 않는 사람을 치료하니, 大造丸의 효과와는 절대 비교할 수 없다. 내가 비록 분량을 모두 싣지 않았으나, 지혜로운 자는 君臣佐使를 분명히 볼 것이요, 또한 뜻이 모여 마음으로 그것을 얻을 수 있을 것이다. ([批]紫河車는 실로 사람의 근본을 生하니, 따라서 그것을 사용하여 생명의 뿌리를 이을 수 있다는 것은 실로 빈 말이 아니다. 乾坤化育丹은 大造丸과 비교할 때 10배나 더 기이하다.)

或疑紫河車既爲先天之母, 後天之父, 與紫河車同生之臍帶, 又何獨非乾坤化育之丹乎? 曰臍帶之功, 雖不及於紫河車, 而補益之功, 大非草木可比, 蓋臍帶爲接續之關, 實性命之根蒂也. 兒雖墮地, 已離於胎元, 而先天之祖氣尙未絕於帶內. 凡氣弱者, 可接之以重壯；氣短者, 可接之以再延；氣絕者, 可接之以再活. 後天既老, 得先天而再造者, 其斯之謂乎. 然修合服食之不得其法, 終亦不能獲效. 鐸受奇方, 共傳於世, 名爲造化丹. 用臍帶二十條, 文火焙乾爲末, 入人參, 黃, 白朮, 玄參, 沙參[126], 五味子, 麥冬, 山茱萸, 熟地, 沙苑蒺藜, 菟絲子, 淫羊藿, 巴戟天, 炒棗仁[127], 遠志, 砂仁, 茯神, 肉桂, 枸杞, 當歸, 杜仲, 牛膝之末, 共蜜[128]搗爲丸, 每日呑食. 其方如此, 其分兩可酌定矣. 倘照方修服, 必返少爲童也. ([批]臍帶與胞胎之功相同, 而造化丹與乾坤化育丹, 正不相上下也.)

혹 의심하기를 紫河車는 이미 先天의 母이며, 後天의 父인데, 紫河車와 함께 나오는 臍帶는 또한 어찌 유독 乾坤化育하는 丹이 아닙니까? 말하기를 臍帶의 功은 비록 紫河車에는 미치지 못하나, 補益하는 功이 커서 초목과는 비교할 수 없으니, 대개 臍帶는 接續하는 관문이니, 실로 性命의 根蒂이다. 아이가 비록 땅에 떨어져, 이미 胎元으로부터 떨어져도, 先天의 祖氣는 오히려 제대 안에서 아직 끊어지지 않는다. 무릇 氣가 弱한 경우에는 그것을 이어서 거듭 자라게 할 수 있고, 氣가 짧은 경우에는 그것을 이어 거듭 길게 할 수 있고, 氣가 絕한 경우에는 그것을 이어 거듭 살게 할 수 있다. 後天이 이미 늙었는데, 先天을 얻어 거듭 창조된다고 하는 것이 이것을 말하는 것이다. 그러나 그것을 수치하고 합하여 복용하는데 올바른 법을 얻지 못하면, 결국 또한 효과를 얻을 수 없다. 내가 기이한 처방을 받아, 함께 세상에 전하니, 이름이 造化丹이라 한다. 臍帶 스무 개를 사용하여 文火에 쬐어 말려 가루 내고, 人參, 黃, 白朮, 玄參, 沙參, 五味子, 麥冬, 山茱萸, 熟地, 沙苑蒺藜, 菟絲子, 淫羊藿, 巴戟天, 炒棗仁, 遠志, 砂仁, 茯神, 肉桂, 枸杞, 當歸, 杜仲, 牛膝의 가루를 넣어 꿀과 함께 丸으로 만들어 매일 삼켜 복용한다. 그 처방 내용은 이와 같고, 그 분량은 적절히 정할 수 있을 것이다. 처방대로 따라 복용하면, 반드시 젊음으로 되돌아가 아이처럼 될 것이다. ([批]臍帶와 胞胎의 효과는 같으며, 造化丹과 乾坤化育丹도 서로 위아래가 없다.)

126) 沙蔘 何本作 "丹蔘".
127) 巴戟天,沙棗仁 何本無.
128) 蜜 何本無.

或謂紫河車乃人之胞也, 食胞以圖資益, 不猶食人以供口腹乎. 吾恐獲罪於天, 又何延年之有? 曰此知一而昧一也. 天地無棄物, 即無棄功, 胞胎雖人之命根, 然人既墮於胞胎之中, 則胞胎棄而無用矣. 神農取無用者. 而指之爲延生之具, 後聖即體神農之意, 而造爲方法, 以續人之命, 是無用者成有用, 非參贊造化之大功乎, 又何獲罪於天之有哉[129].

혹 이르기를 紫河車는 곧 사람의 태반이니, 胞를 먹어서 보익하기를 도모하는 것이 사람을 먹어서 입과 배를 채우는 것과 같지 않습니까? 저는 하늘에 죄를 지을까 두려우니, 또한 어찌 수명을 연장함이 있겠습니까? 말하기를 이는 하나는 알고, 하나는 모르는 것이다. 천지가 物을 버리지 않는 것은, 곧 功을 버리지 않는 것이니, 胞胎가 비록 사람의 생명의 뿌리이기는 하지만, 사람이 이미 胞胎의 가운데서 떨어져 나오면 곧 胞胎는 버려지고 아무 소용이 없을 것이다. 神農이 쓸모없는 것을 취하여 그것을 가리켜 생명을 연장하는 도구를 삼았고, 후세의 성인이 곧 神農의 뜻을 구체화하여, 방법을 만들어 사람의 생명을 이었으니, 이는 소용없는 것을 소용 있게 만든 것이니, 조화의 큰 功에 참여하는 것이 아니겠는가? 또한 어찌 하늘에 죄를 얻음이 있으리오.

或疑紫河車乃大熱之物, 食之最能動火, 凡之人, 恐不宜食耳. 曰紫河車大溫, 非大熱也, 陰虛火動, 正宜食之. 蓋火動由於水衰, 水衰者精少也. 紫河車乃生人之母, 即生精之母也. 精生於溫, 而不生寒, 大寒不生精, 而大溫至生精也, 況紫河車又生精之母氣乎. 其相得之宜, 不啻如水銀之見金. 倘以大熱疑之, 不治陰虛火動之人則惑矣. ([批] 紫河車生精之母氣, 即生火之母氣也. 火生於精之中, 何疑乎.)

혹 의심하기를 紫河車는 곧 매우 뜨거운 약물로, 그것을 먹으면 가장 火를 요동시킬 수 있어서, 평범한 사람은 두려워하고 복용을 마땅치 않게 여길 따름입니다. 말하기를 紫河車는 매우 따뜻하지만 매우 뜨겁지는 않아서 陰虛火動한 경우에 바로 마땅히 그것을 먹어야 한다. 대개 火가 움직이는 것은 水가 쇠약한 것에서 말미암으니, 水가 쇠약한 것은 精이 적은 것이다.

129) 或謂...有哉 此一段原無, 今據淸抄丙本補.

紫河車는 곧 사람을 生하는 母이니, 곧 精을 生하는 母이다. 精은 따뜻함에서 생기고, 찬데서 생기지 않으니, 매우 찬 것은 精을 生하지 않고, 매우 따뜻한 것은 精을 生함에 이르고, 하물며 紫河車는 또한 精을 生하는 母의 기운이거늘! 그 서로 얻는 마땅함이 水銀이 金을 보는 것과 같다. 오히려 매우 뜨겁다고 그것을 의심하여 陰虛火動한 사람을 치료하지 않으면 즉 현혹된 것이다. ([批]紫河車는 精을 生하는 母氣이니 곧 火를 生하는 母氣이다. 火는 精에서 生하니, 어찌 의심하리오.)

或疑紫河車爲生精之母氣, 亦因其藏子而言之也. 夫兒已墮矣, 破釜安能煮物乎? 曰紫河車爲生人之母, 子雖生, 而母氣未絕也. 母能生子, 自是陰陽之至理, 況紫河車天性溫熱, 溫熱之物, 未有食之而不生精者也, 況又是先天之母氣乎.

혹 의심하기를 紫河車가 精을 生하는 母氣가 됨은, 또한 그 아기를 품는 것으로 인하여 이야기한 것입니다. 무릇 아이가 이미 떨어져 나갔을진대 깨진 가마솥으로 어찌 물건을 삶을 수 있겠습니까? 말하기를 紫河車는 사람을 生하는 母가 되니, 아기가 비록 태어나도 母氣는 아직 끊어지지 않는다. 어미는 아기를 낳을 수 있으니, 이는 陰陽의 지극한 이치이다. 하물며 紫河車는 천성이 溫熱하니, 溫熱한 것을 먹어서 精을 生하지 않는 경우는 있지 않다. 하물며 또한 이는 선천의 母氣인 것을!

86. 人乳

人乳, 味甘, 氣平, 寒, 無毒. 酒調服良, 口吮更妙. 入肺, 胃, 脾, 腎. 補精血, 益元陽, 肌瘦皮黃, 毛發焦槁者速覓, 筋攣骨痿, 腸胃秘澀者當求. 健四肢, 榮五臟, 明眼目, 悅容顏, 安養神魂[130], 滑利關格.

130) 魂 何本作 "魄".

人乳는 甘하고, 氣平하며, 寒하고 無毒하다. 술과 함께 타서 복용하면 좋고, 입으로 빨아 먹어도 더욱 신묘하다. 肺, 胃, 脾, 腎으로 들어간다. 精血을 보하고, 元陽을 더하니 기육이 수척하고 피부가 누렇게 뜨고 모발이 말라 떨어지는 경우에 급히 찾아야 하고 근육이 뒤틀리고 뼈가 마르며, 腸胃가 秘澀한 경우에 마땅히 구해야 한다. 四肢를 건강하게 하고, 五臟을 영양하며, 눈을 밝게 하고, 용모와 안색을 윤택하게 하며, 神魂을 편안하게 기르고, 關格을 매끄럽고 원활하게 한다.

或問人乳即血也. 乳通則經閉, 非明驗乎? 曰以乳爲血則可, 以乳爲經則不可也. 子生而乳通, 乳通而身旺, 其故何歟? 產婦未有不血虧者, 血虧則宜無乳, 何以生子不三日而乳即 下通? 是人乳非血, 可知矣. 雖然以人乳爲非血, 則又不可, 乳乃水也, 血亦水也. 血化爲 乳, 自是至理. 而餘曰人乳非血所生, 乃氣生之也. 產婦至二, 三日, 止有氣存, 氣存自 能生血, 生血而後能生乳, 故遺氣而但言血, 此餘之所以辨也. 至女子月信, 乃血之餘也. 血滿則溢, 血少則止, 血枯則閉. 故經之有無, 視血之盛衰也. 世往往有壯健之婦, 上通乳 而下又通經; 羸弱之女, 下斷經而上斷乳. 血有餘者, 上既能升, 而下亦能降. 血不足者, 下不能降, 而上又何能升哉. 故以乳爲血則可, 以乳爲月經之上升而成汁者, 斷斷不可也. 總之, 氣行則血行, 氣足則血足, 氣血行則乳行, 氣血足則乳足. 血能下降爲經, 而經不能 上升爲血, 猶之氣能上變爲乳, 而乳不能上升爲氣也. 然則人乳乃氣血所生, 其補益氣血, 何必言辭之辨哉.

혹 묻기를 人乳는 곧 血입니다. 젖이 통하면 곧 월경이 그치니, 분명한 증거가 아닙니까? 말하기를 乳를 血로 여기는 것은 맞지만, 乳를 月經으로 여기는 것은 옳지 않다. 아기가 태어나면 젖이 통하고, 젖이 통하면 신체가 왕성해지는데 그 이유가 무엇이겠는가? 산부는 血이 虧하지 않은 경우가 없으니, 血이 虧하면 곧 마땅히 젖이 없어야 하는데, 어찌하여 아기를 낳고 삼일이 안 되어 젖이 아래로 통하겠는가? 이에 人乳는 血이 아님을 알 수 있다. 비록 그러하나 人乳를 血이 아니라고 여기는 것 또한 불가하며, 젖은 곧 水이고, 血 또한 水이다. 血이 변하여 젖이 되는 것은 지극히 당연한 이치에 의한 것이다. 그러나 나는 人乳는 血이 生한 것이 아니니, 곧 氣가 그것을 生한다고 말하는 것이다. 산모가 2, 3일에 이르면 단지 氣만 보존되니, 氣가 보존되면 스스로 血을 生할 수 있으며, 血을 生한 이후에야 젖을 生할 수 있다. 따라서 氣를 버리고, 단지 血만 이야기하는 것을 내가 변론하는 바이다. 여자의 월경으로 말할 것 같으면 곧 血의 餘이다. 血이 가득차면 곧 넘치고, 血이 적어지면 곧 그치며, 血이 마르면 곧 닫힌다. 따라서 월경의 유무는 血의 성쇠를 나타낸다. 세상에는 종종 건강한 부인이 위로는 젖이 통하면서 아래로는 또한 월경이 통하는 경우가 있으며, 쇠약한 여인이 아래로는 월경이 끊어지고, 위로 젖도 통하지 않는 경우가 있다. 血이 넉넉한 경우에는 위로 이미 상승할 수 있고, 아래로 또한 하강할 수 있다. 血이 부족한 경우에는 아래로 하강할 수 없으니, 위로 또한 어찌 상승할 수 있겠는가. 그러므로 젖을 血로 여기는 것은 옳지만, 젖을 월경이 상승하여 즙이 된 것이라고 여기는 것은 결코 불가하다. 종합하면, 氣가 행하면 血이 행하고, 氣가 충족하면 血이 충족되며, 氣血이 행하면 곧 젖이 행하고, 氣血이 충족되면 곧 젖이 충족하다. 血은 하강하여 월경이 될 수 있으나, 월경은 상승하여 血이 될 수 없으니, 비유컨대 氣는 위로 올라가 변하여 젖이 될 수 있으나, 젖은 상승하여 氣가 될 수 없다. 그런즉 人乳는 곧 氣血이 生한 것이니, 그 氣血을 보익하는 것을 어찌 반드시 말로 설명하여 변론해야 하겠는가.

或問乳乃氣變而成, 安得遽生其乳? 吾疑乃血生而非氣生, 經助血以生乳, 而非氣行經以變乳也. 曰乳乃有形之物也, 而血與經亦皆有形, 有形安得化有形哉. 惟氣乃無形, 無形者, 有形之母也. 無形之氣, 以生有形之乳, 不必再辨. 惟是經助血以生乳, 非氣行經以變乳之說, 不可不辨也. 子謂血即經, 而經即血也. 誰知血之有餘, 則流爲經, 而經之有餘, 不能反爲血. 蓋經乃敗血, 非活血也. 活血則能助氣以生乳, 而敗血不能變經而生血. 經既不能變血, 又何能生乳哉? 然而人身之血有限, 而乳房之汁無窮, 此或疑爲經之助血以生之, 不知實氣之行經而變之, 氣行則血行, 血行則血無瘀滯之憂, 而有變化之妙, 上通於乳房而成乳, 不下走於陰竅而爲經. 此實有大道存焉, 而非一偏之見, 可以私臆之也.

혹 묻기를 乳는 곧 氣가 변하여 된 것이라고 하시니, 어찌 그 乳를 生하게 할 수 있습니까? 제가 의심컨대 곧 血이 生하는 것이지 氣가 生하는 것이 아니며, 經이 血을 도와 乳를 生하게 하는 것이지, 氣가 經을 行하게 하여 乳로 변하는 것은 아닌 것 같습니다. 말하기를 乳는 곧

形이 있는 물체이고, 血과 經도 또한 모두 形이 있는데, 形이 있는 것이 어찌 形이 있는 것으로 변화할 수 있겠는가. 오직 氣는 곧 形이 없으니, 形이 없는 것은 形이 있는 것의 母이다. 無形의 氣로써 有形의 乳를 生하게 하는 것은 다시 변론할 필요가 없다. 오직 이 經이 血을 도와 乳를 生하는 것이요, 氣가 經을 行하여 乳로 변하는 것이 아니라는 이론만은 다시 변론하지 않을 수 없다. 자네는 血이 곧 經이고 經이 곧 血이라 하였다. 누가 血이 有餘하면 흘러서 經이 되지만, 經이 有餘하면 도리어 血이 되지 못함을 알겠는가. 대개 經은 곧 부패한 血이지 신선한 血이 아니다. 신선한 血은 氣를 도와서 乳를 生할 수 있으나, 부패한 血은 經을 변화시켜 生血하지 못한다. 經이 이미 血로 變하지 못하는데 또 어떻게 乳를 生할 수 있겠는가? 그러나 人身의 血은 한정되어 있고 乳房의 汁은 無窮하니, 이에 혹 經이 血을 도와 生한다고 의심하지만, 실로 氣가 經을 行하여 변하는 것이라는 사실을 알지 못하니, 氣가 行하면 곧 血이 行하고 血이 行하면 곧 血이 瘀滯될 걱정이 없어 변화하는 묘함이 있으므로 위로는 乳房에 통하여 乳가 되고, 陰竅로 밑으로 달려 내려가서 經이 되지는 않는다. 이는 실로 大道가 이에 있는 것으로, 한쪽으로 치우친 견해로 사사로이 억측할 수 있는 것이 아니다.

或又問乳即是氣所成, 何以乳有清乳, 濃乳之別, 非血虛之故乎？曰此正氣虛之故也. 氣虛則血虛, 故乳汁清, 兒食之必有黃瘦之憂；氣旺則血旺, 故乳汁濃, 兒食之必有肥白之喜. 世有婦人生子自乳, 第二月又懷子者, 正氣足而能納精, 血旺而能蔭胎也. 然而所乳之子必然多病, 即或肥白, 而長年者常少. 正見血有餘而氣不足也. 氣之生乳, 不益可見乎.

혹 또 묻기를 乳는 곧 氣가 成한 것이라고 한다면, 어찌 乳에 清乳와 濃乳의 구별이 있습니까? 血虛한 까닭이 아닙니까? 말하기를 이것은 바로 氣가 虛한 까닭이다. 氣가 虛하면 곧 血이 虛하기 때문에 乳汁이 淸하고 아기가 먹으면 반드시 누렇게 마르는 우환이 있다. 氣가 왕성하면 곧 血이 왕성하므로 乳汁이 濃해지니, 아기가 그것을 먹으면 반드시 살이 찌고 뽀얗게 되는 기쁨이 있다. 세간에 부인이 자식을 낳으면 자연히 乳가 나오는데, 다음 달에 또 임신을 하는 경우에는 정기가 충족되어 精을 받아들일 수 있고, 血이 왕성하여 胎를 보호할 수 있는 것이다. 그러나 젖먹이 아기는 반드시 병이 많을 것이니 혹 肥白하더라도 長年이 되는 자는 항상 적다. 바로 血이 有餘하나 氣는 不足한 것을 알 수 있다. 氣가 乳를 生하는 것을 알 수 있는 것을 더욱 알지 못하겠는가?

或問氣化乳, 而色白者宜也, 今曰氣血同化而成乳, 血色赤而乳色白, 又何變之耶? 曰乳色之白, 正見氣變乳之驗也. 氣生血而成赤, 氣生乳而成白, 是乳乃氣未變之血也. 氣變血而腥, 氣變乳而甘者, 又是何故? 經曰飮入於胃, 遊溢精氣, 上輸於脾, 脾氣散精, 上歸於肺, 肺通水道[131]. 食氣入胃, 濁氣歸心, 淫精於脈, 脈氣流經, 經氣歸於肺. 故飮食之氣, 雖遍輸於五臟六腑, 而其先入者必歸於肺, 而化其津液也. 乳房在於肺之間, 所以生乳最先, 而色白者雖氣之色, 亦肺之色也. 肺屬金, 而金色白, 又何疑乎? 倘是血化爲乳, 毋論色赤者不能變白, 而血亦何能遽變爲乳, 以供小兒日夜之呑咽乎? 惟氣則易生而易化, 然而氣之所化者, 又資於胃土之生也. 土之味甘, 乳得胃土之氣, 故其味亦甘. 又乳房爲胃土之室, 胃氣生乳, 而乳歸胃, 更無可疑. 小兒得乳則生, 生於胃氣也. 然則人苟食乳, 又何獨不生氣血乎? 氣者, 得於天之陽也. 血者, 得於地之陰也. 陰有質而陽無質. 天氣下降, 則霪雨盈川, 而天之氣未嘗耗也. 故人之氣至, 即生津液, 血能耗而氣不能耗, 似乎食乳不若食氣之爲妙. 不知乳乃氣之初氣, 不比血之終氣也. 是以食乳之功效, 不亞於采先天無形之氣也.

혹 묻기를 氣가 化하여 乳가 되면 色이 흰 것이 마땅한데, 지금 말씀하시기를 氣血이 함께 化하여 乳가 된다고 하셨으니, 血色은 붉고 乳色은 흰데 또한 어떻게 변한 것입니까? 말하기를 乳色이 흰 것은 바로 氣가 乳로 변한 증거를 나타낸다. 氣가 血을 生하면 붉게 되고 氣가 乳를 生하면 희게 되니, 이에 乳가 곧 氣가 血로 변하지 않은 것이다. 氣가 血로 변하면 비리고, 氣가 乳로 변하면 甘한 것은 또 어떤 까닭입니까? 經에서 말하기를 마신 것이 胃로 들어가면 精氣를 넘쳐 흘려 위로 脾에 전달하고 脾氣가 精을 흩으면 위로 肺에 돌아가 肺가 水道를 소통시킨다고 하였다. 飮食의 氣가 胃로 들어가면 濁氣는 心으로 돌아가고, 精을 脈으로 넘쳐나게 하여 脈氣가 經에 흐르고 經氣는 肺로 돌아간다. 그러므로 飮食의 氣는 비록 五臟六腑에 두루 전달되지만 먼저 들어온 것은 肺로 돌아가서 그 津液을 운화한다. 乳房은 肺의

131) 肺通水道 何本作 "通調水道".

사이에 있어 乳를 生하는 것을 가장 우선하는데 色이 흰 것은 비록 氣의 色이기도 하지만 또한 肺의 色이다. 肺는 金에 속하고 金의 色은 白色이니 또 어찌 의심하겠는가? 하물며 이 血이 變化하여 乳가 된다면 色이 붉은 것을 희게 변화시킬 수 없다는 사실을 논하지 않더라도, 血이 또 어찌 갑자기 乳로 변해서 소아가 낮밤으로 먹어대는 것을 공급할 수 있겠는가? 오직 氣는 곧 쉽게 生하고 쉽게 化하지만 氣가 化하는 것은 또한 胃土가 氣를 生함에 의존한다. 土의 味는 甘하니 乳가 胃土의 氣를 얻는 까닭에 그 맛이 또한 달다. 또한 乳房은 胃土의 室이므로, 胃氣가 乳를 生하고 乳는 아이의 胃로 돌아가는 것을 또한 의심할 수 없다. 소아가 乳를 얻으면 生하니, 胃氣에서 生하는 것이다. 그렇다면 사람이 만약 乳를 먹는다면 또한 어찌 홀로 氣血을 生하지 않겠습니까? 氣는 하늘의 陽에서 얻은 것이요. 血은 땅의 陰에서 얻은 것이다. 陰은 質이 있고 陽은 質이 없다. 天氣가 下降하면 장마비가 냇물을 가득 채워도 天의 氣가 일찍이 모손됨이 없다. 따라서 사람의 氣가 이르면 곧 津液을 生하니 血은 소모될 수 있으나 氣는 소모될 수 없으니 乳를 먹는 것은 氣를 먹는 것의 묘함만 같지 않다. 乳가 氣의 初氣로, 血의 終氣에 비할 수 없는 것을 모르는 것이다. 따라서 乳를 먹는 功效는 先天無形의 氣를 모으는 가장 우선되는 것이다.

87. 胎髮

胎髮, 乃血之嫩苗. 老景得之, 甚補衰涸. 至於血餘, 補陰甚捷, 諸血症服之即止. 其餘《本經》所載, 未見其效也. 凡用, 俱須洗淨, 燒灰存性, 入湯劑調服. 蓋發之味苦, 髮之氣溫, 有益無損, 故取之以爲止血救急之味也.

胎髮은 곧 血의 어린 싹이다. 나이 들어서 얻으면 쇠약하고 마른 것을 甚히 補한다. 血餘에 이르러서는 陰을 補함이 甚히 빠르고 모든 血症에 복용하면 곧 그치게 된다. 《本經》에 기재되어 있는 그 효과는 보지 못하였다. 무릇 사용할 때는 모두 반드시 洗淨하고 燒灰하되 성을 보존하여 탕제에 넣어 調服한다. 대개 胎髮의 味는 쓰고 氣는 따뜻하니 더함은 있고 손해는 없는 까닭에 그것을 취하여 止血하고 급한 것을 구하는 藥味로 삼는다.

88. 童便 (秋石)

童便, 氣涼, 無毒. 徹清者良. 祛癆熱咳嗽, 止鼻紅吐衄, 治跌撲傷損, 療產後敗血攻心. 難產胎衣不下, 毒蛇, 犬咬傷, 俱可治之. 秋石, 人童便而煎熬法煉者也. 無分男女, 皆可有益也. 滋腎水, 返本還元, 養丹田, 歸根復命, 安和五臟, 潤澤三焦, 消咳逆稠痰, 退骨蒸邪熱. 積塊較堅堪用, 臌脹代鹽可嘗. 明目清心, 延年益壽. 此二種, 治病實佳, 所謂臭腐出神奇也. 但秋石可以多用, 而童便不宜多吞也.

童便은 氣가 涼하고 無毒하다. 맑고 투명한 것이 좋다. 癆熱과 咳嗽를 제거하고, 코가 붉은 것과 衄血을 吐하는 것을 멈추게 하고, 넘어지거나 부딛혀서 손상을 입은 것을 치료하며, 產後에 敗血이 心을 공격하는 것을 치료한다. 難產에 태반이 내려오지 않거나, 毒蛇와 개에 물려서 다친 것을 모두 치료할 수 있다. 秋石은 사람의 童便을 달이고 졸여서 수치하여 제련한 것이다. 남녀를 구분하지 않고 모두 유익함이 있다. 腎水를 滋養하여 本元으로 되돌리며, 丹田을 길러서 根本으로 되돌려 생명을 회복하며, 五臟을 편안하고 조화롭게 하며 三焦를 潤澤하게 하며, 咳逆과 稠痰을 사그라뜨리고, 骨蒸邪熱을 없앤다. 積塊가 비교적 견고하면 즐겨 사용하고, 臌脹에 소금을 대신하여 맛볼 수 있다. 눈을 밝게 하고 마음을 맑게 하며, 해를 늘리고 수명을 더한다. 이 두 種은 병을 다스리는 데 실로 뛰어난데, 이른바 부패하는 냄새가 나는데서 神奇가 나온다고 할 것이다. 다만 秋石은 많이 쓸 수 있으나 童便은 많이 먹는 것은 마땅치 않다.

或問童便, 治吐血甚神, 不識可長服否? 曰童便可暫飲, 而不可久服也. 雖曰服寒涼, 百不一生, 服童便, 百不一死, 然童便氣涼, 多服未免損胃. 或問童便而煎熬秋石, 畢竟何者爲佳? 夫秋石陰陽之煉不同, 以陰煉者爲第一. 但陰煉氣臭, 不若陽煉之無氣臭也. 然而陰煉得法, 實不臭也. 我有一法傳世, 取童便, 十五歲以下者俱可用. 每一桶, 用水二桶合之, 盛於缸內, 上用淨布鋪在缸上, 下用竹[132]架之, 不使布之沉底, 露一宿, 取布曬於烈日之下, 布上即結成霜, 以鵝翎掃之, 即成秋石矣. 但布須浮於童便水上, 不可使其竟沉, 要布濕而又不幹爲妙. 一桶童便, 可取秋石二兩. 蓋童便得水, 其性反浮, 又得水則盡化去其臭氣. 非異人之傳, 安得此異法哉. 凡童便, 積旬日皆可用, 惟一合井水, 必須一日即取其霜, 久則無用也.

혹 묻기를 童便이 吐血하는 것을 다스리는 데 매우 神妙하다고 하니 오래 복용할 수 있는지 없는지 모르겠습니다. 말하기를 童便은 잠깐 마실 수 있으나 오래 복용할 수 없다. 비록 寒凉한 약을 복용하면 百 중에 하나도 살지 못하지만 童便을 복용하면 百 중에 하나도 죽지 않는다고들 말하지만, 童便은 氣가 凉해서 多服하면 胃가 손상되는 것을 면할 수 없다. 혹 묻기를 童便과 煎熬한 秋石 중에 어떤 것이 좋습니까? 무릇 秋石은 陰과 陽의 정제법이 같지 않으니, 陰煉한 것이 제일 좋다. 다만 陰煉한 것은 냄새가 나니, 陽煉한 것이 냄새가 없는 것과 다르다. 그러나 陰煉하는데 제대로 된 방법대로 하면 실로 냄새가 나지 않는다. 나에게 한 가지 방법이 있어 세상에 전하니, 童便을 취하되 열다섯 살 이하의 것은 모두 사용할 수 있다. 童便 한 되에 물 두 되를 사용하여 합치고 항아리 안에 채워서 위에 깨끗한 포를 사용하여 항아리 위에 씌우고 아래에는 대나무를 사용하여 포를 받쳐 놓는다. 포가 바닥에 가라앉지 않게 해서 하룻밤 이슬을 맞추고 포를 취하여 뜨거운 太陽 아래에서 말리면 포 위에 霜이 맺히는데 거위털로 쓸어내면 곧 秋石이 된다. 단 포는 반드시 童便水의 위에 뜨게 해야지 가라앉도록 하면 안되는데, 요점은 포가 濕하되 또한 마르지 않도록 하는 것이 그 묘법이다. 童便 한 되로 秋石 두 兩을 얻을 수 있다. 대개 童便이 물을 얻으면 그 성질이 도리어 뜨게 되고 또한 물을 얻으면 그 냄새를 모두 다 변화시켜 제거한다. 기이한 사람의 전함이 아니면 어찌 이러한 기이한 얻었겠는가. 무릇 童便은 10일 동안 쌓아둔 것을 모두 쓸 수 있는데, 오직 우물물과 합하면 반드시 하루가 되면 그 霜을 취해야 하니 오래되면 소용이 없다.

或問人有服自己之小便者, 名曰反元湯, 亦有益乎? 夫吐血之症, 其氣必逆, 用反元湯, 以逆而

132) 此下何本有 "篪"字

平其逆也, 服之有功. 倘未嘗失血, 其氣原無逆症, 服之反致動逆, 與童便之功, 實有不同耳.

혹 묻기를 사람 중에 자신의 小便을 복용하는 자가 있어 이름하길 反元湯이라고 하는데 또한 유익함이 있습니까? 무릇 吐血하는 症은 그 氣가 반드시 거스르는데 反元湯을 써서 거스르되 그 거스름을 평정하게 되니 복용하면 功이 있다. 만일 일찍이 失血하지 않아 그 氣에 근본적으로 逆症이 없는데 反元湯을 복용하면 도리어 逆을 動함에 이르게 되니, 童便의 功과 더불어 실로 같지 않음이 있을 따름이다.

89. 浣褌汁

浣褌汁, 解箭毒, 並治傷寒, 女痨, 陰陽易俱效. 男用女, 女用男, 剪切對陰處才靈. 童男女者, 力強易效. 月經布燒灰, 解藥箭毒神驗. 此等物不可存於藥籠, 必致諸藥不效. 然不可不知以救世病也. 陰陽易之病甚多, 有男易男, 女易女者, 又不可不知. 男則交男而易男, 女同淨桶而交於女. 又不可男用女, 女用男之浣褌汁也. 須男用男, 女用女, 治之可耳. 要無不神效者也.

浣褌汁(고의옷 빤 물)은 화살毒을 풀고, 아울러 傷寒, 女痨, 陰陽易을 치료하여 모두 효험이 있다. 남자는 여자의 것을 사용하고, 여자는 남자의 것을 사용하는데 음부를 가리는 부위의 천을 가위로 잘라 사용하면 더욱 영험하다. 어린 남자아이와 여자아이의 것은 藥力이 강하여 쉽게 효과를 볼 수 있다. 月經布를 태워서 재로 만든 것은 藥毒과 화살毒을 풀어주는데 神妙한 효험이 있다. 이러한 종류의 약재는 약장에 넣어둘 수 없으니 반드시 모든 다른 약을 효과가 없게 만든다. 하지만 이것을 알아 세상의 병을 구하지 않을 수 없다. 陰陽易(傷寒을 앓은 후에 남은 열이 아직 완전히 없어지지 않은 상태에서 房事를 함으로써 병이 상대방에게 전염되는 것)의 病은 매우 많은데 남자에서 남자에게 옮기는 것과 여자에서 여자에게 옮기는 것이 있으니 꼭 알아야 한다. 남자가 남자와 교합하여 남자에게 쫓기고, 여자가 목욕통을 같이 써서 여자에게 옮긴다. 이때는 또한 남자는 여자의 浣褌汁을, 여자는 남자의 浣褌汁을 사용할 수 없다. 반드시 남자는 남자의 것을, 여자는 여자의 것을 사용하여 치료하는 것이 가능할 따름이다. 중요한 것은 神效하지 않은 경우가 없다는 것이다.

90. 月水

婦人月水, 治女勞復最神. 經衣灰可止血, 方士取首經, 入之茯苓之中, 爲延齡神藥, 且能治癆損. 此物至神之藥, 亦至穢之物也. 上士用之以得仙, 非至神乎. 凡世人修合丸散, 興至吉祥事, 及小兒出痘生瘡, 皆避忌. 如犯之, 吉變凶, 藥不靈, 瘡痘變壞, 非至穢乎？ 然而至穢之物, 出於至神之內也. 蓋經水者, 天癸之水也. 女子二七而天癸至, 任脈通, 太衝脈盛, 而經水時下. 時下者, 及其時而至也[133]. 故此水爲天一所生, 乃先天之氣所成, 後天之氣所化, 無形而變爲有形也, 所以上應月, 下應潮, 一月一行, 與海與太陰相合也. 陰中至陽, 能補陰生陽. 方士美其名曰紅鉛, 其實即首經也. 是至神之物, 何以又成爲至穢乎？ 蓋月水未出於兒門, 則月水含至陽之氣. 月水一出於兒門, 則月水成至陰之形, 純陽而變爲純陰, 全是殺氣而非生氣矣. 生氣可親, 而殺氣難犯, 又何疑乎. 此所以成爲穢物耳, 非因其出於兒門而謂穢也.

婦人의 月水는 女勞復을 치료하는데 가장 神妙하다. 經衣(생리대)의 재는 止血할 수 있으며 方士가 初經을 취하여 茯苓之劑의 안에 넣으면 수명을 연장시키는 神妙한 약이 되고, 또한 癆損을 치료할 수 있다. 이 약물은 지극히 神妙한 약이이고 또한 지극히 더러운 물건이다. 뛰어난 方士가 이것을 사용해서 神仙이 될 수 있었으니 지극히 神妙하지 아니한가. 무릇 세상 사람들이 丸散劑를 만들 때 吉하고 상서러운 일이 있을 때 하며, 소아에게 痘가 나고 瘡이 생길 때에 이르러서는 모두 피하고 꺼린다. 만약 이를 어기면 吉한 것이 변하여 凶하게 되고, 약이 영험하지 않으며 瘡痘가 변해서 壞疾이 되니 지극히 더러운 것이 아니겠는가? 그러나 지극히 더러운 물건은 지극히 神妙한 것 안에서 나온다. 대개 經水는 天癸의 물이다. 여자 14세에 天癸가 이르러 任脈이 통하고 太衝脈이 채워져서 經水가 때에 맞춰 나온다. 때에 맞춰서

133) 時下者, 及其時而至也 此九字原無, 今據淸抄丙本補.

나오는 것은 그 시간에 미쳐 이르는 것이다. 그러므로 이 물은 天一이 生하는 것이니, 곧 先天의 氣가 이루는 바이며, 後天의 氣가 변화시키는 것으로 形이 없는 것이 변하여 形이 있는 것이 되는 것이다. 이것이 위로는 달이 차고 기움에 응하고 아래로는 조수간만의 변화에 응하여 한 달에 한번 行하니 바다와 太陰과 더불어 서로 부합한다. 陰中의 지극한 陽이니 陰을 補하고 陽을 生하게 할 수 있다. 方士가 그 이름을 미화하여 붉은 납이라 하니, 그 실제는 곧 初經이다. 이것은 지극히 神妙한 물건인데 무엇 때문에 또 지극히 더러운 것이 되는 것입니까? 대개 月水가 아직 兒門(陰戶)에서 나오지 않으면 곧 月水가 至陽의 氣를 함유한다. 月水가 兒門에서 일단 나오면 곧 月水가 至陰의 形을 이루어 純陽이 변하여 純陰이 되니 이것은 온전히 殺氣이지 生氣가 아니다. 生氣는 가까이 할 수 있으나 殺氣는 범하기 어려우니 또한 어찌 의심하겠는가. 이것이 月水가 더러운 물건이 되는 까닭일 따름이니, 그것이 兒門에서 나왔기 때문에 더럽다고 말하는 것이 아니다.

或問月水既是穢物, 方士取入茯苓之中以接命, 不知首經與尋常月水, 又何以不同? 曰首經雖出兒門, 而陽猶未化, 不比尋常月水, 盡化爲陰, 故可用之以化陽. 且癆瘵微軀, 往往多祟憑其身, 正欲借穢以逐祟, 以祟最惡穢也, 所以用之相宜耳. 或問經水可治女勞之復, 其義何居? 曰此前人之所未發也. 女勞之複, 熱毒而入於無病之人, 原不必用風散解熱之品, 以傷人之元氣. 故用經水之布, 浣其汁而飮之, 引其熱而下行, 則其毒易出. 蓋經水原是下行之物, 不肯留住於腹中, 引熱下行, 所以最速, 非取其補陰中之精也.

혹 묻기를 月水는 이미 더러운 물건인데, 方士가 취하여 茯苓之劑의 안에 넣어서 목숨을 이으니, 初經과 일반 月水가 또한 무엇 때문에 같지 않은지 알지 못하겠습니다. 말하기를 初經은 비록 兒門에서 나온 것이나 陽이 오히려 아직 변화되지 않아서 일반 月水와 비교할 수 없으니, 완전히 변화하여 陰이 되었기 때문에 그것을 사용하여 陽으로 변화시킬 수 있다. 또 癆瘵로 약해진 몸에는 왕왕 그 몸에 귀신들리는 일이 많기 때문에 바로 더러운 것을 빌려서 귀신을 몰아내고자 하니, 이는 귀신이 더러운 것을 가장 싫어하기 때문으로, 그것을 사용함이 서로 마땅할 까닭일 따름이다. 혹 묻기를 經水는 女勞復을 치료할 수 있다고 하는데 그 뜻이 무엇에 근거합니까? 말하기를 이것은 이전 사람이 펼치지 못한 바이다. 女勞復은 熱毒이 病이 없는 사람에게 들어온 것이니, 원래 風을 흩고 熱을 풀어주는 藥品을 써서 사람의 元氣를 상할 필요가 없다. 그러므로 經水가 묻은 포를 사용하여 그 汁을 우려내어 마시면 그 熱을 이끌고 下行하게 되니 곧 그 毒이 쉽게 빠져 나오게 된다. 대개 經水는 원래 下行하는 약물이니, 腹中에 머무르는 것을 좋아하지 않고 熱을 이끌고 下行하는 까닭에 가장 신속한 것이지 그것이 陰中之精을 보하는 효능을 취하는 것이 아니다.

或問經水既是行物, 何以又能止血耶? 曰凡血得厭穢之物, 皆能止血. 經水, 正穢物也, 故用之而效. 金瘡箭簇, 古人皆用之, 亦此意耳[134).

혹 묻기를 經水는 이미 지나간 것인데 어찌 또한 止血할 수 있습니까? 말하기를 무릇 血이 싫어하고 더러운 물건을 얻게 되면 모두 止血할 수 있다. 經水가 바로 더러운 약물이기 때문에 사용하면 효험을 본다. 金瘡과 箭簇에 옛사람이 모두 그것을 사용한 것은 또한 이런 뜻일 따름이다.

91. 水

天雨水, 性輕清, 味甘淡, 諸水之上也. 四時俱可用, 而夏日尤佳. 大旱之後得雨, 必須收貯, 飲之可以卻病.

天雨水는 성질이 가볍고 맑으며 甘淡하니 모든 물 중에서 으뜸이다. 四時에 모두 사용할 수 있으나 여름철에 더욱 좋다. 큰 가뭄 뒤에 내린 비를 반드시 거두어 저장해서 마시면 병을 물리칠 수 있다.

134) 或問……亦此意耳 此一段原無, 今據清抄丙本補.

或問《本草》載天雨水性寒, 而君曰性輕淸, 何也? 曰凡水性皆寒, 獨湯泉性熱. 然流出於外, 溫亦變寒, 何獨於天雨之水性獨寒耶. 是水皆寒, 予所以不言其寒也. 天之氣最淸, 故天氣屬陽. 陰氣重而陽氣淸, 理也. 天之雨水, 雖地氣所化, 然天氣不交於地, 則地之氣終不能化雨. 是雨水仍是天氣所生, 而非地氣也. 旣得天之氣爲多, 安得不輕且淸哉.

혹 묻기를 《本草》에 天雨水는 성질이 寒하다고 기재되었는데 선생께서 말씀하시기를 성질이 經淸하다고 하시니 어떤 까닭입니까? 말하기를 무릇 물의 성질은 모두 찬데 오직 溫泉만 성질이 熱하다. 그러나 밖으로 흘러나오면 따뜻한 것도 또한 차갑게 변하는데, 어찌 오직 天雨水에 있어서만 성질이 홀로 寒하겠는가. 이 물이라는 것은 모두 寒하니 내가 그 寒性에 대해 말하지 않은 까닭이다. 하늘의 氣는 가장 맑기 때문에 하늘의 氣는 陽에 속한다. 陰氣는 重하고 陽氣는 淸한 것이 이치이다. 하늘의 雨水는 비록 地氣가 변한 것이지만 天氣가 땅과 교류하지 않으면 곧 땅의 氣는 끝내 비로 변할 수 없다. 이에 雨水는 이 天氣로 인하여 생긴 것이지 地氣에 의해 생긴 것이 아니다. 이미 하늘의 氣를 얻은 것이 많은데 어찌 가볍고 맑지 않을 수 있겠는가.

或問立春節雨水, 夫婦飮之, 易於得孕, 驗乎不驗乎? 曰春爲陽氣之首, 立春之雨水, 似乎得發育之義. 然而, 男女媾精, 始能生子, 未聞媾水而可以得男者也. 此說尙在可信不可信之間未可全恃飮立春之水, 便爲種子奇方也.

혹 묻기를 立春節 雨水를 夫婦가 마시면 쉽게 姙娠할 수 있다고 하니 효험이 있습니까 없습니까? 말하기를 봄은 陽氣의 으뜸이니 立春의 雨水는 發育의 뜻을 얻은 것만 같다. 그러나 남녀가 精을 나누어야, 비로소 자식을 낳을 수 있는 것이지 물을 나누어 아들을 얻을 수 있다는 말은 아직 들어보지 못하였다. 이 이론은 오히려 믿고 안 믿는 사이의 문제이지, 立春의 빗물을 마시는 것이 곧 자식을 낳는 기이한 방법이라고 온전히 믿을 수 없다.

或問梅雨水, 何以有毒也? 曰梅雨水, 味甘性平, 安得有毒. 因天氣鬱蒸, 水易化物. 凡不變之物, 得之變化, 故水漿則易熱也, 沾水則易斑也. 造酒醋則改味也, 浣衣則去垢也. 其實, 何嘗有毒哉. 倘久貯之, 不特無毒, 並能化毒耳.

혹 묻기를 장마 비는 어찌하여 毒이 있습니까? 말하기를 장마 비는 甘하고 性이 平한데 어찌 毒이 있겠는가. 天氣가 鬱蒸함으로 인하여 水가 쉽게 상태가 변한다. 무릇 변하지 않는 물체가 변화할 수 있게 되었으므로 水漿은 곧 쉬이 熱해지고, 물이 묻으면 쉬이 얼룩진다. 酒醋를 만들면 맛을 바꾸고 옷을 빨면 때를 없앤다. 실로 어찌 毒이 있겠는가. 만일 그것을 오래 저장한다면 毒이 없을 뿐만이 아니라 아울러 毒을 변화시킬 수 있을 따름이다.

或問芒種後逢壬爲入梅, 小暑後逢壬爲出梅, 立冬後十日爲入液, 至小雪爲出液, 有之乎? 曰此《月令》載之, 余何敢辨其非. 但謂百蟲飲液內之水, 盡皆伏蟄, 宜制殺蟲藥餌, 此則鐸所不信也. 倘液內無雨, 蟲不飲水, 即不蟄乎. 蟲既不蟄, 而修合藥餌, 豈皆不效乎? 大約百蟲交冬則俯, 俯即蟄也, 安在必飲液內之雨水哉.

혹 묻기를 芒種 후 壬日에 매실이 맺히고 小暑 후 壬日에 매실이 나오며 立冬 후 10일이면 液이 들어차고 小雪에 이르면 液이 나온다고 하니 그런 말이 있습니까? 말하기를 이것은 《月令》에 기재되어 있는데 내가 어찌 감히 그 잘못됨을 변별하겠는가. 다만 百蟲이 液內의 水를 마시고 모두 다 숨어드니 마땅히 殺蟲하는 藥餌으로 제제해야 한다고 말한 이것은 내가 믿지 못하는 바이다. 만일 液內에 雨가 없으면 蟲이 水를 마실 수 없게 될 것이니 곧 숨어들지 않겠는가. 蟲이 이미 숨어들지 않는데, 修合하는 藥餌가 어찌 모두 효과가 없겠는가? 대략 百蟲은 겨울을 만나면 구부리는데 구부리는 것은 곧 숨는 것이니 어찌 반드시 液內의 雨水를 마시는데 있겠는가.

或問臘雪水藏物, 則不蛀不壞, 豈亦有義乎? 曰安得無義哉. 冬氣收藏, 乃乾坤不交之時也. 冬日天雨, 則乾坤不交而交也. 不交而交, 似乎冬氣之不藏矣. 然而, 天雨則天氣交於地, 天雨而變爲雪, 則地氣交於天, 而天氣仍不交於地也. 天氣既不交於地, 則雪之氣, 純是孤陰而無陽. 孤陰不長, 不長則不化, 故藏物而蟲不生而味亦不變也. 豈惟不生蟲哉, 且能殺蟲. 蓋陰主殺也. 所以冬至後之水爲臘水, 密封陰處, 亦能藏物, 正取其純陰不陽, 而又居於至陰之地也. 一過冬交春天所雨, 雖變爲雪, 藏物未有不生蟲而敗壞者, 正以其陰中藏陽耳.

혹 묻기를 臘雪水로 물건을 저장하면 벌레 먹지 않고 부패하지 않는다고 하니 어찌 또한 의미가 있습니까? 말하기를 어찌 뜻이 없을 수 있겠는가? 冬氣는 수렴하고 저장하니 곧 乾坤이 교류하지 않는 때이다. 겨울비는 乾坤이 교류하지 않는데 교류하는 것이다. 교류하지 않는데 교류하는 것은 冬氣가 藏하지 않는 것처럼 보인다. 그러나 비는 天氣가 땅과 교류하는 것이오, 비가 변하여 눈이 되는 것은 곧 地氣는 하늘과 교류하지만, 天氣는 아직 땅과 교류하지 않은 것이다. 天氣가 땅과 교류하지 않으니 즉 눈의 기운은 순전히 홀로된 陰이요 陽은 없다. 孤陰은 자라지 못하고, 자라지 못하면 변화하지 못하므로 물건을 저장하면 벌레가 생기지 않고, 그 맛 또한 변하지 않는다. 어찌 벌레를 생겨나지 않게만 하겠으며 또한 벌레를 죽일 수도 있다. 대개 陰은 죽임을 주관하는 것이다. 이른바 동지 이후의 물을 臘水라고 하는데, 음지에 밀봉하면 또한 물건을 저장 할 수 있으니, 바로 그 순수한 陰이요 陽이 없음을 취하여, 또한 至陰의 땅에 두는 것이다. 일단 겨울이 지나가고 봄 하늘에 비가 내리면, 비록 변하여 눈이 될지라도 물건을 저장하면 벌레가 생기고 부패하지 않는 경우가 없으니 바로 그 陰중에 陽을 감추고 있기 때문일 따름이다.

或問雪與冰之性味同乎? 曰不同也. 雪味淡而性寒, 冰味甘而性寒. 淡而寒者, 可以 滌冬日之熱邪; 甘而寒者, 可以解夏日之暑邪. 然而二味雖解冬夏之邪, 而多飮反致助邪. 蓋寒熱相激, 久而從邪, 邪不去而相留於腹中, 轉難速愈. 故只可暫解其熱, 而不可久恃其寒也.

혹 묻기를 눈과 얼음은 그 性味가 같습니까? 말하기를 같지 않다. 눈은 淡하며 性이 寒하고, 얼음은 甘하고 性이 寒하다. 淡寒한 것은 겨울철의 熱邪를 씻어낼 수 있고, 甘寒한 것은 여름날의 暑邪를 풀어줄 수 있다. 그러나 이 두 가지 味가 비록 겨울과 여름의 邪氣를 풀지라도, 많이 마시면 도리어 邪를 조장하게 된다. 대개 寒熱이 서로 부딪혀서 오래되면 邪를 따르게 되는데, 邪가 제거되지 않으면 서로 뱃속에 함께 남게 되면 도리어 빨리 낫기 어렵다. 따라서 단지 잠시 사용하여 그 熱을 풀어 줄 수는 있으나, 그 寒性에 오래 의지 할 수 없다.

或問露水, 亦天一之水也. 服之必能益人? 曰露水可內治, 而亦可外治也. 外治者取七夕之水, 洗目最佳. 然不可取淩霄花上之露, 反致損目矣. 內治者, 最善解肺金之燥, 然必須五更之時, 取之百草頭上者爲佳. 古人取秋露以造酒, 名曰秋露白. 亦取其解肺氣之幹涸也. 秋露大能入五臟之陰, 用藥欲入陰分者, 必須用之爲引經之味, 非秋露之竟能益五臟也. 得補陰藥同用, 實奏奇功.

혹 묻기를 이슬 역시 天一의 水이니, 그것은 복용하게 되면 반드시 사람을 이롭게 합니까? 말하기를 이슬은 內治 할 수 있고, 또한 外治할 수도 있다. 外治의 경우는 七夕의 물을 취하여 눈을 씻으면 가장 좋다. 그러나 淩霄花 위에 있는 이슬은 취하지 못하는데 도리어 눈을 손상시킬 것이다. 內治의 경우 肺金의 燥를 가장 잘 풀어주는데, 그러나 반드시 五更에 여러 풀들의 머리 위에 있는 것을 취하는 것이 좋다. 옛 사람이 가을 이슬을 취하여 술을 만들었는데 이름하여 秋露白이라 한다. 또한 이슬이 肺氣가 마른 것을 풀어줌을 취한 것이다. 秋露는 五臟의 陰으로 가장 잘 갈 수 있어서, 약을 사용함에 陰分으로 들어가게 하고자 하는 경우에는 모름지기 그것을 사용하여 引經의 약으로 삼아야 하니, 秋露가 아니면 五臟을 이롭게 할 수 없다. 補陰藥을 얻어 함께 사용하면 실로 기이한 공을 얻는다.

或問半天河水, 得毋有毒乎? 曰在枯竹梢內取之者, 無毒. 若空樹中取之者, 防有蛇, 蠍之毒. 半天河水, 取其水未入於地也. 愚意用半天河水, 不若取天雨水而不落地者爲佳. 恐取水之時, 正値無雨之候, 不得已取半天河水可也.

혹 묻기를 半天河水는 독이 없습니까? 말하기를 마른 대나무 안에 있는 것을 취하면 독이 없다. 빈 나무속에서 취한 것은 뱀과 전갈의 독이 있는 것을 예방할 수 있다. 半天河水란 그 물이 아직 땅으로 들어가기 전에 취하는 것이다. 나의 얕은 견해로는 半天河水를 쓰는 것은

天雨水를 취하는 것만 못하고 땅에 떨어지지 않은 것이 좋다. 물을 취할 때에 곧 비가 올 징후가 없으면 부득이하게 半天河水를 취하는 것이 좋다.

或問簷下雨水與屋漏水, 何殊乎？ 然人飮之, 有病, 有不病者, 何也？ 曰屋漏水, 則同塵而下, 不潔亦甚矣. 難免百蟲之穢, 不特味苦性寒, 而且有大毒, 故食之殺人. 若簷下之水, 瓦片之中, 久雨沖淋, 即有蟲穢, 得雨而化, 故飮之無恙. 若初雨之時, 蟲穢猶存, 毒難盡解, 飮之雖不殺人, 安得免於疾病乎.

혹 묻기를 簷下雨水와 屋漏水가 어찌 다릅니까? 그리고 사람이 마시면 병이 되기도 하고 병이 안되기도 하는 것은 무엇 때문입니까? 말하기를 屋漏水는 먼지와 함께 떨어지니, 불결함이 또한 심할 것이다. 온갖 벌레로 인한 더러움을 면하기 어렵고, 苦하고 성질이 차가울 뿐만 아니라 또한 大毒하기 때문에 먹으면 殺人한다. 簷下雨水의 경우는 기왓장 중에 오래된 비가 떨어져 고여 있은 즉 벌레의 더러움이 있어도 비를 만나면 변화하는 까닭으로 그것을 마셔도 근심이 없다. 만약 비가 처음 온 때는 벌레의 더러움이 오히려 보존되어, 완전히 해독되기 어려우므로, 마시면 비록 사람을 죽이지는 않을 지라도, 어찌 질병을 면할 수 있겠는가?

或問冬霜亦雪之類, 雪可能解冬日之熱邪, 不識冬霜亦能解之乎？ 曰冬霜味甘性寒, 與雪相同, 然而功用實別. 霜可外治, 而不可內服, 外治熱毒最效, 隨掃隨幹, 隨幹隨輕矣. 若內治熱症, 下喉少快, 一入腹內則腹痛矣. 蓋冬霜肅殺, 其氣太剛. 五臟之熱, 乃假熱居多, 一遇真寒, 其假立破, 不敢爭鬥, 反覓路逃遁, 有不可入之路亦入矣, 故不可輕用也.

혹 묻기를 겨울 서리 역시 눈의 종류인데 눈은 겨울날의 熱邪를 풀 수 있으니 겨울 서리가 또한 겨울날의 熱邪를 풀 수 있을지 잘 모르겠습니다. 말하기를 겨울 서리는 甘하고 성질이 寒해서 눈과 더불어서 서로 같으나, 그 功用은 진실로 다르다. 서리는 외용할 수 있으나 내복할 순 없으니, 熱毒을 外治하는데 가장 효과가 있어서 발라주는 것에 따라 건조되고, 건조되는 대로 가벼워 질 것이다. 만약 熱症을 內治한다면 목으로 내려감에 조금은 가벼워지지만, 한번 뱃속에 들어가면 배가 아프게 될 것이다. 대개 겨울 서리는 肅殺하며 그 氣가 매우 강하다. 오장의 열은 곧 假熱이 많은 부분을 차지하니, 한번 真寒을 만나면 그 假熱이 바로 깨져서 감히 다루지 못하고 도리어 길을 찾아 도망가게 되어 들어갈 수 없는 길이 있으면 또한 들어가게 될 것이다. 따라서 가벼이 쓸 수 없다.

或問冰雹之水, 亦霜雪之類, 亦可入藥乎？ 曰冰雹乃天地乖戾之氣, 降之以災害世人也. 乖戾之氣, 烏可入藥乎. 人誤呑之, 必有奇災. 蓋其味鹹而氣腥, 乃毒龍取海水而變者也. 切忌用藥.

혹 묻기를 冰雹의 水 또한 서리와 눈의 종류인데 또한 약에 넣을 수 있습니까? 말하기를 우박은 곧 천지의 어그러진 기운이 그것을 내려 보내서, 세상 사람들에게 재해를 입히는 것이다. 어그러진 氣를 어찌 약에 넣을 수 있겠는가. 사람이 그것을 잘못 삼키면 반드시 기이한 재앙이 생긴다. 대개 鹹하고 그 氣가 비리니, 곧 毒龍이 바닷물을 취하여 변화 시킨 것이다. 절대로 약에 사용함을 꺼린다.

或問流水亦有分別乎？ 曰流水不同, 有江水, 有河水, 有溪水, 有澗水. 而水之中, 又分逆流水, 順流水. 大約以源長順流者爲佳, 而順流者, 又以東流者爲更佳, 取其流入生方也. 然病有順逆, 有時取逆流者, 欲因其逆而逆之, 正取其逆而仍順也. 勞水者, 即取流水而揚之千萬遍, 後以入藥, 乃煉生爲熟之法也.

혹 묻기를 흐르는 물에도 또한 분별이 있습니까? 말하기를 흐르는 물은 같지 않으니 流水에도 江水, 河水, 溪水, 澗水가 있다. 그리고 水 중에도 또한 역류수와 순류수를 나눈다. 대략 근원으로부터 길게 순방향으로 흐르면 좋은데, 順流는 또한 동쪽으로 흐르는 것이 더욱 좋으니, 그 生하는 방향으로 흘러 들어가는 것을 취하기 때문이다. 그러나 병에는 順逆이 있어, 때때로 역류를 취하는 것은 그 逆으로 인하여 그것을 거스르도록 하고자 하는 것이니, 바로 그 逆을 취하나 이에 順이 되는 것이다. 勞水는 곧 흐르는 물을 취하여 천만번 휘저은 후에 약에 넣는 것이니 곧 生것을 단련하여 익게 하는 방법이다.

或問井水與流水異乎？曰性寒則同, 味之甘鹹淡則異也. 用井水, 不若用流水爲佳. 然有時入藥, 有必用井水, 而不可用流水者, 取其靜也. 井水得地氣俱多. 取平旦之井華水者, 爲天一之水, 又取其地中而得天氣也, 故井水在屋內者有小毒, 正以其純陰而無陽耳. 古人投入丹砂者, 化其陰氣也. 井水沸溢, 亦不可飮, 此純陰欲變也. 變而未化, 飮之腹脹也. 投管仲二枚亦佳. 一年投兩次足矣, 有毒盡化.

혹 묻기를 우물물과 流水가 다릅니까? 性이 차가운 것은 같지만 甘鹹淡한 것은 다르다. 우물물을 사용함이 流水를 사용하는 것처럼 좋은 것은 아니다. 그러나 때때로 약에 넣을 때 반드시 우물물을 사용해야 하고, 流水를 사용할 수 없는 것은 그 깨끗함을 취하기 때문이다. 우물물은 땅의 기운을 얻은 것이 비교적 많다. 평일 아침의 정화수를 취하는 것은 우물물이 天一의 水이며, 또한 그것을 땅속에서 취하였으나 天氣를 얻었기 때문이다. 옛사람이 丹砂를 투입한 것은 그 陰氣를 化하도록 한 것이다. 우물물이 끓어 넘치면 또한 마실 수 없으니, 이는 純陰이 변하고자 하기 때문이다. 變하나 化하지 못하므로 마시면 腹脹이 생긴다. 管仲 2枚를 투입하면 또한 좋다. 일 년에 두 번 투입하면 족할 것이니 독이 있으면 모두 化한다.

或問山岩泉水亦各不同乎？曰不同. 岩水從石壁上墮下者可飮, 餘不可輕用. 恐黑土 毒木惡草之中, 有蛇蟲伏之則有毒, 飮之殺人. 山中泉水, 尤好者, 乳泉也. 乳泉亦有不同, 有從沙中出者, 有從石骨中出者. 石骨爲上, 沙中次之, 其味甘溫, 不比他水皆寒也. 然乳泉初取之時, 其氣微腥, 其色少濁, 隔宿則澄清香冽, 飮之可以卻病, 久服難老, 取其爲石中之液也. 倘隔宿而腥且濁者, 又不可用. 蓋山質不佳也.

혹 묻기를 산의 岩水와 泉水 또한 각각 같지 않습니까? 말하기를 같지 않다. 岩水는 석벽을 따라 위에서 아래로 떨어지는 것은 마실 수 있으나 나머지는 가볍게 사용할 수 없다. 검은 흙과 독이 있는 나무, 나쁜 풀 중에 뱀과 벌레가 그것에 숨어 있으면 독이 스며들어 그것을 마시면 사람을 죽인다. 산에 있는 샘물 중에서 더욱 좋은 것은 乳泉이다. 乳泉 또한 같지 않으니, 모래 속에서부터 나오는 것이 있고, 石骨 중에서 부터 나오는 것이 있다. 石骨 중에서 나오는 것이

상품이고, 모래 중에서 나오는 것은 그 다음인데, 그 맛이 달고 따뜻하여 다른 물이 모두 차가운 것과 비교할 수 없다. 그러나 乳泉을 처음 취할 때에 그 氣가 조금 비리고, 그 색이 조금 탁한데, 하룻밤 두면 곧 깨끗하게 맑아지고 향기 나며 맑아지니 그것을 마시면 병을 없앨 수 있고, 오래 복용하면 노화를 방지 하니, 그 돌 속의 液이 됨을 취하는 것이다. 만약 하루가 지나도 비리고 또 탁한 경우에는 또한 사용할 수가 없으니, 대개 산의 질이 좋지 않은 것이다.

或問水性寒, 彼溫泉之水爲熱而不可飮者, 何也? 曰溫泉非不可飮, 且有不可浴者. 蓋亢陽之水也, 純陽無陰, 故水寒變熱耳. 凡人陽旺而陰衰者, 爲多飮水, 所以濟陽也. 飮溫泉反去助陽, 自然無益. 況所助者, 又邪陽而非真陽乎, 故不可飮也.

혹 묻기를 물의 성질이 차가운데, 溫泉의 물은 熱하여 마실 수 없는 것은 무엇 때문입니까? 말하기를 溫泉은 마실 수 없을 뿐만 아니라, 또한 목욕을 할 수도 없는 것이다. 대개 陽이 항진된 물로, 순전한 陽이고 陰은 없는 까닭으로 물의 寒이 熱로 변했을 따름이다. 무릇 사람들이 陽이 왕성하고 陰이 쇠한 경우 물을 많이 마시게 되는 것은 陽을 구제하기 때문이다. 溫泉을 마시면 도리어 陽을 조장하니, 자연 이로움이 없다. 하물며 조장하는 것도, 또한 邪陽으로 真陽이 아니겠는가. 그러므로 마실 수 없다.

或問人身之精, 應海中之水, 宜海中爲補陰之味, 何以食鹽則有益, 而服海水則無功, 且多飮鹽鹵, 竟至喪命耶? 曰腎水雖應海水, 言其氣味也, 非言海水即腎水也. 腎水乃先天之水, 無形之水也. 海水乃後天之水, 有形之水也. 有形烏能補無形哉. 食鹽有益於腎水者, 以水經火化也. 火亦無形, 故能入於無形之中. 然多食則過助火矣. 亦必無功, 猶之多飮海水□□□□□純是火化而成. 今無陰氣, 且味又大苦, 苦先入□□□□□膜, 使不得入, 而心之氣不通, 鹽鹵見心不受, 乃下犯於□□□[135]因其味大苦, 又堅閉不受, 腎之氣亦不通矣. 於是流入□□□收縮其氣, 必至腸結而死矣, 何能助腎而受益乎?

135) 빈 칸은 본 해석본의 근간이 된 「陳士鐸醫學全書」에서도 원문을 확인할 수 없는 부분으로, 지은이의 뜻을 훼손하지 않기 위해 그대로 두었습니다. – 옮긴이

혹 묻기를 사람 몸의 精은 바다 속의 水에 대응하니, 바닷물은 마땅히 陰을 보하는 약물 같은데, 어찌 먹는 소금으로 하면 유익하고, 바닷물을 마시면 공이 없으며, 또 소금을 많이 먹으면 필경 목숨을 잃는 지경에 이르는 것입니까? 말하기를 腎水는 비록 바닷물에 응하지만 그 氣味를 말하는 것이지 바닷물이 곧 腎水라고 말하는 것이 아니다. 腎水는 곧 先天의 水로, 무형의 水이다. 바닷물은 곧 後天의 水로 유형의 水이다. 유형이 어찌 무형을 보할 수 있겠는가? 소금을 먹으면 腎水에 이로움이 있는 것은 그로써 水가 火를 거쳐 변화하기 때문이다. 火 역시 무형인 까닭으로 능히 무형의 안에 들어 갈 수 있다. 그러나 많이 먹으면 곧 火를 과다하게 조장할 것이요 또한 반드시 공이 없을 것이니, 비유컨대 바닷물을 많이 마시면 ㅁㅁㅁㅁㅁ 순전히 이는 火가 변화하여 이루어진 것이다. 이제 陰氣가 없는데 또한 大苦하니, 苦味가 먼저 ㅁㅁㅁㅁㅁ膜으로 들어가 하여금 들어가지 못하게 하고 心氣가 통하지 못하게 하니 鹽鹵가 心이 받아들이지 못하는 것을 당하면 이에 이대로 ㅁㅁㅁ을 범하게 된다. 또한 단단하게 막혀서 받지 못하여 腎氣 또한 통하지 않게 될 것이다. 이에 이르면 ㅁㅁㅁ에 흘러 들어가 그 氣를 수축시켜 반드시 腸結에 이르러 죽게 될 것이니 어찌 腎을 도와서 이로움을 얻을 수 있겠는가?

或問陰水既無益於人, 何故醫家又用地漿之水耶？ 曰病ㅁㅁ陽無陰者, 不得不用地漿之水, 掘地作坑, 以新汲井水, 投入攪濁, 澄清服之. 取其純陰而又得土氣, 與井水又不同耳. 凡水有土氣, 皆不傷脾胃之氣, 毒物遇之解, 邪熱得之去也.

혹 묻기를 陰水가 이미 사람에게 이로움이 없는데, 어떤 이유로 의가들이 또 地漿水를 사용하는 것입니까? 말하기를 병이 ㅁㅁ陽하고 陰이 없는 경우는 어쩔 수 없이 地漿水를 사용하는데, 땅을 파서 구덩이를 만들어 새로 길은 우물물을 넣고 휘저어 탁하게 하고 맑아지면 복용한다. 그 순전한 陰을 취하고 또한 土氣를 얻었으니, 우물물과 더불어 또한 같지 않을 따름이다. 무릇 물에 土氣가 있으면, 모두 비위의 氣를 상하지 않고, 毒物이 그것을 만나면 풀어지고, 邪熱에 그것을 얻으면 제거한다.

或問西北人好飲酸漿水, 亦有益乎？ 曰漿水亦能解渴, 行路困乏, 人得而飲之亦有益, 但久則有損. 蓋酸漿水, ㅁ炊飲投入韭菜之中, 久則菜與飯皆敗. 南方三日尚可飲, 北方七日尚可啜. 南方過三日, 北方過七日, 俱不可用矣. 用則無益有損, 以此過於酸, 則必伐肝. 氣過於臭, 則反敗脾. 婦人服之, 必至絕經. 孕婦服之, 必至胎瘦, 不可不慎也.

혹 묻기를 西北人이 酸漿水를 즐겨 마시는데 또한 유익함이 있습니까? 말하기를 漿水는 또한 갈증을 풀 수 있어, 길을 가다 곤궁하고 피로할 때, 사람이 그것을 얻어 마실 수 있으면 또한 유익하나, 다만 오래되면 손해가 있다. 대개 酸漿水를 입으로 부추에 뿜고 오래 되면 나물과 밥이 모두 상한다. 남방에서 3일 되면 아직 마실 수 있고, 북방에서 7일 되면 아직 마실 수 있다. 남방에서 3일이 지나고, 북방에서 7일 지나면, 모두 사용할 수 없다. 사용하면 이익은 없고 손해만 있으니, 이는 酸味가 지나쳐서 반드시 肝을 伐하게 되기 때문이다. 氣가 臭보다 지나치면, 도리어 脾를 상하게 한다. 부인이 먹으면 반드시 생리가 끊어짐에 이르게 된다. 임산부가 복용하면 반드시 胎가 마르게 되니 삼가지 않을 수 없다.

或問百沸湯古人所尚, 愚以爲太熱而無生氣矣. 曰ㅁㅁㅁㅁ凡飲茶湯, 亦不可過沸. 過沸則其性太急, 五臟ㅁㅁㅁㅁㅁㅁ氣, 然又不可不沸而即飲, 飲之往往腹脹, 以ㅁㅁㅁㅁㅁㅁㅁ

혹 묻기를 百沸湯을 옛 사람들이 숭상하였으나, 저는 그것이 매우 熱하여 生氣하지 않는다고 여깁니다. 말하기를 ㅁㅁㅁㅁ 무릇 차와 탕을 마실 때 역시 지나치게 끓일 수 없다. 지나치게 끓이면 그 성질이 매우 급해져서, 오장 ㅁㅁㅁㅁㅁㅁ氣, 그러나 또한 끓여서 마시지 아니할 수 없으니, 마시면 종종 腹脹이 생기는 것은, 以ㅁㅁㅁㅁㅁㅁㅁ

或問半滾湯既不可用, 何以陰陽水醫家用ㅁㅁㅁㅁㅁㅁㅁ陽水非可常用之物也. 因病陰陽反覆,故用ㅁㅁㅁㅁㅁㅁㅁ合以灌之, 取其不陰不陽. 因其亂而亂之, 以動其吐ㅁㅁㅁㅁ陰, 陽各歸陽也. 倘無病而妄吐之, 則反亂陰陽矣. 烏ㅁㅁㅁㅁ.

혹 묻기를 半滾湯(반만 끓인 물)은 이미 사용할 수 없는데, 어찌하여 陰陽水를 의가에서 사용하여 ㅁㅁㅁㅁㅁㅁㅁ陽水는 상용할 수 있는 물건이 아니다. 陰陽이 반복되는 병으로 인하여 ㅁㅁㅁㅁㅁㅁㅁ을 사용하여 합하여 흘러 넣어주니, 陰도 아니고 陽도 아닌 성질을 취한 것이다. 그 어지러움으로 인하여 어지럽히니, 動其吐ㅁㅁㅁㅁ陰, 陽이 각각 陽으로 돌아간다. 혹시 병이 없는데 망령되이 토하게 하면 곧 도리어 陰陽을 어지럽게 할 것이다. 烏ㅁㅁㅁㅁ

或問澤中池塘之水亦可飮乎？ 曰凡不流動之水, 皆不ㅁㅁㅁ五六月間尤忌. 恐蛇, 蟲, 魚, 鱉之交, 而流精於水中, 誤飮ㅁㅁㅁ秋冬亦無害, 然總不若飮井水之爲得也.

혹 묻기를 연못 안의 池塘水 또한 마실 수 있습니까? 말하기를 무릇 흐르거나 움직이지 않는 물은 모두 ㅁㅁㅁ 할 수 없는데 5, 6월 사이에 더욱 삼가 한다. 뱀, 벌레, 물고기, 자라가 교합하여 물 속으로 정을 흘림을 두려워하기 때문이니 잘못 마시면 ㅁㅁㅁ 가을 겨울은 또한 해가 없다. 그러나 총괄컨대 우물물을 마시는 것은 득이 되지 못한다.

或問水不可飮止此乎？ 曰吾就日用之所需者言之耳. 若推其變, 則忌飮者甚多, 如浸花之水, 銅器貯水, 經宿水而有五色之光者, 古井之水, 混濁之水, 皆不可飮也.

혹 묻기를 물을 마실 수 없는 경우가 단지 이 뿐입니까? 말하기를 내가 일상생활에서 필요한 것을 가지고 말했을 따름이다. 만약 그 변화를 미루어 보아 곧 마시는 것을 꺼려야 할 경우가 매우 많으니 예를 들어 꽃이 떨어진 물, 구리 그릇에 담긴 물, 하루 밤을 묵힌 물인데 오색의 빛이 있는 물, 오래된 우물물, 혼탁한 물 모두 마실 수 없다.

92. 火

火性不同, 皆可炊ㅁㅁ焚, 今世取人, 大約ㅁㅁㅁㅁㅁㅁㅁㅁㅁㅁㅁ火也. 其實火之資益, 關於疾病壽夭ㅁㅁㅁㅁㅁㅁㅁㅁㅁㅁㅁ火, 非無意也. 今人不講者, 以爐灶石火, 取ㅁㅁㅁㅁㅁㅁㅁㅁㅁㅁ

之法, 誰知鑽燧之火, 有益於人不淺乎. 我今闡發其義ㅁㅁㅁ君子采擇焉. 春宜取 楡柳之火, 蓋楡柳之氣, 得春氣最早ㅁㅁ葉先百木而青, 取其火以生春氣, 則一春無鬱結之病也. 夏宜取棗杏之火, 蓋棗杏之氣, 得夏氣最全, 故其心純赤, 取其火以長夏氣, 則一夏無吐瀉之病也. 秋宜取 柞之火, 蓋柞 之氣, 得秋氣俱多, 故其理皆白, 取其火以收秋氣, 則一秋無瘧痢之病. 冬宜取槐檀之木, 蓋槐檀之木, 得冬氣甚堅, ㅁㅁㅁㅁㅁ火以藏冬氣, 則一冬無寒凜之病也. 長夏宜取桑柘之ㅁㅁㅁ柘之木, 得長夏和氣, 故其肌爲黃, 取其火以合四時之ㅁㅁㅁ夏無濕熱之病也. 上古之人, 無有痾疾者, 雖性情恬ㅁㅁㅁㅁ火之益也. 今世所用ㅁ灶之火, 此傳薪之ㅁㅁㅁㅁㅁㅁㅁ未免雜而不純, 烏能卻病哉. 至於石中ㅁㅁㅁㅁㅁㅁㅁㅁ損, 又不若傳薪之火矣. 夫延年即ㅁㅁㅁㅁㅁㅁㅁㅁㅁㅁ以益壽哉, 修仙之士, 專尙水火, 可不留ㅁㅁ.

火는 성질이 같지 않으나 모두 달구고 ㅁㅁ불태울 수 있다. 지금 세상에 사람을 취함에 대략 ㅁㅁㅁㅁㅁㅁㅁㅁㅁ火也. 그 실로 火의 이익은 疾病과 長壽와 夭折ㅁㅁㅁㅁㅁㅁㅁㅁㅁ火 에 관련되니 의미가 없지 않다. 지금 사람이 말하지 않은 것은 화로와 아궁이의 돌과 불로써 取ㅁㅁㅁㅁㅁㅁㅁㅁ之法, 작은 불씨가 사람에게 유익함이 있고 얕지 않음을 누가 알겠는가? 내가 이에 그 의미를 천명하니 ㅁㅁㅁ군자는 이에 가려서 선택해야 한다. 봄에는 마땅히 느릅나무와 버드나무의 火를 취하여야 하니, 대개 느릅나무와 버드나무의 氣는 봄기운을 가장 일찍 얻어 ㅁㅁ잎이 다른 백가지 나무보다 먼저 나서 푸르게 되니, 그 火를 취하여 봄기운을 생하면 봄 동안 鬱結되는 병이 없다. 여름에는 마땅히 대추와 살구나무의 火를 취하여야 하니, 대개 대추와 살구의 氣는 여름기운을 가장 온전히 얻은 까닭으로 그 나무속 심이 순전하게 붉으니, 그 火를 취하여 여름기운을 기르면 곧 여름 한 철 동안 토하고 설사하는 병이 없다. 가을에는 마땅히 떡갈나무의 火를 취하니, 대개 떡갈나무의 기운은 가을 기운을 많이 얻었기 때문에 그 속이 모두 희니, 그 火를 취하여 가을 기운을 수렴 시키면 즉 가을 한 철 동안 瘧疾과 痢疾의 병이 없다. 겨울엔 마땅히 괴화나무와 박달나무를 취하여야 하니, 대개 괴화나무와 박달나무는 겨울의 기운을 얻음이 심히 견고하여 ㅁㅁㅁㅁㅁ 그 火를 취하여 겨울 기운을 저장하면 겨울 한 철 동안 寒凜의 병이 없다. 長夏에는 마땅히 뽕나무와 산뽕나무를 취하여야 하니, 뽕나무와 산뽕나무는 長夏의 和氣를 얻었기 때문에 그 살이 황색이 되니, 그 火를 취하여

四時의 ㅁㅁㅁ을 합하면 長夏에 溫熱의 병이 없다. 上古시대의 사람들이 疴疾이 없었던 것은, 비록 性情이 편안하였다고 할지라도 ㅁㅁㅁㅁ火의 이로움이다. 지금 세상에서 사용하는 ㅁ灶의 火는 此傳薪之ㅁㅁㅁㅁㅁㅁㅁㅁ섞여 순수하지 않게 됨을 면할 수 없으니 어찌 능히 병을 없애겠는가? 至於石中ㅁㅁㅁㅁㅁㅁㅁㅁㅁㅁ損, 또한 傳薪之火만 같지 않을 것이다. 무릇 수명을 늘리는 것은ㅁㅁㅁㅁㅁㅁㅁㅁㅁㅁㅁㅁ써 수명을 더하겠는가? 仙道를 닦는 선비는 오로지 水火를 숭상하니 可不留ㅁㅁ[136].

136) 빈 칸은 본 해석본의 근간이 된「陳士鐸醫學全書」에서도 원문을 확인할 수 없는 부분으로, 지은이의 " 뜻을 훼손하지 않기 위해 그대로 두었습니다. – 옮긴이

찾아보기

ㅇ

ㅈ

ㅊ

ㅌ

ㅍ

ㅎ